妇科腹腔镜手术操作及精选实例

主　编　夏恩兰

副主编　于　丹

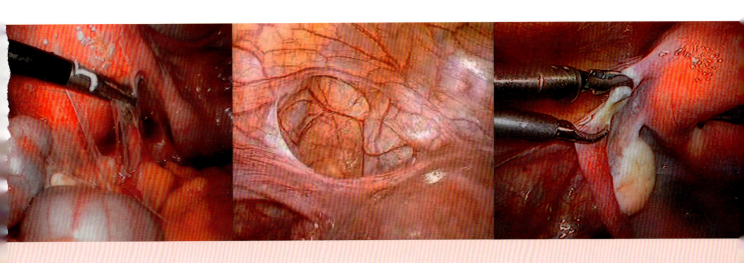

北方联合出版传媒（集团）股份有限公司

辽宁科学技术出版社

·沈　阳·

图书在版编目（CIP）数据

妇科腹腔镜手术操作及精选实例／夏恩兰主编. —沈阳：辽宁科学技术出版社，2021.9
ISBN 978-7-5591-2140-0

Ⅰ. ①妇… Ⅱ. ①夏… Ⅲ. ①腹腔镜检—妇科外科手术 Ⅳ. ①R713

中国版本图书馆CIP数据核字（2021）第138108号

出版发行：辽宁科学技术出版社
　　　　　（地址：沈阳市和平区十一纬路25号　邮编：110003）
印　刷　者：辽宁新华印务有限公司
经　销　者：各地新华书店
幅面尺寸：210mm×285mm
印　　张：46.5
插　　页：4
字　　数：950千字
出版时间：2021年9月第1版
印刷时间：2021年9月第1次印刷
责任编辑：凌　敏　卢山秀
封面设计：魔杰设计
版式设计：袁　舒
责任校对：黄跃成

书　　号：ISBN 978-7-5591-2140-0
定　　价：468.00元（扫码看视频）

联系电话：024-23284363
邮购热线：024-23284502
E-mail：lingmin19@163.com
http://www.lnkj.com.cn

编委会

主　编　夏恩兰　首都医科大学附属复兴医院　宫腔镜诊治中心　主任医师，教授

副主编　于　丹　首都医科大学附属复兴医院　宫腔镜诊治中心　副主任医师

编　委　夏恩兰　首都医科大学附属复兴医院　宫腔镜诊治中心　主任医师，教授

　　　　刘玉环　首都医科大学附属复兴医院　宫腔镜诊治中心　主任医师，副教授

　　　　黄晓武　首都医科大学附属复兴医院　宫腔镜诊治中心　主任医师，副教授

　　　　彭雪冰　首都医科大学附属复兴医院　宫腔镜诊治中心　主任医师，副教授

　　　　郑　杰　首都医科大学附属复兴医院　宫腔镜诊治中心　主任医师，副教授

　　　　马　宁　首都医科大学附属复兴医院　宫腔镜诊治中心　主任医师，副教授

　　　　于　丹　首都医科大学附属复兴医院　宫腔镜诊治中心　副主任医师

　　　　梁志清　中国人民解放军第三军医大学附属西南医院　妇产科　主任医师，教授

　　　　姚书忠　中山大学附属第一医院　妇科　主任医师，教授

　　　　刘开江　上海交通大学医学院附属仁济医院　妇瘤科　主任医师，教授

　　　　王沂峰　南方医科大学珠江医院　妇产科　主任医师，教授

　　　　章汉旺　华中科技大学同济医学院附属同济医院　主任医师，教授

　　　　陈　捷　福建省人民医院　主任医师，副教授

　　　　熊光武　北京大学附属第三医院　主任医师，副教授

　　　　江依群　广东省广州市女子医院　妇科　主任医师

　　　　宋晓丽　大连大学附属中山医院　麻醉科　主任医师，副教授

　　　　Boubli Leon Jose　法国马赛大学北方中心医院　妇产科　教授

　　　　Alexander Popov　俄罗斯莫斯科妇产科研究所　内镜部　主任

（郎景和，北京协和医院教授）

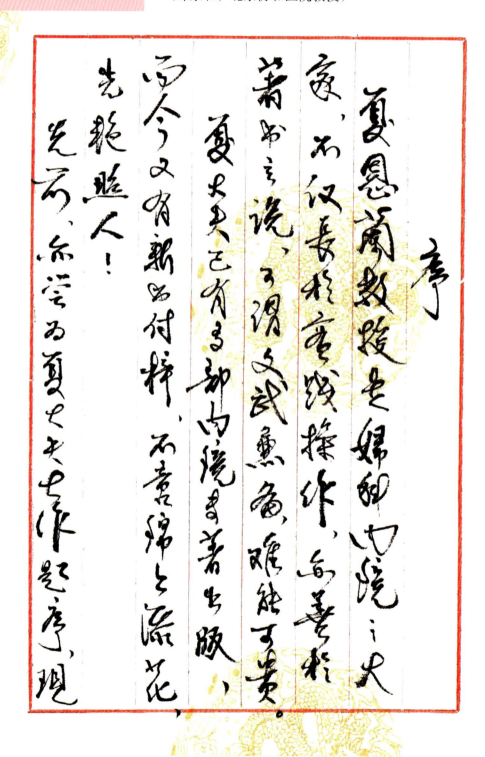

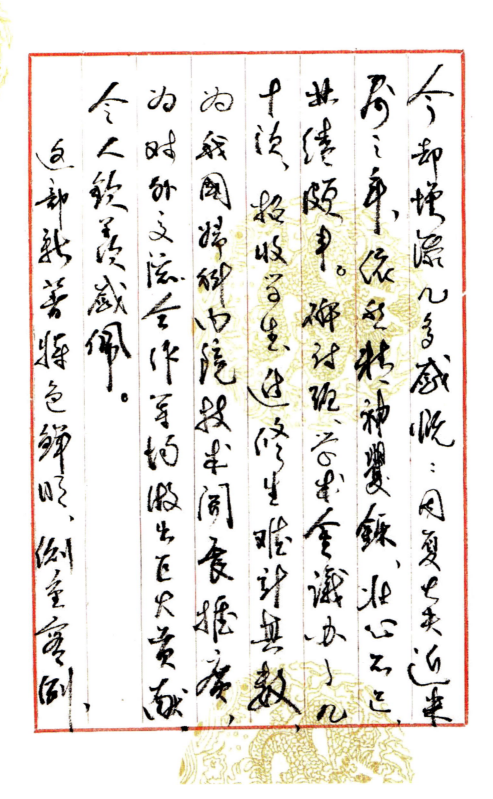

今却增添几多感慨：因夏也来近来

荷之年，依旧精神饱铄，如心云云，

世情随事。佛教功法今会议加之九

中，择收名至，修生唯计其教，

为减国将御心院技术间食振兴，

为时外文院合作事务取出至大贡献

令人钦羡感佩。

追思昔年物色锦照，侧望广阔，

例言经验，很有实用价值，又有特殊

少见病例，以启迪创新，耐人寻味。

一些前人书刊以向著中未录，作者结

合新意用它良药发。

从如何理解和描述这些难治性作

者要言法引证风格，也是"不敢越雷池，

不敢逾河，人知其一莫知其他。战战兢兢，

如临深渊，如履薄冰"(诗经·小雅)

乃为即医生之座右铭。

我曾医一不乍上前私说，四个文字、

都是有历史、有魂魄的。其实，我们每

每一本书，每一张图像、每一部书也是有历

史、有魂魄的，有的亡佚也是有历史、有魂

魄，之人之所为也。

正如孔子曰，君子不器。是说，默而是

君子。只是工具和用具，君子不是器，君

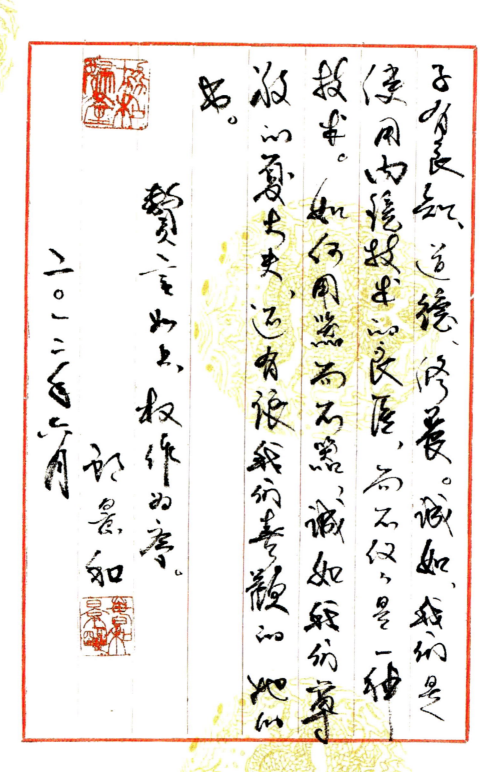

子曰，良知、道德、修养。诚如、我们是
使用内德教出的良医，而不仅仅是一种
技术。如何用药而不醉，诚如我们掌
握的意志力，还有很多我们要解决的问题
也。

赞言以共，权作为序。

二〇二三年六月　许景和

序 2

Gynaecological surgery has undergone a major transformation over the last 20 years. The majority of gynaecological surgery is now performed via the endoscopy. A number of books have been written on gynaecological endoscopy, but this book *Procedures of gynecolgic laparoscopy and demonstrations of selected cases* , is not just another one on the subject; it has an unusual combination of several unique features.

Firstly, there is no doubt that the author of this book, Prof Xia Enlan, is a most eminent and authoritative gynaecological endoscopic surgeon in China. She is often called the mother of hysteroscopy in China. Her reputation in the field is second to none. She has held annual International symposium on Gynaecological Endoscopic Surgery in Fuxing Hospital, Beijing, for the last 20 years. Well over 54 experts from overseas and morethan 100 experts from China participated and taught in these symposia, with over 10,000 delegates attended. In addition, Prof Xia Enlan has also organised 44 hands-on workshops over the same period of time. Her vast experience and substantial contribution to the teaching of *gynaecological endoscopy* makes her an exceedingly well qualified person to write this book on Laparoscopy, which is a companion to a book she previously wrote on Hysteroscopy.

Secondly, this book covers a comprehensive range of subjects on every gynaecological organ including the ovary, fallopian tube, uterus, cervix and peritoneum. Its emphasis is on benign conditions but it also covers some aspects of malignant disease. The majority of the book is devoted to reproductive surgery; yet there is also a chapter on pelvic floor dysfunction.

Thirdly, this book contains immensely valuable description of surgical techniques. Each chapter is illustrated not only with numerous photographic records, but also selected video records contained in a DVD, which accompanies the book. It makes the reading so much more interesting and the messages easy to understand. The superb collection of high quality images of a wide range of laparoscopic surgery in this book makes it stands out among others in the field.

This book is of tremendous value for gynaecologists who wish to improve their practical skills in gynaecological laparoscopy.

Prof Xia Enlan is to be congratulated for her dedication and achievement.

Prof TC LI

序 2

（译文）

　　在过去的 20 多年，妇科手术经历了重大改革。现在大部分妇科手术都可通过内镜手术完成，并且市场上也出版了一些妇科内镜方面的图书。但是这本《妇科腹腔镜手术操作及精选实例》与其他已出版的这一领域相关图书不同，其具有独特性。

　　第一，本书的主编夏恩兰教授，毫无疑问是中国著名的、权威的妇科内镜手术专家。她被尊称为中国"宫腔镜之母"，在这一领域的声誉是独一无二的。在过去的 20 多年间，夏恩兰教授每年都在首都医科大学附属复兴医院举办"宫腹腔镜学术研讨会"，曾有超过 54 位海外专家及 100 余位国内专家参加了会议并讲学，参会的学员总计超过万人。此外，夏恩兰教授还组织了 44 期"手把手"学习班。她在妇科内镜教学方面有着丰富的经验和巨大的贡献，由她作为本书主编，相信会使本书成为与其先前所著《宫腔镜学及图谱》相对应的内镜手术图书。

　　第二，本书内容几乎涵盖了所有妇科器官（卵巢、输卵管、子宫、宫颈和腹膜等）的内镜手术。重点阐述了良性疾病的腹腔镜手术，也涉及了一些恶性疾病。本书大多数内容为保留生育功能的手术实例解析，也涉及盆底功能异常方面的手术。

　　第三，本书以图文并茂、音像结合的方式生动介绍了多种妇科内镜手术技术。每一章节不仅有图片讲解，而且还用随书附赠的视频阐释具体操作过程，使得本书的阅读变得更直观、生动，阐述的知识更易于理解。多种妇科内镜手术都用大量高质量的图像阐释，使本书优于这一领域的其他图书。

　　本书对期望提高妇科内镜手术技术的妇科医师来说具有巨大价值。

　　最后，向夏恩兰教授付出的努力和获得的成就致敬！

于丹　译

（夏恩兰，首都医科大学附属
复兴医院教授）

序 3

　　本书是我中心倾心倾力之作。我中心始建于 1990 年，当时只是首都医科大学附属复兴医院的一个专门致力于宫腔镜应用的小组，于 1993 年经北京市卫生局批准，命名为"北京市宫腔镜诊治中心"，专门从事宫腔镜的临床应用、研究和技术推广工作。

　　与宫腔镜相比，腹腔镜并不是我们的强项，接到写这本书的邀请，盛情难却，却也惴惴不安。但是回首开展腹腔镜近 20 年的历程，太多感激，太多冲动，却也使我欲罢不能。

　　第一次接触腹腔镜，是 1988 年在北京图书馆看到郁兰馥教授的著作《妇科内窥镜》，于是发现人世间还有如此美妙的"钥匙孔"手术，顿时爱不释手！梦想有一天自己也能实践这一技术。特别感谢席修明院长，1994 年，他力排众议，为我院引进了法国 3E 的腹腔镜设备，开启了我们与法国著名腹腔镜专家 Bruhat A. 教授及其团队交流的"通道"。1995 年，我们开始参加美国妇科腹腔镜医师协会（AAGL）年会，认识了 AAGL 的创始人 Phillips J. 及众多腹腔镜专家，同时对欧美腹腔镜蓬勃发展的态势钦羡不已！

　　为了学习和普及妇科内镜技术，我中心从 1992 年开始每年举办一届"宫腔镜技术学习班"，1995年开始增加了腹腔镜内容，更名为"宫腹腔镜学术研讨会"，邀请超过 54 位海外著名腹腔镜专家参会讲学、演示手术，至今已经举办 20 多届。20 多年来，我们在会议中学习，随国内专家成长，反复实践，不断提高，做过各种腹腔镜手术和宫腹腔镜联合手术万余例。我们积累了许多腹腔镜手术经验、实例及其相关视频，其中不乏罕见病例。近几年来，随着光学和成像技术的发展，我中心的腹腔镜、宫腔镜应用 1080 线高清数码摄像系统进行图像显示及录像，视频资料清晰、完整，其中很多资料将在本书中与大家分享。

　　全书 90 多万字，手术实例照片 2900 余幅，附赠视频 150 余个。其中许多内容与提高生育力或改善生殖预后有关，以期能够对国内众多不孕症患者的诊治有所帮助。

　　本书内容的特点：①手术的概述和手术步骤是参考国内外近些年来的基础研究和临床应用综合撰写而成的，内容较新颖。②精选的实例都是我中心自己诊治的病例，首先选择典型病例，然后是不典型的病例和罕见的病例。手术步骤均为手术时实际操作过程，每一步都配有截取原视频的照片，并附有为缩短时长略加剪辑的手术全程视频。然后进行病例分析，介绍病例特点及对策，分析手术的优点与不足。最后对此术式进行总结，使读者加深印象。期望初学者在阅读此书时，通过对照照片和视频能够理解腹腔镜手术治疗的理论基础和操作方法。期望有腹腔镜手术操作基本功的读者，通过对照照片和视频能够完成典型病例的腹腔镜手术。期望有经验的医师阅读后，能够了解相关腹腔镜手术的进展，见识一些罕见病例。③书中用大量篇幅介绍了宫腔镜、腹腔镜联合手术，宫腔镜、腹腔镜联合手术尤其适用于不孕症的诊断和治疗，是评估输卵管通畅度的"金标准"。腹腔镜可用于监护宫腔镜手术，可提高手术的成功率，减少术后并发症的发生率；腹腔镜还可辅助宫腔镜诊断先天性生殖道畸形，并可同时诊治盆腔并存病变。④在子宫畸形的诊治方面，本书系统地介绍了纵隔子宫、不完全双角子宫、完全双角子宫、斜隔子宫、T形子宫、单角子宫和残角子宫的胚胎发育形成过程、诊断及鉴别诊断，详细地描述了矫形方法及注意事项等，尤其是完全双角子宫、斜隔子宫、T形子宫、单角子宫的宫腔镜、腹腔镜联合矫形术在一般的妇科内镜参考书中很少论及。⑤孕前腹腔镜聚丙烯环扎带宫颈峡部环扎术治疗宫颈机能不全是近几年问世的全新手术，术后可98%获得足月活婴，优于传统的经阴道环扎术。遗憾的是，这是一项用于产科疾病的技术，其操作者是妇科医师，因而普及率不高。期望妇科和产科之间有很好的沟通，使这项技术能够更多地应用于宫颈机能不全患者，尤其是经阴道环扎术失败者。

感谢在编写此书的漫长过程中支持、帮助我们的科研处李菁、钟勤处长和日本 Olympus 内镜销售服务有限公司刘学刚、何百江先生！感谢我中心全体医师、进修医师、高晓薇护士长、手术室于利群护士长和全岩护师为收集视频资料所付出的努力和所做出的贡献！

由于水平有限，错误及不足之处，期望读者指正和原谅！

目录

CONTENTS

附赠视频的使用方法

附赠视频收录了每一章节精选案例的手术视频。要观看视频需要微信扫描下方二维码。此为一书一码，为免错误扫描导致视频无法观看，此二维码提供两次扫描机会，扫描两次后，二维码不再提供免费观看视频机会。购买本书的读者，一经扫描，即可始终免费观看本书视频。该视频受版权保护，如因操作不当引起视频不能观看，本出版社均不负任何责任。切记，勿将二维码分享给别人，以免失去自己的免费观看视频机会。操作方法请参考视频使用说明。

视频使用说明

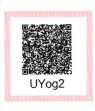

扫描二维码即可直接观看视频。视频下有每一章节的病例号目录，点击目录可以进入相关视频的播放页面直接观看。

第一章　腹腔镜诊断

第一节　腹腔镜在不孕症中的应用

一、概述

腹腔镜诊断是腹腔镜手术的第一步检查过程，通过腹腔镜可以直接观察盆腔及腹腔脏器，包括卵巢、输卵管和子宫等，明确盆腔内病变，并可针对病因提出治疗建议。腹腔镜诊断还包括一些简单的手术操作，如输卵管通液、卵巢活检等。目前，腹腔镜诊断已广泛用于不孕症的检查、疑难宫腔镜手术的监护、慢性盆腔痛病因的检查、卵巢疾病的诊断、子宫内膜异位症的诊断、盆腔病变的活检、恶性肿瘤的手术分期等。腹腔镜技术已成为不孕症女性必不可少的检查和治疗手段。

（一）不孕症

不孕症是指育龄夫妇同居 1 年以上未采取避孕措施，性生活正常，女性未能受孕。不孕症主要有输卵管性不孕和内分泌性不孕，其他还有子宫性不孕与宫颈性不孕、免疫性不孕以及不明原因性不孕。导致不孕症的原因很复杂，较为常见的有染色体异常、内分泌异常、子宫发育不良或畸形等。

1. 输卵管性不孕

输卵管疾病是导致不孕症的重要原因。输卵管具有运送精子、摄取卵子，以及将受精卵运送到宫腔的重要作用。输卵管过长或狭窄，输卵管炎症引起管腔闭塞、积水或粘连，均会妨碍精子、卵子或受精卵的运行，导致不孕症。而盆腔炎症引起输卵管阻塞是导致输卵管性不孕的主要因素。

2. 内分泌性不孕

内分泌性不孕的原因包括卵巢发育不全、黄体功能不全、卵巢早衰、多囊卵巢综合征、卵巢肿瘤等影响卵泡发育或卵子排出的因素，下丘脑 – 垂体功能紊乱导致的无排卵性不孕因素，全身内分泌和代谢性疾病等。雌激素过多与孕酮不足可导致孕早期流产。黄体功能不足、甲状腺功能低下、甲状腺功能亢进与糖尿病等皆易引发流产，导致不孕症。

3. 子宫性不孕与宫颈性不孕

子宫性不孕的原因包括子宫畸形、宫腔粘连、子宫内膜炎、子宫肌瘤和子宫内膜息肉等。宫颈性不孕主要是由于宫颈解剖学异常和宫颈黏液异常造成的。子宫畸形，如双角子宫、纵隔子宫等为流产的常见原因。影响宫腔形态的子宫黏膜下肌瘤、子宫内膜息肉、宫腔粘连等子宫病变可影响胎儿的发育而导致流产。子宫内口松弛为习惯性流产的常见原因之一。

4. 免疫性不孕

生殖系统抗原可产生自身免疫或同种免疫，产生相应的抗体，阻碍精子与卵子的结合导致不孕。免疫性因素，如组织相容抗原（Histocompatibility Locus Antigen，HLA）、抗磷脂抗体（Antiphospholipid Antibody，APL）、抗精子抗体（Anti-sperm Antibody，AsAb）等与不孕症也密切相关。

5. 不明原因性不孕

不明原因性不孕是指经过现有的检查项目未发现不孕原因的不孕症，包括真正的不孕和生育力低下导致的不孕。

（二）腹腔镜在不孕症中的应用

随着现代科学技术的发展，人们对不孕症的认识不断深入。同时随着内镜技术不断成熟，妇科疾病诊治中常用的腹腔镜技术在不孕症诊治中的应用也日趋广泛，为不孕症的病因诊断提供了新的方法，也在不孕症的诊治中起到重要作用。尤其在联合应用宫腔镜、腹腔镜时，许多通过常规检查难以发现的病变均可得到明确的诊断及治疗。

1. 腹腔镜在不孕症诊治中的应用

腹腔镜检查可以直接观察盆腔，包括卵巢、输卵管和子宫形态，明确不孕原因，针对病因同时进行治疗。因此，同宫腔镜一样，腹腔镜技术已成为不孕症必不可少的检查和治疗手段。

（1）腹腔镜检查可用来明确不孕症的原因。腹腔镜下检查盆腔，可发现盆腔粘连、输卵管积水、多囊卵巢、盆腔子宫内膜异位症、卵巢内膜异位囊肿、子宫畸形等病变。进行腹腔镜检查的同时还可经阴道行输卵管通畅术，将通液管内注入亚甲蓝稀释液，在腹腔内观察输卵管伞端是否有蓝色液体流出，了解输卵管的通畅度。

（2）腹腔镜手术治疗不孕症。输卵管有炎症和粘连，在明确诊断的同时可行粘连分离术和输卵管整形术；输卵管积水和伞端闭锁，可行输卵管伞端造口成形术；多囊卵巢，可行卵巢打孔术；盆腔子宫内膜异位病灶，可行病灶消融术；子宫内膜异位囊肿，可行囊肿剥除术；有可疑的输卵管、卵巢病变，可行输卵管、卵巢等组织活检；可在腹腔镜监护下行宫腔镜手术；还可在行助孕技术前进行盆腔情况的腹腔镜诊断、腹腔镜下取卵以进行体外授精和配子输卵管内移植术等。

2. 宫腔镜在不孕症诊治中的应用

宫腔镜检查是排除不孕症患者宫腔及宫颈管病变必不可少的一种方法，也是宫腔内及宫颈管内异常最有效的检查手段。对于妇科超声检查、子宫输卵管碘油造影检查及诊断性刮宫结果正常或无法明确病变的不孕症患者，应用宫腔镜检查可能找到真正病因，明确宫内病变，并通过宫腔镜手术进行治疗。

（1）宫腔镜技术诊治宫腔内及宫颈管内异常。不孕症患者常见的宫腔内异常包括：①子宫畸形，如纵隔子宫、双角子宫、斜隔子宫等；②子宫肌瘤，如子宫黏膜下肌瘤、子宫壁间内突肌瘤等；③子宫内膜息肉；④宫腔粘连；⑤宫内异物，如胎骨残留、节育器残留等；⑥子宫内膜异常增生等。宫颈管内异常包括宫颈息肉、宫颈黏膜下肌瘤、宫颈粘连缩窄或闭锁等。应用宫腔镜检查可发现以上宫腔内及宫颈管内病变，并通过宫腔镜手术进行有效治疗。

（2）输卵管通畅度检查。对于子宫输卵管碘油造影检查提示输卵管近端梗阻的患者，可行宫腔镜输卵管插管通液术，对输卵管近端梗阻可做进一步的诊断和治疗。输卵管近端梗阻多为膜样粘连将输卵管开口完全或部分覆盖。当宫腔的内膜碎片、黏液或血块被冲入输卵管开口时，在子宫输卵管碘油造影中也可形成输卵管近端闭锁的假象。宫腔镜输卵管插管通液术可将输卵管开口处的粘连分离，起到一定的分离粘连作用。在宫腔镜直视下，将导管插入宫角部输卵管开口处，通过导管注射亚甲蓝稀释液，若有亚甲蓝稀释液返流，则提示近端梗阻。此时可用输卵管插管导丝沿输卵管导管探入宫角处少许，分离输卵管近端管腔内粘连。然后推注亚甲蓝稀释液，若返流，则提示输卵管近端梗阻打开。

（3）输卵管内配子移植或胚胎移植。在辅助生育技术中，可以用宫腔镜进行输卵管内配子移植或胚胎移植。方法是，在宫腔镜直视下，沿宫壁缓缓插入移植导管至输卵管壶腹部，缓慢注入精子和卵子。

3. 输卵管镜检查在不孕症诊治中的应用

输卵管镜检查是一种内镜可以直接进入输卵管，对输卵管内膜病变及病变程度进行直接评估的方法。输卵管镜可在宫腔镜或腹腔镜的引导下进入输卵管管腔，观察输卵管内各段的内膜形态，了解输卵管腔内正常解剖生理及病理学改变，提高对输卵管病变诊断的准确性。目前输卵管镜主要适用于输卵管近端或远端可疑病变的诊断和治疗、不明原因性不孕的输卵管检查、输卵管异位妊娠的诊断及指导处理等。对不孕症患者进行腹腔镜手术时，可用宫腔镜代替输卵管镜对输卵管壶腹部的黏膜进行评估，为明确输卵管的状态和治疗方式提供依据。

4. 宫腔镜、腹腔镜联合诊治在不孕症诊治中的应用

腹腔镜技术可用来检查盆腔，观察子宫、输卵管和卵巢形态，检查输卵管的通畅度，发现并治疗子宫畸形、子宫肌瘤、输卵管积水、盆腔子宫内膜异位病灶、卵巢巧克力囊肿、盆腔粘连、盆腔脏器损伤及肿瘤等。宫腔镜技术可用来检查宫腔内和宫颈管内异常，明确诊断并有效治疗。宫腔镜、腹腔镜联合诊治为两种微创技术的结合，是在一次麻醉下同时施行宫腔镜和腹腔镜手术，同时诊断和治疗宫腔及盆腔的病变。它解决了以往单纯用宫腔镜或腹腔镜治疗不能同时诊治宫腔内与腹腔内病变的问题，在不孕症的诊治、疑难宫腔内操作的术中监护、手术创伤修补和宫腔、盆腔疾病的同期治疗等方面具有显著优势。

5. 经阴道水腹腔镜在不孕症诊治中的应用

经阴道水腹腔镜（Transvaginal Hydrolaparoscopy，THL）是将腹腔镜经阴道后穹隆置入盆腔，借助生理盐水膨胀介质，观察不孕症女性盆腔解剖和输卵管病变的微创诊断方法。由于膨胀介质为生理盐水，盆腔脏器浸在液体中，易于发现输卵管伞端的轻微粘连，THL是检查不孕症的有效手段。THL主要适用于无盆腔手术史且原因不明的原发性或继发性不孕症，其次也可用于慢性盆腔痛的定位检查和多囊卵巢综合征行腹腔镜卵巢打孔术等。

二、手术适应证和禁忌证

（一）手术适应证

凡有不孕症的女性皆可行腹腔镜检查，并可同时行宫腔镜检查，对发现的子宫及盆腔疾病还可同时进行手术治疗。

（1）输卵管性不孕：如输卵管发育异常，输卵管管腔狭窄、阻塞或积水，输卵管周围炎症及粘连等。

（2）内分泌性不孕：如多囊卵巢等。

（3）子宫性不孕与宫颈性不孕：如子宫外形异常（子宫畸形、子宫肌瘤等），宫腔形态异常（粘连、纵隔、黏膜下肌瘤、息肉、异物等），子宫内膜炎，宫颈息肉或黏膜下肌瘤，宫颈粘连、缩窄或闭锁，子宫颈内口松弛等。

（4）盆腔子宫内膜异位。

（5）拟行体外授精联合胚胎移植技术（IVF）者：可行宫腔镜、腹腔镜联合检查评估宫腔、腹腔的情况，腹腔镜下取卵行体外授精及配子输卵管内移植术等。

（二）手术禁忌证

（1）心、肝、肾衰竭的急性期不能耐受麻醉及手术者。

（2）生殖道感染的急性期。

（3）盆腔、腹腔严重粘连影响人工气腹或不能置镜者。

（4）绞窄性肠梗阻。

（5）宫颈瘢痕，不能充分扩张者。

（6）子宫屈度过大，宫腔镜不能进入宫底者。

三、手术时间的选择

不孕症患者的腹腔镜检查可以在滤泡期或黄体期进行。如果怀疑有宫腔内疾病或有输卵管近端堵塞而需行宫腔镜检查及输卵管通液时，最好能选在滤泡期，因为此时子宫的内膜较薄不易出血，宫腔镜下术野清晰，同时通液时可避免因子宫内膜厚而导致亚甲蓝稀释液经输卵管开口排出不畅。子宫内膜薄也不易造成子宫内膜逆流到盆腔，减少发生子宫内膜异位症的机会。对于怀疑有排卵障碍的患者，手术宜选择在黄体期进行，因为此时能观察到黄体和排卵斑，也可在腹腔镜手术的同时行子宫内膜活检术，以证实有无排卵。

四、腹腔镜检查方法

（一）进入腹腔

1. 术前准备

患者取改良膀胱截石位，常规消毒腹部皮肤、会阴及阴道，臀部铺手术巾，套腿套，腹部手术视野呈菱形铺4块手术巾，用布巾钳固定，腹部铺盖大手术单，显露腹部及会阴部术野。放置导尿管，排空膀胱。

2. 气腹形成

在脐轮下缘纵向切开皮肤约1cm至皮下组织，进行气腹针穿刺。提起腹壁，术者可用左手抓住下腹正中的腹壁并向上提起，或用布巾钳提拉腹壁，使气腹针以垂直于脐轮、朝向宫底的方向进针，经脐部切口插入腹腔（图1-1-1）。在注气之前，有一系列的简单方法可以检测穿刺针的位置是否恰当。

（1）注气试验：用气腹针连接20mL注射器并回抽，若没有抽吸到任何东西，提示腹腔内负压；注入20mL空气，若很容易，没有遇到任何阻力，提示气体易于进入腹腔；第2次回抽，若仍没有任何东西，提示注入的气体扩散入盆腔。

（2）摇摆针尾：以弧形左右摇动针尾，体会针尖是否以穿刺点的肌腱为支点向反方向弧形摇动。

（3）悬滴试验：气腹针进入后在其针尾滴1滴液体，如果气腹针已在腹腔内，由于腹腔内负压的作用，针尾的液体会顺畅流入，并且在提起腹壁的瞬间，腹腔内负压增大加速了液体的流入。如果针尾的液体保持悬浮，则说明针尖未进入腹腔内。

（4）注射器注液试验（3B试验）：在气腹针的尾端连接盛有5mL生理盐水的注射器，将液体注入腹腔内，然后回抽看是否有血液、尿液或肠内容物，以排除气腹针位于血管、膀胱或肠道内的可能。

（5）气流试验：穿刺针与气腹机连接后，充气前腹腔内压力应在1.06kPa（8mmHg）以下。最初的腹腔充气速度应不超过1L/min。

气腹针穿刺成功后，注入CO_2气体至腹腔

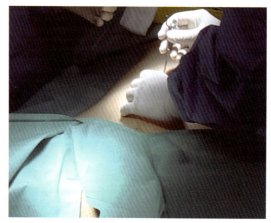

图1-1-1　术者左手抓住下腹正中的腹壁并向上提起，气腹针以垂直于脐轮、朝向宫底的方向进针

内压力达 2.0kPa（15mmHg），拔出气腹针。

3. 套管针穿刺

一般选择脐孔为第 1 穿刺点，两侧腹壁外下象限为第 2 穿刺点和第 3 穿刺点。当手术比较复杂，需要进行更多的操作时，可选择两侧腹壁外上象限为第 4 穿刺点和第 5 穿刺点。

（1）第 1 个套管针穿刺：气腹形成，拔出穿刺针后，可用左手抓提起下腹壁，使上腹壁形成张力，将套管针以直角对着皮肤切口而与垂直轴线形成 45° 穿刺，或者用左手按压上腹部并将空气挤压入盆腔和腹腔内，造成短暂的盆腔和腹腔内压力升高，套管针始终在腹中线上对准子宫的方向进行穿刺（图 1-1-2）。

（2）辅助套管针穿刺：套管针必须在腹腔镜直视下穿刺进入，以避免损伤腹腔内脏器。在皮肤上做适当大小的切口后，套管针垂直刺入腹壁。当看见套管针尖端刺透腹壁时，调转套管针的方向，朝着盆腔推进，以避开肠管、动脉或其他盆腔血管（图 1-1-3）。进入盆腔后撤回套管针芯。

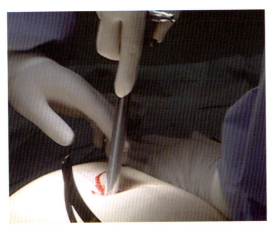 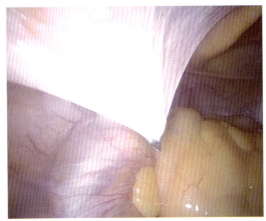

图 1-1-2　术者左手按压上腹部，套管针朝向子宫方向进行穿刺　　　图 1-1-3　在腹腔镜直视下辅助套管针穿刺

（二）检查盆腔

腹腔镜进入腹腔后，首先检查整个腹腔，包括上腹部，如肝脏表面有无粘连条索与前腹壁相连，可提示是否曾患有腹膜炎症。然后检查下腹部，大网膜与腹膜之间有无粘连。若有粘连，且患者无手术史，应怀疑曾患盆腔炎的可能。然后观察盆腔。

腹腔镜下仔细检查盆腔情况，首先以较远的距离观察盆腔结构和器官形态有无异常。观察子宫外形轮廓，有无子宫畸形、子宫肌瘤及子宫腺肌病等。然后近距离观察子宫前壁和子宫膀胱反折腹膜，有无粘连、子宫内膜异位病灶等。然后调整子宫为前位，检查子宫体和后壁，如有炎症和内膜异位症，子宫后壁经常会与肠管和附件相粘连（图 1-1-4）。观察子宫直肠陷凹和双侧宫骶韧带，观察盆腔渗出液的颜色及性状。

检查双侧附件。将子宫保持在前位，观察双侧卵巢形态，有无滤泡和排卵斑，有无占位病变及占位病变的性质，表面有无内膜异位病灶或异位囊肿。如患者有排卵障碍，必要时可行卵巢活检术。子宫内膜异位病灶或异位囊肿应予以相应处理。

对输卵管的观察是对不孕症患者行腹腔镜检查中极其重要的一个环节。重点观察输卵管，包括形态、伞端结构，输卵管有无延长，输卵管壁有无水肿，管腔有无狭窄、积水，输卵管周围有无粘连等（图 1-1-5）。对输卵管的系统性检查从伞端开始，用拨棒将伞端轻轻地提起，正常情况下，输卵管伞端是非常柔软和开放的。然后，自伞端向输卵管近端进行检查，重点是观察有无输卵管远端堵塞、伞端狭窄及输卵管近端有无梭形增大，后者往往是输卵管炎症和内膜异位症的发生迹象。

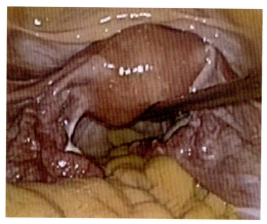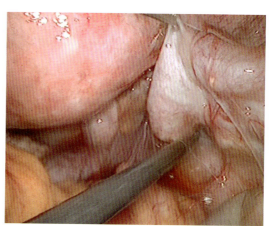

图 1-1-4　腹腔镜检查盆腔情况。见子宫大小正常，形态正常。双侧输卵管及卵巢未见异常。盆腔无粘连、子宫内膜异位病灶、占位病变等异常

图 1-1-5　腹腔镜检查右侧输卵管。见右侧输卵管增粗、膨胀、水肿、迂曲，伞端闭锁，输卵管与阔韧带后叶膜样粘连。提示：输卵管积水

（三）宫腔镜检查

腹腔镜与宫腔镜联合检查，可弥补子宫输卵管碘油造影及妇科超声检查的不足，明确诊断，是诊断和评估宫腔、输卵管、盆腔等不孕因素的最佳方法。

宫腔镜下仔细检查宫颈管和子宫腔，可能发现如下病变。

（1）宫腔内解剖结构和形态异常：包括子宫畸形（如纵隔子宫）、宫腔粘连等（图 1-1-6、图1-1-7）。

（2）宫腔内占位病变：包括子宫肌瘤、子宫内膜息肉、宫内异物（如宫内节育器、胎骨残留、胚物残留）等（图 1-1-8 ～ 图 1-1-11）。

（3）子宫内膜增生：包括子宫内膜良性增生、不典型增生等（图 1-1-12、图 1-1-13）。

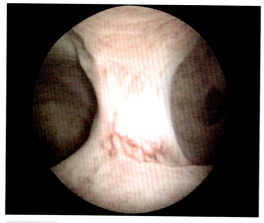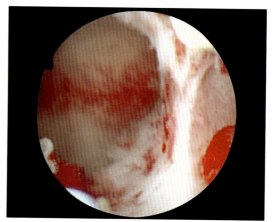

图 1-1-6　宫腔镜检查。见宫腔正中有纵隔组织

图 1-1-7　宫腔镜检查。宫腔中段偏左可见粘连带

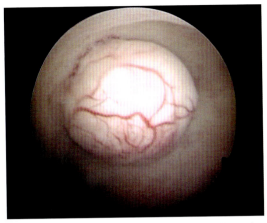

图 1-1-8　宫腔镜检查。宫腔右前壁可见黏膜下肌瘤

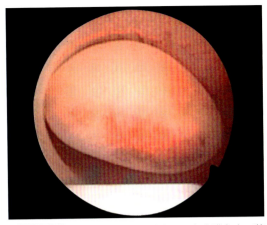

图 1-1-9　宫腔镜检查。宫腔内见子宫内膜息肉，蒂位于右侧壁

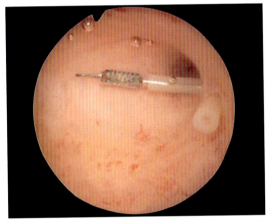

图 1-1-10　宫腔镜检查。左侧宫角处可见残留的宫内节育器

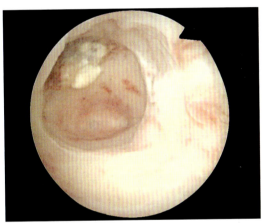

图 1-1-11　宫腔镜检查。宫腔偏左可见纵向粘连带，宫腔上段右前壁近宫角处可见不规则胚物组织

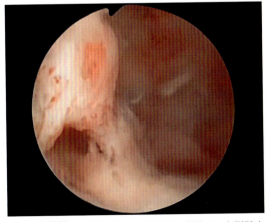

图 1-1-12　宫腔镜检查。见子宫内膜增厚，右侧壁内膜息肉样增生。术后病理：子宫内膜单纯性增生，部分复染性增生

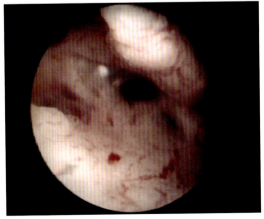

图 1-1-13　宫腔镜检查。见子宫内膜不规则增厚，表面呈灰白色，血管走行不规则。术后病理：子宫内膜不典型增生

（四）输卵管通畅度检查

1. 输卵管通液术

输卵管通液术是评估输卵管功能的一个重要检查项目。临床上大都使用亚甲蓝稀释液作为输卵管通液术的染色剂。通液术中通常使用双腔通液管，头端球囊置于宫腔后注射生理盐水 3 ~ 5mL 固定，再从另一通道注入亚甲蓝稀释液。通液时，被注入的液体经宫角部、峡部、壶腹部向伞端流去，腹腔镜下用分离钳或拨棒显露伞端，观察有无蓝色液体顺利流出（图 1-1-14）。若输卵管通畅，通液时输卵管的形态不会有明显的改变；若近端堵塞，宫角部会呈现出高张力状；若远端堵塞，会观察到伞端闭锁及远端膨胀。当整个输卵管通而不畅时，输卵管呈现结节状增粗。

有时输卵管生理性痉挛、输卵管内黏液栓或组织碎屑阻塞等原因会导致输卵管不通，此时可加大亚甲蓝稀释液的推注力量，或用无损伤抓钳暂时夹闭通畅侧输卵管的管腔，再加大推注力量，可排出输卵管内黏液栓或组织碎屑，恢复输卵管通畅（图 1-1-15）。

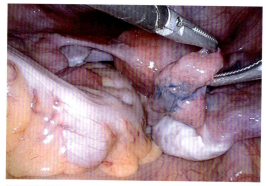 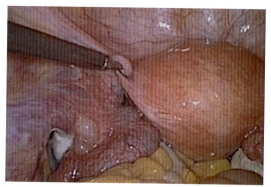

图 1-1-14 　行输卵管通液术。腹腔镜下见右侧输卵管伞端有蓝色液体流出

图 1-1-15 　腹腔镜下用无损伤抓钳钳夹左侧输卵管峡部管壁，轻轻旋转，形成暂时性闭锁，再行输卵管通液术，观察右侧输卵管的通畅度

2. 宫腔镜输卵管插管通液术

对于子宫输卵管碘油造影显示为通而不畅或输卵管近端轻度粘连阻塞者，可在腹腔镜监护下行宫腔镜输卵管插管通液术。在宫腔镜直视下，将导管插入宫角部输卵管开口处，通过导管推注亚甲蓝稀释液（图 1-1-16、图 1-1-17）。在腹腔镜下观察，若输卵管伞端有蓝色液体流出，则证实输卵管恢复通畅（图 1-1-18、图 1-1-19）。腹腔镜监护还可用来观察导管在输卵管内的位置和深度，以免插入过深和发生穿孔。

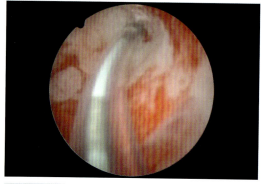 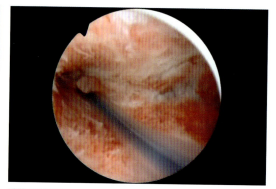

图 1-1-16 　宫腔镜下左侧输卵管开口 COOK 导丝插管通液

图 1-1-17 　宫腔镜下右侧输卵管开口插管通液。推注亚甲蓝稀释液，无返流

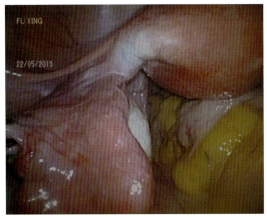

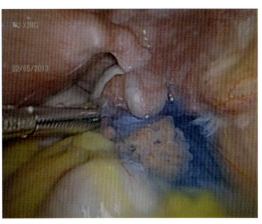

图 1-1-18　宫腔镜下左侧输卵管开口插管通液。腹腔镜下观察，左侧输卵管间质部变白、膨胀，左侧输卵管伞端未见蓝色液体流出

图 1-1-19　宫腔镜下右侧输卵管开口插管通液。腹腔镜下观察，右侧输卵管伞端有蓝色液体流出

（五）输卵管管腔检查

可用宫腔镜代替输卵管镜行输卵管管腔的检查。轻柔提拉一侧输卵管伞端固定，将宫腔镜经辅助穿刺口导入盆腔，打开宫腔镜灌流液的阀门，宫腔镜经伞端进入输卵管管腔，注入灌流液并充盈管腔（图 1-1-20）。自输卵管伞端至壶腹部通过宫腔镜观察输卵管腔的黏膜状态，可见纵向黏膜，管壁基底部平滑，黏膜无充血，黏膜嵴完整无中断（图 1-1-21、图 1-1-22）。若黏膜嵴有分离、变平、消失，黏膜嵴间有粘连等明显异常，需结合输卵管周围的粘连情况、通畅程度等决定处理方式。

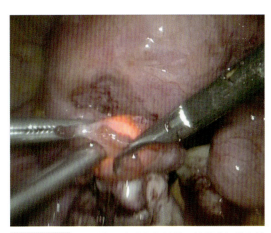

图 1-1-20　腹腔镜下宫腔镜代替输卵管镜进行输卵管管腔检查。宫腔镜经输卵管伞端进入管腔

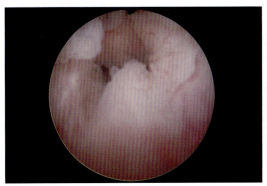

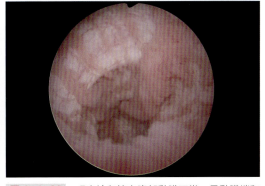

图 1-1-21　观察输卵管伞端黏膜正常

图 1-1-22　观察输卵管壶腹部黏膜正常，见黏膜嵴和管腔

五、腹腔镜手术实例演示

病例 1　腹腔镜检查 + 输卵管通液术

1. 病情简介

患者 30 岁，因"人工流产术后 2 年未避孕未怀孕"入院。患者既往月经规律，初潮 14 岁，周期 3 ~ 4 天 /28 ~ 30 天，量中等，无痛经。孕 1 产 0，行人工流产 1 次。末次月经 11 天前。妇科检查：外阴已婚未产型；阴道通畅；宫颈光滑；子宫中位，大小正常，活动好，质中，无压痛；双侧附件区未扪及异常。经阴道妇科超声检查未见异常。宫腔镜检查：宫腔形态正常。入院诊断：继发性不孕症。择期全麻下行腹腔镜检查 + 输卵管通液术。

2. 手术步骤

（1）置腹腔镜，检查盆腔。见宫体形态、大小正常，双侧输卵管、卵巢形态正常。盆腔未见粘连及占位病变（图 1-1-23a）。

（2）行输卵管通液术。腹腔镜下见双侧输卵管伞端均有蓝色液体流出（图 1-1-23b、c）。

（3）冲洗盆腔，用吸引器吸净盆腔液体（图 1-1-23d）。

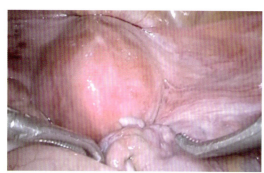

图 1-1-23a　病例 1。腹腔镜检查。见子宫、双侧输卵管及卵巢形态正常，盆腔未见粘连及占位病变

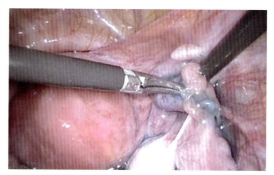

图 1-1-23b　病例 1。行输卵管通液术。腹腔镜下观察右侧输卵管伞端有蓝色液体流出

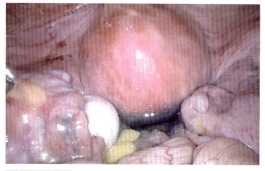

图 1-1-23c　病例 1。腹腔镜下观察左侧输卵管伞端有蓝色液体流出

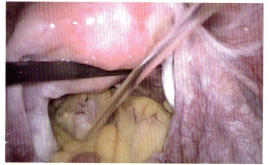

图 1-1-23d　病例 1。输卵管通液术后冲洗盆腔

3. 难点解析

腹腔镜检查可以直接观察盆腔，包括卵巢、输卵管和子宫形态，有无盆腔粘连、多囊卵巢、盆腔子宫内膜异位症、卵巢内膜异位囊肿、子宫畸形等病变。尤其可观察输卵管形态，检查输卵管通畅度，

是女性不孕症必不可少的检查和治疗手段。

病例 2 宫腔镜、腹腔镜联合检查 + 输卵管通液术

1.病情简介

患者24岁，因"未避孕未怀孕2年"入院。患者既往月经规律，初潮14岁，周期3～4天/28～30天，量中等，无痛经。孕0产0。末次月经10天前。患者2年前结婚，夫妻同居，性生活正常，未避孕未怀孕。行子宫输卵管碘油造影，结果提示：左侧输卵管闭锁积水，右侧输卵管显影至壶腹部。妇科检查：外阴已婚未产型；阴道通畅；宫颈轻度糜烂；子宫中位，较正常稍小，活动好，质中，无压痛；双侧附件区未扪及异常。经阴道妇科超声检查：子宫大小4.5cm×3.8cm×3.3cm，肌层回声均匀，内膜厚0.6cm。双侧卵巢大小在正常范围内。提示：正常盆腔。液基薄层细胞检测（TCT）：宫颈良性反应性改变。入院诊断：原发性不孕症。完善检查后，择期全麻下行宫腔镜、腹腔镜联合检查 + 输卵管通液术。

2.手术步骤

（1）行宫腔镜检查。见宫腔形态正常，双侧输卵管开口可见，子宫内膜厚度中等，黏膜表面光滑，色泽粉红，宫腔内未见占位病变（图1-1-24a、b）。宫颈管黏膜皱襞正常，未见占位。

（2）置腹腔镜，检查盆腔。见宫体形态、大小正常，双侧输卵管、卵巢形态正常。盆腔未见粘连及占位病变（图1-1-24c）。

（3）行输卵管通液术。腹腔镜下见亚甲蓝稀释液顺利通过输卵管自双侧输卵管伞端流出（图1-1-24d、e）。

（4）用100mL生理盐水 +10mg地塞米松冲洗输卵管。用吸引器吸净盆腔液体（图1-1-24f）。

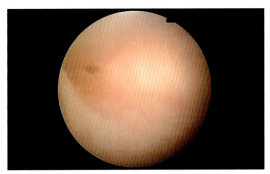

图 1-1-24a 病例2。宫腔镜检查。右侧输卵管开口可见，宫内黏膜色泽正常，未见占位病变

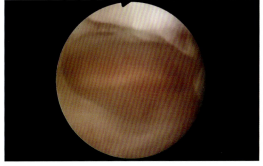

图 1-1-24b 病例2。宫腔镜检查。见宫腔形态正常，子宫内膜中度厚，宫腔内未见占位病变

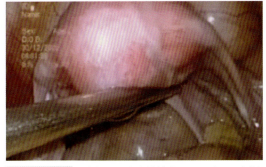

图 1-1-24c 病例2。腹腔镜检查。见子宫、双侧输卵管及卵巢形态正常，盆腔未见粘连及占位病变

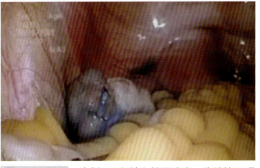

图 1-1-24d 病例2。行输卵管通液术。腹腔镜下观察左侧输卵管伞端有蓝色液体流出

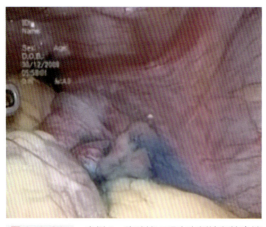

图 1-1-24e 病例 2。腹腔镜下观察右侧输卵管伞端有蓝色液体流出

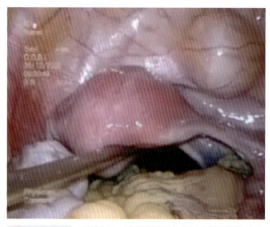

图 1-1-24f 病例 2。输卵管通液术后用吸引器吸净盆腔液体

3. 难点解析

宫腔镜、腹腔镜联合检查是评估盆腔和宫腔不孕因素的最佳方法，对发现的宫腔、盆腔病变还可以通过镜下手术进行治疗。本例患者的子宫输卵管碘油造影提示双侧输卵管积水不通，行宫腔镜、腹腔镜联合检查的目的是评估宫腔、盆腔内的情况，明确输卵管的通畅度。术中宫腔镜检查宫颈管及宫腔，形态正常。腹腔镜检查盆腔脏器形态正常，未见粘连及内膜异位病灶。行输卵管通液术，见双侧输卵管伞端皆有蓝色液体流出，提示双侧输卵管通畅。虽然造影显示为输卵管不通，但是宫腔镜、腹腔镜联合检查 + 输卵管通液术中亚甲蓝稀释液通液压力可分离输卵管管腔内轻度粘连，冲走输卵管管腔内黏液栓及内膜碎片，使输卵管通畅，有明确诊断和治疗作用。

病例 3　宫腔镜、腹腔镜联合检查 + 输卵管通液术 + 宫腔镜宫腔粘连分离术

1. 病情简介

患者 30 岁，因"清宫术后月经量少 2 年，未避孕未怀孕 1 年"入院。患者既往月经规律，初潮 14 岁，周期 5 ~ 7 天 /28 天，量中等，无痛经。孕 2 产 0。末次月经 10 天前。患者 2 年前因早孕行人工流产清宫术，术后月经量减少，轻度痛经。近 1 年未避孕未怀孕。妇科检查未见异常。妇科超声检查提示：子宫腺肌症。入院诊断：继发性不孕症。择期全麻下行宫腔镜、腹腔镜联合检查 + 输卵管通液术 + 宫腔镜宫腔粘连分离术。

2. 手术步骤

（1）置腹腔镜，检查盆腔。见宫体形态、大小正常，宫底右前壁有外突小肌瘤，直径 0.4cm。双侧输卵管系膜见泡状附件。双侧卵巢形态正常。盆腔未见粘连及占位病变（图 1-1-25a）。

（2）行输卵管通液术。腹腔镜下见蓝色液体顺利通过右侧输卵管伞端，左侧输卵管伞端未见蓝色液体流出（图 1-1-25b）。用腹腔镜弯钳钳夹右侧输卵管峡

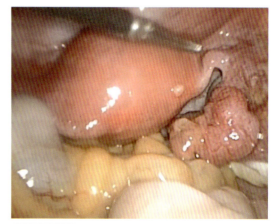

图 1-1-25a 病例 3。腹腔镜检查。见宫体形态、大小正常，宫底右前壁有外突小肌瘤，直径 0.4cm。双侧输卵管、卵巢形态正常

部管壁，再次通液，加大通液力度，左侧输卵管伞端见蓝色液体流出（图 1-1-25c、d）。用双极电凝子宫底部小肌瘤（图 1-1-25e）。

（3）行宫腔镜检查。见宫腔形态失常，宫底及两侧壁内聚，子宫内膜薄，双侧输卵管开口可见，宫腔内未见占位病变（图 1-1-25f）。

（4）在腹腔镜监护下行宫腔镜宫腔粘连分离术。用针状电极分离宫腔两侧壁和子宫底部粘连组织（图 1-1-25g ~ i）。用环形电极切除部分粘连组织。

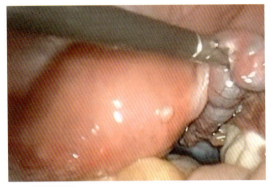

图 1-1-25b　病例 3。行输卵管通液术。腹腔镜下见右侧输卵管伞端有蓝色液体流出

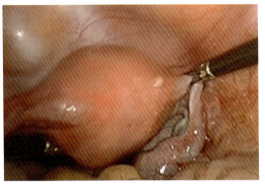

图 1-1-25c　病例 3。用腹腔镜弯钳钳夹右侧输卵管峡部管壁

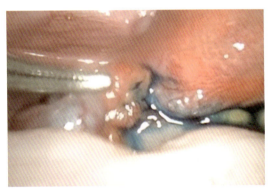

图 1-1-25d　病例 3。再次通液，加大通液力度，左侧输卵管伞端见蓝色液体流出

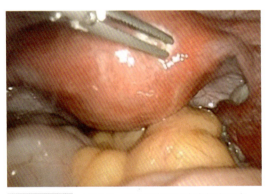

图 1-1-25e　病例 3。用双极电凝子宫底部小肌瘤

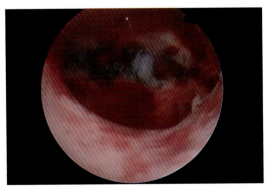

图 1-1-25f　病例 3。宫腔镜检查。见宫腔形态失常，宫底及两侧壁内聚，子宫内膜薄，双侧输卵管开口可见，宫腔内未见占位病变

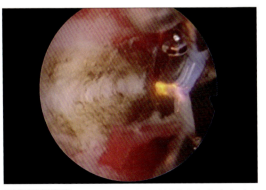

图 1-1-25g　病例 3。用宫腔镜针状电极分离宫腔左侧壁粘连组织

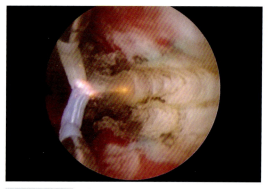 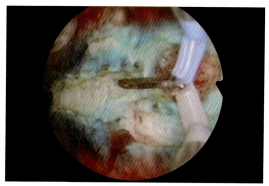

图 1-1-25h　病例 3。用宫腔镜针状电极分离宫腔右侧壁粘连组织　　图 1-1-25i　病例 3。用宫腔镜针状电极分离子宫底部粘连组织

3. 难点解析

宫腔镜、腹腔镜联合检查是评估盆腔和宫腔不孕因素的最佳方法，对发现的宫腔、盆腔病变还可以通过镜下手术进行治疗。本例患者术中行输卵管通液检查可见右侧输卵管通畅，左侧输卵管不通。钳夹右侧输卵管峡部管壁，加大通液压力可分离输卵管管腔内轻度粘连，冲走输卵管管腔内黏液栓及内膜碎片，可通畅此类或痉挛性的输卵管，有明确诊断和治疗作用。

病例 4　腹腔镜检查 + 输卵管通液术 + 宫腔镜宫腔粘连分离术 + 输卵管插管通液术

1. 病情简介

患者 30 岁，因"结婚 2 年未避孕 1 年未孕，发现宫腔粘连 1 年"入院。患者月经初潮 13 岁，周期 8 ~ 9 天 /28 ~ 30 天。孕 1 产 0。末次月经 21 天前。患者结婚 2 年，近 1 年未避孕未孕。2 个月前子宫输卵管碘油造影提示：双侧输卵管不通。妇科检查：外阴已婚未产型；阴道通畅；宫颈光滑；子宫前位，大小正常，质中，无压痛，活动好；双侧附件区未扪及异常。妇科超声检查：子宫大小 4.5cm×4.7cm×3.6cm，肌层回声不均，后壁短线集中区 2.5cm×2.0cm，内膜线居中，回声中等，可见多处中断，双侧卵巢未见异常回声。提示：宫腔粘连，子宫腺肌症。宫腔镜检查：宫颈管未见异常，宫腔形态失常，左侧宫腔上段封闭，左侧输卵管开口不可见，右侧宫角深，右侧输卵管开口可见，宫腔内未见占位病变。提示：宫腔粘连。入院诊断：宫腔粘连，子宫腺肌症，原发性不孕症。择期全麻下行腹腔镜检查 + 输卵管通液术 + 宫腔镜宫腔粘连分离术 + 输卵管插管通液术。

2. 手术步骤

（1）行腹腔镜检查。见子宫形态、大小正常，双侧输卵管、卵巢未见明显异常。盆腔可见少量游离液体（图 1-1-26a）。

（2）行输卵管通液术。推注亚甲蓝稀释液 5mL，无阻力、无返流，右侧输卵管伞端可见蓝色液体流出（图 1-1-26b）。左侧输卵管伞端未见蓝色液体流出。用腹腔镜抓钳轻轻钳夹右侧输卵管峡部，轻度扭转。再次推注亚甲蓝稀释液，阻力大，左侧输卵管伞端未见蓝色液体流出（图 1-1-26c、d）。提示：右侧输卵管通畅，左侧输卵管不通。

（3）行宫腔镜宫腔粘连分离术及输卵管插管通液术。宫颈管未见异常，宫腔形态失常，两侧壁内聚，可见纵向粘连带。双侧宫角封闭，双侧输卵管开口未见（图 1-1-26e）。用宫腔镜环状电极电切右侧宫角及右侧壁粘连带，显露右侧宫角及右侧输卵管开口（图 1-1-26f）。用宫腔镜针状电极划开左侧壁粘连

带，打开左侧宫角处粘连组织，显露左侧输卵管开口。行宫腔镜左侧输卵管插管通液术。插管顺利，通液 5mL，无阻力，无返流（图 1-1-26g）。腹腔镜下见左侧输卵管伞端有蓝色液体流出。提示：左侧输卵管通畅。再次修整宫腔至正常形态。行反向透光试验，宫腔镜下观察宫底肌壁的透光度（图 1-1-26h）。

3. 难点解析

本例患者输卵管通液后提示左侧输卵管不通，经宫腔镜检查发现宫腔遍布粘连带，封闭宫角，行宫腔镜宫腔粘连分离术，分离粘连，显露输卵管开口。对左侧输卵管再次行插管通液，显示左侧输卵管通畅。可见左侧输卵管不通应归因于宫腔粘连封闭了左侧输卵管开口。通过宫腔镜、腹腔镜联合手术检查了宫腔、盆腔内不孕因素，评估了输卵管畅度，分离了宫腔粘连，恢复了宫腔形态，有效地解除了引起不孕的病因，为患者下一步妊娠打下了良好基础。

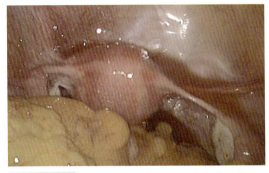

图 1-1-26a　病例 4。腹腔镜下见子宫大小正常，双侧输卵管、卵巢形态正常。盆腔有少量游离液体

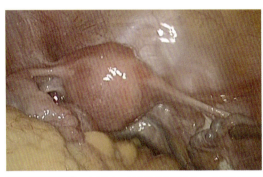

图 1-1-26b　病例 4。行输卵管通液术。右侧输卵管伞端可见蓝色液体流出

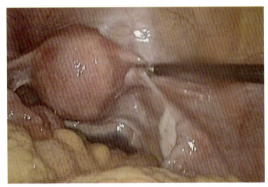

图 1-1-26c　病例 4。用腹腔镜抓钳钳夹右侧输卵管峡部管壁，轻度扭转

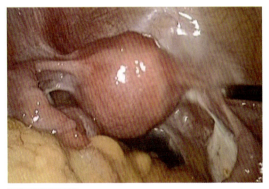

图 1-1-26d　病例 4。推注亚甲蓝稀释液，阻力大，左侧输卵管伞端未见蓝色液体流出

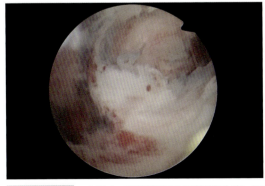

图 1-1-26e　病例 4。宫腔镜下见宫腔形态失常，两侧壁内聚，可见纵向粘连带

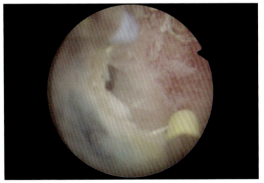

图 1-1-26f　病例 4。用宫腔镜环状电极电切右侧壁粘连带，显露右侧宫角及右侧输卵管开口

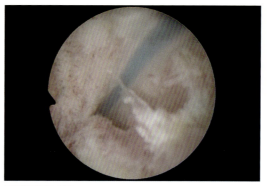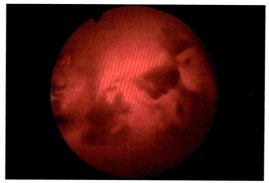

图 1-1-26g　病例 4。宫腔镜下左侧输卵管插管，推注亚甲蓝稀释液，无阻力，无返流

图 1-1-26h　病例 4。行反向透光试验。宫腔镜下观察宫底肌壁的透光度

病例 5　腹腔镜检查 + 输卵管通液术 + 左侧泡状附件切除术 + 盆腔粘连分离术 + 盆腔子宫内膜异位病灶消融术

1. 病情简介

患者 32 岁，因"未避孕未孕 2 年"入院。患者既往月经规律，初潮 12 岁，周期 5 ~ 7 天 /28 天。孕 0 产 0。末次月经 9 天前。患者近 2 年未避孕未孕。输卵管碘油造影提示：右侧输卵管通畅，左侧输卵管通而不畅。妇科检查：外阴已婚未产型；阴道通畅；宫颈光滑；子宫前位，大小正常，质中，无压痛，活动好；双侧附件区未扪及异常。宫腔镜检查：宫腔形态正常。经阴道妇科超声检查未见异常。入院诊断：原发性不孕症。择期全麻下行腹腔镜检查 + 输卵管通液术 + 左侧泡状附件切除术 + 盆腔粘连分离术 + 盆腔子宫内膜异位病灶消融术。

2. 手术步骤

（1）行腹腔镜检查。见子宫大小正常，左侧输卵管系膜有泡状附件，直径约 2cm。双侧输卵管形态正常。行输卵管通液术。双侧输卵管伞端均见蓝色液体流出（图 1-1-27a、b）。

（2）用双极电凝，用剪刀锐性剥离左侧泡状附件（图 1-1-27c、d）。

（3）检查发现双侧卵巢与阔韧带后叶粘连，盆腔腹膜及阔韧带后叶散在盆腔子宫内膜异位病灶。分离卵巢与阔韧带后叶的粘连，游离卵巢（图 1-1-27e）。用双极电凝消融子宫内膜异位病灶（图 1-1-27f、g）。

（4）冲洗盆腔，检查子宫创面无活动性出血（图 1-1-27h）。

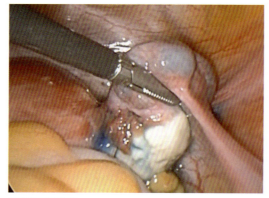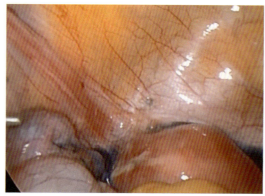

图 1-1-27a　病例 5。腹腔镜下行输卵管通液术。右侧输卵管伞端见蓝色液体流出

图 1-1-27b　病例 5。腹腔镜下行输卵管通液术。左侧输卵管伞端见蓝色液体流出

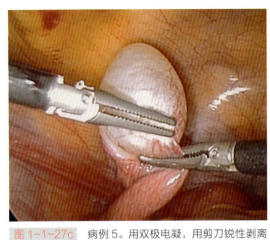

图 1-1-27c　病例 5。用双极电凝，用剪刀锐性剥离左侧泡状附件

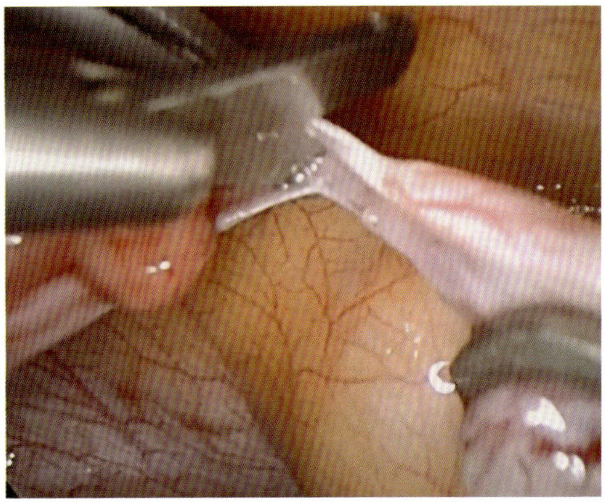

图 1-1-27d　病例 5。用双极电凝，用剪刀锐性剥离左侧泡状附件

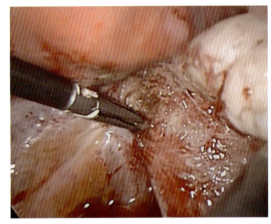

图 1-1-27e　病例 5。分离卵巢与阔韧带后叶的粘连，游离卵巢

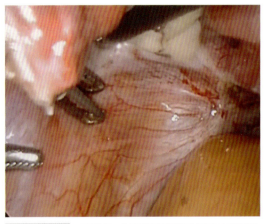

图 1-1-27f　病例 5。用双极电凝消融子宫内膜异位病灶

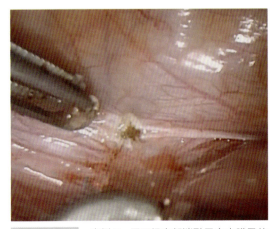

图 1-1-27g　病例 5。用双极电凝消融子宫内膜异位病灶

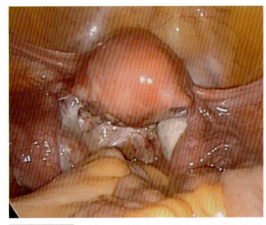

图 1-1-27h　病例 5。冲洗盆腔，检查子宫创面无活动性出血

3.难点解析

本例患者的盆腔内有子宫内膜异位病灶和粘连。腹腔镜下首先评估输卵管的通畅度，然后分离粘连，游离双侧卵巢，消融盆腔子宫内膜异位病灶。在腹腔镜下处理盆腔内不孕因素，创伤小、效果佳、预后好。

六、小结

腹腔镜诊断可以检查盆腔内不孕因素，评估输卵管状态，为手术治疗提供依据。腹腔镜结合宫腔镜技术可以检查宫腔病变并行宫腔镜手术治疗，可采用多种方法评估输卵管通畅度并疏通阻塞的输卵管，明确诊断子宫畸形的类型并给予相应的治疗，是诊治盆腔和宫腔内不孕因素的最佳手术方法。

第二节　腹腔镜监护宫腔镜手术

一、概述

随着腹腔镜技术的不断发展和完善，腹腔镜在宫腔镜手术中的监护和辅助治疗作用也得到了更好的应用，包括监护复杂的宫腔镜手术，协助诊治子宫畸形，联合定位异位的节育器，及时发现和修补宫腔镜手术中子宫的创伤等。

（一）腹腔镜监护复杂的宫腔镜手术

随着宫腔镜技术的发展，手术难度不断加大，手术中子宫穿孔以及邻近脏器损伤的概率持续增加，在宫腔镜手术中采用腹腔镜监护对于保证手术安全、提高手术有效性极为必要。腹腔镜监护可以直接观察子宫浆膜层的变化。在宫腔镜的作用电极进行切割或凝固过程中，一旦出现切割或凝固肌壁组织过深，即将发生子宫穿孔时，由于局部组织受热传导，在子宫浆膜面会产生水泡，或在腹腔镜下看到宫腔镜透出的光亮，此时应提醒术者停止局部操作。与此同时，在腹腔镜下还可及时拨开肠管或其他邻近器官，避免宫腔镜作用电极及其热传导对其造成损伤。

1.腹腔镜监护宫腔镜子宫肌瘤手术

对于宫腔内较大的肌瘤，以及位于子宫肌层的Ⅱ型、Ⅲ型子宫肌瘤，腹腔镜可以协助判断其位置、深度，以及与子宫浆膜层的距离，判断宫腔镜手术的可行性，提高宫腔镜电切术的安全性。

2.腹腔镜监护宫腔镜宫腔粘连手术

宫腔粘连的患者常有多次宫腔手术操作史，宫壁发生损伤的可能性较大，腹腔镜检查可发现宫壁的陈旧性损伤，避免宫腔镜手术时发生再次损伤。中、重度宫腔粘连的宫腔镜手术难度较大，腹腔镜监护可观察宫壁的透光度，提早发现宫壁过薄等情况，减少子宫穿孔的发生。宫腔粘连的患者多伴有不孕症，有生育要求，腹腔镜可用来检查盆腔，观察卵巢形态，检查输卵管通畅度，协助诊治不孕症。

3.腹腔镜监护复杂的宫内妊娠手术

宫腔镜下子宫内特殊部位妊娠组织的清除手术比较复杂，发生子宫穿孔、大量出血的风险较大。

（1）宫角妊娠。宫角妊娠是指孕卵种植在子宫角部、子宫与输卵管开口交界处，向宫腔方向生长。因孕卵着床在宫角，蜕膜发育差及孕卵生长受限，宫角妊娠易致流产及胎停育，在孕早期、中期还可发生宫角部破裂，导致严重出血、休克，甚至死亡。因妊娠侧宫角部膨大，肌壁较薄，行宫腔镜宫角妊娠电切术时发生子宫穿孔的可能性较大，腹腔镜可监护子宫肌壁的完整性，避免发生子宫穿孔，一旦发生，可在腹腔镜下修补。并且宫角妊娠与输卵管间质部妊娠不易鉴别，故应常规行腹腔镜监护以协助诊断。

（2）剖宫产切口部位妊娠。剖宫产切口部位妊娠是既往曾行剖宫产者再次妊娠时，孕囊着床于前次剖宫产瘢痕部位。剖宫产切口部位妊娠的临床表现无特异性，通常为停经后有少量阴道出血，部分患者伴有轻、中度的下腹痛。因妊娠处的子宫肌层很薄，弹性较差，因此易发生瘢痕破裂，突发剧烈腹痛及大量出血，危及患者生命。宫腔镜妊娠胚物切除术可在直视下操作，定位准确，精确切除妊娠组织，对创面活动性出血直接电凝止血，创伤小、出血少，是一种有效的治疗方法。但是手术中易发生穿孔和出血，因此宫腔镜手术中用超声或腹腔镜监护是非常重要的。腹腔镜监护不仅能帮助术者直观地了解子宫壁的完整性和子宫浆膜层情况，而且一旦发生子宫穿孔，还可以在腹腔镜下及时发现，进行病灶切除及修补，保证手术安全。

4. 腹腔镜监护宫腔镜剖宫产切口瘢痕憩室电切术

剖宫产切口瘢痕憩室是剖宫产后子宫切口愈合不良，导致子宫峡部薄弱，使子宫内膜及肌层成疝状向浆膜层突出而形成的。一般无症状，有些患者因憩室部位内膜月经期脱落，经血积聚，引流不畅，可以引起子宫不规则出血、经期延长、不孕等。宫腔镜剖宫产切口瘢痕憩室电切术也称"开渠术"，是用宫腔镜环形电极纵向电切憩室下方的瘢痕及浅层肌壁，使憩室基底部与切割创面等平，以便使憩室内的积血易于引流排出。手术的同时还需用电切或电凝破坏憩室基底部的内膜及血管，减少经期出血及积血，从而改善异常出血的症状。腹腔镜监护可检查子宫形态，观察子宫前壁下段憩室部位肌壁的透光度，协助确定手术方式，术中监护宫腔镜手术过程，及时发现损伤并修补。

（二）腹腔镜可用来观察子宫轮廓和浆膜层完整性

腹腔镜能够用来观察子宫外形轮廓及双侧输卵管及卵巢，清晰地了解盆腔生殖器官的外观，可以帮助诊断仅通过宫腔镜无法确诊的复杂的子宫发育畸形，并监护宫腔镜矫形手术。既往有子宫创伤史，如子宫穿孔者，在宫腔镜手术时，通过腹腔镜可发现子宫的陈旧性创伤、盆腔粘连、器官嵌顿等异常，可避免在无监护的情况下因宫腔镜手术而再次造成宫壁损伤和盆腔脏器损伤等并发症，保证宫腔镜手术顺利完成。

（三）腹腔镜协助定位异位的节育器

宫内节育器的异位包括嵌顿、移位、断裂、残存、迷失等。对于仅累及子宫腔及子宫肌壁的节育器异位，首选宫腔镜宫内异物取出术；对于累及子宫壁全层甚至盆腔脏器的节育器异位或迷失的节育器，需行宫腔镜、腹腔镜联合检查或手术取出。

（四）腹腔镜修补损伤

虽然腹腔镜监护不能预测子宫穿孔，但是能够及时发现子宫穿孔，以及是否损伤其他盆腔内脏器，同时还可以对穿孔或损伤的脏器及时进行修补。此外腹腔镜还可为游离至盆腔的节育器进行定位及取出，并对术前尚未发现的盆腔内病变进行诊断治疗。

二、手术适应证和禁忌证

（一）手术适应证

（1）复杂的宫腔内手术时需进行腹腔镜监护者。这些手术包括子宫纵隔宫腔镜手术、闭锁的宫腔粘连宫腔镜手术和较大的 1 型、2 型黏膜下肌瘤及壁间内突肌瘤的宫腔镜手术等。

（2）可疑子宫畸形，需用腹腔镜观察子宫外形，协助宫腔镜诊断子宫畸形类型者。明确诊断后可在腹腔镜监护下行宫腔镜矫形术或者宫腔镜、腹腔镜联合子宫矫形术。

（3）游离节育器的宫腔镜、腹腔镜联合定位诊断及取出。

（4）宫腔镜手术的同时需检查盆腔不孕原因者，可疑伴有盆腔内粘连或盆腔内占位性病变者。明确诊断的同时可进行手术治疗。

（二）手术禁忌证

（1）心、肝、肾衰竭的急性期不能耐受麻醉及手术者。

（2）生殖道感染的急性期。

（3）盆腔、腹腔严重粘连影响人工气腹或不能置镜者。

（4）绞窄性肠梗阻。

（5）宫颈瘢痕，不能充分扩张者。

（6）子宫屈度过大，宫腔镜不能进入宫底者。

三、手术方法

（一）腹腔镜监护疑难宫腔镜手术

子宫特殊的解剖结构，如宫腔狭小、宫壁厚度有限、壁间血运丰富等因素，给宫腔内手术的操作带来很大难度，发生子宫穿孔的概率很大，尤其是操作困难的宫腔镜手术，如重度粘连的宫腔镜手术、子宫有陈旧性损伤的宫腔镜手术、子宫矫形手术、较大的宫腔镜子宫肌瘤电切术等。因此，在宫腔镜手术中采用腹腔镜监护对于保证手术安全、提高手术成功率极为必要。

1. 腹腔镜检查 + 宫腔镜检查

置腹腔镜，观察盆腔脏器的形态，如有无粘连、损伤、包块等，重点观察子宫外形及其与周围脏器的关系（图 1-2-1）。然后行宫腔镜检查，检查宫颈管、宫腔形态，有无占位病变，评估手术安全性，确定手术方案（图 1-2-2）。

2. 腹腔镜监护宫腔镜手术

行宫腔镜手术，同时行腹腔镜监护，观察子宫肌壁的透光度和子宫浆膜层的变化。

（1）透光试验。宫腔镜、腹腔镜透光试验是采用腹腔内和宫腔内反向交替透光，监护子宫肌壁厚度的较好方法。可适度调暗腹腔镜光源，观察子宫，如果在宫体表面的某个部位看到光亮自宫腔内透出，说明该部位的子宫肌壁较薄。当光亮较强时，提示此处肌壁很薄，即将发生穿孔（图 1-2-3）。反向透光试验是调暗宫腔镜光源，腹腔镜镜体接近子宫，宫腔镜观察子宫肌壁的透光度，是宫腔镜手术中常用的判断子宫肌壁厚度的方法（图 1-2-4）。

（2）子宫浆膜层变化。在宫腔镜手术过程中，腹腔镜还需观察子宫浆膜层的变化。在宫腔镜作用电极

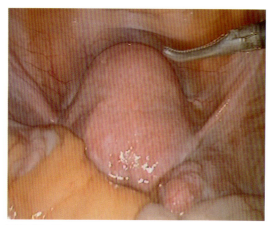

图 1-2-1　用腹腔镜观察子宫，见子宫前壁下段外突，直径约 3cm

进行切割或凝固过程中，一旦出现切割或凝固肌壁组织过深即将发生子宫穿孔时，由于局部组织受热传导，在子宫浆膜面会产生水泡、局部组织苍白或有淤血斑，应立即停止操作。在宫腔镜手术时，用腹腔镜及时拨开肠管或其他邻近器官，可在一定程度上避免宫腔镜作用电极及其热传导对其造成损伤。

（3）在腹腔镜监护过程中还应观察盆腔有无血液或积液、输卵管腔有无积血等异常。如果发现子宫穿孔、其他盆腔脏器损伤、活动性出血等情况，腹腔镜下可进行缝合修补（图1-2-5）。

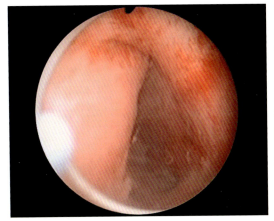

图 1-2-2　宫腔镜检查宫腔。见宫内结节占据右侧宫腔

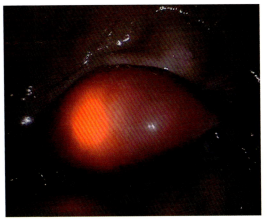

图 1-2-3　腹腔镜监护宫腔镜手术。腹腔镜下见子宫前壁透光明显，提示子宫壁较薄

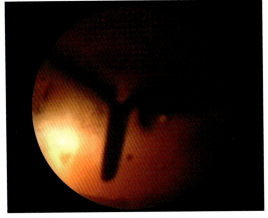

图 1-2-4　腹腔镜监护宫腔镜手术。宫腔镜下观察子宫底部肌壁的透光度

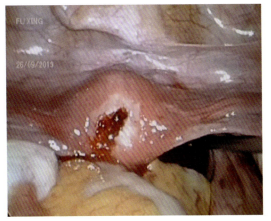

图 1-2-5　腹腔镜监护宫腔镜手术。术中发现发生了子宫前壁穿孔

（二）异位节育器的宫腔镜、腹腔镜定位及取出

（1）行宫腔镜检查。明确宫腔形态，有无节育器残留，子宫壁有无新发及陈旧性损伤（图1-2-6）。

（2）行腹腔镜检查。观察子宫、双侧输卵管及卵巢形态，盆腔有无粘连。检查异位节育器的位置、形态和完整性（图1-2-7）。

（3）根据节育器的位置行节育器取出术。腹腔镜内异位节育器可用腹腔镜抓钳钳夹取出（图1-2-8、图1-2-9）。子宫壁内的节育器可在腹腔镜监护下用宫腔镜针状电极划开子宫壁取出，或用异物钳钳夹取出（图1-2-10）。

（4）检查盆腔创面。盆腔或子宫壁创面用双极电凝止血，必要时在腹腔镜下缝合修补（图1-2-11）。

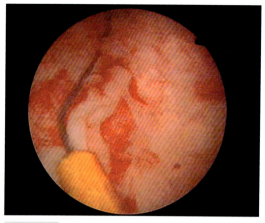

图 1-2-6 宫腔镜下见宫腔"U"形爱母节育器的一侧壁，其余部分嵌入子宫底部肌壁内

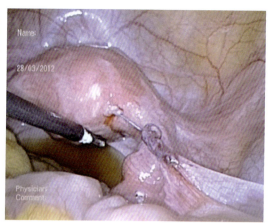

图 1-2-7 腹腔镜下见盆腔"U"形爱母节育器的一侧壁，一端嵌入子宫底部肌壁，一端与网膜粘连包裹

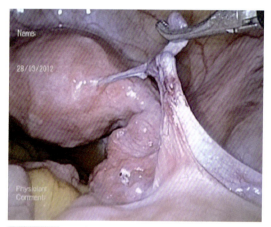

图 1-2-8 用腹腔镜弯钳钳夹盆腔内节育器，牵拉取出

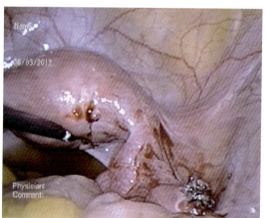

图 1-2-9 腹腔镜下取出节育器后的子宫创面

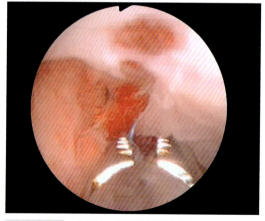

图 1-2-10 宫腔镜下用异物钳钳夹宫腔内残余的节育器，牵拉取出

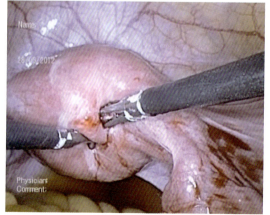

图 1-2-11 用腹腔镜取出节育器后，用双极电凝子宫底部创面止血

（三）陈旧性或新发子宫创伤的宫腔镜、腹腔镜诊断及修补

（1）腹腔镜检查可在宫腔镜手术开始前发现累及子宫浆膜层的陈旧性宫壁损伤，通常表现为子宫

外形不规则，既往损伤处宫壁局部塌陷，浆膜层内凹，可有膜样渗出，浆膜层可与网膜粘连（图1-2-12）。有时穿孔处可嵌入肠管、网膜、输卵管等（图1-2-13）。

（2）腹腔镜监护还可在宫腔镜手术开始和手术过程中发现各种器械所致的子宫透壁损伤，这些器械包括探针、宫颈扩张棒、宫腔镜镜体、宫腔镜手术电极、激光光纤、剪刀、卵圆钳和刮匙等（图1-2-14）。

（3）宫腔镜手术过程中，腹腔镜需随时监护子宫肌壁的变化，发生子宫肌壁非透壁损伤时腹腔镜监护可见到子宫浆膜透亮、起水泡、出血及血肿（图1-2-15、图1-2-16）。

（4）据损伤范围及深度在腹腔镜下选择用单极或双极电凝止血，有贯通肌壁的损伤或创伤较大时可缝合止血（图1-2-17、图1-2-18）。术中肠管损伤时可在腹腔镜下缝合止血。

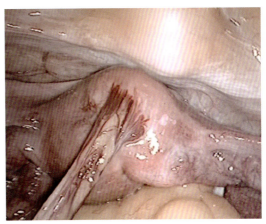

图1-2-12　腹腔镜监护发现子宫陈旧性穿孔。子宫外形不规则，宫底前、后壁可见凹陷。子宫浆膜层完整，局部血管丰富。浆膜层与网膜粘连

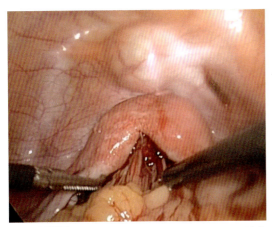

图1-2-13　腹腔镜下见双角子宫，宫底正中陈旧性穿孔，有网膜嵌顿于内

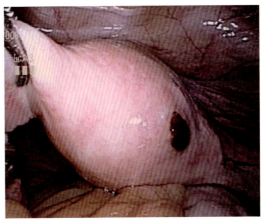

图1-2-14　腹腔镜监护宫腔镜手术。见子宫底部穿孔

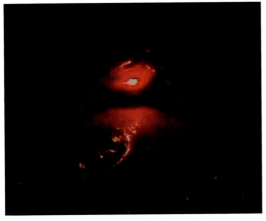

图1-2-15　腹腔镜监护宫腔镜手术。见宫颈后壁假道透光明显

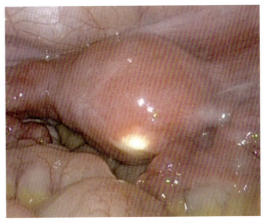

图1-2-16　腹腔镜监护宫腔镜右侧单角子宫矫形手术。宫底局部强透光，提示此处宫壁薄，即将穿孔

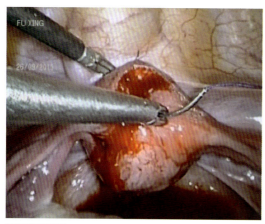

图 1-2-17　子宫前壁穿孔，腹腔镜下缝合修补

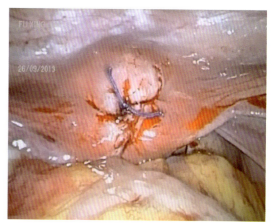

图 1-2-18　子宫穿孔，腹腔镜下缝合后的创面

四、宫腔镜、腹腔镜联合手术实例演示

病例 1　腹腔镜监护宫腔镜宫颈管肌瘤电切术

1. 病情简介

患者 36 岁，因"发现子宫肌瘤 2 年余"入院。患者既往月经规律，初潮 13 岁，周期 4～5 天 /28 天。孕 2 产 1。末次月经半年前。患者于 2 年前体检发现子宫肌瘤，无不适，未予处理。后月经量逐渐增多。7 个月前超声检查提示：宫颈内结节，大小 4.9cm×5.4cm×3.7cm。宫腔镜检查：宫颈管肌瘤，直径 5.0cm，提示：黏膜下肌瘤。予醋酸亮丙瑞林皮下注射 5 个周期。复查超声：宫颈内结节，大小 5.7cm×3.7cm。入院诊断：宫颈管肌瘤。择期全麻下行腹腔镜监护宫腔镜宫颈管肌瘤电切术。

2. 手术步骤

（1）行腹腔镜检查。见子宫后倾明显，宫体前壁下段与膀胱轻度粘连，宫颈与宫体大致等长，宫颈后壁膨隆。双侧附件大小、形态正常（图 1-2-19a）。

（2）行宫腔镜检查。距宫颈管外口 2cm 至宫颈内口处后壁见一大小 5cm×5cm×4cm 的宫颈管肌瘤，内突 60%～70%（图 1-2-19b）。因巨大宫颈管肌瘤阻挡，不能进入宫腔。

（3）腹腔镜监护下行宫腔镜宫颈管肌瘤电切术。用宫腔镜环形电极电切肌瘤组织，逐步缩小肌瘤体积（图 1-2-19c、d）。配合卵圆钳钳夹，反复切割及钳夹，切除宫颈管肌瘤（图 1-2-19e）。再次置镜，进入宫腔。见宫腔形态正常，前、后壁有轻度息肉样增生，双侧输卵管开口可见，内膜中厚（图 1-2-19f）。检查宫颈创面，见颈管后壁有一深大陷凹，为肌瘤假包膜处（图 1-2-19g）。创面用环形电极电凝止血（图 1-2-19h）。

（4）腹腔镜下冲洗盆腔，检查无出血（图 1-2-19i）。术毕。

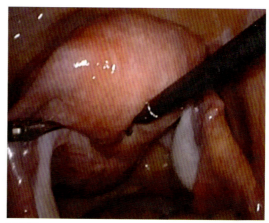

图 1-2-19a　病例 1。腹腔镜检查。见宫颈与宫体大致等长，宫颈后壁膨隆

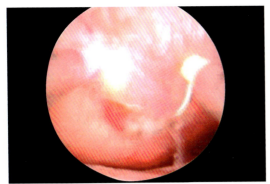

图 1-2-19b 病例 1。宫腔镜检查。见宫颈管内结节

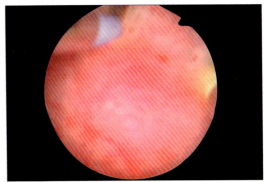

图 1-2-19c 病例 1。用宫腔镜环形电极电切肌瘤组织

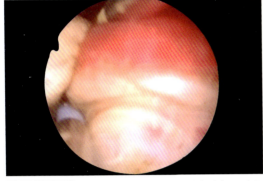

图 1-2-19d 病例 1。用宫腔镜环形电极电切肌瘤组织，缩小肌瘤体积

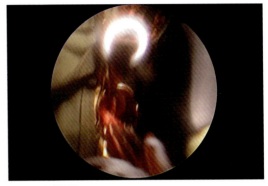

图 1-2-19e 病例 1。用卵圆钳钳夹、旋转，切除宫颈管肌瘤

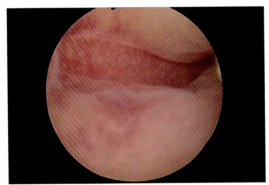

图 1-2-19f 病例 1。用宫腔镜进入宫腔，见宫腔形态正常

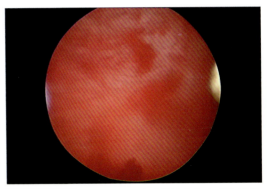

图 1-2-19g 病例 1。用宫腔镜检查宫颈后壁创面，见颈管后壁有一深大凹陷

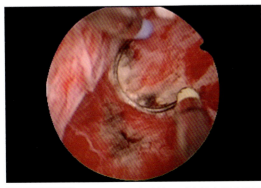

图 1-2-19h 病例 1。用宫腔镜环形电极电凝宫颈后壁创面活动性出血点

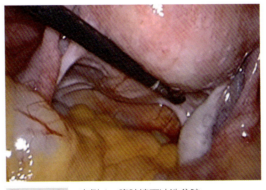

图 1-2-19i 病例 1。腹腔镜下冲洗盆腔

3. 难点解析

本例患者术前被诊断为宫颈肌瘤，但肌瘤侵入肌层深度尚未确定。宫腔镜宫颈管肌瘤电切术可能引起大量出血、宫颈壁损伤等并发症。腹腔镜监护具有协助确定肌瘤位置、监护手术过程、及时发现宫颈壁损伤、必要时协助止血等优点，可保障手术的安全性和成功率。

病例 2　腹腔镜监护宫腔镜宫腔粘连分离术 + 输卵管插管通液术

1. 病情简介

患者 34 岁，因"宫腔粘连分离术后 4 年，月经量减少 2 年，闭经半年"入院。患者既往月经规律，初潮 13 岁，周期 5 天 /28 ~ 30 天。孕 2 产 0，9 年前行药物流产 1 次。末次月经 6 个月前。患者 4 年前行 IVF 妊娠，孕 19 周时因"难免流产"行清宫术，术后发现宫腔粘连，行宫腔镜宫腔粘连分离术。术后定期复查。近 2 年患者月经量减少，为既往的一半。半年前闭经，无腹痛等不适。经阴道超声检查：子宫大小 4.0cm × 4.1cm × 3.3cm，肌层回声均匀，内膜线居中，回声中等，全层厚 4mm，局部有中断。双侧卵巢未见异常。提示：宫腔粘连。门诊宫腔镜检查：宫腔形态失常，宫腔缩窄，四壁内聚，内膜薄。镜下诊断：宫腔粘连。入院诊断：宫腔粘连，继发性不孕症。择期全麻下行腹腔镜监护宫腔镜宫腔粘连分离术 + 输卵管插管通液术。

2. 手术步骤

（1）行腹腔镜检查。见子宫大小正常，右侧输卵管、卵巢形态正常（图 1-2-20a）。肠管与左侧腹壁粘连遮挡，左侧附件不可见。用单极电针分离左侧腹壁粘连，显露左侧附件（图 1-2-20b）。左侧输卵管形态正常，输卵管系膜可见泡状附件。

（2）行输卵管通液术。推注亚甲蓝稀释液 10mL 后有阻力，有返流。腹腔镜下双侧输卵管伞端均未见蓝色液体流出。用双极配合剪刀切除左侧泡状附件（图 1-2-20c）。

（3）行宫腔镜检查。探测宫深 5.5cm，宫腔镜下见窄筒状宫腔，顶端呈锥状，可见孔隙，双侧输卵管开口未见，内膜几乎全部消失（图 1-2-20d）。

（4）用宫腔镜针状电极分离宫腔粘连带，显露宫底（图 1-2-20e）。分离两侧宫角，右侧输卵管开口可见（图 1-2-20f）。左侧输卵管开口仍不可见。用针状电极放射状切割宫壁，扩大宫腔，用环形电极切除瘢痕组织，逐步修整扩大宫腔（图 1-2-20g）。

（5）行右侧输卵管插管通液术。腹腔镜下右侧输卵管伞端可见蓝色液体流出（图 1-2-20h、i）。尝试左侧输卵管插管，输卵管开口不明确，推注阻力大，腹腔镜下左侧输卵管伞端未见蓝色液体流出。

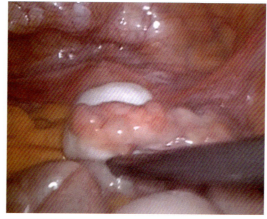

图 1-2-20a　病例 2。腹腔镜下见子宫大小正常，右侧输卵管、卵巢形态正常

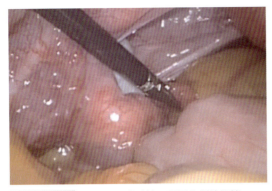

图 1-2-20b　病例 2。腹腔镜下显露左侧输卵管

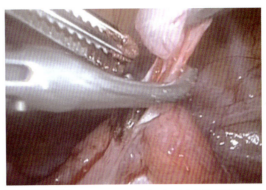

图 1-2-20c　病例 2。腹腔镜下切除左侧泡状附件

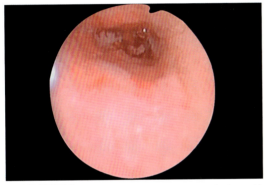

图 1-2-20d　病例 2。宫腔镜下见窄筒状宫腔，顶端呈锥状，可见孔隙

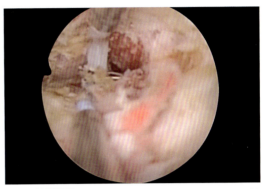

图 1-2-20e　病例 2。用宫腔镜针状电极分离宫腔粘连带，显露宫底

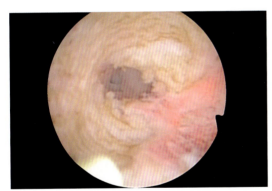

图 1-2-20f　病例 2。分离右侧宫角，显露右侧输卵管开口

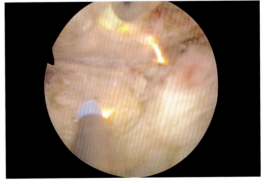

图 1-2-20g　病例 2。用宫腔镜环形电极切除瘢痕组织

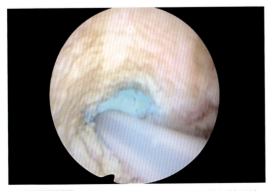

图 1-2-20h　病例 2。宫腔镜下右侧输卵管插管通液

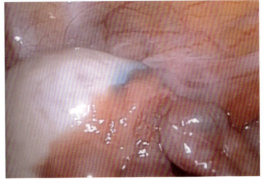

图 1-2-20i　病例 2。腹腔镜下右侧输卵管伞端可见蓝色液体流出

3. 难点解析

本例患者有多次宫腔手术操作史，现宫腔重度粘连，继发性不孕症，通过腹腔镜可以检查双侧卵巢、输卵管的情况，分离盆腔粘连，进行输卵管通畅度检查，同时可以观察宫壁有无陈旧性损伤，监护宫腔镜手术，及时发现子宫肌壁的损伤和避免子宫穿孔的发生，同时还可以对穿孔或损伤进行修补。

病例3 腹腔镜监护宫腔镜剖宫产切口瘢痕憩室电切术

1. 病情简介

患者 36 岁，因"剖宫产术后经期延长 6 年，未避孕未孕 3 年"就诊。患者月经初潮 12 岁，周期 7 天 /30 天。妊娠 2 次，行人工流产 1 次，剖宫产 1 次。末次月经 20 天前。患者 6 年前行剖宫产术，术后出现阴道不规则出血，经期延长，伴经期腹痛，未进行治疗。3 年前开始拟妊娠，未避孕，至今未孕。宫腔镜检查：剖宫产憩室。常规妇科检查：外阴已婚未产型；阴道通畅；宫颈光滑；子宫前位，大小正常，活动好；双侧附件区未扪及异常。经阴道超声检查提示：剖宫产子宫切口愈合不良。门诊宫腔镜检查：宫颈内口前壁白色纤维样瘢痕腔隙，腹部超声监护测量憩室顶端距浆膜层 4mm。镜下诊断：宫腔形态正常，剖宫产切口瘢痕憩室。入院诊断：剖宫产切口瘢痕憩室，继发性不孕症。择期全麻下行腹腔镜监护宫腔镜剖宫产切口瘢痕憩室电切术。

2. 手术步骤

（1）行腹腔镜检查。见子宫大小正常，双侧输卵管及卵巢未见明显异常。行输卵管通液术。推注 10mL 液体，左侧输卵管伞端可见蓝色液体流出，右侧输卵管伞端无蓝色液体流出（图 1-2-21a）。用无损伤钳夹闭左侧输卵管峡部管壁，推注亚甲蓝稀释液，右侧输卵管伞端可见蓝色液体流出。提示：双侧输卵管通畅。

（2）腹腔镜监护下行宫腔镜检查。宫腔镜下见宫腔形态正常，双侧输卵管开口可见（图 1-2-21b）。宫颈内口水平前壁可见膨大腔隙，内附少量内膜，可见较多血管（图 1-2-21c）。腹腔镜监护可见子宫峡部前壁透光明显（图 1-2-21d）。

（3）行宫腔镜手术。用宫腔镜环形电极电切剖宫产切口瘢痕憩室下方宫颈前壁、侧壁瘢痕及浅肌层组织，用汽化电极汽化破坏憩室内壁内膜组织及血管（图 1-2-21e、f）。

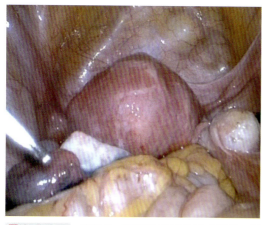
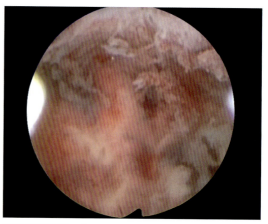

图 1-2-21a　病例 3。腹腔镜下见子宫大小正常，行输卵管通液术，左侧输卵管伞端可见蓝色液体流出　图 1-2-21b　病例 3。宫腔镜下见宫腔形态正常

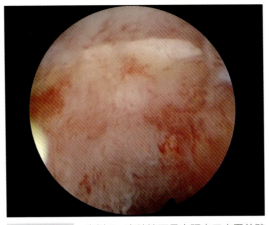 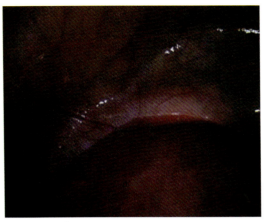

图 1-2-21c 病例 3。宫腔镜下见宫颈内口水平前壁剖宫产憩室，见内壁白色瘢痕

图 1-2-21d 病例 3。腹腔镜监护可见子宫峡部前壁透光明显

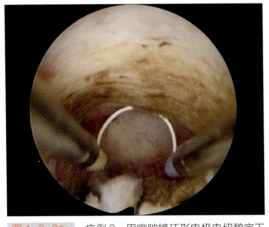 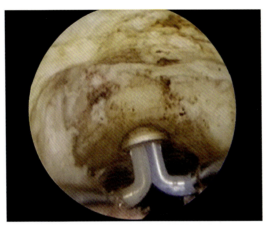

图 1-2-21e 病例 3。用宫腔镜环形电极电切憩室下方宫颈前壁、侧壁瘢痕及浅肌层组织

图 1-2-21f 病例 3。用宫腔镜汽化电极汽化破坏憩室内壁内膜组织后的宫颈前壁创面

3. 难点解析

剖宫产切口瘢痕憩室是剖宫产后子宫切口愈合不良，导致子宫峡部薄弱，使子宫内膜及肌层成疝状向浆膜层突出而形成的。一般无症状，有些患者因憩室部位内膜月经期脱落，经血积聚，引流不畅，可以引起子宫不规则出血、经期延长、不孕等。宫腔镜剖宫产切口瘢痕憩室电切术也称"开渠术"，是用宫腔镜环形电极纵向电切憩室下方的瘢痕及浅层肌壁，使憩室基底部与切割创面等平，以便使憩室内的积血易于引流排出。手术的同时还需用电切或电凝破坏憩室基底部内膜及血管，减少经期出血及积血，从而改善异常出血的症状。腹腔镜可检查子宫形态，观察子宫前壁下段憩室部位肌壁的透光度，协助确定手术方式，监护宫腔镜手术过程，及时发现损伤并修补。

病例 4　宫腔镜、腹腔镜联合检查 + 负压吸宫术

1. 病情简介

患者 27 岁，因"剖宫产术后 5 个月，发现剖宫产瘢痕妊娠 3 天"入院。患者既往月经规律，初潮 14 岁，周期 6 天 /30 ~ 40 天。妊娠 4 次，行剖宫产 1 次。末次月经 48 天前。患者于 5 个月前行剖宫产术，现停经 48 天，查尿 HCG 阳性。超声检查：子宫剖宫产瘢痕妊娠。常规妇科检查：外阴发育正常；阴道

通畅；宫颈光滑，着色；子宫前位，增大如孕 50 天，质软，活动可；双侧附件区未扪及异常。阴道超声检查：子宫前位，宫腔下段近剖宫产瘢痕处见胎囊 2.6cm×1.2cm，其下方见大量血流，见卵黄囊，胎芽 0.3cm，胎心（+）。超声诊断：剖宫产瘢痕妊娠。入院诊断：剖宫产切口部位妊娠。择期全麻下行宫腔镜、腹腔镜联合检查＋负压吸宫术。

2. 手术步骤

（1）行腹腔镜检查。见子宫后位，略饱满，子宫膀胱反折腹膜与子宫前壁下段肌壁粘连缩短（图 1-2-22a）。双侧输卵管、卵巢形态正常。

（2）行宫腔镜检查。见宫腔子宫内膜增厚，呈暗红色，宫腔中上段未见明确妊娠组织（图 1-2-22b）。宫腔下段、宫颈内口处可见妊娠组织，外形不规则，呈黄白色，其基底部位于宫腔下段左前壁（图 1-2-22c）。

（3）腹腔镜监护下行负压吸宫术。再次置入宫腔镜，检查宫腔。妊娠组织完整清除，宫腔中上段形态正常，双侧输卵管开口可见（图 1-2-22d）。宫腔中下段前壁向浆膜层突出，形成膨大的腔隙，无妊娠组织残留（图 1-2-22e）。

（4）腹腔镜下观察子宫前壁下段剖宫产切口部位透光明显，浆膜层光滑完整（图 1-2-22f）。

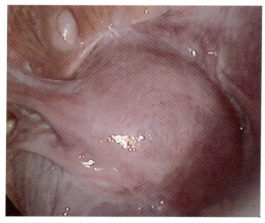

图 1-2-22a　病例 4。腹腔镜下见子宫后位，略饱满，子宫膀胱反折腹膜与子宫前壁下段肌壁粘连缩短

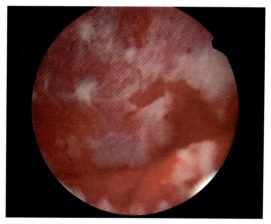

图 1-2-22b　病例 4。宫腔镜下见宫腔中上段子宫内膜增厚，呈暗红色

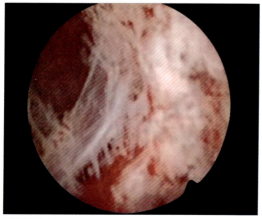

图 1-2-22c　病例 4。宫腔下段左前壁可见妊娠组织，外形不规则，呈黄白色

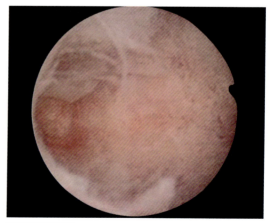

图 1-2-22d　病例 4。负压吸宫后用宫腔镜检查宫腔。宫腔中上段形态正常，右侧输卵管开口可见

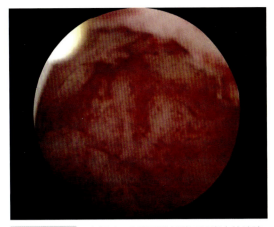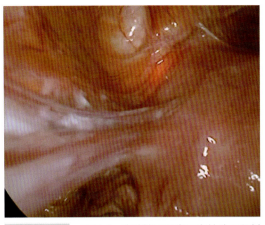

图 1-2-22e　病例 4。宫腔下段前壁可见膨大的腔隙，无妊娠组织残留

图 1-2-22f　病例 4。腹腔镜下观察子宫前壁下段剖宫产切口部位透光明显，浆膜层光滑完整

3.难点解析

　　剖宫产切口部位妊娠是既往行剖宫产者再次妊娠时，孕囊着床于前次剖宫产瘢痕部位。因妊娠处的子宫肌层很薄，弹性较差，因此易于发生瘢痕破裂，突发剧烈腹痛及大量出血，危及患者生命。宫腔镜、腹腔镜联合手术可以明确妊娠部位，选择有效的处理方法，提高手术安全性，确保手术成功。

病例 5　腹腔镜监护宫腔镜右侧宫角妊娠电切术

1.病情简介

　　患者 22 岁，因"人工流产术后 2 个月，检查发现宫角妊娠"入院。患者既往月经规律，初潮 13 岁，周期 5 天 /28 ~ 30 天。孕 2 产 0。末次月经 4 个月前。患者 2 个月前因早孕行人工流产术，术后 1 个月因 B 超提示胚物残留行二次清宫术，复查 B 超诊断：宫角妊娠。查血 HCG：96 863.0IU/L，予肌肉注射氨甲蝶呤、口服米非司酮，复查血 HCG：14 797.4IU/L。常规妇科检查：未见异常。妇科超声检查：子宫大小 5.4cm×6.9cm×4.5cm，右侧宫角部见 3.3cm×3.7cm×2.9cm 不均质回声。提示：右侧宫角部妊娠。门诊宫腔镜检查：宫腔中下段纵向粘连带，用检查镜机械性分离。右侧宫角见黄白色胚物残留组织，范围约 1cm²。镜下诊断：胚物残留，宫腔粘连（镜体分开）。入院诊断：宫角妊娠。择期全麻下行腹腔镜监护宫腔镜右侧宫角妊娠电切术。

2.手术步骤

　　（1）行腹腔镜检查。见子宫略增大，表面光滑，右侧宫角隆起，饱满，表面血管丰富，质地柔软。双侧附件外观未见异常（图 1-2-23a）。

　　（2）行宫腔镜检查。见宫腔形态失常，右侧宫角处可见黄白色组织，外形不规则（图 1-2-23b）。

　　（3）腹腔镜监护下行清宫术。腹腔镜下观察右侧宫角部宫壁柔软、很薄。操作过程中子宫肌壁完整，无穿孔发生（图 1-2-23c）。

　　（4）用宫腔镜环形电极电切右侧宫角处残余胚物组织，用环形电极及滚球电极电凝创面活动性出血点（图 1-2-23d）。

　　（5）降低腹腔镜光源亮度，腹腔镜下观察子宫右侧宫角宫壁透光明显，提示宫壁很薄，并可见粗大血管。腹腔镜下观察子宫肌壁完整，子宫浆膜层无苍白、水泡或淤血斑（图 1-2-23e、f）。

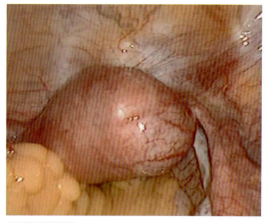

图 1-2-23a　病例 5。腹腔镜检查。见子宫略增大，表面光滑，右侧宫角隆起，表面血管丰富，质地柔软

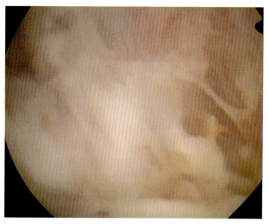

图 1-2-23b　病例 5。宫腔镜检查。见右侧宫角处黄白色组织，外形不规则

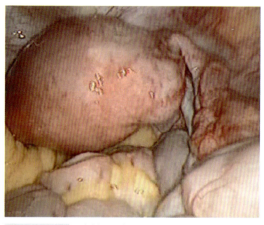

图 1-2-23c　病例 5。腹腔镜监护下行清宫术

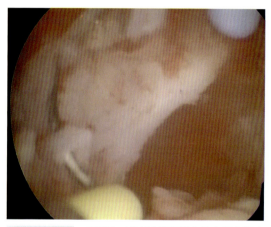

图 1-2-23d　病例 5。用宫腔镜环形电极电切右侧宫角处残余胚物组织

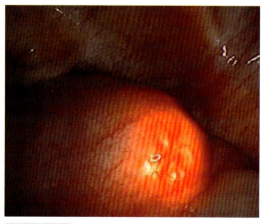

图 1-2-23e　病例 5。腹腔镜下观察子宫右侧宫角宫壁的透光度。可见右侧宫角宫壁很薄，并可见粗大的血管。子宫肌壁完整，无穿孔发生

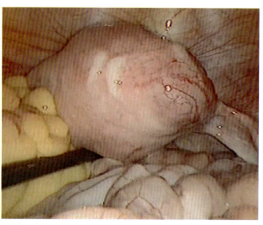

图 1-2-23f　病例 5。手术结束时腹腔镜下的子宫形态

3. 难点解析

本例患者术前被诊断为右侧宫角妊娠，在一系列的术前准备后，拟行宫腔镜宫内妊娠组织取出术。但是由于妊娠部位特殊，右侧宫角处肌壁明显变薄，单纯宫腔镜手术难度大，切割深浅不易掌握，发生子宫穿孔的可能性很大。此时行腹腔镜监护可引导宫腔内操作，观察子宫壁的完整性，及时发现子宫肌壁的损伤和避免子宫穿孔的发生，同时还可以对穿孔或损伤进行修补。所以施行宫腔镜、腹腔镜联合手术可最大限度地保证此类手术安全，提高手术的安全性。

病例 6　宫腔镜检查 + 腹腔镜节育器取出术

1. 病情简介

患者 28 岁，因"产后哺乳期放置宫内节育器 8 年，下腹痛 5 年余，B 超发现宫内节育器异位半年"入院。患者既往月经规律，初潮 14 岁，周期 5 ~ 7 天 /28 天。孕 2 产 1。末次月经 7 天前。患者 8 年前产后半年哺乳期行上环术，术后阴道少量流血 1 周后血止。5 年前开始出现下腹痛，阵发性，不严重，可以忍受。经阴道妇科超声检查：子宫大小 4.8cm × 5.2cm × 3.6cm，宫腔线呈"Y"形。双侧附件未见异常。盆腔可见强回声，与宫底部关系密切。提示：子宫畸形，宫内节育器异位。入院诊断：宫内节育器异位，子宫纵隔。择期全麻下行宫腔镜检查 + 腹腔镜节育器取出术。

2. 手术步骤

（1）行宫腔镜检查。见宫腔内纵隔，右侧宫腔底前壁可见部分金属节育器，范围约 0.5cm²，节育器其余部分嵌埋于肌壁间（图 1-2-24a）。

（2）腹腔镜下见子宫后位，宫底稍宽。宫底偏右侧浆膜层与网膜粘连包裹。子宫浆膜层散在白色膜样渗出组织。双侧输卵管及卵巢未见明显异常。提拉网膜，见部分节育器与网膜包裹（图 1-2-24b）。

（3）腹腔镜下分离粘连，游离节育器。"U"形爱母节育器一侧臂，长约 1.5cm，其余部分嵌入子宫肌层。提拉节育器残臂，自子宫壁逐渐牵拉取出（图 1-2-24c、d）。子宫创面用双极电凝止血（图 1-2-24e）。自盆侧壁穿刺口取出完整"U"形爱母节育器。

（4）再次行宫腔镜检查。右侧宫腔宫底部近前壁可见毛糙内膜创面，范围约 0.5cm²，无活动性出血（图 1-2-24f）。因患者已生育，子宫纵隔未予处理。

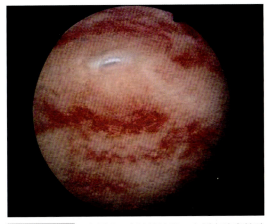

图 1-2-24a　病例 6。宫腔镜检查。右侧宫腔底前壁可见部分金属节育器，范围约 0.5cm²，节育器其余部分嵌埋于肌壁间

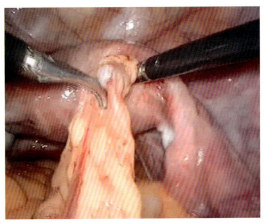

图 1-2-24b　病例 6。腹腔镜检查。见宫底偏右侧浆膜层与网膜粘连包裹

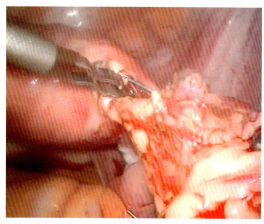 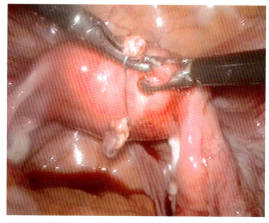

图 1-2-24c　病例 6。腹腔镜下分离网膜，游离节育器　　图 1-2-24d　病例 6。腹腔镜下提拉节育器残臂，自子宫壁逐渐牵拉取出

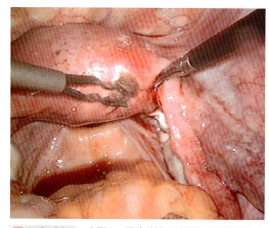 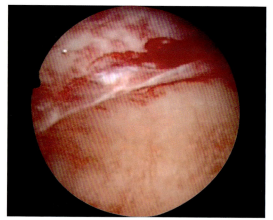

图 1-2-24e　病例 6。用腹腔镜双极电凝子宫创面止血　　图 1-2-24f　病例 6。术后宫腔镜检查。右侧宫腔宫底部近前壁可见毛糙内膜创面，范围约 0.5cm²。无活动性出血

3. 难点解析

　　本例患者于哺乳期放置宫内节育器，可疑为节育器异位。宫腔镜、腹腔镜联合手术的目的是明确节育器的部位，检查宫腔、盆腔、腹腔有无病变，进而分离腹腔内粘连，游离异位节育器并取出，因子宫创面小，腹腔镜下用双极电凝子宫浆膜创面止血即可。宫腔镜下观察宫腔内创面无出血。患者已育，无再生育要求，故子宫纵隔不必处理。

病例 7　宫腔镜、腹腔镜联合检查 + 宫腔镜异位节育器取出术 + 腹腔镜直肠修补术

1. 病情简介

　　患者 23 岁，因"放置宫内节育器后阴道出血 10 个月，取环 2 次失败"入院。患者既往月经规律，初潮 16 岁，周期 5 ~ 7 天 /60 ~ 90 天。孕 4 产 1。末次月经 15 天前。患者 10 个月前行宫内放置节育器手术，术后因"阴道持续出血"行取环术及宫腔镜下取环术，均未取出节育器。常规妇科检查：外阴已婚已产型；阴道通畅；宫颈光滑；子宫后位，大小正常，活动好；双侧附件区未扪及异常。妇科超声检查：子宫后位，大小 4.0cm × 4.2cm × 3.8cm，宫底前壁见强回声光段，长约 2.3cm，宫底浆膜外突，见

长约 0.8cm 光段，宫腔分离液暗区 0.45cm²。镜下诊断：宫内避孕器异位，宫腔积液。入院诊断：宫内避孕器异位。择期全麻下行宫腔镜、腹腔镜联合检查 + 宫腔镜异位节育器取出术 + 腹腔镜直肠修补术。

2. 手术步骤

（1）行腹腔镜检查。见子宫中位，大小正常，双侧输卵管、卵巢未见明显异常。子宫后壁见异位"U"形爱母节育器，其中一侧臂突出子宫浆膜层外，另一侧臂突出浆膜层后，嵌顿于直肠管壁内（图1-2-25a）。

（2）腹腔镜下提拉子宫及节育器一侧臂，使节育器脱离于直肠管壁，检查直肠创面无明显活动性出血（图1-2-25b）。

（3）行宫腔镜检查。子宫底部见"U"形爱母节育器金属下缘（图1-2-25c）。左侧输卵管开口可见，右侧宫角及右侧壁粘连封闭，未见右侧输卵管开口。

（4）腹腔镜监护下用宫腔镜异物钳钳夹宫内节育器下缘并牵拉取出（图1-2-25d）。宫腔镜下观察子宫底部创面无明显活动性出血。腹腔镜下观察子宫后壁创面无明显活动性出血（图1-2-25e）。

（5）腹腔镜下用可吸收缝线缝合包埋直肠创面（图1-2-25f）。

（6）冲洗盆腔创面，检查无活动性出血（图1-2-25g）。

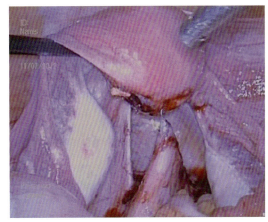

图1-2-25a　病例7。腹腔镜检查。见子宫大小正常，子宫后壁见异位"U"形爱母节育器，其中一侧臂突出子宫浆膜层外，另一侧臂突出浆膜层后，嵌顿于直肠管壁内

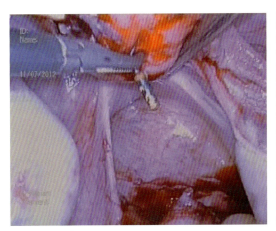

图1-2-25b　病例7。腹腔镜下提拉子宫及节育器一侧臂，使节育器脱离于直肠管壁

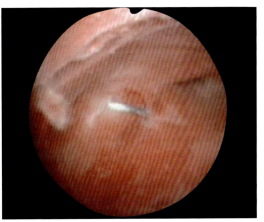

图1-2-25c　病例7。宫腔镜检查。子宫底部见"U"形爱母节育器金属下缘，左侧输卵管开口可见

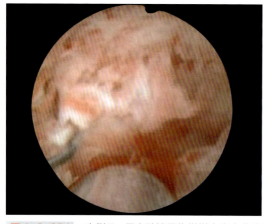

图 1-2-25d　病例 7。用宫腔镜异物钳钳夹宫内节育器下缘并牵拉取出

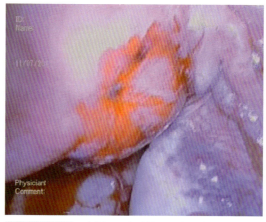

图 1-2-25e　病例 7。腹腔镜下观察子宫后壁创面无明显活动性出血

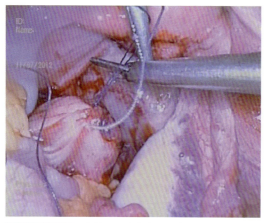

图 1-2-25f　病例 7。腹腔镜下缝合直肠创面后剪断多余的缝线

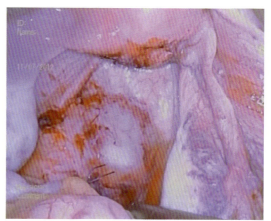

图 1-2-25g　病例 7。冲洗盆腔创面，检查无活动性出血

3. 难点解析

本例患者的节育器异位于腹腔，嵌顿于肠管。分离节育器脱离肠管后，腹腔镜下缝合肠管创面，封闭创面。异位的节育器为 "U" 形爱母节育器，两侧臂嵌顿于子宫壁外，自腹腔镜取出困难，且创伤较大。故自宫腔用宫腔镜异物钳钳夹节育器尾端金属环，向外牵拉取出。因节育器金属丝较细，子宫肌壁创口较小、出血少，故宫壁创伤未予处理。

病例 8　宫腔镜、腹腔镜联合检查 + 腹腔镜子宫陈旧性损伤修补术

1. 病情简介

患者 36 岁，因 "引产清宫术后闭经 4 个月" 入院。患者既往月经规律，初潮 12 岁，周期 3 天 /28 天。孕 3 产 1。患者 3 年前孕 50 天胎停育 2 次，行清宫术，术后月经量明显减少。检查发现宫腔粘连，行宫腔镜宫腔粘连电切术 2 次。4 个月前因妊娠 28 周胎膜早破行引产术，后行清宫术，术后闭经，无周期性腹痛。常规妇科检查：外阴已婚已产型；阴道通畅；宫颈光滑；子宫中位，大小正常，活动好；双侧附件区未扪及异常。妇科超声检查：子宫大小 4.4cm×4.5cm×4.0cm，肌层回声均匀，内膜线居中，

回声中等，全层厚 0.3cm，局部有中断，宫腔内有大小不等液性暗区（最大为 0.8cm×0.6cm），双侧卵巢未见异常回声。提示：宫腔粘连。宫腔镜、B 超联合检查：宫颈管未见异常，宫腔形态失常；B 超引导下镜体达宫底，右宫角部可见团块样组织嵌顿，腔隙深，左侧宫角圆钝封闭，镜体未探入，双侧输卵管开口不可见，宫腔内未见占位病变。内膜很薄。镜下诊断：宫腔粘连，子宫陈旧性穿孔？入院诊断：宫腔粘连，子宫输卵管瘘？择期全麻下行宫腔镜、腹腔镜联合检查＋腹腔镜子宫陈旧性损伤修补术。

2. 手术步骤

（1）行腹腔镜检查。见子宫中位，大小正常，子宫底部偏右侧陈旧性损伤，有部分右侧输卵管伞端组织嵌顿入肌壁内（图 1-2-26a）。双侧卵巢及左侧输卵管外观未见异常。

（2）行宫腔镜检查。宫颈管未见明显异常，宫颈管内口粘连封闭，仅可见小孔隙，用镜体分离部分内口粘连带探入宫腔，见右侧宫角部似输卵管伞端组织粘连嵌顿于宫腔内（图 1-2-26b）。双侧宫角圆钝封闭不可见，腔内未见明显正常的内膜组织。镜体沿嵌顿的输卵管组织探向子宫底部肌壁，前方见黄色脂肪组织及肠管（图 1-2-26c）。腹腔镜下可见宫腔检查镜沿输卵管嵌顿处探入盆腔（图 1-2-26d）。

（3）腹腔镜下用弯钳钝性分离嵌顿于宫腔内的输卵管伞端组织，游离右侧输卵管伞端，用双极电凝输卵管创面止血（图 1-2-26e、f）。

（4）腹腔镜下用 1 号可吸收缝线 "8" 字缝合子宫肌壁异常瘘管（图 1-2-26g）。

（5）冲洗盆腔创面，检查无活动性出血（图 1-2-26h）。

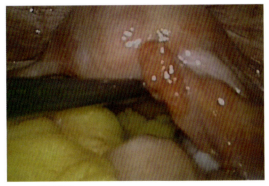

图 1-2-26a　病例 8。腹腔镜检查。见子宫大小正常，子宫底部偏右侧有陈旧性损伤，有部分右侧输卵管伞端组织嵌顿入肌壁内

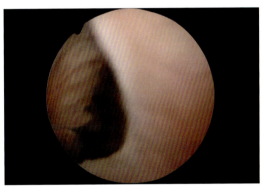

图 1-2-26b　病例 8。宫腔镜下见似输卵管伞端组织粘连嵌顿于宫腔内

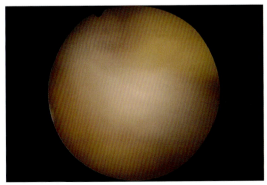

图 1-2-26c　病例 8。宫腔镜沿嵌顿的输卵管组织探入盆腔，见黄色脂肪组织及肠管

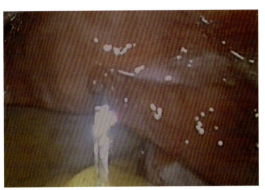

图 1-2-26d　病例 8。腹腔镜下于子宫陈旧性损伤处见宫腔镜

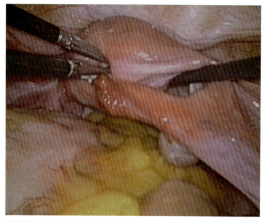

图 1-2-26e　病例 8。腹腔镜下用弯钳钝性分离嵌顿于宫腔内的输卵管伞端组织

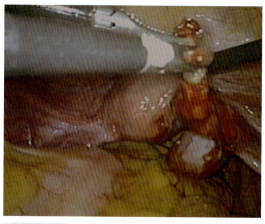

图 1-2-26f　病例 8。腹腔镜下用双极电凝右侧输卵管伞端创面止血

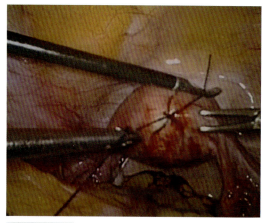

图 1-2-26g　病例 8。腹腔镜下用 1 号可吸收缝线"8"字缝合子宫肌壁的陈旧性损伤

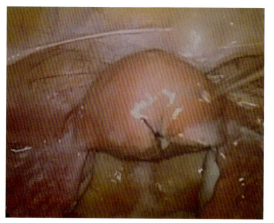

图 1-2-26h　病例 8。腹腔镜下冲洗盆腔创面，检查无活动性出血

3. 难点解析

本例患者为宫腔粘连，有多次宫腔操作史，加之术前宫腔镜、B 超联合检查可疑为子宫陈旧性穿孔，故存在子宫陈旧性损伤的可能性很大，因此选择子宫腔镜、腹腔镜联合检查。宫腔镜、腹腔镜联合检查在此例手术中也显露了其优势，术中不但明确诊断了穿孔的部位和嵌顿的组织，而且同时松解了嵌顿组织，并修补了子宫创口。虽因宫壁的穿透性创伤修补暂未处理宫腔粘连问题，但已是最大限度地保证了手术的安全性和成功率。

五、小结

对于疑难和复杂的宫腔镜手术应用腹腔镜监护，可以检查盆腔情况，定位异位节育器，检查子宫外形异常，监护手术范围及深度，判断宫腔镜切割深度，及时发现损伤并修补，是保障宫腔镜手术成功、提高手术安全性的有效方法。

参考文献

[1] 乐杰. 妇产科学 [M]. 9 版. 北京：人民卫生出版社，2018.

[2] 李光仪. 实用妇科腹腔镜手术学 [M]. 2 版. 北京：人民卫生出版社，2015.

[3] 李蕾，刘陶，刘静，等. 宫、腹腔镜联合手术在女性不孕症中的应用 [J]. 中国微创外科杂志，2010，10（3）：214-216.

[4] 魏云，崔兴凤，倪观太. 228 例不孕症子宫 – 输卵管碘油造影与宫 – 腹腔镜联合通畅试验检查诊断符合率分析 [J]. 中国微创外科杂志，2009，9（11）：1046-1050.

[5] 夏恩兰. 妇科内镜学 [M]. 2 版. 北京：人民卫生出版社，2020.

[6] 夏恩兰. 宫腔镜学及图谱 [M]. 3 版. 郑州：河南科学技术出版社，2009.

[7] ALLAHBADIA G N, Merchant R. Fallopian tube recanalization: lessons learnt and future challenges[J].Womens Health (Lond Engl), 2010, 6(4):531-548.

[8] FRITZ M A. The modern infertility evaluation[J]. Clin Obstet Gynecol, 2012, 55(3):692-705.

[9] HAIDER G, RANI S, TALPUR S, et al. Laparoscopic evaluation of female infertility[J]. Ayub Med Coll Abbottabad, 2010, 22(1):136-138.

[10] HASSA H, AYDIN Y. The role of laparoscopy in the management of infertility[J]. Obstetrics and Gynaecology, 2014, 34:1-7.

[11] JAYAKRISHNAN K, KOSHY A K, RAJU R. Role of laparohysteroscopy in women with normal pelvic imaging and failed ovulation stimulation with intrauterine insemination[J]. Hum Reprod Sci, 2010, 3(1): 20-24.

[12] MOAYERI S E, LEE H C, LATHI R B, et al. Laparoscopy in women with unexplained infertility: A cost-effectiveness analysis[J]. Fertil Steril, 2009, 92:471-480.

[13] NAZ T, HASSAN L, GULMEEN, et al. Laparoscopic evaluation in infertility[J]. Coll Physicians Surg Pak, 2009, 19(11):704-707.

[14] STEVENSON E L, HERSHBERGER P E, BERGH P A. Evidence-Based Care for Couples With Infertility[J]. Obstet Gynecol Neonatal Nurs, 2016, 45(1):100-110.

第二章 腹腔镜异位妊娠手术

第一节 腹腔镜输卵管异位妊娠手术

一、概述

（一）输卵管异位妊娠

异位妊娠（Ectopic Pregnancy）是指受精卵在子宫内膜腔以外非正常部位着床发育的妊娠，可危及生命，是一种常见的妇科急症，习惯上称为宫外孕。异位妊娠时，受精卵可着床于宫颈、子宫角、输卵管、卵巢、阔韧带或腹腔等。其中输卵管妊娠最为常见。输卵管妊娠主要发生在输卵管壶腹部，其次为输卵管峡部、输卵管伞端，偶尔也可发生在输卵管间质部。

受精卵着床于输卵管的病因有：由炎症引起的输卵管损伤、既往输卵管手术史、输卵管发育异常、宫内节育器的应用、服避孕药、选择性人工流产、体内内分泌激素介质缺陷以及受精卵本身缺陷等。

异位妊娠的临床表现与受精卵着床部位、有无流产破裂、发病时间及腹腔内出血多少有关。典型症状是停经、下腹痛和阴道出血。陈旧性宫外孕患者多有不规则阴道出血、阵发性下腹痛及低热等症状。查体可发现宫颈举摆痛、附件不规则触痛肿块。短期内腹腔内出血较多时，可出现面色苍白、脉搏变快且细弱、血压下降等休克症状，可危及生命。体检可发现腹部压痛和肌紧张、附件肿块、宫颈刺激性触痛和腹部移动性浊音。采用血清 β-HCG 定量测定、阴道 B 超、后穹隆穿刺等方法，可在发生腹腔内大出血之前诊断异位妊娠。腹腔镜检查可明确诊断，对可疑为异位妊娠的患者及早行腹腔镜检查可避免腹腔内大出血及输卵管严重破坏，可明显减少对患者的损害。腹腔镜手术则能够在及早、准确诊断异位妊娠的同时，有助于选择最恰当的方法治疗异位妊娠，从而避免患者发生严重后果。

（二）腹腔镜输卵管异位妊娠手术

同剖腹检查术相比，腹腔镜手术创伤小、失血量少、术后恢复快，对盆腔脏器及全身各系统影响小，手术效果好，已经成为替代开腹手术、治疗异位妊娠的主要方法。腹腔镜下异位妊娠手术包括保守性手术和根治性手术。保守性手术有输卵管妊娠局部药物注射和输卵管胚胎清除术。根治性手术有切除局部病变输卵管或切除病变侧输卵管。

选择切除输卵管还是保留输卵管，需考虑患者的生育要求、病变输卵管的破坏程度以及对侧输卵管的状况。对于不需要保留生育功能的患者，即可行单侧或双侧输卵管切除术。对于需要保留生育功能者，若患侧输卵管曾有手术史或异位妊娠史，或术时发现患侧输卵管病变严重，或患者处于休克状态，而对侧输卵管状态尚佳，可考虑行患侧输卵管切除术。如术中发现对侧输卵管因炎症等原因破坏严重或已被切除，则应尽可能行保留患侧输卵管的手术。

1. 输卵管线形切开胚胎清除术——输卵管峡部及壶腹部妊娠

输卵管线形切开胚胎清除术是沿输卵管纵轴切开输卵管壁，利用挤压、钳夹及水分离等取出胚胎的方法。输卵管壶腹部妊娠最适合行此种术式治疗，部分峡部妊娠也适用此术。此种方法保留了输卵管，对患者的生育功能影响小，对有生育要求的女性来说是首选的手术方式。但是该术式对盆腔、输卵管及妊娠情况有一定要求，即它主要适用于输卵管妊娠未破裂或者局部破裂出血不剧烈，妊娠包块直径小于 3cm 者。而对于盆腔内出血急剧无法控制、同侧输卵管再次妊娠、输卵管损伤或粘连严重，或者输卵管妊娠囊直径大于 5cm 者，则必须行输卵管切除术。

输卵管线形切开胚胎清除术为保守性手术，保留了输卵管，在切开有绒毛侵蚀的输卵管肌层时易出血，有时止血比较困难。输卵管妊娠时滋养叶细胞可种植在肌层甚至浆膜层，手术时完全清除有困难，因此术后可能发生持续性宫外孕，需随访血清 β–HCG 水平直至正常。对可疑为妊娠物残余者还可在手术结束时向输卵管管腔注射氨甲蝶呤（Methotrexate，MTX）。输卵管胚胎清除术后尚有再次发生宫外孕的可能，需提高警惕。

2. 输卵管线形切开胚胎清除术——输卵管间质部妊娠

输卵管间质部是输卵管腔在子宫角内的部分，是输卵管与子宫的交界处。间质部输卵管管腔周围有子宫肌层包绕，血运丰富。输卵管间质部妊娠指受精卵种植在输卵管间质部，一般向输卵管方向生长。若受精卵向子宫腔方向生长，则称为子宫角部妊娠。临床有以圆韧带与妊娠部位的位置关系来判断其类型者。由于输卵管间质部周围有子宫肌层包绕，故孕囊发生破裂时期较晚，但是此部位血运丰富，一旦发生破裂，则出血迅猛，严重危及患者生命。所以输卵管间质部妊娠一旦发现应及早处理。

随着腹腔镜技术的发展和医者经验的提高，在输卵管间质部妊娠未破裂时行腹腔镜输卵管间质部线形切开胚胎清除术是处理输卵管间质部妊娠的理想方法。

3. 输卵管妊娠挤出术——输卵管伞部和近伞部妊娠

对于输卵管伞部及近伞部妊娠，可以行输卵管妊娠挤出术治疗。用无损伤抓钳轻柔挤压输卵管伞部及壶腹部管壁，使妊娠物从伞端排出。也可用抓钳将妊娠组织自伞端轻轻拉出，或者用水压分离，将妊娠物全部取出。

4. 输卵管切除术——输卵管峡部及壶腹部妊娠

输卵管切除术为切除妊娠局部或单/双侧输卵管的手术，手术方法简单、效果可靠、出血少，且避免了术后持续性发生宫外孕的可能。缺点是切除了一侧输卵管，对患者的生育功能有一定影响。

5. 输卵管内注射氨甲蝶呤

异位妊娠的腹腔镜手术还可在输卵管局部注射 MTX，可以不切开输卵管管壁直接将 MTX 注射到妊娠包块内，可保持输卵管的完整性，对输卵管的损伤小，手术操作容易。此外，在输卵管切开胚胎清除术后怀疑有绒毛残留时，将管壁缝合后可向妊娠部位管腔内注射单剂量 MTX，作为对输卵管切开胚胎清除术及修补术的一种补充治疗。

二、手术适应证及禁忌证

（一）手术适应证

（1）输卵管间质部、峡部、壶腹部及伞端的异位妊娠，无论其破裂与否，皆为腹腔镜手术的适应证。
（2）患者全身状况可耐受腹腔镜手术及麻醉。

（二）手术禁忌证

（1）急性盆腔内出血需紧急处理者。
（2）心、肝、肾衰竭的急性期不能耐受麻醉及手术者。
（3）生殖道感染的急性期。
（4）盆腔、腹腔严重粘连影响人工气腹或不能置镜者。

（5）绞窄性肠梗阻。

三、手术步骤

　　腹腔镜输卵管异位妊娠手术通常以腹腔镜检查开始，根据盆腔的情况、输卵管妊娠的部位、病变输卵管的破坏程度以及对侧输卵管的状况，结合患者的生育要求，确定下一步手术方式。腹腔镜检查可以观察到一侧输卵管峡部、壶腹部或者伞端呈紫蓝色肿胀，肿胀的输卵管管壁充血、变薄。如果输卵管妊娠部位发生破裂，可在相应部位的输卵管管壁发现破裂口及活动性出血。盆腔可见不等量的不凝血。盆腔子宫可见充血，质软（图2-1-1~图2-1-4）。

　　对于可疑为输卵管间质部妊娠者，可同时行宫腔镜检查以排除宫角妊娠。输卵管间质部妊娠者腹腔镜下可见圆韧带位于妊娠部位内侧，宫腔镜下可见宫角膨大，但宫腔无明确妊娠组织（图2-1-5、图2-1-6）。

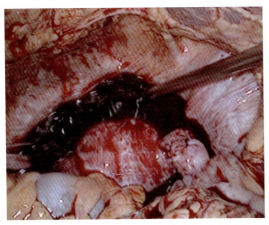

图 2-1-1　输卵管妊娠流产型。腹腔镜下见盆腔陈旧性出血及新鲜不凝血

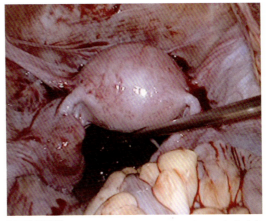

图 2-1-2　输卵管妊娠流产型。腹腔镜下吸净盆腔内血块后，检查盆腔。见子宫形态、大小正常，左侧输卵管壶腹部增粗，无破口。子宫直肠陷凹处可见不规则暗红色妊娠组织

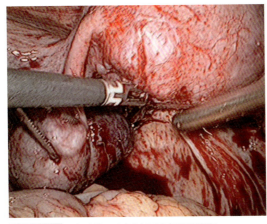

图 2-1-3　腹腔镜下左侧输卵管壶腹部妊娠

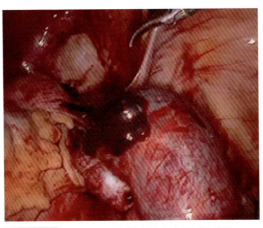

图 2-1-4　腹腔镜下右侧输卵管壶腹部妊娠破裂

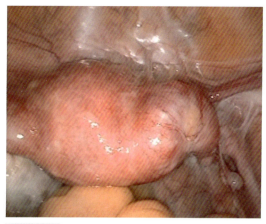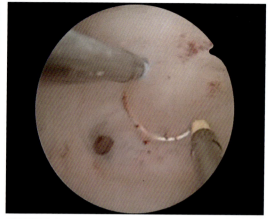

图 2-1-5　腹腔镜下右侧输卵管间质部妊娠，圆韧带位于妊娠部位内侧

图 2-1-6　右侧输卵管间质部妊娠的宫腔镜检查。见右侧宫角略膨大，输卵管开口略扩张，宫腔未见妊娠组织

（一）输卵管线形切开胚胎清除术——输卵管峡部及壶腹部妊娠

1. 注射血管收缩剂

在切开输卵管管壁之前，可先在输卵管系膜处注射一些血管收缩剂，以减少输卵管的充血程度，减少术中出血。注射血管收缩剂后局部组织可因缺血而变白（图 2-1-7）。

2. 输卵管线形切开术

输卵管线形切开术的切口应选在输卵管系膜对侧缘、妊娠包块最突出之处，沿着输卵管长轴纵向切开输卵管管壁，切口长度以顺利将管腔内的绒毛及凝血块取出为限，一般切口长 1 ~ 1.5cm。临床上常用剪刀或单极电针切开，后者是切开输卵管最常用、最方便的手术器械，它在切开管壁的同时还有凝固组织和止血的作用（图 2-1-8）。

3. 取出胚物

输卵管管壁切开后即见管腔内凝血块及绒毛组织突出于切口。可用无损伤抓钳将输卵管管腔内容物钳夹取出。钳夹动作需轻柔，勿损伤输卵管黏膜，引起出血。排出管腔妊娠组织及凝血块的最好方法是水压分离。用无损伤抓钳将输卵管管壁切口缘提起，将 5mm 冲洗吸引管沿管壁切口放入输卵管管腔，利用水压将绒毛及凝血块与管壁分离，并在水流的带动下，使绒毛及凝血块自切口完整排出。如绒毛及凝血块与管壁粘连较紧，水压不能完全分离，可用抓钳轻轻牵拉取出。然后用生理盐水反复冲洗输卵管管腔，以确保无绒毛组织残留。在绒毛侵蚀较深，或坏死的组织及凝血块机化在输卵管管壁上不易去除时，不可强行钳刮、拉扯，应加注药物致绒毛坏死或改行输卵管切除术（图 2-1-9）。

4. 电凝止血

对于输卵管切口出血，可用双极电凝或针状电极电凝创面止血（图 2-1-10）。电凝止血虽简单，但对输卵管的破坏程度较大，有时整个管壁组织均被凝固破坏。

5. 输卵管切口的处理

输卵管内绒毛及凝血块取出后管壁即塌陷，如无活动性出血，切口可自动对合并愈合，此种情况切口不需缝合。对于较大切口，可考虑缝合关闭切口。缝合切口对输卵管的破坏小，使切口准确对合在一起，有利于切口愈合。同时，缝合还可以预防切口继发性出血，尤其是血管收缩剂作用消失后血管再次扩张出血。缝合方法为：用 3-0 ~ 4-0 Dexon 或 Vicryl 带针缝线，在输卵管切口处间断缝合数针，使切口对合（图 2-1-11、图 2-1-12）。

6. 输卵管通液术

术中可同时行输卵管通液术，以评估健侧输卵管状态。绒毛及凝血块可用收集袋取出，并送病理检查。

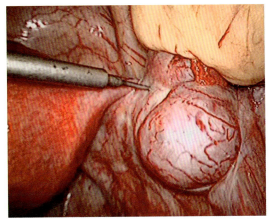

图 2-1-7　右侧输卵管妊娠。用腹腔镜穿刺针在输卵管系膜处注射血管收缩剂

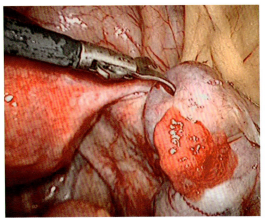

图 2-1-8　右侧输卵管妊娠。在输卵管系膜对侧缘、妊娠包块最突出之处，用剪刀沿输卵管长轴纵向剪开输卵管管壁

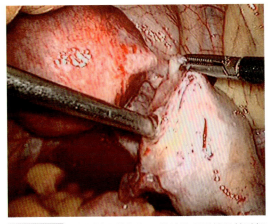

图 2-1-9　右侧输卵管妊娠。将冲洗吸引管沿管壁切口放入并冲洗输卵管管腔

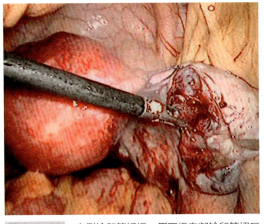

图 2-1-10　右侧输卵管妊娠。用双极电凝输卵管切口活动性出血

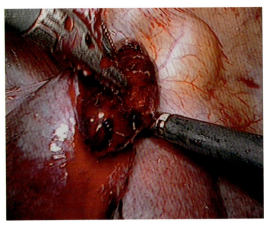

图 2-1-11　左侧输卵管妊娠。打开输卵管管壁后，钳夹取出输卵管管腔内的妊娠组织

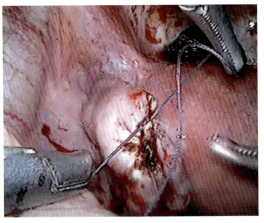

图 2-1-12　左侧输卵管妊娠。取出妊娠组织后用可吸收缝线缝合输卵管，关闭切口

（二）输卵管线形切开胚胎清除术——输卵管间质部妊娠

1. 患侧子宫动脉阻断

输卵管间质部妊娠的腹腔镜手术中出血可能较多，必要时可先阻断妊娠侧子宫动脉，使子宫血流量减少。术中出血少，有利于保障手术的安全性和促进患者术后恢复。手术可采用子宫动脉高位阻断法，自侧盆壁先分离髂内动脉，再寻找其前干的第一分支子宫动脉，游离并自起始处电凝阻断（图2-1-13）。详见第十一章第四节。

2. 输卵管间质部切开及取出胚物

输卵管间质部切开、取出胚物等手术步骤与输卵管峡部或壶腹部妊娠时手术步骤相似。通常先于子宫肌壁内注射血管收缩剂，然后用单极电钩或电针在妊娠部的输卵管及子宫角表面沿长轴切开，深达妊娠囊。切口不能太大，否则止血困难。用弯分离钳把妊娠囊取出，或用水冲洗法冲出妊娠囊（图2-1-14～图2-1-16）。冲洗创面，用单极或双极电凝创面出血点。

3. 输卵管间质部创面缝合

与输卵管峡部或壶腹部妊娠不同的是，输卵管间质部创面必须可靠缝合。一般用可吸收缝线间断或"8"字缝合创面浆肌层，缝合时要注意尽量避免封闭输卵管管腔（图2-1-17～图2-1-20）。

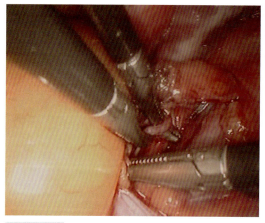

图2-1-13　腹腔镜下分离右侧盆腔壁疏松组织，寻找髂内动脉及子宫动脉，游离子宫动脉

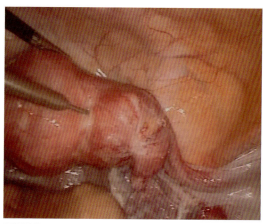

图2-1-14　于右侧宫角包块与子宫肌层交界处注射垂体后叶素稀释液（垂体后叶素6U+生理盐水10mL）

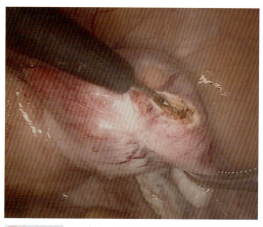

图2-1-15　用腹腔镜单极电针顺行划开右侧输卵管间质部肌壁

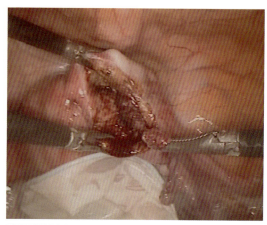

图2-1-16　腹腔镜下取出输卵管间质部创面内的妊娠组织

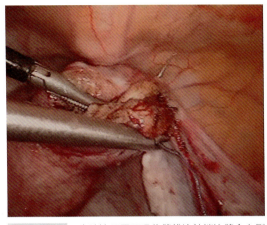
图 2-1-17　腹腔镜下用可吸收缝线连续锁边缝合右侧输卵管间质部浆肌层

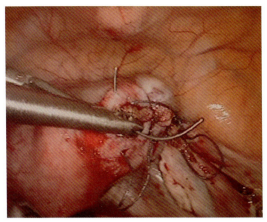
图 2-1-18　腹腔镜下用可吸收缝线连续锁边缝合右侧输卵管间质部浆肌层

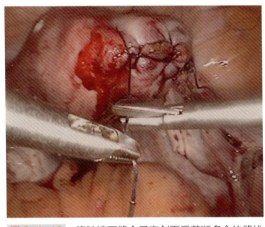
图 2-1-19　腹腔镜下缝合子宫创面后剪断多余的缝线

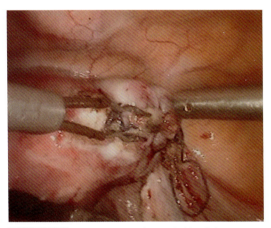
图 2-1-20　用腹腔镜双极电凝子宫创面止血

（三）输卵管妊娠挤出术——输卵管伞部和近伞部妊娠

对于输卵管伞部及近伞部妊娠可以行输卵管妊娠挤出术治疗。用无损伤抓钳轻柔挤压输卵管伞部及壶腹部管壁，使妊娠物从伞端排出。也可用抓钳将妊娠组织自伞端轻轻拉出，或者用水压分离，将妊娠物全部取出。

（四）输卵管切除术——输卵管峡部及壶腹部妊娠

1. 输卵管切除术

输卵管可顺行切除，亦可逆行切除。顺行切除即自伞端开始靠近输卵管电凝切断输卵管系膜，这样逐步切断系膜直至输卵管宫角部，切除患侧输卵管。逆行切除即自子宫角部开始，先钳夹切断输卵管峡部近宫角处，再逐步电凝切断输卵管系膜至输卵管伞端，逆行切除病变输卵管（图 2-1-21 ~ 图 2-1-24）。

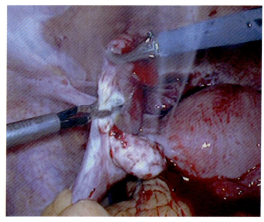

图 2-1-21　左侧输卵管妊娠。腹腔镜下自伞端开始用双极电凝输卵管系膜

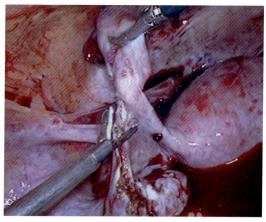

图 2-1-22　左侧输卵管妊娠。腹腔镜下用超声刀向宫角部电凝切断输卵管系膜

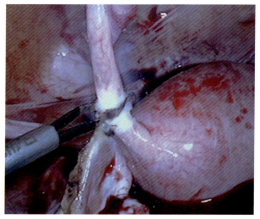

图 2-1-23　左侧输卵管妊娠。腹腔镜下用双极电凝左侧输卵管峡部管壁

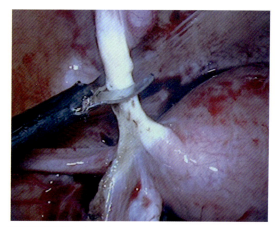

图 2-1-24　左侧输卵管妊娠。腹腔镜下用剪刀剪断左侧输卵管峡部管壁

2. 输卵管套扎切除术

如果没有电外科技术，可行套扎切除术。即用自制的套圈套扎输卵管系膜，套扎 3 次后切除输卵管。不足之处是会遗留靠近宫角的部分输卵管峡部。

3. 输卵管部分切除术或电凝术

输卵管部分切除术是将输卵管妊娠部分切除，主要用于输卵管峡部或壶腹部妊娠破裂不能修补，又不愿切除输卵管者，或者输卵管切开胚胎清除术及修补术失败者。具体手术步骤是将妊娠部位两侧的输卵管电凝后剪断，再电凝并剪断其系膜，从而将妊娠部分的输卵管切除。

（五）输卵管内注射氨甲蝶呤

异位妊娠的腹腔镜手术中还可在输卵管局部注射 MTX，可以不切开输卵管管壁直接将 MTX 注射到妊娠包块内，可保持输卵管的完整性，对输卵管的损伤小，手术操作容易。此外，在输卵管切开胚胎清除术后怀疑有绒毛残留时，将管壁缝合后可向妊娠部位管腔内注射单剂量 MTX，作为对输卵管切开胚胎清除及修补术的一种补充治疗。

四、腹腔镜输卵管异位妊娠手术实例演示

病例 1　腹腔镜检查 + 输卵管壶腹部妊娠线形切开胚胎清除术

1. 病情简介

患者 32 岁，因"停经 29 天后阴道出血，超声检查宫内未见孕囊"入院。患者既往月经规律，初潮 14 岁，周期 5 天 /28 天，量中等，无压痛。孕 1 产 0。末次月经 37 天前。患者 1 年前因左侧输卵管妊娠行左侧输卵管胚胎清除术，术后恢复良好。现停经 29 天后出现阴道点滴出血，咖啡色，6 天后阴道出血量增多，鲜红色。查血 β-HCG：465.3mIU/mL。妇科检查：外阴已婚未产型；阴道可见暗褐色分泌物；宫颈重度糜烂，无举痛；宫体前位，大小正常，质中，活动，无压痛；右侧附件稍增厚，无压痛，左侧附件区未扪及明显异常。经阴道妇科超声检查：子宫大小 5.8cm×5.2cm×4.4cm，左前壁低回声结节，直径 1.2cm。内膜线后移，厚度约 0.9cm。双侧附件未见明显异常。提示：宫内未见孕囊，子宫小肌瘤。入院诊断：异位妊娠，子宫肌瘤，慢性宫颈炎。入院复查血 β-HCG：700mIU/mL。择期全麻下行腹腔镜检查 + 输卵管壶腹部妊娠线形切开胚胎清除术。

2. 手术步骤

（1）置镜后见盆腔内游离暗红色血液及凝血块约 50mL，子宫大小正常，右侧输卵管峡部至壶腹部膨大，直径约 2cm，长约 7cm，充血明显，未见破口（图 2-1-25a）。左侧输卵管壶腹部有中断。双侧卵巢外观未见异常。遂行右侧输卵管胚胎清除术。

（2）提拉显露右侧输卵管壶腹部，垂体后叶素稀释液 15mL（垂体后叶素 6U+ 生理盐水 15mL）注入右侧输卵管系膜下（图 2-1-25b）。

（3）沿右侧输卵管系膜对侧缘壶腹部增粗膨大部位用超声钩纵向划开，切口长约 1.5cm（图 2-1-25c）。管腔内可见暗红色凝血块及白色组织。取出凝血块及妊娠组织（图 2-1-25d），置于自制取物袋中取出（图 2-1-25e）。

（4）冲洗创面，检查无出血（图 2-1-25f）。

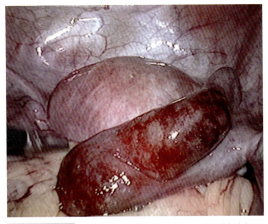

图 2-1-25a　病例 1。腹腔镜下见右侧输卵管峡部至壶腹部膨大，直径约 2cm，长约 7cm，充血明显，未见破口

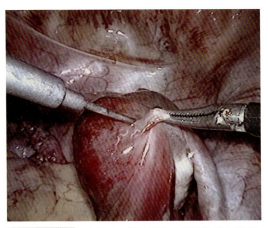

图 2-1-25b　病例 1。提拉暴露右侧输卵管壶腹部，右侧输卵管系膜下注射垂体后叶素 6U+ 生理盐水 15mL

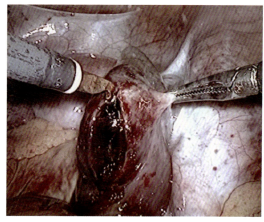
图 2-1-25c　病例 1。用超声钩纵向划开输卵管壶腹部，切口长约 1.5cm

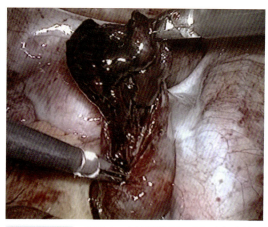
图 2-1-25d　病例 1。自输卵管切口内取出凝血块及妊娠组织

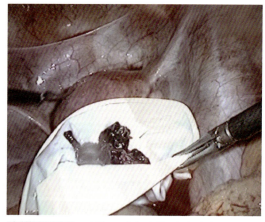
图 2-1-25e　病例 1。将凝血块及妊娠组织置于自制取物袋中取出

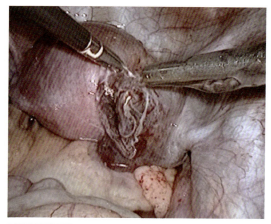
图 2-1-25f　病例 1。用生理盐水冲洗，检查输卵管创面出血点

3. 难点解析

输卵管线形切开胚胎清除术中在切开输卵管管壁之前，在输卵管系膜处注射血管收缩剂可以减少输卵管的充血程度，减少术中出血。本例取出输卵管内容物操作时采用了钳夹、水冲洗、挤压等方法，创伤小、出血少。手术结束时输卵管管壁直径 1.5cm 的切口不需缝合。

病例 2　腹腔镜检查 + 输卵管壶腹部妊娠线形切开胚胎清除术

1. 病情简介

患者 32 岁，因"停经 32 天后阴道出血 7 天，超声发现输卵管妊娠"入院。患者既往月经规律，初潮 13 岁，周期 7 天 /28 ~ 30 天。孕 2 产 0，药物流产 1 次。末次月经 40 天前。患者停经 32 天后出现不规则阴道出血，点滴状，色暗。查血 β-HCG：605mIU/mL。妇科检查：外阴已婚未产型；阴道通畅，见少量暗红色血液；宫颈光滑，无举痛；子宫中位，大小正常，活动欠佳，无压痛；右侧附件区增厚，无压痛，左侧附件区未扪及明显异常。经阴道妇科超声检查：子宫前位，大小 4.4cm×5.0cm×3.8cm，内膜厚 0.5cm，右侧卵巢可见。右侧卵巢内后方见中等回声团 4.0cm×1.8cm。提示：右侧输卵管妊娠。

入院诊断：异位妊娠。完善术前相关检查后，全麻下行腹腔镜检查＋输卵管壶腹部妊娠线形切开胚胎清除术。

2. 手术步骤

（1）置镜后见子宫前位，稍饱满。右侧输卵管壶腹部膨大，直径约 2cm，长约 4cm（图 2-1-26a）。左侧输卵管及双侧卵巢未见明显异常。

（2）于输卵管系膜内注射垂体后叶素稀释液（垂体后叶素 6U＋生理盐水 10mL）（图 2-1-26b）。

（3）用腹腔镜单极电针于输卵管系膜对侧缘沿输卵管纵向打开输卵管管壁，长约 2cm（图 2-1-26c）。管腔内可见妊娠物及凝血块。取出管腔内容物（图 2-1-26d）。清理管腔内妊娠组织。置于自制收集袋中取出。用双极电凝创面出血点（图 2-1-26e）。

（4）用生理盐水 2500mL 冲洗盆腔、腹腔，吸净液体，留置引流管（图 2-1-26f）。

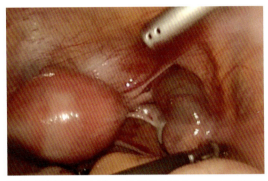

图 2-1-26a　病例 2。腹腔镜下见右侧输卵管壶腹部膨大

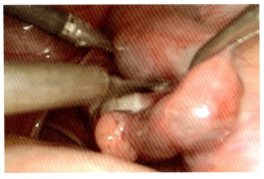

图 2-1-26b　病例 2。于输卵管系膜内注射垂体后叶素稀释液（垂体后叶素 6U＋生理盐水 10mL）

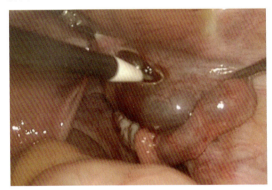

图 2-1-26c　病例 2。用腹腔镜单极电针于输卵管系膜对侧缘沿输卵管纵向打开输卵管管壁，长约 2cm

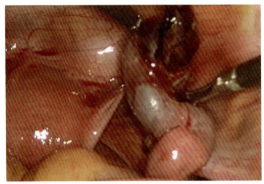

图 2-1-26d　病例 2。取出管腔内容物

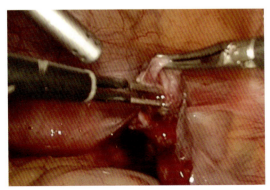

图 2-1-26e　病例 2。用双极电凝输卵管创面出血点

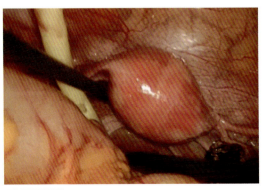

图 2-1-26f　病例 2。冲洗盆腔、腹腔后，留置引流管

3. 难点解析

本例患者为输卵管壶腹部妊娠，术中输卵管切口长约 2cm，可不缝合。需注意将输卵管管腔内的胚物组织清理干净。

病例 3 腹腔镜检查 + 输卵管伞部妊娠流产胚胎清除术

1. 病情简介

患者 41 岁，因"停经 41 天出现一过性意识丧失，超声提示异位妊娠"入院。患者既往月经规律，初潮 16 岁，周期 4 天 /28 天。孕 2 产 0。末次月经 42 天前。患者 1 个月前因继发性不孕症行 IVF 术，28 天后查血 β–HCG：6041.00mIU/mL。1 天前突发短暂意识丧失，急诊检查血压 17.29/10.64kPa（130/80mmHg），心率 90 次 /min。血红蛋白 129g/L。妇科检查：外阴已婚未产型；阴道通畅，有陈旧性血性液体；宫颈光滑，无举痛，无摇摆痛；宫体前位，大小正常，质中，活动，无压痛；双侧附件区未扪及明显异常。经阴道妇科超声检查：子宫前位，大小 5.5cm×5.5cm×4.3cm，肌层回声均匀，内膜厚 0.8cm。宫内未见明显妊娠囊。双侧卵巢显示不清。宫底偏右侧可见一低回声包块，大小 7.4cm×6.0cm，形态不规则，内部回声不均，与子宫分界不清，其内似见一囊，大小约 2.8cm×1.4cm，厚壁，CDFI 其内可见血流信号。盆腔可见游离液体，深约 2.3cm。宫颈后方可见一低回声包块，大小 6.1cm×2.6cm，边界尚清，内部回声不均，CDFI 未见明显血流信号。提示：异位妊娠出血包裹，盆腔少量积液，宫颈后方低回声包块，性质待定。入院诊断：盆腔包块，异位妊娠？急诊全麻下行腹腔镜检查 + 输卵管伞部妊娠流产胚胎清除术。

2. 手术步骤

（1）置镜后见盆腔内暗红色游离积血及凝血块约 400mL，清除腹腔内积血及凝血块（图 2-1-27a）。子宫饱满，右侧输卵管壶腹部增粗膨大，大小约 3cm×2cm，表面淤血呈紫蓝色，伞端见凝血块包裹，大小约 4cm×3cm（图 2-1-27b）。

（2）充分暴露右侧输卵管，用弯钳自管腔内钳夹取出新鲜妊娠组织（图 2-1-27c ～ e）。将妊娠组织置入自制收集袋中取出（图 2-1-27f）。

（3）用吸引器冲洗并清理右侧输卵管壶腹部管腔（图 2-1-27g、h），用弯钳钳夹取出管腔内残余的妊娠组织（图 2-1-27i）。

（4）将垂体后叶素 6U+ 生理盐水 10mL 注入右侧输卵管系膜下（图 2-1-27j）。

（5）用生理盐水冲洗盆腔、腹腔，取出物肉眼可见绒毛。病理检查回报：凝血块及胎盘绒毛。

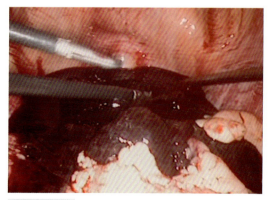

图 2-1-27a 病例 3。腹腔镜下见盆腔内暗红色游离积血及凝血块约 400mL

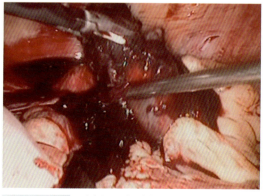

图 2-1-27b 病例 3。右侧输卵管壶腹部增粗膨大，表面淤血呈紫蓝色，伞端见凝血块包裹

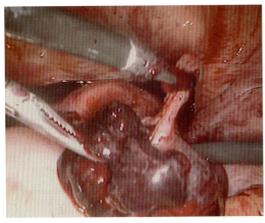

图 2-1-27c　病例 3。用腹腔镜弯钳钳夹取出妊娠组织及凝血块

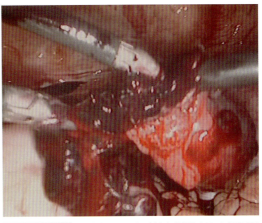

图 2-1-27d　病例 3。用腹腔镜弯钳钳夹取出妊娠组织及积凝血块

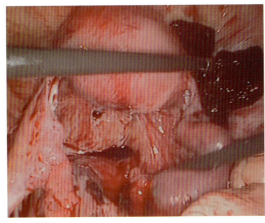

图 2-1-27e　病例 3。腹腔镜下取出妊娠组织置于子宫膀胱反折腹膜，清理盆腔

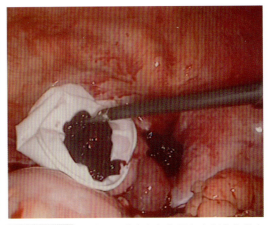

图 2-1-27f　病例 3。将妊娠组织置入自制收集袋中取出

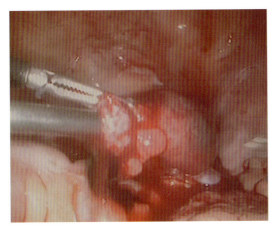

图 2-1-27g　病例 3。用吸引器冲洗右侧输卵管壶腹部管腔，排出妊娠组织

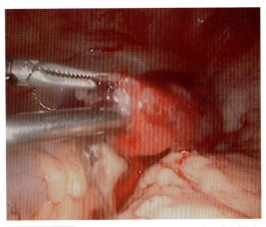

图 2-1-27h　病例 3。用吸引器冲洗并清理右侧输卵管壶腹部管腔

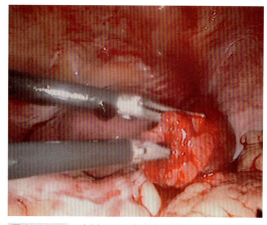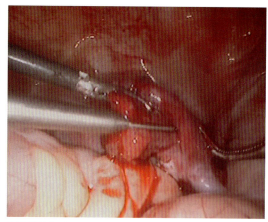

图 2-1-27i 病例 3。用腹腔镜弯钳钳夹取出管腔内残余的妊娠组织

图 2-1-27j 病例 3。将垂体后叶素 6U+ 生理盐水 10mL 注入右侧输卵管系膜下

3. 难点解析

本例患者为输卵管近伞部的壶腹部妊娠，流产型。胚物组织几乎已排至伞部，用腹腔镜弯钳很容易将妊娠组织自伞端拉出。用吸引器冲洗输卵管管腔，可促使残余的胚物排出。妊娠组织排出后，管腔内出血不多，输卵管系膜内注入垂体后叶素稀释液可促使血管收缩，减少出血。

病例 4 腹腔镜检查 + 输卵管伞端妊娠流产术

1. 病情简介

患者 28 岁，因"停经 40 天，下腹隐痛 3 天，阴道流血半天"入院。患者既往月经规律，初潮 13 岁，周期 6~7 天 /26 天，量中等，无痛经。孕 1 产 0。末次月经 40 天前。患者停经 40 天，4 天前自测尿 HCG 阳性，3 天前出现下腹隐痛，1 天前出现腹泻，半天前出现阴道少量出血，鲜红色，伴腹痛、腹泻。妇科检查：外阴已婚未产型；阴道通畅，可见少量褐色分泌物；宫颈光滑，无举痛及摇摆痛；子宫前位，稍饱满，活动可，无压痛；双侧附件区未扪及异常，无压痛。经阴道妇科超声检查：子宫前位，肌层回声均匀，宫腔内可见一无回声区，大小约 1.9cm×1.2cm，形态不规则，其内可见条索状回声及点状中等回声，未见明显胎芽样结构。CDFI 其内未探及明显血流信号，右侧卵巢大小约 2.9cm×1.4cm，回声未见明显异常。可探及团块样结构，团块大小约 4.5cm×2.4cm，团块内可见卵巢样结构，大小约 3.4cm×1.8cm，卵巢内可见不均质低回声团，大小约 2.3cm×1.6cm，CDFI 其内可见环状血流信号。盆腔可探及游离积液，深约 3.7cm，其内可见密集点状中等回声。右侧髂窝可见少量积液，深约 9cm。超声提示：宫腔内囊样结构，不除外积血；左侧附件结构紊乱，卵巢内异常回声，有可能是黄体，卵巢外异常回声，有可能是血肿；盆腔积血，右侧髂窝少量积液。查血 β-HCG：6507mIU/mL。急诊以"先兆流产？异位妊娠？"收入院。完善检查后，择期全麻下行腹腔镜检查 + 输卵管伞端妊娠流产术。

2. 手术步骤

（1）置腹腔镜。见盆腔积血及凝血块，子宫稍饱满，形态规则（图 2-1-28a）。乙状结肠与左侧盆壁粘连，暗褐色不规则凝血块包裹左侧输卵管伞端（图 2-1-28b）。将暗褐色凝血块组织取出放在自制的收集袋中，自脐孔取出（图 2-1-28c）。仔细检查，内见胚物样组织，绒毛直径约 1cm。

（2）吸尽盆腔内的积血及凝血块约 250mL，分离左侧盆壁与乙状结肠的粘连带（图 2-1-28d）。

（3）腹腔镜下暴露左侧输卵管伞端，见伞端外观完整，6 点处靠近系膜可见活动性出血（图 2-1-

28e)。用双极小心电凝出血点（图 2-1-28f）。

（4）用 3000mL 生理盐水反复冲洗盆腔，吸净冲洗液后，检查盆腔无活动性出血（图 2-1-28g）。创面放置止血纱布 1 块。

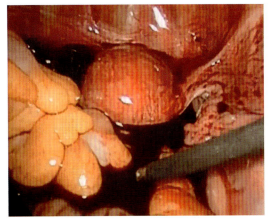

图 2-1-28a　病例 4。置腹腔镜。见盆腔积血及凝血块，子宫稍饱满，形态规则

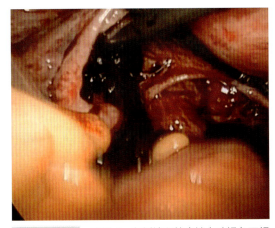

图 2-1-28b　病例 4。左侧输卵管伞端有暗褐色不规则凝血块包裹

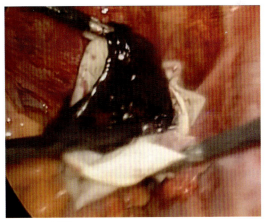

图 2-1-28c　病例 4。将暗褐色凝血块组织放在自制的收集袋中取出

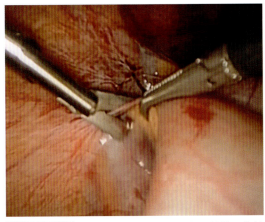

图 2-1-28d　病例 4。分离左侧盆壁与乙状结肠的粘连带

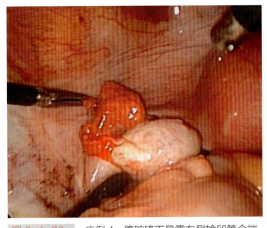

图 2-1-28e　病例 4。腹腔镜下暴露左侧输卵管伞端，见 6 点处靠近系膜有活动性出血

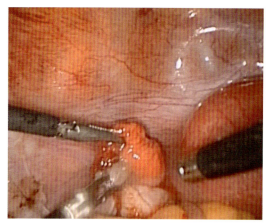

图 2-1-28f 病例 4。用双极电凝左侧输卵管伞端出血点

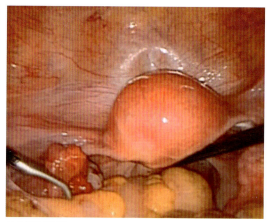

图 2-1-28g 病例 4。冲洗盆腔后，检查盆腔无活动性出血

3. 难点解析

本例患者为输卵管伞部妊娠流产型。胚物组织几乎排至伞部外，取出妊娠组织，冲洗伞端，可查找出血点，电凝止血。

病例 5 腹腔镜左侧输卵管间质部妊娠开窗术 + 卵巢囊肿切除术 + 宫腔镜子宫内膜息肉电切术 + 宫腔粘连分离术

1. 病情简介

患者 29 岁，因"不规则阴道流血 2 个月"入院。患者既往月经规律，初潮 13 岁，周期 7 天 /28 ~ 30 天，量中等，无痛经。孕 1 产 0。末次月经 2 个月前。患者既往多次因子宫内膜息肉行宫腔镜手术，2 个月前因为超声发现宫腔中等回声团（1.1cm×0.7cm）行宫腔镜检查，发现宫腔多发息肉。术后阴道间断流血，时多时少，淋漓不净。妇科检查：外阴已婚未产型；阴道通畅；宫颈光滑；子宫前位，形态欠规则，如孕 8 周大小，活动，无压痛；双侧附件区未扪及异常。经阴道妇科超声检查：子宫前位，大小 4.6cm×5.3cm×4.2cm，肌层回声不均，左侧宫角可见囊性不均质回声团，大小约 2.0cm×2.1cm×1.6cm。内膜线居中，回声中等不均，双侧卵巢未见异常回声。提示：左宫角妊娠？宫腔镜检查：宫颈管息肉样增生，宫腔四壁见多发息肉，直径 0.5 ~ 2.0cm，右侧输卵管开口可见，左侧宫角封闭，左侧输卵管开口未见。镜下诊断：宫腔粘连，子宫内膜息肉。查血 β –HCG：2759.5mIU/mL。入院诊断：左侧输卵管间质部妊娠。予氨甲蝶呤 75mg 肌肉注射，1 周后全麻下行腹腔镜左侧输卵管间质部妊娠开窗术 + 卵巢囊肿切除术 + 宫腔镜子宫内膜息肉电切术 + 宫腔粘连分离术。

2. 手术步骤

（1）置腹腔镜。见子宫增大，左侧圆韧带外侧、输卵管间质部膨大，直径约 3cm，表面呈紫蓝色，可见较粗大血管（图 2-1-29a）。考虑为"左侧输卵管间质部妊娠"。右侧卵巢增大，可见囊肿，直径约 4cm，右侧输卵管及左侧卵巢形态正常。

（2）行宫腔镜检查。见宫颈管形态正常，宫腔形态失常，宫腔四壁多发息肉，直径 0.3 ~ 0.5cm。右侧输卵管开口可见。左侧宫角封闭，可见一孔隙，左侧输卵管开口未见，宫底及左侧壁内聚（图 2-1-29b）。

（3）腹腔镜下于宫底后壁胚物与肌壁交界处注射垂体后叶素稀释液 10mL（垂体后叶素 6U+ 生理盐

水 20mL）（图 2-1-29c）。围绕胚物组织行荷包缝合预防性止血。用单极电针纵向划开胚物表面浆肌层（图 2-1-29d）。用弯钳钝性剥离，完整取出胚物组织（图 2-1-29e）。

（4）腹腔镜下"8"字缝合创面基底部止血（图 2-1-29f）。连续锁边缝合创面浆肌层（图 2-1-29g、h）。用双极电凝出血点（图 2-1-29i）。

（5）用单极电针电凝切除右侧卵巢囊肿表面卵巢组织，见淡黄色清亮液体流出，吸净囊内液，完整剥除右侧卵巢囊肿，电凝活动性出血点（图 2-1-29j）。将胚物组织置于自制收集袋中取出。冲洗盆腔，检查无活动性出血，创面覆盖防粘连膜（图 2-1-29k）。

（6）行宫腔镜手术。用环形电极切除宫腔多发息肉，用针状电极分离左侧宫角、宫底及左侧壁粘连，显露左侧宫角及输卵管开口。用环形电极修整宫腔（图 2-1-29l）。

（7）术后病理回报：送检胚物组织中可见退变的胎盘绒毛、右侧卵巢黄体血肿、子宫内膜息肉呈分泌期改变。

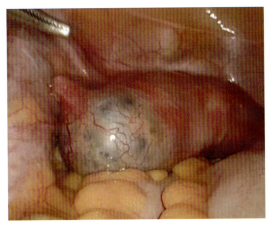

图 2-1-29a　病例 5。腹腔镜下见子宫增大，左侧圆韧带外侧、输卵管间质部膨大，直径约 3cm，表面呈紫蓝色，可见较粗大血管

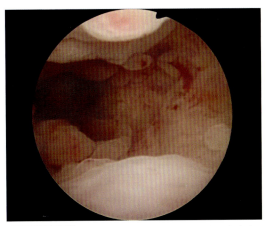

图 2-1-29b　病例 5。宫腔镜检查。宫腔形态失常，右侧输卵管开口可见。左侧宫角封闭，宫底及左侧壁内聚

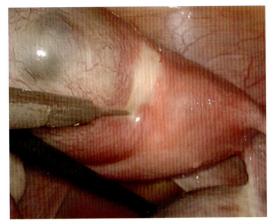

图 2-1-29c　病例 5。腹腔镜下于宫底后壁胚物与肌壁交界处注射垂体后叶素稀释液 10mL

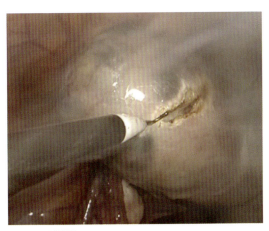

图 2-1-29d　病例 5。用单极电针纵向划开胚物表面浆肌层

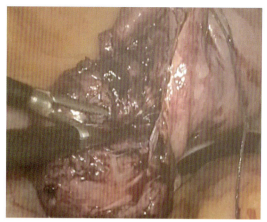

图 2-1-29e　病例 5。用弯钳钝性剥离胚物组织

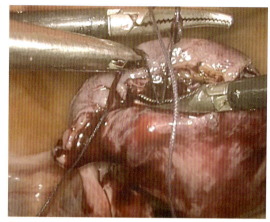

图 2-1-29f　病例 5。腹腔镜下"8"字缝合创面基底部后打结

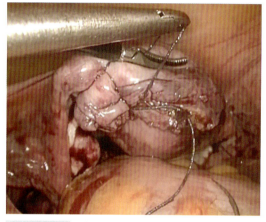

图 2-1-29g　病例 5。连续锁边缝合创面浆肌层

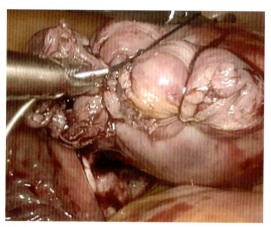

图 2-1-29h　病例 5。连续锁边缝合创面浆肌层

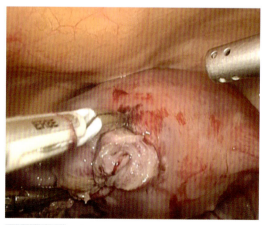

图 2-1-29i　病例 5。缝合完成后电凝出血点

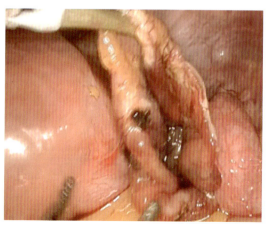

图 2-1-29j　病例 5。完整剥除右侧卵巢囊肿，电凝活动性出血点

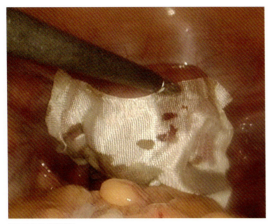

图 2-1-29k　病例 5。冲洗盆腔，检查无活动性出血后，创面覆盖防粘连膜

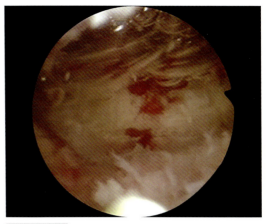

图 2-1-29l　病例 5。宫腔镜宫腔粘连分离术后宫腔形态正常

3. 难点解析

输卵管间质部是输卵管管腔在宫角内的部分，当受精卵种植在输卵管间质部，向输卵管方向生长时为输卵管间质部妊娠，通常与宫角部妊娠不易鉴别。临床上常以圆韧带与妊娠部位的关系来判断其类型。有时需联合宫腔镜检查来确认孕囊位置。

病例 6　宫腔镜、腹腔镜联合检查 + 腹腔镜右侧输卵管间质部妊娠开窗术

1. 病情简介

患者 35 岁，因"停经 2 个月，发现异位妊娠 2 天"入院。患者既往月经规律，初潮 13 岁，周期 3 天 /28 天，量中等，无痛经。孕 7 产 0。末次月经 2 个月前。患者 1 个月前因停经 30 天查血 HCG 示妊娠，有早孕反应。2 天前超声检查提示：右侧宫角部妊娠。妇科检查：外阴已婚未产型；阴道通畅；宫颈光滑；子宫后位，大小正常，活动，无压痛；双侧附件区未扪及异常。经阴道妇科超声检查：子宫前位，大小 7.0cm×5.3cm×5.0cm，肌层回声均匀，内膜厚 1.35cm，右宫角可见妊娠囊，大小约 3.4cm×1.0cm。其内见胎芽，长 1.13cm，内见胎心搏动，CDFI 妊娠囊周围可见血流信号较丰富。双侧附件未见异常。提示：子宫异常回声，考虑右侧宫角妊娠。入院诊断：右侧宫角部妊娠。完善检查后，择期全麻下行宫腔镜、腹腔镜联合检查 + 腹腔镜右侧输卵管间质部妊娠开窗术。

2. 手术步骤

（1）置腹腔镜。见子宫增大，右侧宫角及右侧输卵管间质部膨大，表面血管丰富（图 2-1-30a）。

（2）行宫腔镜检查。见宫腔形态失常，后壁可见增厚内膜。左侧输卵管开口可见。右侧宫角略膨大，输卵管开口扩张，内可见紫蓝色组织（图 2-1-30b）。结合宫腔镜、腹腔镜联合检查结果，术中诊断：右侧输卵管间质部妊娠。

（3）行吸宫术。负压 53.2kPa（400mmHg），吸宫 2 次后再次置宫腔镜，见宫腔形态正常，双侧输卵管开口可见，右侧宫角略深（图 2-1-30c）。转行腹腔镜手术。

（4）腹腔镜下向子宫底部注射垂体后叶素 6U+ 生理盐水 10mL（图 2-1-30d）。用单极电铲纵向划开右侧输卵管间质部表面浆肌层，内见胚囊（图 2-1-30e）。用钳夹取出胚囊并吸出蜕膜组织（图 2-1-30f）。冲洗创面，用双极电凝创面出血点（图 2-1-30g）。

（5）腹腔镜下用 3-0 可吸收缝线分层缝合创面，重塑输卵管（图 2-1-30h ~ j）。用双极电凝缝合创

面出血点（图 2-1-30k）。

（6）腹腔镜下向右侧输卵管间质部注射 MTX 50mg（图 2-1-30l）。将胚物组织置于自制收集袋中取出。

（7）冲洗盆腔，检查无活动性出血。术后诊断：右侧输卵管间质部妊娠。

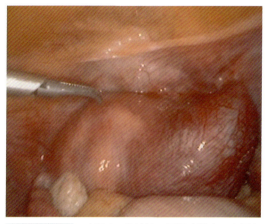

图 2-1-30a　病例 6。腹腔镜下见子宫增大，右侧宫角及右侧输卵管间质部膨大，表面血管丰富

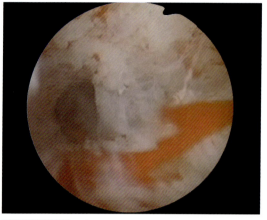

图 2-1-30b　病例 6。宫腔镜检查。右侧宫角膨大，输卵管开口扩张，内可见紫蓝色组织

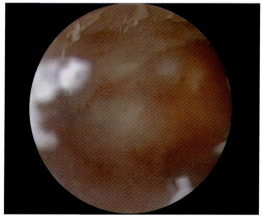

图 2-1-30c　病例 6。吸宫术后再次进行宫腔镜检查，宫腔形态正常，双侧输卵管开口可见

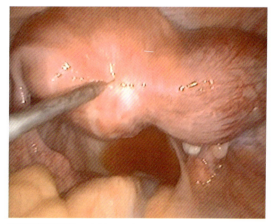

图 2-1-30d　病例 6。腹腔镜下向子宫底部注射垂体后叶素稀释液

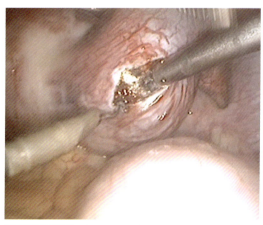

图 2-1-30e　病例 6。用腹腔镜单极电铲纵向划开右侧输卵管间质部表面浆肌层，内见胚囊

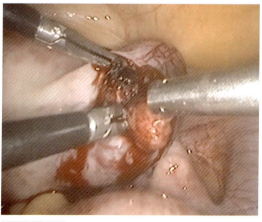

图 2-1-30f　病例 6。腹腔镜下钳夹取出胚囊并吸出蜕膜组织

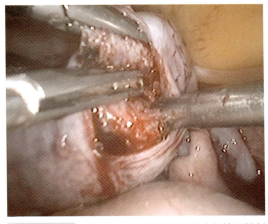

图 2-1-30g 病例 6。腹腔镜下用双极电凝输卵管创面出血点

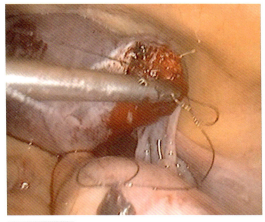

图 2-1-30h 病例 6。腹腔镜下用 3-0 可吸收缝线分层缝合创面浆肌层

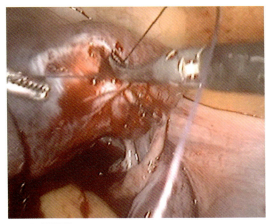

图 2-1-30i 病例 6。腹腔镜下缝合后拉紧缝线

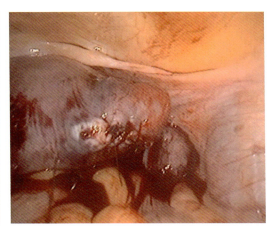

图 2-1-30j 病例 6。腹腔镜下缝合后的子宫创面

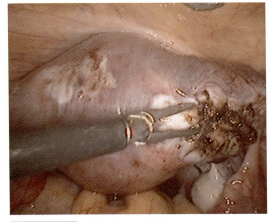

图 2-1-30k 病例 6。腹腔镜下用双极电凝缝合创面出血点

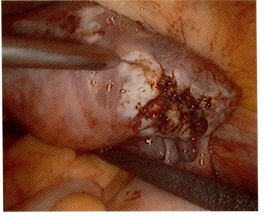

图 2-1-30l 病例 6。腹腔镜下向右侧输卵管间质部注射 MTX 50mg

3. 难点解析

本例患者应用宫腔镜、腹腔镜联合诊断来确定异位妊娠类型。宫腔内虽有蜕膜，但宫角部仅有膨

大，未见妊娠组织。而腹腔镜下见右侧宫角明显膨胀。故输卵管间质部妊娠诊断明确。在腹腔镜右侧输卵管间质部切开缝合过程中，采用分层连续缝合，有效关闭管腔并止血。

病例 7　腹腔镜检查 + 右侧输卵管壶腹部妊娠破裂输卵管切除术 + 输卵管通液术

1. 病情简介

患者 28 岁，因"停经 56 天阴道出血 9 天，突发下腹痛 1 天"入院。患者既往月经周期规律，初潮 13 岁，周期 5~6 天 /30 天，量中等，无痛经。孕 2 产 0。末次月经 65 天前。患者停经 56 天后阴道淋漓出血 9 天，1 天前突发下腹痛，超声检查：盆腔包块。查血 β-HCG：10 563 mIU/mL。妇科检查：外阴已婚未产型；阴道通畅，有少量暗红色血迹；宫颈光滑，着色，宫颈举痛（+）；右侧附件增厚，压痛明显。经阴道超声检查：子宫中位，大小 4.4cm×4.6cm×3.9cm，内膜厚 0.9cm。左侧卵巢可见，右侧卵巢内侧可见一 3.3cm×1.8cm×2.0cm 大小的不规则包块。盆腔可见液性暗区，大小 5.6cm×2.4cm。血 HGB 92g/L。提示：右侧输卵管妊娠，盆腔积液。入院诊断：异位妊娠。完善检查后，急诊全麻下行腹腔镜检查 + 右侧输卵管壶腹部妊娠破裂输卵管切除术 + 输卵管通液术。

2. 手术步骤

（1）腹腔镜下见盆腔暗红色不凝血，量约 120mL（图 2-1-31a）。吸净积血后见右侧输卵管肿胀迂曲增粗，长约 10cm，壶腹部胀大尤为显著，其内侧可见一破裂口，有暗红色血液自其内流出。子宫中位（图 2-1-31b），大小正常，左侧输卵管及双侧卵巢未见异常。

（2）考虑右侧输卵管病变严重，无法保留，向家属交代病情，行右侧输卵管切除术。提拉右侧输卵管伞端，贴近输卵管用双极电凝、用剪刀剪断输卵管系膜（图 2-1-31c、d）。重复电凝、剪切操作达右侧宫角部，完整切除输卵管（图 2-1-31e~g）。切除的输卵管置于自制收集袋中取出（图 2-1-31h）。

（3）行输卵管通液术。腹腔镜下见左侧输卵管伞端有蓝色液体流出（图 2-1-31i）。

（4）用生理盐水冲洗盆腔（图 2-1-31j）。用腹腔镜双极电凝输卵管系膜创面（图 2-1-31k）。

（5）冲洗盆腔，吸净腹腔内液体（图 2-1-31l）。

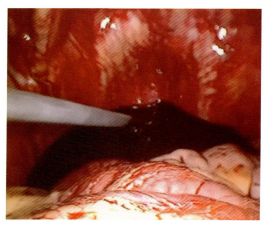

图 2-1-31a　病例 7。腹腔镜下见盆腔暗红色不凝血，量约 120mL

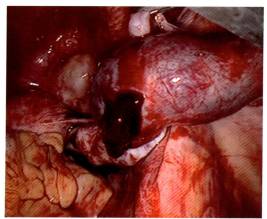

图 2-1-31b　病例 7。腹腔镜下见右侧输卵管壶腹部膨大，内侧可见一破裂口，有暗红色血液自其内流出

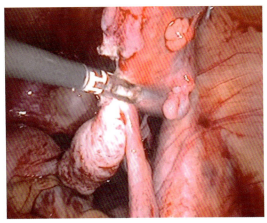

图 2-1-31c　病例 7。提拉右侧输卵管伞端，贴近输卵管用双极电凝输卵管系膜

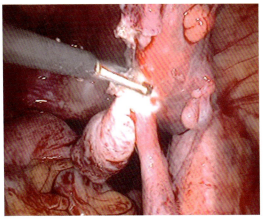

图 2-1-31d　病例 7。用剪刀剪断输卵管系膜

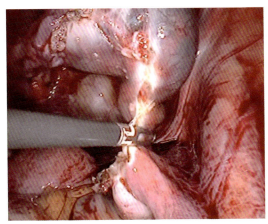

图 2-1-31e　病例 7。用腹腔镜双极电凝输卵管系膜

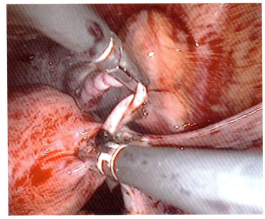

图 2-1-31f　病例 7。腹腔镜下贴近右侧宫角部用双极电凝间质部输卵管管壁

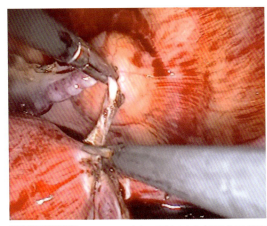

图 2-1-31g　病例 7。电凝后贴近宫角部用剪刀剪断右侧输卵管间质部管壁

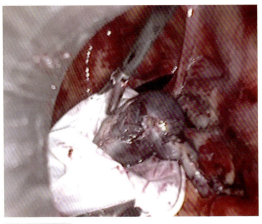

图 2-1-31h　病例 7。腹腔镜下将切除的输卵管置于自制收集袋中取出

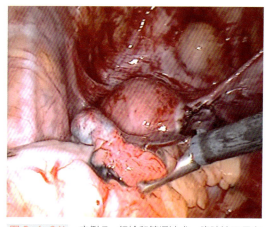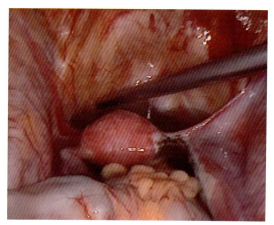

图 2-1-31i 病例 7。行输卵管通液术。腹腔镜下见左侧输卵管伞端有蓝色液体流出　　图 2-1-31j 病例 7。用生理盐水冲洗盆腔

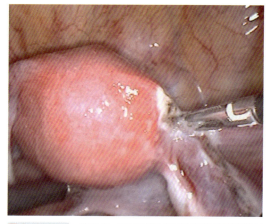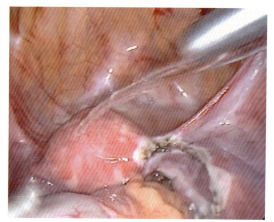

图 2-1-31k 病例 7。用腹腔镜双极电凝输卵管系膜创面　　图 2-1-31l 病例 7。手术结束时冲洗盆腔

3. 难点解析

本例为年轻有生育要求的患者，术中检查左侧输卵管形态正常，右侧输卵管破坏严重，故切除右侧输卵管。术后同时行输卵管通液术，左侧输卵管通畅，保留了患者的生育功能。切除输卵管的操作应靠近输卵管电凝输卵管系膜，可以减少电凝对卵巢系膜及其血液供应的影响。

病例 8 腹腔镜检查 + 左侧输卵管壶腹部妊娠破裂输卵管切除术

1. 病情简介

患者 28 岁，因"阴道不规则出血 28 天，下腹痛 15h 后突发晕厥"入院。患者既往月经规律，初潮 12 岁，周期 4 天 /26 天，量中等，无痛经。孕 2 产 0。7 个月前因早孕胎停育行清宫术，术后月经量减少。末次月经 55 天前，量少，7 天干净。28 天前阴道少量出血，约 1 周干净，半个月前阴道淋漓出血至今。现下腹痛 15h 后突发晕厥、抽搐、伴嗜睡、大汗淋漓。妇科检查：外阴已婚未产型；阴道见少量褐色分泌物；宫颈光滑，有举痛；子宫前位，稍饱满，活动，压痛明显，有漂浮感；左侧附件区扪及包块，质中，压痛，边界不规则，大小 3.0cm × 2.0cm，右侧附件区未扪及异常。妇科超声检查：子宫前位，大小 3.8cm × 3.7cm × 2.9cm，肌层回声均匀，右侧卵巢大小 3.1cm × 1.6cm，左侧卵巢未见。左侧附

件区可见稍高回声包块，大小约 2.6cm×2.1cm，盆腔可探及积液，深约 4.8cm。超声提示：左侧附件区囊实性包块，腹腔、盆腔积液。急查血 β-HCG：8224.00mIU/mL。血 HGB：64g/L；BP：7.98/5.32 kPa（60/40mmHg）。入院诊断：异位妊娠，腹腔内出血，失血性休克。完善检查后，紧急全麻下行腹腔镜检查＋左侧输卵管壶腹部妊娠破裂输卵管切除术。

2. 手术步骤

（1）腹腔镜下见子宫稍饱满，腹腔、盆腔内有大量积血及凝血块（图 2-1-32a）。吸出部分积血后，提拉暴露左侧输卵管，见壶腹部膨大，大小约 3.0cm×2.0cm，表面呈紫蓝色，见一薄弱破口，有活动性出血（图 2-1-32b）。

（2）行左侧输卵管切除术。提拉左侧输卵管伞端，用双极配合剪刀紧贴左侧输卵管电凝剪断系膜至左侧宫角部（图 2-1-32c ~ f）。完整切除左侧输卵管，置于自制收集袋中自脐孔取出（图 2-1-32g）。

（3）吸净腹腔、盆腔残余积血及凝血块，吸出总量约 1800mL 积血，用双极电凝输卵管系膜创面（图 2-1-32h）。检查双侧卵巢外观未见异常，右侧输卵管未见异常。

（4）用温生理盐水反复冲洗盆腔、腹腔，检查创面无活动性出血，盆腔放置引流管（图 2-1-32i）。

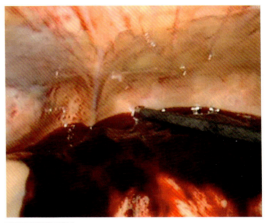

图 2-1-32a　病例 8。腹腔镜下见子宫稍饱满，腹腔、盆腔内有大量积血及凝血块

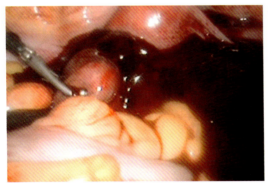

图 2-1-32b　病例 8。检查左侧输卵管壶腹部膨大，表面呈紫蓝色，见一薄弱破口，有活动性出血

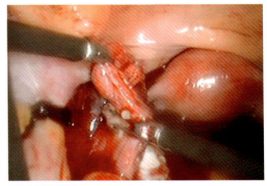

图 2-1-32c　病例 8。提拉左侧输卵管伞端，用双极电凝输卵管系膜

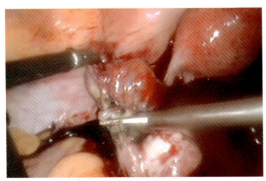

图 2-1-32d　病例 8。电凝后用剪刀剪断输卵管系膜

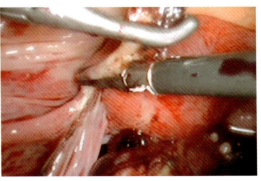

图 2-1-32e　病例 8。紧贴左侧输卵管用双极电凝输卵管系膜

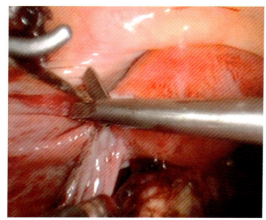

图 2-1-32f　病例 8。电凝后用剪刀剪断输卵管系膜

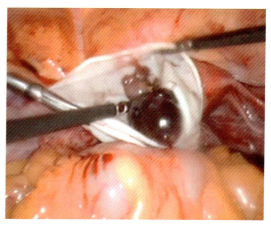

图 2-1-32g　病例 8。将完整切除的左侧输卵管置入收集袋中，自脐孔取出

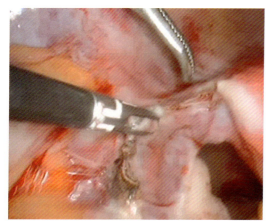

图 2-1-32h　病例 8。用双极电凝输卵管系膜创面

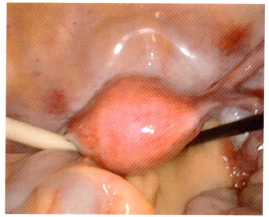

图 2-1-32i　病例 8。冲洗盆腔、腹腔后，盆腔放置引流管

3. 难点解析

本例患者为失血性休克，情况紧急，故先切除破裂的左侧输卵管，有效止血后再吸净盆腔积血，充分冲洗。

五、小结

腹腔镜异位妊娠手术的创伤小、失血量少、术后恢复快，对盆腔脏器及全身各系统影响小，手术效果好，已经成为替代开腹手术、治疗异位妊娠的主要方法。腹腔镜下异位妊娠手术包括输卵管妊娠局部药物注射和输卵管胚胎清除的保守性手术，以及切除局部病变输卵管或切除病变侧输卵管的根治性手术。腹腔镜输卵管线形切开妊娠胚胎清除术切除了妊娠病灶，保留了输卵管，对患者的生育功能影响小，尤其适用于有生育要求的输卵管峡部或壶腹部妊娠的女性患者。

第二节　腹腔镜卵巢异位妊娠手术

一、概述

卵巢妊娠（Ovarian Pregnancy，OP）较为罕见，是指受精卵在卵巢组织内种植和生长发育。根据受精卵种植部位分为原发性卵巢妊娠和继发性卵巢妊娠。原发性卵巢妊娠是指卵子在卵巢内受精、发育，卵巢组织完全包裹胚胎。继发性卵巢妊娠是指孕卵于输卵管内受精，沿输卵管逆行至卵巢，孕卵发育于卵巢表面或接近卵巢，孕卵囊壁由卵巢组织和其他组织构成。临床上多以原发性卵巢妊娠多见。

卵巢妊娠的发生机制可能与宫内节育器的广泛应用、盆腔炎性疾病影响输卵管蠕动、卵巢白膜炎性增厚等有关。

卵巢妊娠的临床症状与输卵管妊娠相似，主要表现为停经、血 HCG 升高、下腹痛、阴道出血、附件包块等。并且因为卵巢仅有一层纤维组织，没有肌性组织，血供丰富，卵巢妊娠常于孕 6 周前发生破裂，引起腹腔内大出血，甚至休克。

妇科阴道超声检查是卵巢妊娠早期诊断的主要方法。超声检查下可见卵巢增大，内见强回声小光环，卵巢血流丰富，有时可见胎心、胎芽，外周包绕低回声区。卵巢妊娠破裂时很难与输卵管妊娠破裂相鉴别。

腹腔镜检查并手术是卵巢妊娠诊治的最佳方法。手术方法包括患侧卵巢切除术、孕囊剥除术、卵巢楔形切除术等。目前，腹腔镜保留卵巢的手术已经成为卵巢妊娠治疗的常用方法。

二、手术适应证及禁忌证

（一）手术适应证

（1）卵巢妊娠者。
（2）患者全身状况可耐受腹腔镜手术及麻醉。

（二）手术禁忌证

（1）急性盆腔内出血需紧急处理者。
（2）心、肝、肾衰竭的急性期不能耐受麻醉及手术者。
（3）生殖道感染的急性期。
（4）盆腔、腹腔严重粘连影响人工气腹或不能置镜者。
（5）绞窄性肠梗阻。

三、手术步骤

1.腹腔镜检查

卵巢妊娠未破时，可见卵巢局部增大膨胀，呈紫红色，表面血运丰富，剖开卵巢时可见绒毛组织（图 2-2-1）。若卵巢已破裂，腹腔镜下通常可见盆腔、腹腔大量积血及凝血块，出血量可达到

1000~1500mL。妊娠卵巢增大，可见破裂口，有时破裂口上可见绒毛组织附着（图2-2-2）。子宫稍大于正常大小，质软，充血，表面光滑。

2. 腹腔镜手术

吸净盆腔积血，暴露卵巢创面。用腹腔镜单极电针或电铲于妊娠部位与正常卵巢组织交界处划开卵巢组织，完整剥除卵巢内妊娠组织（图2-2-3）。清理卵巢创面，用双极电凝止血。对于创面有活动性出血者，可用可吸收缝线缝合卵巢创面（图2-2-4）。

3. 冲洗盆腔

充分冲洗盆腔、腹腔，切除妊娠组织并将其全部取出送病理检查。

4. 术后监测

术后应连续监测血 HCG 直至正常。

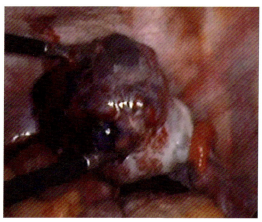

图 2-2-1　腹腔镜检查卵巢妊娠。可见右侧增大的卵巢，表面呈紫红色

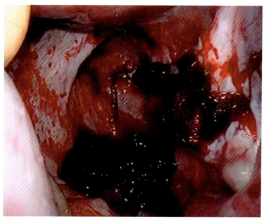

图 2-2-2　腹腔镜检查卵巢妊娠。卵巢破裂，盆腔可见积血及凝血块，妊娠卵巢增大，可见破裂口

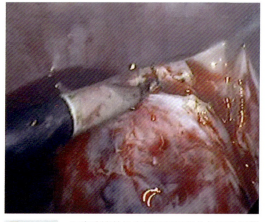

图 2-2-3　用腹腔镜单极电铲于妊娠部位与正常卵巢交界处划开卵巢组织

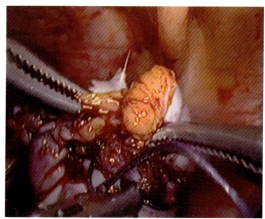

图 2-2-4　剥除卵巢内妊娠组织后用可吸收缝线缝合卵巢创面

四、腹腔镜卵巢异位妊娠手术实例演示

病例 1　宫腔镜、腹腔镜检查 + 卵巢异位妊娠切除术

1.病情简介

　　患者 27 岁，因"宫腔镜、腹腔镜联合手术后 40 天，发现右侧附件包块 12 天"入院。患者既往月经规律，初潮 12 岁，周期 6 ~ 7 天 /26 ~ 28 天。末次月经 9 天前，前次月经 52 天前。患者 40 天前因"未避孕未孕 1 年"入院行宫腔镜、腹腔镜联合检查 + 输卵管通液术。术后 29 天复查妇科超声发现右侧附件区囊实性包块，直径约 6cm。3 天前复查超声提示：附件区包块直径 7.4cm。妇科检查：外阴已婚未产型；阴道通畅，可见少量白带；宫颈光滑，无举痛，后穹隆不饱满；宫体后位，大小正常，质中，活动，轻压痛；子宫右后方增厚，左侧附件区未扪及明显异常。经阴道妇科彩色超声检查：子宫中位，大小 4.9cm×5.6cm×4.0cm，肌壁回声尚均匀，内膜厚 0.8cm，左侧卵巢可见，大小 2.3cm×1.2cm，右侧附件可见 7.7cm×4.5cm 包块，回声不均，内见类圆形无回声区。提示：右侧附件包块，以实性为主，伴丰富低阻动脉血流。入院诊断：右侧附件包块，宫腔镜、腹腔镜联合术后。完善检查后，择期全麻下行宫腔镜、腹腔镜检查 + 卵巢异位妊娠切除术。

2.手术步骤

　　(1) 行宫腔镜检查。见宫腔形态正常，双侧输卵管开口可见，宫腔前壁可见多发息肉，直径 0.8cm。宫腔内未见孕囊（图 2-2-5a）。

　　(2) 行腹腔镜检查。见子宫大小正常，左侧附件及右侧输卵管外观正常，右侧卵巢增大，大小约 8cm×6cm×5cm，表面无破口，局部囊性膨大，表面血管增粗，呈暗紫色（图 2-2-5b）。

　　(3) 用单极电铲沿肿物与正常卵巢交界处切除肿物（图 2-2-5c、d）。卵巢创面血流丰富，出血稍多。清理创面，取出残余妊娠组织（图 2-2-5e）。

　　(4) 用 2-0 可吸收缝线连续缝合卵巢组织创面，建立正常卵巢形态（图 2-2-5f ~ i）。

　　(5) 将切除组织置于收集袋中取出（图 2-2-5j）。送冰冻病理检查，病理回报：可见胎盘绒毛。

　　(6) 用双极电凝卵巢缝合创面出血点（图 2-2-5k）。用大量生理盐水冲洗盆腔、腹腔，检查无出血（图 2-2-5l）。术中出血约 800mL。

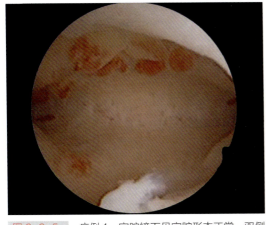

图 2-2-5a　病例 1。宫腔镜下见宫腔形态正常，双侧输卵管开口可见，宫腔前壁可见多发小息肉，直径 0.8cm。宫腔内未见孕囊

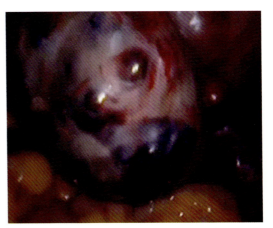

图 2-2-5b　病例 1。腹腔镜下见右侧卵巢增大，局部囊性膨大，呈暗紫色，表面血管增粗

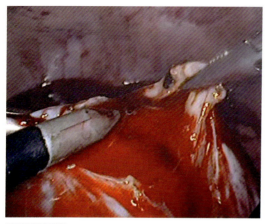

图 2-2-5c 病例 1。用单极电铲沿肿物与正常卵巢边缘切除肿物

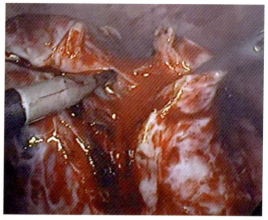

图 2-2-5d 病例 1。用单极电铲沿肿物与正常卵巢边缘切除肿物

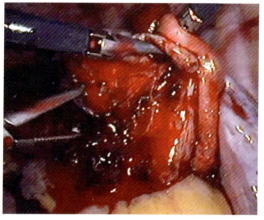

图 2-2-5e 病例 1。清理卵巢创面，钳夹取出残余妊娠组织

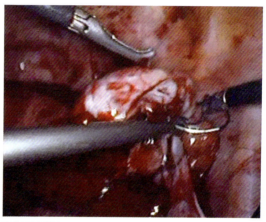

图 2-2-5f 病例 1。用 2-0 可吸收缝线连续缝合卵巢组织创面

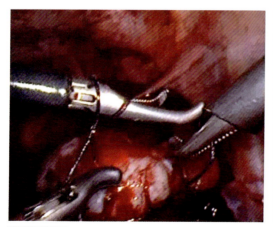

图 2-2-5g 病例 1。缝合卵巢后打结

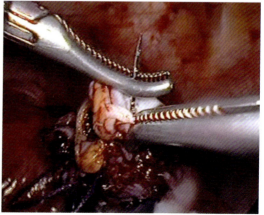

图 2-2-5h 病例 1。用 2-0 可吸收缝线连续缝合卵巢组织创面

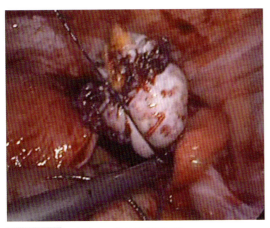

图 2-2-5i 病例 1。缝合卵巢后打结

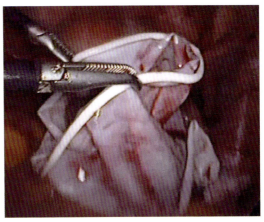

图 2-2-5j 病例 1。将切除组织置于收集袋中取出

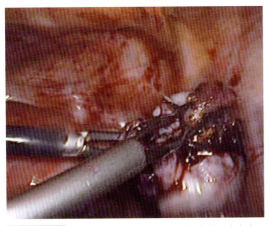

图 2-2-5k 病例 1。用双极电凝卵巢缝合创面出血点

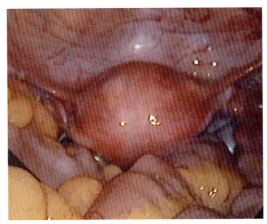

图 2-2-5l 病例 1。手术后的盆腔

3. 难点解析

本例患者 8 年前因早孕行药物流产，现有 1 年不孕的病史，曾行子宫输卵管碘油造影提示双侧输卵管通而不畅。40 天前行宫腔镜、腹腔镜联合手术治疗输卵管的通畅度。既往输卵管功能异常、卵巢白膜炎性增厚和手术干预也可能是卵巢妊娠的诱发因素。

卵巢组织仅有一层纤维组织，没有肌性组织，尤其在卵巢妊娠时血供极丰富。虽然手术时卵巢尚未破裂，但是手术切除妊娠组织时切面出血较多，需尽快缝合创面止血。

病例 2　腹腔镜检查 + 右侧卵巢妊娠病灶取出术

1. 病情简介

患者 25 岁，因"停经 42 天，下腹疼痛 18h"入院。患者既往月经规律，初潮 16 岁，周期 4～5 天 /28～30 天。孕 0 产 0。末次月经 42 天前。患者 27 天前行辅助生育胚胎种植，术后无特殊不适。11 天后开始监测血 β-HCG 渐进性升高。18h 前无明显诱因出现下腹疼痛，呈持续性钝痛，以右侧为甚。阴道 B 超检查宫腔内未见孕囊。3h 前突然出现下腹疼痛加剧，伴肛门坠胀。妇科检查：外阴已婚未产型；

阴道通畅，有少量白色分泌物；宫颈光滑；子宫前位，大小正常，活动，无压痛；右侧附件区增厚，有轻压痛，左侧附件区未扪及明显异常。阴道超声检查提示：宫腔内未见孕囊样声像图，盆腔有少量积液，双侧附件区未见明显异常。查血 β–HCG：1401.00mIU/mL。入院诊断：异位妊娠。完善术前相关检查，急诊全麻下行腹腔镜检查＋右侧卵巢妊娠病灶取出术。

2. 手术步骤

（1）行腹腔镜检查。见盆腔陈旧性积血及凝血块，量约 1000 mL。用吸引器吸出盆腔积血，见直肠子宫陷凹处有陈旧性血块及不规则胚物组织（图 2-2-6a）。腹腔内置入自制收集袋，将直肠子宫陷凹处胚物组织置于收集袋内（图 2-2-6b）。

（2）检查盆腔。见子宫大小正常，右侧卵巢表面破口，有凝血块及不规则组织，呈暗红色，可见活动性出血（图 2-2-6c）。左侧附件及右侧输卵管外观正常。

（3）用腹腔镜双极电凝破口下方卵巢组织，用剪刀剪除（图 2-2-6d、e）。其内可见黄白色组织，清除胚物，用双极电凝卵巢创面止血（图 2-2-6f）。

（4）将切除及剥除的组织置于收集袋中，取出收集袋（图 2-2-6g）。检视见组织块（胚物？）及凝血块，家属看过后送病理检查。

（5）冲洗盆腔，右侧卵巢表面无活动性出血（图 2-2-6h）。

（6）术中出血 10mL，术后病理：可见妊娠胚物。

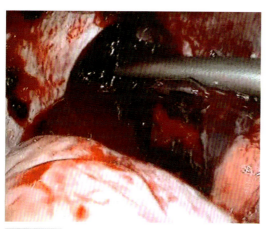
图 2-2-6a 病例 2。腹腔镜下用吸引器吸出盆腔积血，见直肠子宫陷凹处有陈旧性凝血块及不规则胚物组织

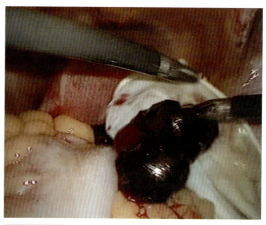
图 2-2-6b 病例 2。腹腔内置入自制收集袋，放入胚物组织

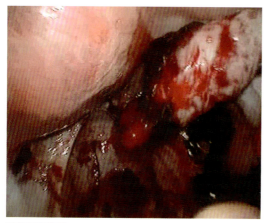
图 2-2-6c 病例 2。腹腔镜下见右侧卵巢表面破口，有凝血块及不规则组织，呈暗红色，可见活动性出血

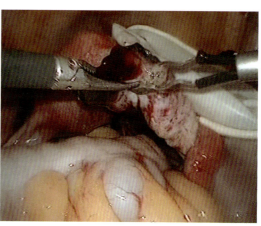
图 2-2-6d 病例 2。用腹腔镜双极电凝破口下方卵巢组织

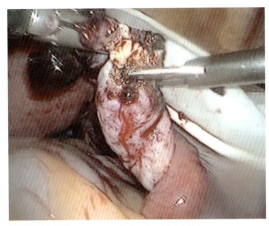
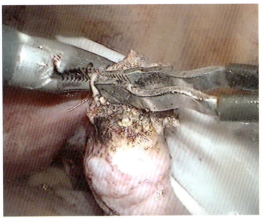

图 2-2-6e　病例 2。电凝后用剪刀剪除　　　图 2-2-6f　病例 2。用腹腔镜双极电凝卵巢创面止血

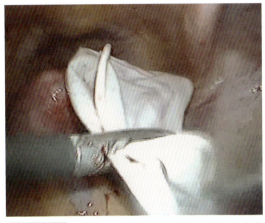
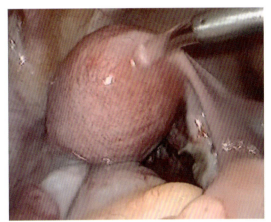

图 2-2-6g　病例 2。将切除及剥除的组织置于收集袋　图 2-2-6h　病例 2。腹腔镜下冲洗盆腔
中，取出收集袋

3. 难点解析

卵巢妊娠常于孕 6 周前发生破裂，引起腹腔内大出血，甚至休克。本例即在妊娠 41 天时发生卵巢破裂。腹腔镜下见盆腔大量积血，吸出积血量达 1000mL。检查卵巢破裂口有少量活动性出血。因为本例妊娠囊在卵巢的位置比较表浅，卵巢创面仅行双极电凝止血，未予缝合。盆腔内的妊娠组织应全部取出，术后还应监测血 β-HCG 直至正常。

五、小结

卵巢妊娠是指受精卵在卵巢组织内种植和生长发育，临床上较为罕见。卵巢妊娠的临床症状与输卵管妊娠相似，主要表现为停经、血 HCG 升高、下腹痛、阴道出血、附件包块等。并常于孕 6 周前发生破裂，引起腹腔内大出血，甚至休克。

腹腔镜检查并手术是卵巢妊娠诊治的最佳方法。手术方法包括患侧卵巢切除术、孕囊剥除术、卵巢楔形切除术等。腹腔镜保留卵巢的手术已经成为卵巢妊娠治疗的常用方法。

参考文献

[1] 蔡珠华，曹华妹，钱蓉蓉，等. 圆韧带位置和宫腹腔镜检查在诊断输卵管间质部妊娠的价值研究 [J]. 实用妇产科杂志，2014，30（1）：60-62.

[2] 李光仪. 实用妇科腹腔镜手术学 [M]. 2版. 北京：人民卫生出版社，2015.

[3] 马耀梅，张景玉. 输卵管妊娠腹腔镜两种术式对照分析 [J]. 实用妇产科杂志，2009，25（7）：421-422.

[4] 夏恩兰. 妇科内镜学 [M]. 2版. 北京：人民卫生出版社，2020.

[5] 杨霞，林奕，郝丽娟. 胚胎移植术后宫内合并输卵管间质部妊娠五例 [J]. 中华内分泌外科杂志，2013，7（6）：523-524.

[6] 张军，郝万明，魏炜，等. 腹腔镜保守性手术治疗输卵管妊娠的效果及其影响因素分析 [J]. 中华妇产科杂志，2010，2：84-88.

[7] 周应芳. 腹腔镜套圈法治疗输卵管间质部妊娠 [J]. 中华临床医师杂志：电子版，2009，3（1）：168.

[8] BAGGA R, SURI V, VERMA P, et al. Failed medical management in ovarian pregnancy despite favorable prognostic factors—a case report[J]. MedGenMed, 2006 May 9, 8(2):35.

[9] FUJISHITA A, MASUZAKI H, KHAN K N, et al. Laparoscopic salpingotomy for tubal pregnancy: comparison of linear salpingotomy with and without suturing[J]. Hum Reprod, 2004, 19(5):1195-1200.

[10] LEE MH, IM SY, KIM M K, et al. Comparison of Laparoscopic Cornual Resection and Cornuotomy for Interstitial Pregnancy[J]. Minim Invasive Gynecol, 2017, 24(3):397-401.

[11] LIAO C Y, TSE J, SUNG S Y, et al. Cornual wedge resection for interstitial pregnancy and postoperative outcome[J]. Aust N Z Obstet Gynaecol, 2017, 57(3):342-345.

[12] MOL F, MOL B W, ANKUM W M, et al. Current evidence on surgery, systemic methotrexate and expectant management in the treatment of tubal ectopic pregnancy: a systematic review and meta-analysis[J].Hum Reprod Update, 2008, 14(4):309-319.

[13] SAID T H. Laparoscopic Management of Interstitial Ectopic Using Simple and Safe Technique: Case Series and Review of Literature[J]. Obstet Gynaecol India, 2016, 66(Suppl 1):482-487.

[14] SEINERA P, DI GREGORIO A, ARISIO R, et al. Ovarian pregnancy and operative laparoscopy: report of eight cases[J]. Hum Reprod, 1997 Mar, 12(3):608-610.

[15] TINELLI A, HUDELIST G, MALVASI A, et al. Laparoscopic management of ovarian pregnancy[J]. JSLS, 2008 Apr-Jun, 12(2):169-172.

第三章　腹腔镜输卵管手术

第一节　腹腔镜输卵管粘连分离与成形术

一、概述

（一）输卵管性不孕

输卵管疾病包括输卵管炎症、输卵管妊娠、输卵管肿瘤、输卵管结核、输卵管发育异常、输卵管子宫内膜异位症、输卵管扭转等。其中许多输卵管病变可引起女性不孕症。

输卵管因素是导致女性不孕症的重要原因。输卵管是运送精子、摄取卵子，以及将受精卵运送到宫腔内的通道，在女性生殖过程中具有重要的作用。输卵管阻塞和功能障碍皆会导致女性不孕症。而影响输卵管通畅和蠕动功能的因素主要是输卵管炎症。此外，盆腔子宫内膜异位症和输卵管发育异常也是影响输卵管通畅度和运动功能的因素。

输卵管急、慢性炎症可引起输卵管管腔闭塞、输卵管积水或积脓、输卵管周围炎症及粘连等，妨碍精子、卵子或受精卵的运送，导致女性不孕症。输卵管感染病原体后，在急性期输卵管充血，间质水肿，内膜肿胀、脱落，产生大量脓性渗出液。此时若伴有输卵管伞端粘连闭锁，则可形成输卵管积脓。急性炎症消退后，输卵管往往发展为慢性感染状态，输卵管管壁被淋巴细胞浸润，内膜细胞发生纤维化，形成粘连和瘢痕，从而使输卵管管腔狭窄，甚至阻塞。有些炎症虽未造成输卵管管腔阻塞，但内膜细胞受到炎症损伤可影响内膜细胞的纤毛运动；输卵管管壁的纤维化和瘢痕形成使管壁僵硬，可影响输卵管蠕动，从而影响精子、卵子和受精卵的运送，导致不孕症。输卵管炎症还可由输卵管周围器官或组织炎症继发而来，如化脓性阑尾炎，可在输卵管伞部周围形成炎症粘连，从而妨碍输卵管伞端拾取和运送卵子，导致不孕症。

盆腔子宫内膜异位症使输卵管周围形成粘连，影响输卵管蠕动，甚至阻塞输卵管，导致不孕症。同时异位内膜产生过多的前列腺素，也可干扰输卵管的节律性蠕动，影响输卵管的运动功能而致不孕症。发育不良的输卵管肌层发育差、黏膜纤毛缺乏，因此对精子、卵子或受精卵的运送迟缓，也易引发不孕症或输卵管妊娠。

（二）输卵管性不孕的诊治

输卵管阻塞可以通过经宫颈输卵管通液检查或子宫输卵管碘油造影检查进行诊断。而子宫输卵管碘油造影不仅能用来了解输卵管的通畅度，还可发现输卵管阻塞部位，了解宫腔和输卵管管腔的形态，较常规输卵管通液检查提供了更多的医学信息。妇科超声检查可发现输卵管积水或盆腔包裹性包块，但是无法对病变性质进行准确判定。腹腔镜检查可明确诊断输卵管积水或积脓、输卵管周围炎症和粘连，并且可在腹腔镜下进行手术治疗。

输卵管性不孕的手术治疗需根据输卵管病变的部位和性质选择不同的手术方式。对于输卵管间质部梗阻的患者，可行经宫颈输卵管插管通液术或输卵管子宫植入术；对于输卵管峡部梗阻的患者，可行输卵管吻合术；对于输卵管周围炎症粘连者，可行粘连分离术；对于输卵管伞端梗阻或闭锁者，可行输卵管伞端成形术或输卵管造口术。

二、手术适应证及禁忌证

(一) 手术适应证

（1）慢性输卵管炎症、水肿，输卵管伞端闭锁，输卵管积水，输卵管周围粘连等。

（2）患者有生育要求且全身状况可耐受腹腔镜手术及麻醉。

(二) 手术禁忌证

（1）生殖器官恶性疾病，生殖道感染的急性期或盆腔粘连严重者。

（2）输卵管病变严重者。

（3）心、肝、肾衰竭的急性期不能耐受麻醉及手术者。

（4）肠梗阻。

三、手术步骤

腹腔镜输卵管性不孕的手术包括腹腔镜输卵管周围粘连分离、输卵管伞端成形、输卵管造口、输卵管吻合和输卵管切除等。腹腔镜下行输卵管手术可保留输卵管，对卵巢功能影响较小，术后加强抗感染有可能恢复输卵管功能，恢复患者的生育能力。腹腔镜手术创伤小、视野清晰、术后粘连形成少，是不孕症患者的最佳选择。本节主要探讨输卵管粘连分离、成形及造口术。

(一) 腹腔镜检查

首先通过腹腔镜检查盆腔情况，观察盆腔粘连的性质和范围，判断输卵管的病变程度，明确诊断输卵管积水或积脓、输卵管周围炎症和粘连，并且根据输卵管病变的部位和性质选择不同的手术方式（图3-1-1、图3-1-2）。

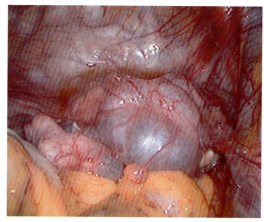

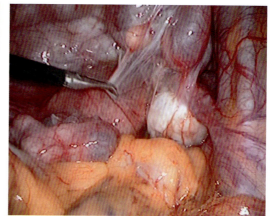

图3-1-1　腹腔镜下见双侧输卵管增粗、迂曲、积水　　图3-1-2　腹腔镜下见右侧输卵管周围膜样粘连

(二) 腹腔镜输卵管周围粘连分离术

腹腔镜输卵管手术时，一般先对输卵管及其周围组织的粘连进行分离，充分游离输卵管和卵巢，下一步手术方式取决于输卵管的病变和解剖改变情况。具体步骤如下：

（1）全面观察盆腔情况，了解粘连的范围和程度，分清粘连组织与周围器官的解剖关系。

（2）按照显微外科手术原则进行操作。对粘连组织的分离从暴露最充分的部位开始，按照由简单到复杂的顺序进行。首先分离膜状粘连，然后再分离粘连致密的部位。在分离操作过程中，尽量用无损伤抓钳轻柔提拉受累的器官或粘连带，使其保持张力，这样不仅有助于辨别粘连的边界，而且在分离过程中还可以避免对粘连器官浆膜面造成损伤。粘连分离的范围以能够完全恢复输卵管的正常解剖为度（图3-1-3～图3-1-5）。

（3）用单极电针或双极电凝剥离创面出血点。在保证止血彻底的前提下尽量减少电热损伤。在手术结束前，冲洗盆腔并将组织块和凝血块冲吸干净，同时检查出血点，彻底止血。术后盆腔创面可使用预防粘连制剂，如透明质酸凝胶、生物蛋白胶等。

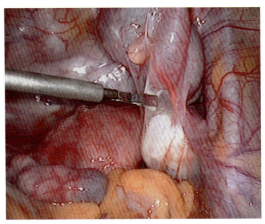

图3-1-3 用腹腔镜双极电凝分离输卵管周围膜样粘连

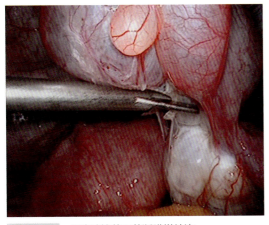

图3-1-4 用腹腔镜剪刀剪断膜样粘连

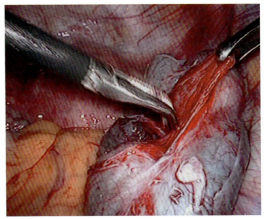

图3-1-5 腹腔镜下分离粘连，游离右侧输卵管

（三）腹腔镜输卵管伞端成形术

输卵管伞端成形术是指重建远端闭合的输卵管，使其恢复正常的结构。这种方法用于治疗那些输卵管伞端阻塞而输卵管伞部的外形正常、输卵管伞端的黏膜皱襞依然可以辨别的患者。具体手术步骤如下：

（1）先行盆腔粘连分离术，游离输卵管、卵巢。

（2）行输卵管伞端成形术，包括切开粘连部位的浆膜面和扩张伞端开口。用一个无损伤抓钳将输卵管拉向子宫或盆腔侧壁，经宫颈用亚甲蓝稀释液进行输卵管通液，使壶腹部膨胀（图3-1-6）。

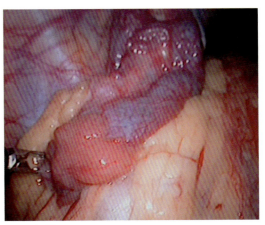

图3-1-6 输卵管伞端阻塞，用亚甲蓝稀释液进行输卵管通液，使壶腹部膨胀

（3）辨别伞端开口，经伞端开口处插入抓钳，慢慢张开钳嘴，扩张伞端开口后再缓缓退出，在不同方向反复进行多次操作，直到输卵管伞端完全游离为止（图3-1-7、图3-1-8）。

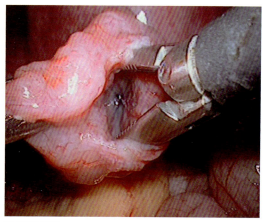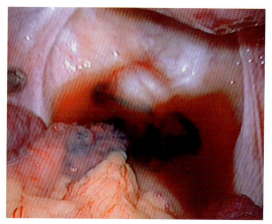

图 3-1-7　腹腔镜下将弯钳探入伞端，慢慢张开钳嘴，扩张伞端开口　　图 3-1-8　腹腔镜下扩张伞端后，左侧输卵管伞端可见蓝色液体流出

（四）腹腔镜输卵管造口术

输卵管造口术（Salpingostomy）是在封闭的输卵管上创建新的开口。这种手术方法通常用于远端有积水的闭锁输卵管，在尽可能靠近原有闭锁输卵管开口处创建新的开口。具体手术步骤如下：

（1）首先分离输卵管周围的粘连组织，充分游离输卵管。

（2）行输卵管通液术。一方面排除输卵管近端阻塞，另一方面也使远端闭锁的输卵管末端膨胀（图3-1-9）。

（3）用无损伤抓钳固定输卵管远端，在尽可能靠近原输卵管开口的部位做1个新的切口。可用剪刀或单极电针在最接近输卵管伞端的部位划开管壁全层，长1～2cm，形成放射状切口。也可以用通液的方法增加输卵管管腔内的压力，使原输卵管开口开放，待新的开口形成后，再进一步扩大开口（图3-1-10、图3-1-11）。

（4）将切开的输卵管伞端瓣膜外翻。用单极或双极电凝瓣膜的浆膜面使其挛缩，可保持瓣膜外翻并防止粘连。也可用可吸收缝线将瓣膜间断外翻缝合2～3针，可防止新造开口再度粘连，并保持其通畅度（图3-1-12～图3-1-14）。

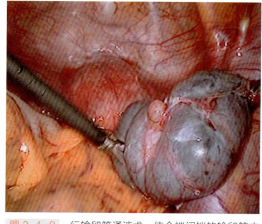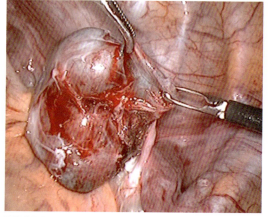

图 3-1-9　行输卵管通液术。使伞端闭锁的输卵管末端膨胀　　图 3-1-10　腹腔镜下在输卵管末端薄弱部位牵拉，打开切口

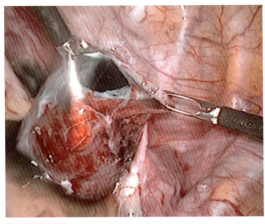

图 3-1-11　用腹腔镜弯钳在输卵管末端切口部位牵拉，扩大切口

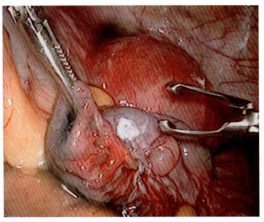

图 3-1-12　腹腔镜下将打开的输卵管伞端瓣膜外翻

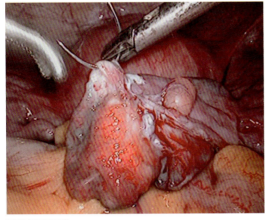

图 3-1-13　腹腔镜下用可吸收缝线输卵管伞端外翻缝合

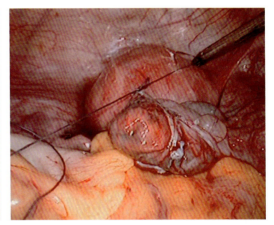

图 3-1-14　腹腔镜下缝合后打结

（五）不孕症患者腹腔镜手术的注意事项

对不孕症患者行盆腔粘连分离与输卵管伞端成形手术，需遵循显微外科手术原则，如使用无损伤器械牵拉组织、减少电凝损伤、手术轻柔操作、最大限度地减少对组织的干扰和损伤、尽量减少对输卵管系膜和盆腔腹膜的损伤、小心仔细止血、尽量完全分离粘连、尽量完全切除不正常组织等。

此外，对于输卵管粘连积水的患者，行输卵管粘连分离及造口术时需要掌握某些手术指征。若输卵管积水时间长、输卵管病变严重，单纯行盆腔粘连分离和输卵管造口术后极易复发，再度粘连积水，甚至病情迁延，继发感染的概率都很高，将会导致患者不孕或者异位妊娠。对于拟行辅助妊娠的患者，积水复发将影响试管婴儿的成功率。因此输卵管粘连分离及造口术一般选择输卵管积水直径小于 3cm、输卵管周围粘连不甚严重者。

四、腹腔镜输卵管粘连分离与成形术实例演示

病例1 腹腔镜检查 + 输卵管通液术 + 伞端成形术 + 盆腔子宫内膜异位病灶消融术

1. 病情简介

患者37岁，因"未避孕未孕2年，间断下腹隐痛1年"入院。患者既往月经规律，初潮12岁，周期5～7天/28～30天，量正常，无痛经。孕1产0。3年前行人工流产术。末次月经9天前。患者近2年未避孕未孕，近1年出现下腹隐痛，经期略重，月经无改变。丈夫精液检查无异常。妇科检查：外阴已婚未产型；阴道通畅；宫颈光滑；子宫后位，大小正常，活动，无压痛；双侧附件区未扪及异常。经阴道妇科超声检查：子宫大小4.7cm×4.8cm×4.1cm，内膜线居中，回声中等，全层厚1.0cm，双侧附件未见异常。宫腔镜检查：宫腔形态正常。内膜病理：增殖期子宫内膜。入院诊断：继发性不孕症。完善检查后，择期全麻下行腹腔镜检查 + 输卵管通液术 + 伞端成形术 + 盆腔子宫内膜异位病灶消融术。

2. 手术步骤

（1）置腹腔镜。见子宫后位，大小正常，右侧输卵管稍粗、弯折、迂曲。行输卵管通液术。伞端膨胀、蓝染，有蓝色液体流出（图3-1-15a）。

（2）用腹腔镜单极电钩分离右侧输卵管伞端膜样粘连，恢复伞端形态（图3-1-15b～d）。切除多余的粘连带（图3-1-15e）。用弯钳钳夹活动性出血处，压迫止血（图3-1-15f）。

（3）检查左侧输卵管，形态正常，通液伞端可见蓝色液体流出（图3-1-15g）。

（4）腹腔镜检查盆腔。子宫后壁、子宫直肠反折腹膜、双侧阔韧带后叶可见散在紫蓝色小结节。用单极电钩电凝消融异位病灶（图3-1-15h）。

（5）用生理盐水冲洗盆腔，检查无活动性出血（图3-1-15i）。

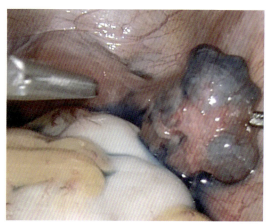

图3-1-15a 病例1。腹腔镜下见右侧输卵管迂曲，伞端膨胀、蓝染，有蓝色液体流出

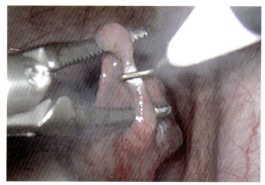

图3-1-15b 病例1。用腹腔镜单极电钩分离右侧输卵管伞端膜样粘连

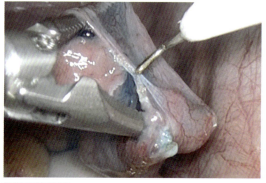

图3-1-15c 病例1。用腹腔镜单极电钩分离右侧输卵管伞端膜样粘连

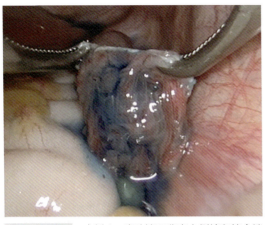

图 3-1-15d　病例 1。腹腔镜下分离右侧输卵管伞端粘连，恢复伞端形态

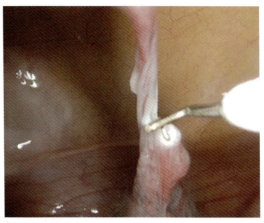

图 3-1-15e　病例 1。用腹腔镜单极电钩切除多余的粘连带

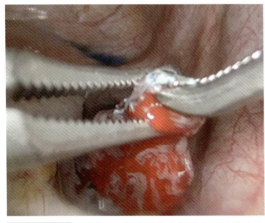

图 3-1-15f　病例 1。用腹腔镜弯钳钳夹活动性出血处，压迫止血

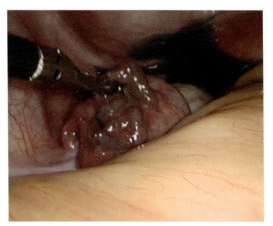

图 3-1-15g　病例 1。检查左侧输卵管，形态正常，伞端可见蓝色液体流出

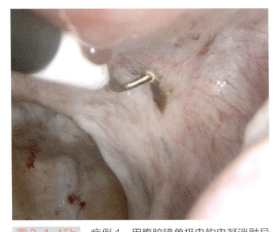

图 3-1-15h　病例 1。用腹腔镜单极电钩电凝消融异位病灶

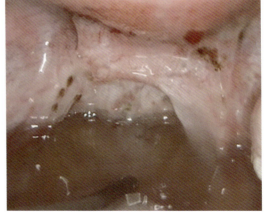

图 3-1-15i　病例 1。用生理盐水冲洗盆腔，检查无活动性出血

3. 难点解析

　　本例患者为右侧输卵管伞端膜样粘连，影响了输卵管的形态和功能，加之盆腔子宫内膜异位病灶，

都可能为导致患者不孕的原因。本例手术中采用单极电钩分离并切除右侧输卵管伞端粘连组织，尽量减少对伞端组织的损伤，最大限度地恢复输卵管形态。通液提示双侧输卵管通畅。盆腔内膜异位病灶用单极电凝消融处理。手术顺利，预后良好。

病例 2　腹腔镜盆腔粘连分离术 + 输卵管通液术

1. 病情简介

患者 26 岁，因"未避孕未孕 4 年，检查提示输卵管阻塞"入院。患者既往月经规律，初潮 17 岁，周期 4 ~ 5 天 /35 ~ 40 天，量正常，无痛经。孕 0 产 0。末次月经 8 天前。患者 4 年前结婚，至今未避孕未孕。月经周期无改变；丈夫精液检查无异常。子宫输卵管碘油造影提示：双侧输卵管阻塞。B 超检查未见异常。妇科检查：外阴已婚未产型；阴道通畅；宫颈光滑；子宫前倾前屈位，大小正常，活动，无压痛；双侧附件区未扪及异常。经阴道妇科超声检查：盆腔未见异常。宫腔镜检查：宫腔形态正常。内膜病理：增殖期子宫内膜。入院诊断：输卵管阻塞性不孕。完善检查后，择期全麻下行腹腔镜盆腔粘连分离术 + 输卵管通液术。

2. 手术步骤

（1）置腹腔镜。见子宫前位，大小正常，双侧输卵管、卵巢与大网膜及阔韧带后叶广泛膜样粘连（图 3-1-16a）。

（2）牵拉网膜及右侧输卵管，用双极电凝、用剪刀锐性分离粘连，游离右侧输卵管及卵巢（图 3-1-16b ~ e）。

（3）同法分离左侧输卵管及卵巢周围粘连，游离左侧输卵管及卵巢（图 3-1-16f ~ h）。分离结束时双侧输卵管形态正常。

（4）行输卵管通液术。腹腔镜下观察双侧输卵管伞端均有蓝色液体流出（图 3-1-16i）。

（5）用大量生理盐水冲洗盆腔（图 3-1-16j）。

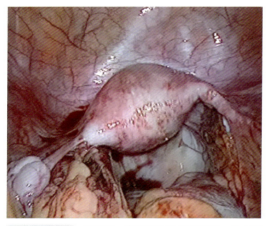

图 3-1-16a　病例 2。腹腔镜下见子宫前位，大小正常，双侧输卵管、卵巢与大网膜及阔韧带后叶膜样粘连

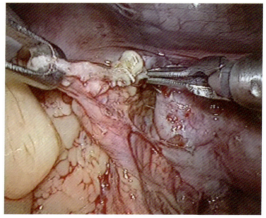

图 3-1-16b　病例 2。用腹腔镜无损伤钳牵拉网膜，用双极电凝输卵管周围粘连

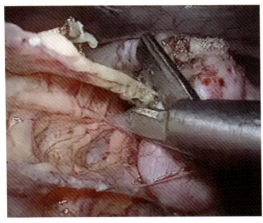

图 3-1-16c　病例 2。腹腔镜下电凝后用剪刀锐性分离输卵管周围粘连

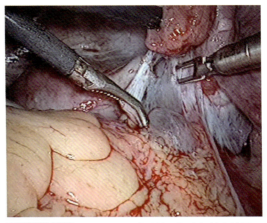

图 3-1-16d　病例 2。用腹腔镜双极电凝输卵管周围粘连

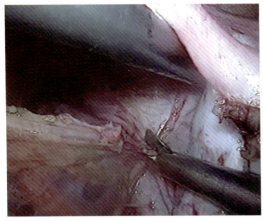

图 3-1-16e　病例 2。用腹腔镜剪刀锐性分离阔韧带后叶与网膜粘连

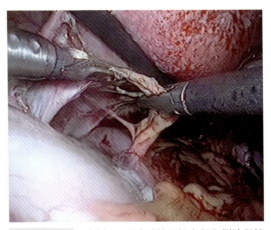

图 3-1-16f　病例 2。用腹腔镜双极电凝左侧输卵管与网膜粘连

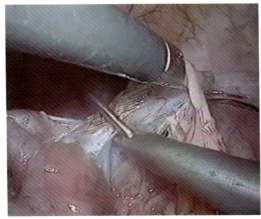

图 3-1-16g　病例 2。用双极电凝后，用剪刀剪断左侧输卵管与网膜粘连

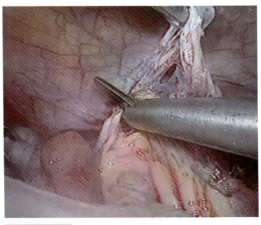

图 3-1-16h　病例 2。用腹腔镜剪刀分离左侧输卵管与卵巢周围粘连

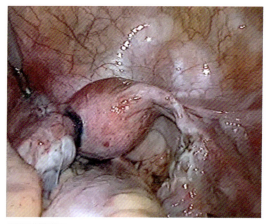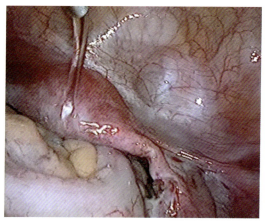

图 3-1-16i　病例 2。行输卵管通液术。腹腔镜下见双侧输卵管伞端均有蓝色液体流出

图 3-1-16j　病例 2。手术结束时用大量生理盐水冲洗盆腔

3. 难点解析

本例患者的双侧输卵管与大网膜、阔韧带后叶及卵巢广泛粘连，为输卵管周围粘连所致不孕。手术中施行腹腔镜盆腔粘连分离术，操作过程中遵循微创手术原则。术中用无损伤抓钳轻柔提拉输卵管及粘连带；用双极电凝粘连带时避免损伤输卵管；尽量减少术中出血及组织损伤；电凝粘连带后贴近输卵管切断粘连组织；术中尽量完全切除输卵管周围粘连，游离输卵管，恢复输卵管的正常解剖。分离输卵管周围粘连、完全游离输卵管后，行输卵管通液术，检查输卵管的通畅度。手术结束时，子宫、卵巢及输卵管形态正常，输卵管管腔通畅，盆腔创面无活动性出血，预后良好。

病例 3　腹腔镜盆腔粘连分离术 + 输卵管通液术 + 双侧输卵管伞端成形术

1. 病情简介

患者 29 岁，因"清宫术后 4 年，未避孕未孕 3 年"入院。患者既往月经规律，初潮 14 岁，周期 5 天 /30 天，量中等，无痛经。孕 2 产 0。末次月经 8 天前。患者 4 年前因孕 2 个月行药物流产并行清宫术，近 3 年来未避孕未孕，丈夫精液检查无异常。近 2 个月月经量减少，2 天 /30 天。子宫输卵管碘油造影提示：双侧输卵管积水、不通。妇科检查：外阴已婚未产型；阴道通畅；宫颈光滑；子宫前倾前屈，大小正常，活动好，无压痛；双侧附件区增厚，有压痛。经阴道妇科超声检查：子宫前位，大小 5.1cm×5.0cm×4.0cm，质均，内膜厚 0.5cm，双侧卵巢可见，左侧卵巢后方可见管状囊腔 3.2cm×1.3cm。提示：左侧输卵管积水。宫腔镜检查：宫腔形态正常。内膜病理：增生期子宫内膜。入院诊断：输卵管积水，继发性不孕症。完善检查后，择期全麻下行腹腔镜盆腔粘连分离术 + 输卵管通液术 + 双侧输卵管伞端成形术。

2. 手术步骤

（1）置腹腔镜。见盆腔膜样粘连，用剪刀锐性分离粘连（图 3-1-17a）。

（2）检查盆腔。见子宫前位，大小正常。行输卵管通液术。左侧输卵管壶腹部增粗、肿胀，直径 2.0cm，输卵管伞端闭锁、肿胀、张力增加（图 3-1-17b）。右侧输卵管伞端可见蓝色液体流出。

（3）加大通液推注力量，左侧输卵管伞端闭锁最薄处出现孔隙，有蓝色液体自输卵管管腔流出。于此处钝性打开伞端粘连组织，放射状扩大创口（图 3-1-17c、d）。创口内可见部分输卵管伞部结构（图 3-1-17e）。用单极电凝创面浆膜缘（图 3-1-17f、g）。

（4）检查右侧输卵管，管壁略肿胀，伞端可见正常伞部结构，黏膜表面可见出血点（图 3-1-17h）。用单极电凝创口浆膜缘出血点（图 3-1-17i）。

（5）用生理盐水冲洗盆腔（图 3-1-17j）。

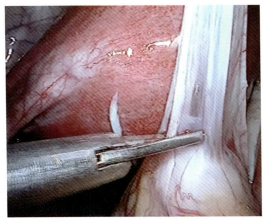
图 3-1-17a　病例 3。腹腔镜下用剪刀锐性分离盆腔膜样粘连

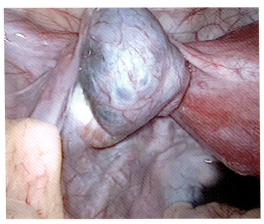
图 3-1-17b　病例 3。行输卵管通液术。左侧输卵管伞端增粗、肿胀、闭锁、张力增加

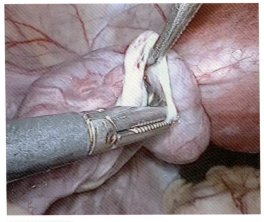
图 3-1-17c　病例 3。于左侧输卵管伞端破口处钝性打开粘连组织，扩大开口

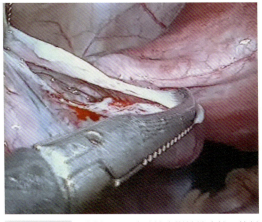
图 3-1-17d　病例 3。用腹腔镜弯钳钝性牵拉，放射状扩大伞端创口

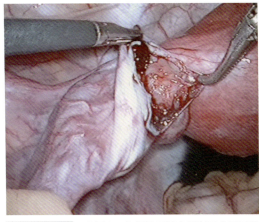
图 3-1-17e　病例 3。左侧输卵管伞端创口内可见输卵管伞部结构

图 3-1-17f　病例 3。用单极电凝左侧输卵管伞端创面浆膜缘

 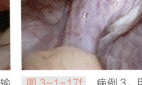

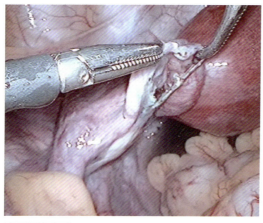

图 3-1-17g 病例 3。用单极电凝左侧输卵管伞端创口浆膜缘

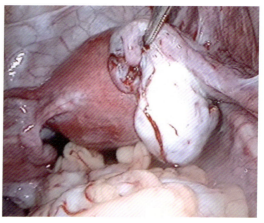

图 3-1-17h 病例 3。腹腔镜下检查右侧输卵管，伞端可见伞部结构及出血点

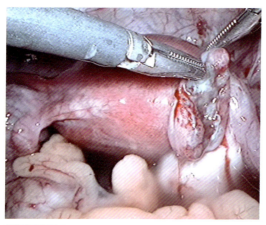

图 3-1-17i 病例 3。用单极电凝创口浆膜缘出血点

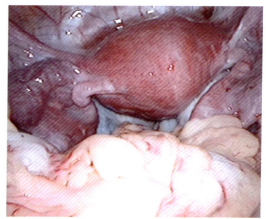

图 3-1-17j 病例 3。手术后的盆腔

3. 难点解析

本例患者的左侧输卵管伞端闭锁，术中打开闭锁的输卵管伞端，可见大致正常的伞端黏膜，故放射状扩大创口，用单极电凝创面浆膜缘，可有效恢复输卵管伞部结构和功能。另外，电凝过程中用冲洗液冲洗伞端创面，可降低电凝对伞端黏膜的热损伤。

病例 4 腹腔镜盆腔粘连分离术 + 输卵管通液术 + 伞端成形术 + 输卵管镜检查 + 宫腔镜检查

1. 病情简介

患者 28 岁，因"未避孕未孕 1 年余"入院。患者既往月经规律，初潮 14 岁，周期 5 天 /28 ～ 30 天，量正常，无痛经。孕 0 产 0。末次月经 13 天前。患者未避孕未孕 1 年余，超声检查提示：双侧输卵管积液？输卵管碘油造影提示：双侧输卵管壶腹部近端梗阻。丈夫精液检查无异常。妇科检查：外阴已婚未产型；阴道通畅；宫颈光滑；子宫前位，大小正常，活动，无压痛；双侧附件区未扪及异常。经阴道妇科超声检查：子宫大小 3.7cm × 4.5cm × 3.1cm，肌层回声均匀，内膜线居中，回声中等，全层厚 0.6cm，右侧卵巢未见异常回声，右侧附件区有不规整囊腔 2.6cm × 1.2cm，左侧卵巢未见异常回声。入院诊断：原发性不孕症，输卵管积水。完善检查后，择期全麻下行腹腔镜盆腔粘连分离术＋输卵管通液术＋伞端成形术＋输卵管镜检查＋宫腔镜检查。

2. 手术步骤

（1）置腹腔镜。见子宫前位，大小正常，双侧输卵管、卵巢膜性粘连包裹，部分肠管与右侧附件粘连（图 3-1-18a）。行双侧输卵管通液术。推注亚甲蓝稀释液 20mL，无阻力、无返流，见双侧输卵管充盈，远端膨大呈蓝色，均未见蓝色液体流出，提示：双侧输卵管积水。

（2）用腹腔镜单极电钩配合剪刀分离右侧附件膜样粘连，游离右侧输卵管、卵巢（图 3-1-18b、c）。同法分离左侧附件粘连，游离左侧输卵管（图 3-1-18d、e）。游离双侧输卵管伞端，并将伞端黏膜外翻（图 3-1-18f、g）。

（3）行输卵管镜检查。见双侧输卵管内黏膜嵴完整无中断，黏膜色泽正常（图 3-1-18h、i）。冲洗盆腔，检查无出血，创面放置防粘连膜。

（4）行宫腔镜检查。宫颈管未见异常，宫腔形态正常，双侧输卵管开口可见，内膜中厚（图 3-1-18j）。

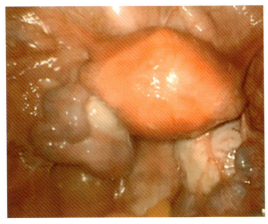

图 3-1-18a　病例 4。腹腔镜下见子宫前位，大小正常，双侧输卵管、卵巢粘连包裹

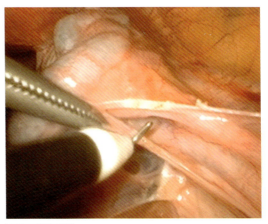

图 3-1-18b　病例 4。用腹腔镜单极电钩分离右侧附件膜样粘连

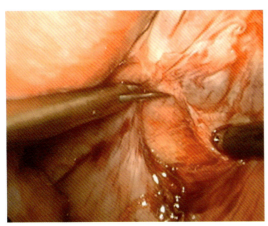

图 3-1-18c　病例 4。用腹腔镜剪刀分离右侧输卵管卵巢与肠管粘连

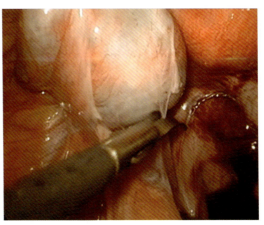

图 3-1-18d　病例 4。用腹腔镜剪刀分离左侧附件膜样粘连

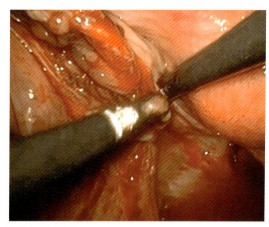

图 3-1-18e 病例 4。用腹腔镜双极电凝左侧输卵管伞端创面出血点

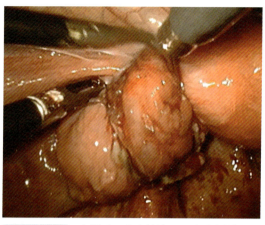

图 3-1-18f 病例 4。分离粘连后显露左侧输卵管伞端

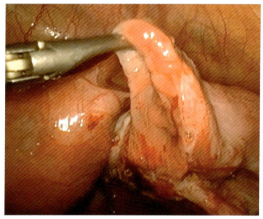

图 3-1-18g 病例 4。显露右侧输卵管伞端

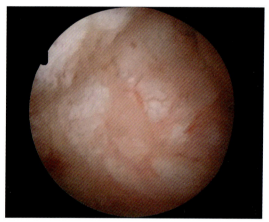

图 3-1-18h 病例 4。用输卵管镜检查左侧输卵管壶腹部黏膜

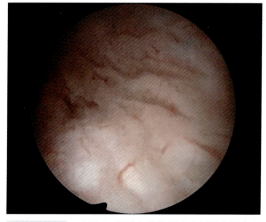

图 3-1-18i 病例 4。用输卵管镜检查右侧输卵管壶腹部黏膜

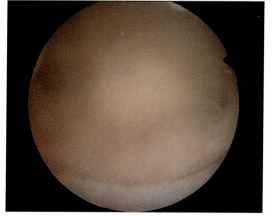

图 3-1-18j 病例 4。行宫腔镜检查。见宫腔形态正常，双侧输卵管开口可见

3. 难点解析

本例患者的双侧输卵管膜样粘连、积水，分离粘连后游离双侧输卵管，形态恢复正常。患者为原

发性不孕症，行输卵管镜检查协助评估输卵管状态，发现输卵管管腔黏膜大致正常。双侧输卵管伞端形态恢复正常，未予缝合。

病例 5　腹腔镜盆腔粘连分离术 + 输卵管通液术 + 输卵管镜检查 + 输卵管造口术

1. 病情简介

患者 24 岁，因"未避孕未怀孕 3 年，超声发现附件区囊肿半年"入院。患者既往月经规律，初潮 14 岁，周期 4 ~ 5 天 /26 ~ 28 天。孕 0 产 0。末次月经 10 天前。患者近 3 年未避孕未孕，2 年前因下腹痛诊断为盆腔炎，应用抗生素治疗半个月痊愈。半年前超声检查发现右侧附件区囊肿。丈夫精液检查正常。妇科检查：外阴已婚未产型；阴道通畅；宫颈轻度糜烂；子宫前位，大小正常，活动，无压痛；左侧附件区未扪及异常，右侧附件区可触及一大小约 4.0cm × 3.0cm 的包块，质中，活动可，无压痛。经阴道妇科超声检查：右侧附件囊肿，大小约 4.0cm × 2.7cm，盆腔包裹性积液，范围约 3.7cm × 2.3cm。宫腔镜检查：宫腔形态正常。入院诊断：右侧附件囊肿，原发性不孕症。完善检查后，择期全麻下腹腔镜盆腔粘连分离术 + 输卵管通液术 + 输卵管镜检查 + 输卵管造口术。

2. 手术步骤

（1）行腹腔镜检查。见子宫前位，大小正常，双侧输卵管、卵巢与阔韧带后叶粘连包裹，子宫后壁与腹膜膜样粘连，盆腔有少量淡黄色清亮液体（图 3-1-19a）。腹腔镜下分离子宫后壁膜样粘连（图 3-1-19b）。分离左侧输卵管、卵巢粘连，游离左侧输卵管（图 3-1-19c）。

（2）行输卵管通液术。见双侧输卵管膨胀、迂曲，伞端未见蓝色液体流出，右侧卵巢可见血体（图 3-1-19d、e）。分离双侧输卵管伞端粘连，显露输卵管伞端黏膜，双侧输卵管伞端可见蓝色液体流出（图 3-1-19f、g）。

（3）行输卵管镜检查。左侧输卵管黏膜略苍白，皱襞消失（图 3-1-19h）。右侧输卵管黏膜皱襞消失，可见膜样粘连带（图 3-1-19i）。与患者家属沟通，家属意愿为保留双侧输卵管。

（4）将双侧输卵管黏膜外翻，左侧输卵管伞端用 3-0 可吸收缝线外翻缝合 2 针（图 3-1-19j）。右侧输卵管伞端外翻缝合 3 针（图 3-1-19k）。通液示双侧输卵管通畅（图 3-1-19l、m）。

（5）用生理盐水充分冲洗盆腔，用双极电凝出血点（图 3-1-19n、o）。

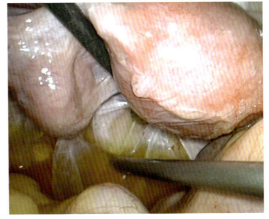

图 3-1-19a　病例 5。腹腔镜检查。见子宫前位，大小正常，双侧输卵管、卵巢与阔韧带后叶粘连包裹，子宫后壁与腹膜膜样粘连，盆腔有少量淡黄色清亮液体

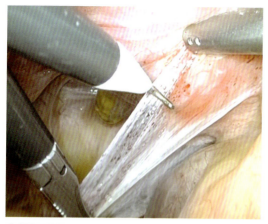

图 3-1-19b 病例 5。腹腔镜下分离子宫后壁膜样粘连

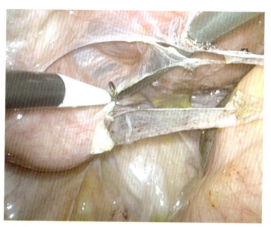

图 3-1-19c 病例 5。分离左侧输卵管、卵巢粘连，游离左侧输卵管

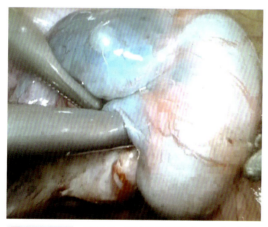

图 3-1-19d 病例 5。行输卵管通液术。见左侧输卵管膨胀、迂曲，伞端未见蓝色液体流出

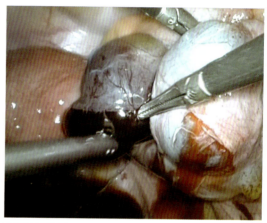

图 3-1-19e 病例 5。行输卵管通液术。见右侧输卵管迂曲，伞端未见蓝色液体流出，卵巢可见血体

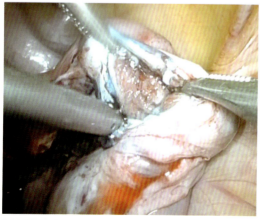

图 3-1-19f 病例 5。显露输卵管伞端黏膜，左侧输卵管伞端可见蓝色液体流出

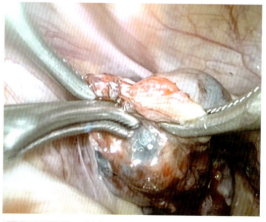

图 3-1-19g 病例 5。显露输卵管伞端黏膜，右侧输卵管伞端可见蓝色液体流出

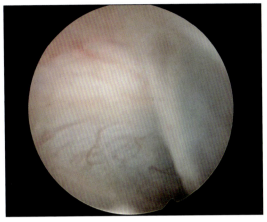

图 3-1-19h 病例 5。行输卵管镜检查。左侧输卵管黏膜略苍白，皱襞消失

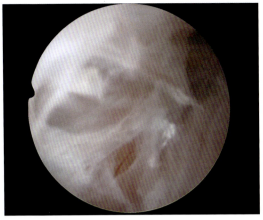

图 3-1-19i 病例 5。行输卵管镜检查。右侧输卵管黏膜皱襞消失，可见膜样粘连带

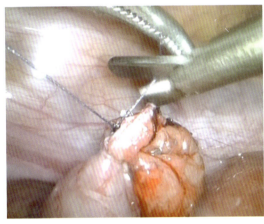

图 3-1-19j 病例 5。左侧输卵管伞端用 3-0 可吸收缝线外翻缝合 2 针

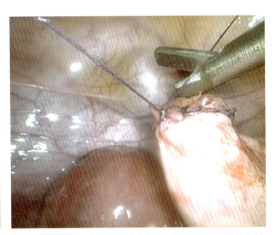

图 3-1-19k 病例 5。右侧输卵管伞端外翻缝合 3 针

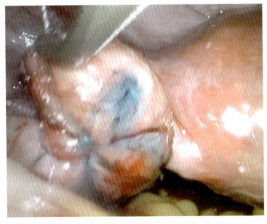

图 3-1-19l 病例 5。通液提示左侧输卵管通畅

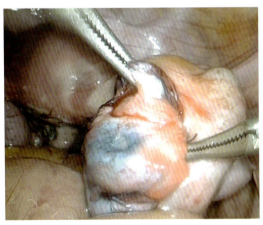

图 3-1-19m 病例 5。通液提示右侧输卵管通畅

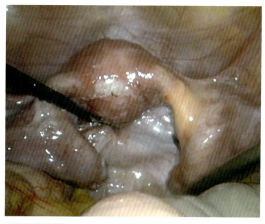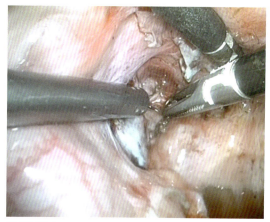

图 3-1-19n 病例 5。用生理盐水充分冲洗盆腔　　图 3-1-19o 病例 5。用双极电凝创面出血点

3. 难点解析

　　本例患者的双侧输卵管积水，伞端闭锁，输卵管周围炎症粘连，导致不孕。分离粘连、游离输卵管后打开伞端，检查黏膜状态。将伞端黏膜外翻缝合，伞部塑形良好。

病例 6　腹腔镜盆腔、腹腔粘连分离术 + 输卵管通液术 + 输卵管造口术

1. 病情简介

　　患者 35 岁，因"未避孕未孕 2 年，经期腹痛 1 年，发现左侧输卵管积水 1 月余"入院。患者既往月经规律，初潮 14 岁，周期 7 天 /30 天，量偏多，无痛经。孕 0 产 0。末次月经 10 天前。患者近 2 年未避孕未孕，1 年前出现经期腹痛，以左下腹为重。子宫输卵管碘油造影提示：右侧输卵管通畅，形态欠佳，左侧输卵管积水。B 超检查提示：子宫肌瘤，左输卵管积水。诊刮病理：分泌期子宫内膜。妇科检查：外阴已婚未产型；阴道通畅；宫颈光滑；子宫前位，大小正常，活动好，无压痛；左侧附件区呈条索样增厚，轻压痛，右侧附件区未扪及明显异常。经阴道妇科超声检查：子宫前位，大小 4.0cm×4.7cm×4.0cm，宫底后壁结节 1.1cm，右前壁结节 1.5cm，内膜回声中等，全层厚 0.8cm，双侧卵巢可见，左侧卵巢外侧有不规整囊腔，直径 4.6cm。提示：子宫肌瘤，左侧输卵管积水。入院诊断：左输卵管积水，子宫肌瘤，原发性不孕症。完善检查后，择期全麻下行腹腔镜盆腔、腹腔粘连分离术 + 输卵管通液术 + 输卵管造口术。

2. 手术步骤

　　（1）置腹腔镜后，检查盆腔。见子宫前位，大小正常，子宫前壁多发外突结节，直径 0.5cm、1.0cm。左侧输卵管增粗、膨大、迂曲，伞端闭锁，与卵巢粘连包裹，右侧输卵管迂曲、膨大，伞端与右侧卵巢及阔韧带后叶粘连包裹（图 3-1-20a）。

　　（2）分离左侧输卵管伞端与卵巢之间的粘连，打开包裹性积液，有清亮液体流出。可见创口下残余伞端黏膜。行输卵管通液术。右侧附件区可见蓝色液体。夹闭右侧输卵管峡部管壁，左侧输卵管伞端见蓝色液体流出（图 3-1-20b）。扩大输卵管伞端创口，将伞端黏膜外翻，扩大管腔（图 3-1-20c、d）。

　　（3）分离右侧输卵管、卵巢及阔韧带后叶包裹粘连，打开输卵管伞端，可见大致正常的伞端黏膜。扩大伞端创口，外翻黏膜瓣膜（图 3-1-20e ~ g）。

　　（4）用 2-0 可吸收缝线外翻缝合右侧伞端黏膜及浆膜（图 3-1-20h）。同法间断外翻缝合左侧输卵管

伞端黏膜及浆膜（图 3-1-20i、j）。

（5）再次行输卵管通液术。腹腔镜下见左侧输卵管伞端均有蓝色液体流出（图 3-1-20k）。用大量生理盐水冲洗盆腔（图 3-1-20l）。

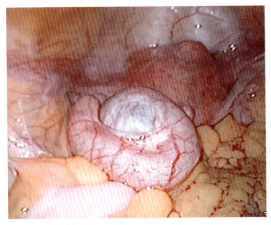

图 3-1-20a　病例 6。腹腔镜下见子宫前位，大小正常。左侧输卵管增粗、膨大、迂曲，伞端闭锁

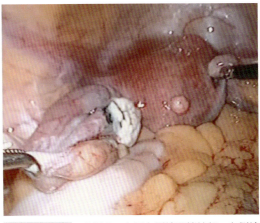

图 3-1-20b　病例 6。夹闭右侧输卵管峡部，左侧输卵管伞端见蓝色液体流出

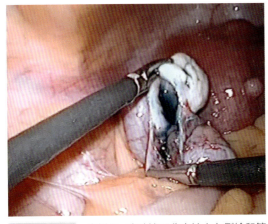

图 3-1-20c　病例 6。腹腔镜下分离扩大左侧输卵管伞端创口

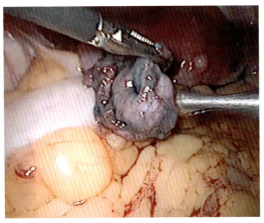

图 3-1-20d　病例 6。腹腔镜下将左侧输卵管伞端黏膜外翻

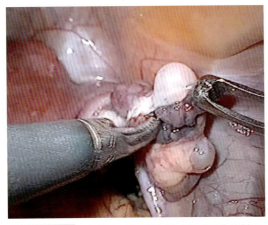

图 3-1-20e　病例 6。腹腔镜下扩大输卵管伞端创口，可见部分伞端黏膜

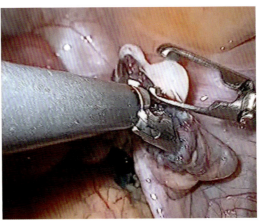

图 3-1-20f　病例 6。用腹腔镜弯钳钝性扩大右侧输卵管伞端创口

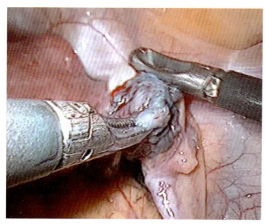

图 3-1-20g　病例 6。腹腔镜下将右侧输卵管伞端黏膜外翻

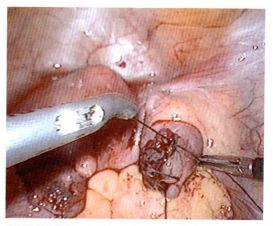

图 3-1-20h　病例 6。用 2-0 可吸收缝线缝合右侧输卵管伞端黏膜及浆膜，缝合后打结

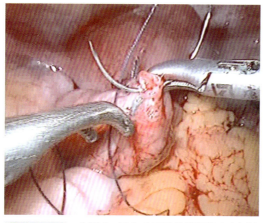

图 3-1-20i　病例 6。用 2-0 可吸收缝线缝合左侧输卵管伞端黏膜及浆膜

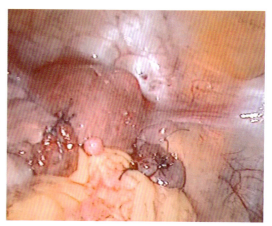

图 3-1-20j　病例 6。腹腔镜下缝合双侧输卵管伞端黏膜后的图像

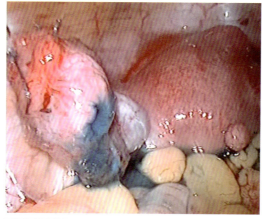

图 3-1-20k　病例 6。行输卵管通液术。腹腔镜下见左侧输卵管伞端有蓝色液体流出

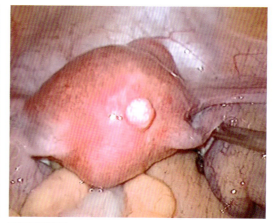

图 3-1-20l　病例 6。手术结束时腹腔镜下冲洗盆腔

3. 难点解析

　　本例患者的输卵管伞端粘连闭锁，打开伞端后用可吸收缝线将瓣膜外翻缝合 2 ~ 3 针，可防止新造

开口再度粘连，并保持其通畅度。缝合时不可缝合太多组织，以免影响伞端瓣膜功能。

五、小结

输卵管炎症是导致女性不孕症的主要原因。腹腔镜输卵管保守性手术包括输卵管周围粘连分离、输卵管伞端成形和输卵管造口术。这些手术创伤小、视野清晰、术后粘连形成少，并且保留了输卵管，对卵巢功能影响小，是不孕症患者最佳的手术选择。

第二节　腹腔镜输卵管切除术

一、概述

输卵管切除术（Salpingectomy）是经腹或经腹腔镜切除输卵管的手术。输卵管切除术主要适用于严重的输卵管良性病变，如异位妊娠、重度输卵管积水、输卵管结核等，是临床比较常用的手术方式。对于有生育要求的患者，一般应尽量保留输卵管，但是，随着辅助生育技术的发展，输卵管的功能已非无可替代，输卵管切除后仍可通过辅助生育技术获得妊娠。

输卵管异位妊娠一般行保留输卵管的妊娠局部药物注射和输卵管胚胎清除术治疗。输卵管切除术主要适用于无生育要求的异位妊娠患者，同侧输卵管发生 2 次以上的异位妊娠患者，或者异位妊娠病灶大、输卵管破裂口长、出血多、病情危急的患者。迅速切除输卵管可及时止血，挽救生命。

输卵管结核、严重的盆腔粘连、卵巢输卵管炎以及重度输卵管积水等输卵管炎性病变也应行患侧输卵管切除术治疗。输卵管结核的患者宜行输卵管切除术，以免结核病灶侵及子宫内膜。严重的盆腔粘连、卵巢输卵管炎或输卵管积水的患者，单纯行盆腔粘连分离术、包裹性积液打开或输卵管造口术，术后病变复发、继发感染、不孕甚至异位妊娠的危险性都很高。而输卵管切除术则是彻底清除病变的最佳方法。

近年来，输卵管切除术还适用于子宫畸形的手术中，如单角子宫畸形合并残角子宫畸形，切除残角侧输卵管可预防残角子宫侧输卵管妊娠。

当患者行辅助生育技术治疗不孕症时，切除积水的输卵管可提高 IVF 成功率。大量研究发现，单侧或双侧输卵管积水降低 IVF 的成功率。保留积水的输卵管对施行 IVF 的患者有不利影响，其机制可能为：潴留在输卵管的积液可返流至宫腔，造成宫腔积水，机械性干扰胚胎与子宫内膜的接触；输卵管积水含有微生物、碎屑和毒性物质及炎性渗出物，可直接进入宫腔，作用于子宫内膜，影响胚胎着床；输卵管积水常由上行感染引起，造成子宫内膜感染；返流至宫腔的毒性物质对移入宫腔的胚胎产生毒素作用，影响其发育，减低其着床能力，降低胚胎种植率及妊娠率，增加流产率。所以在施行辅助生育技术之前切除积水的输卵管可消除输卵管积水对卵子、胚胎的毒性作用，去除输卵管积水对子宫内膜容受性的损害，清除潜在的输卵管炎症及可能产生的毒素，从而改善胚胎质量及胚胎的种植环境，提高妊娠成功率。

输卵管切除术对卵巢功能是否有不利影响目前尚有争议，因为输卵管与卵巢的解剖位置接近，在卵巢—输卵管系膜内有供应卵巢血液的动脉弓存在，切除输卵管有可能损伤该动脉弓，导致该侧卵巢血供减少。因此很多学者认为，输卵管切除术可提高输卵管积水患者 IVF 的成功率，但是在一定程度上影响卵巢功能、降低卵巢反应性、增加促性腺激素的用量、减少获卵数。

二、手术适应证及禁忌证

（一）手术适应证

（1）慢性输卵管炎症、水肿，输卵管伞端闭锁，输卵管积水，输卵管周围粘连等输卵管病变严重者。

（2）输卵管妊娠破裂严重或不宜保留者，或术中输卵管出血无法控制时。

（3）预防性切除输卵管以利于辅助生育技术或避免异常妊娠。

（4）患者全身状况可耐受腹腔镜手术及麻醉。

（二）手术禁忌证

（1）心、肝、肾衰竭的急性期不能耐受麻醉及手术者。

（2）生殖道感染的急性期。

（3）盆腔、腹腔严重粘连影响人工气腹或不能置镜者。

（4）肠梗阻。

三、手术方法

腹腔镜输卵管切除术（Laparoscopic Salpingectomy）是腹腔镜下切除单侧或双侧输卵管的手术。手术方法简单、创伤小，目前是切除输卵管的主要手术途径。

单纯腹腔镜输卵管切除术的手术步骤简单、操作容易。然而，需要切除的输卵管病变通常伴有不同程度的盆腔粘连，所以在切除输卵管之前往往需要先行盆腔粘连分离术，待输卵管游离后再行切除术。

盆腔粘连分离的原则与盆腔炎性疾病粘连分离原则相同。很薄且无血管的粘连带可直接用剪刀剪开，较厚的、血管丰富的粘连带应先用双极电凝后再切断。重要脏器间的致密粘连需先分离较易分离的部位，形成腔隙，再行下一步分离。对不孕症患者行盆腔粘连分离术需遵循显微外科手术原则，如操作时动作轻柔、减少对组织的干扰和损伤、仔细止血、尽量完全分离粘连、减少电凝损伤等（图3-2-1、图3-2-2）。

腹腔镜输卵管切除术中可行顺行切除或逆行切除。顺行切除即自伞端开始电凝切断输卵管系膜直至输卵管宫角部，切除患侧输卵管。具体步骤如下：

提拉一侧输卵管壶腹部及伞端，用双极或超声刀贴近输卵管电凝输卵管壶腹部与卵巢间输卵管系膜，凝断或用剪刀剪断。向宫角方向逐步电凝切断输卵管系膜，达宫角部。电凝切断宫角部输卵管管壁（图3-2-3～图3-2-7）。

逆行切除输卵管自宫角部开始，先钳夹切断输卵管峡部近宫角部管壁，再逐步电凝切断输卵管系膜至输卵管伞端，切除病变的输卵管（图3-2-8～图3-2-12）。

当对患者拟行辅助生育技术治疗不孕症时，切除积水的输卵管时应紧贴输卵管操作，尽量保留输卵管系膜，以减少对卵巢血供的潜在影响。

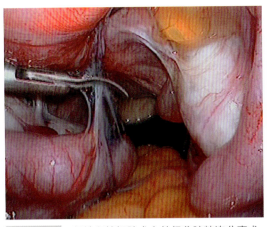
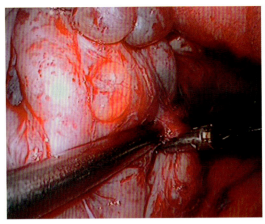

图 3-2-1　行输卵管切除术之前行盆腔粘连分离术，用腹腔镜剪刀锐性分离膜样粘连

图 3-2-2　用腹腔镜吸引管和弯钳钝性分离致密粘连

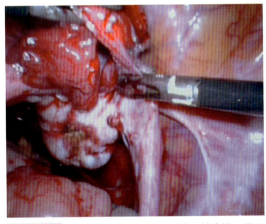
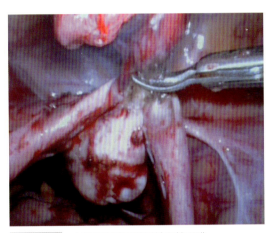

图 3-2-3　用腹腔镜抓钳提拉右侧输卵管伞端，用双极电凝输卵管系膜

图 3-2-4　电凝后用剪刀剪开输卵管系膜

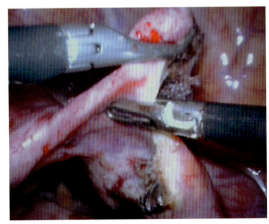
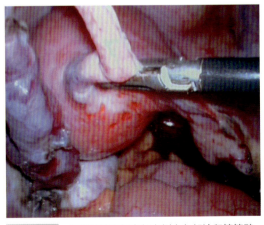

图 3-2-5　逐步向宫角方向用双极电凝输卵管系膜

图 3-2-6　用腹腔镜双极电凝右侧宫角部输卵管管壁

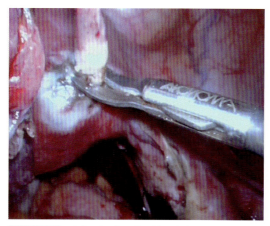

图 3-2-7　电凝后用剪刀剪断输卵管管壁

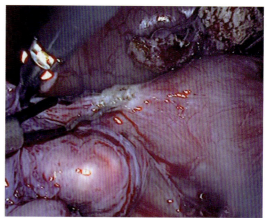

图 3-2-8　用腹腔镜双极电凝左侧宫角部输卵管管壁

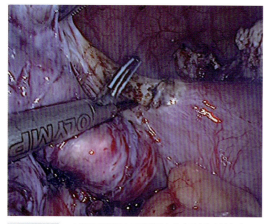

图 3-2-9　电凝后用超声刀凝断宫角部输卵管管壁

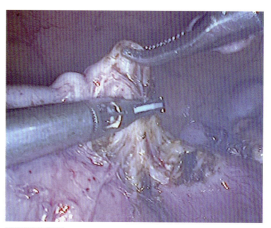

图 3-2-10　用超声刀逐步电凝切断输卵管系膜

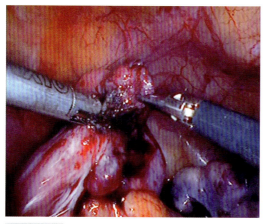

图 3-2-11　用超声刀电凝切断输卵管伞端系膜

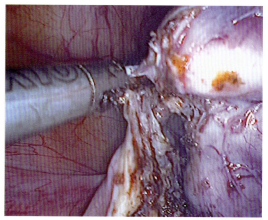

图 3-2-12　用超声刀电凝切断切除输卵管

四、腹腔镜输卵管切除术实例演示

病例 1　腹腔镜左侧输卵管切除术 + 宫腔镜宫腔粘连分离术 + 输卵管插管通液术

1. 病情简介

患者 31 岁，因"发现子宫畸形 8 个月"入院。患者既往月经规律，初潮 16 岁，周期 3 ~ 4 天 / 26 ~ 27 天，量中等，无痛经。末次月经 13 天前。患者孕早期行人工流产 3 次，末次流产 3 年前，术后月经量减少，经期缩短。1 年前宫腔镜、腹腔镜联合手术诊断：单角子宫合并残角子宫，宫腔粘连。行宫腔粘连分离术。术后月经量较术前略增加。因有生育要求来求诊。妇科检查：外阴已婚未产型；阴道通畅；宫颈光滑；宫体前位，大小正常，质中，无压痛，活动欠佳；双侧附件区未扪及异常。经阴道妇科超声检查：子宫大小 4.1cm × 3.9cm × 3.4cm，肌层回声不均，子宫左侧中等回声团，大小 4.1cm × 2.0cm，与子宫相连，似见内膜厚约 3mm，内膜线居中，回声中等，全层厚 4mm，宫腔回声呈")"形，提示：子宫畸形（右单角，左残角）。宫腔镜检查：宫腔形态失常，呈单角状，顶端偏右侧可见一输卵管开口，宫腔中上段环状缩窄，宫腔中下段可见一纵向瘢痕组织。镜下诊断：宫腔粘连，子宫畸形。入院诊断：子宫畸形（右单角，左残角），宫腔粘连。完善检查后，择期全麻下行腹腔镜左侧输卵管切除术 + 宫腔镜宫腔粘连分离术 + 输卵管插管通液术。

2. 手术步骤

（1）气腹成功后，置腹腔镜，检查盆腔。见子宫呈右单角状，其左侧壁近宫底处可见浆膜层凹陷，范围约 0.5cm²。左侧可见残角子宫，大小约 4cm × 2cm（图 3-2-13a）。双侧子宫各连接同侧输卵管和卵巢。右侧阔韧带前叶与前腹膜有粘连。用双极配合剪刀分离粘连（图 3-2-13b）。

（2）行左侧输卵管切除术。提拉左侧输卵管伞端，贴近输卵管用双极电凝输卵管系膜，用剪刀剪断（图 3-2-13c、d）。重复双极电凝、剪刀剪断操作，向左侧宫角处逐步切除输卵管，达左侧宫角（图 3-2-13e ~ g）。用双极电凝创面（图 3-2-13h）。行输卵管通液术。注液 10mL，有阻力，有返流，腹腔镜下右侧输卵管伞端未见蓝色液体流出。

（3）行宫腔镜手术。见宫腔形态失常，呈右单角状，顶端见一输卵管开口。双侧壁中下段明显内聚，内膜薄。用针状电极分离宫腔双侧壁中下段及前后壁，扩大宫腔（图 3-2-13i）。术中腹腔镜监护，可见单角子宫左侧壁浆膜层凹陷处透光明显（图 3-2-13j）。

（4）宫腔镜下行输卵管插管通液术。插管顺利，推注亚甲蓝稀释液无阻力，无返流（图 3-2-13k）。腹腔镜下见右侧输卵管伞端有蓝色液体流出（图 3-2-13l）。提示：右侧输卵管通畅。

3. 难点解析

本例患者为子宫畸形，右侧单角子宫合并左侧残角子宫。为预防受精卵经左侧输卵管进入左侧残角子宫腔或左侧输卵管管腔导致异位妊娠，术中行左侧输卵管切除术。单角子宫左侧壁浆膜层凹陷应为先前宫腔操作子宫穿孔所致，因为是陈旧性损伤，故未予处理。

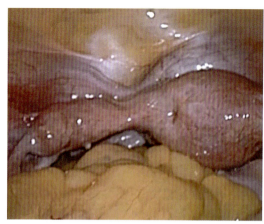

图 3-2-13a　病例 1。腹腔镜检查盆腔。见子宫呈右单角状，其左侧壁近宫底处可见浆膜层凹陷。左侧可见残角子宫

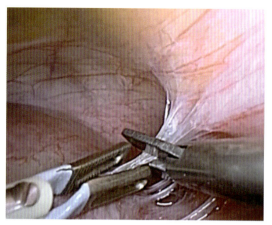

图 3-2-13b　病例 1。用双极配合剪刀分离右侧阔韧带前叶与前腹膜的粘连

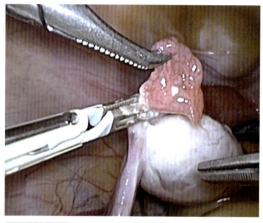

图 3-2-13c　病例 1。行左侧输卵管切除术。提拉左侧输卵管伞端，贴近输卵管用双极电凝输卵管系膜

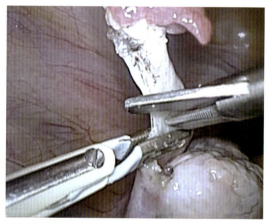

图 3-2-13d　病例 1。电凝输卵管系膜后用剪刀剪断

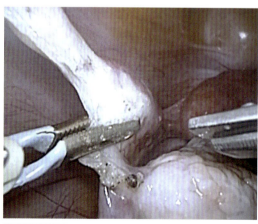

图 3-2-13e　病例 1。用双极电凝输卵管系膜

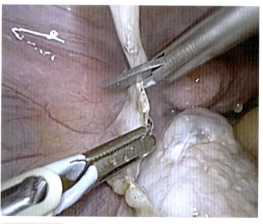

图 3-2-13f　病例 1。用双极电凝后用剪刀剪断

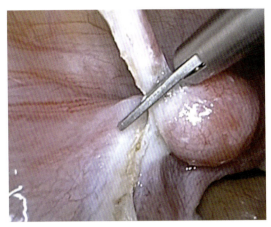

图 3-2-13g　病例 1。切除输卵管达左侧宫角

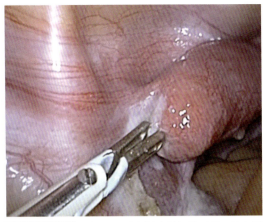

图 3-2-13h　病例 1。左侧输卵管切除后用双极电凝创面

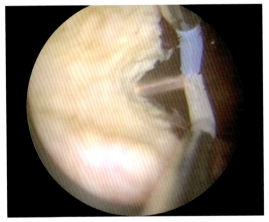

图 3-2-13i　病例 1。行宫腔镜手术。用宫腔镜针状电极分离宫腔右侧壁瘢痕粘连组织

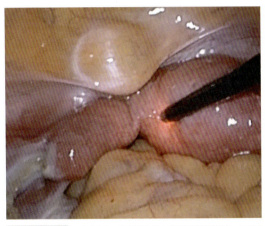

图 3-2-13j　病例 1。宫腔镜术中行腹腔镜监护，可见单角子宫左侧壁浆膜层凹陷处透光明显

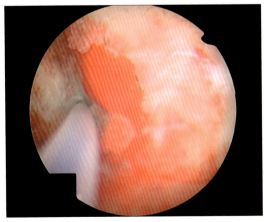

图 3-2-13k　病例 1。宫腔镜下行输卵管插管通液术。推注亚甲蓝稀释液无阻力，无返流

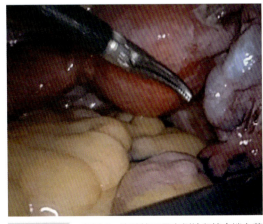

图 3-2-13l　病例 1。腹腔镜下见右侧输卵管伞端有蓝色液体流出

病例 2　腹腔镜检查 + 输卵管通液术 + 左侧输卵管切除术

1. 病情简介

患者 23 岁，因"左侧输卵管开窗术后 53 天，腹痛伴阴道出血 40 天"入院。患者既往月经规律，初潮 16 岁，4 ~ 5 天 /28 ~ 32 天，末次月经 100 天前。孕 2 产 0。2 年前因早孕行人工流产 1 次。患者 53 天前因异位妊娠行开腹左侧输卵管开窗术。术后间断出现左下腹剧烈疼痛，疼痛时呈持续性钝痛，难忍受，伴恶心及阴道不规则出血，曾晕厥 1 次，有一过性意识丧失，无大小便失禁。复查血 HCG 持续波动于 350 ~ 500IU/L 之间，给予中草药及化疗药物（药名不详）治疗，效果不佳。妇科检查：外阴已婚未产型；阴道通畅；宫颈光滑；子宫后位，大小正常，有漂浮感；双侧附件触诊不满意。查血 HGB：78g/L。经阴道妇科超声检查：子宫前位，大小 5.3cm×4.7cm×3.5cm，肌层回声均匀，内膜线居中，全层厚 1.1cm，宫腔内未见异常回声。右侧卵巢大小 2.2cm×1.4cm，回声未见明显异常。左侧卵巢未清晰显示。子宫后方及左侧附件区见低回声包块，范围约 7.8cm×4.3cm，内可见分隔，周边见液性暗区，CDFI 其内未探及明显血流。超声诊断：盆腔内超声所见，请结合病史，考虑为盆腔内积血及凝血块。入院诊断：腹痛原因待查（盆腔积血？盆腔炎？）。完善检查后，择期全麻下行腹腔镜检查 + 输卵管通液术 + 左侧输卵管切除术。

2. 手术步骤

（1）置腹腔镜，检查盆腔。见子宫大小正常，质地软，左侧输卵管增粗，与左侧卵巢、子宫后壁、阔韧带后叶及部分肠管粘连，周围有陈旧性凝血块包裹（图 3-2-14a、b）。右侧输卵管及卵巢未见明显异常。

（2）分离盆腔粘连，游离左侧输卵管及卵巢。用吸引器清除盆腔积血，量约 100mL（图 3-2-14c）。

（3）行输卵管通液术。无阻力，右侧输卵管伞端可见蓝色液体流出，提示右侧输卵管通畅（图 3-2-14d）。用输卵管钳钳夹右侧输卵管近端，推注亚甲蓝稀释液，阻力大，左侧输卵管未见蓝色液体流出，提示左侧输卵管不通。

（4）告知患者家属术中所见，患者家属要求切除左侧输卵管。自左侧输卵管伞端开始，贴近输卵管用双极电凝输卵管系膜，用剪刀剪断（图 3-2-14e、f）。重复双极电凝、剪刀剪断操作，沿输卵管系膜向左侧宫角部逐步分离输卵管系膜（图 3-2-14g、h）。贴近左侧宫角用双极电凝输卵管管壁，用剪刀剪断输卵管管壁，切除输卵管（图 3-2-14i）。将切除标本置于自制收集袋中取出。

（5）用双极电凝左侧卵巢创面出血点（图 3-2-14j）。用大量生理盐水冲洗盆腔，检查无出血（图 3-2-14k）。盆腔留置引流管（图 3-2-14l）。

（6）术后病理：输卵管局灶可见出血，异物巨细胞形成；另见几个可疑的绒毛样结构。

3. 难点解析

本例患者为输卵管异位妊娠术后持续盆腔出血，盆腔可见凝血块，棕黄色纤维粘连，左侧输卵管长期处于炎性状态，病变严重，故决定行左侧输卵管切除术。术后病理证实输卵管炎症及异位妊娠。患者尚未生育，右侧输卵管形态正常，通液试验输卵管通畅，故保留右侧输卵管，保留了患者的生育能力。

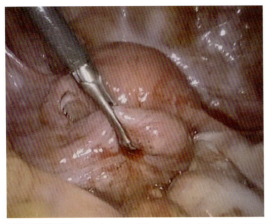

图 3-2-14a　病例 2。腹腔镜下见子宫大小正常，质地软，左侧输卵管增粗，与左侧卵巢及部分肠管粘连包裹

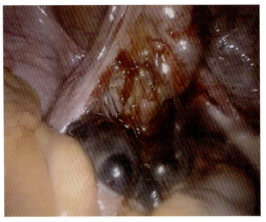

图 3-2-14b　病例 2。腹腔镜下见左侧输卵管与左侧卵巢、子宫后壁、阔韧带后叶及部分肠管粘连，周围有陈旧性凝血块包裹

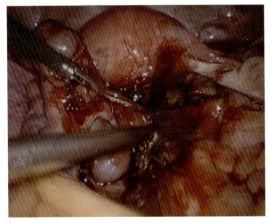

图 3-2-14c　病例 2。分离盆腔粘连，游离左侧输卵管及卵巢。用吸引器清除盆腔积血

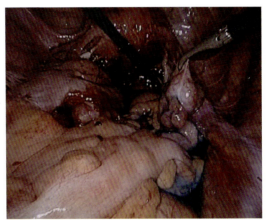

图 3-2-14d　病例 2。行输卵管通液术。右侧输卵管伞端可见蓝色液体流出

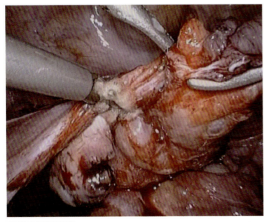

图 3-2-14e　病例 2。腹腔镜下自左侧输卵管伞端开始用双极电凝输卵管系膜

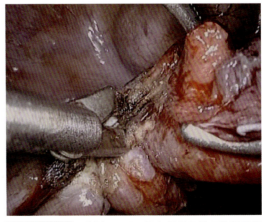

图 3-2-14f　病例 2。用双极电凝后用剪刀剪断输卵管系膜

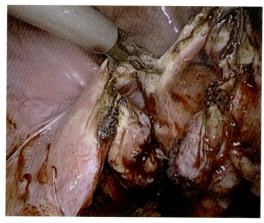

图 3-2-14g　病例 2。腹腔镜下贴近输卵管用双极电凝输卵管系膜

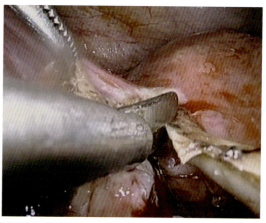

图 3-2-14h　病例 2。用双极电凝后，贴近输卵管用剪刀剪断输卵管系膜

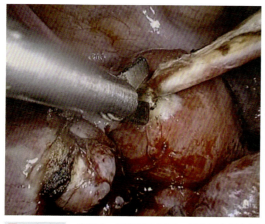

图 3-2-14i　病例 2。用双极电凝后，用剪刀剪断左侧宫角部输卵管管壁，切除左侧输卵管

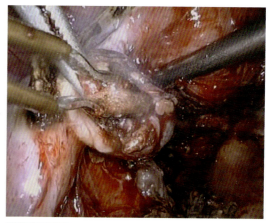

图 3-2-14j　病例 2。用双极电凝左侧卵巢创面出血点

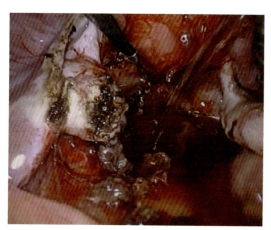

图 3-2-14k　病例 2。用大量生理盐水冲洗盆腔

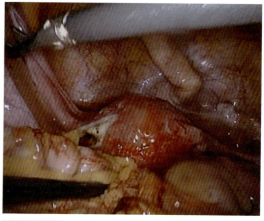

图 3-2-14l　病例 2。手术结束时盆腔留置引流管

病例 3　腹腔镜检查 + 输卵管通液术 + 右侧输卵管切除术

1. 病情简介

患者 31 岁，因"未避孕未孕 5 年"入院。患者既往月经规律，初潮 16 岁，周期 6 ~ 7 天 /30 天，量中等，无痛经。末次月经 13 天前。孕 2 产 0，7 年前因早孕行药物流产 1 次。5 年前因输卵管妊娠行腹腔镜手术治疗（具体不详）。术后未避孕未孕。患者分别于 3 年前、2 年前行腹腔镜检查及输卵管通液术，提示双侧输卵管通畅。术后至今未孕。妇科检查：外阴已婚未产型；阴道通畅；宫颈光滑；宫体后位，大小正常，质中，无压痛，活动欠佳；双侧附件区未扪及异常。经阴道妇科超声检查：子宫大小 4.7cm×5.2cm×4.3cm，肌层回声均匀，内膜线居中，回声中等欠均，全层厚 1.0cm，右侧卵巢未见异常回声，左侧卵巢未见异常回声，右侧附件区分隔囊腔 3.1cm×1.2cm，左侧附件未见异常回声。提示：右侧输卵管积水。宫腔镜检查：宫腔形态正常。入院诊断：右侧输卵管积水；继发性不孕症。完善检查后，择期全麻下行腹腔镜检查 + 输卵管通液术 + 右侧输卵管切除术。

2. 手术步骤

（1）置腹腔镜，检查盆腔。见子宫大小正常，左侧输卵管及卵巢未见异常（图 3-2-15a），右侧输卵管增粗、迂曲、肿胀，管壁僵硬，近伞端约 1cm 处可见缩窄（图 3-2-15b）。盆腔有少量淡红色游离液体，约 20mL。

（2）行输卵管通液术。注液 20mL，无阻力，无返流，左侧输卵管伞端可见蓝色液体流出。右侧输卵管近端膨胀、蓝染，远端无充盈及蓝染。夹闭左侧输卵管间质部，再次通液。推注阻力大，右侧输卵管近端膨胀增加，系膜蓝染，伞端及壶腹部远端僵硬，无充盈及蓝染（图 3-2-15c）。

（3）因右侧输卵管病变严重，向家属交代病情，决定行右侧输卵管切除术。提拉右侧输卵管伞端，贴近输卵管用双极电凝输卵管与卵巢间输卵管系膜，用剪刀剪断（图 3-2-15d、e）。重复双极电凝、剪刀剪断操作，向右侧宫角处逐步切除右侧输卵管，达右侧宫角（图 3-2-15f、g）。贴近右侧宫角处用双极电凝输卵管管壁，用剪刀剪断，切除输卵管（图 3-2-15h、i）。

（4）自脐孔取出切除的标本。冲洗盆腔（图 3-2-15j）。术后病理：右侧慢性输卵管炎。

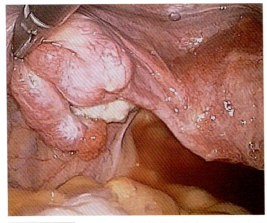

图 3-2-15a　病例 3。腹腔镜检查盆腔。见子宫大小正常，左侧输卵管及卵巢未见异常

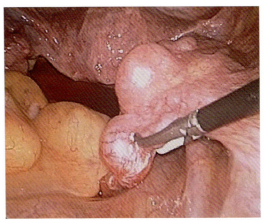

图 3-2-15b　病例 3。腹腔镜下见右侧输卵管增粗、迂曲、肿胀，管壁僵硬，近伞端约 1cm 处可见缩窄

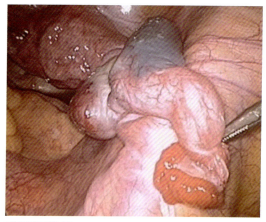

图 3-2-15c　病例 3。行输卵管通液术。腹腔镜下夹闭左侧输卵管间质部，再次通液。右侧输卵管近端膨胀增加，系膜蓝染，伞端及壶腹部远端僵硬，无充盈及蓝染

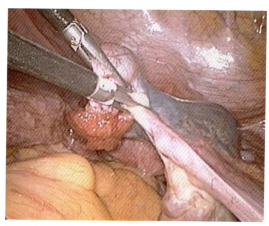

图 3-2-15d　病例 3。提拉右侧输卵管伞端，贴近输卵管用双极电凝输卵管与卵巢间输卵管系膜

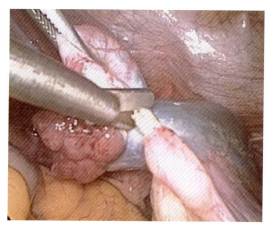

图 3-2-15e　病例 3。用双极电凝后，用剪刀剪断右侧输卵管系膜

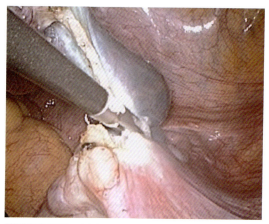

图 3-2-15f　病例 3。用腹腔镜双极电凝输卵管系膜

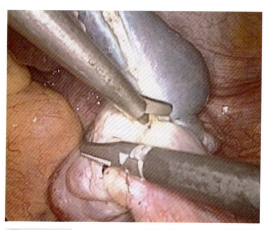

图 3-2-15g　病例 3。用双极电凝后，用剪刀剪断输卵管系膜

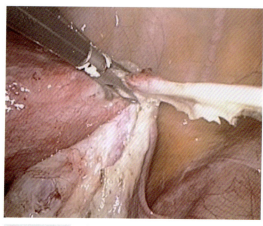

图 3-2-15h　病例 3。贴近右侧宫角处用双极电凝输卵管管壁

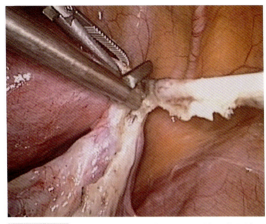 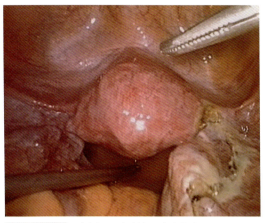

图 3-2-15i 病例 3。用双极电凝后，用剪刀剪断输卵管管壁，切除右侧输卵管　　图 3-2-15j 病例 3。腹腔镜下冲洗盆腔

3. 难点解析

本例患者为继发性不孕症的输卵管积水，曾行输卵管异位妊娠术，多次行输卵管通液术，腹腔镜下见右侧输卵管病变严重，故行右侧输卵管切除术。术后病理证实为慢性输卵管炎。

病例 4　腹腔镜双侧输卵管切除术 + 宫腔镜剖宫产切口瘢痕憩室电切术

1. 病情简介

患者 34 岁，因"经期延长 3 年余，反复下腹痛 2 年余"入院。患者既往月经规律，初潮 13 岁，周期 4 天 /31 天，量中等，无痛经。孕 2 产 2，行剖宫产 2 次。末次月经 10 天前。患者 12 年前妊娠因胎儿窘迫行剖宫产，术后月经无改变。5 年前再次妊娠，因瘢痕子宫行剖宫产术 + 双侧输卵管结扎术。术后 9 个月月经来潮，经期延长至 15 天，伴经期腹痛。2 年后出现非经期下腹痛，以"慢性盆腔炎"治疗，无效果，症状逐渐加重。1 年前出现性交痛。超声检查提示：子宫前壁切口处有积液。入院妇科检查：外阴已婚未产型；阴道通畅，后穹隆触痛（+）；宫颈光滑；宫体前位，大小正常，质中，活动，无压痛；双侧附件区未扪及异常。宫腔镜检查：宫颈管上段前壁可见宽大朝向浆膜层的凹陷，宫腔形态正常，双侧输卵管开口可见，宫腔未见占位病变。入院诊断：子宫剖宫产切口瘢痕憩室，慢性盆腔痛。完善检查后，择期在全麻下行腹腔镜双侧输卵管切除术 + 宫腔镜剖宫产切口瘢痕憩室电切术。

2. 手术步骤

（1）气腹成功后，置腹腔镜，检查盆腔。见子宫后位，形态、大小正常，双侧卵巢形态正常，双侧输卵管管壁可见结扎线结（图 3-2-16a）。

（2）行双侧输卵管切除术。自右侧输卵管伞端用超声刀凝切输卵管系膜（图 3-2-16b）。向右侧宫角部逐步凝切输卵管系膜（图 3-2-16c）。至右侧宫角部，切除输卵管（图 3-2-16d）。同法切除左侧输卵管（图 3-2-16e ～ g）。用双极电凝两侧创面。取出切除的输卵管。

（3）行宫腔镜手术。见宫颈管上段前壁可见宽大朝向浆膜层的凹陷，形成憩室，表面白色瘢痕化，见增密、增粗的血管（图 3-2-16h）。宫腔形态正常。用宫腔镜环形电极电切宫颈前壁憩室处下段宫壁瘢痕，浅层切除憩室表面的瘢痕组织，电凝破坏增粗的血管（图 3-2-16i）。

（4）冲洗盆腔，无活动性出血（图 3-2-16j），术毕。

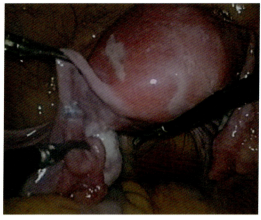

图 3-2-16a　病例 4。腹腔镜下见子宫后位，形态、大小正常，双侧卵巢形态正常，左侧输卵管峡部可见结扎线结

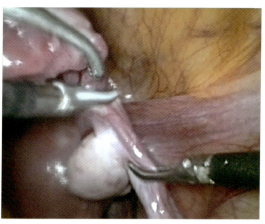

图 3-2-16b　病例 4。自右侧输卵管伞端用超声刀凝切输卵管系膜

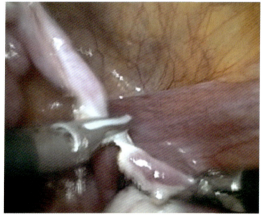

图 3-2-16c　病例 4。向右侧宫角部逐步凝切输卵管系膜

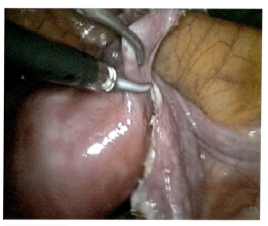

图 3-2-16d　病例 4。超声刀凝切至右侧宫角部，切除输卵管

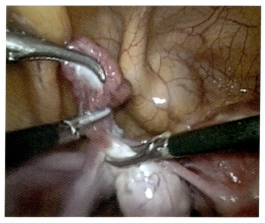

图 3-2-16e　病例 4。自左侧输卵管伞端用超声刀凝切输卵管系膜

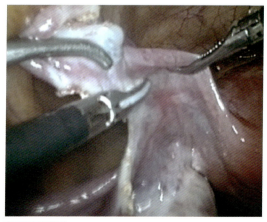

图 3-2-16f　病例 4。用超声刀凝切输卵管系膜

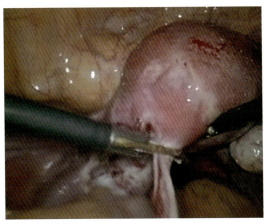

图 3-2-16g 病例 4。超声刀凝切至左侧宫角部，切除输卵管

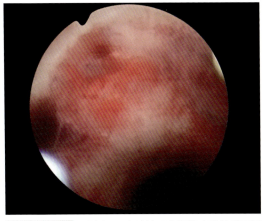

图 3-2-16h 病例 4。宫腔镜下宫颈管上段前壁可见宽大朝向浆膜层的凹陷，形成憩室，表面白色瘢痕化，见增密、增粗的血管

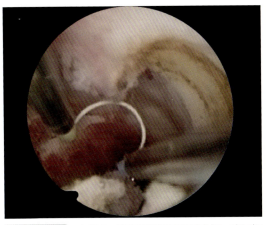

图 3-2-16i 病例 4。用宫腔镜环形电极电切，浅层切除憩室表面瘢痕组织

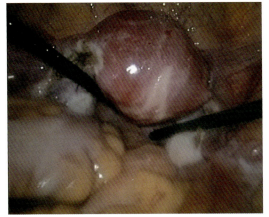

图 3-2-16j 病例 4。腹腔镜下冲洗盆腔，无活动性出血

3. 难点解析

本例患者已婚已育，双侧输卵管已行绝育术。患者症状为盆腔痛和经期延长，腹腔镜检查未见明显盆腔异常。应患者及家属要求，行宫腔镜剖宫产瘢痕憩室开渠术的同时在腹腔镜下切除双侧输卵管。患者术后盆腔痛和痛经减轻，但未完全缓解。

病例 5 腹腔镜双侧输卵管切除术 + 宫腔镜子宫内膜息肉取出术

1. 病情简介

患者 33 岁，因 "未避孕未孕 2 年，IVF 1 次失败" 入院。患者既往月经规律，初潮 13 岁，周期 3 天 /30～60 天，经量少，无痛经。孕 2 产 0。异位妊娠 2 次。末次月经 11 天前。患者 4 年前因异位妊娠行腹腔镜右侧输卵管切开取胚术，3 年前再次发生异位妊娠行保守治疗。近 2 年未避孕未孕。半年前行辅助生育技术，胚胎移植失败。现拟再次行胚胎移植术，故就诊要求切除输卵管。妇科检查：外阴已婚未产型；阴道通畅；宫颈光滑；子宫前位，大小正常，活动好，无压痛；双侧附件区未扪及异常。经阴道超声检查：子宫大小 4.2cm×4.3cm×3.8cm，肌层回声均匀，内膜线居中，回声中等，全层厚 0.6cm，宫腔内中等回声团，大小 0.9cm×0.5cm。双侧卵巢未见异常回声。诊断意见：宫腔团块。宫腔镜检查：宫颈管未见明显异常，宫腔大致正常，两侧壁中段略内聚，双侧输卵管开口可见。右侧输卵管开口处可见微小息肉，直径 2mm。镜下诊断：子宫内膜息肉。子宫内膜病理：增生期子宫内膜。入院诊断：继发性不孕症，异位妊娠术后，子宫内膜息肉。完善检查后，择期全麻下行腹腔镜检查 + 双侧输卵管切除术 + 宫腔镜子宫内膜息肉取出术。

2. 手术步骤

（1）置腹腔镜，检查盆腔。见子宫大小正常。右侧卵巢外观未见异常，右侧输卵管壶腹部可见陈旧性瘢痕样改变，伞端结构可见（图 3-2-17a）。左侧附件与网膜膜样粘连（图 3-2-17b）。卵巢外观未见明显异常。

（2）行双侧输卵管通液术。推注亚甲蓝稀释液 20mL，有阻力，腹腔镜下观察左侧输卵管未见充盈，右侧输卵管充盈至输卵管壶腹部瘢痕处，伞端未见蓝色液体流出（图 3-2-17c）。提示：双侧输卵管不通。

（3）行双侧输卵管切除术。提拉右侧输卵管，自输卵管伞部贴近输卵管用超声刀凝切输卵管系膜（图 3-2-17d）。逐步凝断输卵管系膜，至输卵管宫角部（图 3-2-17e、f）。

（4）用超声刀分离左侧附件粘连，游离左侧输卵管（图 3-2-17g）。见左侧输卵管呈盲端，伞端的结构不可见。提拉输卵管，用双极配合超声刀凝切输卵管系膜，至左侧宫角，切除左侧输卵管（图 3-2-17h ~ j）。自脐孔取出切除的标本。

（5）行宫腔镜检查。见宫腔形态正常，右侧输卵管开口可见一小息肉，直径约 2mm，双侧输卵管开口可见。在宫腔镜的引导下将异物钳导入宫腔，完整钳夹息肉并取出（图 3-2-17k）。

（6）冲洗盆腔，无活动性出血（图 3-2-17l），术毕。

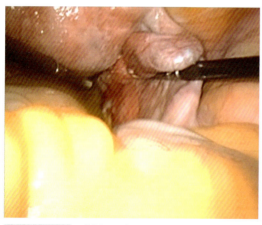

图 3-2-17a　病例 5。腹腔镜下见子宫大小正常。右侧卵巢外观未见异常，右侧输卵管壶腹部可见陈旧性瘢痕样改变，伞端结构可见

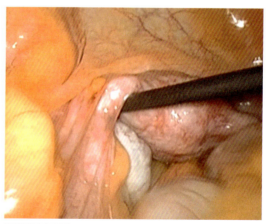

图 3-2-17b　病例 5。左侧附件与网膜膜样粘连

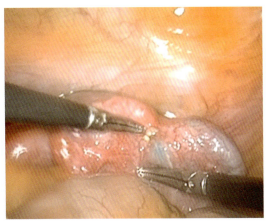

图 3-2-17c　病例 5。行输卵管通液术。腹腔镜下观察右侧输卵管充盈至输卵管壶腹部瘢痕处，伞端未见蓝色液体流出

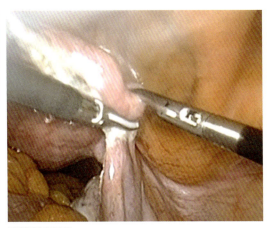

图 3-2-17d　病例 5。提拉右侧输卵管，自输卵管伞部贴近输卵管用超声刀凝切输卵管系膜

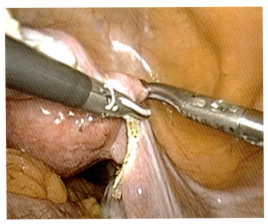

图 3-2-17e　病例 5。用超声刀凝断输卵管系膜

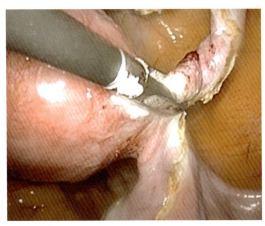

图 3-2-17f　病例 5。用双极电凝近宫角部输卵管

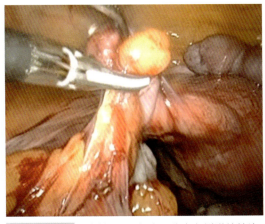

图 3-2-17g　病例 5。用超声刀分离左侧附件粘连，游离左侧输卵管

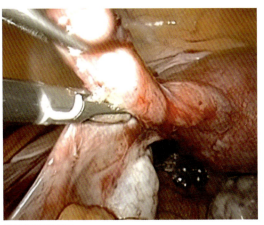

图 3-2-17h　病例 5。提拉左侧输卵管，用双极电凝输卵管系膜

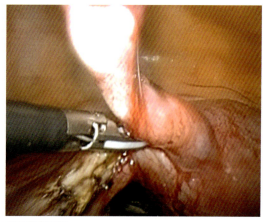
图 3-2-17i 病例 5。用超声刀凝切左侧输卵管系膜

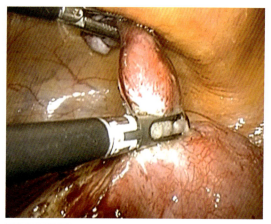
图 3-2-17j 病例 5。用双极电凝左侧宫角输卵管管壁

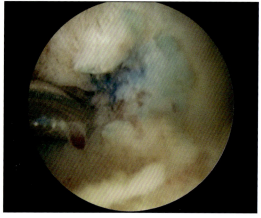
图 3-2-17k 病例 5。在宫腔镜直视下用异物钳钳夹息肉并取出

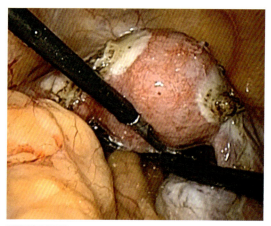
图 3-2-17l 病例 5。冲洗盆腔，创面无活动性出血

3. 难点解析

本例患者为多次异位妊娠、行 IVF 失败的不孕症患者，双侧输卵管形态皆有异常，输卵管通液提示左侧输卵管不通，右侧输卵管膨胀至壶腹部。在施行辅助生育技术之前切除异常的输卵管可消除可能存在的输卵管积水对卵子、胚胎的毒性作用，改善胚胎质量及胚胎的种植环境，避免再次发生输卵管妊娠，提高宫内妊娠成功率。手术中需注意尽量贴近输卵管凝切输卵管系膜，将对卵巢血供的影响减至最低。

五、小结

腹腔镜输卵管切除术适用于严重的输卵管病变，如异位妊娠、重度输卵管积水、输卵管结核等，手术方法简单、操作容易，是临床常用的手术方式。输卵管积水常伴有不同程度的盆腔粘连，在切除输卵管之前往往需要先行盆腔粘连分离术，操作时尽量减少对组织的干扰和损伤，仔细止血。对拟行辅助生育技术治疗的患者应紧贴输卵管操作，尽量保留输卵管系膜，以减少对卵巢血供的影响。

第三节　腹腔镜输卵管绝育术

一、概述

输卵管绝育术（Tubal Sterilization）是用各种方法阻断输卵管峡部，使生殖细胞不能通过输卵管，从而达到绝育目的的手术。输卵管绝育术是女性完成生育后最常用的，并且安全、可靠的避孕方法。

自腹腔镜应用于临床以来，腹腔镜手术已成为输卵管绝育的常用方法。与开腹绝育术相比，腹腔镜下绝育在妊娠率、复通率、异位妊娠发生率等方面均无明显差异。并且腹腔镜手术方法简便、创伤小、术后恢复快、粘连形成少，有利于必要时行输卵管复通术，具有开腹手术无法比拟的优势。

输卵管绝育术一般选择在月经干净后 3~7 天内施行，临床常用的腹腔镜绝育方法有输卵管高频电凝绝育法、输卵管峡部部分切除法、输卵管机械套扎法（如金属夹子钳夹法、硅化橡胶环套法）和 Nd: YAG 激光法等。手术时间一般选在月经前半期，患者必须排除妊娠的可能或前次妊娠终止 6 周以上。绝育部位一般选择距离子宫角 2cm 处的输卵管峡部。

二、手术适应证及禁忌证

（一）手术适应证

（1）生育年龄内无生育愿望者。
（2）生育年龄内拟行辅助生育技术且不宜切除输卵管者。
（3）患者全身状况可耐受腹腔镜手术及麻醉。

（二）手术禁忌证

（1）心、肝、肾衰竭的急性期不能耐受麻醉及手术者。
（2）生殖道感染的急性期。
（3）盆腔、腹腔严重粘连影响人工气腹或不能置镜者。
（4）腹腔广泛粘连或绞窄性肠梗阻。

三、手术方法

（一）输卵管高频电凝绝育法

输卵管高频电凝绝育法是利用单极或双极电凝，将输卵管峡部组织电凝破坏，从而阻断输卵管，达到绝育目的的手术。具体手术方法是于输卵管近端 1/3 输卵管峡部水平，用单极或双极电凝输卵管管壁及其下附着的系膜，使输卵管峡部破坏长度达 3cm，其下系膜电凝破坏 0.5cm 以上。电凝需至输卵管管壁变白、肿

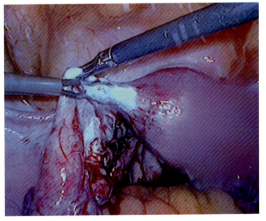

图 3-3-1　用腹腔镜双极电凝输卵管峡部管壁及其下系膜，长约 3cm

胀，然后萎缩，必要时可多次电凝。也可用剪刀剪断电凝部位的输卵管管腔，但要注意勿损伤输卵管系膜导致出血（图 3-3-1 ~ 图 3-3-3）。

单极电凝所致电热损伤易向周围组织蔓延，导致周围组织损伤，故现已很少采用。双极电凝系统减少了单极电凝对周围组织的损伤，手术更安全，但是因为组织破坏深度不如单极电凝，故需进行多次电凝，以达到充分破坏输卵管管腔的目的。输卵管高频电凝绝育术虽然简单易学，但是对输卵管组织的损伤重、并发症多，日后若有生育要求而行输卵管复通术比较困难。

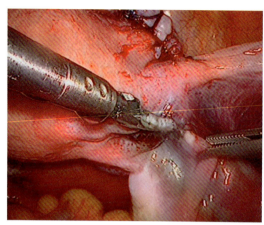 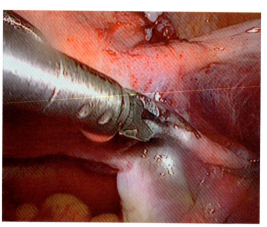

图 3-3-2　腹腔镜下用剪刀剪断电凝后的输卵管管壁　　图 3-3-3　用腹腔镜双极充分电凝输卵管管壁创面

（二）输卵管峡部部分切除法

输卵管峡部部分切除法是在腹腔镜下切除约 1cm 长的输卵管峡部管壁，以达到阻断输卵管的绝育目的。具体手术方法是在输卵管峡部距子宫角 2cm 处，用单极或双极电凝输卵管管壁及其下方输卵管系膜，用剪刀剪断电凝处的输卵管管壁。向输卵管远端电凝并剪断，电凝长度达 2cm，剪断输卵管峡部长约 1cm。同时沿切除输卵管管腔下方剪断系膜约 1cm（图 3-3-4 ~ 图 3-3-7）。

此术式选择峡部无血管区切除部分输卵管，手术简单、安全，避孕效果好，对输卵管损伤较小，若有生育要求而行输卵管复通术时，手术难度小、效果好，是临床常用的绝育方法。

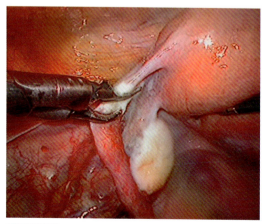 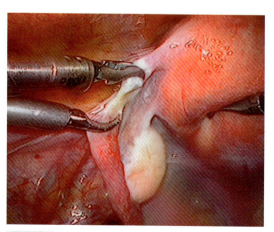

图 3-3-4　用腹腔镜单极电凝输卵管峡部管壁　　图 3-3-5　用腹腔镜单极电凝输卵管近宫角端峡部管壁

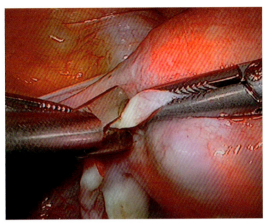
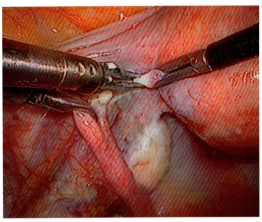

图 3-3-6　用腹腔镜剪刀剪断电凝后的输卵管管壁，长约 1cm　　图 3-3-7　用腹腔镜单极电凝输卵管创面

（三）输卵管机械套扎法

输卵管机械套扎法包括套圈结扎法、硅化橡胶环套法、Hulka 夹子法、Filshie 夹子法等。套圈结扎法是使用自制套圈套扎输卵管峡部，一般需套扎 2 次以免线圈滑脱，在距套扎线结 0.5cm 处剪除被套扎的输卵管峡部管壁，电凝断端以破坏输卵管管腔并预防出血。而硅化橡胶环套法、Hulka 夹子法、Filshie 夹子法等是使用特定的器械和装置套扎或夹闭输卵管峡部，阻断输卵管管腔的方法（图 3-3-8）。

输卵管机械套扎法操作简单、效果可靠、损伤小、可复性好，是临床比较常用的绝育方法。

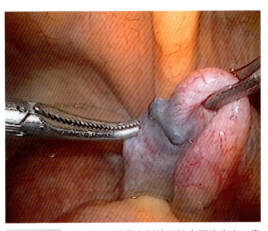

图 3-3-8　腹腔镜下显露右侧输卵管金属绝育夹。患者于 11 年前行金属夹绝育术

四、腹腔镜输卵管绝育术实例演示

病例 1　宫腔镜单角子宫矫形术 + 腹腔镜左侧输卵管绝育术

1. 病情简介

患者 33 岁，因"胎停育行清宫术后经量减少 4 年余，发现子宫畸形 4 年"入院。患者既往月经规律，初潮 11 岁，周期 7 天 /28 天。妊娠 2 次，因胎停育行清宫术 2 次。末次月经 18 天前。4 年前妊娠 7 周时因胎停育行清宫术，超声检查发现左侧残角子宫，右侧单角子宫。术后月经量减少，为既往的一半。2 年前妊娠 8 周因胎停育行清宫术。现要求手术入院。妇科检查：外阴已婚未产型；阴道通畅；单宫颈，光滑；子宫前位，偏右侧，稍小，活动，无压痛；双侧附件区未扪及异常。盆腔超声检查示右侧单角子宫，左侧残角子宫。宫腔镜检查：宫腔形态失常，呈单角状，宫腔顶端偏右见一输卵管开口，腔内未见占位病变。镜下诊断：子宫畸形（单角子宫？）。入院诊断：子宫畸形（单角子宫合并残角子

宫）。择期全麻下行宫腔镜单角子宫矫形术 + 腹腔镜左侧输卵管绝育术。

2. 手术步骤

（1）行腹腔镜检查。见右侧单角子宫合并左侧残角子宫。右侧子宫呈单角状，稍小，左侧残角子宫，大小约 2.5cm×1.5cm，与右侧单角子宫相连。双侧输卵管、卵巢形态正常（图 3-3-9a）。行输卵管通液术。通液阻力大，腹腔镜下右侧输卵管伞端未见蓝色液体流出。

（2）行宫腔镜检查。见宫腔狭长，偏右，仅见一侧输卵管开口。子宫内膜中度厚，腔内未见占位病变（图 3-3-9b）。行输卵管插管通液术。置管顺利，通液稍有阻力，加大压力后通液顺利（图 3-3-9c）。腹腔镜下见右侧输卵管伞端有蓝色液体流出（图 3-3-9d）。

（3）在腹腔镜监护下用宫腔镜环形电极电切子宫左侧壁浅层肌壁，扩大宫腔（图 3-3-9e）。切割完成后检查宫腔创面及形态（图 3-3-9f）。术中随时行透光试验，腹腔镜下观察子宫肌壁的透光度。

（4）行腹腔镜左侧输卵管绝育术。用腹腔镜双极电凝左侧输卵管峡部管壁及其下系膜，用腹腔镜剪刀剪断、切除部分输卵管峡部管壁，长约 1.5cm（图 3-3-9g ~ j）。

（5）检查输卵管系膜创面，冲洗盆腔，术毕（图 3-3-9k、l）。

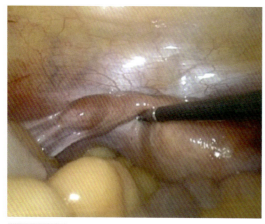

图 3-3-9a 病例 1。腹腔镜检查。见右侧单角子宫合并左侧残角子宫，中间共壁

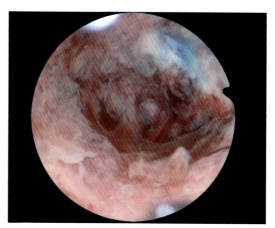

图 3-3-9b 病例 1。宫腔镜检查。见宫腔狭长，形态失常，偏右

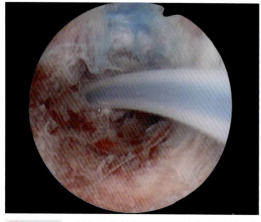

图 3-3-9c 病例 1。行输卵管插管通液术。置管顺利，推注蓝色液体，无返流

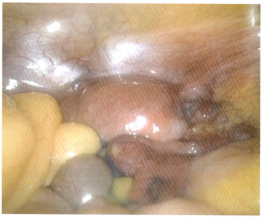

图 3-3-9d 病例 1。腹腔镜下见右侧输卵管伞端有蓝色液体流出

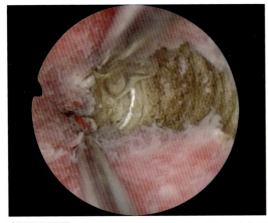

图 3-3-9e　病例 1。用宫腔镜环形电极电切子宫左侧壁浅层肌壁

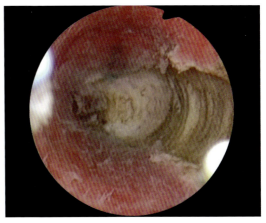

图 3-3-9f　病例 1。宫腔镜电切完成后检查宫腔创面及形态

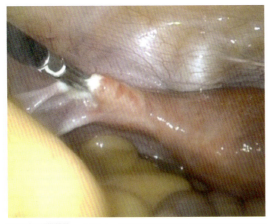

图 3-3-9g　病例 1。用腹腔镜双极电凝输卵管峡部近端管壁

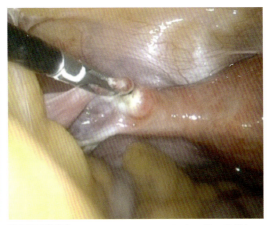

图 3-3-9h　病例 1。用腹腔镜双极电凝输卵管峡部远端管壁

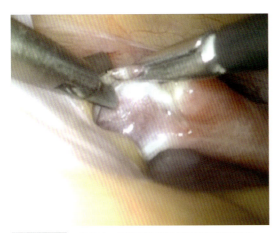

图 3-3-9i　病例 1。用腹腔镜剪刀剪断输卵管管壁

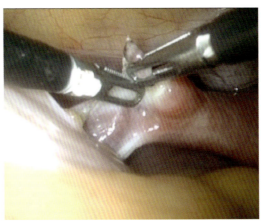

图 3-3-9j　病例 1。用腹腔镜双极电凝输卵管峡部系膜

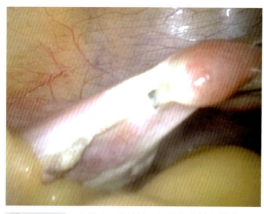 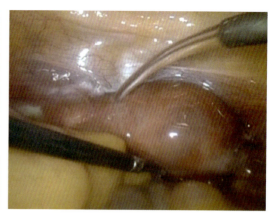

图 3-3-9k 病例 1。腹腔镜下切除部分输卵管峡部管 图 3-3-9l 病例 1。冲洗盆腔，术毕
壁后的创面

3. 难点解析

本例患者为残角子宫，且有生育要求。为避免日后发生残角子宫侧输卵管或残角子宫妊娠，故在行宫腔镜单角子宫矫形术的同时行腹腔镜左侧输卵管绝育术。

病例 2　腹腔镜输卵管绝育术 + 右侧卵巢内膜异位囊肿剥除术 + 盆腔粘连分离术

1. 病情简介

患者 41 岁，因"腹腔镜巧克力囊肿剥除术后 6 年，不规则阴道出血 10 天，B 超检查发现附件囊肿 3 天"入院。患者既往月经规律，初潮 18 岁，周期 6 ~ 7 天 /23 ~ 25 天，无痛经史。孕 2 产 1。末次月经 10 天前。患者 6 年前因左侧卵巢内膜异位囊肿行腹腔镜左侧卵巢巧克力囊肿剥除术。术后顺产 1 次，行人工流产 1 次，上环 3 年。近 10 天出现不规则阴道出血，量少，色暗红。行宫腔镜检查：宫腔形态正常，宫内节育器。予取环并诊刮内膜送病理检查，回报：增生期子宫内膜。B 超检查：发现附件包块。妇科检查：外阴已婚已产型；宫颈光滑；子宫后位，大小正常，活动欠佳，后壁有触痛结节；左侧附件区增厚，无压痛，右侧附件区未扪及明显异常。经阴道 B 超检查：子宫中位，大小 4.5cm×3.6cm×4.2cm，内膜厚 0.7cm，左侧卵巢可见，其后方非纯囊腔 7.6cm×6.4cm×5.7cm。提示：卵巢囊肿来源于右侧卵巢？入院诊断：右侧卵巢囊肿性质待查（子宫内膜异位囊肿？）。患者要求手术时行输卵管绝育术。完善检查后，择期全麻下行腹腔镜输卵管绝育术 + 右侧卵巢内膜异位囊肿剥除术 + 盆腔粘连分离术。

2. 手术步骤

（1）置腹腔镜，检查盆腔。见子宫前位，大小正常，双侧输卵管及左侧卵巢形态正常，右侧卵巢膨大，可见囊肿，直径约 7cm，与子宫后壁、阔韧带后叶及网膜膜样粘连（图 3-3-10a）。

（2）钳夹左侧输卵管峡部，用双极电凝输卵管管壁及下方系膜，用剪刀剪断、切除输卵管峡部管壁，长约 1cm（图 3-3-10b ~ f）。用双极电凝创面止血。分离粘连，游离右侧输卵管峡部。同法切除右侧输卵管峡部管壁，长约 1cm（图 3-3-10g、h）。

（3）分离粘连，行卵巢内膜异位囊肿剥除术。打开囊肿外卵巢皮质，逐步剥出囊肿。于囊肿表面剪开破口，见棕红色黏稠液体流出，吸净囊液，剥除囊肿（图 3-3-10i、j）。

（4）病理回报：右侧卵巢内膜异位性囊肿，双侧输卵管组织未见显著变化。

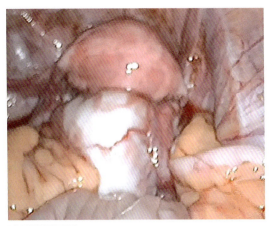

图 3-3-10a　病例 2。腹腔镜检查。见子宫前位，大小正常，双侧输卵管形态正常。子宫后方可见囊肿，直径约 7cm

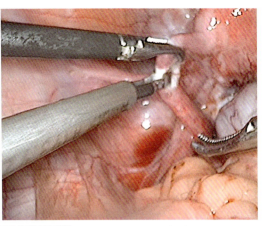

图 3-3-10b　病例 2。钳夹左侧输卵管峡部，用双极电凝输卵管管壁及下方系膜

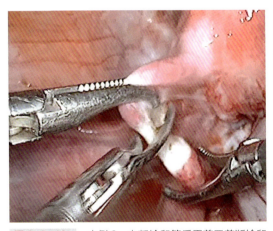

图 3-3-10c　病例 2。电凝输卵管后用剪刀剪断输卵管管壁

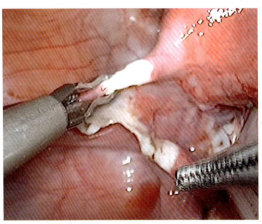

图 3-3-10d　病例 2。用双极电凝左侧输卵管峡部管壁及下方系膜

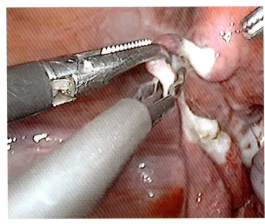

图 3-3-10e　病例 2。用双极电凝左侧输卵管峡部系膜

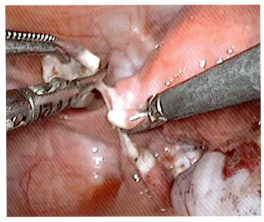

图 3-3-10f　病例 2。剪断输卵管管壁及系膜，切除组织长约 1cm

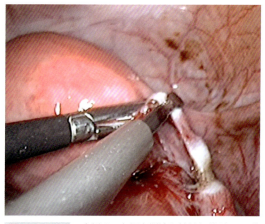

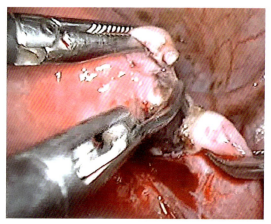

图 3-3-10g　病例 2。电凝右侧输卵管峡部管壁及系膜

图 3-3-10h　病例 2。用剪刀剪断输卵管管壁及系膜，切除组织长约 1cm

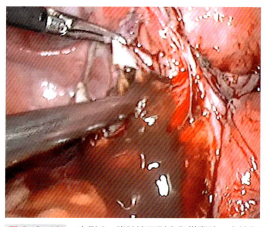

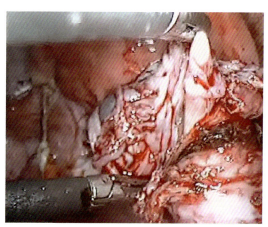

图 3-3-10i　病例 2。腹腔镜下剥离卵巢囊肿。有棕红色黏稠液体流出

图 3-3-10j　病例 2。腹腔镜下剥离卵巢囊肿的囊壁

3. 难点解析

　　本例患者为卵巢内膜异位囊肿，拟行囊肿剥除术。手术同时行输卵管绝育术，方法简单、出血少，不影响囊肿剥除手术效果。绝育方法选择输卵管峡部部分切除法，绝育效果可靠，输卵管损伤小。

病例 3　腹腔镜盆腔粘连分离术 + 输卵管通液术 + 输卵管绝育术

1. 病情简介

　　患者 35 岁，因"未避孕未孕 6 年，发现输卵管积水 1 年余"入院。患者既往月经规律，初潮 13 岁，周期 6 ~ 7 天 /30 天。孕 0 产 0。末次月经 10 天前。患者结婚 6 年，未避孕未孕。子宫输卵管碘油造影发现双侧输卵管积水。1 年前行 IVF 治疗，未妊娠。妇科检查：外阴已婚未产型；宫颈光滑；子宫前位，大小正常，活动欠佳；双侧附件区未扪及异常。宫腔镜检查：宫颈管、宫腔形态正常，内膜中厚，双侧输卵管开口可见。镜下提示：宫腔形态正常。入院诊断：双侧输卵管积水，原发性不孕症。完善检查后，择期全麻下行腹腔镜盆腔粘连分离术 + 输卵管通液术 + 输卵管绝育术。

2. 手术步骤

（1）置腹腔镜，检查盆腔。见子宫前位，大小正常，右侧输卵管及卵巢与子宫后壁及肠管粘连，卵巢不可见。左侧输卵管及卵巢呈包裹性粘连于盆腔侧壁，并与肠管及肠系膜粘连（图3-3-11a）。

（2）用剪刀钝性、锐性分离粘连，游离双侧输卵管及卵巢，用双极电凝创面活动性出血点（图3-3-11b ~ g）。术中见右侧输卵管增粗、迂曲，直径1.0cm，伞端闭锁，分离后见清亮液体流出。左侧输卵管屈曲，与卵巢、盆腔侧壁及部分肠管粘连较致密，末端增粗、膨大，直径1.0cm，伞端闭锁，分离后见清亮液体流出。其间行输卵管通液术，双侧输卵管伞端均见蓝色液体流出。

（3）患者拟术后再次行辅助生殖技术，考虑输卵管积水可能影响其成功率，与患者及家属充分沟通后，决定行双侧输卵管绝育术。

（4）显露左侧输卵管，用双极电凝配合剪刀切除左侧输卵管峡部，长约1.5cm（图3-3-11h ~ n）。同法处理右侧输卵管（图3-3-11o ~ s）。

（5）用生理盐水冲洗盆腔，留置引流管，术毕（图3-3-11t）。

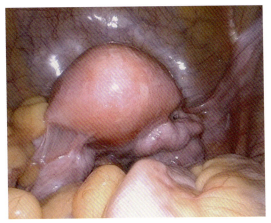

图 3-3-11a　病例 3。腹腔镜检查。见子宫前位，大小正常，双侧输卵管及卵巢与子宫后壁及肠管粘连

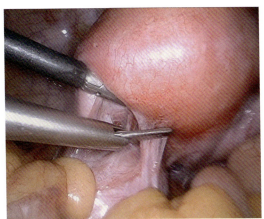

图 3-3-11b　病例 3。用剪刀锐性分离子宫左后壁与左侧输卵管间的粘连

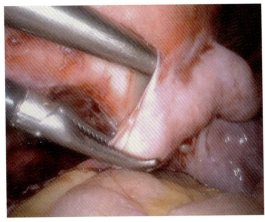

图 3-3-11c　病例 3。用吸引器钝性分离子宫右后壁与右侧输卵管间的粘连

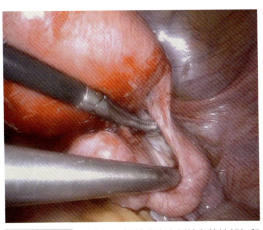

图 3-3-11d　病例 3。钝性分离右侧输卵管峡部与卵巢间的粘连

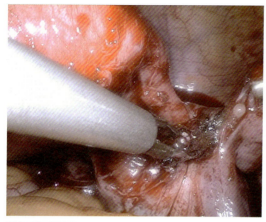

图 3-3-11e　病例 3。分离右侧输卵管伞端与阔韧带后叶间的粘连后，用双极电凝阔韧带后叶创面止血

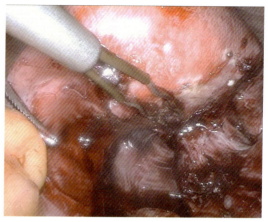

图 3-3-11f　病例 3。分离粘连后，用双极电凝子宫后壁创面止血

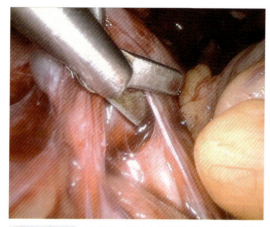

图 3-3-11g　病例 3。提拉左侧输卵管，用剪刀锐性分离输卵管与肠管间的粘连

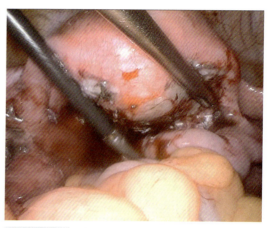

图 3-3-11h　病例 3。分离粘连后，冲洗盆腔

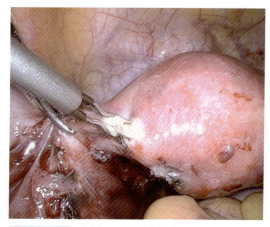

图 3-3-11i　病例 3。显露左侧宫角，用双极电凝左侧输卵管峡部管壁

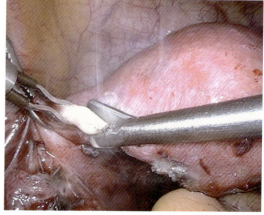

图 3-3-11j　病例 3。用双极电凝后，用剪刀剪断左侧输卵管峡部管壁

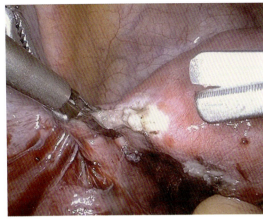

图 3-3-11k　病例 3。用双极电凝左侧峡部输卵管系膜

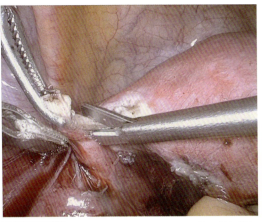

图 3-3-11l　病例 3。用双极电凝后，用剪刀剪断输卵管系膜

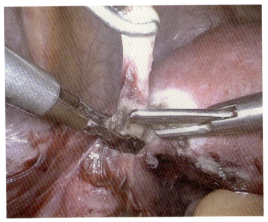

图 3-3-11m　病例 3。用双极电凝后，用剪刀剪断左侧输卵管峡部管壁

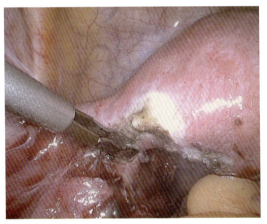

图 3-3-11n　病例 3。剪除左侧输卵管峡部管壁后，用双极电凝系膜创面止血

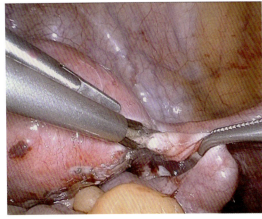

图 3-3-11o　病例 3。显露右侧宫角，用双极电凝右侧输卵管峡部管壁

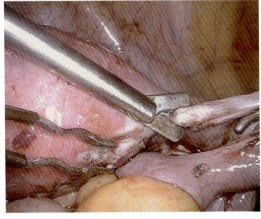

图 3-3-11p　病例 3。用双极电凝后，用剪刀剪断右侧输卵管峡部管壁

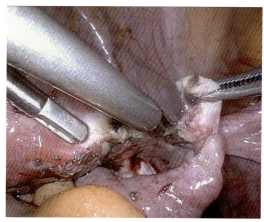

图 3-3-11q　病例 3。用双极电凝右侧输卵管系膜

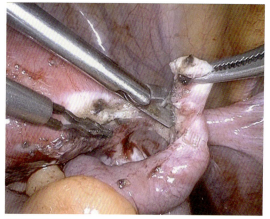

图 3-3-11r　病例 3。用双极电凝后，用剪刀剪断输卵管系膜

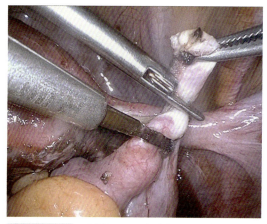

图 3-3-11s　病例 3。用双极电凝后，用剪刀剪断右侧输卵管峡部管壁

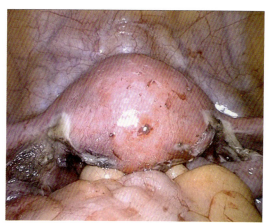

图 3-3-11t　病例 3。行输卵管绝育术后的盆腔

3. 难点解析

　　本例患者的盆腔广泛粘连，双侧输卵管粘连包裹并有积水。腹腔镜下分离盆腔粘连后行双侧输卵管绝育术，可阻断输卵管内积液进入宫腔的途径。而且输卵管绝育术切除小段输卵管，对卵巢的血供几乎无影响，避免了卵巢功能的减退。

五、小结

　　腹腔镜输卵管绝育术是女性完成生育后最常用的安全、可靠的避孕方法。临床常用方法有输卵管高频电凝绝育法、输卵管峡部部分切除法和输卵管机械套扎法（如金属夹子钳夹法、硅化橡胶环套法）等。手术方法简便、创伤小、避孕效果好，具有开腹手术无法比拟的优势。

第四节　腹腔镜输卵管吻合术

一、概述

输卵管吻合术（Tubal Anastomosis）是指切除输卵管阻塞部分并接合输卵管两断端的手术。阻塞的输卵管可能是因绝育术而闭塞，也可能是因炎症引起的病变而闭塞。根据输卵管阻塞的部位，输卵管吻合术分为输卵管端端吻合术和输卵管子宫吻合术。

输卵管端端吻合术主要适用于输卵管结扎术后要求恢复生育能力者，以及输卵管峡部阻塞性不孕要求恢复生育能力并保留输卵管者。输卵管端端吻合术可以是峡－峡吻合术、峡部－壶腹部吻合术，也可以是壶腹部－伞部吻合术，是临床常见的术式。

输卵管子宫吻合术适用于输卵管间质部及峡部阻塞者，主要手术步骤是切断闭塞部分的输卵管，使输卵管峡部远端断面为正常输卵管黏膜及肌层，宫角部锥形切除闭锁的输卵管间质部，在输卵管支架的辅助下将输卵管远端经子宫角切口送入子宫腔。用可吸收缝线将输卵管缝合固定在子宫角处，并缝合子宫角部创面。

传统的输卵管吻合术为经腹手术。自引入显微外科技术后，输卵管吻合术的成功率和术后妊娠率都得到很大提高。显微外科手术可以精确地切除阻塞部分或病变部分，准确对合输卵管各层，减少了对组织的创伤，提高了手术的精确度，从而提高了术后输卵管通畅率与妊娠率。

二、手术适应证及禁忌证

（一）手术适应证

（1）输卵管峡部绝育术后有生育要求者。

（2）输卵管碘油造影证实输卵管峡部梗阻者。

（3）患者全身状况可耐受腹腔镜手术及麻醉。

（二）手术禁忌证

（1）心、肝、肾衰竭的急性期不能耐受麻醉及手术者。

（2）生殖道感染的急性期。

（3）盆腔、腹腔严重粘连影响人工气腹或不能置镜者。

（4）绞窄性肠梗阻。

三、手术步骤

腹腔镜输卵管吻合术是采用腹腔镜微创技术吻合输卵管。腹腔镜有放大作用，可使手术部位图像更加清晰，减少吻合手术的难度。且手术采用显微外科技术，组织损伤少、创面对合好、术后恢复快、盆腔粘连形成少、术后通畅率和妊娠率都很高，具有非常广阔的前景。

施行腹腔镜输卵管吻合术的时间一般选择在月经干净后 3~7 天。手术步骤与显微外科手术方法基本相同，具体手术步骤如下：

（1）检查双侧输卵管有无粘连、输卵管绝育或阻塞部位的情况。若输卵管周围有粘连，需先进行粘连分离，游离输卵管（图 3-4-1）。为减少手术操作中出血，可先在手术部位的输卵管系膜内注射 1~2mL 的血管收缩剂，如垂体后叶素稀释液（图 3-4-2）。

（2）打开输卵管阻塞部位浆膜层，游离输卵管近侧断端。行输卵管通液术，使输卵管近端管腔膨胀，判断输卵管近端的通畅性。使用单极电针或锐性剪刀在阻塞部位近端以垂直方向横向切/剪断输卵管，注意不要伤及管腔下方的血管。仔细检查输卵管断面，应该切除有瘢痕的部位，如果壁内的输卵管仍阻塞或不正常，应重复切除，直至输卵管断面有正常的管腔及黏膜皱襞（图 3-4-3、图 3-4-4）。

（3）游离输卵管阻塞部位远侧断端，使用单极电针或锐性剪刀以垂直方向横向切/剪断输卵管（图 3-4-5、图 3-4-6）。用腹腔镜穿刺针对远侧断端行输卵管通液术，判断其通畅性（图 3-4-7、图 3-4-8）。

（4）将剪开的阻塞段输卵管自其下方的系膜上剪掉，切缘要尽量靠近输卵管，以避免损伤系膜内的血管（图 3-4-9）。然后按照开腹手术方法，可先缝合输卵管系膜，以使两侧断端接近、合拢，输卵管管腔准确对合。但是通常情况下输卵管系膜不必缝合（图 3-4-10）。

（5）输卵管黏膜外肌层的缝合一般以 6 点方向开始，以使断端准确对合。用 6-0~8-0 不可吸收缝线缝合黏膜外肌层 3~4 针（图 3-4-11~图 3-4-16）。每一针缝线需打虚结留置（图 3-4-17、图 3-4-18）。待所有黏膜外肌层的缝合完成后，再依次拉紧线结并剪除多余的缝线（图 3-4-19、图 3-4-20）。

（6）最后间断缝合输卵管浆膜层，必要时缝合关闭输卵管系膜创口（图 3-4-21~图 3-4-23）。缝合后即进行输卵管通畅度检查（图 3-4-24）。

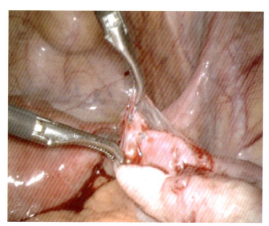

图 3-4-1 腹腔镜下分离粘连，游离右侧输卵管

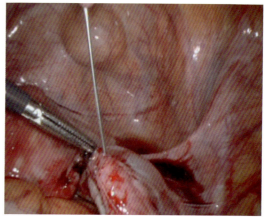

图 3-4-2 腹腔镜下于输卵管系膜内注射血管收缩剂

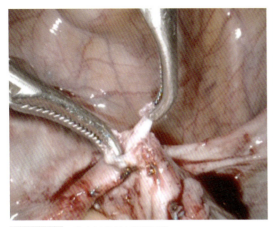

图 3-4-3　游离输卵管近侧断端

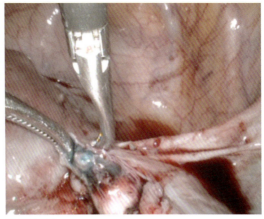

图 3-4-4　用腹腔镜剪刀剪断输卵管近端管壁后，检查输卵管断面，可见蓝色液体流出

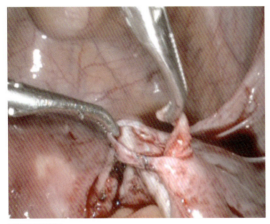

图 3-4-5　游离输卵管远侧断端

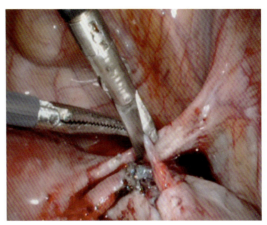

图 3-4-6　用腹腔镜剪刀锐性剪断输卵管远端管壁

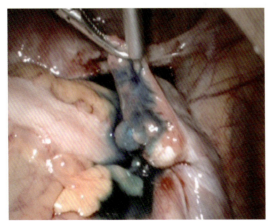

图 3-4-7　将腹腔镜穿刺针插入右侧输卵管伞部，注射亚甲蓝稀释液，观察输卵管远端的通畅度

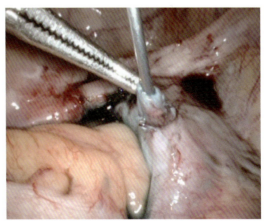

图 3-4-8　将腹腔镜穿刺针插入远侧输卵管断端管腔，注射亚甲蓝稀释液，观察输卵管远端的通畅度

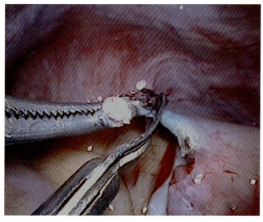

图 3-4-9　用腹腔镜剪刀将阻塞段输卵管自其下方的系膜上剪除

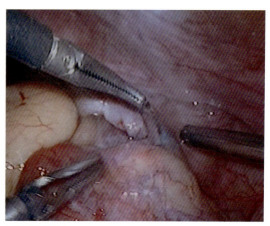

图 3-4-10　吻合前将输卵管两侧的断端相对，使其靠近

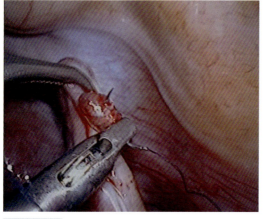

图 3-4-11　腹腔镜下于管腔 6 点处缝合输卵管远侧断端黏膜外肌层

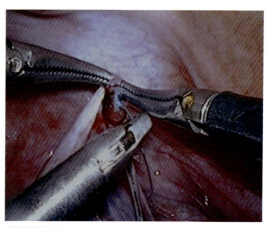

图 3-4-12　腹腔镜下缝合输卵管近侧断端 6 点处黏膜外肌层

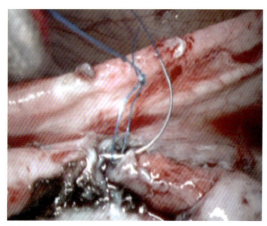

图 3-4-13　腹腔镜下缝合输卵管远侧断端 3 点处黏膜外肌层

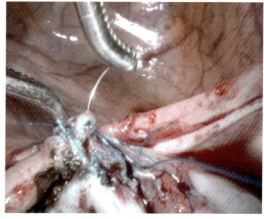

图 3-4-14　腹腔镜下缝合输卵管近侧断端 3 点处黏膜外肌层

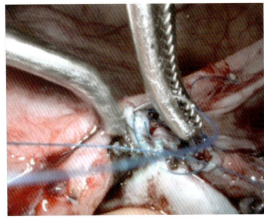

图 3-4-15　腹腔镜下缝合输卵管近侧断端 12 点处黏膜外肌层

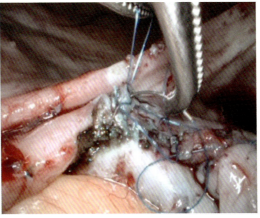

图 3-4-16　腹腔镜下缝合输卵管近侧断端 9 点处黏膜外肌层

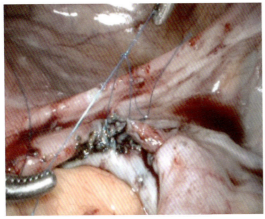

图 3-4-17　腹腔镜下缝合输卵管黏膜外肌层后打虚结

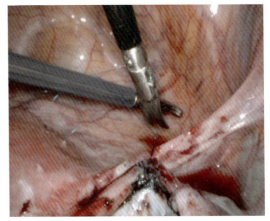

图 3-4-18　打虚结后剪除一侧多余的尾线

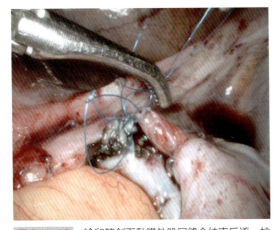

图 3-4-19　输卵管创面黏膜外肌层缝合结束后逐一拉紧线结

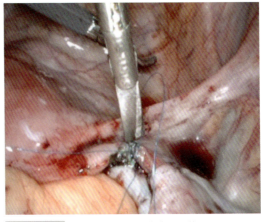

图 3-4-20　拉紧线结后剪除多余的尾线

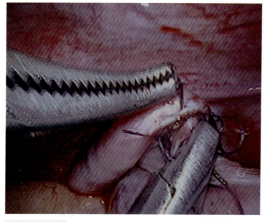

图 3-4-21 腹腔镜下缝合输卵管吻合端浆膜层（9点处）

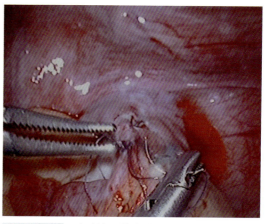

图 3-4-22 腹腔镜下缝合输卵管吻合端浆膜层（3点处）

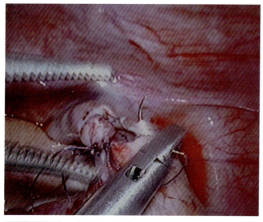

图 3-4-23 腹腔镜下缝合关闭输卵管吻合端系膜创口

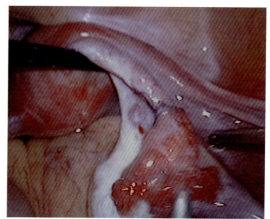

图 3-4-24 腹腔镜下右侧输卵管吻合后的图像

四、腹腔镜输卵管吻合术注意事项

（一）腹腔镜输卵管吻合术应遵循显微外科手术原则

（1）手术操作应尽可能减少损伤，用无损伤器械牵拉组织，提拉组织时需轻柔。

（2）术中尽量少用双极电凝，对于输卵管断面及系膜内出血，可用针状电极电凝止血，但应尽量减少电凝操作，以避免对输卵管管壁造成热损伤。

（3）待吻合的输卵管两侧断面应有正常的输卵管黏膜。

（4）手术操作时不要切断或损伤输卵管系膜内的弓形血管，以免发生严重出血。

（5）输卵管远端部分可以通过伞端逆向通液使其管腔膨胀。

（6）用细针线缝合输卵管断缘，所有线结要打在管腔外面，缝线打结不宜过紧，以保证两端输卵管肌肉无张力对合为度。

（7）有学者采用腹腔镜下单点缝合，也有一定的成功率。

（二）影响输卵管吻合术术后效果的因素

（1）选择适合的病例施行输卵管吻合术，是此术式成功的关键。文献报道，选择年龄较轻（＜35

岁）、输卵管绝育术后（如应用 filshie 夹绝育）的患者施行吻合术，术后妊娠的概率较大。而年龄大、输卵管充血、迂曲、粘连等慢性炎症的患者手术效果差。

（2）手术成功率还与吻合部位相关。输卵管峡—峡吻合术组织对合好，术后妊娠率最高。而输卵管其他部位的吻合管径不等粗，不易对合。且壶腹部受损时会妨碍精子和卵子相遇，影响受孕。

（3）在行输卵管吻合术时，应避免切除过多的输卵管组织。文献报道，残留输卵管的长度也是影响预后的因素。吻合后输卵管的长度应大于 5cm。

（4）对于行输卵管吻合术后是否应行输卵管通液术，一直是学者们争论的问题。文献报道，吻合术后通液会增加感染的概率、损伤输卵管黏膜，若通液压力过大会造成吻合口破裂或愈合不良。但是也有学者认为，早期通液有助于了解输卵管通畅情况，清除输卵管内残留凝血块、组织碎屑、分离轻度粘连，但是通液时应严格按照无菌操作、控制通液的速度和压力，以免发生并发症。

五、腹腔镜输卵管吻合术实例演示

病例 1　腹腔镜左侧卵巢肿物剥除术 + 双侧输卵管复通术

1. 病情简介

患者 40 岁，因"输卵管绝育术后 11 年，要求行输卵管复通术，发现盆腔肿物 2 天"入院。患者既往月经规律，初潮 13 岁，周期 5 天 /28 天，量中等，无痛经。孕 2 产 2。末次月经 11 天前。患者 11 年前行输卵管绝育术，现有生育要求。2 年前检查发现子宫肌瘤，无月经改变。输卵管造影：双侧输卵管结扎术后不通。妇科检查：外阴已婚已产型；阴道通畅；宫颈肥大，前唇轻度糜烂；子宫平位，稍大，质中，活动，无压痛；左侧附件区增厚，右侧附件区未扪及明显异常，双侧无明显压痛。经阴道妇科超声检查：子宫前位，大小 5.5cm×5.5cm×4.6cm，质不均，后壁结节 1.6cm、1.5cm、1.5cm。内膜回声中等，全层厚 0.5cm。右侧卵巢可见，左侧卵巢欠规整的中强回声团 4.1cm×3.3cm。提示：子宫肌瘤，左侧卵巢实性肿瘤（畸胎瘤？）。入院诊断：卵巢肿物，子宫肌瘤，输卵管绝育术后。完善检查后，择期全麻下行腹腔镜左侧卵巢肿物剥除术 + 双侧输卵管复通术。

2. 手术步骤

（1）置腹腔镜。见左侧卵巢肿物，直径 4cm，右侧卵巢正常。

（2）行左侧卵巢畸胎瘤剥除术。完整剥除左侧卵巢畸胎瘤（图 3-4-25a、b）。用双极电凝根蒂部（图 3-4-25c）。用双极电凝卵巢创面出血点（图 3-4-25d）。将畸胎瘤放入自制收集袋自脐孔取出，内容物见有脂肪及毛发。

（3）再次检视盆腔。见子宫稍大，外形欠规整。双侧输卵管近端距宫角 2～3cm 处可见陈旧金属夹夹闭输卵管（图 3-4-25e）。

（4）于右侧输卵管系膜内注射血管收缩剂 2mL（图 3-4-25f）。行输卵管通液术，检查输卵管充盈情况。提拉金属夹近端输卵管，用剪刀剪断金属夹两端输卵管管壁（图 3-4-25g、h）。取出切除的输卵管片段。

（5）用 3-0 不可吸收缝线于输卵管断端 6 点处缝合输卵管系膜，固定于腹壁。取输卵管两断端 12 点处缝合黏膜外肌层，留置缝线（图 3-4-25i、j）。分别取对应 3 点、6 点、9 点处缝合输卵管两断端黏膜外肌层并打结（图 3-4-25k～p）。将 12 点处缝线打结。剪断多余的缝线及输卵管系膜缝线。

（6）分别取 3 点、9 点、12 点处缝合输卵管断端浆膜层（图 3-4-25q～t）。

（7）行左侧输卵管部分切除吻合术。于输卵管系膜内注射血管收缩剂 2mL（图 3-4-25u）。提拉输卵管，用剪刀剪断金属夹两端输卵管管壁（图 3-4-25v）。取出切除的输卵管片段。

（8）用 3-0 不可吸收缝线于输卵管断端 6 点处缝合输卵管系膜，将其固定于腹壁（图 3-4-25w）。取输卵管两断端约 10 点处缝合黏膜外肌层，留置缝线（图 3-4-25x）。分别取对应 2 点、6 点处缝合输卵管两断端黏膜外肌层并打结（图 3-4-25y ~ bb）。将 10 点处缝线打结。

（9）取 12 点处缝合输卵管断端浆膜层并打结（图 3-4-25cc）。剪断多余的缝线及输卵管系膜缝线。

（10）冲洗盆腔，无活动性出血（图 3-4-25dd）。术后病理回报：（双侧）输卵管两小段纤维组织增生；左侧卵巢囊性成熟性畸胎瘤，内可见神经组织。

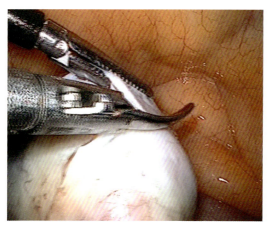

图 3-4-25a 病例 1。腹腔镜下剥除左侧卵巢畸胎瘤。用剪刀打开肿物表面卵巢皮质

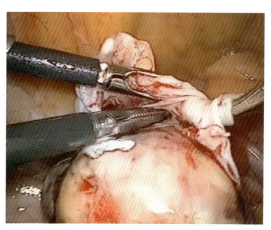

图 3-4-25b 病例 1。腹腔镜下钝性剥离左侧卵巢畸胎瘤

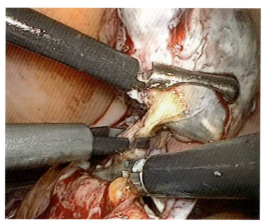

图 3-4-25c 病例 1。腹腔镜下用双极电凝肿物根蒂部

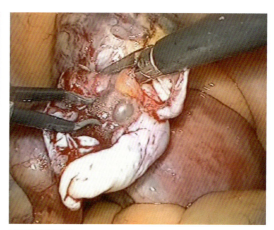

图 3-4-25d 病例 1。腹腔镜下用双极电凝卵巢创面出血点

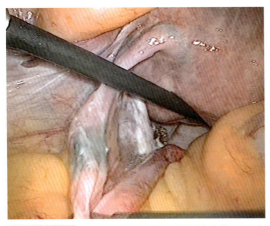

图 3-4-25e　病例 1。腹腔镜下左侧输卵管可见金属夹

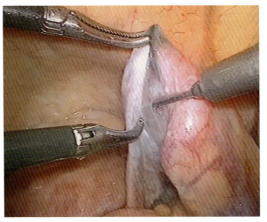

图 3-4-25f　病例 1。腹腔镜穿刺针于右侧输卵管系膜内注射血管收缩剂 2mL

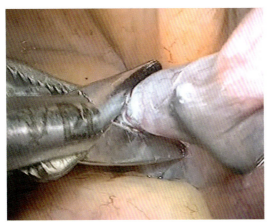

图 3-4-25g　病例 1。提拉金属夹近端输卵管浆膜，用剪刀剪断金属夹近端输卵管管壁

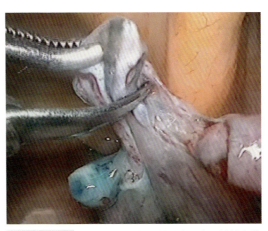

图 3-4-25h　病例 1。用剪刀剪断金属夹远端输卵管管壁

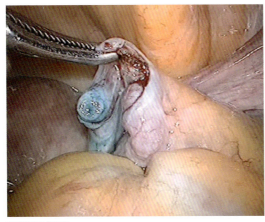

图 3-4-25i　病例 1。右侧输卵管吻合前的输卵管两侧断端

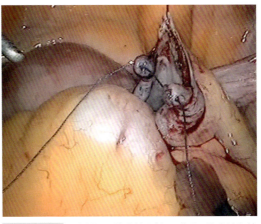

图 3-4-25j　病例 1。缝合输卵管系膜后，缝合输卵管两断 12 点处端黏膜外肌层

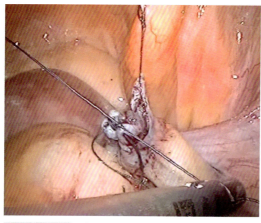

图 3-4-25k 病例 1。缝合输卵管断端 3 点处黏膜外肌层后打结

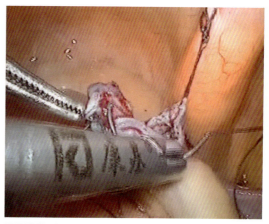

图 3-4-25l 病例 1。缝合输卵管远侧断端 6 点处黏膜外肌层

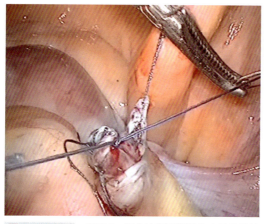

图 3-4-25m 病例 1。缝合输卵管断端 6 点处黏膜外肌层后打结

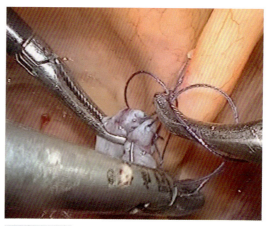

图 3-4-25n 病例 1。缝合输卵管断端 9 点处黏膜外肌层

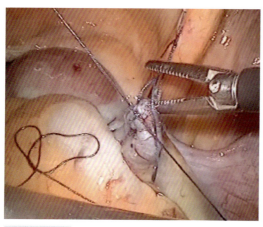

图 3-4-25o 病例 1。缝合输卵管断端 9 点处黏膜外肌层后打结

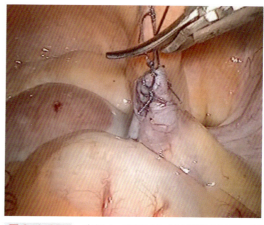

图 3-4-25p 病例 1。将原 12 点处缝线打结后，用剪刀剪除余线

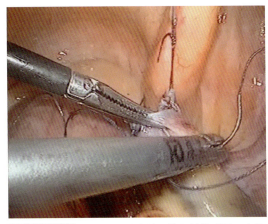

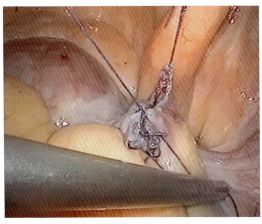

图 3-4-25q　病例 1。缝合输卵管断端浆膜层 3 点处　　图 3-4-25r　病例 1。缝合输卵管断端浆膜层 3 点处
后打结

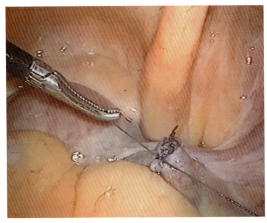

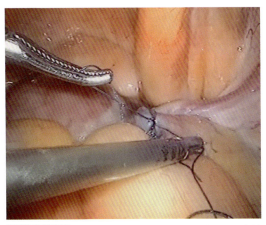

图 3-4-25s　病例 1。缝合输卵管断端浆膜层 9 点处　　图 3-4-25t　病例 1。缝合输卵管断端浆膜层 12 点处
后打结　　　　　　　　　　　　　　　　　　　　　后打结

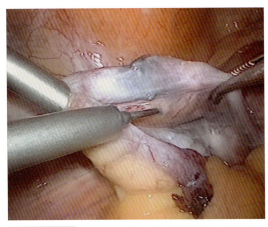

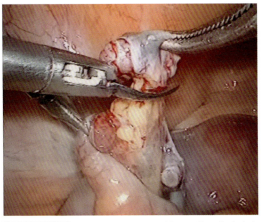

图 3-4-25u　病例 1。于左侧输卵管系膜内注射血管　　图 3-4-25v　病例 1。提拉输卵管，用剪刀剪除含金
收缩剂 2mL　　　　　　　　　　　　　　　　　　　属夹部分的输卵管管壁

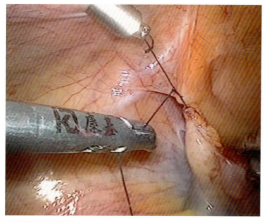

图 3-4-25w　病例 1。用 3-0 不可吸收缝线缝合输卵管系膜，固定于腹壁

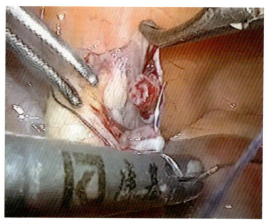

图 3-4-25x　病例 1。缝合远端断端约 10 点处黏膜外肌层

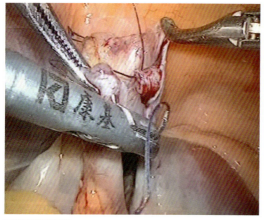

图 3-4-25y　病例 1。缝合远端断端约 2 点处黏膜外肌层

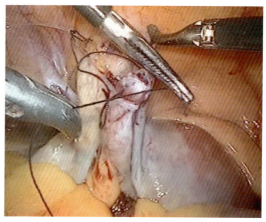

图 3-4-25z　病例 1。缝合输卵管两断端 2 点处黏膜外肌层后打结

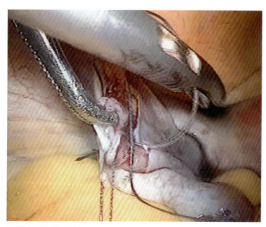

图 3-4-25aa　病例 1。缝合输卵管两断端 6 点处黏膜外肌层

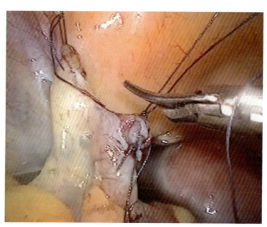

图 3-4-25bb　病例 1。缝合打结后，用剪刀剪断缝线

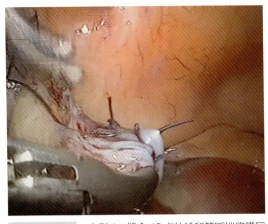 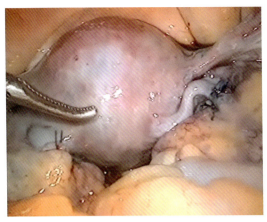

图3-4-25cc　病例1。缝合12点处输卵管断端浆膜层　　图3-4-25dd　病例1。腹腔镜下双侧输卵管吻合术后的子宫及双侧输卵管

3. 难点解析

本例患者曾行双侧输卵管金属夹绝育术，此种绝育方法对输卵管损伤小，行吻合术效果好，术后复通率高。本例患者合并有多发小肌瘤，但是考虑患者有生育要求，如果剔除肌瘤，对宫壁造成的损伤较大，有可能导致不孕。子宫肌瘤小且多发，若保留肌瘤，未必影响生育。所以本例子宫肌瘤未予处理。

病例2　腹腔镜输卵管复通术（术者：章汉旺）

1. 病情简介

患者33岁，因"绝育术后8年，要求行输卵管复通术"入院。患者既往月经规律，初潮15岁，周期4天/28天。孕3产2。末次月经12天前。患者8年前行绝育术，现有生育要求，拟行输卵管复通术。妇科检查：外阴已婚已产型；阴道通畅；宫颈光滑；子宫前位，大小正常，活动，无压痛；双侧附件区未扪及异常。经阴道妇科超声检查：子宫正常，大小5.5cm×5.6cm×3.5cm，肌层回声均匀。子宫内膜厚0.8cm。双侧附件未见异常。入院诊断：腹腔镜绝育术后。完善检查后，择期全麻下行腹腔镜输卵管复通术。

2. 手术步骤

（1）置腹腔镜。见子宫大小正常，双侧输卵管峡部距宫角2～3cm处可见中断，部分缺失。双侧卵巢未见异常（图3-4-26a）。

（2）行输卵管通液术。检查输卵管近端充盈。于右侧输卵管系膜内注射垂体后叶素稀释液2mL（图3-4-26b）。提拉输卵管浆膜并打开，游离输卵管两断端（图3-4-26c、d）。自输卵管伞端注入亚甲蓝稀释液，使远端输卵管充盈（图3-4-26e、f）。用剪刀剪断两侧输卵管断端管腔（图3-4-26g、h）。

（3）用5-0不可吸收缝线分别于输卵管6点、3点、12点、9点处缝合输卵管黏膜外肌层，分别打虚结固定（图3-4-26i～n）。待4根缝线缝合完成后，再拉紧线结并剪断线尾（图3-4-26o、p）。

（4）再次行输卵管通液术。观察输卵管吻合部位通畅度。

（5）分别取对应3点、12点、9点处缝合输卵管断端浆膜层（图3-4-26q～v）。

（6）同法行左侧输卵管复通术。于左侧输卵管系膜内注射垂体后叶素稀释液2mL（图3-4-26w）。提拉输卵管浆膜并打开，游离输卵管两断端（图3-4-26x）。自输卵管伞端注入亚甲蓝稀释液，使远端输卵管充盈（图3-4-26y）。用剪刀剪断两侧输卵管断端管腔（图3-4-26z）。

（7）用 5-0 不可吸收缝线分别于输卵管 6 点、3 点、12 点、9 点处缝合输卵管黏膜外肌层，分别打虚结固定（图 3-4-26aa ～ gg）。待 4 根缝线缝合完成后，再拉紧线结并剪断线尾（图 3-4-26hh、ii）。

（8）再次行输卵管通液术。观察输卵管通畅度（图 3-4-26jj）。

（9）分别取对应 12 点、9 点、6 点、3 点处缝合输卵管断端浆膜层，打结并剪除尾线（图 3-4-26kk ～ oo）。

（10）冲洗盆腔，输卵管吻合部位使用医用透明质酸钠 3mL 冲洗（图 3-4-26pp）。

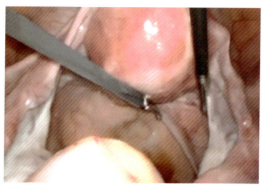

图 3-4-26a　病例 2。腹腔镜下见子宫大小正常，双侧输卵管峡部距宫角 2～3cm 处可见中断，部分缺失。双侧卵巢未见异常

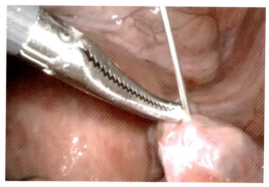

图 3-4-26b　病例 2。腹腔镜穿刺针于右侧输卵管系膜内注射垂体后叶素稀释液 2mL

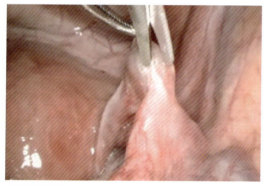

图 3-4-26c　病例 2。提拉输卵管，用剪刀打开输卵管中断处浆膜层

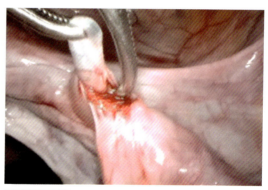

图 3-4-26d　病例 2。游离输卵管近侧断端

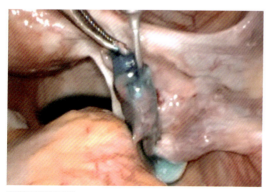

图 3-4-26e　病例 2。自输卵管伞端注入亚甲蓝稀释液，使远端输卵管充盈

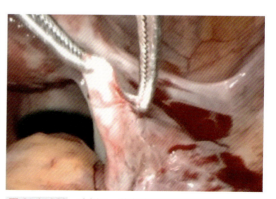

图 3-4-26f　病例 2。游离输卵管远侧断端

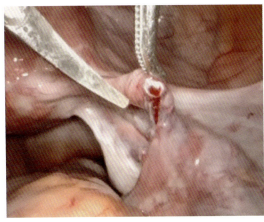
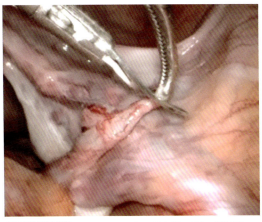

图 3-4-26g　病例 2。用剪刀剪断输卵管近侧断端，可见管腔创面

图 3-4-26h　病例 2。用剪刀剪断输卵管远侧断端

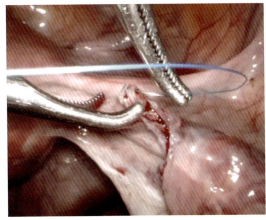
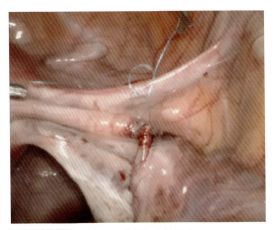

图 3-4-26i　病例 2。用 5-0 不可吸收缝线缝合输卵管近侧断端黏膜外肌层（6 点处）

图 3-4-26j　病例 2。缝线打虚结固定

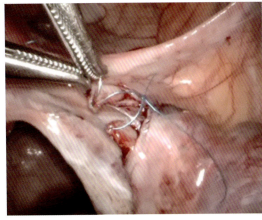
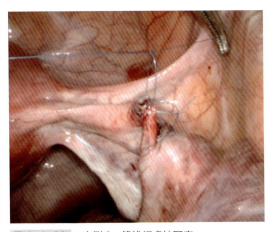

图 3-4-26k　病例 2。缝合输卵管近侧断端黏膜外肌层（3 点处）

图 3-4-26l　病例 2。缝线打虚结固定

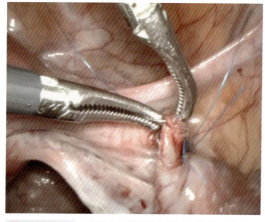

图 3-4-26m 病例 2。缝合输卵管远侧断端黏膜外肌层（12 点处）

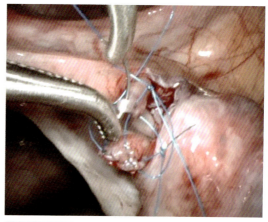

图 3-4-26n 病例 2。缝合输卵管近侧断端黏膜外肌层（9 点处）

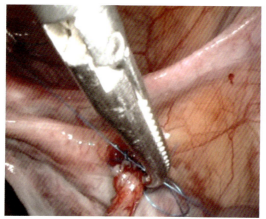

图 3-4-26o 病例 2。拉紧缝线

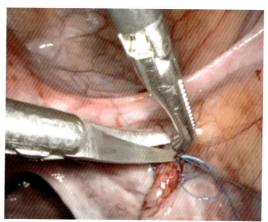

图 3-4-26p 病例 2。用剪刀剪断多余的缝线

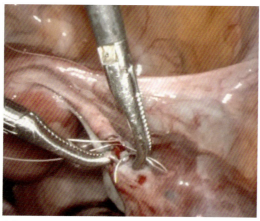

图 3-4-26q 病例 2。缝合输卵管断端浆膜层（3 点处）

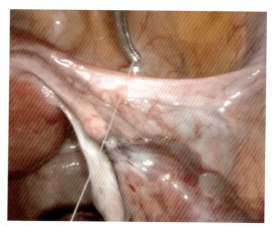

图 3-4-26r 病例 2。缝合后打结

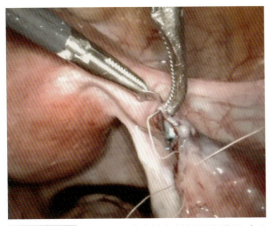

图 3-4-26s　病例 2。缝合输卵管断端浆膜层（12点处）

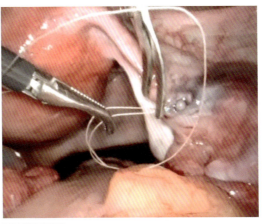

图 3-4-26t　病例 2。缝合打结后剪除尾线

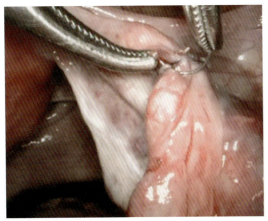

图 3-4-26u　病例 2。缝合输卵管断端浆膜层（9点处）

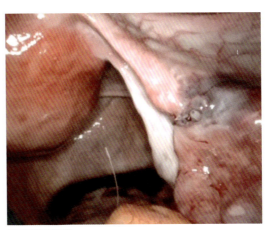

图 3-4-26v　病例 2。吻合后的右侧输卵管

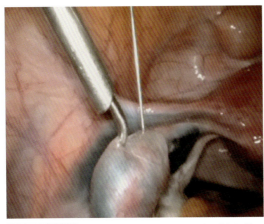

图 3-4-26w　病例 2。腹腔镜穿刺针于左侧输卵管系膜内注射垂体后叶素稀释液 2mL

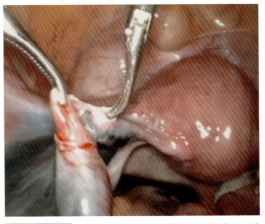

图 3-4-26x　病例 2。提拉输卵管并打开浆膜层，游离输卵管两断端

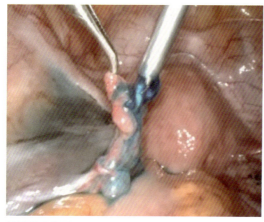

图 3-4-26y　病例 2。自输卵管伞端注入亚甲蓝稀释液，使远端输卵管充盈

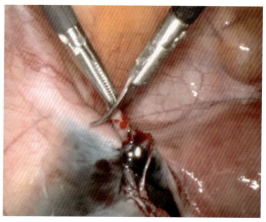

图 3-4-26z　病例 2。用剪刀剪断输卵管近侧断端

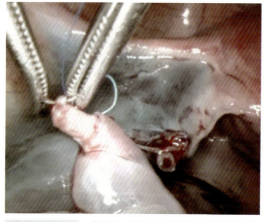

图 3-4-26aa　病例 2。用 5-0 不可吸收缝线缝合输卵管远侧断端黏膜外肌层（6 点处）

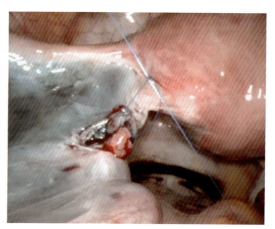

图 3-4-26bb　病例 2。缝线打虚结固定

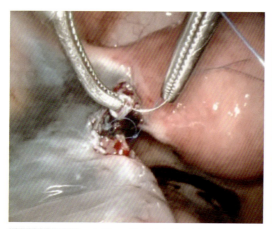

图 3-4-26cc　病例 2。缝合输卵管近侧断端黏膜外肌层（3 点处）

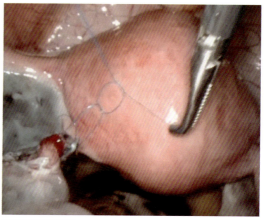

图 3-4-26dd　病例 2。缝线打虚结固定

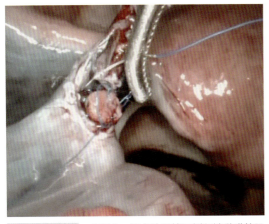

图 3-4-26ee　病例 2。缝合输卵管近侧断端黏膜外肌层（12 点处）

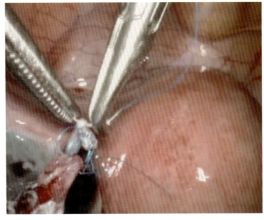

图 3-4-26ff　病例 2。缝合输卵管近侧断端黏膜外肌层（9 点处）

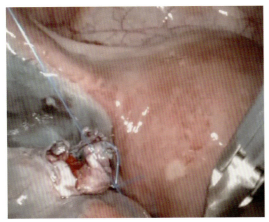

图 3-4-26gg　病例 2。缝线打结（9 点处）

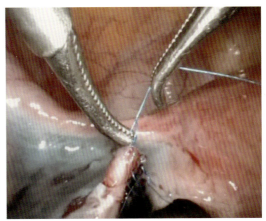

图 3-4-26hh　病例 2。拉紧其他虚结缝线

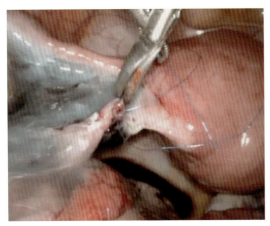

图 3-4-26ii　病例 2。用剪刀剪断多余的缝线

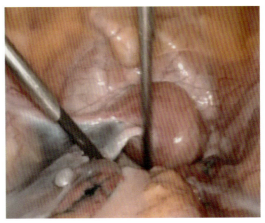

图 3-4-26jj　病例 2。行输卵管通液术。观察输卵管通畅度

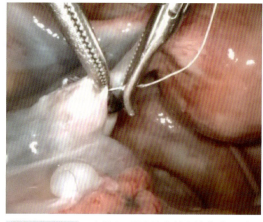
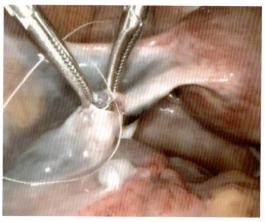

图 3-4-26kk　病例 2。缝合输卵管断端浆膜层（12 点处）

图 3-4-26ll　病例 2。缝合输卵管断端浆膜层（9 点处）

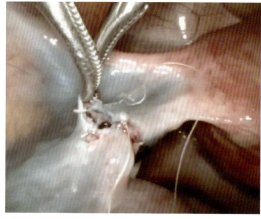
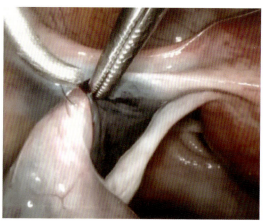

图 3-4-26mm　病例 2。缝合输卵管断端浆膜层（6 点处）

图 3-4-26nn　病例 2。缝合输卵管断端浆膜层（3 点处）

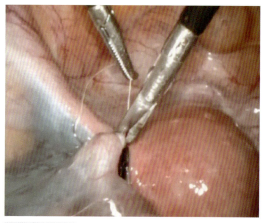
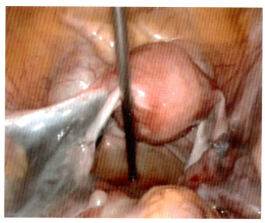

图 3-4-26oo　病例 2。缝合后用剪刀剪断多余的缝线

图 3-4-26pp　病例 2。腹腔镜输卵管吻合术后的盆腔

3.难点解析

与上一病例相比，本例手术所用缝线为 5-0 不可吸收缝线，缝线更细、线结更小，缝合时组织损伤小、输卵管断端对合好，手术效果更佳。

病例 3　腹腔镜输卵管复通术（术者：江依群）

1.病情简介

患者 35 岁，因"绝育术后 10 年，要求行输卵管复通术"入院。患者既往月经规律，初潮 16 岁，周期 5～7 天/28 天。孕 4 产 2。末次月经 10 天前。患者 10 年前行绝育术，现有生育要求，拟行输卵管复通术。妇科检查：外阴已婚已产型；阴道通畅；宫颈光滑；子宫前位，大小正常，活动，无压痛；双侧附件区未扪及异常。经阴道妇科超声检查：子宫大小正常，肌层回声均匀。子宫内膜厚 0.7cm。双侧附件未见异常。入院诊断：绝育术后。完善检查后，择期全麻下行腹腔镜输卵管复通术。

2.手术步骤

（1）置腹腔镜，检查盆腔。见子宫正大小正常，双侧输卵管峡部距宫角 2～3cm 处可见中断及包裹缝线。双侧卵巢未见异常（图 3-4-27a）。

（2）提拉右侧输卵管绝育处管壁，用单极电钩电凝，用剪刀打开绝育处近端及远端的输卵管管壁浆膜层，游离输卵管近侧断端（图 3-4-27b）。用剪刀横向剪断近侧输卵管断端管壁（图 3-4-27c）。同法游离输卵管远侧断端，切除中间绝育处的输卵管组织，横向剪断远侧输卵管断端管壁（图 3-4-27d、e）。自输卵管伞端注入生理盐水，检查输卵管断端的通畅度（图 3-4-27f）。行输卵管通液术。输卵管近侧断端可见蓝色液体流出（图 3-4-27g）。

（3）用 5-0 不可吸收缝线于输卵管近侧及远侧断端 6 点处对应缝合输卵管黏膜外肌层，打结并剪除多余的尾线（图 3-4-27h、i)）。同法缝合输卵管断端 12 点、3 点、9 点处管壁（图 3-4-27j ~ m）。

（4）缝合关闭输卵管系膜创口（图 3-4-27n）。取对应 12 点处缝合输卵管断端浆膜层（图 3-4-27o）。再次行输卵管通液术。右侧输卵管伞端可见蓝色液体流出（图 3-4-27p）。

（5）同法行左侧输卵管复通术。提拉左侧输卵管绝育处管壁，用剪刀打开绝育处近端输卵管管壁浆膜层，并游离输卵管管壁（图 3-4-27q）。用剪刀横向剪断近侧输卵管断端管壁（图 3-4-27r）。行输卵管通液术。可见蓝色液体流出（图 3-4-27s）。同法打开输卵管远侧断端浆膜层，游离管壁，切除中间绝育处输卵管组织，横向剪断远侧输卵管管壁（图 3-4-27t、u）。自输卵管伞端注入生理盐水，检查输卵管断端的通畅度（图 3-4-27v）。

（6）用 5-0 不可吸收缝线于输卵管近侧及远侧断端 6 点处对应缝合输卵管黏膜外肌层，打结并剪除多余的尾线（图 3-4-27w、x）。同法缝合输卵管断端 12 点、9 点、3 点处管壁（图 3-4-27y ~ bb）。

（7）缝合关闭输卵管系膜创口（图 3-4-27cc）。取对应 9 点、3 点、12 点处缝合输卵管断端浆膜层（图 3-4-27dd ~ ff）。再次行输卵管通液术。左侧输卵管伞端可见蓝色液体流出（图 3-4-27gg）。

（8）冲洗盆腔，吸净液体（图 3-4-27hh）。

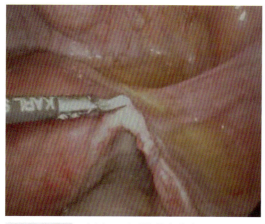

图 3-4-27a 病例 3。腹腔镜检查盆腔。见子宫大小正常，右侧输卵管峡部距宫角 2~3cm 处可见中断及包裹缝线

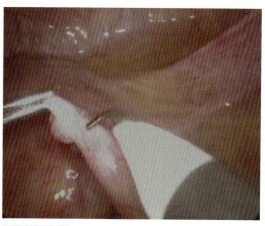

图 3-4-27b 病例 3。提拉右侧输卵管绝育处管壁，用单极电钩电凝打开输卵管管壁浆膜层

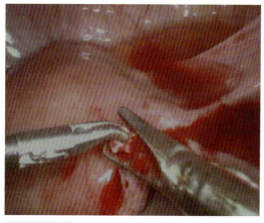

图 3-4-27c 病例 3。用剪刀横向剪断近侧输卵管断端管壁

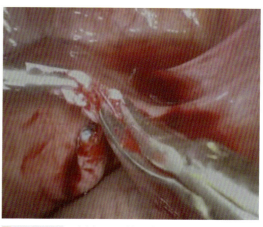

图 3-4-27d 病例 3。用剪刀游离输卵管远侧断端

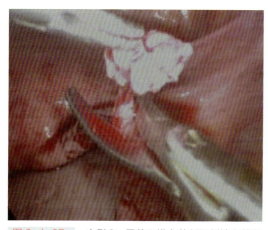

图 3-4-27e 病例 3。用剪刀横向剪断远侧输卵管断端管壁

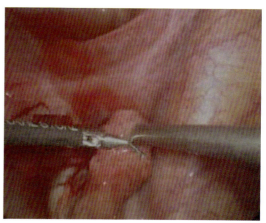

图 3-4-27f 病例 3。自输卵管伞端插入吸引器，注入生理盐水，检查输卵管断端的通畅度

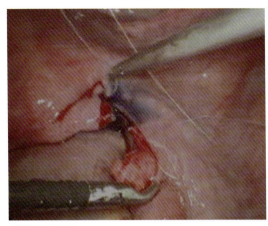

图 3-4-27g 病例 3。行输卵管通液术。输卵管近侧断端可见蓝色液体流出

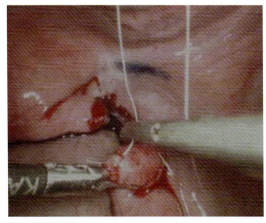

图 3-4-27h 病例 3。用 5-0 不可吸收缝线缝合输卵管远侧断端 6 点处黏膜外肌层

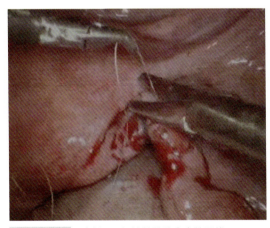

图 3-4-27i 病例 3。打结并剪除多余的尾线

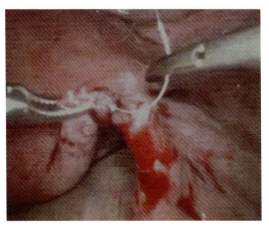

图 3-4-27j 病例 3。缝合输卵管远侧断端 12 点处的黏膜外肌层

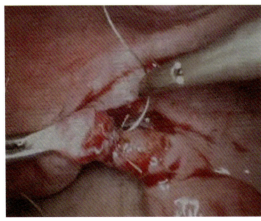

图 3-4-27k 病例 3。缝合输卵管断端 3 点处黏膜外肌层

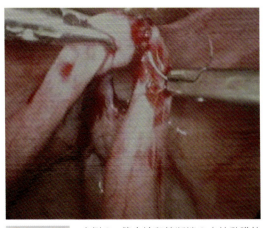

图 3-4-27l 病例 3。缝合输卵管断端 9 点处黏膜外肌层

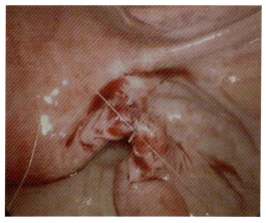

图 3-4-27m　病例 3。缝合输卵管断端 9 点处后打结

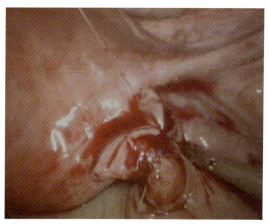

图 3-4-27n　病例 3。缝合输卵管系膜创口后打结

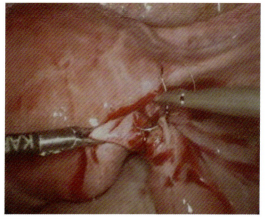

图 3-4-27o　病例 3。取对应 12 点处缝合输卵管断端浆膜层

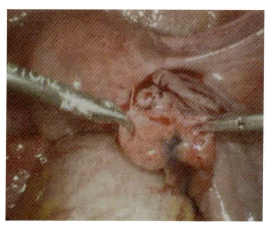

图 3-4-27p　病例 3。行输卵管通液术。右侧输卵管伞端可见蓝色液体流出

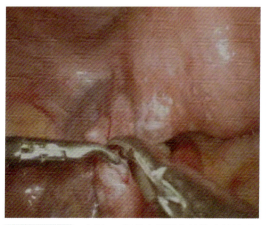

图 3-4-27q　病例 3。提拉左侧输卵管绝育处管壁，用剪刀打开绝育处近端输卵管管壁浆膜层

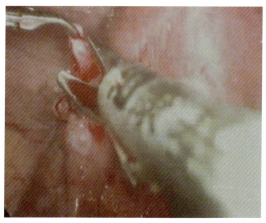

图 3-4-27r　病例 3。用剪刀横向剪断近侧输卵管断端管壁

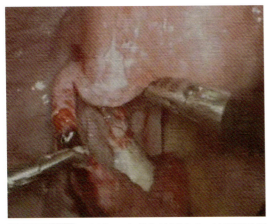

图 3-4-27s　病例 3。行输卵管通液术。输卵管近侧断端可见蓝色液体流出

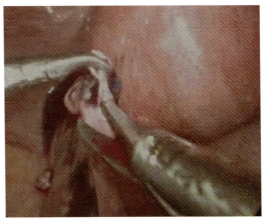

图 3-4-27t　病例 3。用剪刀打开输卵管远侧断端浆膜层，游离管壁

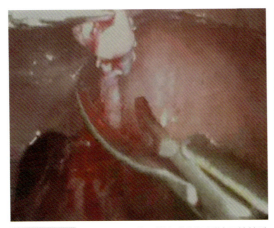

图 3-4-27u　病例 3。用剪刀横向剪断远侧输卵管管壁

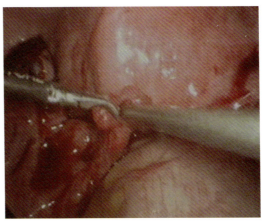

图 3-4-27v　病例 3。自输卵管伞端插入吸引器，注入生理盐水，检查输卵管断端的通畅度

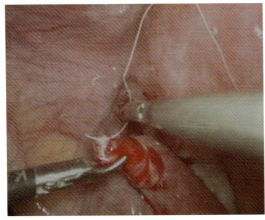

图 3-4-27w　病例 3。用不可吸收缝线于输卵管远侧断端 6 点处缝合黏膜外肌层

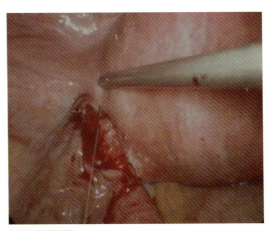

图 3-4-27x　病例 3。输卵管断端 6 点处缝合后打结

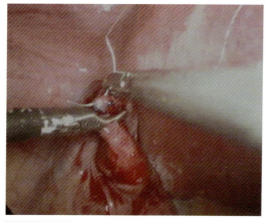

图 3-4-27y 病例 3。缝合输卵管近侧断端 12 点处黏膜外肌层

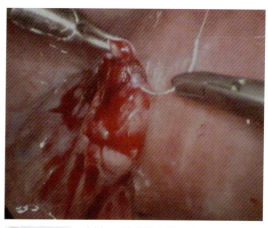

图 3-4-27z 病例 3。缝合输卵管断端 9 点处黏膜外肌层

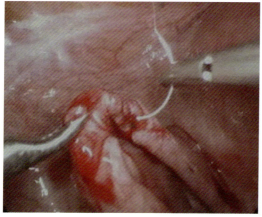

图 3-4-27aa 病例 3。缝合输卵管断端 3 点处黏膜外肌层

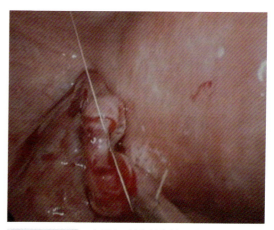

图 3-4-27bb 病例 3。输卵管断端 3 点处缝合后打结

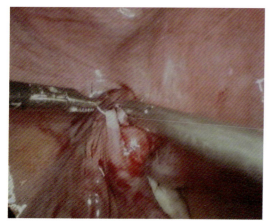

图 3-4-27cc 病例 3。缝合输卵管系膜创口

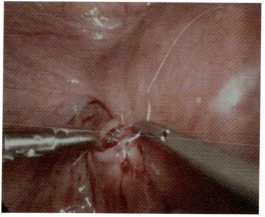

图 3-4-27dd 病例 3。取对应 9 点处缝合输卵管断端浆膜层

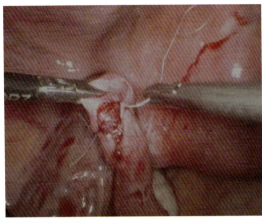

图 3-4-27ee 病例 3。取对应 3 点处缝合输卵管断端浆膜层

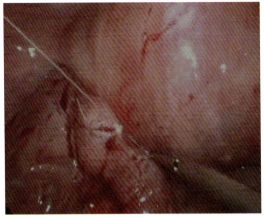

图 3-4-27ff 病例 3。取对应 12 点处缝合输卵管断端浆膜层后打结

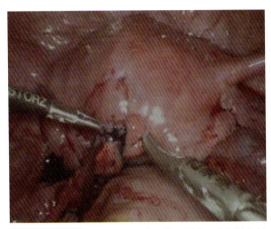

图 3-4-27gg 病例 3。行输卵管通液术。左侧输卵管伞端可见蓝色液体流出

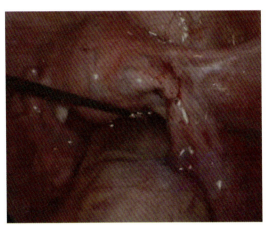

图 3-4-27hh 病例 3。冲洗盆腔，吸净液体

3. 难点解析

此例是本节选取的第 3 例腹腔镜输卵管吻合术，其操作手法与前两位术者又有不同，但无论各位腹腔镜术者采用何种技巧，皆可依自己的经验顺利完成吻合手术，达到理想的手术效果。

六、小结

腹腔镜输卵管吻合术是采用腹腔镜微创技术切除输卵管阻塞部分并接合输卵管两断端的手术。输卵管端端吻合术主要适用于输卵管结扎术后要求恢复生育能力者，以及输卵管峡部阻塞性不孕要求恢复生育能力并保留输卵管者。腹腔镜手术采用显微外科技术，减少了对组织的创伤，提高了手术的精确度，从而提高了手术后输卵管通畅率与妊娠率。

参考文献

[1] 李光仪. 实用妇科腹腔镜手术学 [M]. 2 版. 北京：人民卫生出版社，2015.

[2] 夏恩兰. 妇科内镜学 [M]. 2 版. 北京：人民卫生出版社，2020.

[3] 孙明霞，王延国. 腹腔镜下输卵管单点吻合 31 例临床分析 [J]. 中国微创外科杂志，2008，8（5）：441–442.

[4] 黄丽萨，谭世桥. 腹腔镜下输卵管粘连分离与成形及造口术后妊娠分析 [J]. 实用妇产科杂志，2008，24（4）：229-231.

[5] 杨云，李琼珍. 腹腔镜治疗输卵管远端积水 98 例疗效分析 [J]. 腹腔镜外科杂志，2010，15（10）：742-743.

[6] 周洪友，郑红枫，吕伟超. 腹腔镜下输卵管吻合术的临床应用探讨 [J]. 实用妇产科杂志，2010，26（3）：228-229.

[7] AI J, ZHANG P, JIN L, et al. Fertility outcome analysis after modified laparoscopic microsurgical tubal anastomosis[J]. Front Med, 2011, 5(3): 310-314.

[8] DANIILIDIS A, BALAOURAS D, CHITZIOS D, et al. Hydrosalpinx: Tubal surgery or in vitro fertilisation? An everlasting dilemma nowadays; a narrative review[J]. Obstet Gynaecol, 2017, 37(5): 550-556.

[9] DEFFIEUX X, MORIN SURROCA M, FAIVRE E, et al. Tubal anastomosis after tubal sterilization: a review[J]. Arch Gynecol Obstet, 2011, 83(5): 1149-1158.

[10] DUN E C, NEZHAT C H. Tubal factor infertility: diagnosis and management in the era of assisted reproductive technology[J]. Obstet Gynecol Clin North Am, 2012, 39(4): 551-566.

[11] GIZZO S, BERTOCCO A, SACCARDI C, et al. Female sterilization: update on clinical efficacy, side effects and contraindications[J]. Minim Invasive Ther Allied Technol, 2014, 23(5): 261-270.

[12] GOMEL V. The place of reconstructive tubal surgery in the era of assisted reproductive techniques[J]. Reprod Biomed Online, 2015, 31(6): 722-731.

[13] KARAYALCIN R, OZCAN S, TOKMAK A, et al. Pregnancy outcome of laparoscopic tubal reanastomosis: retrospective results from a single clinical centre[J]. Int Med Res, 2017, 45(3): 1245-1252.

[14] MOHAMED A A, YOSEF A H, JAMES C, et al. Ovarian reserve after salpingectomy: a systematic review and meta-analysis[J]. Acta Obstet Gynecol Scand, 2017, 96(7): 795-803.

[15] SRESHTHAPUTRA O, SRESHTHAPUTRA R A, VUTYAVANICH T. Factors affecting pregnancy rates after microsurgical reversal of tubal sterilization[J]. Reconstr Microsurg, 2013, 29(3): 189-194.

[16] SCHEPENS J J, MOL B W, WIEGERINCK M A, et al. Pregnancy outcomes and prognostic factors from tubal sterilization reversal by sutureless laparoscopical re-anastomosis: a retrospective cohort study[J]. Hum Reprod, 2011, 26(2): 354-359.

[17] TOLEDO K L, AUDIFRED J R, NIEBLA D, et al. Outcomes After Laparoscopy Microsurgical Tubal Reanastomosis[J]. Minim Invasive Gynecol, 2015, 22(6S): S198-S199.

[18] VAN SEETERS J A H, CHUA S J, MOL B W J, et al. Tubal anastomosis after previous sterilization: a systematic review[J]. Hum Reprod Update, 2017, 23(3): 358-370.

[19] VERKUYL D A. Guidelines on Opportunistic Salpingectomy and IVF[J]. Obstet Gynaecol Can, 2017, 39(12): 1126.

[20] YE X P, YANG Y Z, SUN X X. A retrospective analysis of the effect of salpingectomy on serum antiMüllerian hormone level andovarian reserve[J]. Am Obstet Gynecol, 2015, 212(1): 53.e1-10.

第四章　腹腔镜手术治疗盆腔炎性疾病

一、概述

盆腔炎性疾病（Pelvic Inflammatory Disease，PID），以往称为盆腔炎，是指由女性上生殖道炎症引起的一组疾病，主要包括子宫内膜炎、输卵管炎、输卵管卵巢炎、盆腔腹膜炎和盆腔结缔组织炎。它是性传播疾病的最重要的也是最常见的并发症。

盆腔炎性疾病通常是由在宫颈管内繁殖的微生物上行进入子宫内膜和输卵管引起的。引起盆腔炎性疾病的病原体主要有需氧菌、厌氧菌、衣原体、支原体、病毒等。盆腔炎性疾病多是混合型感染，即通常外源性病原体和内源性病原体同时存在。性传播感染的外源性病原体的主要致病微生物是淋病奈瑟菌和沙眼衣原体。内源性病原体则来自原寄居于阴道内的菌群，在一定条件下成为致病性病原体，包括需氧菌及厌氧菌。

盆腔炎性疾病可局限于某一部位，也可同时累及几个部位，其中最常见的是输卵管炎。如果没有得到及时、正确而规范的治疗，或由于抗生素选择不当、剂量不足、疗程不够等，造成炎性过程继续发展，都会导致与附近器官粘连的解剖变化。不仅可以使病程迁延，还可造成许多并发症或后遗症，如不孕、复发性盆腔炎、异位妊娠、输卵管卵巢脓肿、慢性输卵管炎性粘连、输卵管积水、输卵管卵巢炎、输卵管卵巢囊肿、慢性盆腔结缔组织炎及盆腔广泛粘连等。

不同部位和不同进程的盆腔炎性疾病的临床表现各异。急性炎症的临床表现有白带增多，下腹部疼痛，脓性或脓血性白带，可有异味，部分患者有高热和直肠膀胱刺激症状。查体可发现子宫体及附件区压痛，有时可扪及包块。血白细胞计数升高。慢性盆腔炎性疾病通常症状、体征均不明显。可有轻度白带增多及腰骶部酸痛，附件区虽有增厚但压痛并不明显。血白细胞计数往往不高。

盆腔炎性疾病的诊断较困难，因为其发生部位深藏于盆腔，病原微生物种类繁多而且不容易采集，其症状、体征表现各异，非盆腔炎性疾病所特有，使其诊断不易明确。腹腔镜检查可直视盆腔、腹腔脏器，正确评估病情，对盆腔渗出物进行病原学检查和药敏试验，检查的同时还可行手术治疗，是十分有效的诊断方法。

盆腔炎性疾病的治疗原则是以规范的抗生素抗感染为主的综合治疗，必要时加入手术治疗。治疗的目的是为了消除盆腔炎性疾病的症状和体征，防止后遗症的发生。

二、手术适应证及禁忌证

（一）手术适应证

（1）急性盆腔炎性脓肿形成。

（2）亚急性或慢性盆腔炎性致盆腔粘连及双侧输卵管梗阻。

（3）输卵管卵巢的炎性包块。

（4）患者全身状况可耐受腹腔镜手术及麻醉。

（二）手术禁忌证

(1) 心、肝、肾衰竭的急性期不能耐受麻醉及手术者。
(2) 生殖道感染的急性期。
(3) 盆腔、腹腔严重粘连影响人工气腹或不能置镜者。
(4) 绞窄性肠梗阻。

三、手术方法

多数盆腔炎性疾病经规范而恰当的抗生素配合综合治疗后可以彻底治愈。但如果未能彻底清除致病菌或治疗不规范，未能足量、足疗程治疗，就容易引起后遗病变。急性盆腔炎性脓肿形成、盆腔炎性粘连致双侧输卵管梗阻、输卵管及卵巢的炎性包块等病变需行手术治疗。手术方式包括开腹或腹腔镜下手术引流脓液、粘连分离与输卵管整形、手术剥离包裹性积液、手术切除病变器官等。

（一）急性盆腔炎的腹腔镜治疗

急性盆腔炎的传统治疗方法是全身抗感染为主或辅助开腹手术治疗，但是仍有一部分患者，尤其是急性盆腔炎合并脓肿形成的患者会迁延成亚急性或慢性盆腔炎，反复发作，影响生活质量及生育能力。

一直以来，急性盆腔炎被视为腹腔镜手术的禁忌证。因为人们普遍认为，腹腔镜手术时 CO_2 气腹的压力和手术时的体位可造成炎症扩散。此外，急性盆腔炎或慢性盆腔炎急性发作时，盆腔脏器充血、水肿，组织糟脆，同时脏器之间形成了疏松或致密的纤维素粘连，镜下分离粘连时若处理不当很容易发生出血和脏器损伤。另外，对于盆腔广泛致密粘连、腹腔镜手术困难甚至无法完成手术者，或者术中发生损伤、腹腔镜下无法修补者，需及时中转开腹完成手术或修补损伤。

但是，也有很多临床实践表明腹腔镜诊治急性盆腔炎并非绝对禁忌证，甚至应列为腹腔镜手术的适应证。在诊治急性盆腔炎或慢性盆腔炎急性发作，尤其是急性盆腔炎伴有盆腔包块时，腹腔镜手术能达到传统开腹手术的疗效，甚至优于开腹手术。在气腹形成的空间和腹腔镜的放大作用下，腹腔镜的手术野可以充分显露，术者可更为细致地检查上腹部如肝、脾及横膈周围，有利于发现极为隐蔽的病灶并彻底清除。在腹腔镜下处理炎症的渗出，分离粘连，清理盆腔，充分冲洗，引流并灌注消炎药，不仅能促进炎症消退，而且可明显改善和恢复输卵管的功能。腹腔镜手术还可以更好地保护机体和腹膜对脓毒血症的反应，局部损伤小，加之 CO_2 气腹不会促进细菌的生长，不增加炎症扩散的机会，所以能更好地保护腹腔内的免疫环境。此外，同开腹手术相比，腹腔镜手术可明显降低术后粘连的形成，减少肠梗阻的发生。

（二）盆腔粘连、包裹性积液或脓肿的腹腔镜治疗

急性盆腔炎经保守治疗若未能彻底治愈，可发展为亚急性盆腔炎或慢性盆腔炎，形成广泛粘连或包裹性积液，表现为慢性输卵管炎、慢性子宫内膜炎、慢性输卵管卵巢炎、盆腔腹膜炎和盆腔炎症性粘连包块等。对发病时间长、病情迁延，经积极治疗病情无好转，甚至恶化者需进行手术治疗。

慢性输卵管炎性疾病根据患者的生育要求和输卵管病变程度可行腹腔镜盆腔粘连分离术、输卵管整形术或者输卵管切除术治疗。此类术式已在腹腔镜输卵管手术相关章节中详述。

慢性盆腔炎反复发作，炎性纤维化增生后可在肠管、网膜、子宫、输卵管和卵巢形成粘连、炎性

包块，甚至脓肿。对于盆腔脏器间的粘连，可在腹腔镜下小心分离。对于炎症形成的包裹性积液，可在腹腔镜下打开粘连，释放积液，必要时需彻底切除病灶。当脓肿形成时，可在腹腔镜下切开脓肿，引流脓液，或者切除脓肿（图4-1）。

（三）输卵管卵巢囊肿的腹腔镜治疗

输卵管炎症波及卵巢，可相互粘连形成炎性包块，输卵管伞端与卵巢粘连贯通，液体渗出而形成输卵管卵巢囊肿，也可由输卵管卵巢积脓吸收而转为积水而成。输卵管卵巢囊肿形成慢性病变，可反复发作，也可继发感染为输卵管卵巢脓肿（图4-2）。

慢性输卵管卵巢炎手术方式的决定需要根据术中发现的输卵管卵巢病变情况、累及盆腔脏器情况，以及患者的年龄、是否有生育要求及既往盆腔疾病史综合考虑。若患者较年轻，或有生育要求，一侧输卵管卵巢正常或病变较轻，可行保留一侧卵巢或附件的手术。对于形成输卵管卵巢囊肿的患者，手术宜彻底。对于年龄超过40岁，无生育要求的患者，可切除单侧或双侧附件，并可同时切除子宫。其手术方式以全子宫及双侧附件切除的预后最好。保留部分卵巢或子宫均可引起炎症的复发。

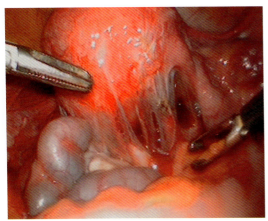
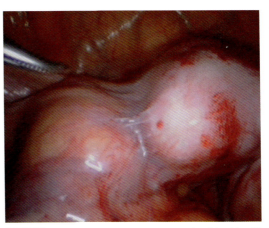

图4-1　腹腔镜下观察盆腔粘连。子宫充血，子宫后壁与直肠浆膜层膜样粘连。左侧输卵管增粗、肿胀、迂曲

图4-2　腹腔镜下观察子宫大小正常，左侧输卵管卵巢囊肿粘连包裹

（四）结核性盆腔炎

由结核杆菌引起的女性生殖器炎症称为生殖器结核，又称为结核性盆腔炎，多见于20～40岁生育期女性。生殖器结核可由肺结核、骨结核等全身结核病灶的结核菌经血液循环传播到盆腔，也可由腹膜结核、肠结核直接蔓延到盆腔、输卵管和卵巢而形成包块。结核性盆腔炎的临床表现有不孕、盆腔疼痛、月经异常和不明原因的发热等。体征有腹水、盆腔包块、血CA-125升高等。结核性盆腔炎的诊断依据病史、体征，以及子宫内膜病理、结核菌培养、X线检查等辅助检查方法，必要时需行腹腔镜检查。

结核性盆腔炎以抗结核药物治疗为首选。但是在某些情况需行手术治疗，如：药物治疗后盆腔包块缩小不明显；化学药物治疗无效或反复发作；子宫内膜结核，药物治疗无效或久治不愈的结核瘘管；盆腔附件结核，特别是输卵管内积留有大量干酪样坏死物或腹水合并感染者。

对以渗出为主的结核性盆腔炎，渗出物可为浆液性草黄色澄清液体，也可为乳白色液体，积聚于盆腔，有时因粘连可形成多个包裹性囊肿。手术需打开粘连包裹，吸净渗出液，冲洗盆腔。对于生殖器结核所致粘连广泛而紧密者，腹膜增厚、凹陷或突起，粘连包块常发生干酪样坏死，且可形成瘘管。

手术中可分离粘连，切除结核病灶。因盆腔粘连严重，分离时应小心谨慎，以防止出血和造成损伤。对重要脏器间致密粘连不必分离，保留比强行分离或切除更为安全。对于年轻患者，应尽量保留卵巢功能；但对于接近绝经期的患者，可行全子宫及双侧附件切除术，或仅行双侧附件切除术（图4-3）。

为了避免手术时感染扩散及减轻粘连便于手术，可联合进行抗结核药物治疗。术前采用抗结核药物治疗 1~2 个月，术后根据病灶是否清除及结核活动情况，继续用药 2 个月，以求根治。

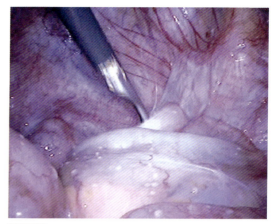

图 4-3　腹腔镜下观察盆腔结核。可见肠管表面散在白色结节

（五）腹腔镜盆腔炎性疾病手术步骤及技巧

腹腔镜盆腔急、慢性炎性疾病手术术前应预防性应用抗生素 3~7 天，并行良好的肠道准备。具体手术步骤如下：

1. 检查盆腔

置腹腔镜后，首先检查盆腔、腹腔。检查盆腔、腹腔脏器及网膜表面有无充血、水肿和炎性渗出物，明确子宫、输卵管、卵巢与周围脏器的关系，盆腔粘连的性质、范围和程度，评估手术治疗的可行性及确定手术方式（图4-4）。

2. 冲洗盆腔及药敏试验

吸取盆腔渗出液、脓苔或脓壁组织送细菌培养加药物敏感试验以指导术后选用抗生素（图4-5）。用冲洗器吸净盆腔、腹腔脏器及腹膜表面的脓苔和脓液，并用生理盐水冲洗。

3. 分离粘连

冲洗干净后用无损伤钳轻柔分离粘连，游离子宫、输卵管、卵巢、肠管及网膜。对薄的、血管少的粘连带可直接用剪刀剪开。而较厚的、有血管的粘连带应先用双极电凝后再切断。对于较致密的重要脏器间的粘连如肠管、输卵管等，可先分离脏器之间较易分离的部位，形成腔隙，再行下一步的分离（图4-6、图4-7）。

4. 进一步手术

根据盆腔情况行相应的手术治疗，如输卵管整形或切除术、清创和（或）脓肿切开、附件切除术、子宫切除术等。

5. 冲洗盆腔

手术结束时用大量生理盐水反复充分冲洗盆腔、腹腔。盆腔局部可应用抗生素或抗粘连药物，并留置引流管引流，术后根据实际情况应用抗生素治疗（图4-8）。

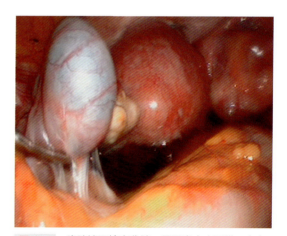

图 4-4　腹腔镜下检查盆腔。见子宫大小正常，充血。左侧输卵管增粗、肿胀，与阔韧带后叶及肠管膜样粘连。盆腔可见淡红色稀薄游离液体

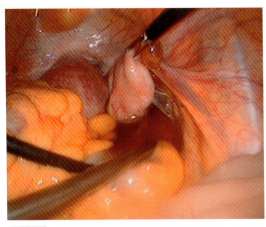
图 4-5　腹腔镜下用吸引管吸取盆腔游离液体，送细菌培养加药物敏感试验

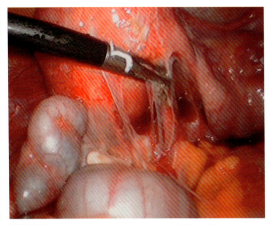
图 4-6　用腹腔镜双极电凝子宫后壁粘连带

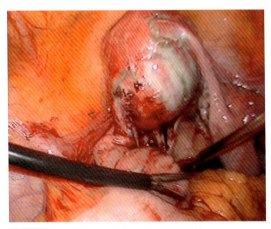
图 4-7　分离粘连，游离子宫及双侧附件

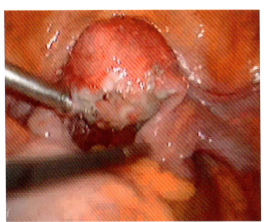
图 4-8　手术结束时用大量生理盐水冲洗盆腔

四、腹腔镜盆腔炎性疾病手术实例演示

病例 1　腹腔镜检查 + 盆腔粘连分离术 + 左侧输卵管切除术

1. 病情简介

患者 44 岁，因 "发现左侧附件囊肿 4 年" 入院。患者既往月经规律，初潮 15 岁，周期 5 天 /30 天。孕 1 产 1。末次月经 10 天前。患者 4 年前因发热及突发腹痛，行超声检查发现附件包块，行抗感染治疗包块消失。此后间断出现发热、腹痛，附件包块时有时无。病来时有便秘。妇科检查：外阴已婚已产型；阴道通畅；宫颈轻度糜烂；子宫中位，大小正常，活动欠佳；左侧附件区可扪及直径 4cm 的囊肿，活动差，无压痛。经阴道超声检查：子宫大小 4.2cm × 4.2cm × 3.7cm，肌层回声均匀；左侧附件可见 5.8cm × 4.0cm 囊性肿物。入院诊断：盆腔包块，慢性宫颈炎。完善检查后，择期全麻下行腹腔镜检查 + 盆腔粘连分离术 + 左侧输卵管切除术。

2. 手术步骤

（1）置腹腔镜后，检查盆腔、腹腔。见子宫中位，饱满。子宫后壁与双侧附件、乙状结肠致密粘连。左侧附件可见粘连包裹性包块，范围 5cm² （图 4-9a）。盆腔可见游离血性液体，量约 10mL。吸取盆腔液体送细菌培养 + 药敏试验。取盆腔冲洗液 100mL 送细胞学检查。

（2）用举宫器将子宫置于前倾位，钝性剥离右侧卵巢与子宫后壁及阔韧带后叶的粘连。同法钝性剥离左侧卵巢、输卵管与子宫后壁的粘连，打开包裹性积液，有淡黄色清亮液体流出。钝性、锐性分离左侧输卵管、卵巢与阔韧带后叶的粘连（图 4-9b ~ e）。

（3）剪除部分卵巢表面粘连组织送病理检查。游离双侧附件，显露子宫直肠陷凹（图 4-9f）。

（4）同家属交代病情，因左侧输卵管变形严重，建议行左侧输卵管切除术。

（5）提拉左侧输卵管，自骨盆漏斗韧带贴近输卵管处用双极电凝，用剪刀剪断输卵管系膜，达左侧宫角，切除左侧输卵管，用双极电凝创面出血点。切除的输卵管自脐孔取出（图 4-9g ~ m）。

（6）用生理盐水 2000mL+ 甲硝唑注射液 100mL 冲洗盆腔，吸净盆腔液体。盆腔留置引流管（图 4-9n）。

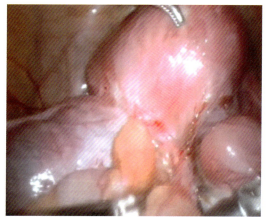

图 4-9a　病例 1。腹腔镜下检查盆腔。见子宫饱满。子宫后壁与双侧附件、乙状结肠致密粘连

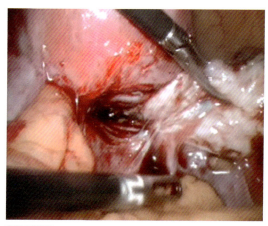

图 4-9b　病例 1。钝性剥离右侧卵巢与子宫后壁及阔韧带后叶的粘连

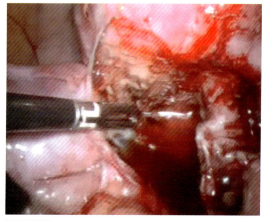

图 4-9c　病例 1。钝性剥离左侧卵巢输卵管与子宫后壁的粘连，打开包裹性积液

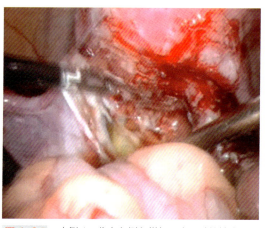

图 4-9d　病例 1。分离左侧卵巢与子宫后壁的粘连

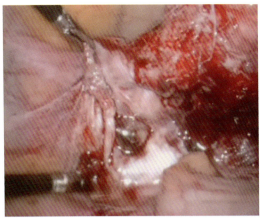

图 4-9e　病例 1。钝性剥离左侧输卵管与卵巢及阔韧带后叶的粘连

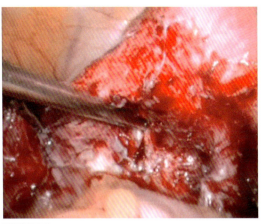

图 4-9f　病例 1。分离子宫后壁粘连，显露子宫直肠陷凹

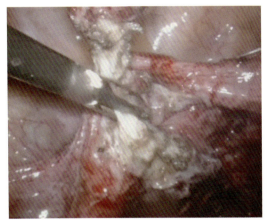

图 4-9g　病例 1。腹腔镜下用双极电凝左侧输卵管伞端系膜

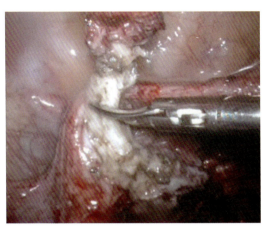

图 4-9h　病例 1。用剪刀剪断电凝后的输卵管系膜

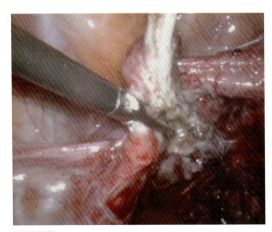

图 4-9i　病例 1。进一步用双极电凝输卵管系膜

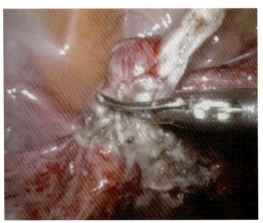

图 4-9j　病例 1。用双极电凝后，用剪刀剪断输卵管系膜

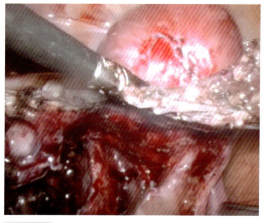

图 4-9k 病例 1。用双极电凝左侧宫角处输卵管管壁

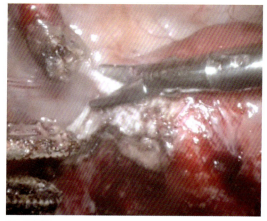

图 4-9l 病例 1。用剪刀剪断输卵管管壁，切除左侧输卵管

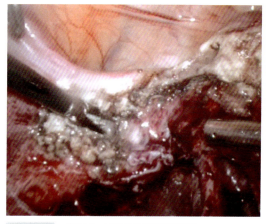

图 4-9m 病例 1。用双极电凝系膜创面

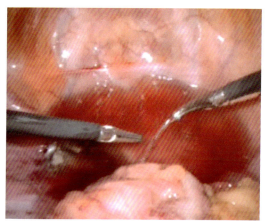

图 4-9n 病例 1。腹腔镜术后用大量生理盐水 + 甲硝唑注射液冲洗盆腔

3. 难点解析

本例为已婚已育的患者，慢性盆腔炎导致包裹性积液。腹腔镜下分离粘连，打开包裹性积液，并切除病变输卵管。手术遵循盆腔炎手术原则，行细菌培养及药敏试验，尽量分离所有粘连，去除病灶，术后充分冲洗盆腔并留置引流管，以免术后复发和形成更严重的粘连。

病例 2　腹腔镜盆腔粘连分离术 + 左侧输卵管卵巢切除术

1. 病情简介

患者 39 岁，因"体检发现附件肿物 1 年余"入院。患者既往月经规律，初潮 13 岁，周期 5 天 /28 天。妊娠 2 次，顺产 1 次。末次月经 8 天前。患者 1 年前出现下腹痛，持续一个半月，检查发现附件囊肿，直径约 7cm，抗感染治疗后腹痛缓解。此后定期复查，囊肿逐渐增大，1 个月前超声检查囊肿直径达 10cm。拟手术治疗入院。妇科检查：外阴已婚已产型；宫颈光滑；宫体平位，稍增大；于其前方偏左可及一肿物，表面光滑，活动欠佳，大小约 10cm，右侧附件区未扪及异常。经阴道超声检查：子宫前位，大小 5.8cm×5.7cm×5.0cm，质均，内膜厚 0.6cm，子宫左前方分隔囊腔 9.4cm×8.9cm×5.7cm，右侧卵巢可见。提示：左侧附件囊肿。入院诊断：盆腔包块性质待查。择期全麻下行腹腔镜盆腔粘连分离术＋左侧输卵管卵巢切除术。

2. 手术步骤

（1）置腹腔镜，检查盆腔。盆腔可见一囊性包块，大小约 10cm×8cm×6cm，来自左侧附件。囊肿与网膜粘连，表面可见输卵管伞端，未见正常卵巢组织。子宫大小正常，后壁表面膜样渗出。右侧输卵管、卵巢外观正常，表面膜样粘连，部分肠管与左侧阔韧带后叶粘连。盆腔可见少量淡黄色稀薄液体，量约 10mL（图 4-10a）。

（2）用吸引器吸取盆腔液体，操作中左侧囊肿破裂，有淡黄色清亮液体流出。用吸引器吸取液体。扩大囊肿切口，锐性分离粘连，用剪刀剪除粘连组织。用双极电凝、用剪刀分离附件与网膜的粘连。囊肿为多房，未见正常卵巢组织（图 4-10b、c）。

（3）因左侧输卵管、卵巢囊肿病变严重，遂行左侧附件切除术。提拉左侧输卵管、卵巢，自骨盆漏斗韧带向左侧宫角逐步切除左侧附件及囊肿（图 4-10d ~ i）。将切除组织置于收集袋内，经脐孔取出。

（4）用 2-0 可吸收缝线连续缝合创面（图 4-10j ~ k）。冲洗盆腔（图 4-10l）。术后留置引流管。

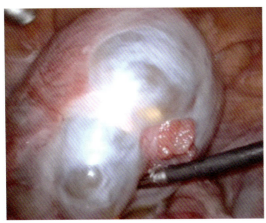
图 4-10a　病例 2。腹腔镜下见一囊性包块，表面可见输卵管伞端，未见正常卵巢组织

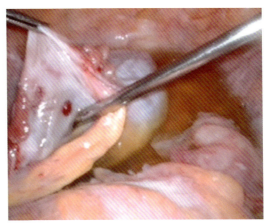
图 4-10b　病例 2。囊肿破裂，有淡黄色清亮液体流出。用吸引器吸取液体

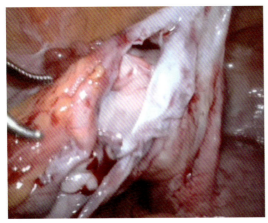
图 4-10c　病例 2。分离粘连，囊肿为多房，未见正常卵巢组织

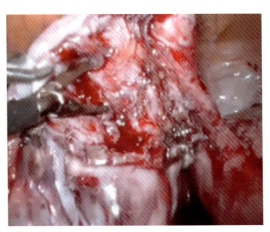
图 4-10d　病例 2。分离粘连后，未见正常卵巢组织

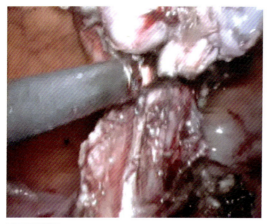

图 4-10e　病例 2。用双极电凝左侧骨盆漏斗韧带

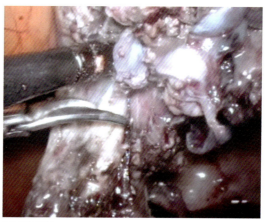

图 4-10f　病例 2。用双极电凝后，用剪刀剪断左侧骨盆漏斗韧带

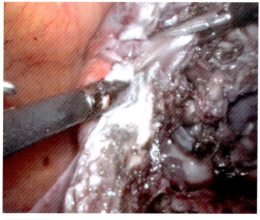

图 4-10g　病例 2。用双极电凝左侧卵巢及输卵管系膜

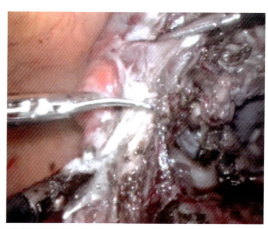

图 4-10h　病例 2。用双极电凝后，用剪刀剪断

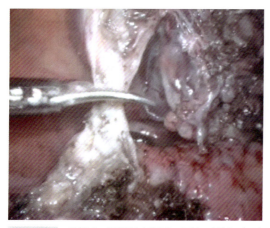

图 4-10i　病例 2。用双极电凝后，用剪刀剪断，切除左侧附件

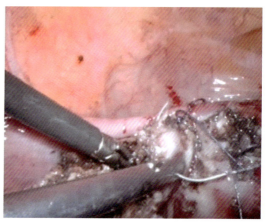

图 4-10j　病例 2。用可吸收缝线连续缝合创面

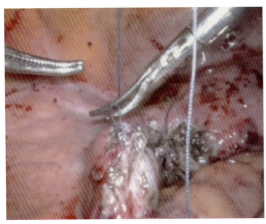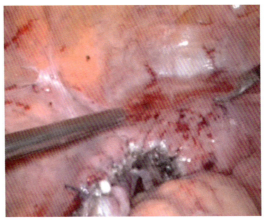

图4-10k　病例2．缝合系膜创面后剪除多余的缝线　　图4-10l　病例2．腹腔镜术后冲洗盆腔

3. 难点解析

本例患者为比较典型的输卵管卵巢囊肿，输卵管卵巢病变严重，几乎无正常卵巢组织，加之患者近40岁，故行左侧输卵管卵巢切除术，以彻底切除病变，减少术后复发。

病例3　腹腔镜盆腔粘连分离术＋左侧输卵管卵巢切除术

1. 病情简介

患者36岁，因"子宫肌瘤剔除术后5年，发现附件包块2年"入院。患者既往月经规律，初潮13岁，周期5~7天/24~26天，量略少，无痛经。孕0产0。末次月经15天前。患者5年前因子宫肌瘤行开腹子宫肌瘤剔除术。2年前体检发现左侧附件囊肿，直径约5cm，无腹痛、发热及阴道异常出血，未进行任何治疗。定期检查，囊肿逐渐增大。3个月前在当地医院行超声监护下左侧卵巢囊肿穿刺术。可见无色清亮液体。术后复查仍有直径2.6cm的囊肿。因患者拟行辅助生育技术而要求进行手术治疗。妇科检查：外阴已婚未产型；阴道通畅；宫颈光滑；子宫前位，大小正常，活动欠佳，无压痛；左侧附件区可扪及直径5cm的包块，边界不清，质软，无压痛，右侧附件区未扪及异常。经阴道妇科超声检查：子宫左后壁可见结节，大小1.5cm×1.1cm。左侧卵巢未见，左侧附件区有液性暗区，大小5.6cm×3.1cm。提示：子宫肌瘤，左侧附件包裹性积液？宫腔镜检查宫腔未见异常，刮取少许内膜病理提示：分泌期子宫内膜。入院诊断：左侧附件肿物，子宫肌瘤，原发性不孕症。完善检查后，择期全麻下行腹腔镜盆腔粘连分离术＋左侧输卵管卵巢切除术。

2. 手术步骤

（1）置腹腔镜，检查盆腔。见部分大网膜与前腹膜粘连，用超声刀分离粘连，显露盆腔（图4-11a）。见部分大网膜与左侧附件粘连，遮挡左侧附件区（图4-11b）。右侧输卵管稍屈曲，伞端外观正常，右侧卵巢外观正常，右侧附件区可见多发泡状炎性渗出粘连带。子宫形态、大小正常，前壁外突浆膜下肌瘤结节，直径0.5cm。子宫前壁下段与腹膜膜样粘连。

（2）钝性、锐性分离大网膜与左侧附件区的粘连，显露左侧附件（图4-11c~e）。用双极配合剪刀分离右侧附件及盆腔膜样的粘连（图4-11f、g）。用双极电凝剔除肌瘤结节（图4-11h）。检查左侧附件囊性增大，呈输卵管卵巢囊肿样，直径约6cm，囊腔扩张，未见输卵管、卵巢正常结构。

（3）行输卵管通液术。右侧输卵管伞端未见液体流出，左侧输卵管、卵巢囊肿腔隙见蓝色液体流出，囊壁膨大，输卵管结构不明显（图4-11i）。

（4）自左侧输卵管间质部凝切左侧输卵管和输卵管系膜，切除左侧输卵管（图4-11j、k）。继续凝切操作，切除输卵管卵巢囊肿组织，残留囊肿后壁部分卵巢组织（图4-11l～o）。用双极电凝囊内壁（图4-11p）。将切除的组织置入自制收集袋内，自脐孔取出（图4-11q）。

（5）冲洗盆腔，用双极电凝创面止血，检查无活动性出血，术毕（图4-11r）。术后病理：假腹膜囊肿，左侧慢性输卵管炎，子宫平滑肌瘤。

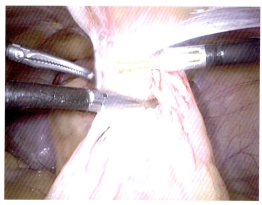
图4-11a 病例3。腹腔镜下见部分大网膜与前腹膜粘连，用超声刀分离粘连

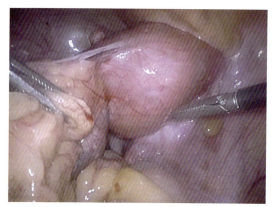
图4-11b 病例3。分离前腹壁网膜粘连后，见大网膜与左侧附件粘连，遮挡左侧附件区

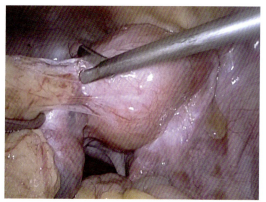
图4-11c 病例3。用剪刀锐性分离大网膜与左侧附件区的粘连

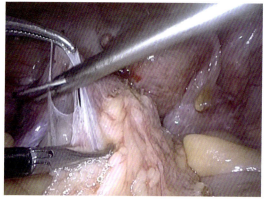
图4-11d 病例3。用剪刀锐性分离大网膜与左侧附件区的粘连

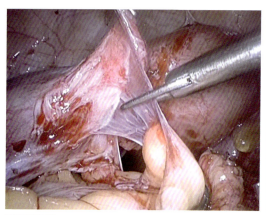
图4-11e 病例3。用剪刀锐性分离大网膜与左侧附件区的粘连，显露左侧附件

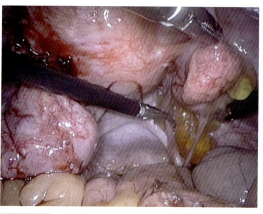
图4-11f 病例3。腹腔镜下分离右侧附件区粘连组织

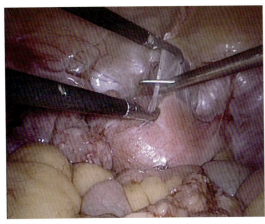

图 4-11g　病例 3。腹腔镜下分离子宫前壁粘连组织

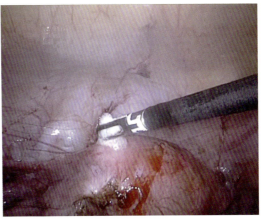

图 4-11h　病例 3。用双极电凝剔除肌瘤结节

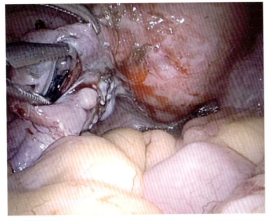

图 4-11i　病例 3。行输卵管通液术。左侧输卵管卵巢囊肿腔隙见蓝色液体流出，囊壁膨大，输卵管结构不明显

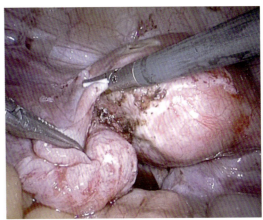

图 4-11j　病例 3。用超声刀凝切左侧输卵管间质部

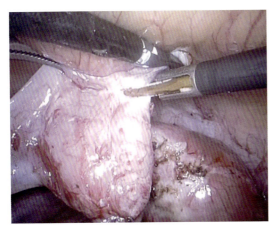

图 4-11k　病例 3。用超声刀凝切左侧输卵管系膜，切除左侧输卵管

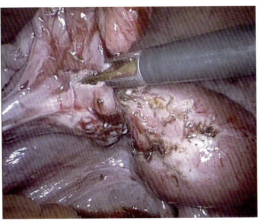

图 4-11l　病例 3。用超声刀继续凝切，切除输卵管卵巢囊肿组织

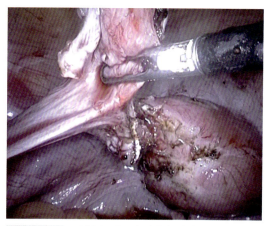

图 4-11m 病例 3。用双极电凝切除输卵管卵巢囊肿组织

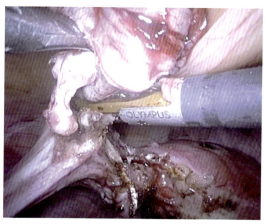

图 4-11n 病例 3。用超声刀继续凝切，切除输卵管卵巢囊肿组织

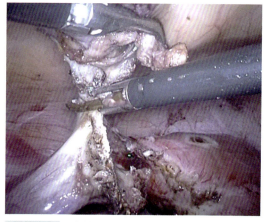

图 4-11o 病例 3。用超声刀继续凝切，切除输卵管卵巢囊肿组织

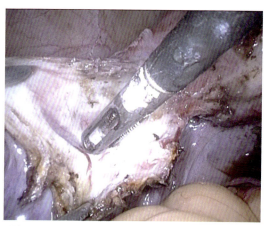

图 4-11p 病例 3。用双极电凝囊内壁残留的部分卵巢组织

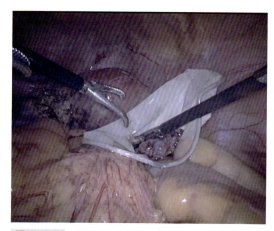

图 4-11q 病例 3。将切除的组织置入自制收集袋内，自脐孔取出

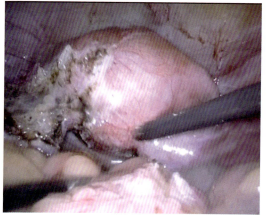

图 4-11r 病例 3。冲洗盆腔，检查无活动性出血

3. 难点解析

本例患者既往有开腹子宫肌瘤剔除手术史，左侧附件为输卵管卵巢囊肿，盆腔可见多处纤维粘连组织。分离粘连后，切除左侧输卵管卵巢囊肿可消除输卵管积水对卵子、胚胎的毒性作用，改善胚胎质量及胚胎的种植环境，提高妊娠成功率。

病例 4　腹腔镜盆腔粘连分离术 + 包裹性炎性囊肿剥除术

1. 病情简介

患者 47 岁，因 "子宫切除术后 7 年，下腹坠胀半年" 入院。患者既往月经规律，初潮 16 岁，周期 5 ~ 6 天 /28 ~ 30 天。妊娠 0 次。患者 7 年前因子宫多发肌瘤行经腹全子宫切除术。术后无腹痛及阴道出血。近半年无明显诱因出现下腹坠胀，晨起腰酸不适，活动后缓解。无阴道排液，无腹痛及肛门坠胀感，无发热及盗汗等。超声检查：发现盆腔囊肿，直径 7cm。妇科检查：外阴已婚未产型；阴道通畅，阴道断端愈合好，未见占位；宫颈子宫阙如；双侧附件区增厚，无压痛，右侧附件区可扪及囊性肿物，直径约 6cm，活动欠佳。经阴道超声检查：阴道残端 1.3cm，左侧卵巢可见分隔囊肿 2.5cm × 1.9cm，右侧卵巢可见囊腔 3.0cm × 2.8cm，其外侧可见欠规整液性暗区 7.0cm × 3.7cm。提示：子宫术后阙如；双侧卵巢囊肿；右侧附件区包裹性积液？入院诊断：盆腔炎性肿物，卵巢囊肿，子宫切除术后。择期全麻下行腹腔镜盆腔粘连分离术 + 包裹性炎性囊肿剥除术。

2. 手术步骤

（1）置腹腔镜，检查盆腔。见肠管与左下腹侧盆壁及盆底腹膜广泛粘连。子宫阙如，右侧附件与盆壁腹膜形成假性囊肿，大小 6cm × 5cm × 5cm，其内见积液。右侧卵巢略饱满，大小正常。左侧输卵管、卵巢不可见。盆腔未见游离液体（图 4-12a）。

（2）钝性分离打开包裹性积液腔，见淡黄色清亮液体，量约 50mL，用吸引器吸净积液（图 4-12b）。用弯钳钝性分离假性囊壁，用超声刀切除囊壁组织（图 4-12c ~ h）。冲洗剥离面，检查出血点，用双极电凝止血（图 4-12i）。

（3）游离右侧输卵管及卵巢，剥离过程中见右侧卵巢黄体并剥除，直径约 1.5cm（图 4-12j）。用双极电凝卵巢创面止血（图 4-12k）。

（4）用超声刀或剪刀分离左侧盆壁、盆底与肠管的粘连。分离过程中见左侧附件包埋于肠管间隙内，形成假性囊腔，范围约 2cm × 2cm × 3cm，其内见淡黄色清亮液体，量约 15mL，吸净液体（图 4-12l ~ p）。游离左侧输卵管、卵巢，检查其外观正常（图 4-12q）。

（5）冲洗盆腔，检查创面，用双极电凝活动性出血点（图 4-12r）。

（6）术后病理：纤维结缔组织构成的囊壁，表面被覆立方形上皮细胞。

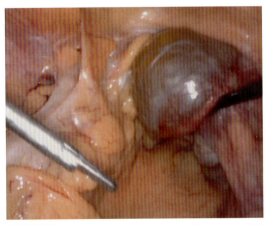

图 4-12a　病例 4。腹腔镜检查。见肠管与左下腹侧盆壁及盆底腹膜广泛粘连。左侧输卵管、卵巢不可见。子宫阙如，右侧附件与盆壁腹膜形成假性囊肿，其内见积液

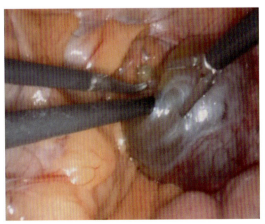

图 4-12b　病例 4。腹腔镜下钝性分离打开包裹性积液腔

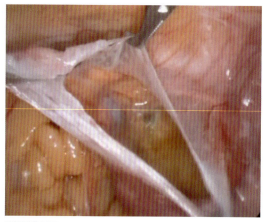

图 4-12c　病例 4。用弯钳牵拉分离假性囊肿囊壁

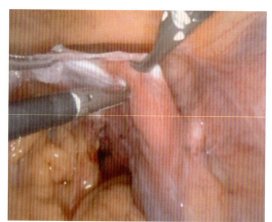

图 4-12d　病例 4。用弯钳钝性分离假性囊肿囊壁

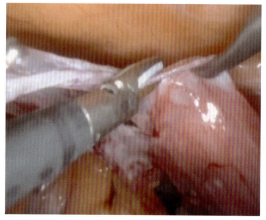

图 4-12e　病例 4。用超声刀切除假性囊肿囊壁

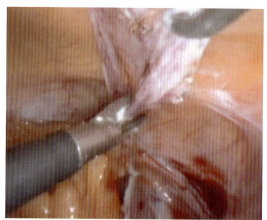

图 4-12f　病例 4。用超声刀切除假性囊肿囊壁

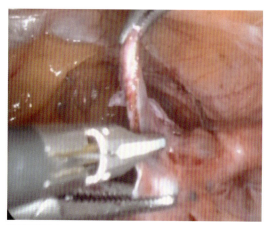

图 4-12g　病例 4。用超声刀切除假性囊肿囊壁

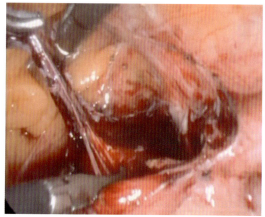

图 4-12h　病例 4。用弯钳钝性剥除假性囊肿囊壁

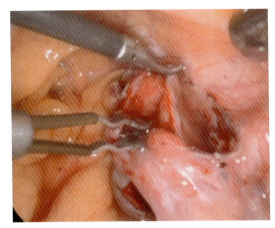

图 4-12i　病例 4。用双极电凝创面出血点

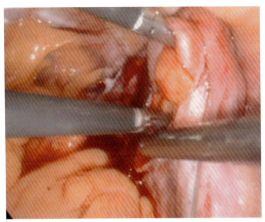

图 4-12j　病例 4。剥除右侧卵巢黄体，直径约 1.5cm

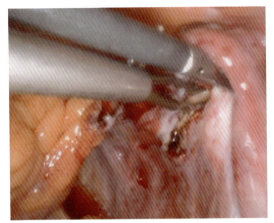

图 4-12k　病例 4。用双极电凝卵巢创面止血

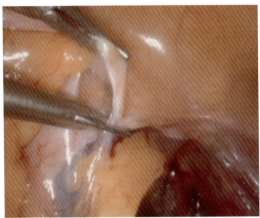

图 4-12l　病例 4。用剪刀锐性分离肠管与左侧盆腔壁的粘连

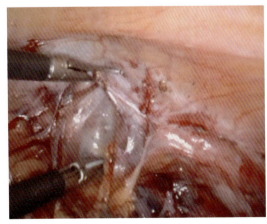

图 4-12m　病例 4。钝性分离肠管与盆底腹膜的粘连

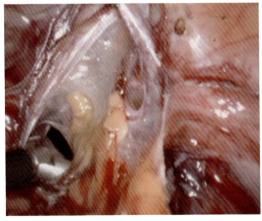

图 4-12n　病例 4。用弯钳钝性分离肠管与左侧附件的粘连

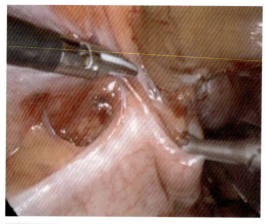 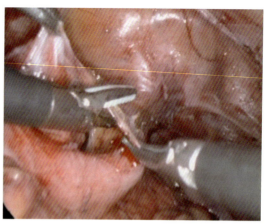

图 4-12o 病例 4。用超声刀分离肠管与左侧盆腔壁的粘连　　图 4-12p 病例 4。用超声刀分离肠管与左侧附件的粘连

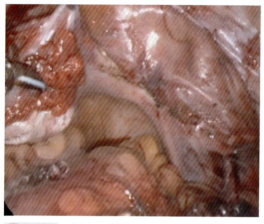 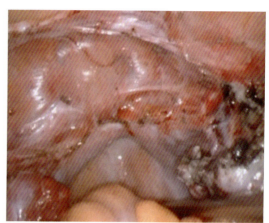

图 4-12q 病例 4。游离左侧输卵管卵巢，检查其外观大致正常　　图 4-12r 病例 4。手术结束时冲洗盆腔

3. 难点解析

　　本例患者为子宫全切术后发生炎症形成粘连和包裹性积液，手术分离粘连，打开包裹性积液，剥离假性囊肿的囊壁，去除感染源。最大限度地恢复了盆腔子宫切除后的解剖结构，减少术后复发的可能。

五、小结

　　盆腔炎性疾病是由女性上生殖道炎症引起的一组疾病，治疗原则是施行以规范的抗生素抗感染为主的综合治疗。急性盆腔炎性脓肿形成、盆腔炎性粘连致双侧输卵管梗阻、输卵管及卵巢的炎性包块等病变需行手术治疗。手术方式包括开腹手术或腹腔镜下手术引流脓液、粘连分离与输卵管整形、手术剥离包裹性积液、手术切除病变器官等。手术需小心操作，以免发生损伤和出血等并发症。

参考文献

[1] 李光仪. 实用妇科腹腔镜手术学 [M]. 2 版. 北京：人民卫生出版社，2015.

[2] 夏恩兰. 妇科内镜学 [M]. 2 版. 北京：人民卫生出版社，2020.

[3]　李晓筑. 妇科急腹症的临床鉴别诊断 [J]. 实用妇产科杂志，2000，16（1）：46-47.

[4]　何淑明，林中慧. 腹腔镜手术治疗急性盆腔炎的临床评价 [J]. 中国内镜杂志，2003，9（3）：34-36.

[5]　林金芳，冯攒冲，丁爱华. 实用妇科内镜学 [M]. 上海：复旦大学出版社，2001，9：229-235.

[6]　施永鹏，陆勤，王敏芳，等. 腹腔镜诊治盆腔脓肿 59 例分析 [J]. 现代妇产科进展，2002，11（6）：459.

[7]　BALAGUE C, TARGARONA E M. Peritoneal response to a septic challeng. Comparison between open laparotomy, pneum operitoneum laparoscopy, and wall lift laparoscopy[J]. Surg Endosc, 1999, 13(8): 792-796.

第五章　腹腔镜多囊卵巢打孔术

一、概述

（一）多囊卵巢综合征

多囊卵巢综合征（Polycystic Ovary Syndrome，PCOS）是育龄女性最常见的内分泌紊乱性疾病，主要以闭经或月经稀发、不孕和肥胖为临床特征，通常伴有痤疮、多毛等体征，以及卵巢排卵障碍和多囊性增大，并且可出现胰岛素抵抗或高胰岛素血症、高脂血症等代谢紊乱，是无排卵性不孕的主要原因。

1. 病因

多囊卵巢综合征的确切病因尚不明确，目前比较一致的观点是它属于内分泌和代谢疾病。其病因涉及下丘脑、垂体、卵巢、肾上腺、胰腺及遗传等诸多因素，致病机制涉及卵巢局部的调控因素和神经、内分泌及代谢系统。因其中某个调节机制不平衡导致各种反馈失常和连锁反应，最终形成闭经、不孕、肥胖、痤疮等综合征。

（1）下丘脑 – 垂体 – 卵巢轴功能失调：卵巢类固醇激素分泌调控机制异常、垂体促性腺激素分泌失调、下丘脑垂体功能障碍等都可导致下丘脑 – 垂体 – 卵巢轴功能紊乱，最终导致卵泡不能发育、成熟及排卵。

（2）肾上腺皮质功能紊乱：肾上腺分泌的雄激素过量可引起多囊卵巢综合征。

（3）糖代谢异常：主要表现为胰岛素抵抗及代偿性高胰岛素血症。可能与胰腺 B 细胞功能失调、肝脏对胰岛素代谢清除下降、外周组织胰岛素抵抗以及雄激素的作用有关。

（4）遗传因素：多囊卵巢综合征的发病具有家族高度聚集性，提示其病因可能与遗传因素有关（伴显性遗传方式）。

2. 诊断

多囊卵巢综合征的诊断需根据患者的临床症状和体征、B 超检查结果以及血激素水平等综合判断，必要时需行腹腔镜检查和卵巢活组织检查。

（1）症状和体征：多囊卵巢综合征的临床表现呈多样化，主要包括月经异常、不孕、多毛、痤疮和肥胖。月经异常主要表现为闭经，且多为继发性闭经。此外还常有月经稀发、月经过少，少数患者出现月经频多或过多。不孕为无排卵性不孕。多毛、痤疮与肥胖由体内雄激素分泌过多引起。检查可发现双侧卵巢增大，触感坚韧。

（2）超声检查：可见单侧或双侧卵巢增大；卵巢皮质增厚、回声增强；皮质下可见 10 多个直径 $2 \sim 8mm$ 的囊状卵泡，呈车轮状排列，形如项链，即"项链征"；卵巢中央间质的面积增加、回声增强；子宫动脉搏动指数增加，卵巢动脉阻力指数下降等。

（3）激素水平：患者血激素水平测试可发现黄体生成素（Luteinzing Hormone，LH）/ 促卵泡激素（Follicle Stimulating Hormone，FSH）比值增高；雌酮 / 雌二醇比值 ≥ 1；雄激素水平增加；孕酮水平偏低，处于卵泡早期水平；1/3 的患者催乳素水平轻度增高。

（4）内分泌和血脂检查：有些多囊卵巢综合征的患者中还可发现胰岛素抵抗和高脂血症。包括葡萄糖耐量试验中糖耐量下降，胰岛素水平增加，胰岛素抵抗指数增高，血中低密度脂蛋白及三酸甘油酯增高，高密度脂蛋白降低等，这些改变可导致动脉粥样硬化和冠心病的发生。

（5）腹腔镜检查：可见卵巢增大、包膜增厚，卵巢表面不平，呈瓷白色；卵巢包膜下散在多个卵泡，并稍突出于卵巢表面；有时可见卵巢表面血管增多。

（6）卵巢活组织检查：可发现卵巢皮质较正常增厚 2~5 倍，厚薄不均，皮质下有发育至不同程度的卵泡，直径 2~6mm，少数可达到甚至超过 10mm，卵泡内膜细胞增生及黄素化缺乏，或偶见黄体或白体。

3. 治疗

多囊卵巢综合征传统的治疗方法主要以药物促排卵治疗为主。促排卵药物首选为氯菧酚胺（Clomiphene Citrate，CC），又名氯米芬、克罗米芬及舒经芬，为人工合成的非甾体制剂，化学结构与己烯雌酚相似。该药可在下丘脑 – 垂体水平与内源性雌激素竞争受体，抑制雌激素负反馈作用，从而增加促性腺激素释放激素（Gonadotropin Releasing Hormone，GnRH）释放，促进垂体促性腺激素的分泌，从而诱发排卵。此外，还可使用其他药物如三苯氧胺、二甲双胍、促性腺激素等促排卵治疗。

治疗卵巢多囊综合征的手术包括卵巢楔形切除术和多囊卵巢打孔术。卵巢楔形切除术（Ovarian Wedge Resection，OWR）是应用最早的促排卵治疗方法，最早由开腹手术完成，文献报道可发生严重的术后粘连。自氯菧酚胺广泛用于临床诱发排卵治疗后，开腹卵巢楔形切除术已基本不再采用。自腹腔镜技术应用以来，腹腔镜卵巢楔形切除术主要用于增大明显的多囊卵巢和难治性多囊卵巢综合征的治疗，其手术方法是在腹腔镜下于卵巢游离缘电切切除部分卵巢皮质及髓质，卵巢创面电凝止血，不必缝合。切除的卵巢组织一般不超过卵巢体积的 1/4，以免过度损伤卵巢。

多囊卵巢综合征是一种多病因、多表现的综合征，所以它的治疗除了对不孕症的促排卵治疗以外，还应包括纠正内分泌紊乱，减少高雌激素状态对机体的影响，治疗高雄激素血症及其引起的综合征等综合治疗。有时单纯降低体重也可使肥胖患者恢复自然排卵。克罗米芬是治疗 PCOS 的首选药物。二线药物是促性腺激素，用于对克罗米芬治疗无反应的患者。在使用促性腺激素促排卵治疗时加用 GnRH–a 对垂体进行调节，可以增加妊娠率，降低流产率。但药物所致的卵巢过度刺激仍是一个难以解决的问题。其他方法还包括卵巢楔形切除术、腹腔镜多囊卵巢打孔术等手术治疗。

（二）腹腔镜多囊卵巢打孔术

腹腔镜多囊卵巢打孔术（Laparoscopic Ovarian Drilling，LOD）是应用腹腔镜技术在卵巢皮质上多处打孔，从而诱导排卵，提高妊娠率的手术，是目前治疗多囊卵巢综合征相对安全有效的微创方法。多囊卵巢打孔术可以解决部分患者药物治疗效果不理想的难题，其优点包括不增加多胎率，避免了卵巢过度刺激综合征（Ovarian Hyperstimulation Syndrome，OHSS）的发生，自然流产率低，一次手术治疗可恢复多个生理性排卵周期，术中还可以同时检查和治疗腹腔内疾病（如输卵管伞端粘连、子宫内膜异位症）等，是药物促排卵治疗的有效补充。

1. 作用机制

目前还不十分明确，可能的机制包括以下几个方面。

（1）降低卵巢局部雄激素浓度：卵巢打孔破坏了未成熟的卵泡，使卵泡液流出，同时破坏卵巢间质和卵泡膜细胞，卵巢分泌的雄激素水平下降，解除了高雄激素浓度对颗粒细胞的抑制作用，从而促进优势卵泡的生长和成熟。

（2）降低外周循环雄激素浓度：即降低外周组织将雄激素芳香化为雌酮的浓度，雌激素水平降低，恢复对下丘脑、垂体的正常反馈，使 LH/ FSH 比值恢复正常，从而恢复正常的排卵功能。

（3）调节卵巢局部调节因子：有些学者认为，手术对卵巢组织的损伤会导致卵巢内部的局部调节因子发生变化，如抑制促性腺激素的抑制素（Inhibin,INH）减少、卵巢间质组织上过多的胰岛素样生长因子 –1

（Insulin-Like Growth Factor -1，IGF-1）受体减少等，从而调节卵巢排卵功能，促进卵泡的生长和成熟。

（4）其他：还可能与穿刺囊泡后，卵巢内的张力降低，卵巢体积缩小，降低了对垂体促性腺激素的过度敏感有关。

2. 优点

（1）减少多胎妊娠：传统药物治疗，如促性腺激素治疗后多胎妊娠发生率明显增加。腹腔镜多囊卵巢打孔术与药物治疗相比，术后的妊娠率没有差别，但大大降低了多胎妊娠的发生概率。

（2）消除过度刺激：卵巢过度刺激综合征（OHSS）是促排卵治疗过程中出现的一种医源性并发症，严重者可发生腹水、胸腔积液、血液浓缩、血栓形成、肝肾功能损害等，危及患者生命。使用外源性促性腺激素和人绒毛膜促性腺激素（HCG）是 OHSS 发生的基础。其发生与患者所用的促超排卵药物的种类、剂量、治疗方案、疗程长短及患者对超排卵药物的反应性有关。卵巢打孔术破坏未成熟卵泡，促进优势卵泡的生长和成熟。同时降低雌激素水平，恢复 LH/FSH 比值，从而恢复正常的排卵功能。所以，卵巢打孔术从机制上不会造成卵巢的过度刺激。

（3）其他：通过腹腔镜检查，在行卵巢打孔术的同时还可以发现患者的其他盆腔病变，如盆腔炎、子宫内膜异位症等，同时还可行输卵管通畅度的检查。

3. 手术效果

与药物治疗、卵巢楔形切除术相比，用腹腔镜多囊卵巢打孔术治疗 PCOS 可获得满意的排卵率和妊娠率，且这种效果能持续相当长的时间，而药物治疗的临床症状及激素改变是暂时的。

二、手术适应证及禁忌证

（一）手术适应证

（1）确诊为多囊卵巢综合征、药物促排卵治疗无效的患者。

（2）随诊条件差，不能做促性腺激素治疗监测的患者。

（3）有排卵障碍的不孕症患者，因其他疾病行腹腔镜检查发现卵巢皮质增厚，类似多囊卵巢变化，尚没有实验室检查异常者。

（二）手术禁忌证

（1）心、肝、肾衰竭的急性期不能耐受麻醉及手术者。

（2）生殖道感染的急性期。

（3）盆腔、腹腔严重粘连影响人工气腹或不能置镜者。

（4）绞窄性肠梗阻。

三、手术步骤

1. 腹腔镜检查

首先于腹腔镜下检查盆腔，观察卵巢。腹腔镜下可见双侧卵巢增大，表面呈瓷白色，可见多囊样改变（图 5-1）。

2. 固定卵巢

用无损伤抓钳钳夹卵巢固有韧带或者骨盆漏斗韧带，提起卵巢翻转并固定，显露卵巢系膜对侧卵巢游离缘，并远离肠管。

3. 卵巢打孔

通常用单极电针通电后，取垂直于卵巢表面方向刺入卵巢皮质，深度应达到髓质，于卵泡部位还可看到淡黄色的卵泡液流出。打孔时一般采用单极电凝，设定操作功率约 30W，持续时间大约 5s。每侧卵巢可打孔 4~8 个（图 5-2~图 5-5）。

4. 止血和冲洗

打孔过程中穿刺口的出血可电凝止血，穿刺过程中应不时冲洗卵巢表面，冷却卵巢（图 5-6）。

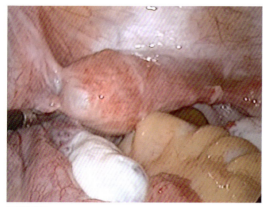

图 5-1　腹腔镜检查盆腔。见左侧单角子宫，右侧残角子宫，左侧卵巢增大，包膜平滑，瓷白色，可见多个囊泡

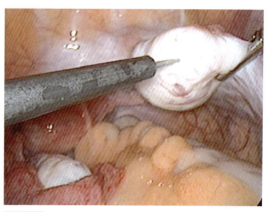

图 5-2　用无损伤抓钳钳夹右侧骨盆漏斗韧带，固定右侧卵巢，用腹腔镜单极电针打第 1 个孔

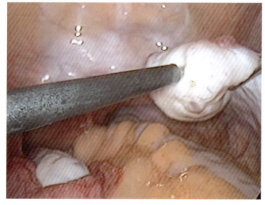

图 5-3　用单极电针垂直于右侧卵巢表面刺入卵巢皮质（第 2 孔）

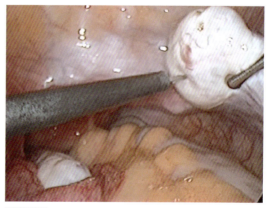

图 5-4　用腹腔镜单极电针于右侧卵巢表面打孔（第 3 孔）

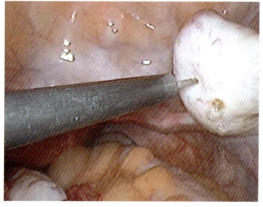

图 5-5　用腹腔镜单极电针于右侧卵巢表面打孔（第 4 孔）

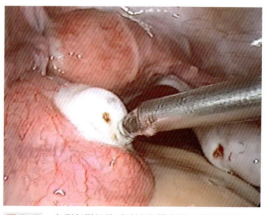

图 5-6　左侧卵巢打孔后冲洗卵巢表面，冷却卵巢

四、注意事项

（1）除了针状电极以外，多囊卵巢打孔术还可用腹腔镜激光光纤操作，而针状电极是目前临床普遍应用的打孔器械。

（2）不同的文献报道卵巢表面打孔的能量和数目各不相同，可为 3～15 个孔，直径 2～6mm，深度 2～5mm。针对这一情况，英国 Amer SA 等进行了一项临床研究，发现术后卵巢排卵与卵巢打孔所用能量有关。达到最佳手术效果的最低操作能量为一侧卵巢 600J。即每侧卵巢打孔 4 个，设定功率 30W，每个孔持续通电时间 5s，每个孔操作的能量为 150J，每侧卵巢打孔所用总能量为 600J。最近，埃及 Zakherah MS 等研究发现，卵巢打孔的能量应根据卵巢的体积适当调整。在他的研究中，试验组患者每侧卵巢所用打孔能量为 $60J/cm^3$，其术后排卵率明显高于对照组使用固定打孔能量的患者。

（3）在手术中电凝时，要注意避免损伤肠管。手术时还要注意勿电凝卵巢门组织，避免损伤卵巢血管而影响其血液供应。打孔时要避免电凝时间过长、功率过大或者打孔过多导致卵巢早衰。打孔过程中可冲洗卵巢表面，冷却卵巢，减少高温对卵巢的损伤。

（4）腹腔镜多囊卵巢打孔术术后最佳受孕时间是 1 年内。所以术后应尽早监测排卵，尽早怀孕。

五、腹腔镜多囊卵巢打孔术实例演示

病例 1　腹腔镜多囊卵巢打孔术

1.病情简介

患者 29 岁，因"月经稀发 5 年，未避孕未孕 3 年"入院。患者既往月经规律，初潮 14 岁，周期 6 天 /35～40 天，量中等，无痛经史。孕 0 产 0。末次月经 20 天前。患者 5 年前无明显诱因开始出现月经周期延长，周期 45 天～3 个月，经量时多时少，经期 3～10 天。结婚 3 年，有正常性生活，未避孕未孕。行输卵管通液术提示：双侧输卵管通畅。行女性激素检查：LH/FSH ＞ 2。B 超检查提示：双侧卵巢多泡样改变。服克罗米芬药物促排卵治疗半年，仍未孕。患者病来体重增加 20kg。现要求手术治疗入院。妇科检查：外阴已婚未产型；宫颈光滑；宫体中位，大小正常，活动，无压痛；双侧附件区未扪及异常。经阴道妇科超声检查：子宫前位，大小 5.8cm×4.9cm×3.6cm，质均，内膜回声中等，全层厚 0.9cm，右侧卵巢 3.8cm×2.8cm，内可见 12 个囊泡，左侧卵巢 4.1cm×3.3cm，内可见 10 个囊泡，囊泡直径 3～6mm。提示：双侧卵巢多泡样改变。宫腔镜检查：宫腔形态正常。子宫内膜病理：子宫内膜单纯性增生过长。女性激素检查：LH 15.19mIU/mL，FSH 7.15mIU/mL，LH/FSH ＞ 2。入院诊断：多囊卵巢综合征，原发性不孕症。完善检查后，择期全麻下行腹腔镜多囊卵巢打孔术。

2.手术步骤

（1）腹腔镜下检查盆腔。见子宫中位，大小正常，双侧输卵管外观正常，双侧卵巢增大，可见多个囊泡（图 5-7a）。

（2）用无损伤抓钳钳夹左侧卵巢系膜，固定卵巢，用针状电极于卵巢表面打孔，左侧卵巢打孔 5 个（图 5-7b～e）。

（3）用无损伤抓钳钳夹右侧卵巢固有韧带，用针状电极于卵巢表面打孔，右侧卵巢打孔 6 个。术中见卵泡液流出（图 5-7f～i）。

（4）用无菌生理盐水冲洗盆腔及卵巢表面（图 5-7j）。

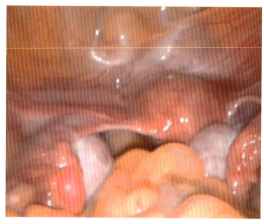

图 5-7a　病例 1。腹腔镜下检查盆腔。见子宫中位，大小正常，双侧输卵管外观正常，双侧卵巢增大，可见多个囊泡

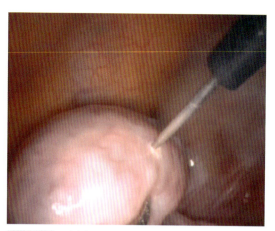

图 5-7b　病例 1。腹腔镜下用针状电极于左侧卵巢表面打孔（第 1 孔）

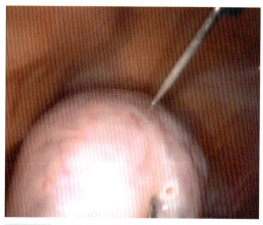

图 5-7c　病例 1。腹腔镜下用针状电极于左侧卵巢表面打孔（第 2 孔）

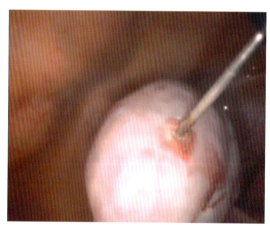

图 5-7d　病例 1。腹腔镜下左侧卵巢打孔后电凝出血点

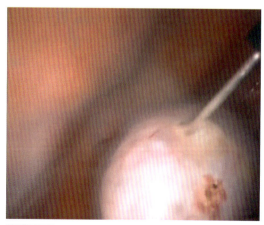

图 5-7e　病例 1。腹腔镜下用针状电极于左侧卵巢表面打孔，有淡黄色卵泡液流出

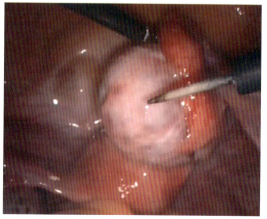

图 5-7f　病例 1。腹腔镜下用针状电极于右侧卵巢表面打孔（第 1 孔）

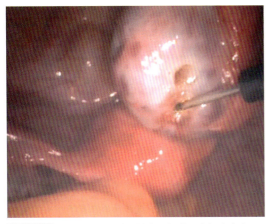
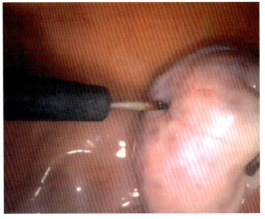

图 5-7g　病例 1。右侧卵巢表面打孔后电凝出血点

图 5-7h　病例 1。腹腔镜下用针状电极于右侧卵巢表面打孔

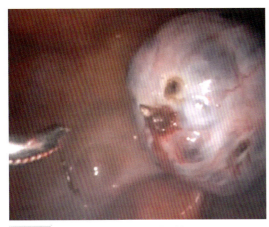
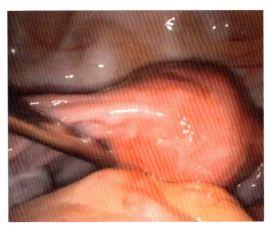

图 5-7i　病例 1。打孔后的右侧卵巢

图 5-7j　病例 1。打孔术后冲洗盆腔，吸净液体

3. 难点解析

行卵巢打孔术时卵巢的固定非常重要，最好用无损伤抓钳提拉卵巢系膜或韧带，并将肠管推离卵巢，以免损伤周围脏器。打孔数目不能过多，电凝时间不能过长，以免损伤卵巢功能。术时冲洗卵巢创面，既可给卵巢降温，又可检查打孔部位出血点，以免发生术后出血。

病例 2　腹腔镜输卵管通液术 + 宫腔镜输卵管插管通液术 + 多囊卵巢打孔术

1. 病情简介

患者 35 岁，因"未避孕未孕 4 年，发现双侧输卵管不通 1 年"入院。患者既往月经不规律，初潮 14 岁，周期 5 ~ 6 天 /40 ~ 60 天。孕 1 产 0。末次月经 13 天前。患者 4 年前因早孕行人工流产 1 次，近 4 年未避孕一直未孕。1 年前行双侧输卵管碘油造影结果提示：双侧输卵管通而不畅。B 超检查：发现双侧卵巢多泡样改变。妇科检查：外阴发育正常，已婚未产型；阴道通畅；宫颈光滑，大小正常；子宫前位，大小正常，质中，活动好，无压痛；双侧附件区未扪及异常。经阴道超声检查：子宫前位，大小 4.5cm × 4.7cm × 3.4cm，肌层回声均匀；内膜厚 0.6cm。右侧卵巢 4.2cm × 2.1cm，可见 12$^+$ 个囊泡，左侧卵巢 4.9cm × 3.6cm，可见 12$^+$ 个囊泡。提示：双侧卵巢多泡样改变。宫腔镜检查：宫腔形态正常。诊刮内膜病理：分泌期子宫内膜。入院诊断：继发性不孕症，多囊卵巢综合征。完善检查后，择期全麻下行腹腔镜输卵管通液术 + 宫腔镜输卵管插管通液术 + 多囊卵巢打孔术。

2. 手术步骤

（1）置腹腔镜，检查盆腔。见子宫前位，大小正常，双侧输卵管未见异常，右侧卵巢稍大，瓷白色，皮质增厚，可见多个囊泡。盆腔有少量淡红色液体（图 5-8a）。

（2）行输卵管通液术。推注亚甲蓝稀释液 10mL，无阻力，无返流。腹腔镜下见右侧输卵管伞端有蓝色液体流出，提示：右侧输卵管通畅（图 5-8b）。左侧输卵管伞端未见蓝色液体流出。用腹腔镜无损伤钳钳夹右侧输卵管峡部管壁，继续推注亚甲蓝稀释液，左侧输卵管伞端未见蓝色液体流出（图 5-8c）。

（3）行宫腔镜左侧输卵管插管通液术。插管顺利，推注亚甲蓝稀释液，阻力大，加大推注压力后，腹腔镜下见左侧输卵管伞端有蓝色液体流出，提示：左侧输卵管通而不畅（图 5-8d）。

（4）腹腔镜下钳夹固定右侧卵巢，用单极电针于卵巢表面打孔，功率 30W，打孔 5 个（图 5-8e ~ g）。同法处理左侧卵巢，打孔 5 个（图 5-8h ~ j）。电凝活动性出血点。

（5）用 1000mL 生理盐水冲洗卵巢及盆腔（图 5-8k、l）。

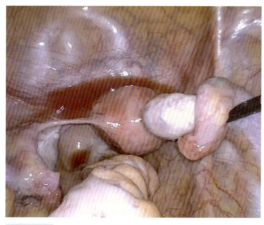

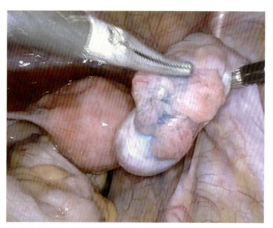

图 5-8a　病例 2。腹腔镜检查盆腔。见子宫前位，大小正常，双侧输卵管未见异常，右侧卵巢稍大，瓷白色，皮质增厚，可见多个囊泡

图 5-8b　病例 2。行输卵管通液术。腹腔镜下见右侧输卵管伞端有蓝色液体流出

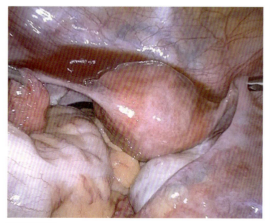

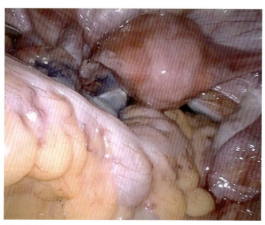

图 5-8c　病例 2。用腹腔镜无损伤钳钳夹右侧输卵管峡部管壁，继续推注亚甲蓝稀释液，左侧输卵管伞端未见蓝色液体流出

图 5-8d　病例 2。行宫腔镜左侧输卵管插管通液术。腹腔镜下见左侧输卵管伞端有蓝色液体流出

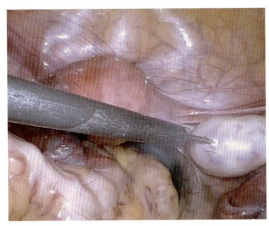

图 5-8e　病例 2。腹腔镜下钳夹固定右侧卵巢，用单极电针于卵巢表面打孔（第 1 孔）

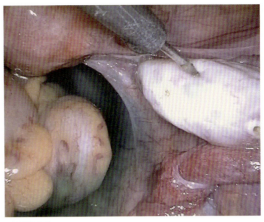

图 5-8f　病例 2。腹腔镜下用单极电针于右侧卵巢表面打孔（第 4 孔）

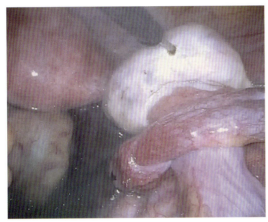

图 5-8g　病例 2。腹腔镜下用单极电针于右侧卵巢表面打孔（第 5 孔）

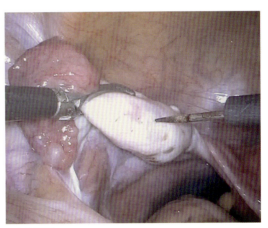

图 5-8h　病例 2。腹腔镜下钳夹固定左侧卵巢，用单极电针于卵巢表面打孔（第 1 孔）

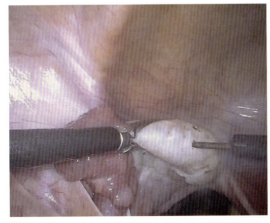

图 5-8i　病例 2。腹腔镜下用单极电针于左侧卵巢表面打孔（第 3 孔）

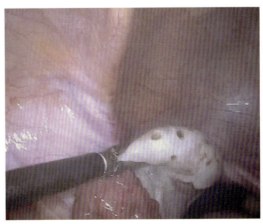

图 5-8j　病例 2。腹腔镜下打孔后的左侧卵巢

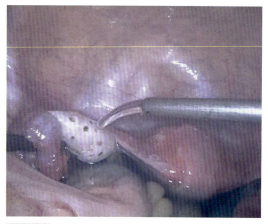
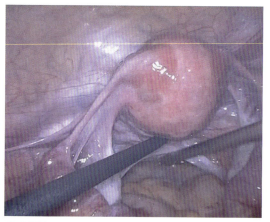

图 5-8k　病例 2。用生理盐水冲洗左侧卵巢　　图 5-8l　病例 2。腹腔镜下冲洗盆腔后吸净液体

3. 难点解析

打孔时选择没有囊泡的部位，可破坏足够的卵巢间质；选择囊泡部位，可破坏未成熟卵泡，使卵泡液流出，卵巢分泌的雄激素水平下降，解除了高雄激素浓度对颗粒细胞的抑制作用，从而促进优势卵泡的生长和成熟。选择囊泡部位打孔还可使卵巢内的张力降低，可改善卵巢的血液循环。

病例 3　腹腔镜宫颈峡部环扎术 + 多囊卵巢打孔术

1. 病情简介

患者 31 岁，因"孕 28 周早产 1 次"入院。患者既往月经不规律，初潮 13 岁，周期 7 天 /30 ~ 60 天，量中等，无痛经史。孕 2 产 0。末次月经 14 天前。患者约 1 年前孕 28 周早产，诊断为宫颈机能不全。产后月经稀发，4 天 /2 ~ 3 个月。超声检查：宫颈长约 2.2cm。妇科检查：阴道通畅；宫颈光滑；子宫前位，稍大，活动，无压痛；双侧附件区未扪及异常。经阴道妇科超声检查：子宫前位，大小 4.8cm × 4.6cm × 4.0cm，肌层回声均匀，内膜线居中，回声中等，全层厚 0.8cm，右侧卵巢 5.0cm × 2.7cm，左侧卵巢 4.3cm × 2.4cm，内均可见 12+ 个囊泡，未见主卵泡。宫颈长约 2.4cm。提示：双侧卵巢多泡样改变。宫腔镜检查：宫颈管及宫腔形态正常。探测宫颈：8 号扩宫棒检查宫颈无明显阻力。入院诊断：宫颈机能不全。完善检查后，择期全麻下行腹腔镜宫颈峡部环扎术 + 多囊卵巢打孔术。

2. 手术步骤

（1）腹腔镜下见子宫中位，大小正常。行宫颈峡部环扎术。将缝合带引入盆腔，夹持缝合带一端穿刺针于子宫前方右侧峡部贴近子宫刺入（图 5-9a）。继续向子宫后方刺入，于子宫后方穿出并拉出穿刺针及缝合带，剪断缝合带并取出穿刺针（图 5-9b）。同法处理左侧（图 5-9c、d）。

（2）拉紧缝合带，于子宫峡部后方打结（图 5-9e）。剪除多余的缝合带（图 5-9f）。

（3）检查双侧附件。双侧输卵管外观正常，双侧卵巢增大，表面呈瓷白色，可见多个囊泡（图 5-9g）。决定行多囊卵巢打孔术。用无损伤抓钳钳夹左侧卵巢系膜，固定卵巢，用针状电极于卵巢表面卵泡部位打孔。左侧卵巢打孔 6 个，可见卵泡液流出（图 5-9h ~ j）。同法钳夹右侧卵巢系膜，用针状电极于卵巢表面囊泡部位打孔，右侧卵巢打孔 6 个（图 5-9k ~ m）。

（4）用无菌生理盐水冲洗盆腔及卵巢表面（图 5-9n）。

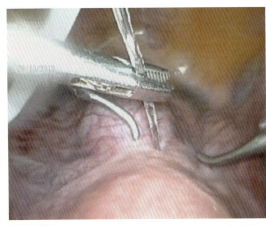

图 5-9a　病例 3。腹腔镜下夹持缝合带一端穿刺针于子宫前方右侧峡部贴近子宫刺入

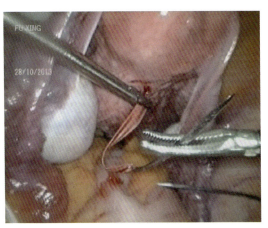

图 5-9b　病例 3。于子宫后方拉出穿刺针及缝合带

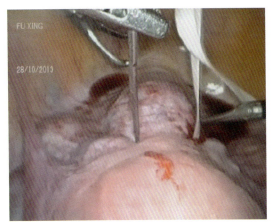

图 5-9c　病例 3。腹腔镜下夹持缝合带另一端穿刺针于子宫前方左侧峡部贴近子宫刺入

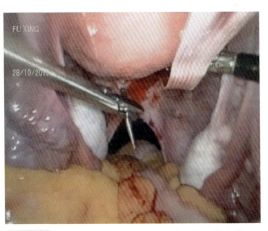

图 5-9d　病例 3。于子宫后方拉出穿刺针及缝合带

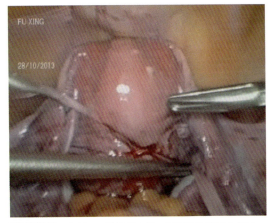

图 5-9e　病例 3。拉紧缝合带，于子宫峡部后方打结

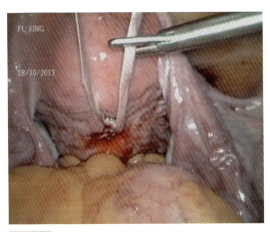

图 5-9f　病例 3。剪除多余的缝合带

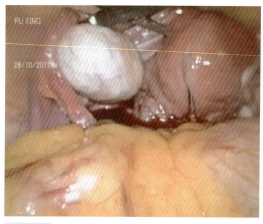

图 5-9g　病例 3。腹腔镜下检查左侧卵巢。见卵巢增大，饱满，表面呈瓷白色，可见多个囊泡

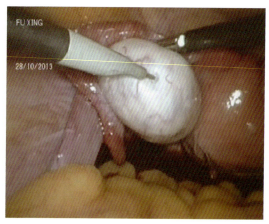

图 5-9h　病例 3。腹腔镜下用针状电极于左侧卵巢表面打孔（第 1 孔）

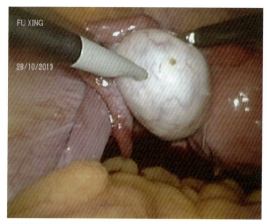

图 5-9i　病例 3。腹腔镜下用针状电极于左侧卵巢表面打孔（第 2 孔）

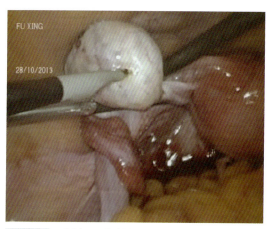

图 5-9j　病例 3。腹腔镜下用针状电极于左侧卵巢表面打孔

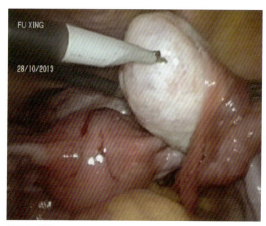

图 5-9k　病例 3。腹腔镜下用针状电极于右侧卵巢表面打孔（第 1 孔）

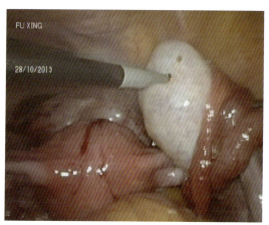

图 5-9l　病例 3。腹腔镜下用针状电极于右侧卵巢表面打孔（第 2 孔）

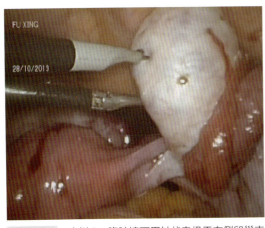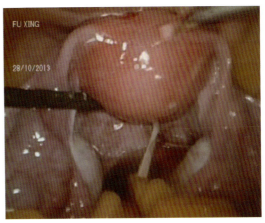

图 5-9m　病例 3。腹腔镜下用针状电极于右侧卵巢表面打孔　　图 5-9n　病例 3。术后冲洗盆腔及卵巢表面

3. 难点解析

本例患者为宫颈机能不全，拟行腹腔镜宫颈峡部环扎术。患者术前月经稀发，超声检查发现卵巢多囊改变，但无实验室检查结果。故在腹腔镜手术同时行多囊卵巢打孔术，也是施行打孔术的适应证。

六、小结

腹腔镜多囊卵巢打孔术是治疗多囊卵巢综合征简单有效的手术方法，通常应用于对氯蔗酚胺拮抗的患者。该方法成功率高，不增加多胎率，无卵巢过度刺激综合征发生，自然流产率低，术中还可以同时检查和治疗腹腔内疾病，在多囊卵巢综合征的治疗中起着重要作用。

参考文献

[1] 李光仪. 实用妇科腹腔镜手术学 [M]. 2 版. 北京：人民卫生出版社，2015.

[2] 夏恩兰. 妇科内镜学 [M]. 3 版. 北京：人民卫生出版社，2020.

[3] SAAD A K, LI T C. 腹腔镜治疗多囊卵巢综合征 [J]. 中国微创外科杂志，2010，3（10）：195-196.

[4] AMER SA, LI T C, COOKE I D. A prospective dose-finding study of the amount of thermal energy required for laparoscopic ovarian diathermy[J]. Hum Reprod, 2003, 18(8): 1693-1698.

[5] ZAKHERAH M S, KAMAL M M, HAMED H O. Laparoscopic ovarian drilling in polycystic ovary syndrome: efficacy of adjusted thermal dose based on ovarian volume[J]. Fertil Steril, 2011, 95(3): 1115-1118.

[6] WEERAKIET S. Ovarian reserve in women with polycystic ovary syndrome who underwent laparoscopic ovarian drilling[J]. Gynecal Endocrinol, 2007, 2: 1-6.

第六章　腹腔镜卵巢肿瘤手术

第一节　腹腔镜卵巢肿瘤切除术

一、概述

（一）卵巢良性肿瘤

卵巢肿瘤是女性生殖器官常见肿瘤之一，包括卵巢增大和新生物生成，可发生于任何年龄。因为卵巢的组织学构成复杂，所以卵巢肿瘤的类型较多，其中多数为良性病变，部分可为交界性或恶性病变。

卵巢良性肿瘤多见于生育年龄女性。肿瘤发展慢，早期一般无症状，常于体检时偶然发现。随着肿瘤逐渐增大可出现腹胀、尿频、便秘等。常规妇科检查和超声检查可初步诊断。卵巢良性肿瘤一旦发现，多行手术治疗。传统的手术方法是开腹手术，目前腹腔镜检查及手术在卵巢良性肿瘤治疗方面也得到广泛应用。

卵巢良性肿瘤分为生理性肿瘤和病理性肿瘤两类，生理性肿瘤包括卵泡囊肿和黄体囊肿，病理性肿瘤又分为赘生性肿瘤和非赘生性肿瘤。部分赘生性肿瘤可为交界性或恶性，良性赘生性肿瘤也可发生恶变。卵巢交界性和恶性肿瘤的治疗原则与良性卵巢肿瘤不同，需仔细鉴别。

临床常见的卵巢良性肿瘤及腹腔镜下表现如下。

1. 生理性肿瘤

（1）卵泡囊肿：正常生理情况下，成熟卵泡直径不超过 1.5cm。当卵泡在生长发育过程中发生闭锁或不破裂，导致卵泡液积聚，卵泡扩张，形成直径大于 2.5cm 的囊肿时称为卵泡囊肿。囊肿直径在 1.5 ~ 2.5cm 之间的卵泡称囊状卵泡。卵泡囊肿的腹腔镜检查可见卵巢单发囊肿，壁薄、光滑，囊液清亮或呈血性（图 6-1-1）。卵泡囊肿一般经 4 ~ 6 周可自然吸收、消退，无须治疗。有症状者、囊肿破裂或扭转引起急腹症者需进行手术治疗。

（2）黄体囊肿：一般正常和妊娠期黄体直径小于 2cm，黄体直径达 2 ~ 3cm 的为囊状黄体。而黄体持续存在或增长，直径在 3cm 以上，形成囊肿，则称黄体囊肿。黄体囊肿在腹腔镜下为卵巢单发囊肿，直径多小于 4cm，表面光滑，呈棕红色（图 6-1-2）。黄体囊肿多可自行消退，无症状时无须处理。若发生破裂或扭转，需进行手术治疗。

2. 赘生性肿瘤

（1）卵巢浆液性囊腺瘤：浆液性囊腺瘤是卵巢上皮性肿瘤中最常见的，可发生于任何年龄，多发生于生育年龄女性。多数为单侧单发囊肿，有时也可见双侧或多发囊肿。囊肿直径可为数厘米，也可增大为数十厘米，囊液为浆液性。其中单发的浆液性囊腺瘤俗称单纯性囊肿。腹腔镜下见卵巢单发或多发囊肿，囊壁薄、表面光滑，囊液清亮（图 6-1-3）。一旦发现，应进行手术治疗。

（2）卵巢黏液性囊腺瘤：黏液性囊腺瘤占卵巢良性肿瘤的 20%，好发年龄在 30 ~ 50 岁。囊肿以单侧为多，常为多发，且大小不一；囊壁略厚，有弹性；囊内容物为黏液性，黏稠不透明，暗红色。腹腔镜下可见单侧卵巢囊肿，通常较大，囊壁厚，囊肿破裂时可见多发，囊液黏稠似胶冻样（图 6-1-4）。一旦发现，应进行手术治疗。

（3）卵巢囊性成熟性畸胎瘤：囊性成熟性畸胎瘤是来源于卵巢生殖细胞的肿瘤。可发生于任何年龄，但多数为生育年龄女性。肿瘤多数为单侧，直径通常 5～15cm，多为单囊，也可为多发；囊内壁可见囊实性突起，为头结，头结表面有毛发和牙齿；囊内含毛发和皮脂样物。腹腔镜下可见单侧卵巢囊肿、球形、表面光滑、质韧，囊内可见毛发、油脂、牙齿、骨骼等（图 6-1-5）。囊性成熟性畸胎瘤可发生扭转及感染等并发症，且极少数病例有恶变可能，一旦发现，应进行手术治疗。

（4）卵巢纤维瘤：卵巢纤维瘤为卵巢性索间质肿瘤中较常见的良性肿瘤，为实性肿瘤，多发生于 40 岁以上女性。卵巢纤维瘤可合并腹水，偶有胸腔积液，出现腹胀、腹痛、腹部增大及胸闷、气短等。腹腔镜下肿瘤多为单侧，圆形或分叶结节状，表面光滑、包膜完整、实性、质地硬（图 6-1-6）。一经诊断，应进行手术治疗。

3. 非赘生性肿瘤

（1）卵巢冠囊肿：卵巢冠囊肿是来源于中肾管或副中肾管，位于阔韧带内靠近输卵管或卵巢的囊肿，有时也称输卵管系膜囊肿，可发生于任何年龄，以生育年龄内多见。囊肿一般为单侧性，囊壁很薄、光滑、囊液清亮，多为单发，偶见多发。囊肿可位于阔韧带内、输卵管系膜内，也可游离于输卵管和卵巢之外形成有蒂的囊肿。腹腔镜下见阔韧带内或输卵管系膜内囊肿，位于输卵管和卵巢之外，也可为输卵管伞端的带蒂囊肿；囊壁很薄、透明，表面满布血管网；囊液清亮（图 6-1-7、图 6-1-8）。小的卵巢冠囊肿可定期随访，囊肿较大或有压迫症状者需进行手术治疗。

（2）子宫内膜异位囊肿：子宫内膜异位囊肿是异位的子宫内膜侵入卵巢皮质，因反复出血形成单个或多个囊肿，属于子宫内膜异位范畴。其腹腔镜手术和治疗详见第七章第一节。

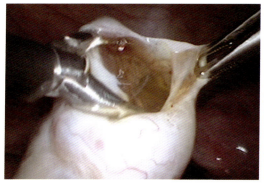

图 6-1-1　腹腔镜下见左侧卵巢卵泡囊肿，直径约 3cm。剖视见囊肿壁薄、囊液清亮

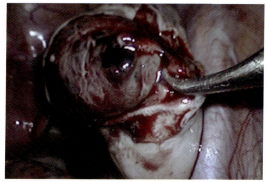

图 6-1-2　腹腔镜下见右侧卵巢黄体囊肿，直径约 3cm，表面呈棕红色

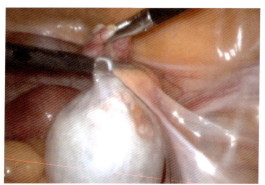

图 6-1-3　腹腔镜下见右侧卵巢单纯性囊肿，直径约 5cm

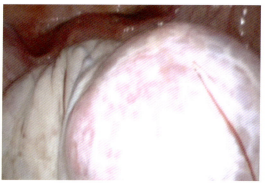

图 6-1-4　腹腔镜下见左侧卵巢黏液性囊腺瘤。囊肿巨大、多房，囊壁厚。囊内容物为暗红色稀薄液体及黏稠胶冻样

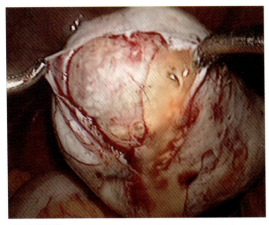

图 6-1-5　腹腔镜下见右侧卵巢畸胎瘤。囊肿为球形，直径约 4cm，剥除过程中囊肿破裂，可见黄色脂肪组织自破口处溢出

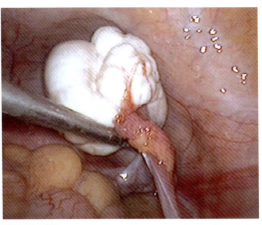

图 6-1-6　腹腔镜下见右侧卵巢纤维瘤。卵巢呈白色，分叶状、实性、质硬。盆腔见少量淡黄色液体

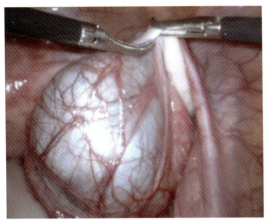

图 6-1-7　腹腔镜下见右侧卵巢冠囊肿。囊肿为单发，直径约 5cm，位于右侧输卵管系膜内，囊壁很薄、透明，表面满布血管网

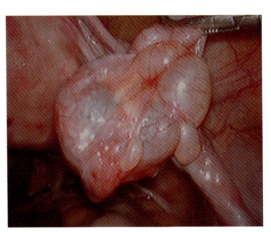

图 6-1-8　腹腔镜下见右侧输卵管系膜囊肿。囊肿为多发，位于右侧输卵管系膜内，囊壁很薄、透明，囊液清亮

（二）卵巢交界性肿瘤

卵巢交界性肿瘤（Borderline Ovarian Tumor，BOT）是在生长方式和细胞学特征方面介于明显良性与明显恶性的同类肿瘤之间，无损毁性间质浸润，且与恶性肿瘤相比预后较好的肿瘤，好发于年轻患者。其组织学类型包括浆液性、黏液性、子宫内膜样、透明细胞、Brenner 等类型，其中浆液性和黏液性肿瘤最为常见。卵巢交界性肿瘤采用和卵巢癌一样的国际妇产科联盟（The International Federation of Gynecology and Obstetrics，FIGO）临床分期标准。而绝大多数交界性肿瘤为 I 期，预后良好。

卵巢交界性肿瘤一般无症状，肿物逐渐长大时可出现腹胀、腹部包块及下腹痛。少数患者在妇科检查或影像学检查时偶然发现。血清肿瘤标志物检查有时可发现 CA125 或 CA199 升高。其腹腔镜下图像与良性肿瘤不易鉴别，故常需在术中取部分病变组织送快速冰冻病理检查，可协助诊断并决定下一步手术方式（图 6-1-9）。明确诊断依赖于术后组织学检查。

治疗卵巢交界性肿瘤的手术分为保守性手术和根治性手术。保守性手术为保留子宫及一侧或双侧卵巢组织的手术，通常适用于年轻、有生育要求的患者。患有单侧卵巢交界性肿瘤的生育年龄患者，如对侧卵巢正常，可行患侧附件切除术；若对侧卵巢缺失，可行患侧卵巢肿瘤剥除术。患有双侧卵巢交界性肿瘤的年轻、有生育要求的患者可行患侧附件切除术＋对侧卵巢肿瘤剥除术治疗，囊肿过大时可行双侧卵巢囊肿剥除术。对于患有晚期卵巢交界性肿瘤、无浸润、有生育要求的年轻患者，仍可行保留生育功能的手术＋全面分期手术。术后肿瘤复发时仍可通过手术治疗。对于晚期卵巢交界性肿瘤、有浸润、有生育要求的患者，则建议进行肿瘤细胞减灭术。根治性手术的方式与卵巢癌手术相似，为全面分期手术，包括腹腔镜检查，留取腹腔冲洗液，全子宫双侧附件切除，大网膜切除，阑尾切除，肉眼可见病灶切除，腹膜多点活检。术后无肿瘤残留者和没有腹膜浸润的患者不必接受辅助治疗。本节主要阐述腹腔镜卵巢肿瘤手术。

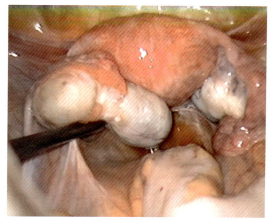

图 6-1-9　腹腔镜双侧卵巢交界性黏液性囊腺瘤。双侧卵巢增大，外形不规则，见多个突出肿物

（三）卵巢肿瘤手术的术前评估

术前详尽地检查评估附件包块的来源和性质非常重要。

1. 症状和体征

卵巢肿瘤早期多无症状，肿物逐渐长大时可出现腹胀和压迫症状。痛经加重和不孕的病史提示子宫内膜异位症，而月经中期突发腹痛提示卵巢黄体囊肿破裂出血。妇科检查可以初步提供囊肿部位、大小、外形是否规则、活动度或质地等特性。

2. 血清肿瘤标志物

血清肿瘤标志物检查可提示卵巢肿瘤的组织学类型。CA125 升高提示浆液性肿瘤的可能性较大，CA199 升高提示黏液性肿瘤的可能性较大。

3. 辅助检查

盆腔及阴道超声，尤其是彩色超声检查是诊断卵巢囊肿比较可靠的方法，可初步判断肿物的良、恶性。电子计算机断层扫描（Computed Tomography，CT）和磁共振成像（Magnetic Resonance Imaging，MRI）检查可较准确地判断肿瘤的大小，部位和良、恶性。

4. 腹腔镜检查

腹腔镜检查可根据卵巢肿瘤的图像特征判断其良、恶性，但是依靠内镜图像诊断良性、交界性或恶性肿瘤比较困难，术中需行快速冰冻病理检查协助诊断。明确诊断依赖于术后组织学检查。

（四）腹腔镜卵巢肿瘤切除术

对于卵巢的良性和交界性肿瘤，腹腔镜是理想的诊断和治疗方法。对于生育年龄女性，可行保留输卵管卵巢的肿物切除手术。当单侧卵巢良性肿瘤剥除困难而对侧卵巢正常时，可行腹腔镜患侧卵巢切除术或患侧附件切除术。对于绝经期及绝经后的患者，可行患侧或双侧附件切除术。本节主要介绍腹腔镜卵巢肿瘤切除术。腹腔镜附件切除术详见第六章第二节。

二、手术适应证及禁忌证

（一）手术适应证

（1）术前或腹腔镜检查诊断为良性或交界性卵巢肿物。

（2）肿物大小在 5～12cm 之间，若术者手术技术娴熟，可适当放宽肿物大小的限制。

（3）未成年或生育年龄内女性。

（二）手术禁忌证

（1）卵巢恶性肿瘤。

（2）肿物过大，盆腔、腹腔严重粘连影响人工气腹，不能置镜或严重影响腹腔镜操作者。

（3）心、肝、肾衰竭的急性期不能耐受麻醉及手术者。

（4）生殖道感染的急性期。

（5）绞窄性肠梗阻。

三、手术方法

（一）附件包块腹腔镜手术原则

尽管术前化验检查和影像学检查很有意义，但是术前准确判断肿物的良、恶性是非常困难的，仍然有腹腔镜术中发现恶性肿瘤的可能。而恶性肿瘤在术中可发生破裂，致使肿瘤扩散、临床分期升级，影响患者的手术和进一步治疗。因此必须遵循以下腹腔镜附件包块的手术原则：

（1）手术开始时先行腹腔镜检查，仔细检查盆腔包块，根据其大小、质地、色泽、活动度、与周围脏器的关系来评估其良、恶性。

（2）同时检查子宫及对侧附件，盆腔、腹腔脏器及表面腹膜、网膜、前腹壁和横膈等部位是否有肿物累及。

（3）取腹水，或进行盆腔、腹腔冲洗，取冲洗液送细胞学检查。

（4）将剥除肿物或可疑部位活检标本进行冰冻切片病理学检查。

（5）在未确定良、恶性之前不要抽吸囊液，尽量完整剥除或切除囊肿。

（6）剥除囊肿取出后需打开囊壁，检查内侧面，在可疑部位取活检。

（7）用腹腔镜标本袋取出囊肿，以减少恶性细胞在套管针穿刺部位种植的可能。

如术中诊断为恶性，应立即行腹腔镜或开腹手术，进行分期和治疗。

（二）手术步骤

1. 腹腔镜检查

置镜后检查上腹部和下腹部，仔细检查盆腔包块评估其性质。检查上腹部是否有肿物累及。进行盆腔、腹腔冲洗，取冲洗液送细胞学检查，明确手术方式（图 6-1-10）。

2. 打开卵巢，暴露肿物

当卵巢肿物大小适中时，用抓钳钳夹卵巢或其韧带，旋转显露卵巢（图 6-1-11）。在打开卵巢皮质之前，可于卵巢与囊肿间隙穿刺并注射生理盐水，使卵巢组织与囊肿分离（图 6-1-12）；或于拟打开之卵巢组织表面用单极或双极电凝，以减少术中出血（图 6-1-13）。然后用腹腔镜单极电铲或剪刀锐性打开卵巢皮质，显露下面的肿物（图6-1-14）。

　　当卵巢囊性肿物巨大时，可先穿刺吸出囊液，缩小囊肿体积，再行囊肿剥除术（图6-1-15）。

3. 剥除肿物

　　显露肿物后，用腹腔镜弯钳钝性剥离肿物，用双极电凝卵巢剥离面出血点，用剪刀锐性分离，完整剥除肿物（图6-1-16～图6-1-18）。若肿物剥离过程中破裂，需用吸引器吸引囊内容物，尽量减少囊内容物在腹腔内播散。可同时切除囊肿表面部分卵巢组织，残余囊肿囊壁与卵巢基底部需仔细识别，逐步剥除（图6-1-19）。

4. 处理卵巢创面

　　剥除囊肿后，用生理盐水冲洗卵巢创面，检查出血点，用单极或双极电凝止血（图6-1-20）。卵巢创面较大且止血困难时，可缝合卵巢（图6-1-21）。

5. 取出囊肿

　　对于大小适中的单纯性囊肿或卵巢冠囊肿，可在腹腔内放出囊液，然后将囊壁取出（图6-1-22）。其他囊肿应置于收集袋中，经10mm以上穿刺孔取出（图6-1-23）。对于囊肿未破者，可先于收集袋内穿刺抽液，缩小囊肿体积再取出（图6-1-24）。也可将收集袋提出穿刺孔外，然后刺破囊肿，用吸引器吸出内容物，再将囊壁取出。

6. 冲洗盆腔

　　手术结束时应充分冲洗盆腔、腹腔，检查手术创面并止血（图6-1-25）。

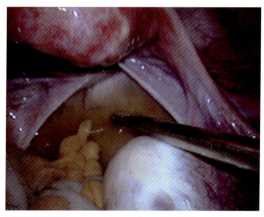

图6-1-10　腹腔镜右侧卵巢囊肿剥除术。术前行盆腔冲洗，取冲洗液送细胞学检查

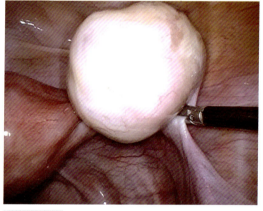

图6-1-11　腹腔镜右侧卵巢肿物剥除术。抓钳钳夹骨盆漏斗韧带，旋转显露右侧卵巢

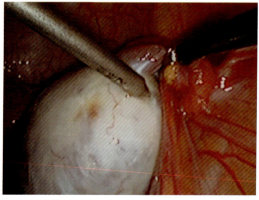

图6-1-12　腹腔镜右侧卵巢囊肿剥除术。于卵巢与囊肿间隙穿刺并注射生理盐水，使卵巢组织与囊肿分离

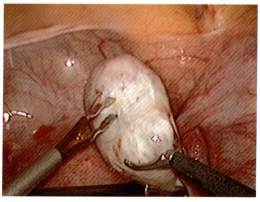

图6-1-13　腹腔镜右侧卵巢畸胎瘤剥除术。用双极电凝卵巢组织

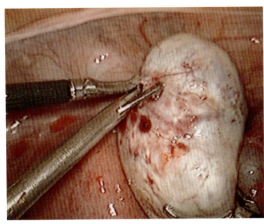

图 6-1-14　腹腔镜右侧卵巢畸胎瘤剥除术。电凝后用剪刀锐性打开卵巢皮质

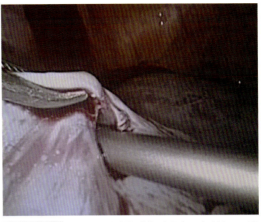

图 6-1-15　卵巢巨大囊性肿物剥除术。腹腔镜下于囊肿表面造口，用吸引器吸取囊液，缩小囊肿体积

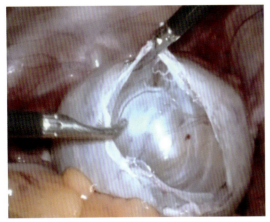

图 6-1-16　腹腔镜右侧卵巢囊肿剥除术。打开卵巢皮质后，用腹腔镜弯钳钝性扩大卵巢创口

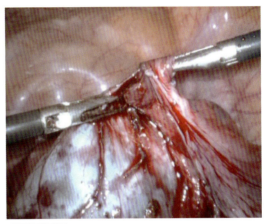

图 6-1-17　腹腔镜右侧卵巢囊肿剥除术。用双极电凝囊肿基底部组织

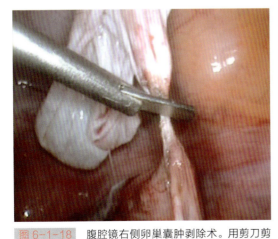

图 6-1-18　腹腔镜右侧卵巢囊肿剥除术。用剪刀剪断、切除囊肿

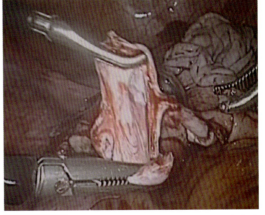

图 6-1-19　腹腔镜左侧卵巢囊肿剥除术。剥离囊肿囊壁

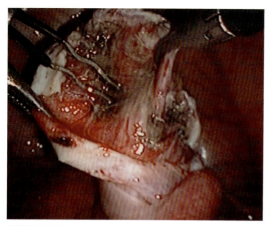

图 6-1-20　腹腔镜右侧卵巢囊肿剥除术。囊肿剥除后用双极电凝右侧卵巢创面止血

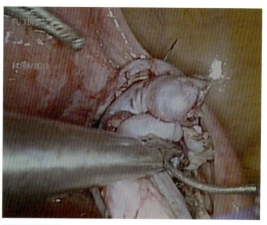

图 6-1-21　腹腔镜右侧卵巢囊肿剥除术。囊肿剥除后用可吸收缝线缝合卵巢

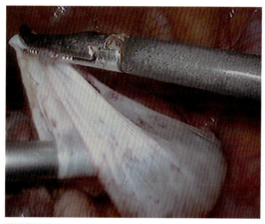

图 6-1-22　腹腔镜左侧卵巢冠囊肿剥除术。剥除囊肿后用吸引器吸取囊液，再取出囊壁

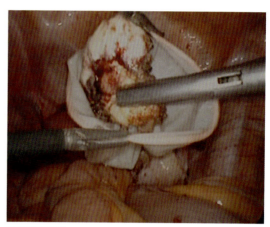

图 6-1-23　腹腔镜下左侧卵巢纤维瘤剥除后，用自制收集袋取出剥除的纤维瘤

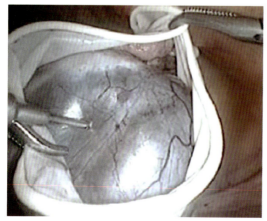

图 6-1-24　腹腔镜下卵巢冠囊肿剥除后，将剥离囊肿置于腹腔镜自制收集袋内，穿刺抽吸囊液，缩小囊肿体积

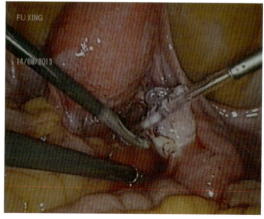

图 6-1-25　腹腔镜右侧卵巢囊肿剥除手术结束时冲洗盆腔、腹腔

（三）囊肿剥除技巧

1. 囊肿剥离起始位置

通常认为囊肿剥离时打开卵巢皮质的位置应在卵巢包膜最薄部位（图 6-1-26）。但是当囊肿位置表浅时，较薄的卵巢皮质与囊肿之间不易剥离，用力不当还易造成囊肿破裂。这时起始位置可选择在囊肿与卵巢交界部位，打开卵巢皮质，沿交界线分离囊肿与卵巢，这样剥离距离短（图 6-1-27）。可以用双极边剥离边电凝卵巢创面，这样出血少，囊肿不易破裂。

2. 囊肿剥离法

打开卵巢皮质，显露肿物后，逐步剥离囊肿。可钳夹卵巢包膜边缘，钝性牵拉或用剪刀锐性扩大创口（图 6-1-28）；可将弯钳置于卵巢包膜和囊壁之间，钝性分离扩大间隙（图 6-1-29）；也可钳夹肿物，向卵巢相反方向牵拉（图 6-1-30）。剥离一定程度后，可用腹腔镜双极电凝肿物表面粗大血管和卵巢创面活动性出血，用剪刀锐性分离，将囊肿从卵巢包膜上切割分离（图 6-1-31、图 6-1-32）。如果在一处部位分离困难，可在另一部位继续操作，直至囊肿完全脱离卵巢为止。即使是有经验的医师，剥离过程中也可致囊肿破裂。如果囊肿在分离时突然破裂，并已确知其为良性，囊壁可用抓钳钳夹，逐步剥离（图 6-1-33）。

3. 水分离法

水分离法是用有压力的液体冲洗，达到分离作用的操作。一般用冲洗 - 吸引管操作，将冲洗 - 吸引管的远端置入卵巢切口，放在卵巢包膜与囊壁之间。高压液体的水压作用产生分离平面，使囊肿与卵巢分离。

在打开卵巢皮质、剥离囊肿前可用穿刺针穿刺，于囊肿囊壁与卵巢组织之间的间隙内注射生理盐水，使卵巢组织与囊肿分离，再行手术打开卵巢皮质、剥离囊肿，这样有利于囊肿的剥除，减少出血（图 6-1-34）。

4. 卷发技术

打开囊肿表面的卵巢包膜后剥离囊肿的过程中，可钳夹卵巢切口旁包膜，将卵巢包膜随着抓钳反复翻卷，使囊肿壁逐步脱离卵巢包膜，此技术称为卷发技术（图 6-1-35）。

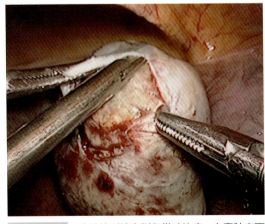

图 6-1-26　腹腔镜剥除右侧卵巢畸胎瘤。自囊肿表面包膜最薄部位打开卵巢皮质

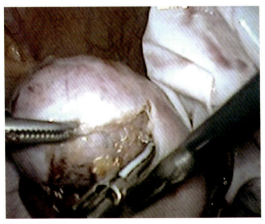

图 6-1-27　腹腔镜剥除左侧卵巢囊肿。于囊肿与卵巢交界部位打开卵巢皮质，沿交界线分离囊肿与卵巢

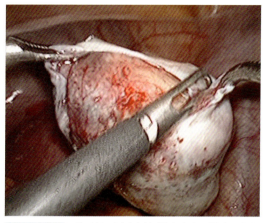

图 6-1-28　腹腔镜剥除右侧卵巢畸胎瘤。钳夹卵巢包膜边缘，钝性牵拉扩大创口

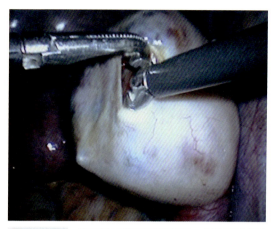

图 6-1-29　腹腔镜剥除右侧卵巢囊肿。钳夹卵巢创口边缘，将弯钳置于卵巢包膜和囊壁之间，张开钳口，钝性分离

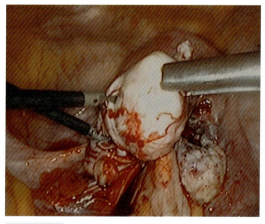

图 6-1-30　腹腔镜剥除左侧卵巢纤维瘤。钳夹肿瘤并牵拉

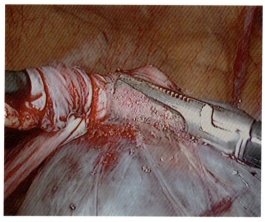

图 6-1-31　腹腔镜剥除左侧卵巢冠囊肿。用双极电凝囊肿剥离面的粗大血管及结缔组织

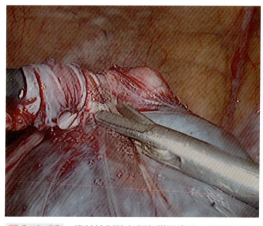

图 6-1-32　腹腔镜剥除左侧卵巢冠囊肿。用双极电凝后，用剪刀剪断

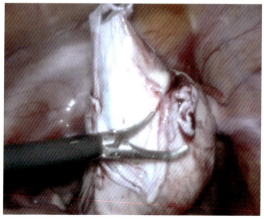

图 6-1-33　腹腔镜剥除右侧卵巢畸胎瘤。钳夹提拉囊肿，协助剥离

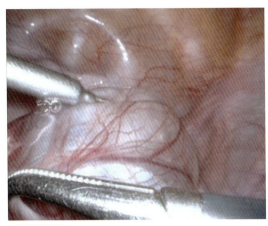

图 6-1-34　腹腔镜剥除右侧卵巢冠囊肿。于囊肿皮质与卵巢组织的间隙内穿刺注射生理盐水，使囊肿与系膜分离

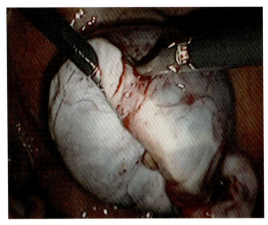

图 6-1-35　腹腔镜剥除右侧卵巢冠囊肿。钳夹囊肿表面切口旁包膜，将卵巢包膜随抓钳反复翻卷，使囊肿逐步脱离卵巢包膜

（四）术中注意事项

（1）对于明确为良性病变、囊肿较大或者剥离困难者，可以先穿刺抽吸囊液，待囊肿缩小后再行剥离。

（2）卵巢畸胎瘤囊肿破裂，囊内容物可致盆腔内播散，诱发化学性腹膜炎，甚至形成腹膜肉芽肿和粘连。因此此术中如遇畸胎瘤破裂，需对盆腔、腹腔进行彻底冲洗。

（3）卵巢囊肿剥离创面可用单极、双极电凝止血。但有文献报道，过度电凝可损伤残余卵巢的功能。故手术时应注意保护残留卵巢组织，电凝间隙可用生理盐水冲洗卵巢创面降温，必要时可缝合卵巢止血。

四、腹腔镜卵巢肿瘤切除术实例演示

病例 1　腹腔镜右侧卵巢浆液性囊腺瘤剥除术

1. 病情简介

患者 30 岁，因"体检发现附件肿物 4 年"入院。患者既往月经规律，初潮 12 岁，周期 5 天 / 27 ~ 30 天，量中等，无痛经。妊娠 1 次，顺产 1 次。末次月经 10 天前。患者 4 年前体检发现右侧附件囊性肿物，直径约 5cm，间断进行中药治疗，疗效欠佳。定期超声检查发现附件肿物逐渐增大，直径达 7cm。妇科检查：外阴已婚已产型；阴道通畅；宫颈光滑；子宫后位，大小正常，活动好；右侧附件区可扪及一直径 7cm 的囊性包块，左侧附件区未扪及异常。经阴道妇科超声检查：子宫后位，大小 4.6cm×5.2cm×4.6cm，内膜回声中等，全层厚 0.6cm，右侧附件内欠规整囊腔 6.9cm×4.9cm。左侧卵巢可见。提示：右侧附件囊肿。肿瘤标志物：CEA、CA125、HCG、CA199、AFP 均在正常范围内。入院诊断：右侧附件肿物。完善检查后，择期全麻下行腹腔镜右侧卵巢浆液性囊腺瘤剥除术。

2. 手术步骤

（1）腹腔镜下见子宫大小正常，左侧附件及右侧输卵管正常，右侧卵巢膨大，可见囊性肿物，直径 6cm（图 6-1-36a）。

（2）用单极电铲电凝囊肿表面卵巢皮质（图 6-1-36b）。用剪刀锐性打开卵巢皮质（图 6-1-36c）。用腹腔镜弯钳钝性分离卵巢皮质与囊肿间隙，扩大创口，逐步剥除囊肿并切除部分卵巢组织（图 6-1-36d ~ i）。用双极电凝卵巢创面出血点（图 6-1-36j）。

（3）将剥除的囊肿置于收集袋中，打开囊壁，用吸引器吸取囊液。囊液清亮。取出囊肿及收集袋（图6-1-36k）。标本送冰冻病理检查，提示良性病变。

（4）冲洗盆腔，吸净液体，无活动性出血（图6-1-36l）。术后病理：右侧卵巢浆液性囊腺瘤。

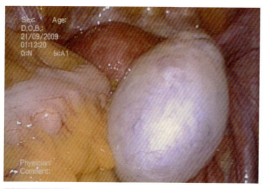

图6-1-36a　病例1。腹腔镜下见子宫大小正常，右侧卵巢膨大，可见囊性肿物，直径约6cm

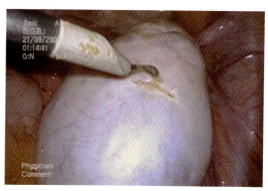

图6-1-36b　病例1。用腹腔镜单极电铲电凝囊肿表面卵巢皮质

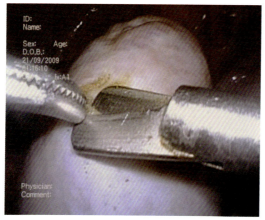

图6-1-36c　病例1。用剪刀锐性打开卵巢皮质，显露囊肿

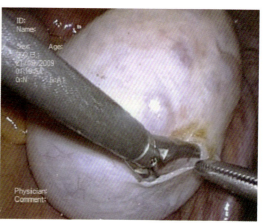

图6-1-36d　病例1。将腹腔镜弯钳置于卵巢皮质下，扩张钳口，钝性剥离囊肿

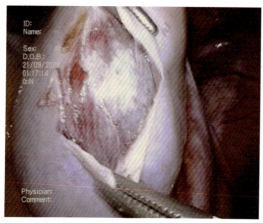

图6-1-36e　病例1。用腹腔镜弯钳夹卵巢创面上、下缘，向相反方向牵拉，扩大创口

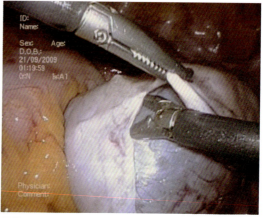

图6-1-36f　病例1。将腹腔镜弯钳置于卵巢皮质下，扩张钳口，钝性剥离囊肿

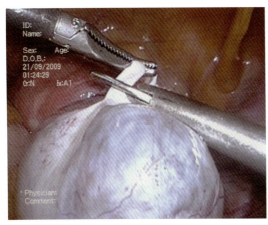

图 6-1-36g　病例 1。用腹腔镜剪刀锐性剥除囊肿

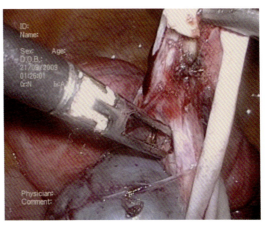

图 6-1-36h　病例 1。在腹腔镜剥离囊肿过程中，用双极电凝卵巢创面出血点

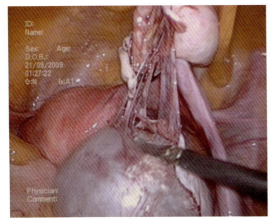

图 6-1-36i　病例 1。腹腔镜下钝性剥离囊肿

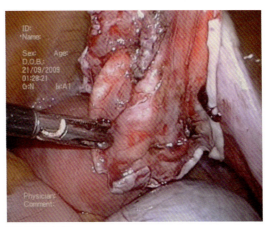

图 6-1-36j　病例 1。用腹腔镜双极电凝卵巢创面出血点

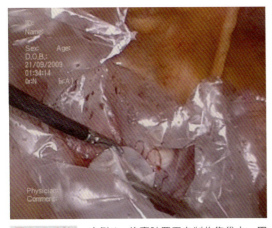

图 6-1-36k　病例 1。将囊肿置于自制收集袋中，用剪刀剪开囊壁，用吸引器吸取囊液

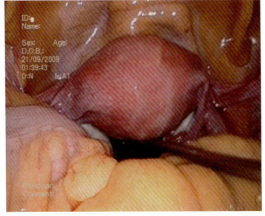

图 6-1-36l　病例 1。手术结束时冲洗盆腔，用吸引器吸净液体

3. 难点解析

　　卵巢浆液性囊腺瘤为来源于卵巢上皮的良性肿瘤，生育年龄女性可行囊肿剥除术治疗，因本例患

者囊肿较大，囊肿表面卵巢皮质薄，故剥除囊肿同时切除囊肿表面卵巢组织，这样可以降低手术难度，减少术中出血，且对残余卵巢功能影响不大。

病例 2　腹腔镜右侧卵巢混合性囊腺瘤剥除术

1. 病情简介

患者 32 岁，因"体检发现右侧附件肿物 6 年，右下腹痛 3 个月"入院。患者既往月经规律，初潮 13 岁，周期 5~7 天 /28~30 天，量中等，无痛经。妊娠 0 次。末次月经 13 天前。患者 6 年前体检妇科超声检查发现右侧附件囊性肿物，未治疗。近 3 个月出现右下腹隐痛，经休息无缓解。复查超声：肿物直径 4.2cm。妇科检查：外阴已婚未产型；阴道通畅；宫颈光滑；子宫前位，稍小，活动好；右侧附件区轻压痛。经阴道妇科超声检查：子宫前位，大小 3.6cm×4.0cm×3.0cm，肌层回声均匀，内膜厚 0.55cm，右侧附件区囊腔 4.2cm×3.6cm。左侧卵巢可见。提示：右侧附件囊肿。肿瘤标志物：CEA、CA125、HCG、CA199、AFP 均在正常范围内。入院诊断：右侧附件囊肿。完善检查后，择期全麻下行腹腔镜右侧卵巢混合性囊腺瘤剥除术。

2. 手术步骤

（1）腹腔镜下见子宫形态、大小正常，左侧附件及右侧输卵管正常，右侧卵巢增大，直径 4.5cm（图 6-1-37a）。

（2）穿刺针于卵巢皮质下穿刺，在囊肿和卵巢皮质之间注射生理盐水 10mL（图 6-1-37b）。卵巢皮质于钳夹处破裂，显露囊肿（图 6-1-37c）。钳夹破裂口两端卵巢组织，牵拉扩大创口（图 6-1-37d）。钳夹囊肿组织逐步自卵巢组织中剥离（图 6-1-37e~g）。用双极电凝卵巢创面出血点（图 6-1-37h~j）。

（3）用剪刀打开囊肿，见淡黄色液体流出（图 6-1-37k）。囊壁自脐孔取出。

（4）用生理盐水冲洗盆腔，吸净液体（图 6-1-37l）。术中出血约 10mL。术后病理：浆液性和黏液性上皮混合性囊腺瘤。

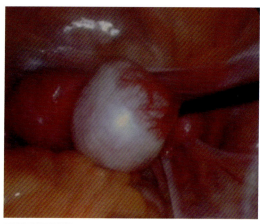

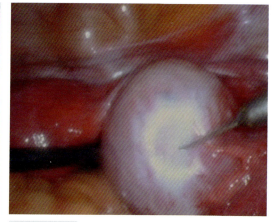

图 6-1-37a　病例 2。腹腔镜下见子宫形态、大小正常，右侧卵巢增大，直径 4.5cm

图 6-1-37b　病例 2。腹腔镜下用穿刺针于卵巢皮质下穿刺，在囊肿和卵巢皮质之间注射生理盐水 10mL

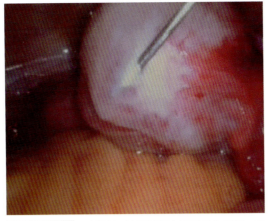

图 6-1-37c 病例 2。注液过程中卵巢张力增加，卵巢皮质于钳夹处破裂

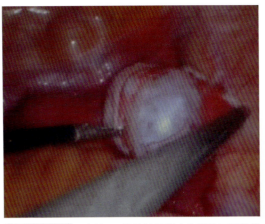

图 6-1-37d 病例 2。腹腔镜下钳夹卵巢破口两侧组织，牵拉扩大创口

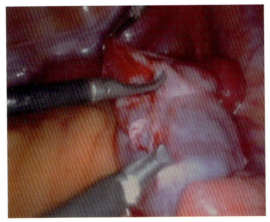

图 6-1-37e 病例 2。钳夹并牵拉囊肿组织，使其与卵巢组织剥离

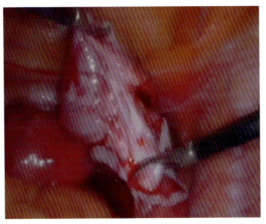

图 6-1-37f 病例 2。钳夹并牵拉囊肿组织，使其与卵巢组织剥离

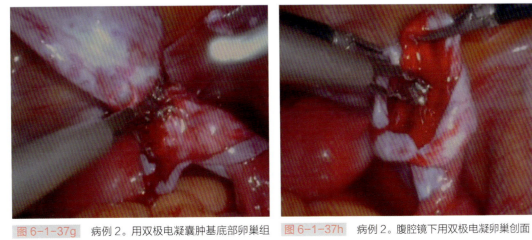

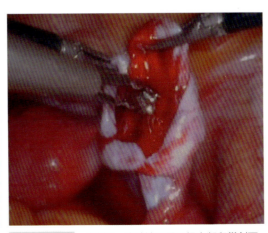

图 6-1-37g 病例 2。用双极电凝囊肿基底部卵巢组织，剥离囊肿

图 6-1-37h 病例 2。腹腔镜下用双极电凝卵巢创面

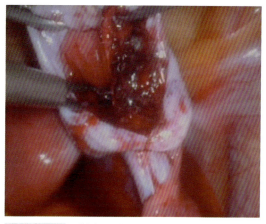 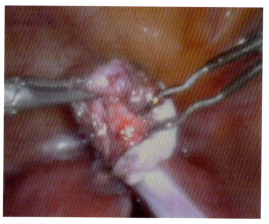

图 6-1-37i 病例 2。腹腔镜下用双极电凝卵巢创面 　　图 6-1-37j 病例 2。腹腔镜下用双极电凝卵巢创面

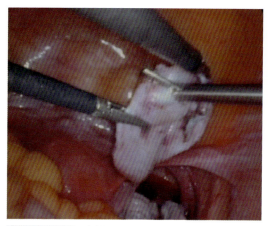 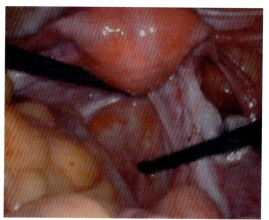

图 6-1-37k 病例 2。腹腔镜下用剪刀打开囊肿，见 　　图 6-1-37l 病例 2。腹腔镜下冲洗盆腔，吸净液体
淡黄色液体流出

3. 难点解析

　　在打开本例患者卵巢皮质、剥离囊肿前用穿刺针穿刺，于囊肿囊壁和卵巢组织之间注射生理盐水，使卵巢组织与囊肿分离，打开卵巢皮质时囊肿与囊壁自然剥离，手术顺利，出血少。

病例 3　腹腔镜右侧卵巢畸胎瘤剥除术

1. 病情简介

　　患者 25 岁，因"发现卵巢肿物 2 年"入院。患者既往月经规律，初潮 14 岁，周期 4～5 天 /35～40 天，无痛经。妊娠 1 次，流产 1 次。末次月经 11 天前。患者 2 年前体检 B 超检查发现卵巢肿物，直径 2.8cm，无不适，未治疗。定期复查 B 超，无明显变化。1 个月前 B 超检查提示：右侧卵巢畸胎瘤 3.8cm×3.2cm，要求手术治疗入院。妇科检查：外阴已婚未产型；宫颈光滑；子宫后位，大小正常，质中，无压痛；子宫右侧可扪及一直径约 3cm 的肿物，表面光滑，囊性，活动欠佳，无压痛；左侧附件区未扪及异常。经阴道妇科超声检查：子宫大小 4.6cm×4.0cm×3.8cm，内膜线回声中等；右侧卵巢可见囊性肿物，大小 3.8cm×3.1cm，左侧卵巢未见异常。肿瘤标志物：CEA、CA125、HCG、CA199、AFP 均在正常范围内。入院诊断：右侧卵巢囊肿。完善检查后，择期全麻下行腹腔镜右侧卵巢畸胎瘤剥除术。

2. 手术步骤

（1）腹腔镜下见子宫后位，大小正常。双侧输卵管及左侧卵巢形态正常。右侧卵巢增大，直径约5cm，卵巢表面可见破口（图6-1-38a）。

（2）用腹腔镜弯钳钳夹右侧骨盆漏斗韧带，显露右侧卵巢。自卵巢原破口处用双极电凝、用剪刀锐性打开卵巢皮质，深达髓质，显露囊肿。囊肿位置较深，直径约4cm。逐步剥除囊肿，用双极电凝卵巢创面出血点（图6-1-38b ~ f）。

（3）完整剥除囊肿。卵巢创面用双极电凝止血（图6-1-38g、h）。将囊肿置于自制收集袋中，经脐部穿刺孔送出腹壁（图6-1-38i）。

（4）用2-0可吸收缝线连续锁边缝合卵巢创面（图6-1-38j ~ m）。

（5）冲洗盆腔，吸净液体（图6-1-38n）。术后病理：右侧卵巢囊性成熟性畸胎瘤。术后诊断：右侧卵巢畸胎瘤。

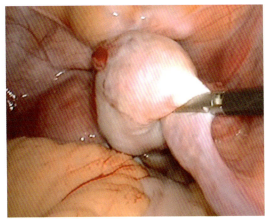

图6-1-38a 病例3。腹腔镜下见子宫后位，大小正常。右侧卵巢囊性增大

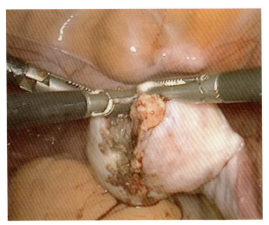

图6-1-38b 病例3。自卵巢原破口处用双极电凝卵巢组织

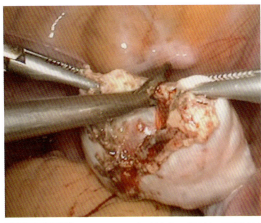

图6-1-38c 病例3。用腹腔镜剪刀锐性打开囊肿外卵巢组织

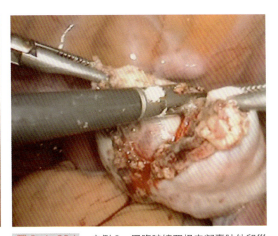

图6-1-38d 病例3。用腹腔镜双极电凝囊肿外卵巢组织

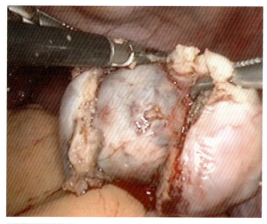

图 6-1-38e 病例 3。用腹腔镜双极电凝囊肿外卵巢组织

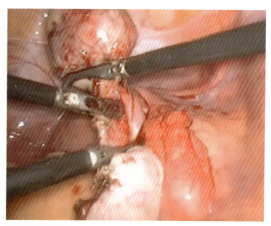

图 6-1-38f 病例 3。腹腔镜下剥除囊肿，用双极电凝囊肿基底部卵巢组织

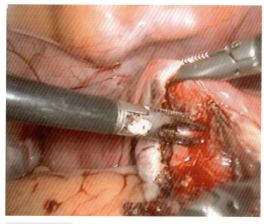

图 6-1-38g 病例 3。用腹腔镜双极电凝卵巢创面活动性出血点

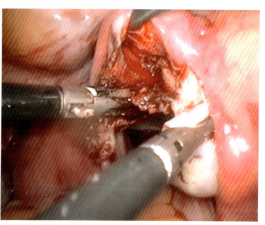

图 6-1-38h 病例 3。用腹腔镜双极电凝卵巢创面活动性出血点

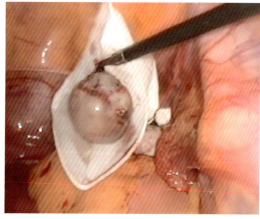

图 6-1-38i 病例 3。腹腔镜下将囊肿置于自制收集袋中，经脐孔取出

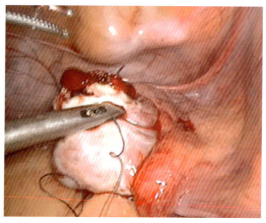

图 6-1-38j 病例 3。腹腔镜下用可吸收缝线缝合卵巢创面

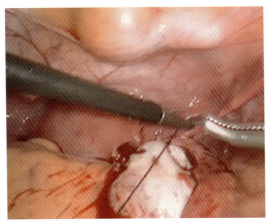

图 6-1-38k　病例 3。腹腔镜下缝合卵巢后打结

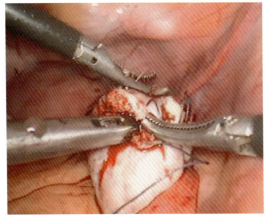

图 6-1-38l　病例 3。腹腔镜下用可吸收缝线连续锁边缝合卵巢创面

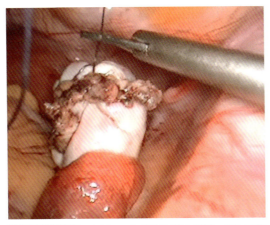

图 6-1-38m　病例 3。腹腔镜下缝合卵巢，打结后剪除多余缝线

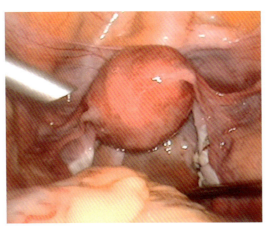

图 6-1-38n　病例 3。术后冲洗盆腔

3. 难点解析

本例患者的卵巢囊肿小，但位置较深，囊肿表面卵巢组织较厚。囊肿的剥除起自卵巢游离面。剥除囊肿后卵巢创面较大、出血较多，故用双极电凝活动性出血点后予腹腔镜下缝合，止血彻底、效果好。

病例 4　腹腔镜卵巢囊肿剥除术　

1. 病情简介

患者 37 岁，因"体检发现盆腔肿物 3 月余"入院。患者既往月经规律，初潮 13 岁，周期 6～7 天 / 1～3 个月，量正常，无痛经。妊娠 3 次，自然流产 1 次，足月剖宫产 1 次，9 年前因异位妊娠行腹腔镜左侧输卵管妊娠开窗术；5 年前因左侧输卵管积水行腹腔镜左侧输卵管切除术 + 右侧卵巢囊肿剥除术；2 年前行剖宫产术。末次月经 25 天前。患者 3 个月前体检发现卵巢肿瘤，左侧直径 7.8cm，右侧直径 4.3cm，无不适，未治疗。后定期复查超声，肿物逐渐增大。妇科检查：外阴已婚未产型；阴道通畅；宫颈光滑；宫体前位，大小正常，质中，活动好，无压痛。左侧附件区可扪及一直径约 10cm 的包块，右侧附件区略增厚。经阴道妇科 B 超检查：盆腔囊性包块，大小 9.1cm×10.1cm。磁共振成像（MRI）检查：左侧卵巢囊肿，大小 8cm×10.4cm×9.4cm，考虑囊腺瘤可能性大，右侧卵巢囊肿，直径 3.1cm。肿瘤标志物：CEA、CA125、HCG、CA199、AFP 均在正常范围内。入院诊断：盆腔肿物。完善检查后，择期全麻下行腹腔镜卵巢囊肿剥除术。

2. 手术步骤

（1）腹腔镜下见子宫大小正常，左侧卵巢增大，直径 9cm，表面光滑，与周围无粘连，左侧输卵管未见（图 6-1-39a）。右侧卵巢可见直径约 3cm 的囊肿，右侧输卵管外观正常。盆腔可见 2 块游离组织，似脂肪组织，直径 2cm，取出送病理检查。

（2）用双极电凝打开左侧卵巢囊肿突出部位表面的卵巢皮质和囊壁，见清亮液体流出，钝性分离囊肿，完整剥离，内可见毛发及少量脂肪组织（图 6-1-39b ~ e）。将囊肿放入标本收集袋中完整取出，送病理检查（图 6-1-39f）。用双极电凝卵巢创面止血（图 6-1-39g）。术中冰冻病理回报：良性病变。

（3）同法剥离右侧卵巢囊肿，内见清亮液体，包膜薄，剥离囊肿取出送病理（图 6-1-39h ~ j）。用双极电凝卵巢创面止血（图 6-1-39k）。

（4）用生理盐水冲洗盆腔、腹腔，检查无活动性出血（图 6-1-39l）。术后病理回报：左侧卵巢囊性成熟性畸胎瘤；右侧卵巢黄素囊肿；盆腔游离物为脂肪坏死结节。

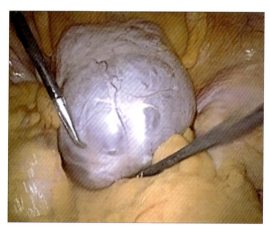

图 6-1-39a　病例 4。腹腔镜下见左侧卵巢增大，直径约 9cm

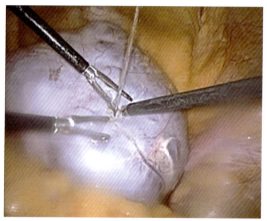

图 6-1-39b　病例 4。用腹腔镜双极电凝打开左侧卵巢囊肿囊壁，见清亮液体流出

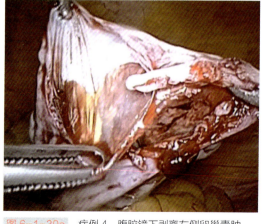

图 6-1-39c　病例 4。腹腔镜下剥离左侧卵巢囊肿

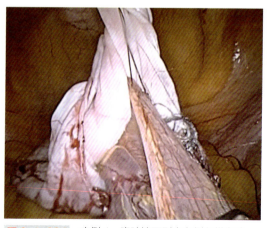

图 6-1-39d　病例 4。腹腔镜下剥离左侧卵巢囊肿

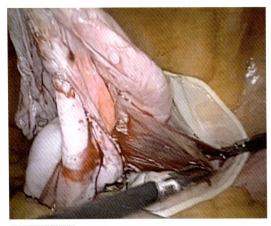

图 6-1-39e　病例 4。腹腔镜下剥离左侧卵巢囊肿

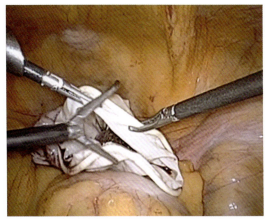

图 6-1-39f　病例 4。将囊肿放入标本收集袋中完整取出

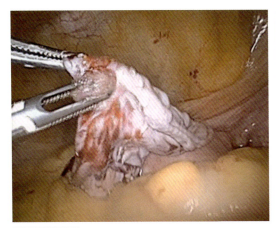

图 6-1-39g　病例 4。用双极电凝卵巢创面止血

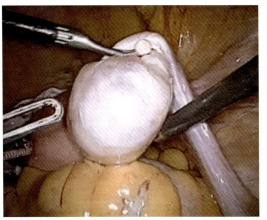

图 6-1-39h　病例 4。腹腔镜下见右侧卵巢囊肿，直径约 3cm

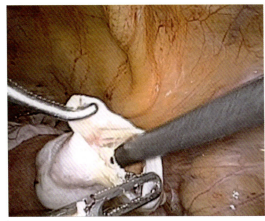

图 6-1-39i　病例 4。打开右侧卵巢囊肿囊壁，见清亮液体

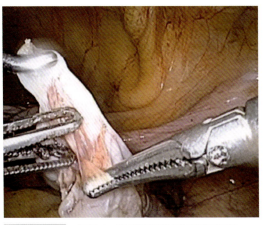

图 6-1-39j　病例 4。腹腔镜下剥离右侧卵巢囊肿

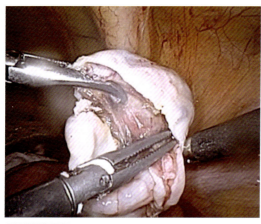

图 6-1-39k　病例 4。用双极电凝卵巢创面止血

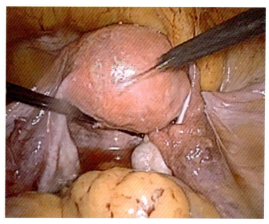

图 6-1-39l　病例 4。冲洗盆腔

3. 难点解析

本例患者的囊肿大、囊壁较薄，剥离时分清卵巢皮质与囊壁的界线，通常出血很少。也可视患者的年龄和生育情况决定切除囊肿和部分囊肿表面卵巢组织，保留剩余卵巢组织，这样可缩短剥离囊肿的操作，减少出血。

病例 5　腹腔镜右侧卵巢畸胎瘤剥除术

1. 病情简介

患者 24 岁，因"超声检查发现右侧附件包块 2 个月"入院。患者既往月经规律，初潮 12 岁，周期 3 天 /30 天，量中等，无痛经。妊娠 0 次。末次月经 16 天前。患者 2 个月前常规体检超声检查发现右侧附件囊实性包块，无腹痛及月经改变。拟行手术入院。妇科检查：外阴已婚未产型；阴道通畅；宫颈光滑；宫体后位，大小正常，质中，活动好，无压痛；右侧附件区扪及一包块，大小约 8cm，边界清，活动可，无压痛；左侧附件区未扪及异常。磁共振成像（MRI）检查：右侧附件区见类圆形囊实性占位，大小 8.7cm×6.7cm×7.7cm，内部信号混杂；右侧卵巢未见明确显示。左侧卵巢内见多个大小不等卵泡（＞12 个）。检查意见：右侧附件区囊实性占位，考虑卵巢畸胎瘤可能性大，左侧卵巢多囊状态。经阴道超声检查：子宫前位，大小 4.7cm×4.8cm×4.0cm，肌层回声均匀，内膜线居中，回声中等，全层厚 10mm，右侧卵巢非纯囊腔，大小 10.7cm×9.1cm×6.7cm，内见多个中强回声团，最大 6.0cm×4.8cm。提示：右卵巢囊实肿物（畸胎瘤？）。入院诊断：卵巢囊肿。完善检查后，择期全麻下行腹腔镜右侧卵巢畸胎瘤剥除术。

2. 手术步骤

（1）腹腔镜下见子宫前位，大小正常，右侧卵巢囊性增大，可见直径约 10cm，表面凹凸不平的囊肿（图 6-1-40a）。左侧附件外观未见明显异常。取盆腔冲洗液送细胞学检查（图 6-1-40b）。

（2）行右侧卵巢囊肿剥除术。放置标本收集袋包绕右侧卵巢（图 6-1-40c）。打开右侧卵巢囊肿突出部位表面的卵巢皮质，钝性分离囊肿，可见 3 个囊性肿物，囊内见脂肪及毛发，完整剥离（图 6-1-40d ~ i）。小心电凝卵巢创面止血（图 6-1-40j）。

（3）于标本收集袋内吸净囊肿内脂肪，可见囊肿内富含毛发及头节，全部取出送病理检查（图 6-1-40k）。术中冰冻病理回报：良性病变。

（4）用大量生理盐水冲洗盆腔、腹腔（图6-1-40l）。术后病理回报：右侧卵巢囊性成熟型畸胎瘤，其内可见脑组织。术后诊断：右侧卵巢畸胎瘤。

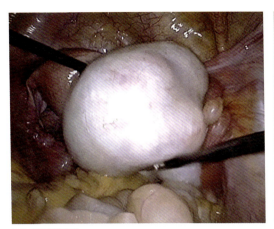

图6-1-40a 病例5。腹腔镜下见子宫前位，大小正常，右侧卵巢囊性增大，直径约10cm

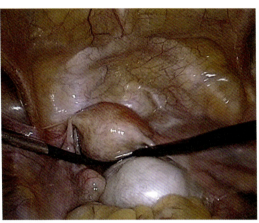

图6-1-40b 病例5。取盆腔冲洗液送细胞学检查

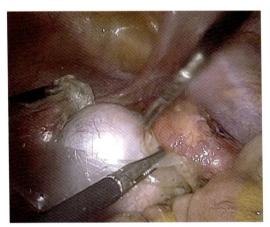

图6-1-40c 病例5。放置标本收集袋包绕右侧卵巢

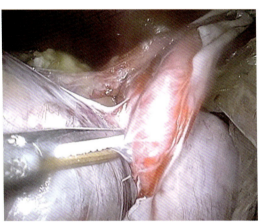

图6-1-40d 病例5。用超声刀剥离囊肿

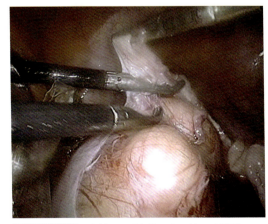

图6-1-40e 病例5。剥离第2个和第3个囊肿

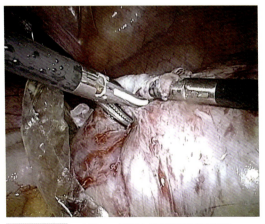

图6-1-40f 病例5。用超声刀凝切囊肿基底部

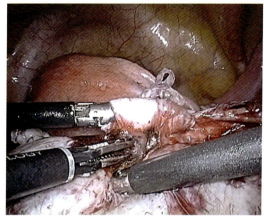
图 6-1-40g 病例 5。用双极电凝囊肿基底部

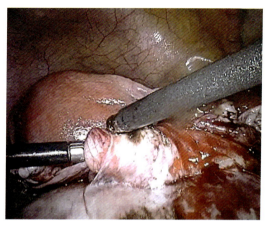
图 6-1-40h 病例 5。腹腔镜下剥离囊肿

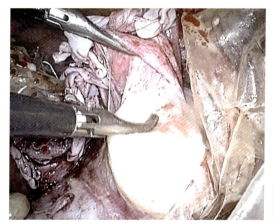
图 6-1-40i 病例 5。腹腔镜下剥离囊肿

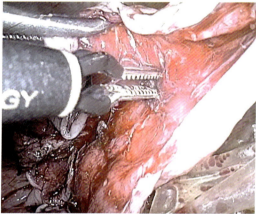
图 6-1-40j 病例 5。剥离囊肿后，用双极电凝卵巢创面

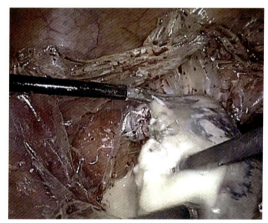
图 6-1-40k 病例 5。于标本收集袋内吸净囊肿内容物，缩小囊肿体积后取出

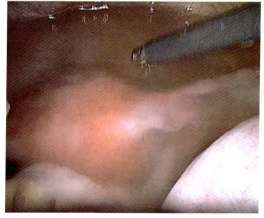
图 6-1-40l 病例 5。用大量生理盐水冲洗盆腔

3. 难点解析

本例患者的囊肿较大，为避免剥离过程中囊肿破裂，囊内容物溢出，剥离前先将标本收集袋导入盆腔包绕右侧卵巢，尽力在收集袋内操作，可减少溢出的囊内容物对腹膜的刺激。

病例6　腹腔镜卵巢畸胎瘤剥除术

1.病情简介

患者24岁，因"腹围增大半年，发现盆腔包块半个月"入院。患者既往月经规律，初潮13岁，周期7天/28天，无痛经。妊娠0次。末次月经12天前。患者半年前自觉腹围增大，偶有尿频，无其他不适，未诊治。半月前体检超声检查发现盆腔囊性肿物，直径约20cm。妇科检查：外阴已婚未产型；阴道通畅；宫颈轻度糜烂；子宫前位，大小正常，质中，无压痛；下腹部扪及巨大包块，上端达脐平，囊性，界线清晰，活动可。经阴道妇科超声检查：子宫水平位，大小4.6cm×4.5cm×3.8cm，内膜线居中，回声中等，全层厚0.5cm；右侧卵巢未见异常回声，左侧卵巢未见，子宫左侧见一囊腔，大小20.0cm×13.9cm×11.2cm，其前壁见中等回声团，大小2.1cm×1.2cm，未见血流信号。提示：盆腔囊实性肿物。入院诊断：盆腔包块。完善检查后，择期全麻下行腹腔镜卵巢畸胎瘤剥除术。

2.手术步骤

（1）于左侧腹直肌外缘耻骨联合上10cm切开腹部皮肤，将气腹针刺入腹腔囊腔内，吸出淡黄色液体（图6-1-41a）。吸取囊液约800mL后，常规穿刺，置入腹腔镜。见腹腔内囊性肿物，直径约25cm，表面张力降低。提拉囊壁，用剪刀扩大气腹针穿刺口，置入吸引器吸出囊液（图6-1-41b、c）。

（2）腹腔镜检查盆腔。见子宫中位，大小正常。双侧输卵管及右侧卵巢形态正常。左侧卵巢可见吸出囊液后的囊肿（图6-1-41d）。

（3）用腹腔镜弯钳提拉左侧卵巢，用单极电铲切除部分囊肿及卵巢组织（图6-1-41e、f）。剥除剩余囊壁组织，用双极电凝卵巢剥离面活动性出血点（图6-1-41g～i）。

（4）将囊肿置于自制收集袋中，经脐部穿刺孔取出（图6-1-41j）。检查标本，囊壁大部分光滑，局部见头结及少许毛发，送冰冻检查，回报为成熟性畸胎瘤。

（5）冲洗卵巢创面，检查出血点并用双极电凝止血（图6-1-41k～m）。用2-0可吸收缝线连续缝合卵巢创面（图6-1-41n～q）。

（6）冲洗盆腔（图6-1-41r），吸净液体。术后病理：左侧卵巢囊性成熟型畸胎瘤，其内可见脑组织。术后诊断：左侧卵巢畸胎瘤。

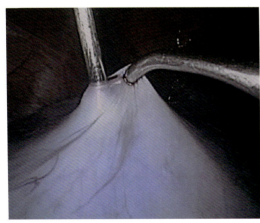
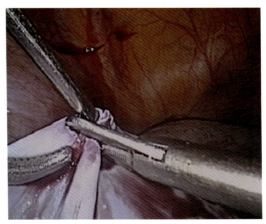

图6-1-41a　病例6。腹腔镜下用气腹针穿刺囊肿，吸出囊液

图6-1-41b　病例6。用腹腔镜剪刀扩大气腹针穿刺口

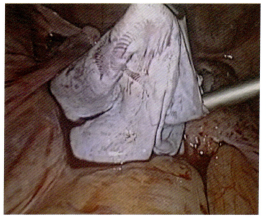

图 6-1-41c　病例 6。用腹腔镜吸引器自穿刺口置入囊腔，抽吸囊液

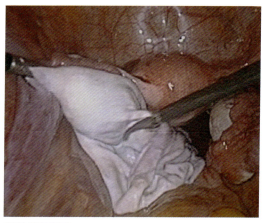

图 6-1-41d　病例 6。腹腔镜检查盆腔。见子宫中位，大小正常，左侧卵巢可见吸出囊液后的囊肿

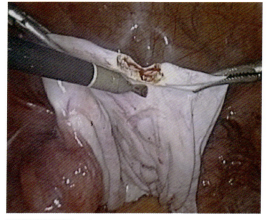

图 6-1-41e　病例 6。用腹腔镜单极电铲切除部分囊肿及卵巢组织

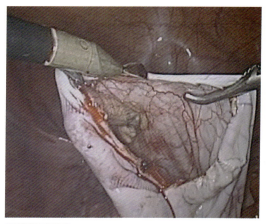

图 6-1-41f　病例 6。用腹腔镜单极电铲切除部分囊肿及卵巢组织

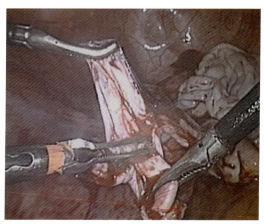

图 6-1-41g　病例 6。腹腔镜下剥离囊肿，用双极电凝卵巢剥离面活动性出血点

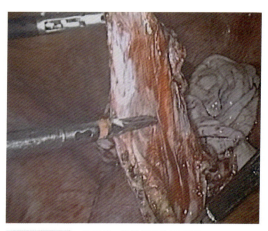

图 6-1-41h　病例 6。腹腔镜下剥离囊肿

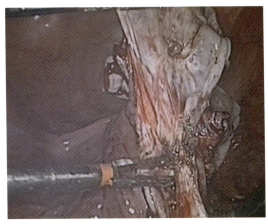
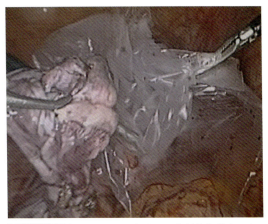

图 6-1-41i　病例 6。腹腔镜下剥离囊肿，用双极电凝卵巢剥离面活动性出血点

图 6-1-41j　病例 6。将囊肿置于自制收集袋中取出

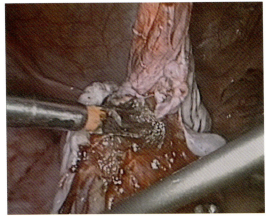
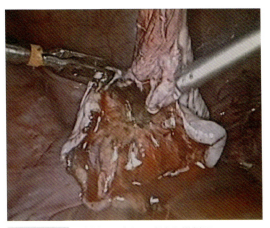

图 6-1-41k　病例 6。用腹腔镜双极电凝卵巢创面活动性出血点

图 6-1-41l　病例 6。电凝后冲洗卵巢创面

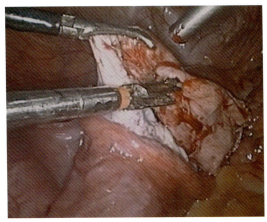
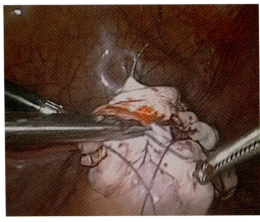

图 6-1-41m　病例 6。用腹腔镜双极电凝卵巢创面活动性出血点

图 6-1-41n　病例 6。腹腔镜下用可吸收缝线缝合卵巢创面

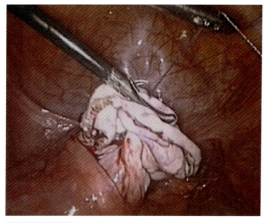

图 6-1-41o　病例 6。腹腔镜下连续缝合卵巢后拉紧缝线

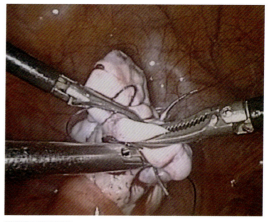

图 6-1-41p　病例 6。腹腔镜下用可吸收缝线连续缝合卵巢创面

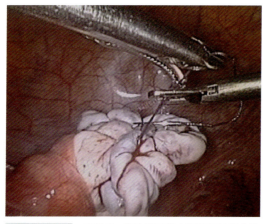

图 6-1-41q　病例 6。腹腔镜下缝合卵巢打结后剪除多余缝线

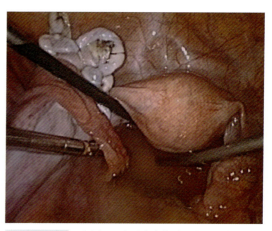

图 6-1-41r　病例 6。术后冲洗盆腔，之后吸净液体

3. 难点解析

本例患者的卵巢囊肿巨大，占据盆腔，先行气腹针穿刺抽吸囊液，缩小囊肿体积，再形成气腹。剥除囊肿后卵巢创面大，予可吸收缝线缝合，可有效止血。

病例 7　腹腔镜卵巢纤维瘤切除术

1. 病情简介

患者 25 岁，因"发现右侧卵巢肿物 1 年半，下腹痛 2 个月"入院。患者既往月经规律，初潮 16 岁，周期 3～6 天 /28～30 天，量正常，无痛经。妊娠 1 次，流产 1 次。末次月经 20 天前。患者 1 年半前早孕流产时超声检查发现右侧卵巢畸胎瘤，因无不适未予治疗。定期复查超声发现肿物逐渐增大。近 2 个月下腹隐痛。妇科超声检查发现右侧卵巢实性肿物，直径 4cm。妇科检查：外阴已婚未产型；阴道通畅；宫颈光滑；宫体中位，大小正常，质中，活动好，无压痛。右侧附件区可扪及一直径约 5cm 的包块，质硬，活动好。入院诊断：右侧附件肿物。完善检查后，择期全麻下行腹腔镜卵巢纤维瘤切除术。

2. 手术步骤

（1）腹腔镜下见子宫大小正常，双侧输卵管外观正常，双侧卵巢增大，右侧直径约 5cm，左侧直径约 4cm，盆腔有少量淡红色液体（图 6-1-42a）。吸净盆腔液体。

（2）行卵巢肿物剥除术。用单极电铲电凝打开卵巢皮质（图 6-1-42b）。钝性分离肿物，肿物质硬，用双极电凝卵巢活动性出血，逐步剥除肿物（图 6-1-42c ~ f）。冲洗卵巢创面，检查活动性出血，用双极电凝止血（图 6-1-42g ~ j）。

（3）剖视左侧卵巢，未见实性肿物。用穿刺针穿刺左侧卵巢囊性肿物，抽吸囊液，为淡黄色清亮液体，考虑为生理性囊肿，电凝创面止血（图 6-1-42k）。

（4）将剥除的标本置于自制收集袋中，经脐部穿刺孔取出（图 6-1-42l）。标本为实性质硬组织，表面光滑，剖面白色。送冰冻检查，回报为良性病变。术后病理回报：卵巢纤维瘤伴钙化。术后诊断：右侧卵巢纤维瘤。

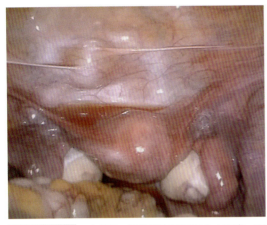

图 6-1-42a 病例 7。腹腔镜下见子宫大小正常，双侧输卵管外观正常，双侧卵巢增大，右侧直径约 5cm，左侧直径约 4cm，盆腔有少量淡红色液体

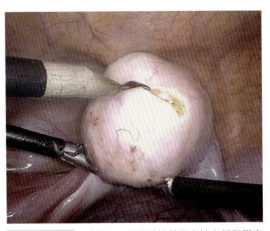

图 6-1-42b 病例 7。用腹腔镜单极电铲电凝卵巢表面组织

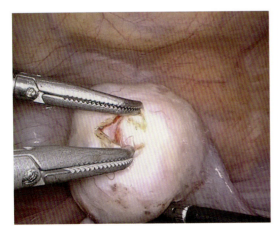

图 6-1-42c 病例 7。用腹腔镜弯钳钳夹卵巢创口两侧卵巢组织，牵拉扩大创口

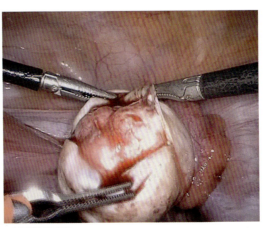

图 6-1-42d 病例 7。用腹腔镜弯钳牵拉扩大卵巢创口

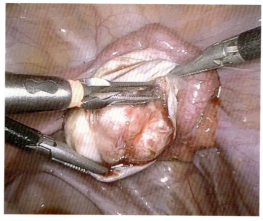
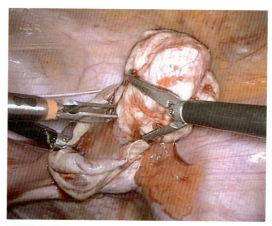

图 6-1-42e　病例 7。用腹腔镜双极电凝卵巢剥离创面出血点

图 6-1-42f　病例 7。腹腔镜下剥离囊肿

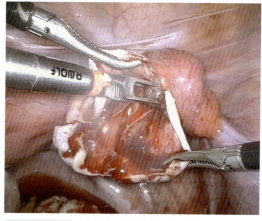
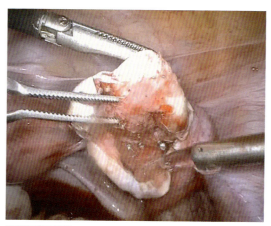

图 6-1-42g　病例 7。用腹腔镜双极电凝卵巢创面出血点

图 6-1-42h　病例 7。冲洗卵巢创面，检查出血点

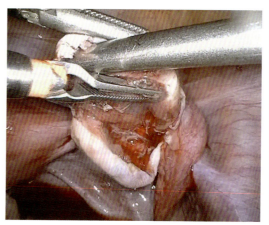
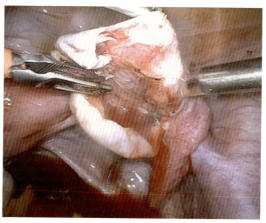

图 6-1-42i　病例 7。用腹腔镜双极电凝卵巢创面出血点

图 6-1-42j　病例 7。冲洗卵巢创面，检查出血点

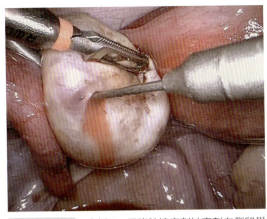
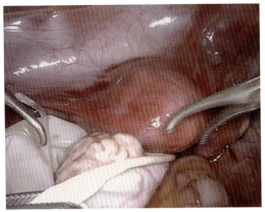

图 6-1-42k　病例 7。用腹腔镜穿刺针穿刺左侧卵巢囊性肿物

图 6-1-42l　病例 7。将剥除的标本置于自制收集袋中，经脐部穿刺孔取出

3. 难点解析

本例患者的卵巢纤维瘤为实性肿瘤，圆形或分叶结节状，表面光滑，包膜完整，质地硬，为卵巢性索间质肿瘤中较常见的良性肿瘤。手术方式与良性囊性肿物剥除相似，卵巢创面电凝止血彻底可不缝合。

病例 8　腹腔镜卵巢冠囊肿剥除术

1. 病情简介

患者 14 岁，因"下腹痛 1 周，检查发现左侧附件囊肿 2 个月"入院。患者既往月经规律，初潮 12 岁，周期 5~6 天 /28 天，量中等，轻微痛经。妊娠 0 次。末次月经 10 天前。患者于 2 个月前因左下腹隐痛，阵发性刺痛 1 周后行腹部超声检查，发现附件囊肿。月经无改变。直肠指诊检查：子宫前位，大小正常，活动，无压痛；左侧附件区可扪及直径 7cm 大小囊性包块，活动可，无压痛，右侧附件区未扪及异常。腹部超声检查：左侧附件区囊肿，直径 7.0cm。肿瘤标志物：CEA、CA125、HCG、CA199、AFP 均在正常范围内。入院诊断：左侧附件肿物。完善检查后，择期全麻下行腹腔镜卵巢冠囊肿剥除术。

2. 手术步骤

（1）腹腔镜下检查盆腔。见子宫大小正常，双侧输卵管及卵巢外观正常，左侧输卵管系膜内见囊肿，直径约 7cm，表面可见网状血管（图 6-1-43a）。

（2）提拉囊肿外系膜，于囊肿外、系膜内注射生理盐水 10mL（图 6-1-43b）。用剪刀打开系膜，应用剥离和卷发技术逐步剥除囊肿，用双极电凝囊肿根部止血，完整剥除囊肿（图 6-1-43c ~ f）。

（3）穿刺吸出囊肿囊液，囊液清亮。囊壁自辅助穿刺孔取出（图 6-1-43g）。冲洗系膜创面，未见活动性出血（图 6-1-43h）。

（4）冲洗盆腔（图 6-1-43i）。术后病理：左侧卵巢冠囊肿。

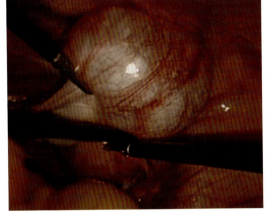

图 6-1-43a　病例 8。腹腔镜检查。见子宫大小正常，左侧输卵管系膜内见囊肿，直径约 7cm

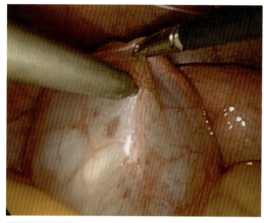

图 6-1-43b 病例 8。于囊肿外、系膜内注射生理盐水 10mL

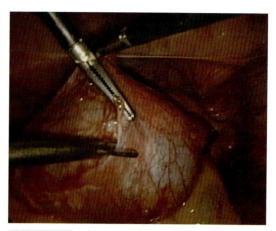

图 6-1-43c 病例 8。用腹腔镜剪刀剪开系膜

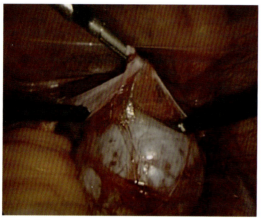

图 6-1-43d 病例 8。剥除囊肿

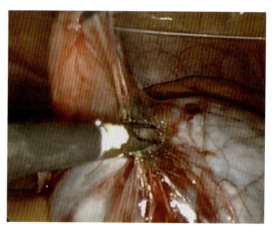

图 6-1-43e 病例 8。用双极电凝囊肿基底部血管

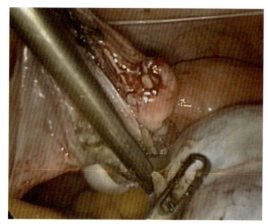

图 6-1-43f 病例 8。用剪刀剪断囊肿根蒂部

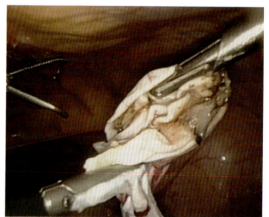

图 6-1-43g 病例 8。释放囊内液体，取出囊壁

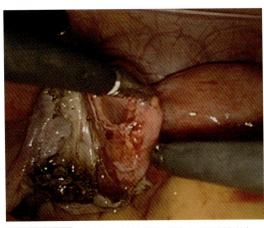
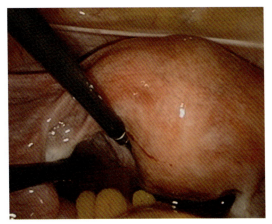

图 6-1-43h　病例 8。冲洗系膜创面，无活动性出血　　图 6-1-43i　病例 8。冲洗盆腔

3. 难点解析

卵巢冠囊肿是位于阔韧带内靠近输卵管或卵巢的囊肿，为良性非赘生性囊肿。小的囊肿可不治疗，增大或有症状的囊肿可行腹腔镜卵巢冠囊肿剥除术治疗。因囊肿位于阔韧带内，故剥除方法简单、出血少，并发症亦少。但是如果囊肿与输尿管、子宫血管距离较近，则需仔细操作以免造成损伤。

五、小结

对于附件的良性包块可行腹腔镜手术治疗。腹腔镜卵巢囊肿剥除术的创伤小、对卵巢功能影响少，是患有卵巢良性肿瘤的年轻患者的首选治疗方法。尽管有完善的术前检查，腹腔镜检查术中发现恶性肿瘤的可能性仍然存在，因此必须遵循腹腔镜附件包块手术原则，以免发生肿瘤播散，影响手术和分期。

第二节　腹腔镜输卵管卵巢切除术

一、概述

腹腔镜输卵管卵巢切除术（Laparoscopic Salpingo-Oophorectomy），也称附件切除术，一般是因为输卵管卵巢炎症、卵巢囊肿蒂扭转或破裂、卵巢良性或者交界性肿瘤等切除患侧或者双侧卵巢，也可同时切除输卵管的手术。附件切除术包括单侧附件切除和双侧附件切除。对年轻患者的良性病变多取患侧附件切除。绝经期或绝经后患者附件出现器质性病变可行双侧附件切除治疗。对于附件包块患者，完整切除包块及附件还可得到完整的病理学诊断，并且极大地减少了囊肿破裂的危险性。

腹腔镜手术切除单侧或双侧卵巢及输卵管的方法简单、创伤小、术后恢复快，是切除附件的最佳手术方法。但是对于可疑为恶性卵巢肿瘤的患者，术前应完善肿瘤相关检查，术中遵循开腹卵巢肿瘤手术原则，如术中留取腹水或冲洗液、检查盆腔及腹腔脏器、肿物送冰冻病理检查等。

二、手术适应证及禁忌证

（一）手术适应证

（1）患有卵巢良性或交界性肿瘤不能保留该侧卵巢者。

（2）输卵管卵巢囊肿等附件炎症性包块或附件脓肿形成，保守治疗无效者。

（3）因卵巢非赘生性囊肿扭转或破裂不能保留该侧卵巢者。

（4）因全身疾病，如乳腺癌等，需行卵巢去势手术者。

（二）手术禁忌证

（1）心、肝、肾衰竭的急性期不能耐受麻醉及手术者。

（2）生殖道感染的急性期。

（3）盆腔、腹腔严重粘连影响人工气腹或不能置镜者。

（4）绞窄性肠梗阻。

三、手术步骤

因为在术前准确判断卵巢肿瘤良、恶性是非常困难的，因此腹腔镜附件切除术也需遵循附件包块的手术原则，包括腹腔镜检查、留取盆腔冲洗液送细胞学检查、取活检或切除标本送快速冰冻病理检查、避免囊肿破裂导致囊液播散等。其具体的手术步骤如下。

1. 腹腔镜检查

置镜后检查盆腔、腹腔，检查子宫和双侧输卵管卵巢，观察盆腔包块的大小、质地、色泽、活动度及与周围脏器的关系（图6-2-1）。留取腹腔冲洗液送细胞学检查。

2. 切断骨盆漏斗韧带

用腹腔镜弯钳钳夹输卵管远端并向中线牵引，显露骨盆漏斗韧带（图6-2-2）。识别输尿管，用双极、剪刀或智能器械贴近卵巢、远离输尿管凝断骨盆漏斗韧带（图6-2-3、图6-2-4）。

3. 切除卵巢及输卵管

重复电凝、切断操作，逐步向子宫方向凝断输卵管及卵巢系膜，达子宫角（图6-2-5、图6-2-6）。同法凝断卵巢固有韧带及输卵管峡部，切除附件（图6-2-7～图6-2-10）。

4. 电凝止血

用生理盐水冲洗韧带及系膜创面，检查活动性出血并用双极电凝止血（图6-2-11）。

5. 取出标本

将切除的组织置入收集袋中，经10mm以上穿刺孔取出（图6-2-12）。肿物较大时，可于收集袋内穿刺吸液缩小标本体积后再取出（图6-2-13）。取出标本后检查并剖视标本，必要时送快速冰冻病理检查。结果异常时须进一步处理。

6. 冲洗盆腔

用生理盐水充分冲洗盆腔、腹腔（图6-2-14）。

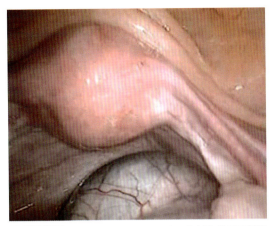

图 6-2-1　腹腔镜检查盆腔。子宫、左侧卵巢及双侧输卵管未见异常，右侧卵巢囊性肿物，大小 7cm×10cm

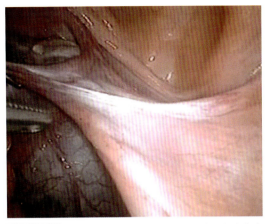

图 6-2-2　用腹腔镜弯钳钳夹右侧输卵管，向中线牵引，显露右侧骨盆漏斗韧带

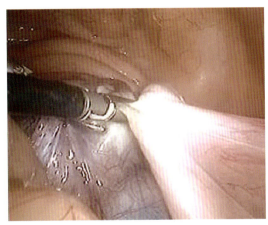

图 6-2-3　贴近卵巢用腹腔镜双极钳钳夹并电凝骨盆漏斗韧带

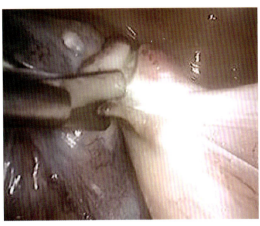

图 6-2-4　用双极电凝后，用剪刀剪断骨盆漏斗韧带

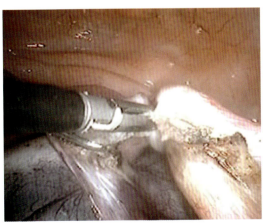

图 6-2-5　向子宫方向用双极电凝输卵管及卵巢系膜

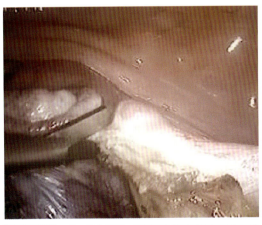

图 6-2-6　用双极电凝后，用剪刀剪断输卵管及卵巢系膜

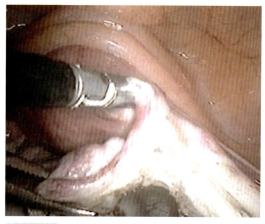

图 6-2-7　用腹腔镜双极电凝宫角处输卵管峡部

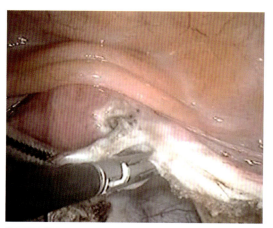

图 6-2-8　用腹腔镜双极电凝卵巢固有韧带

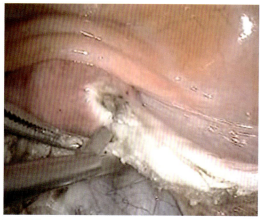

图 6-2-9　用腹腔镜剪刀剪断卵巢固有韧带

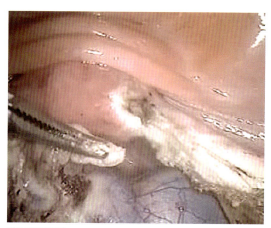

图 6-2-10　腹腔镜下切除右侧附件，检查切割创面

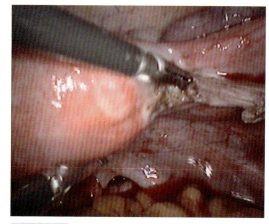

图 6-2-11　切除右侧附件后，用双极电凝创面出血点

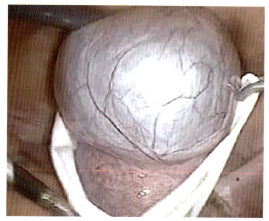

图 6-2-12　将切除的组织置入自制收集袋中取出

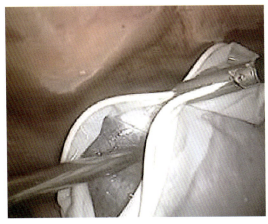
图 6-2-13　于自制收集袋内穿刺，用吸引器吸取囊液，缩小标本体积

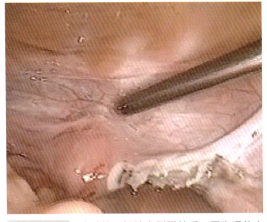
图 6-2-14　腹腔镜下切除右侧附件后，用生理盐水冲洗盆腔、腹腔

四、腹腔镜输卵管卵巢切除术实例演示

病例 1　腹腔镜左侧输卵管卵巢切除术 + 子宫肌瘤剔除术

1. 病情简介

患者 52 岁，因"闭经 2 年，发现盆腔包块、子宫肌瘤 1 年"入院。患者既往月经规律，初潮 12 岁，周期 5 ～ 7 天 /30 天，量中等，无痛经。孕 1 产 1。末次月经 2 年前。患者 1 年前体检 B 超发现子宫肌瘤、附件囊肿，无任何不适，未进行任何治疗。定期复查超声，附件囊肿缓慢增大。妇科检查：外阴已婚已产型；阴道通畅；宫颈光滑充血；子宫中位，略小，活动可；双侧附件区未扪及异常。经阴道妇科超声检查：子宫大小 4.6cm × 3.8cm × 3.2cm，肌层回声均匀，左前壁略突结节 1.5cm，右前壁结节 1.3cm，左侧附件区分隔囊腔 2.7cm × 2.0m，右侧卵巢可见。提示：子宫肌瘤，卵巢囊肿。入院诊断：左侧附件囊肿，子宫肌瘤。完善检查后，与患者讨论病情，患者要求保留单侧附件及子宫，因此择期全麻下行腹腔镜左侧输卵管卵巢切除术 + 子宫肌瘤剔除术。

2. 手术步骤

（1）置腹腔镜。见子宫大小正常，前壁有外突肌瘤结节，直径 1.5cm，左侧卵巢囊性增大，直径 3.5cm，表面光滑，左侧输卵管及右侧附件外观正常（图 6-2-15a）。

（2）用腹腔镜双极贴近卵巢、远离输尿管电凝骨盆漏斗韧带，用剪刀剪断（图 6-2-15b、c）。逐步向子宫方向电凝剪断输卵管及卵巢系膜（图 6-2-15d、e）。同法处理卵巢固有韧带及输卵管峡部，切除左侧附件（图 6-2-15f、g）。

（3）将切除的标本置于自制收集袋内，经脐孔取出（图 6-2-15h）。体外剖视标本，检查囊肿内表面，可见单发乳头，直径 8mm（图 6-2-15i）。切除标本送冰冻病理检查。结果回报：左侧卵巢单纯囊肿，输卵管无异常。

（4）行腹腔镜子宫肌瘤剔除术。用穿刺针于子宫肌瘤表面肌壁下注射生理盐水，用单极电铲打开肌瘤外肌壁，显露肌瘤（图 6-2-15j、k）。用弯钳钝性钳夹分离肌瘤，用双极电凝肌瘤根蒂部，切除肌瘤（图 6-2-15l）。用双极电凝子宫创面，无活动性出血（图 6-2-15m）。

（5）将子宫肌瘤置于自制收集袋中取出。冲洗盆腔，吸净液体（图 6-2-15n）。

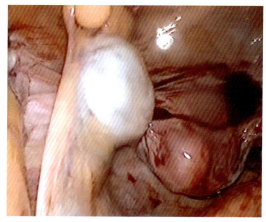

图 6-2-15a　病例 1。腹腔镜检查。见子宫大小正常，前壁有外突肌瘤结节，左侧卵巢囊性增大，直径 3.5cm，表面光滑

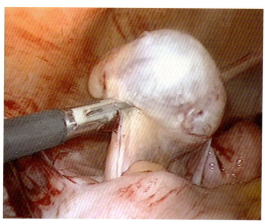

图 6-2-15b　病例 1。用腹腔镜双极钳贴近卵巢、远离输尿管钳夹并电凝骨盆漏斗韧带

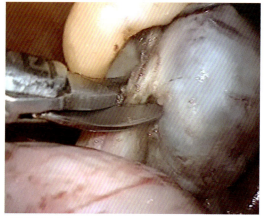

图 6-2-15c　病例 1。电凝后贴近卵巢用剪刀剪断骨盆漏斗韧带

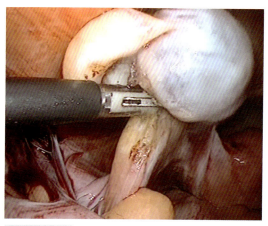

图 6-2-15d　病例 1。向子宫方向用双极电凝输卵管及卵巢系膜

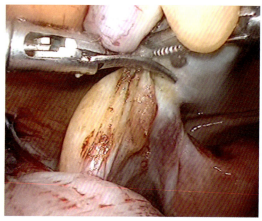

图 6-2-15e　病例 1。电凝后用剪刀剪断输卵管及卵巢系膜

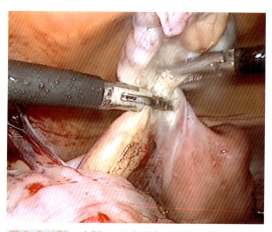

图 6-2-15f　病例 1。用腹腔镜双极电凝卵巢固有韧带

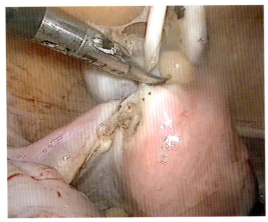

图 6-2-15g　病例 1。用双极电凝后贴近左侧宫角部用剪刀剪断输卵管峡部管壁

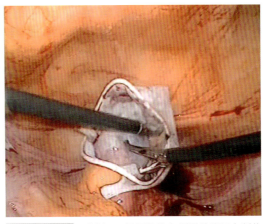

图 6-2-15h　病例 1。将切除的左侧附件置于自制收集袋中取出

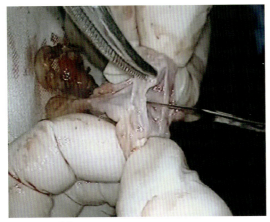

图 6-2-15i　病例 1。体外剖视标本，检查囊肿内表面，可见单发乳头

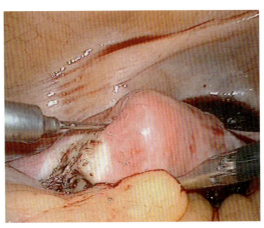

图 6-2-15j　病例 1。用腹腔镜穿刺针于子宫肌瘤表面肌壁下注射生理盐水

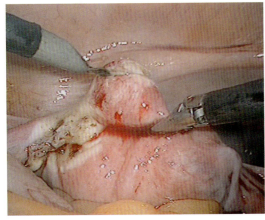

图 6-2-15k　病例 1。用腹腔镜单极电铲打开肌瘤外子宫肌壁，显露肌瘤

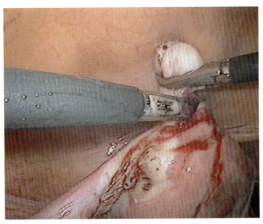

图 6-2-15l　病例 1。用弯钳钳夹肌瘤，用双极电凝肌瘤根蒂部，切除肌瘤

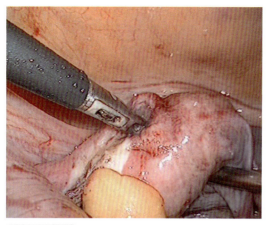

图 6-2-15m 病例 1。用腹腔镜双极电凝子宫创面

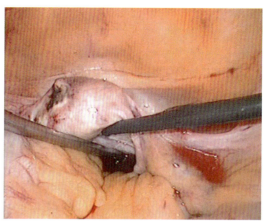

图 6-2-15n 病例 1。手术结束时冲洗盆腔，吸净液体

3. 难点解析

本例患者绝经 2 年，双侧卵巢对体内性激素的分泌和调节仍有一定作用。加之病变在单侧卵巢，保留对侧卵巢可以保留卵巢的功能，保证患者的生活质量。此外，本例也是绝经后患者，切除患侧附件对患者生活质量影响很小，而切除附件可完整切除肿物、完整取出、体外剖视，避免了肿物在腹腔内破裂导致肿瘤播散的潜在危险。

病例 2　腹腔镜右侧输卵管卵巢切除术

1. 病情简介

患者 49 岁，因"绝经 2 年，体检发现右侧附件肿物 1 月余"入院。患者既往月经规律，初潮 12 岁，周期 6 天 /27 ～ 30 天，量中等，无痛经。孕 3 产 1。2 年前绝经。1 个月前常规体检超声检查发现右侧附件肿物，直径 3cm。无不适，无阴道出血。妇科检查：子宫前位，大小正常，右侧附件区可扪及包块，直径约 3cm，左侧附件区未扪及异常。经阴道妇科超声检查：右侧附件区探及 3.5cm×3.0cm 大小的肿物。提示：右侧附件包块。入院诊断：附件包块。择期全麻下行腹腔镜右侧输卵管卵巢切除术。

2. 手术步骤

（1）置镜后，检查盆腔。见子宫大小正常，右侧卵巢增大，直径约 5cm，质硬，表面光滑，右侧输卵管外观正常（图 6-2-16a）。左侧输卵管形态正常，左侧卵巢略小（图 6-2-16b）。

（2）自右侧骨盆漏斗韧带及输卵管伞端开始凝断骨盆漏斗韧带及输卵管系膜（图 6-2-16c）。向宫角部重复凝切操作（图 6-2-16d）。

（3）凝切卵巢固有韧带，切除右侧卵巢（图 6-2-16e）。凝切右侧输卵管峡部管壁，切除右侧输卵管（图 6-2-16f、g）。

（4）用剪刀缩小切除卵巢的体积并取出（图 6-2-16h）。冲洗盆腔，吸净液体（图 6-2-16i）。

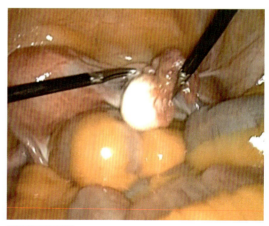

图 6-2-16a 病例 2。腹腔镜检查。见子宫大小正常，右侧卵巢增大，直径约 5cm，表面光滑，右侧输卵管外观正常

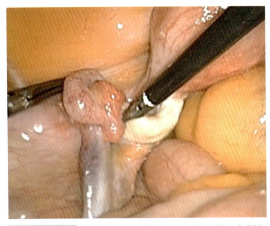

图 6-2-16b　病例 2。左侧输卵管形态正常，左侧卵巢略小

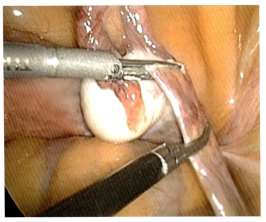

图 6-2-16c　病例 2。贴近卵巢凝断右侧骨盆漏斗韧带

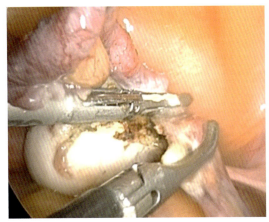

图 6-2-16d　病例 2。向子宫方向凝切输卵管及卵巢系膜

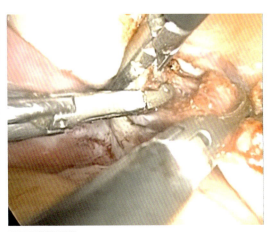

图 6-2-16e　病例 2。凝切卵巢固有韧带，切除右侧卵巢

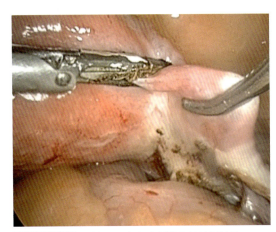

图 6-2-16f　病例 2。凝切右侧输卵管峡部管壁

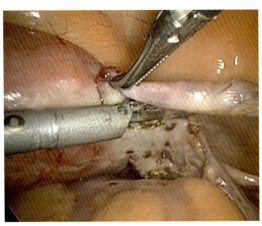

图 6-2-16g　病例 2。凝切右侧输卵管峡部系膜，切除右侧输卵管

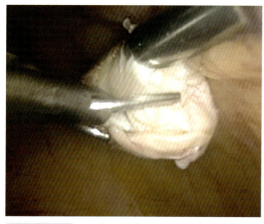 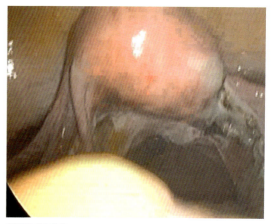

图 6-2-16h　病例 2。用剪刀缩小切除卵巢的体积并取出　　图 6-2-16i　病例 2。冲洗盆腔，吸净液体

3. 难点解析

本例患者术后病理为右侧卵巢卵泡膜细胞纤维瘤。纤维瘤质硬，腹腔镜下取出困难，故用剪刀缩小卵巢体积后取出。

病例 3　腹腔镜双侧输卵管卵巢切除术

1. 病情简介

患者 63 岁，因"绝经 15 年，发现盆腔包块 4 个月"入院。患者既往月经规律，初潮 14 岁，周期 6～7 天 /28～30 天，量中等，无痛经。绝经 15 年。患者 4 个月前体检 B 超发现右侧附件囊实性包块及子宫小肌瘤。无不适。妇科检查：外阴发育正常，已婚已产型；阴道通畅；宫颈光滑；宫体中位，萎缩，活动，无压痛；子宫右后方扪及直径 5cm 的包块，质硬，无压痛，活动好，边界清楚。经阴道妇科超声检查：右侧附件囊实性包块，大小 4.8cm×3.6cm；子宫前壁下段低回声光团，大小 0.9cm×0.8cm，考虑子宫小肌瘤。诊断：右侧附件肿瘤，子宫肌瘤。肿瘤标志物检查结果在正常范围内。入院诊断：附件肿物；子宫肌瘤。择期全麻下行腹腔镜双侧输卵管卵巢切除术。

2. 手术步骤

（1）行腹腔镜检查。见子宫缩小，形态正常；右侧卵巢增大，白色，分叶状，直径约 5cm，表面可见粗大血管；右侧输卵管和左侧附件外观未见异常；盆腔有少量淡黄色稀薄液体。吸净盆腔液体，送细胞学检查（图 6-2-17a、b）。

（2）提拉右侧输卵管，用双极电凝右侧骨盆漏斗韧带，用剪刀剪断（图 6-2-17c、d）。重复电凝、剪切操作，向子宫方向逐步凝断输卵管系膜、卵巢系膜（图 6-2-17e、f）。用双极电凝、用剪刀剪断输卵管峡部管壁及卵巢固有韧带，切除右侧附件（图 6-2-17g、h）。

（3）同法切除左侧附件（图 6-2-17i～n）。

（4）向盆腔置入自制收集袋，右侧卵巢质硬，取出困难，用肌瘤粉碎器旋切取出（图 6-2-17o、p）。全部标本取出后送冰冻病理检查。冰冻病理回报良性病变。术后病理回报：左侧卵巢及输卵管未见异常，右侧卵巢纤维瘤，输卵管未见异常。

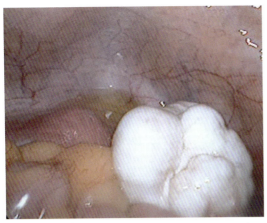

图 6-2-17a　病例 3。腹腔镜下见子宫缩小，形态正常；右侧卵巢增大，白色，分叶状，直径约 5cm；盆腔有少量淡黄色稀薄液体

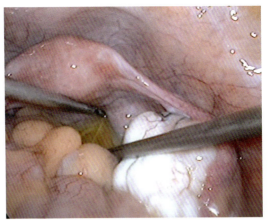

图 6-2-17b　病例 3。吸净盆腔液体，送细胞学检查

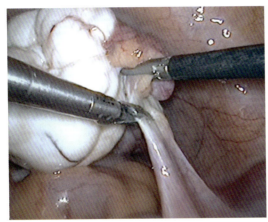

图 6-2-17c　病例 3。提拉右侧输卵管，用双极电凝右侧骨盆漏斗韧带

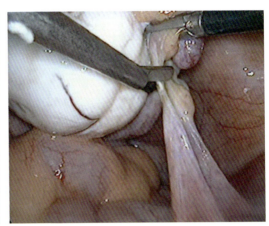

图 6-2-17d　病例 3。电凝后用剪刀剪断右侧骨盆漏斗韧带

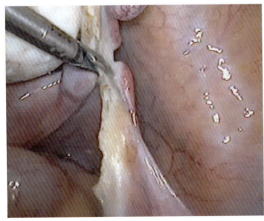

图 6-2-17e　病例 3。向子宫方向电凝输卵管系膜及卵巢系膜

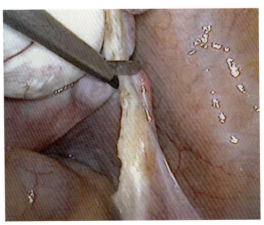

图 6-2-17f　病例 3。电凝后用剪刀剪断输卵管系膜及卵巢系膜

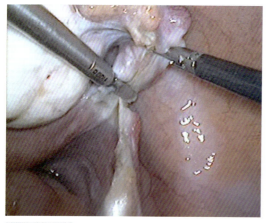

图 6-2-17g　病例 3。用腹腔镜双极电凝右侧输卵管峡部及卵巢固有韧带

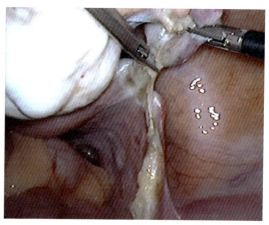

图 6-2-17h　病例 3。用双极电凝后，用剪刀剪断右侧输卵管峡部及卵巢固有韧带，切除右侧附件

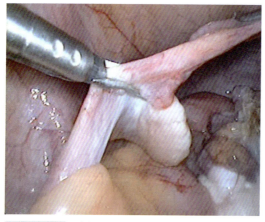

图 6-2-17i　病例 3。提拉左侧输卵管，用双极电凝左侧骨盆漏斗韧带

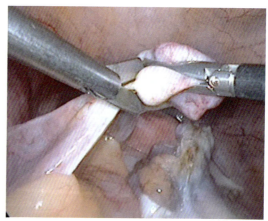

图 6-2-17j　病例 3。电凝后用剪刀剪断左侧骨盆漏斗韧带

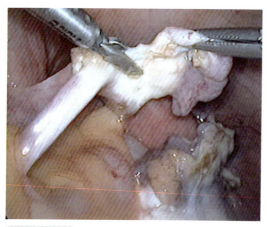

图 6-2-17k　病例 3。向子宫方向电凝输卵管系膜及卵巢系膜

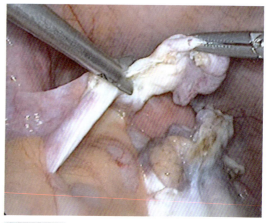

图 6-2-17l　病例 3。电凝后用剪刀剪断输卵管系膜及卵巢系膜

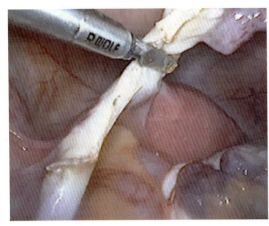

图 6-2-17m 病例 3。用腹腔镜双极电凝左侧输卵管峡部及卵巢固有韧带

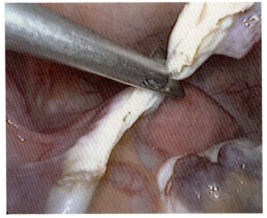

图 6-2-17n 病例 3。用双极电凝后，用剪刀剪断左侧输卵管峡部及卵巢固有韧带，切除左侧附件

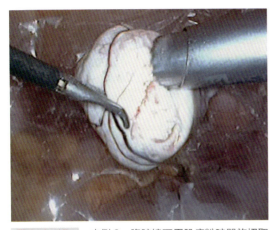

图 6-2-17o 病例 3。腹腔镜下用肌瘤粉碎器旋切取出右侧卵巢

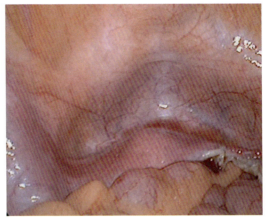

图 6-2-17p 病例 3。手术后的盆腔

3. 难点解析

本例患者为单侧卵巢病变，考虑患者已绝经 15 年，故行双侧附件切除术。术前检查发现子宫小肌瘤，不足 1cm，故子宫未予处理。本例患者卵巢病理为卵巢纤维瘤，是比较少见的一种卵巢肿瘤。肿物为显微性实性质硬结节，直径约 5cm，无法穿刺抽液缩小体积，故用肌瘤粉碎器放入取物袋中旋切取出。

病例 4 腹腔镜右侧卵巢交界性囊肿剥除术 + 右侧输卵管卵巢切除术

1. 病情简介

患者 29 岁，因"经期延长 1 年，间断下腹痛 2 个月"入院。患者既往月经规律，初潮 13 岁，周期 5~7 天 /30 天，量中等，有痛经，能忍受。妊娠 0 次。末次月经 18 天前。患者 1 年前无明显诱因出现经期延长，约 10 天 /30 天，量时多时少。2 个月前开始出现下腹部间断性疼痛，伴阴道分泌物增多，呈黄色，有异味。妇科超声检查发现右侧附件包块，直径 6cm。妇科检查：外阴发育正常，已婚未产型；阴道通畅；宫颈中度糜烂；子宫前位，大小正常，活动，无压痛；右侧附件区扪及囊性包块，直径约 7cm，活动，边界清楚，左侧附件区未扪及异常。经阴道妇科超声检查：子宫前位，大小 4.7cm×4.7cm×3.5cm，质均，内膜回声中等，全层厚 0.9cm，右侧卵巢内侧见欠规整分隔囊腔 7.7cm×5.1cm，内见不规整中强回声团 3.6cm×2.4cm。提示：盆腔囊实性占位。肿瘤标志物检查结果在正常范围内。入院诊断：右侧附件肿物。择期全麻下行腹腔镜右侧卵巢交界性囊肿剥除术 + 右侧输卵管卵巢切除术。

2. 手术步骤

（1）行腹腔镜检查。见子宫前位，大小正常，左前壁下段外突结节，直径 1.5cm；左侧输卵管卵巢外观正常；右侧卵巢膨大，可见囊性肿物，大小约 7cm×5cm，表面光滑。盆腔未见游离液体及粘连。用生理盐水冲洗盆腔，吸取液体送细胞学检查（图 6-2-18a）。

（2）将自制收集袋导入盆腔，置于子宫后方，将右侧卵巢置于自制收集袋内（图 6-2-18b）。

（3）于卵巢组织与囊肿交界处用双极电凝卵巢组织，用剪刀剪开卵巢皮质，见囊状卵泡，直径约 2cm，内见淡黄色稀薄液体（图 6-2-18c ～ e）。囊状卵泡内侧见囊性肿物，直径约 5cm（图 6-2-18f）。钝性剥离囊肿，囊肿破裂，有棕黄色液体流出。吸出囊内液体，见囊肿内壁有 2 个乳头状结构，直径约 0.6cm，还有灰白色不规则菜花样结构，直径约 1.5cm（图 6-2-18g、h）。沿卵巢与囊肿交界处钝性、锐性分离肿物（图 6-2-18i ～ k）。

（4）将切除的肿物与收集袋自脐孔取出，送快速冰冻病理检查（图 6-2-18l）。回报：卵巢交界性浆液性囊腺瘤。决定行右侧附件切除术。

（5）提拉右侧输卵管，用双极电凝右侧骨盆漏斗韧带，用剪刀剪断。用双极电凝、用剪刀剪断输卵管峡部管壁及卵巢固有韧带（图 6-2-18m、n）。重复电凝、剪切操作，逐步凝断输卵管系膜及卵巢系膜，切除右侧附件（图 6-2-18o ～ q）。用双极电凝右侧系膜及韧带创面加固止血（图 6-2-18r）。

（6）向盆腔置入自制收集袋，将切除的标本置入收集袋中自脐孔取出（图 6-2-18s）。冲洗盆腔，吸净液体（图 6-2-18t）。术后诊断：右侧卵巢交界性浆液性乳头状囊腺瘤。

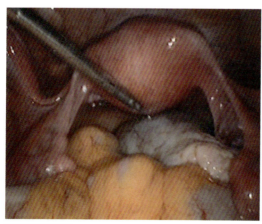

图 6-2-18a　病例 4。腹腔镜检查。见子宫前位，大小正常；左侧输卵管卵巢外观正常；右侧卵巢膨大，可见囊性肿物

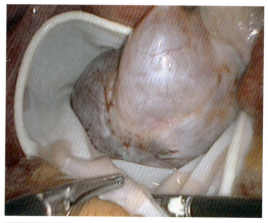

图 6-2-18b　病例 4。将右侧卵巢置于自制收集袋内

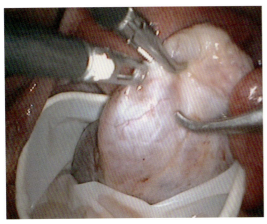

图 6-2-18c　病例 4。于卵巢组织与囊肿交界处用双极电凝卵巢组织

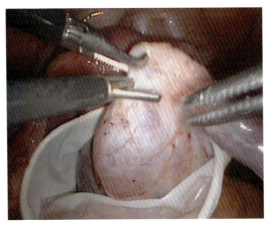

图 6-2-18d　病例 4。用双极电凝后，用剪刀剪开卵巢皮质

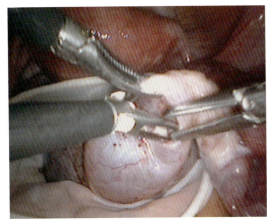

图 6-2-18e　病例 4。钝性剥离，见囊状卵泡，直径约 2cm

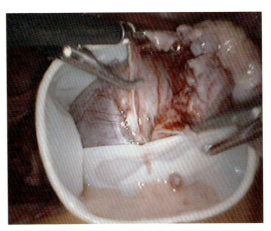

图 6-2-18f　病例 4。囊状卵泡内侧见囊性肿物，直径约 5cm

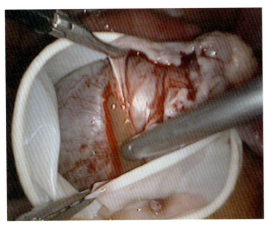

图 6-2-18g　病例 4。钝性剥离囊肿，囊肿破裂，有棕黄色液体流出

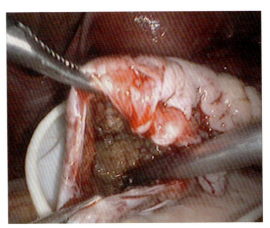

图 6-2-18h　病例 4。用吸引器吸出囊内液体，见囊肿内壁有乳头状结构，直径约 0.6cm，还有灰白色不规则菜花样结构，直径约 1.5cm

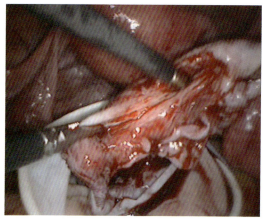

图 6-2-18i 病例 4。腹腔镜下钝性分离肿物

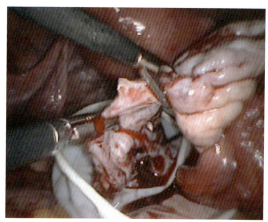

图 6-2-18j 病例 4。沿卵巢与囊肿交界处锐性分离肿物

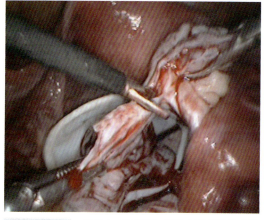

图 6-2-18k 病例 4。沿卵巢与囊肿交界处锐性分离肿物

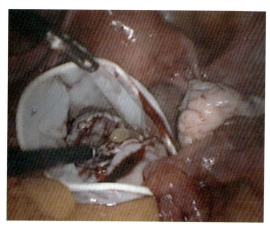

图 6-2-18l 病例 4。将切除的肿物与收集袋自脐孔取出

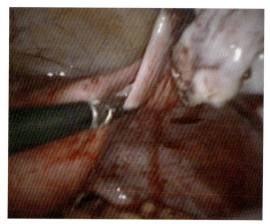

图 6-2-18m 病例 4。用双极电凝右侧卵巢固有韧带

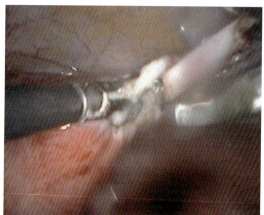

图 6-2-18n 病例 4。用双极电凝右侧输卵管峡部管壁

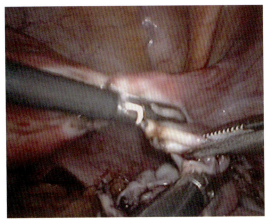

图 6-2-18o　病例 4。用双极电凝右侧输卵管系膜及卵巢系膜

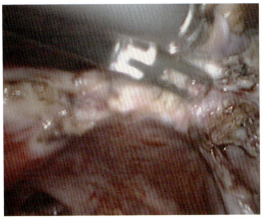

图 6-2-18p　病例 4。用双极电凝右侧输卵管系膜及卵巢系膜

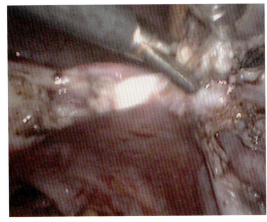

图 6-2-18q　病例 4。用双极电凝后，用剪刀剪断右侧输卵管系膜及卵巢系膜

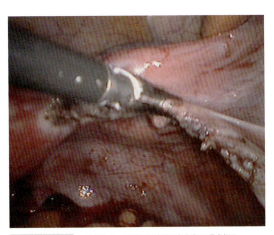

图 6-2-18r　病例 4。用双极电凝右侧系膜创面

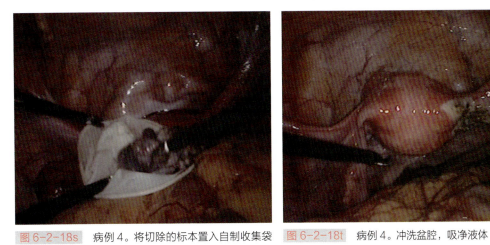

图 6-2-18s　病例 4。将切除的标本置入自制收集袋中自脐孔取出

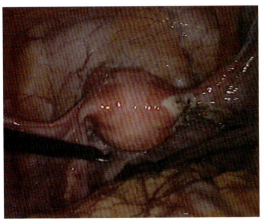

图 6-2-18t　病例 4。冲洗盆腔，吸净液体

3. 难点解析

本例患者为年轻女性，尚未生育，手术拟行右侧卵巢囊肿剥除术。手术遵循卵巢肿物手术原则剥除右侧卵巢肿物并送快速冰冻病理检查，回报为交界性肿瘤，术中检查左侧卵巢正常，故保留左侧附件，行右侧附件切除术，从而保留了患者的生育功能。卵巢交界性肿瘤术后有远期复发的可能，故应严密随访，及时发现复发并给予相应治疗。多数复发病例仍为交界性肿瘤，可再次行手术切除。

五、小结

腹腔镜附件切除术方法简单、出血少，可完整切除标本，是围绝经期和绝经后女性卵巢良性病变，以及年轻、有生育要求的单侧卵巢交界性肿瘤患者首选的手术方式。

参考文献

[1] 李光仪. 实用妇科腹腔镜手术学 [M]. 2 版. 北京：人民卫生出版社，2015.

[2] 夏恩兰. 妇科内镜学 [M]. 2 版. 北京：人民卫生出版社，2020.

[3] 夏恩兰. 宫腔镜学及图谱 [M]. 3 版. 郑州：河南科学技术出版社，2016.

[4] CHUN S, CHO H J, JI Y I. Comparison of early postoperative decline of serum antiMüllerian hormone levels after unilateral laparoscopic ovarian cystectomy between patients categorized according to histologic diagnosis[J]. Taiwan Obstet Gynecol, 2016, 55(5): 641–645.

[5] ELTABBAKH G H, CHARBONEAU AM, Eltabbakh NG. Laparoscopic surgery for large benign ovarian cysts[J]. Gynecol Oncol, 2008, 108(1): 72–76.

[6] KAVALLARIS A, MYTAS S, CHALVATZAS N, et al. Seven years' experience in laparoscopic dissection of intact ovarian dermoid cysts[J]. Acta Obstet Gynecol Scand, 2010, 89(3): 390–392.

[7] LI C Z, LIU B, WEN Z Q, et al. The impact of electrocoagulation on ovarian reserve after laparoscopic excision of ovarian cysts: a prospective clinical study of 191 patients[J]. Fertil Steril, 2009, 92(4): 1428–1435.

[8] LENG J H, Lang J H, ZHANG J J, et al. Role of laparoscopy in the diagnosis and treatment of adnexal masses[J]. Chin Med J (Engl), 2006, 119(3): 202–206.

[9] LEUNG S W, YUEN P M. Ovarian fibroma: a review on the clinical characteristics, diagnostic difficulties, and management options of 23 cases[J]. Gynecol Obstet Invest, 2006, 62(1): 1–6.

[10] MILINGOS S, PROTOPAPAS A, DRAKAKIS P, et al. Laparoscopic treatment of ovarian dermoid cysts: eleven years' experience[J]. Am Assoc Gynecol Laparosc, 2004, 11(4): 478–485.

[11] SMORGICK N, BAREL O, HALPERIN R, et al. Laparoscopic removal of adnexal cysts: is it possible to decrease inadvertent intraoperative rupture rate[J]. Am Obstet Gynecol, 2009, 200(3): 237.e1–3.

[12] TINELLI R, MALZONI M, COSENTINO F, et al. Feasibility, safety, and efficacy of conservative laparoscopic treatment of borderline ovarian tumors[J]. Fertil Steril, 2009, 92(2): 736–741.

[13] WILLSHER P, ALI A, JACKSON L. Laparoscopic oophorectomy in the management of breast disease[J]. ANZ Surg, 2008, 78(8): 670–672.

[14] YAZBEK J, HELMY S, BEN-NAGI J, et al. Value of preoperative ultrasound examination in the selection of women with adnexal masses for laparoscopic surgery[J]. Ultrasound Obstet Gynecol, 2007, 30(6): 883–888.

第七章　腹腔镜子宫内膜异位症手术

第一节　腹腔镜卵巢子宫内膜异位囊肿剥除术

一、概述

(一) 子宫内膜异位症

子宫内膜异位症（Endometriosis）是指有活性的子宫内膜生长在子宫腔以外的身体其他部位而产生的病变，异位的内膜组织中有腺体和间质，可随月经周期而变化。虽然子宫内膜异位症为良性病变，但具有类似恶性肿瘤的恶性行为，可以局部浸润、远处转移和病变复发。子宫内膜异位症的发病部位以卵巢、宫骶韧带和子宫直肠陷凹处多见，其他还可见于阴道、宫颈、阴道直肠隔、输卵管、剖宫产腹部切口、会阴侧切切口等处。卵巢是最常见的子宫内膜异位种植部位。异位内膜随月经周期反复出血，在卵巢内形成含陈旧性积血的囊肿，这种陈旧性积血呈暗褐色，黏稠如糊状，似巧克力，故又称"巧克力囊肿"。这种囊肿容易破裂，导致盆腔内出血，久之形成不同程度的粘连。

1. 病因

（1）子宫内膜种植学说。这是占主导地位的病因理论，主要指月经期子宫内膜上皮和间质细胞随经血逆流，经输卵管进入盆腔，于卵巢和邻近的盆腔腹膜种植并生长、蔓延，形成盆腔子宫内膜异位症。此外，医源性播散如人工流产宫内负压、穿通宫腔的子宫手术也可导致内膜碎片进入腹腔或腹壁瘢痕并种植生长。

（2）淋巴及静脉播散学说。子宫内膜组织可以通过血行和淋巴向远处转移并种植。此学说可以解释盆腔以外的远处子宫内膜异位症的发生。

（3）体腔上皮化生学说。有学者认为盆腔内的子宫内膜异位病灶是由盆腔脏器表面具有化生潜能的腹膜在卵巢激素或炎症的刺激下转化成子宫内膜样组织而逐渐形成的。

（4）免疫学说。子宫内膜异位症的发病可能为免疫抑制与免疫促进失衡导致免疫失控所致，故有学者认为免疫机制在子宫内膜异位症的发生、发展等环节中起重要作用。

（5）其他学说。有学者认为子宫内膜异位症具有家族聚集性，故可能通过多基因或多因素遗传。此外还可能与"血管生长因子""酶蛋白表达""细胞凋亡"等有关。

2. 临床病理类型

（1）卵巢子宫内膜异位症。卵巢是最易被异位内膜侵犯的器官，可形成囊肿，称为子宫内膜异位囊肿，习惯上称为"巧克力囊肿"。早期病灶位于卵巢表面或浅表皮层，随病变发展逐渐形成单个或多个囊肿，大小不一，内含暗褐色稠厚液体。囊肿反复破裂可与邻近器官和腹膜紧密粘连。

（2）盆腔腹膜子宫内膜异位症。异位子宫内膜可发生于盆腔及腹腔腹膜浅表部位，早期表现为腹膜表面呈红色、白色、黄棕色病灶，病变发展可形成紫蓝色或棕黑色结节。

（3）盆腔深部浸润子宫内膜异位病灶。异位内膜也可发生于盆腔脏器表面并向深部浸润，常见于宫骶韧带、子宫直肠陷凹、阴道直肠隔等，表现为紫褐色出血点、韧带增粗或结节样改变，随着病变的发展可发生粘连。

（4）其他部位子宫内膜异位病灶。异位子宫内膜还可发生在肠道、泌尿道、腹壁瘢痕、腹股沟、横膈、肺等部位。

3. 临床症状

盆腔子宫内膜异位症主要好发于生育年龄内的女性。主要临床症状为继发性痛经，半数以上患者伴有不孕症，部分患者可出现月经紊乱。其病变的严重程度与临床症状并不一致，即很小的病灶可能会有严重的疼痛，而病变严重或广泛，甚至盆腔脏器严重粘连变形者，其临床症状可以很轻或不明显。

4. 诊断

子宫内膜异位症的诊断依据包括继发渐进性痛经和不孕症的病史；盆腔检查发现子宫后位，活动度差；可扪及卵巢包块或子宫球形增大；或宫骶韧带、子宫直肠陷凹或后穹隆触痛结节等；妇科超声检查可发现附件区无回声包块，内有强光点等。

腹腔镜检查是盆腔子宫内膜异位症诊断的"金标准"。腹腔镜可以直接窥视盆腔，发现异位病灶，且可根据检查所见进行分期，便于决定治疗方案。腹腔镜下可发现卵巢囊性肿物，卵巢表面可有棕黑色膜样组织或点状病灶。盆腔腹膜的子宫内膜异位病灶可为点状、结节状、小泡样、火焰样等，色泽可呈红色、青色、黑色、棕色、白色、灰色等，有时还可见到腹膜缺损。取病灶送病理活组织检查可见子宫内膜腺体及间质。

5. 治疗

子宫内膜异位症的治疗包括药物治疗和手术治疗两大类。子宫内膜异位症的药物治疗以假孕疗法为主，但是单纯药物治疗的效果不理想，副作用大。开腹手术创伤大，病变治疗不彻底，复发率高，目前已被腹腔镜手术替代。而腹腔镜技术是诊断和治疗子宫内膜异位症的最好方法。

（二）子宫内膜异位症的腹腔镜手术治疗

子宫内膜异位症的腹腔镜手术治疗的目的为：减灭和消除病灶；恢复解剖；缓解并解除疼痛；改善和促进生育；减少和避免复发。

腹腔镜手术是盆腔子宫内膜异位症的首选治疗方法。轻度子宫内膜异位症，可在腹腔镜下尽量切除或破坏病灶，达到减灭的目的；较小或较表浅的病灶，可进行电凝消融或汽化；深部浸润病灶，应进行切除；形成卵巢子宫内膜异位囊肿时，可在腹腔镜下剥除或切除。手术方法包括保守性手术、半根治性手术、根治性手术等。

1. 保守性手术

保守性手术即为保留生育功能的手术。手术切除或破坏所有肉眼可见的异位内膜病灶，但保留子宫和部分卵巢组织，如卵巢内膜异位囊肿剥除术和患侧卵巢切除术。适用于药物治疗无效、年轻和有生育要求的患者。

2. 半根治性手术

半根治性手术即为手术切除盆腔内病灶及子宫，但保留部分卵巢组织，适用于无生育要求但希望保留卵巢功能的生育年龄内的患者。

3. 根治性手术

根治性手术即为手术切除全部子宫及双侧附件，以及所有肉眼可见的病灶，适用于近绝经期、无生育要求的患者。切除全部子宫以及双侧卵巢和输卵管的根治性手术，可用于症状严重、多次治疗无效、无生育要求的近绝经期女性。

4. 辅助性手术

辅助性手术通常指子宫神经去除术或骶前神经切除术，适用于中线部位疼痛的患者。

5. 手术与药物联合治疗

保守性手术后，内膜异位病灶仍有可能复发。手术合并术后药物治疗并定期随访，可有效预防复发。本节主要阐述卵巢子宫内膜异位囊肿的腹腔镜手术治疗。

二、手术的适应证及禁忌证

（一）手术适应证

（1）有不孕症、痛经、慢性盆腔痛、性交痛等症状者。
（2）经检查发现附件包块者。
（3）药物治疗效果欠佳者。
（4）年轻或有生育要求者。

（二）手术禁忌证

（1）心、肝、肾衰竭的急性期不能耐受麻醉及手术者。
（2）生殖道感染的急性期。
（3）盆腔、腹腔严重粘连影响人工气腹或不能置镜者。
（4）绞窄性肠梗阻。

三、手术方法

腹腔镜手术是治疗子宫内膜异位症的首选治疗方法，具有创伤小、术后恢复快、对机体免疫功能影响小、术后粘连形成少等优点。腹腔镜手术不仅可确诊临床可疑病例，也可对术中发现的异位病灶明确诊断和分期，还可同时进行手术治疗。腹腔镜卵巢子宫内膜异位囊肿剥除术既能完整剥除囊壁、去除病灶、减少复发，又能保留患侧卵巢功能，对复发者还可重复治疗。

腹腔镜卵巢子宫内膜异位囊肿剥除术遵循腹腔镜卵巢良性肿瘤的手术步骤，包括剥离囊肿、电凝创面、取出标本等，必要时缝合止血。而且在卵巢异位囊肿之外，盆腔通常散在异位病灶，在腹腔镜直视和放大作用下，术中可发现小的异位病灶并可进行电凝消融治疗。对于手术难以切除干净的内异症病灶，或有损伤重要器官组织的可能时，术前可用药物如促性腺激素释放激素激动剂（GnRH-a）治疗3~6个月。

（一）手术步骤

1. 腹腔镜检查

行腹腔镜检查，检查盆腔，发现粘连和异位病灶，并决定下一步治疗方案。腹腔镜下可发现单侧或双侧卵巢囊性肿物，卵巢表面可有棕黑色膜样组织或点状病灶，且常与阔韧带后叶粘连（图7-1-1~图7-1-4）。双侧骶韧带增厚，表面可见异位病灶（图7-1-5）。盆腔腹膜可发现散在的子宫内膜异位病灶，呈点状、结节状、小泡样、火焰样等，色泽可呈红色、棕色、白色、灰色、紫蓝色、黑色等，有时还可见到腹膜缺损（图7-1-6、图7-1-7）。

2. 分离粘连

盆腔子宫内膜异位症常致子宫后壁与双侧附件及直肠浆膜层粘连。卵巢表面病灶和异位囊肿破裂可致卵巢与周围组织粘连，与阔韧带后叶粘连最常见（图7-1-8）。异位囊肿反复破裂可致盆腔更广泛的粘连。腹腔镜手术时需先分离粘连，游离卵巢，再行囊肿剥除手术（图7-1-9）。卵巢与阔韧带后叶的粘连常用钝性分离方法，用吸引管沿阔韧带后叶将卵巢向上钝性剥离（图7-1-10）。分离过程中需注意输尿管的走行方向，勿发生损伤。子宫后壁粘连通常需要在卵巢囊肿剥除后再行分离（图7-1-11、图7-1-12）。粘连剥离面较大的出血点须电凝止血（图7-1-13、图7-1-14）。

3. 剥除囊肿

在内膜异位囊肿表面最突出点用电刀或剪刀切开或剪开卵巢皮质，显露异位囊肿（图7-1-15、图7-1-16）。采用剥离法、水分离法和卷发技术将囊肿剥除（图7-1-17～图7-1-21）。

4. 抽吸囊液

如果囊肿较大，内容物黏稠，或有粘连，剥离时不使囊肿破裂是很困难的，尤其在分离卵巢与阔韧带粘连或剥离囊肿时异位囊肿极易发生破裂（图7-1-22、图7-1-23）。如破裂，则须先将囊液吸净，用生理盐水冲洗囊腔并吸净，再将囊壁完全剥除（图7-1-24）。

5. 电凝卵巢

卵巢剥离创面的出血点可用电凝止血（图7-1-25、图7-1-26）。剥离囊肿后残余的囊壁和病灶可切除或电凝烧灼。电凝过程中可冲洗卵巢创面，既有助于检查创面出血点，又有助于为卵巢降温，减少电凝对卵巢组织的热损伤（图7-1-27）。电凝消融和止血方法简单、有效，是子宫内膜异位症常用的手术技术。但是电凝的高频电流可向组织深部扩散造成热损伤，破坏卵巢皮质的初级卵泡，造成卵巢功能的损害。所以手术时应尽量减少电凝操作，既要达到止血和破坏异位病灶的目的，又要减少组织损伤，最大限度地保留卵巢功能。相比之下，缝合止血能更好地保留卵巢皮质的卵泡，从而最大限度地保护卵巢功能，同时术后形成的粘连更少。

6. 缝合创面

剥除子宫内膜异位囊肿后卵巢创面可以仅电凝止血，但是如果剥离面大、创面出血多，可以缝合创面。用可吸收缝线将卵巢创面连续缝合，使卵巢重新塑形，注意需缝合创面基底部，以便有效止血（图7-1-28～图7-1-32）。

7. 卵巢部分切除

对于较大的卵巢内膜异位囊肿，剥除操作时往往需要同时切除部分卵巢。进行剥除前，检查卵巢及囊肿部位，切除异位囊肿及1/3～1/2的卵巢（图7-1-33、图7-1-34）。需将剩余囊肿从保留的卵巢创面上全部剥离下来。也可以在完全剥离囊壁之后，剪除多余的卵巢组织。卵巢剥离面可电凝止血。

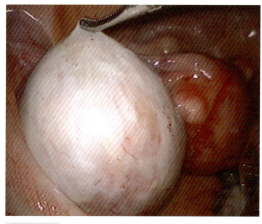

图7-1-1 腹腔镜下见左侧卵巢子宫内膜异位囊肿，直径6cm。卵巢周围无粘连，盆腔、腹腔未见粘连及内膜异位病灶

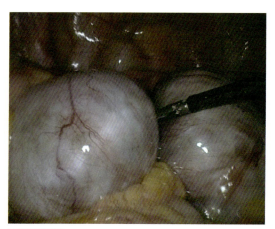

图7-1-2 腹腔镜下见双侧卵巢子宫内膜异位囊肿。双侧卵巢增大，直径6~7cm

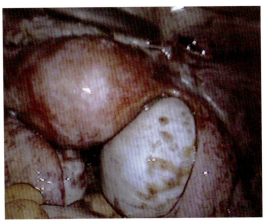

图 7-1-3　腹腔镜下见双侧卵巢子宫内膜异位囊肿。双侧卵巢增大，右侧直径 6cm，左侧直径 4cm。右侧卵巢表面有棕黑色膜样组织

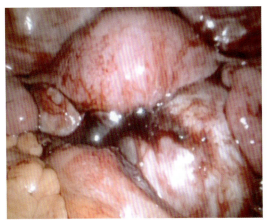

图 7-1-4　腹腔镜下见双侧卵巢子宫内膜异位囊肿。双侧卵巢增大，右侧直径 6cm，左侧直径 4cm。双侧卵巢粘连固定于阔韧带后叶及子宫后壁。卵巢表面、子宫浆膜层可见棕色膜样组织

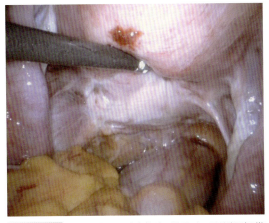

图 7-1-5　腹腔镜下见左侧阔韧带后叶、双侧骶韧带异位内膜病灶

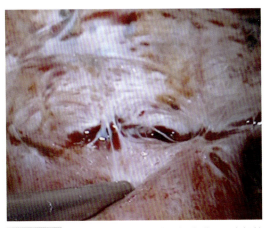

图 7-1-6　腹腔镜下见子宫膀胱反折腹膜及下腹部前壁腹膜散在紫蓝色异位内膜病灶

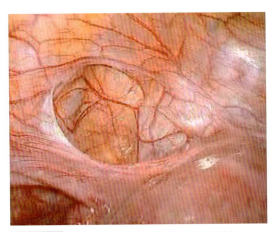

图 7-1-7　腹腔镜下见左侧圆韧带前方腹膜缺损

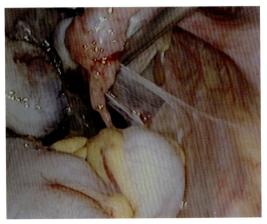

图 7-1-8　双侧卵巢子宫内膜异位囊肿。腹腔镜下见右侧卵巢与阔韧带后叶粘连

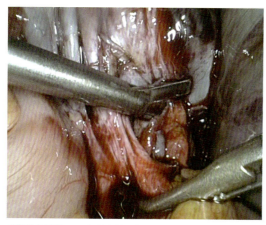

图 7-1-9　用腹腔镜剪刀锐性分离左侧卵巢与左侧阔韧带后叶及网膜的粘连

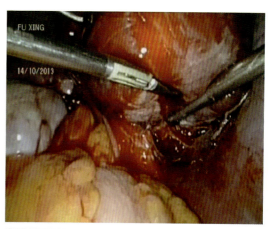

图 7-1-10　用腹腔镜吸引器沿右侧阔韧带后叶向上钝性分离右侧卵巢粘连，游离右侧卵巢

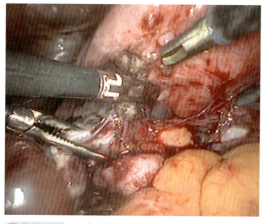

图 7-1-11　用腹腔镜双极电凝子宫后壁与左侧卵巢及阔韧带后叶的粘连带

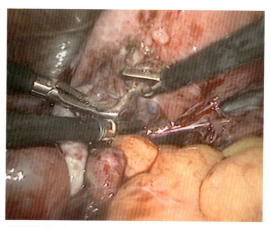

图 7-1-12　用双极电凝后，用剪刀剪断子宫后壁粘连带

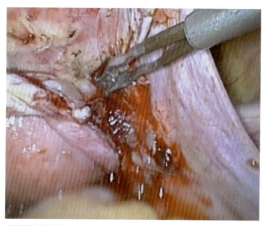

图 7-1-13　用腹腔镜双极电凝右侧阔韧带后叶分离创面

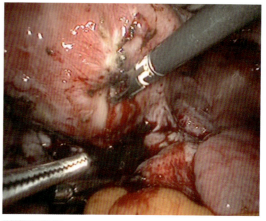

图 7-1-14　用腹腔镜双极电凝子宫后壁创面活动性出血点

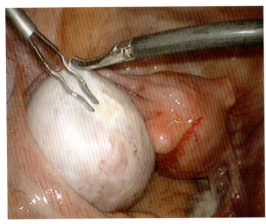

图 7-1-15　左侧卵巢子宫内膜异位囊肿。用腹腔镜双极电凝卵巢表面组织

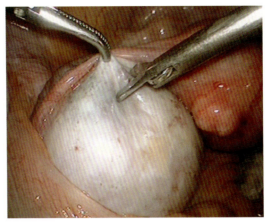

图 7-1-16　用双极电凝后，用剪刀锐性打开囊肿表面卵巢皮质

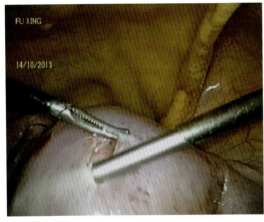

图 7-1-17　打开卵巢皮质后，将吸引器置于卵巢皮质与囊肿间隙，钝性分离间隙

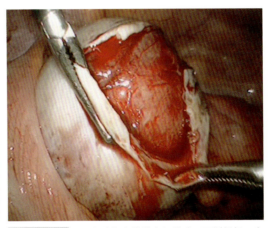

图 7-1-18　用腹腔镜弯钳钳夹卵巢破口两侧组织，向相反方向牵拉，扩大卵巢创口

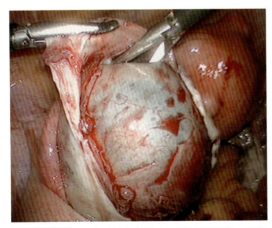

图 7-1-19　将腹腔镜弯钳置于卵巢与囊肿间隙，扩张钳口以扩大间隙

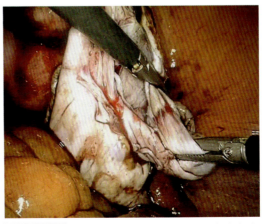

图 7-1-20　用腹腔镜弯钳钳夹卵巢组织及囊肿囊壁，向相反方向牵拉，剥除囊肿

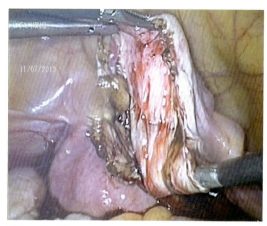

图 7-1-21　用腹腔镜弯钳钳夹卵巢组织及囊肿囊壁，用弯钳钳夹囊壁并向相反方向卷曲，运用卷发技术剥除囊肿

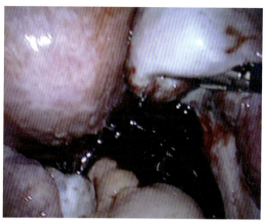

图 7-1-22　右侧卵巢子宫内膜异位囊肿。向上提拉分离卵巢与阔韧带后叶粘连时囊肿破裂，有棕黑色稠厚液体流出

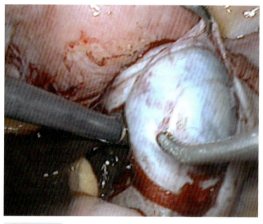

图 7-1-23　右侧卵巢子宫内膜异位囊肿。分离囊肿过程中囊肿破裂，有棕黑色稠厚液体流出

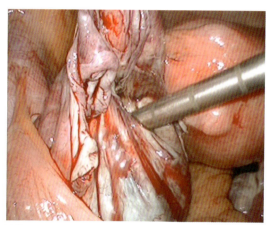

图 7-1-24　左侧卵巢子宫内膜异位囊肿破裂，用腹腔镜吸引器吸取囊内液体

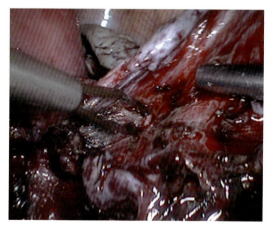

图 7-1-25　右侧卵巢子宫内膜异位囊肿剥除后，用腹腔镜双极电凝卵巢创面出血点

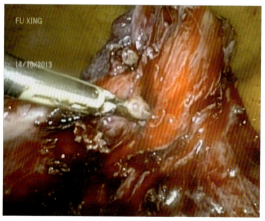

图 7-1-26　右侧卵巢子宫内膜异位囊肿剥除后，用腹腔镜双极电凝卵巢创面出血点

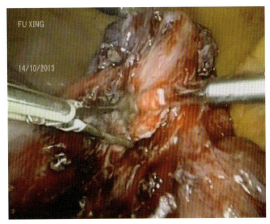

图 7-1-27　用腹腔镜双极电凝卵巢后，用生理盐水冲洗创面

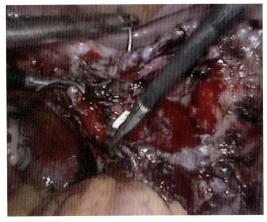

图 7-1-28　右侧卵巢子宫内膜异位囊肿剥除后，腹腔镜下缝合卵巢，闭合创面

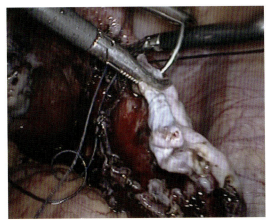

图 7-1-29　腹腔镜下连续缝合右侧卵巢创面

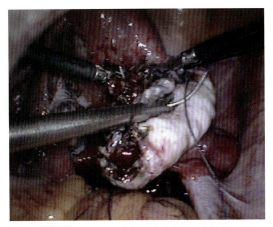

图 7-1-30　腹腔镜下连续缝合右侧卵巢创面

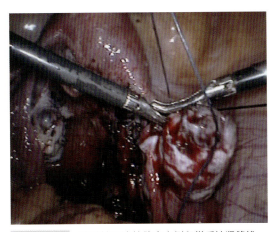

图 7-1-31　腹腔镜下连续缝合右侧卵巢后拉紧缝线

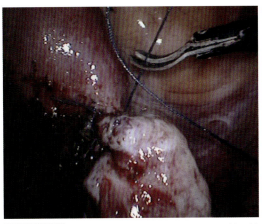

图 7-1-32　腹腔镜下缝合右侧卵巢后打结，用剪刀剪除多余缝线

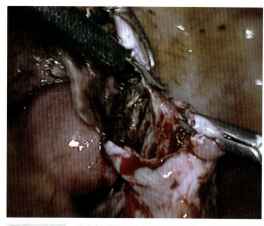 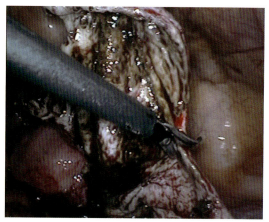

图 7-1-33　右侧卵巢子宫内膜异位囊肿。腹腔镜下用剪刀剪除部分卵巢及囊壁组织

图 7-1-34　右侧卵巢子宫内膜异位囊肿。腹腔镜下用剪刀剪除部分卵巢及囊壁组织

（二）注意事项

因导致异位病灶的病因尚未消除，且盆腔病灶很难彻底清除，腹腔镜下保守手术如子宫内膜异位囊肿剥除术后有病变复发的可能。腹腔镜异位囊肿剥除术后应用药物治疗 3～6 个月，可以预防病变复发。对于复发的囊肿，仍然可以行二次腹腔镜手术，再次剥离囊肿。如果患者在 45 岁以上，同时伴有子宫、双侧附件和盆腔内病灶，可以在第一次手术或复发后行第二次手术时进行根治性手术，也就是切除子宫及双侧卵巢，由于切除了卵巢，没有卵巢激素的分泌，即使体内残留部分异位内膜病灶，也将逐渐萎缩退化以至消失。

四、腹腔镜卵巢子宫内膜异位囊肿剥除术实例演示

病例 1　腹腔镜左侧卵巢子宫内膜异位囊肿剥除术

1. 病情简介

患者 29 岁，因"原发性痛经 1 年，发现盆腔包块 2 个月"入院。患者既往月经规律，初潮 13 岁，周期 5～8 天 /28～30 天，量中等，无痛经。妊娠 0 次。末次月经 10 天前。患者 1 年前开始出现月经期左下腹痛，伴腰部隐痛、性交痛。2 个月前就诊，超声检查发现盆腔包块，疑为子宫内膜异位症。经抗感染、理疗等治疗，症状无明显减轻。要求手术治疗入院。妇科检查：外阴已婚未产型；阴道通畅；宫颈光滑；子宫前位，稍大，活动可，无压痛；左侧附件区增厚，轻压痛，右侧附件区未扪及异常。经阴道妇科超声检查：子宫大小 5.2cm×5.2cm×4.9cm，肌层回声均匀，内膜线居中，回声中等，全层厚 1.5cm。左侧卵巢内可见一非纯囊腔，大小 5.8cm×3.9cm。右侧卵巢未见异常。提示：左侧卵巢囊肿（巧囊不除外）。入院诊断：卵巢囊肿，原发性不孕症。完善检查后，择期全麻下行腹腔镜左侧卵巢子宫内膜异位囊肿剥除术。

2. 手术步骤

（1）置腹腔镜，检查盆腔。见子宫大小正常，左侧输卵管、阔韧带前叶与大网膜膜样粘连（图7-1-35a）。用剪刀锐性分离粘连，显露左侧卵巢（图 7-1-35b）。检查左侧卵巢囊性增大，直径约 6cm，左侧输卵管形态正常（图 7-1-35c）。右侧卵巢及输卵管大小、形态正常。

（2）用双极电凝打开囊肿表面卵巢皮质（图 7-1-35d），剥离囊肿。分离过程中囊肿破裂，见巧克力样囊液溢出，吸净囊液（图 7-1-35e）。剥离囊肿，用双极电凝卵巢创面止血（图 7-1-35f、g）。

（3）将剥离的囊壁置入自制收集袋中取出（图 7-1-35h）。用大量生理盐水冲洗盆腔（图 7-1-35i）。检查无出血，左侧卵巢创面覆盖防粘连膜，术毕。切除标本送病理学检查，回报：左侧卵巢子宫内膜异位囊肿。

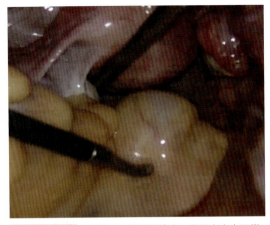

图 7-1-35a　病例 1。腹腔镜检查。见子宫大小正常，左侧输卵管、阔韧带前叶与大网膜膜样粘连

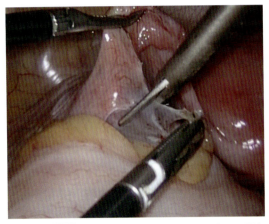

图 7-1-35b　病例 1。用剪刀锐性分离粘连，显露左侧卵巢

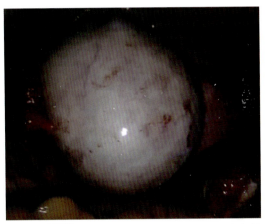

图 7-1-35c　病例 1。左侧卵巢囊性增大，直径约 6cm

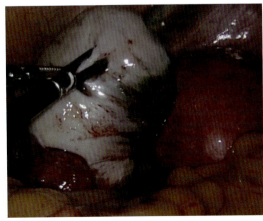

图 7-1-35d　病例 1。用双极电凝打开囊肿表面卵巢皮质

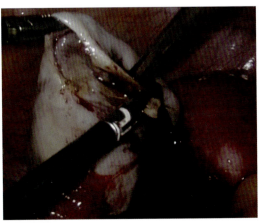

图 7-1-35e　病例 1。分离过程中囊肿破裂，见巧克力样囊液溢出

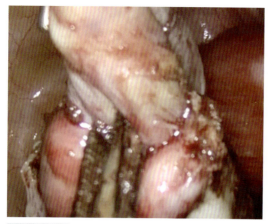
图 7-1-35f 病例 1。腹腔镜下剥离囊肿

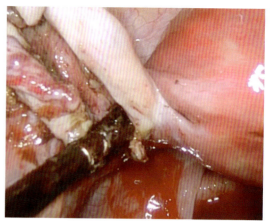
图 7-1-35g 病例 1。剥离囊肿后，用双极电凝卵巢创面止血

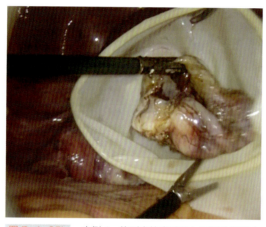
图 7-1-35h 病例 1。将剥离的囊壁置入自制收集袋中取出

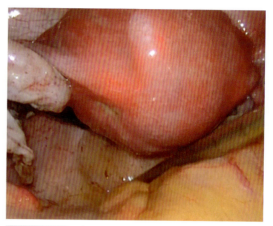
图 7-1-35i 病例 1。用大量生理盐水冲洗盆腔，吸净冲洗液

3. 难点解析

本例患者为手术左侧卵巢子宫内膜异位囊肿，囊壁较厚，剥离较困难。但盆腔无严重粘连，虽壁厚但手术顺利，出血不多。

病例 2 腹腔镜右侧卵巢子宫内膜异位囊肿剥除术

1. 病情简介

患者 33 岁，因"体检发现卵巢囊肿 5 月余"入院。患者既往月经规律，初潮 13 岁，周期 4～5 天 /33 天，量中等，无痛经。妊娠 1 次，5 年前足月行剖宫产。末次月经 8 天前。患者于 5 个月前体检发现右侧附件囊肿，直径约 4cm。要求手术治疗入院。患者近 1 年偶有轻微痛经。妇科检查：外阴已婚未产型；阴道通畅；宫颈光滑；子宫前位，大小正常，活动可，质中，无压痛；右侧附件区可扪及一直径约 5cm 大小的包块，活动度尚可，无压痛，左侧附件区未扪及异常。经阴道超声检查：子宫大小 5.4cm×6.0cm×5.1cm，质均；内膜回声中等，全层厚 1.0cm，右侧卵巢内见一非纯囊腔，大小 4.9cm×2.9cm×3.7cm，其内未见分隔，左侧卵巢未见异常回声。提示：卵巢囊肿。入院诊断：卵巢囊肿。完善检查后，择期全麻下行腹腔镜右侧卵巢子宫内膜异位囊肿剥除术。

2. 手术步骤

（1）置腹腔镜，检查盆腔。见部分大网膜与前腹壁粘连，用双极配合剪刀逐步分离粘连，显露盆腔（图 7-1-36a）。子宫中位，大小正常，右侧卵巢囊性增大，直径约 5cm；双侧输卵管和左侧卵巢外观未见异常（图 7-1-36b）。

（2）用双极电凝配合剪刀打开右侧卵巢囊肿表面卵巢皮质（图 7-1-36c）。剥离囊肿，分离过程中囊肿破裂，见多量黑褐色黏稠巧克力样液体溢出，用吸引器吸取囊液（图 7-1-36d）。钝性分离囊肿，逐步完整剥除（图 7-1-36e ~ g）。用双极电凝卵巢创面活动性出血点（图 7-1-36h）。

（3）用自制收集袋取出剥离的标本。

（4）用大量生理盐水冲洗盆腔，检查无活动性出血，右侧卵巢剥除部位覆盖防粘连膜（图 7-1-36i）。病理回报：右侧卵巢子宫内膜异位囊肿。

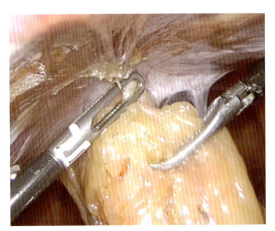

图 7-1-36a　病例 2。用腹腔镜双极电凝分离大网膜与前腹壁的粘连

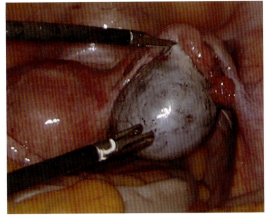

图 7-1-36b　病例 2。腹腔镜下见右侧卵巢囊性增大，直径约 5cm

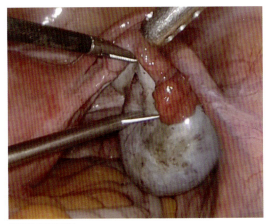

图 7-1-36c　病例 2。用双极电凝配合剪刀打开右侧卵巢囊肿表面卵巢皮质

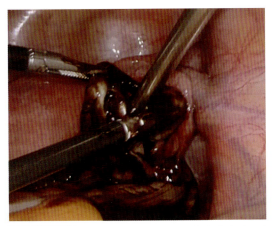

图 7-1-36d　病例 2。剥离囊肿过程中囊肿破裂，用吸引器吸取巧克力样黏稠囊液

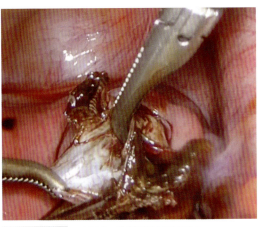

图 7-1-36e　病例 2。腹腔镜下剥离囊肿

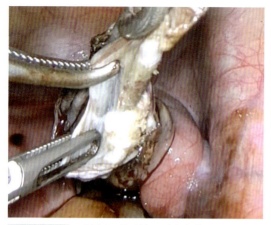
图7-1-36f 病例2。腹腔镜下剥离囊肿

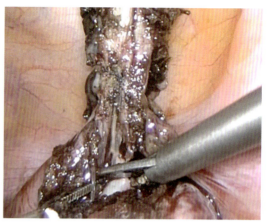
图7-1-36g 病例2。腹腔镜下剥离囊肿

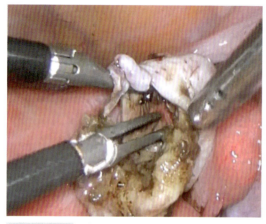
图7-1-36h 病例2。用双极电凝卵巢创面活动性出血点

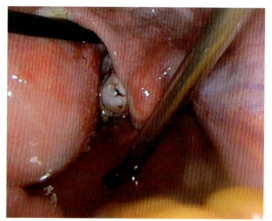
图7-1-36i 病例2。用大量生理盐水冲洗盆腔

3. 难点解析

卵巢子宫内膜异位囊肿在剥离过程中通常会破裂，需要用吸引器尽量吸净液体再剥除，手术结束时用大量生理盐水冲洗盆腔及腹腔。

病例3 腹腔镜盆腔囊肿切除术 + 右侧卵巢子宫内膜异位囊肿剥除术

1. 病情简介

患者32岁，因"体检发现卵巢囊肿5年"入院。患者既往月经规律，初潮9岁，周期3天/28～30天，量中等，无痛经。孕1产1，4年前足月行剖宫产。末次月经半年前。患者于5年前孕前体检时发现卵巢囊肿，直径约2.4cm，无症状，未进行任何治疗。定期复查，囊肿无明显增长。半年前复查发现盆腔包块，直径约6cm。拟行手术入院。妇科检查：外阴已婚未产型；阴道通畅；宫颈光滑；子宫前位，大小正常，质中，无压痛；子宫后方可扪及包块，直径约6cm，无压痛，活动欠佳。经阴道超声检查：子宫中位，大小4.6cm×5.2cm×4.0cm，肌层回声均匀，内膜线居中，回声中等，全层厚0.9cm，左侧卵巢未见异常回声，右侧卵巢囊腔2.1cm×1.3cm，子宫后方非纯囊腔7.3cm×5.7cm，提示：右侧卵巢囊肿，盆腔囊肿。肿瘤标志物（AFP、CEA、CA125、CA199）检查未见异常。入院诊断：右侧卵巢内膜异位囊肿，盆腔囊肿。完善检查后，择期全麻下行腹腔镜盆腔囊肿切除术＋右侧卵巢子宫内膜异位囊肿剥除术。

2. 手术步骤

（1）置腹腔镜，检查盆腔。见子宫大小、形态正常，子宫后方可见一直径约 7cm 的囊肿，呈紫蓝色，壁薄，局部表面呈棕黑色，囊肿基本游离，仅与子宫后壁下段、双侧骶韧带膜样粘连（图 7-1-37a）。右侧卵巢增大 4.0cm×3.0cm，与子宫右后壁粘连，卵巢内可见囊肿，直径约 2.0cm。

（2）提拉盆腔内囊肿，囊肿破裂，见巧克力样液体流出（图 7-1-37b）。用吸引器吸净囊液，分离囊肿与子宫后壁及骶韧带的粘连（图 7-1-37c、d）。

（3）剥离右侧卵巢囊肿，分离卵巢与子宫后壁的粘连，剥离过程中囊肿破裂，有巧克力样黏稠液体流出，囊壁较厚，剥离略困难，完整剥离囊肿（图 7-1-37e、f）。卵巢创面用双极电凝止血（图 7-1-37g）。

（4）将剥离的盆腔囊肿和卵巢囊肿囊壁置于自制收集袋中自脐孔取出（图 7-1-37h）。用大量生理盐水冲洗盆腔，检查无活动性出血，术毕（图 7-1-37i）。

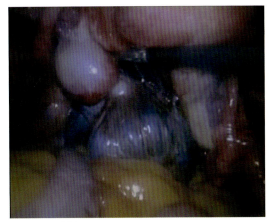

图 7-1-37a　病例 3。腹腔镜下见子宫后方一直径约 7cm 的囊肿，呈紫蓝色，壁薄，局部表面呈棕黑色

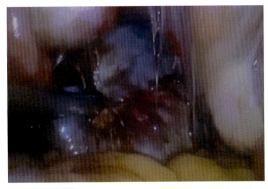

图 7-1-37b　病例 3。盆腔囊肿破裂，见巧克力样液体流出

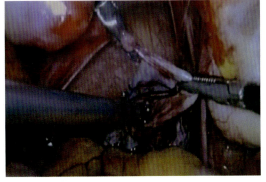

图 7-1-37c　病例 3。用双极电凝盆腔囊肿与左侧骶韧带之间的粘连带

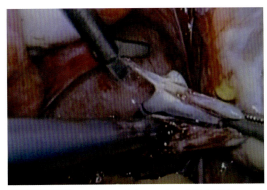

图 7-1-37d　病例 3。电凝后用剪刀剪断粘连带

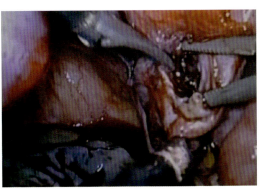

图 7-1-37e　病例 3。剥离右侧卵巢囊肿

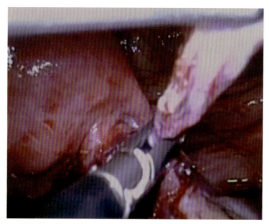
图 7-1-37f 病例 3。剥离右侧卵巢囊肿

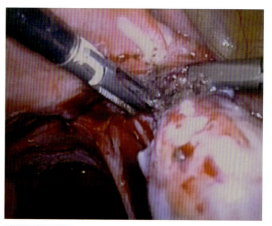
图 7-1-37g 病例 3。用腹腔镜双极电凝右侧卵巢创面出血点

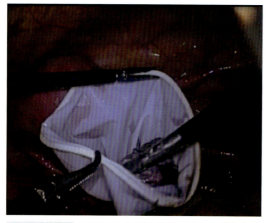
图 7-1-37h 病例 3。将剥离的囊壁置于自制收集袋中自脐孔取出

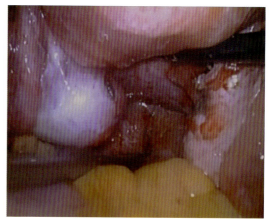
图 7-1-37i 病例 3。用大量生理盐水冲洗盆腔

3. 难点解析

本例患者为右侧卵巢子宫内膜异位囊肿，囊肿病史较长（5 年），但异位囊肿无明显增大，患者亦无明显痛经症状，可能原因为卵巢囊肿破裂，积血溢出至盆腔，被纤维包裹，形成盆腔囊肿，其破裂部位与子宫右后壁形成粘连。

病例 4   腹腔镜双侧卵巢子宫内膜异位囊肿剥除术

1. 病情简介

患者 37 岁，因"体检发现盆腔肿物 2 个月"入院。患者既往月经规律，初潮 15 岁，周期 4～5 天 / 24 天，量中等，无痛经。妊娠 2 次，足月产 1 次，流产 1 次。末次月经 8 天前。患者于 2 个月前体检时发现盆腔肿物，超声检查提示肿物直径约 6.4cm，无腹痛，无异常阴道流血，无明显不适，拟择期手术。妇科检查：外阴已婚已产型；阴道通畅；宫颈光滑；子宫前位，略大，无压痛；双侧附件区各可扪及一直径约 5cm 肿物，表面光滑，活动可，无压痛。经阴道超声检查：子宫大小 7.1cm×6.2cm×6.2cm，肌层回声均匀，内膜线居中，回声中等，全层厚 1.0cm。左侧卵巢非纯囊腔，大小 4.4cm×3.6cm，右侧卵巢非纯囊腔，大小 4.3cm×2.7cm。提示：双侧卵巢囊肿。入院诊断：卵巢囊肿。完善检查后，择期全麻下行腹腔镜双侧卵巢子宫内膜异位囊肿剥除术。

2. 手术步骤

（1）置腹腔镜，检查盆腔。见子宫中位，稍大，双侧输卵管未见异常，双侧卵巢囊性增大，直径各约 5cm，左侧卵巢与左侧阔韧带后叶粘连（图 7-1-38a）。

（2）于左侧卵巢皮质与囊肿之间穿刺，注射生理盐水 10mL（图 7-1-38b）。打开卵巢皮质，逐步剥离囊肿（图 7-1-38c ~ e）。剥离过程中囊肿破裂，见棕黑色稠厚液体流出。吸净液体，完整剥除囊肿（图 7-1-38f）。用双极电凝卵巢创面止血（图 7-1-38g）。

（3）用 1-0 可吸收缝线连续缝合左侧卵巢组织，闭合创面，重新塑形（图 7-1-38h、i）。检查无活动性出血。

（4）同法处理右侧卵巢子宫内膜异位囊肿（图 7-1-38j ~ n）。将剥离的标本置于自制收集袋中取出。

（5）用大量生理盐水冲洗盆腔、腹腔，吸净液体（图 7-1-38o）。盆腔留置引流管。

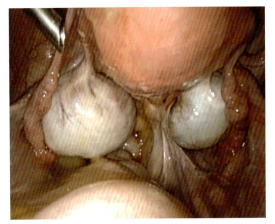

图 7-1-38a　病例 4。腹腔镜下见子宫中位，稍大，双侧卵巢囊性增大，直径各约 5cm

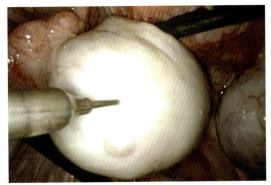

图 7-1-38b　病例 4。于左侧卵巢皮质与囊肿之间穿刺，注射生理盐水 10mL

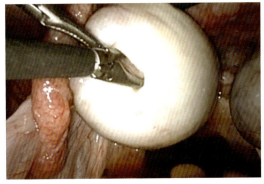

图 7-1-38c　病例 4。打开囊肿表面卵巢皮质

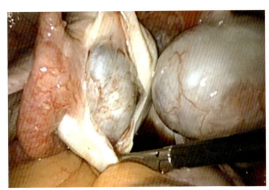

图 7-1-38d　病例 4。腹腔镜下剥离囊肿

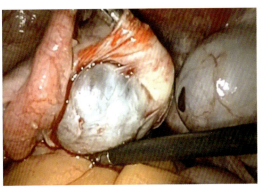

图 7-1-38e　病例 4。腹腔镜下剥离囊肿

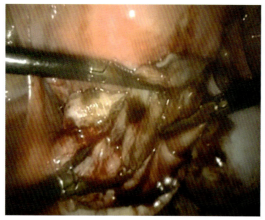

图 7-1-38f 病例 4。剥离过程中囊肿破裂，见棕黑色稠厚液体流出。吸净液体，继续剥离囊壁

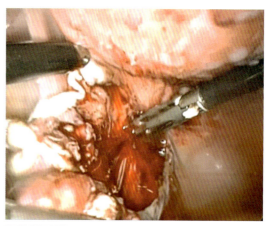

图 7-1-38g 病例 4。用双极电凝卵巢创面止血

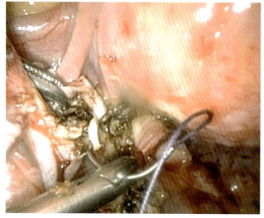

图 7-1-38h 病例 4。用 1-0 可吸收缝线连续缝合左侧卵巢组织

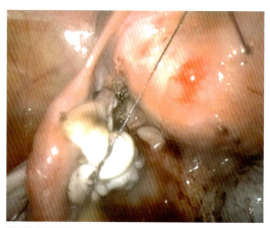

图 7-1-38i 病例 4。用 1-0 可吸收缝线连续缝合左侧卵巢组织，闭合创面

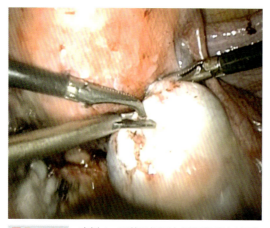

图 7-1-38j 病例 4。用剪刀打开右侧卵巢囊肿表面卵巢皮质

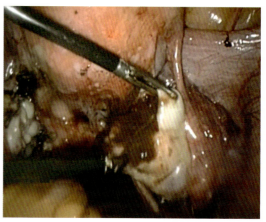

图 7-1-38k 病例 4。剥离右侧囊肿过程中，囊肿破裂，可见棕黑色稠厚液体流出

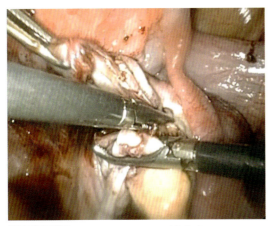

图 7-1-38l　病例 4。腹腔镜下剥离囊肿

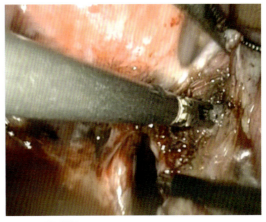

图 7-1-38m　病例 4。用腹腔镜双极电凝右侧卵巢创面

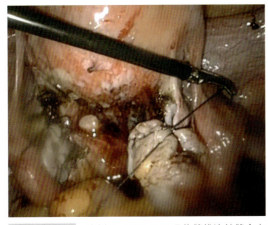

图 7-1-38n　病例 4。用 1-0 可吸收缝线连续缝合右侧卵巢组织，闭合创面

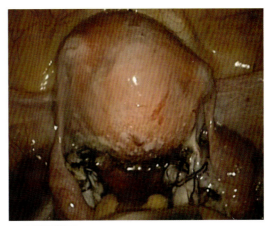

图 7-1-38o　病例 4。用大量生理盐水冲洗盆腔、腹腔，吸净液体

3. 难点解析

本例患者的双侧卵巢子宫内膜异位囊肿剥除后，术者对卵巢创面进行了缝合，可起到止血和良好的塑形作用。

病例 5　腹腔镜检查 + 右侧卵巢子宫内膜异位囊肿剥除术

1. 病情简介

患者 32 岁，因"体检发现卵巢囊肿 3 个月，下腹痛 3h"入院。患者既往月经规律，初潮 14 岁，周期 5～6 天 /28～30 天，量中等，有痛经。妊娠 0 次。末次月经 8 天前。患者于 3 个月前体检时发现卵巢囊肿，直径约 10cm，无明显不适，拟择期手术。3h 前无明显诱因出现右下腹持续疼痛，较剧烈，无恶心、呕吐、头晕等。复查超声卵巢囊肿较 2 天前缩小，盆腔见液性暗区。妇科检查：外阴已婚未产型；阴道通畅；宫颈光滑；子宫前位，大小正常，无压痛；左侧附件区未扪及明显异常，右侧附件区明显增厚，未扪及明显包块，压痛明显。经阴道超声检查（2 天前）：右侧卵巢非纯囊腔，大小 11.9cm×11.3cm×8.6cm，提示：右侧卵巢囊肿。经阴道超声检查（腹痛后）：右侧附件区不均质回声区，范围约 4.9cm×3.3cm，盆腔可见液性暗区，深约 6.5cm，考虑卵巢囊肿破裂。入院诊断：卵巢囊肿破裂。完善检查后，择期全麻下行腹腔镜检查 + 右侧卵巢子宫内膜异位囊肿剥除术。

2. 手术步骤

（1）置腹腔镜，检查盆腔。见盆腔、腹腔内棕黑色稠厚液体约 500mL，涂布在子宫体、卵巢、腹膜、肠管及大网膜表面。用吸引器吸取液体，冲洗并显露盆腔（图 7-1-39a、b）。见子宫中位，大小正常，双侧输卵管及左侧卵巢外观正常，右侧卵巢囊性增大，张力低，下方见破口（图 7-1-39c、d）。术中诊断：右侧卵巢子宫内膜异位囊肿破裂。

（2）扩大右侧卵巢囊肿破口，识别卵巢与囊壁，逐步剥离囊壁（图 7-1-39e ~ j）。清理卵巢创面，剥离残余囊壁组织（图 7-1-39k）。

（3）用 2-0 可吸收缝线连续缝合右侧卵巢组织，闭合创面，重新塑形（图 7-1-39l ~ r）。检查无活动性出血（图 7-1-39s）。

（4）将剥离的标本置于自制收集袋中自脐孔取出（图 7-1-39t）。用大量生理盐水冲洗盆腔、腹腔，吸净液体（图 7-1-39u ~ w）。盆腔留置引流管（图 7-1-39x）。术后诊断：右侧卵巢子宫内膜异位囊肿破裂。

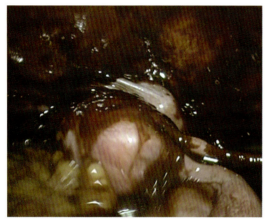

图 7-1-39a 病例 5。腹腔镜检查盆腔。见盆腔腹膜、子宫、肠管及大网膜表面遍布棕黑色稠厚液体，用吸引器吸取液体

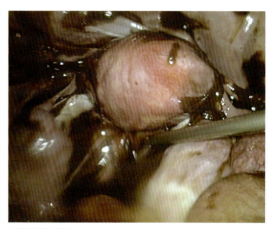

图 7-1-39b 病例 5。用腹腔镜吸引器吸取棕黑色液体，显露盆腔

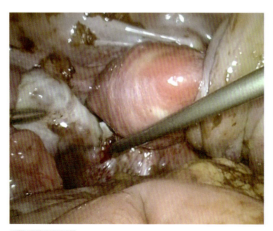

图 7-1-39c 病例 5。腹腔镜检查盆腔。见子宫中位，大小正常，左侧输卵管及卵巢外观正常

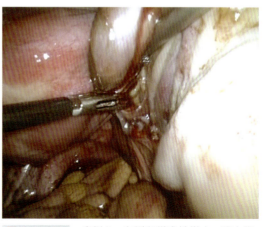

图 7-1-39d 病例 5。右侧卵巢囊性增大，张力低，下方见破口

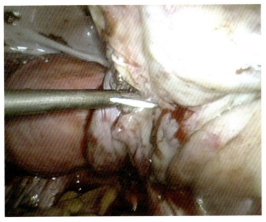

图 7-1-39e 病例 5。用腹腔镜剪刀扩大右侧卵巢囊肿破口

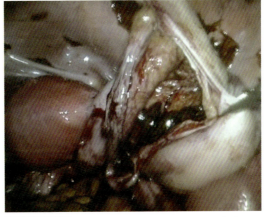

图 7-1-39f 病例 5。清理囊内容物，显露囊肿，识别卵巢组织与囊壁边界

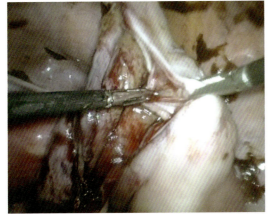

图 7-1-39g 病例 5。钳夹卵巢及囊肿囊壁，向相反方向牵拉，钝性剥离囊肿

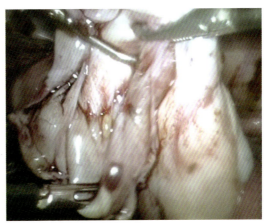

图 7-1-39h 病例 5。腹腔镜下钝性剥离囊肿

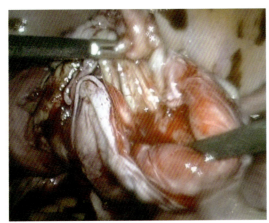

图 7-1-39i 病例 5。腹腔镜下钝性剥离囊肿

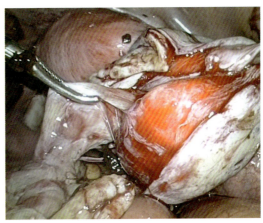

图 7-1-39j 病例 5。腹腔镜下钝性剥离囊肿

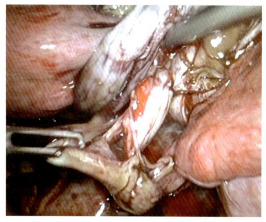
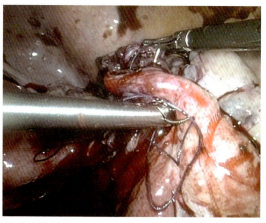

图 7-1-39k　病例 5。清理卵巢创面，剥离残余囊壁组织

图 7-1-39l　病例 5。腹腔镜下用 2-0 可吸收缝线缝合右侧卵巢组织

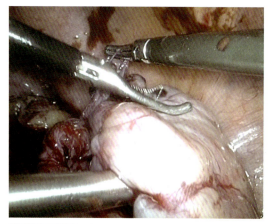
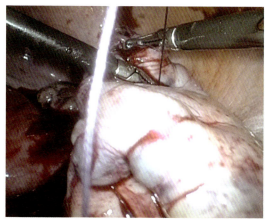

图 7-1-39m　病例 5。腹腔镜下用 2-0 可吸收缝线连续缝合右侧卵巢组织

图 7-1-39n　病例 5。连续缝合后拉紧缝线

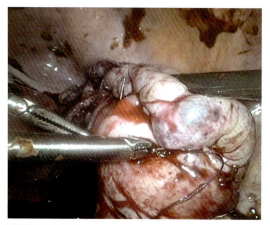
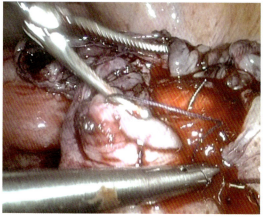

图 7-1-39o　病例 5。用可吸收缝线连续缝合右侧卵巢组织

图 7-1-39p　病例 5。用可吸收缝线缝合卵巢创面基底部

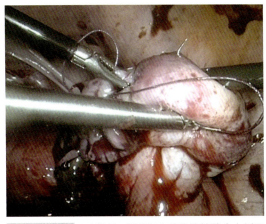

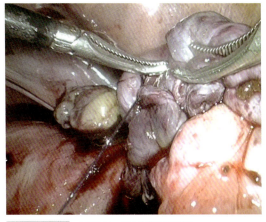

图 7-1-39q。病例 5。用可吸收缝线连续缝合右侧卵巢组织

图 7-1-39r。病例 5。缝合卵巢后打结

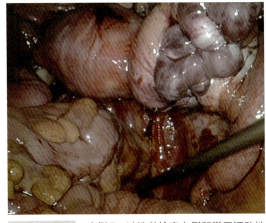

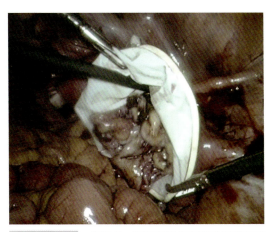

图 7-1-39s。病例 5。冲洗并检查右侧卵巢无活动性出血

图 7-1-39t。病例 5。将剥离的标本置于自制收集袋中

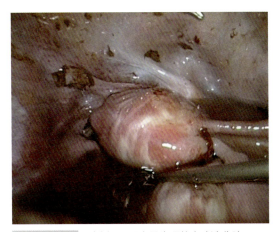

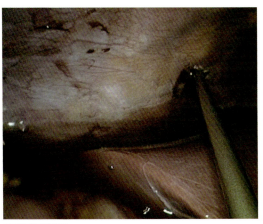

图 7-1-39u。病例 5。用大量生理盐水冲洗盆腔

图 7-1-39v。病例 5。冲洗右上腹部肝脏表面

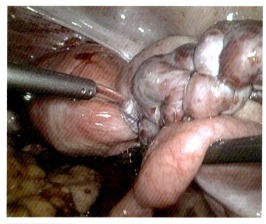 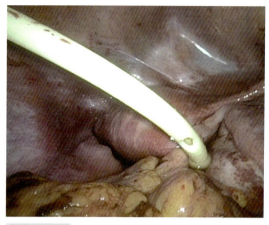

图 7-1-39w　病例 5。冲洗右侧卵巢缝合创面，检查无出血　　图 7-1-39x　病例 5。手术结束时盆腔留置引流管

3. 难点解析

本例患者因子宫内膜异位囊肿突发破裂而发生急腹症，急诊进行手术治疗。盆腔、腹腔见大量棕黑色稠厚液体，剥除囊肿后须反复冲洗盆腔、腹腔，以减少异位组织残留。

五、小结

子宫内膜异位症最常发生于卵巢，形成子宫内膜异位囊肿。腹腔镜手术是治疗卵巢内膜异位囊肿首选的治疗方式。保留卵巢的保守性手术保留了卵巢功能，但无法根除异位内膜病变，术后极易复发，可联合药物治疗延缓复发。对于复发病变，还可再次行腹腔镜手术。

第二节　腹腔镜盆腔子宫内膜异位病灶去除术

一、概述

除了卵巢子宫内膜异位囊肿，盆腔子宫内膜异位症病灶还包括位于盆腔腹膜表浅的子宫内膜异位病灶和盆腔深部浸润的子宫内膜异位病灶。

表浅的子宫内膜异位病灶通常表现为盆腔、腹腔腹膜表面的红色、白色或棕黄色斑片样病灶。病变逐渐发展，可形成紫蓝色或棕黑色小囊肿或小结节。病变继续发展，可浸润腹膜下盆腔脏器组织表面并向深部浸润，形成深部子宫内膜异位症，其穿透腹膜的深度需超过 5mm，受累部位常位于宫骶韧带、子宫直肠陷凹、直肠阴道隔等。表现为局部结节样改变，瘢痕挛缩、韧带增粗缩短，或发生严重粘连、子宫直肠陷凹封闭等。

盆腔子宫内膜异位病灶通常可行腹腔镜手术处理。小而表浅的病灶可用单极或双极电凝消融；结节样病灶可行手术切除；深部浸润病灶可视具体情况处理。如患者的治疗目的为缓解疼痛，则应尽量切除可及病灶；如因不孕症而行腹腔镜检查，则需以恢复子宫、输卵管和卵巢的解剖结构和生理功能为主。

除了腹腔镜手术治疗，术前和术后辅助药物治疗也是盆腔子宫内膜异位病灶治疗的重要手段。术

前应用丹那唑或 GnRH-a 可使腹腔内充血减少，缩小扩张的血管，有利于手术的施行。术后应用以上药物可以抑制残余病灶的生长，预防术后复发，有利于缓解症状和恢复生育能力。

二、手术适应证及禁忌证

（一）手术适应证

（1）有不孕、痛经、慢性盆腔痛、性交痛等症状者。
（2）妇科检查发现穹隆结节，特别是后穹隆，子宫骶骨韧带紧张，有结节，触痛者。
（3）药物治疗效果欠佳者。
（4）年轻或有生育要求者。

（二）手术禁忌证

（1）心、肝、肾衰竭的急性期不能耐受麻醉及手术者。
（2）生殖道感染的急性期。
（3）盆腔、腹腔严重粘连影响人工气腹或不能置镜者。
（4）绞窄性肠梗阻。

三、手术步骤

1. 腹腔镜检查

首先检查盆腔、腹腔，观察异位病灶的部位、大小及范围。早期表浅的子宫内膜异位病灶通常位于子宫膀胱反折腹膜、前腹壁及侧盆壁腹膜等，表现为红色火焰状、白色斑块样、腺样息肉状、瘢痕等形态，典型的异位病灶则表现为紫蓝色或棕黑色小囊肿或小结节（图 7-2-1 ~ 图 7-2-6）。深部浸润子宫内膜异位病灶通常表现为结节样改变，常发生于宫骶韧带、子宫直肠陷凹、直肠阴道隔等，且常伴随子宫后壁与直肠前壁粘连、子宫直肠陷凹封闭等（图 7-2-7、图 7-2-8）。

2. 表浅病灶的消融

小而表浅的病灶可用单极或双极电凝或汽化，在电凝之前可先于腹膜下注射生理盐水形成水垫，也可提拉病灶组织，再行消融术，以免损伤周围组织（图 7-2-9、图 7-2-10）。电凝需至一定的深度，以保证破坏异位内膜组织，也可先行病灶切除后再电凝消融（图 7-2-11、图 7-2-12）。

3. 切除结节样病灶

位置表浅的结节样病灶需行手术切除，切除前需在结节下方注射生理盐水形成水垫再行切除。提拉结节病灶，于病灶基底部用单极电切，切除结节病灶，电凝创面止血（图 7-2-13 ~ 图 7-2-16）。

4. 分离粘连

盆腔子宫内膜异位症常致不同程度的粘连，如卵巢与阔韧带后叶、子宫后壁、网膜等粘连，子宫后壁与网膜、直肠、阔韧带后叶等粘连，子宫直肠陷凹封闭等。手术时视手术目的不同分离粘连。对于因不孕而行手术治疗者，须尽量分离粘连，以恢复子宫、输卵管、卵巢的解剖结构为主。对于因腹痛须行病灶切除者，须打开子宫直肠陷凹，显露病灶，以便于切除。分离时需识别粘连与组织边界，锐性或钝性分离，分离后创面的活动性出血可行电凝止血（图 7-2-17 ~ 图 7-2-21）。

5. 深部浸润病灶的切除

分离粘连后，识别盆腔的解剖结构及浸润病灶比较困难，故需仔细识别，小心处理。应从表浅到深层，尽量将病灶提起，以免损伤邻近器官（图7-2-22~图7-2-24）。尤其要注意输尿管的解剖，必要时放置输尿管导管作为指示标志。术后对患者可应用防粘连制剂。

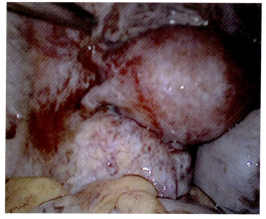

图7-2-1　腹腔镜下见左侧盆壁腹膜及输卵管系膜外侧红色火焰状子宫内膜异位病灶

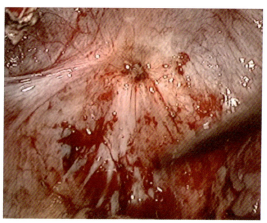

图7-2-2　腹腔镜下见子宫后壁两侧骶韧带之间及右侧骶韧带上方水泡样子宫内膜异位病灶

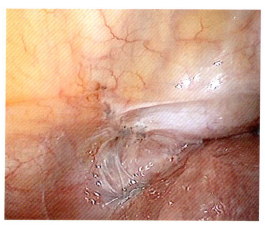

图7-2-3　腹腔镜下见左侧膀胱外腹膜棕色子宫内膜异位病灶

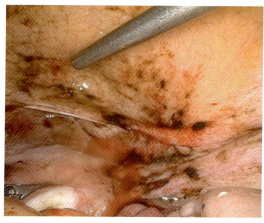

图7-2-4　腹腔镜下见膀胱外腹膜及右侧盆壁腹膜表面棕黑色子宫内膜异位病灶

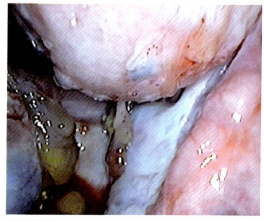

图7-2-5　腹腔镜下见子宫后壁紫蓝色子宫内膜异位病灶

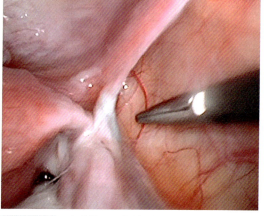

图7-2-6　腹腔镜下见右侧圆韧带及输卵管峡部间子宫内膜异位结节病灶

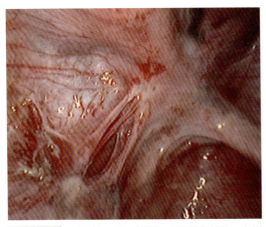
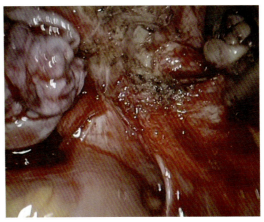

图 7-2-7　腹腔镜下见双侧骶韧带紫蓝色结节，右侧
骶韧带增粗，左侧骶韧带上方见腹膜缺损

图 7-2-8　腹腔镜下见子宫后壁与直肠前壁致密粘连，
子宫直肠陷凹封闭

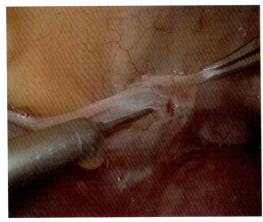
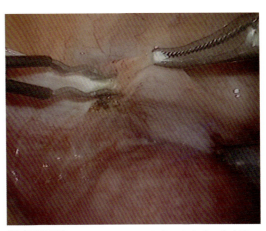

图 7-2-9　前壁腹膜子宫内膜异位病灶。提拉腹膜，
于腹膜下注射生理盐水形成水垫

图 7-2-10　用双极电凝消融腹膜子宫内膜异位病灶

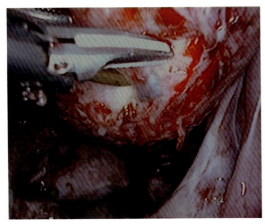
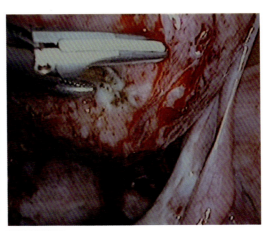

图 7-2-11　子宫后壁紫蓝色内膜异位病灶。用超声刀
于病灶基底部切割，切除病灶

图 7-2-12　切除病灶后用超声刀电凝创面

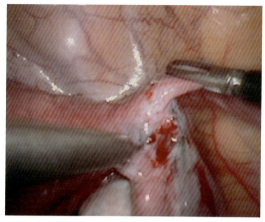

图 7-2-13　右侧圆韧带与输卵管间结节样病灶。于腹膜下注射生理盐水形成水垫

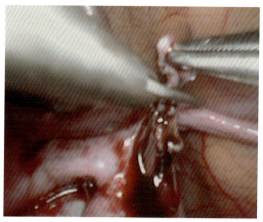

图 7-2-14　用腹腔镜剪刀剪除病灶

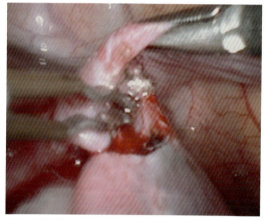

图 7-2-15　用双极电凝切割创面

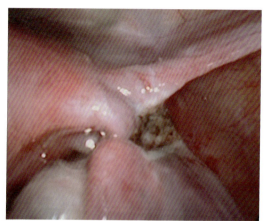

图 7-2-16　切除结节病灶后的创面

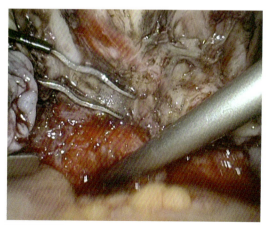

图 7-2-17　子宫后壁与直肠致密粘连。用双极电凝子宫与肠管交界处的粘连带

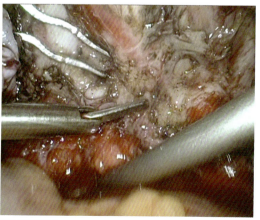

图 7-2-18　电凝后沿交界处用剪刀剪开粘连组织

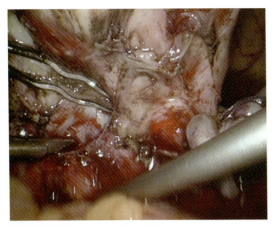

图 7-2-19 用剪刀钝性分离粘连

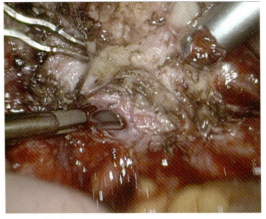

图 7-2-20 分离子宫与直肠的粘连，打开孔隙，显露子宫直肠陷凹

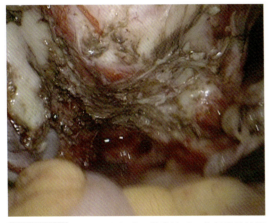

图 7-2-21 分离子宫与直肠的粘连后，恢复盆腔的解剖结构，显露子宫直肠陷凹

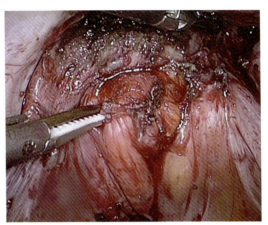

图 7-2-22 子宫直肠陷凹处内膜异位病灶。结合阴道指诊确定病灶位置，结节质硬，深及阴道壁

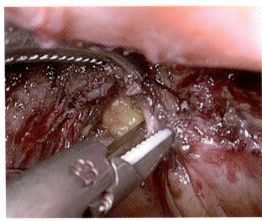

图 7-2-23 提拉病灶组织，用超声刀沿其边缘切割，切除病灶

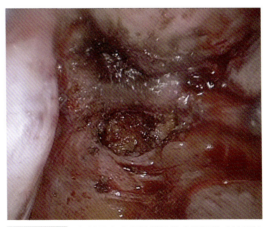

图 7-2-24 切除子宫直肠陷凹处的内膜异位病灶后的图像

四、腹腔镜盆腔子宫内膜异位病灶去除术实例演示

病例 1　腹腔镜盆腔子宫内膜异位病灶消融术

1.病情简介

患者 35 岁，因"早孕行清宫术后 4 年，未避孕未孕 2 年"入院。患者既往月经规律，初潮 15 岁，周期 4～5 天 /28 天，量中等，无痛经。末次月经 11 天前。妊娠 1 次，流产 1 次。患者于 4 年前因早孕胎停育行清宫术，术后经量减少 2/3。近 2 年未避孕未孕。行输卵管碘油造影提示：双侧输卵管通畅。妇科检查：外阴已婚未产型；阴道通畅；宫颈光滑；子宫中位，大小正常，活动好，无压痛；双侧附件区未扪及异常。经阴道妇科超声检查：子宫前位，大小 4.9cm×4.7cm×4.2cm，肌壁回声不均，可见低回声结节，大小 1.1cm×1.3cm，边界欠清，内膜厚 0.6cm；双侧卵巢形态正常，右侧卵巢大小 2.9cm×1.9cm，左侧卵巢大小 2.9cm×1.4cm。提示：据子宫壁超声所见，考虑子宫腺肌瘤可能性大。宫腔镜检查：宫腔形态正常。子宫内膜病理：增殖期子宫内膜。入院诊断：继发性不孕症，子宫腺肌瘤。完善检查后，择期全麻下行腹腔镜盆腔子宫内膜异位病灶消融术。

2.手术步骤

（1）气腹成功后，置腹腔镜。见子宫大小正常，前壁外突结节，直径 1.0cm。双侧输卵管、卵巢外观正常。双侧骶韧带见散在的紫蓝色异位病灶，左侧骶韧带上方阔韧带后叶可见腹膜缺损（图 7-2-25a）。盆腔未见明显粘连。

（2）于左侧骶韧带异位病灶腹膜下穿刺注射生理盐水，形成水垫（图 7-2-25b）。用双极电凝消融骶韧带异位病灶（图 7-2-25c、d）。同法处理右侧骶韧带（图 7-2-25e～g）。

（3）用生理盐水冲洗盆腔，无活动性出血（图 7-2-25h）。

3.难点解析

本例患者因不孕就诊，腹腔镜检查的目的是查找盆腔不孕症的原因。患者双侧输卵管、卵巢形态正常，术前通液检查提示双侧输卵管通畅，故可排除输卵管性不孕病因。盆腔子宫内膜异位症可为不孕症原因，电凝消融后有利于改善患者的生育能力。患者子宫肌瘤小，结合病情本次手术未予处理。

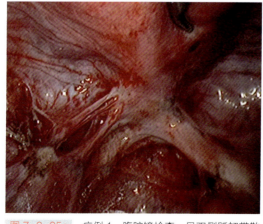

图 7-2-25a　病例 1。腹腔镜检查。见双侧骶韧带散在紫蓝色异位病灶，左侧骶韧带及其上方阔韧带后叶可见腹膜缺损

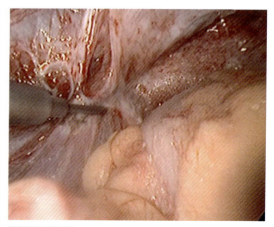

图 7-2-25b　病例 1。腹腔镜下于左侧骶韧带异位病灶腹膜下穿刺注射生理盐水，形成水垫

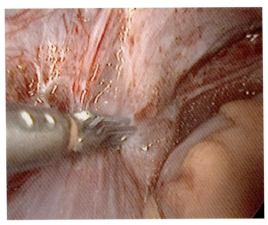

图 7-2-25c　病例 1。用腹腔镜双极电凝左侧骶韧带异位病灶

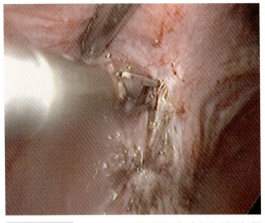

图 7-2-25d　病例 1。用腹腔镜双极电凝左侧骶韧带异位病灶

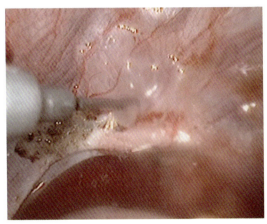

图 7-2-25e　病例 1。腹腔镜下于右侧骶韧带异位病灶腹膜下穿刺注射生理盐水，形成水垫

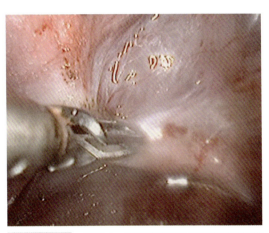

图 7-2-25f　病例 1。用腹腔镜双极电凝右侧骶韧带异位病灶

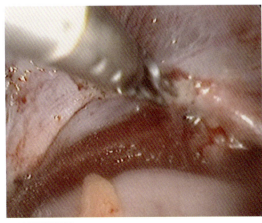

图 7-2-25g　病例 1。用腹腔镜双极电凝右侧骶韧带异位病灶

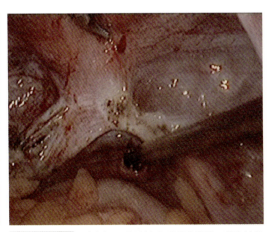

图 7-2-25h　病例 1。腹腔镜术后冲洗盆腔，吸净液体

病例 2　腹腔镜检查 + 盆腔子宫内膜异位病灶切除术

1. 病情简介

患者 32 岁，因 "阴道不规则流血 2 年，发现盆腔异位病灶 4 个月" 入院。患者既往月经规律，初潮 14 岁，周期 6 ~ 7 天 /28 ~ 30 天，量中等，无痛经。末次月经 3 个月前。妊娠 2 次，流产 2 次。患者 2 年前无明显诱因开始出现月经期延长，淋漓不净，偶伴腹痛。检查发现子宫内膜息肉及阴道后穹隆息肉。行宫腔镜手术切除子宫内膜息肉及阴道穹隆息肉。术后阴道息肉多次复发并通过手术切除。4 个月前行 MRI 检查提示盆腔子宫内膜异位症。予 GnRH-a 药物（亮丙瑞林 3.75mg）治疗 3 个月。妇科检查：外阴已婚未产型；阴道通畅，阴道后穹隆处扪及一结节，大小 3cm×2cm，形态不规则，质硬，触痛不明显；宫颈光滑；子宫后位，稍饱满，质中，无压痛；双侧附件区未扪及异常。经阴道妇科超声检查：子宫大小 4.3cm×4.3cm×3.3cm，肌层回声均匀，子宫内膜全层厚 3mm，双侧卵巢未见异常。盆腔 MRI：阴道后穹隆部见一不规则肿块，约 2.7cm×2.3cm，与子宫后缘分界不清，与直肠粘连，考虑子宫内膜异位症。入院诊断：盆腔子宫内膜异位症。完善检查后，择期全麻下行腹腔镜检查 + 盆腔子宫内膜异位病灶切除术。

2. 手术步骤

（1）置腹腔镜，检查盆腔。见子宫如孕 7 周大小，表面可见外突小结节。子宫浆膜层可见泡状子宫内膜异位病灶。左侧输卵管、双侧卵巢外观正常，右侧输卵管系膜囊肿，直径约 2cm。子宫后壁下段、右侧骶韧带与肠管、阔韧带后叶及右侧卵巢致密粘连。双侧骶韧带之间子宫直肠反折腹膜可见息肉样组织，直径 1cm。结合阴道指诊触及阴道后穹隆处有一质硬结节，范围约 2cm²，贯穿阴道壁。盆腔、腹腔腹膜表面可见散在紫蓝色小结节病灶（图 7-2-26a、b）。

（2）用吸引器杆钝性分离子宫后壁粘连，下推直肠（图 7-2-26c、d）。

（3）将直肠探棒置入直肠，腹腔镜检查异位病灶未累及直肠（图 7-2-26e）。

（4）在阴道指诊的协助下，用超声刀凝切、用剪刀剪除贯穿阴道黏膜的异位病灶，取出息肉组织（图 7-2-26f ~ h）。同法切除两侧骶韧带之间质硬的结节组织（图 7-2-26i、j）。在阴道指诊的协助下检查创面，补切残余质硬的异位病灶（图 7-2-26k ~ m）。

（5）自阴道留置引流管，用 1 号可吸收缝线间断 "8" 字缝合关闭阴道创口（图 7-2-26n ~ s）。

（6）剥除右侧输卵管系膜囊肿，用双极电凝创面出血点（图 7-2-26t）。用双极电凝消融腹膜散在异位病灶（图 7-2-26u ~ w）。

（7）冲洗盆腔，吸净液体（图 7-2-26x）。

3. 难点解析

本例患者的子宫内膜异位病灶发生于子宫直肠反折腹膜，向深部浸润累及全层阴道壁。手术首先分离粘连，置直肠探棒排除直肠受累及，行阴道指诊明确病变部位及范围，再行病灶切除术。切除后通过阴道指诊协助检查残余病灶，腹腔镜补充切除。手术过程顺利，术中出血少，腹腔镜下缝合阴道创口，可最大限度地切除病灶，减少复发。

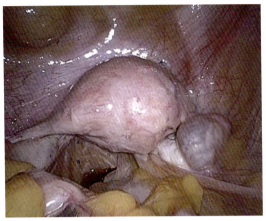

图 7-2-26a　病例 2。置腹腔镜检查盆腔。见子宫如孕 7 周大小，表面可见外突小结节。右侧输卵管系膜囊肿，直径约 2cm。子宫后壁下段、右侧骶韧带与肠管、阔韧带后叶及右侧卵巢致密粘连

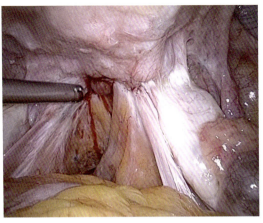

图 7-2-26b　病例 2。双侧骶韧带之间子宫直肠反折腹膜可见息肉样组织，直径 1cm

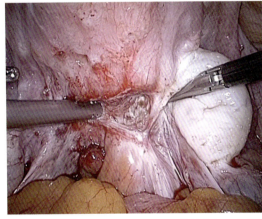

图 7-2-26c　病例 2。用吸引器杆钝性分离子宫后壁粘连

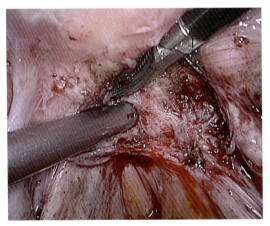

图 7-2-26d　病例 2。用吸引器杆钝性分离子宫后壁粘连，下推直肠

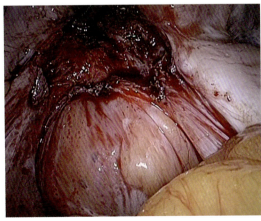

图 7-2-26e　病例 2。将直肠探棒置入直肠，腹腔镜检查异位病灶未累及直肠

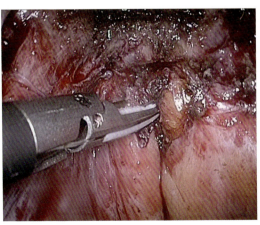

图 7-2-26f　病例 2。在阴道指诊的协助下，用超声刀凝切贯穿阴道黏膜的异位病灶

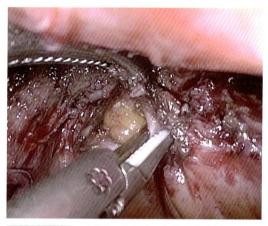

图 7-2-26g 病例 2。用超声刀凝切异位病灶

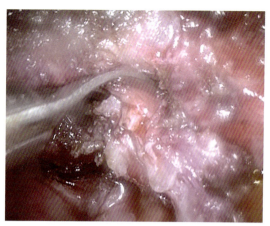

图 7-2-26h 病例 2。用剪刀剪除异位病灶

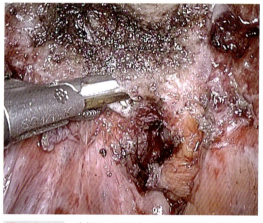

图 7-2-26i 病例 2。用超声刀凝切两侧骶韧带之间质硬的结节组织

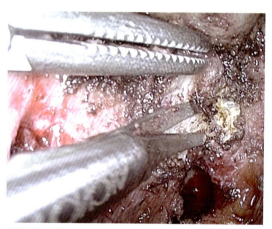

图 7-2-26j 病例 2。用剪刀剪除异位组织

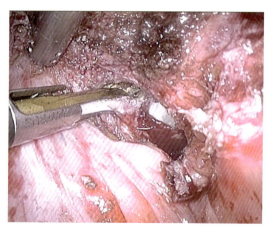

图 7-2-26k 病例 2。检查切割创面，用超声刀补切残余的异位病灶

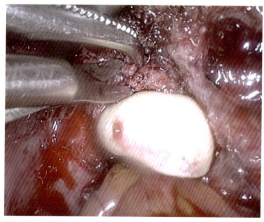

图 7-2-26l 病例 2。在阴道指诊的协助下，用剪刀补切残余的质硬异位病灶

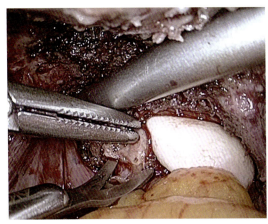

图 7-2-26m　病例 2。在阴道指诊的协助下，用剪刀补切残余质硬的异位病灶

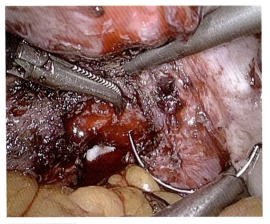

图 7-2-26n　病例 2。用 1 号可吸收缝线间断 "8" 字缝合阴道创口

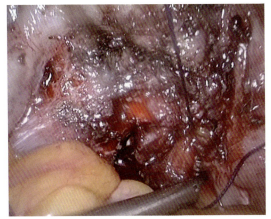

图 7-2-26o　病例 2。缝合阴道后打结，拉紧缝线

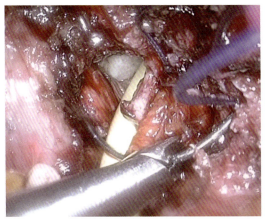

图 7-2-26p　病例 2。自阴道留置引流管，用 1 号可吸收缝线间断 "8" 字缝合关闭阴道创口

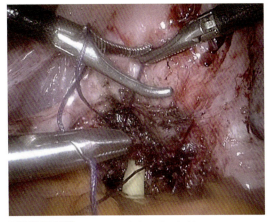

图 7-2-26q　病例 2。缝合阴道后打结

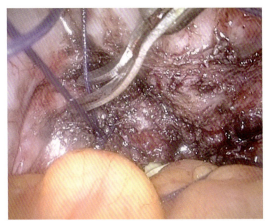

图 7-2-26r　病例 2。缝合打结后用剪刀剪除多余缝线

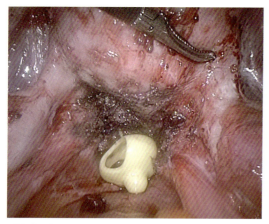

图 7-2-26s 病例2。缝合阴道后的盆腔

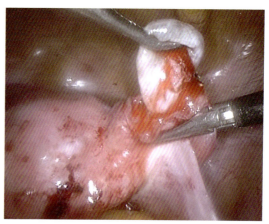

图 7-2-26t 病例2。剥除右侧输卵管系膜囊肿

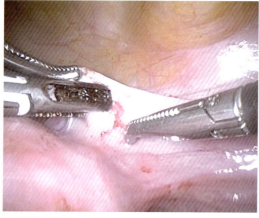

图 7-2-26u 病例2。用腹腔镜双极电凝消融右侧阔韧带前叶腹膜异位病灶

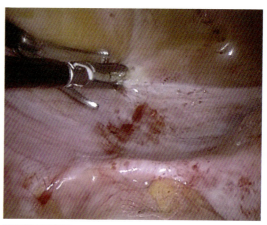

图 7-2-26v 病例2。用腹腔镜双极电凝消融盆腔腹膜散在异位病灶

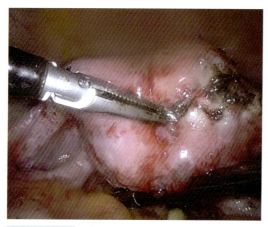

图 7-2-26w 病例2。用腹腔镜双极电凝子宫浆膜层出血点

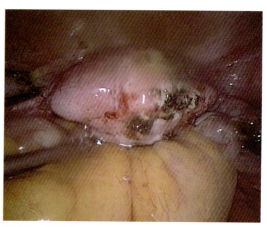

图 7-2-26x 病例2。腹腔镜术后冲洗盆腔，吸净液体

五、小结

盆腔子宫内膜异位症病灶可为腹膜表浅的子宫内膜异位病灶和盆腔深部浸润的子宫内膜异位病灶，表现为盆腔、腹腔腹膜表面紫蓝色或棕黑色病灶，双侧骶韧带增粗，质硬结节，盆腔粘连，子宫直肠陷凹封闭等。腹腔镜手术可有效处理盆腔子宫内膜异位病灶，包括电凝消融、粘连分离、病灶切除等。术前和术后辅助药物治疗可抑制残余病灶的生长，预防术后复发，有利于缓解症状和恢复生育能力。

第三节　腹腔镜子宫神经阻断术

一、概述

与女性生殖系统相关的腹痛分为经期疼痛和非经期疼痛。经期疼痛是子宫内膜异位症的主要临床表现。而各种原因引起的非周期性的盆腔痛称为慢性盆腔痛（Chronic Pelvic Pain，CPP）。引起女性慢性盆腔痛的主要病因有子宫内膜异位症、子宫腺肌病、慢性盆腔炎、盆腔粘连、盆腔静脉淤血综合征等。

女性盆腔疼痛的发病机制是多源性的，包括子宫收缩异常导致子宫缺血、缺氧，子宫峡部神经丛刺激，内分泌及神经递质等因素所致。神经解剖学研究发现来自子宫、宫颈、输卵管、卵巢的感觉神经，经主韧带、宫骶韧带进入盆腔神经丛，再通过下腹下神经丛至上腹下神经丛，最后经脊髓上传至大脑。

子宫神经阻断术是指通过手术切断子宫的神经支配，阻断来自子宫的痛觉传入脊髓及大脑，从而减轻女性的痛经症状。此术式从100多年前已开始应用于临床，治疗盆腔疼痛。自腹腔镜应用于临床后，不少学者就借助腹腔镜行子宫神经阻断术。子宫神经阻断术主要包括子宫神经去除术（Uterine Nerve Ablation，UNA）和骶前神经切除术（Presacral Neurectomy，PSN）。

子宫神经去除术为切断宫骶韧带和骶神经与宫颈后壁的神经传导途径以缓解痛经的手术。其适应证为原发性痛经或由子宫内膜异位症引起的继发性痛经，曾行药物治疗无效或者停药后症状复发者，主要症状为下腹正中疼痛，尤其是痛经剧烈但无明显盆腔病变者。如果疼痛来自子宫以外的盆腔部位，如盆腔腹膜、输卵管及卵巢等，则此术式疗效不佳。骶前神经切除术为切除骶骨前方神经丛，阻断子宫交感神经的手术。对于严重的痛经和盆腔中下部疼痛，骶前神经切除术是有效的治疗手段。

二、手术适应证和禁忌证

（一）手术适应证

（1）原发性或继发性痛经。
（2）盆腔子宫内膜异位症。
（3）药物治疗效果欠佳者。

（二）手术禁忌证

因子宫内膜异位症等引起盆腔严重粘连而不能显露手术部位者，应考虑为手术的禁忌证。

三、手术方法

（一）腹腔镜子宫神经去除术（Laparoscopic Uterine Nerve Ablation，LUNA）

宫骶韧带内有许多来自子宫、宫颈及输卵管的感觉神经纤维，传至盆腔神经丛，阻断这些感觉神经可有效缓解痛经。手术需切断宫骶韧带和骶神经与宫颈后壁的这些神经传导途径。传统方法是行腹腔镜宫骶韧带切除术，将部分子宫骶韧带切除，手术操作相对容易。此外，还可同时切断双侧宫骶韧带间的宫颈后壁组织。腹腔镜子宫神经去除术手术步骤如下：

（1）患者采用头低臀高、膀胱截石位，使用举宫器将子宫前倾，充分显露宫骶韧带。识别输尿管走行方向（图7-3-1）。

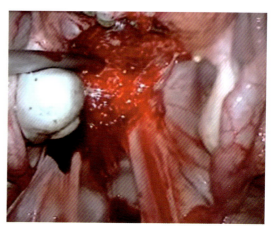

图7-3-1　腹腔镜下分离子宫后壁粘连，充分暴露子宫后壁及双侧宫骶韧带

（2）在一侧宫骶韧带近宫颈处阔韧带后叶下方注射生理盐水，形成水垫（图7-3-2）。打开阔韧带后叶，游离宫骶韧带，长约1.5cm，电凝切除（图7-3-3、图7-3-4）。分离及电切时注意输尿管的走行方向，以免损伤。同法处理对侧宫骶韧带。对于创面出血点可用双极电凝止血。

（3）同时还可切除双侧宫骶韧带间的宫颈后壁组织。从一侧宫骶韧带到宫颈后壁，再到另一侧宫骶韧带，切除宫颈后壁组织，切除深度可达0.5cm～1cm（图7-3-5）。

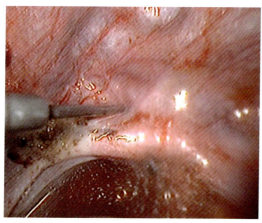

图7-3-2　腹腔镜下在右侧宫骶韧带上方阔韧带后叶下方注射生理盐水，形成水垫

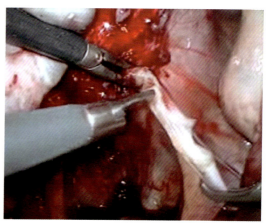

图7-3-3　用双极电凝，用剪刀剪断右侧宫骶韧带

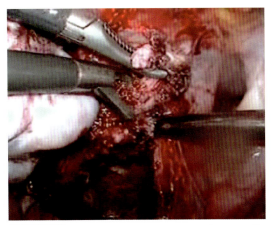

图7-3-4　游离右侧宫骶韧带，用剪刀剪除骶韧带，长约1.5cm

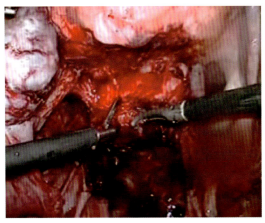

图7-3-5　腹腔镜下切除两侧宫骶韧带间的宫颈后壁组织

（二）腹腔镜骶前神经切除术（Laparoscopic Presacral Neurectomy，LPSN）

骶前神经是指上腹下神经丛，是腹主动脉交感神经丛的延续部分。骶前神经切除术即切除骶骨前方的神经丛，从而阻断子宫的交感神经。此手术术式复杂，手术较困难，一般仅用于子宫神经去除术治疗失败的严重痛经患者。

骶前神经切除术中需要切开后腹膜，其手术范围为：上端为腹主动脉分叉处，右侧到达右侧输尿管及右侧髂内动脉，左侧到达乙状结肠系膜根部（肠系膜下动脉和痔上动脉）；下端为腹下神经丛分叉处，深部应达骨膜（图7-3-6）。手术步骤如下：

（1）患者采用头低臀高、膀胱截石位，将肠管推向上腹部，向左侧牵开乙状结肠，显露骶骨岬。

（2）将覆盖于骶骨岬表面的腹膜提起，在右侧输尿管跨过右侧髂外动脉平面上方1cm处将腹膜横向切开，左侧达肠系膜下动脉，右侧达右髂内动脉，纵向切开约3cm。

（3）充分显露骶前神经丛。在右侧髂内动脉内侧的无血管区钝性分离腹膜后组织直达骶骨骨膜，并向左侧钝性分离，充分显露骶前神经丛。需注意不要损伤肠系膜下动脉、乙状结肠系膜根部及左侧输尿管。腹膜后小血管可用电凝止血并切断。

（4）用抓钳将骶前神经从骨膜表面提起，在腹主动脉分叉处下方将其切断，继而轻轻提起神经并向下分离直达腹下神经丛的分叉处并将其切断。注意勿损伤骶中动脉、骶中静脉及骶前静脉丛，以免发生难以控制的出血。

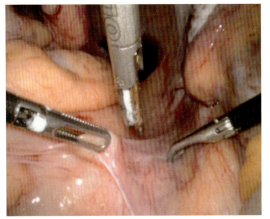

图7-3-6　腹腔镜下显露骶骨岬，将表面腹膜提起，用超声刀打开腹膜

四、腹腔镜子宫神经阻断术实例演示

病例 1　腹腔镜子宫腺肌瘤切除术 + 双侧宫骶韧带离断术

1. 病情简介

患者 34 岁，因 "B 超发现子宫肌瘤 3 年，月经量明显增多 1 年余" 入院。患者既往月经规律，初潮 16 岁，周期 5 ~ 6 天 /25 天。妊娠 4 次，顺产 1 次，流产 3 次。末次月经 13 天前。患者于 3 年前查体发现子宫肌瘤，多发，最大直径约 1cm，后定期复查，肌瘤渐增大。1 年前开始出现月经量增多，约为原经量的 2 倍，并出现经期进行性腹痛，不能忍受，需服用止痛药物。月经周期及经期无改变。B 超检查提示子宫肌瘤，子宫腺肌症，双侧卵巢囊肿。妇科检查：外阴已婚已产型；阴道通畅；宫颈轻度糜烂；子宫前位，如孕 9 周大小，质硬，无压痛；双侧附件区未扪及异常。经阴道妇科 B 超检查示：子宫前位，大小 7.6cm×7.5cm×6.9cm，质不均，右前壁散在短线，前壁结节 1.4cm，后壁下段结节 1.2cm，后壁短线集中区 6.3cm×4.2cm，内膜回声中等，全层厚 1.6cm，右侧卵巢内囊腔 2.8cm×2.7cm，左侧卵巢内囊腔 4.0cm×2.9cm。提示：子宫肌瘤，子宫腺肌症，双侧卵巢囊肿。入院诊断：子宫腺肌症，子宫肌瘤，宫颈息肉，阴道前壁膨出 I 度，子宫脱垂 I 度，慢性宫颈炎。完善检查后，择期全麻下行腹腔镜子宫腺肌瘤切除术 + 双侧宫骶韧带离断术。

2. 手术步骤

（1）腹腔镜下见子宫球形增大，如孕 9 周大小。子宫表面与右侧附件膜样粘连。双侧输卵管卵巢、形态大致正常。子宫后壁与双侧宫骶韧带及子宫直肠反折腹膜粘连，阔韧带后叶可见粘连。双侧宫骶韧带增粗、缩短（图 7-3-7a）。

（2）行腹腔镜子宫腺肌瘤切除术并缝合创面（图 7-3-7b ~ e）。

（3）于左侧宫骶韧带浆膜下注射生理盐水，形成水垫（图 7-3-7f）。用双极电凝、用剪刀锐性分离子宫后壁与双侧宫骶韧带的粘连。电凝后用剪刀锐性分离，游离切除左侧宫骶韧带长约 2cm（图 7-3-7g ~ k）。

（4）分离右侧宫骶韧带与子宫后壁的粘连，游离宫骶韧带，切除右侧宫骶韧带长约 2cm（图 7-3-7l ~ s）。

（5）冲洗盆腔（图 7-3-7t）。术后病理回报：子宫腺肌症；左侧宫骶韧带见异位子宫内膜。

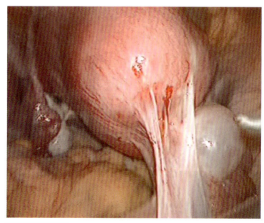

图 7-3-7a　病例 1。腹腔镜检查。见子宫球形增大，如孕 9 周大小。子宫表面与右侧附件膜样粘连。双侧输卵管、卵巢形态大致正常

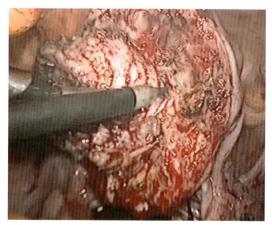

图 7-3-7b　病例 1。用腹腔镜单极电铲切除子宫腺肌瘤

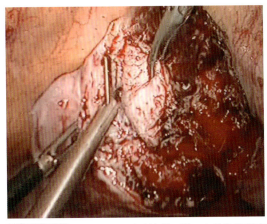

图 7-3-7c 病例 1。用腹腔镜剪刀进一步剪除腺肌瘤组织

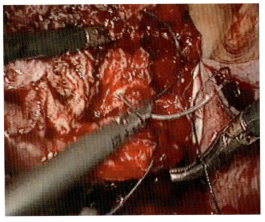

图 7-3-7d 病例 1。腹腔镜下缝合创面肌层

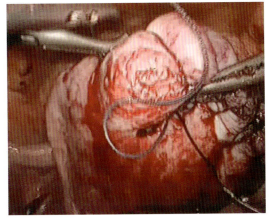

图 7-3-7e 病例 1。腹腔镜下连续缝合子宫创面浆肌层

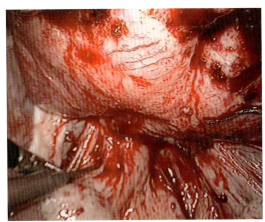

图 7-3-7f 病例 1。向左侧宫骶韧带浆膜下注射生理盐水，形成水垫

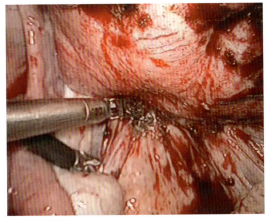

图 7-3-7g 病例 1。贴近宫颈用双极电凝左侧宫骶韧带

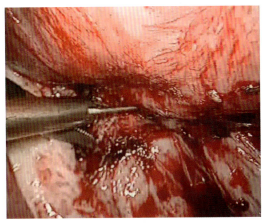

图 7-3-7h 病例 1。用剪刀锐性分离宫骶韧带

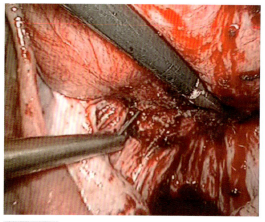

图 7-3-7i 病例 1。用剪刀锐性分离宫骶韧带

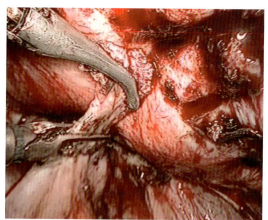

图 7-3-7j 病例 1。用双极电凝宫骶韧带

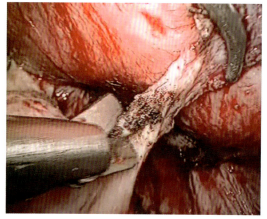

图 7-3-7k 病例 1。用剪刀剪除左侧宫骶韧带，长约 2cm

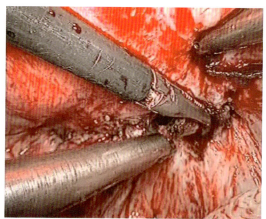

图 7-3-7l 病例 1。用剪刀锐性分离右侧宫骶韧带与子宫后壁的粘连

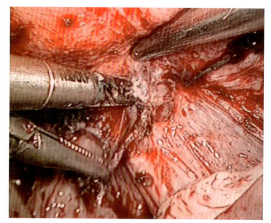

图 7-3-7m 病例 1。用腹腔镜双极电凝分离右侧宫骶韧带与子宫后壁的粘连

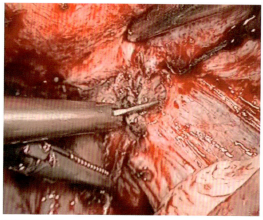

图 7-3-7n 病例 1。用剪刀锐性分离右侧宫骶韧带与子宫后壁的粘连

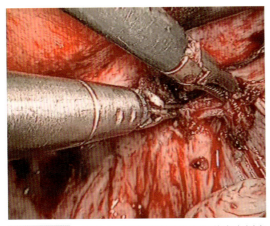

图 7-3-7o　病例 1。用腹腔镜双极电凝游离右侧宫骶韧带

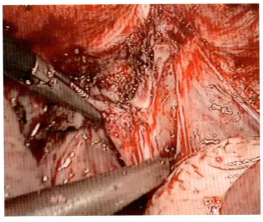

图 7-3-7p　病例 1。用腹腔镜吸引器杆钝性游离右侧宫骶韧带

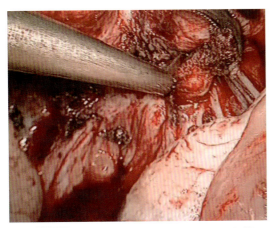

图 7-3-7q　病例 1。用剪刀锐性分离右侧宫骶韧带

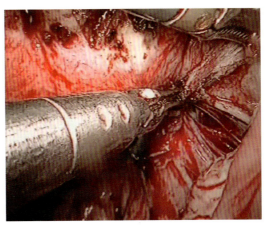

图 7-3-7r　病例 1。用腹腔镜双极电凝右侧宫骶韧带

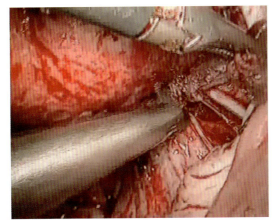

图 7-3-7s　病例 1。用剪刀锐性分离右侧宫骶韧带

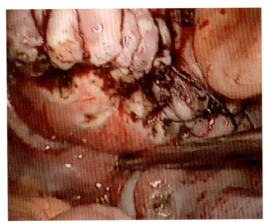

图 7-3-7t　病例 1。腹腔镜术后冲洗盆腔

3. 难点解析

宫骶韧带邻近直肠和输尿管，尤其是增粗、缩短的宫骶韧带，或有严重粘连时，输尿管损伤是常见并发症。故手术时离断宫骶韧带前应确认输尿管的走行方向，勿向韧带外侧过度切割，以免损伤输尿管。此外，出血也是此术式的常见并发症，对于切割面的小动脉出血，可用双极电凝止血。

病例2 腹腔镜子宫动脉阻断术 + 骶神经离断术

1. 病情简介

患者42岁，因"原发性痛经30年，加重伴经期延长、经量增多2年"入院。患者既往月经规律，初潮14岁，周期5天/28天，量中等，有痛经。孕2产2。末次月经11天前。患者自初潮起即出现痛经，服药物治疗后可缓解。痛经逐渐加重，近2年痛经严重无法忍受。并出现经期延长、经量增多，8~10天/28~30天，为既往经量2倍。B超检查发现子宫肌瘤。妇科检查：外阴已婚已产型；宫颈中度糜烂；子宫前位，如孕11周大小；双侧附件区未扪及异常。经阴道妇科超声检查：子宫大小6.7cm×7.0cm×6.1cm，肌层回声不均，宫内可见低回声肿物3.1cm×2.8cm×2.4cm。内膜厚1.0cm。入院诊断：子宫肌瘤，子宫腺肌病，慢性宫颈炎。完善检查后，择期全麻下行腹腔镜子宫动脉阻断术 + 骶神经离断术。

2. 手术步骤

（1）置腹腔镜，检查盆腔。见子宫如孕7周大小，外形正常，双侧附件未见明显异常。未见盆腔子宫内膜异位症（图7-3-8a）。左侧盆壁腹膜与网膜膜样粘连。腹腔镜下用剪刀锐性分离粘连。

（2）于左侧圆韧带、骨盆漏斗韧带及侧盆壁组成的三角区打开腹膜，向下分离疏松组织，显露左侧髂内动脉；分离髂内动脉前支子宫动脉。向内侧分离输尿管；避开髂内动脉及输尿管，用双极电凝闭合子宫动脉（图7-3-8b~e）。同法处理对侧（图7-3-8f~h）。

（3）打开双侧宫骶韧带上方阔韧带后叶腹膜（图7-3-8i、j）。贴近宫颈后壁切除右侧宫骶韧带，长约1cm，同法处理左侧宫骶韧带（图7-3-8k~n）。同时切除宫颈后壁浆肌层组织，范围2cm×1cm（图7-3-8o~r）。

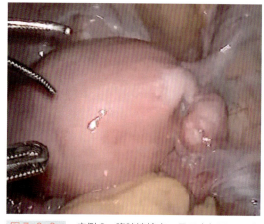

图7-3-8a 病例2。腹腔镜检查。见子宫如孕7周大小，外形正常

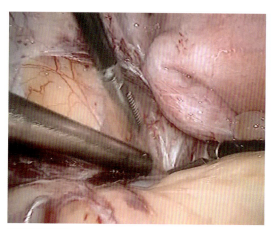

图7-3-8b 病例2。于左侧圆韧带、骨盆漏斗韧带及侧盆壁组成的三角区打开腹膜，向下分离疏松组织

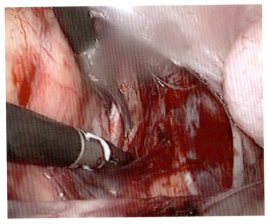

图 7-3-8c 病例 2。分离疏松组织，暴露髂内动脉

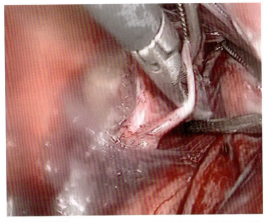

图 7-3-8d 病例 2。显露分离左侧髂内动脉前支子宫动脉

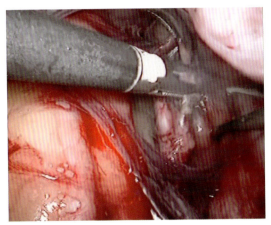

图 7-3-8e 病例 2。用腹腔镜双极电凝闭合左侧子宫动脉

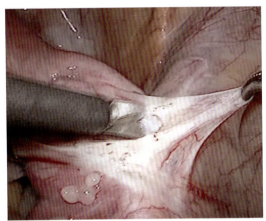

图 7-3-8f 病例 2。于右侧圆韧带、骨盆漏斗韧带及侧盆壁组成的三角区打开腹膜，向下分离疏松组织

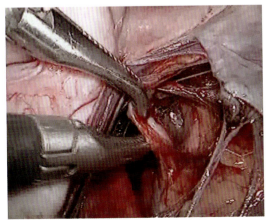

图 7-3-8g 病例 2。显露分离右侧子宫动脉

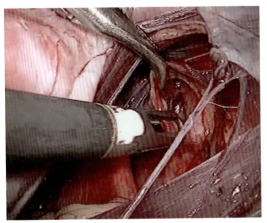

图 7-3-8h 病例 2。用腹腔镜双极电凝闭合右侧子宫动脉

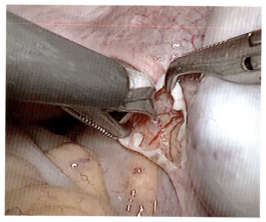
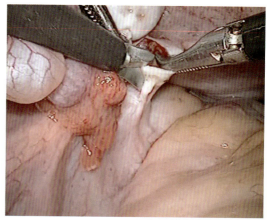

图 7-3-8i　病例 2。用腹腔镜剪刀打开右侧宫骶韧带上方阔韧带后叶腹膜

图 7-3-8j　病例 2。用腹腔镜剪刀打开左侧宫骶韧带上方阔韧带后叶腹膜

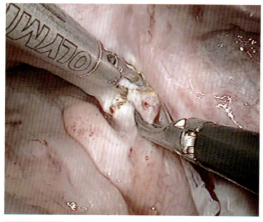
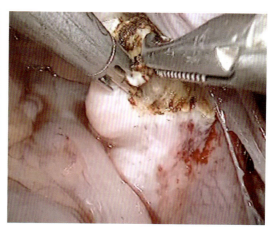

图 7-3-8k　病例 2。腹腔下用超声刀凝切右侧宫骶韧带

图 7-3-8l　病例 2。腹腔镜下用超声刀凝切右侧宫骶韧带

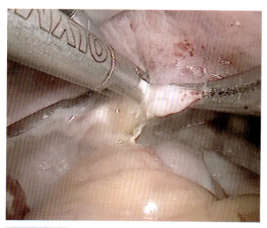
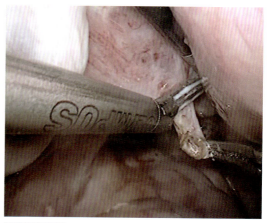

图 7-3-8m　病例 2。腹腔镜下用超声刀凝切左侧宫骶韧带

图 7-3-8n　病例 2。腹腔镜下用超声刀凝切左侧宫骶韧带

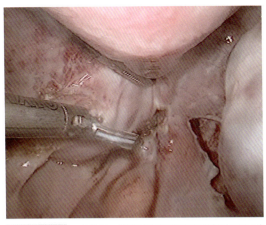

图7-3-8o　病例2。腹腔镜下用超声刀凝切宫颈后壁浆肌层组织

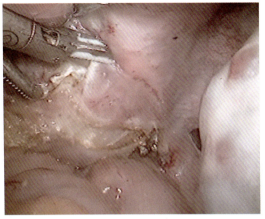

图7-3-8p　病例2。腹腔镜下用超声刀凝切宫颈后壁浆肌层组织

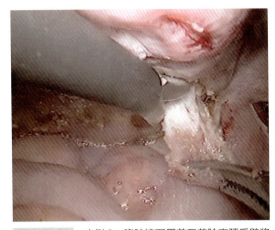

图7-3-8q　病例2。腹腔镜下用剪刀剪除宫颈后壁浆肌层组织

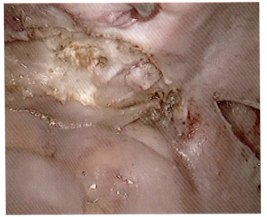

图7-3-8r　病例2。腹腔镜术后的宫颈后壁创面

3. 难点解析

　　腹腔镜子宫动脉阻断术是应用腹腔镜阻断双侧子宫动脉，使子宫血流量减少的手术。该技术应用于盆腔子宫内膜异位症或腺肌症手术中，可缓解痛经、减少月经量。腹腔镜下在行子宫动脉阻断术的同时行骶神经离断术，对痛经症状的缓解更彻底。

　　腹腔镜骶神经离断术可切断宫骶韧带和骶神经与宫颈后壁的神经传导途径。在切除部分子宫骶韧带后，还可同时切断双侧宫骶韧带间的宫颈后壁组织，切除深度需达0.5～1cm。

五、小结

　　子宫神经阻断术是通过手术切断子宫的神经支配，阻断来自子宫的痛觉传入脊髓及大脑，从而减轻女性的盆腔疼痛症状。腹腔镜宫骶韧带离断术可切断宫骶韧带和骶神经与宫颈后壁的这些神经传导途径，方法简单，因此应作为子宫神经阻断术的首选术式。对于此种手术失败的痛经患者再考虑行腹腔镜骶前神经切除术。

参考文献

[1] 戴毅，冷金花，郎景和，等. 后盆腔深部浸润型子宫内膜异位症的临床病理特点及腹腔镜治疗效果 [J]. 中华妇产科杂志，2010，45（2）：93-98.

[2] 郎景和. 子宫内膜异位症研究的深入和发展 [J]. 中华妇产科杂志，2010，4：241-242.

[3] 李光仪. 实用妇科腹腔镜手术学 [M]. 2 版. 北京：人民卫生出版社，2015.

[4] 夏恩兰. 妇科内镜学 [M]. 2 版. 北京：人民卫生出版社，2020.

[5] 夏恩兰 . 宫腔镜学及图谱 [M]. 2 版. 郑州：河南科学技术出版社，2009.

[6] 姚书忠，梁炎春. 肠道子宫内膜异位症诊断及治疗 [J]. 中国实用妇科与产科杂志，2013，1：14-16.

[7] COCCIA M E, RIZZELLO F, PALAGIANO A, et al. Long-term follow-up after laparoscopic treatment for endometriosis: multivariate analysis of predictive factors for recurrence of endometriotic lesions and pain[J]. Eur Obstet Gynecol Reprod Biol, 2011, 157(1): 78-83.

[8] DUNSELMAN G A, VERMEULEN N, BECKER C, et al. ESHRE guideline: management of women with endometriosis[J]. Human Reproduction, 2014, 29(3): 400-412.

[9] El-DIN SHAWKI H. The efficacy of laparoscopic uterosacral nerve ablation (LUNA) in the treatment of unexplained chronic pelvic pain: a randomized controlled trial[J]. Gynecol Surg, 2011, 8(1): 31-39.

[10] PAOLO V, PAOLA V, EDGARDO S, et al. Endometriosis: pathogenesis and treatment[J]. Nature Reviews Endocrinology, 2014, 10(5): 261-275.

[11] STOCHINO-LOI E, DARWISH B, MIRCEA O, et al. Does preoperative antimüllerian hormone level influence postoperative pregnancy rate in women undergoing surgery for severe endometriosis?[J]. Fertil Steril, 2017, 107(3): 707-713.

[12] The Practice Committee of the American Society for Reproductive Medicine American Society for Reproductive Medicine. Treatment of pelvic pain associated with endometriosis: a committee opinion[J]. Fertility and Sterility, 2014, 101(4): 927-935.

[13] XU B, ZHI Y, FU F, et al. Hydrodissection with diluted pituitrin for laparoscopic cystectomy of ovarian endometrioma: a technique to reduce damage to ovarian reserve[J]. The12th World Congress on Endometriosis, 2014, M4-2: 27.

第八章　宫腔镜、腹腔镜联合剖宫产切口瘢痕憩室修补术

一、概述

剖宫产切口瘢痕憩室是剖宫产后子宫切口愈合不良，导致子宫峡部薄弱，使子宫内膜及肌层成疝状向浆膜层突出而形成的。剖宫产切口瘢痕憩室一般无症状，有些患者因憩室部位内膜经期脱落，经血积聚，引流不畅，可以引起子宫不规则出血、经期延长、不孕等。子宫切口瘢痕憩室还可合并憩室妊娠，其预后和转归与憩室壁的厚度及憩室的大小有关，可以发生憩室的破裂、流产或继续妊娠等。

剖宫产切口瘢痕憩室可经超声检查、子宫输卵管碘油造影（HSG）和宫腔镜检查明确诊断。经阴道超声检查可作为诊断剖宫产切口瘢痕憩室的首选影像学检查方法。

剖宫产切口瘢痕憩室的治疗随个体及憩室大小、程度不同可行经阴道或经腹憩室切除术，宫腔镜憩室电切术，宫腔镜、腹腔镜联合憩室修补术，子宫全切术等。本章主要介绍宫腔镜、腹腔镜联合剖宫产切口瘢痕憩室修补术，通常适用于剖宫产瘢痕薄、憩室范围大的不孕症患者。

二、手术适应证和禁忌证

（一）手术适应证

(1) 既往有剖宫产病史，且有异常子宫出血或不孕症状者。
(2) 诊断为子宫切口瘢痕憩室，且瘢痕薄、范围大者。

（二）手术禁忌证

(1) 心、肝、肾衰竭的急性期不能耐受麻醉及手术者。
(2) 生殖道感染的急性期。
(3) 盆腔、腹腔严重粘连影响人工气腹或不能置镜者。
(4) 绞窄性肠梗阻。
(5) 宫颈瘢痕，不能充分扩张者。

三、手术步骤

1. 宫腔镜检查

可于腹腔镜手术前先行宫腔镜检查，观察宫腔形态，剖宫产切口瘢痕憩室的位置和范围，指示憩室位置及边界（图 8-1～图 8-4）。

2. 腹腔镜检查

腹腔镜检查盆腔情况，判断子宫前壁与膀胱粘连的程度，观察子宫峡部的透光度（图 8-5、图8-6）。通过宫腔镜指示憩室的位置和边界，确定手术部位。若粘连严重，无法观察子宫壁的透光度，可

在分离粘连后行反向透光试验，宫腔镜下观察憩室壁的透光度，以确定其位置（图8-7、图8-8）。

3.腹腔镜修补术

（1）腹腔镜下打开子宫膀胱反折腹膜，分离子宫前壁与膀胱的粘连，下推膀胱至阴道前穹隆（图8-9～图8-12）。

（2）在宫腔镜指示下，腹腔镜下横向切开憩室部位的子宫肌壁，切除瘢痕及过度薄弱的子宫肌壁，修整创缘（图8-13、图8-14）。

（3）腹腔镜下用可吸收缝线间断、"8"字或连续缝合创面浆肌层（图8-15、图8-16）。

（4）腹腔镜下缝合关闭子宫膀胱反折腹膜（图8-17、图8-18）。

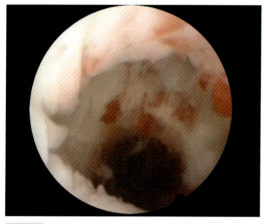 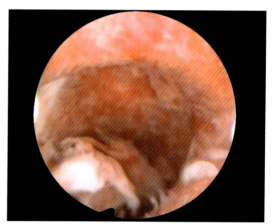

图8-1 宫腔镜下观察宫腔下段，见宫腔前壁下段向宫壁突出，形成膨大的腔隙　　图8-2 宫腔镜下见宫腔前壁下段向宫壁膨出形成憩室

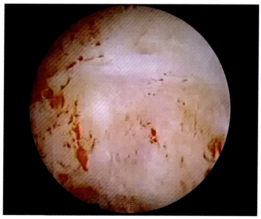 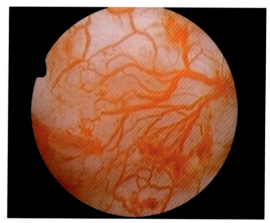

图8-3 宫腔镜下观察剖宫产切口瘢痕憩室内壁，可见白色纤维样瘢痕组织　　图8-4 宫腔镜下观察剖宫产切口瘢痕憩室内壁，可见丰富的血管

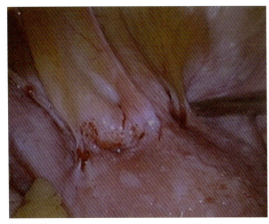
图 8-5 腹腔镜下观察子宫前壁与膀胱致密粘连

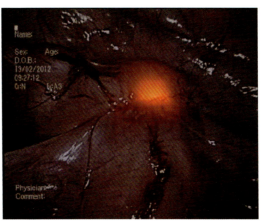
图 8-6 腹腔镜下观察子宫前壁下段透光度明显

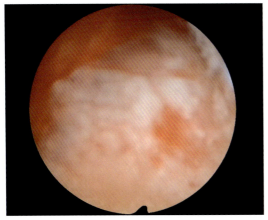
图 8-7 将宫腔镜置于憩室基底部，观察憩室壁透光度

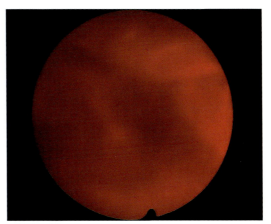
图 8-8 将宫腔镜置于憩室基底部，降低光源亮度，观察憩室壁透光度

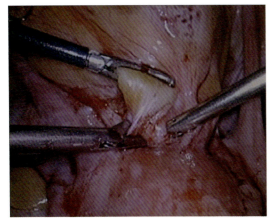
图 8-9 腹腔镜下分离子宫与膀胱的粘连

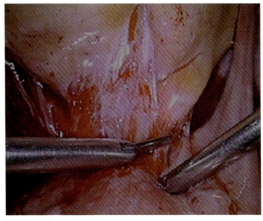
图 8-10 腹腔镜下分离子宫与膀胱的粘连

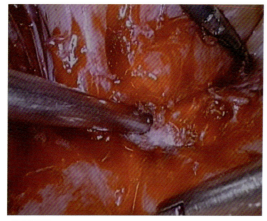

图 8-11 腹腔镜下分离子宫与膀胱的粘连

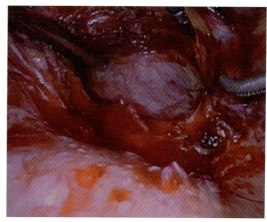

图 8-12 腹腔镜下分离子宫与膀胱的粘连，下推膀胱

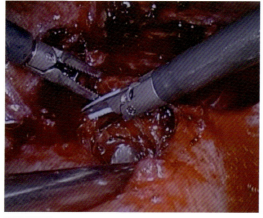

图 8-13 在宫腔镜指示下，用腹腔镜超声刀横向切开憩室部位的子宫肌壁

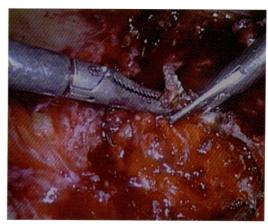

图 8-14 用腹腔镜剪刀剪除切口部位的瘢痕组织

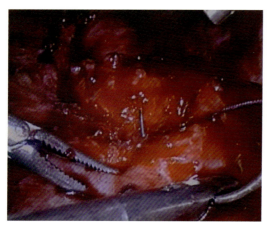

图 8-15 腹腔镜下用可吸收缝线连续缝合创面浆肌层

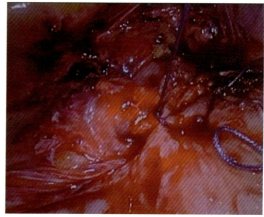

图 8-16 腹腔镜下用可吸收缝线连续缝合后的子宫前壁创面

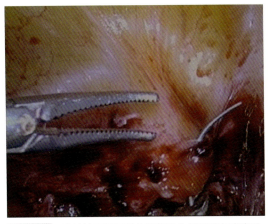
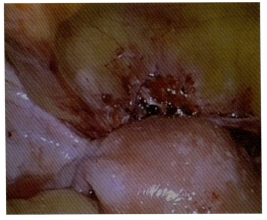

图8-17 腹腔镜下用可吸收缝线缝合关闭子宫膀胱反折腹膜

图8-18 宫腔镜、腹腔镜联合剖宫产切口瘢痕憩室修补术后的盆腔

四、宫腔镜、腹腔镜联合剖宫产切口瘢痕憩室修补术实例演示

病例1 宫腔镜、腹腔镜联合剖宫产切口瘢痕憩室修补术

1. 病情简介

患者29岁，因"剖宫产术后月经淋漓不净3年"入院。患者既往月经规律，初潮12岁，周期5天/28~30天。妊娠2次，剖宫产1次，流产1次，末次月经7天前。患者3年前行剖宫产术，术后月经期延长，淋漓不净，持续15天左右。药物治疗无明显效果。常规妇科检查：外阴已婚未产型；阴道通畅；宫颈光滑；子宫后位，大小正常，活动欠佳；双侧附件区未扪及异常。经阴道超声检查：子宫前壁下段欠规整液性暗区，诊断意见：剖宫产憩室？门诊宫腔镜检查：宫腔前壁下段膨大腔隙。镜下诊断：正常宫腔形态，剖宫产切口瘢痕憩室。入院诊断：剖宫产切口瘢痕憩室。择期全麻下行宫腔镜、腹腔镜联合剖宫产切口瘢痕憩室修补术。

2. 手术步骤

（1）行腹腔镜检查。腹腔可见粘连。腹腔镜下分离网膜粘连，游离子宫（略）。见子宫后位，大小正常，表面被覆炎性渗出物，子宫前壁下段与膀胱致密粘连（图8-19a、b）。

（2）行宫腔镜检查。见宫腔形态正常，宫腔前壁下段可见膨大腔隙，憩室内壁为白色瘢痕组织（图8-19c、d）。将宫腔电切镜贴近憩室内壁，腹腔镜下观察子宫前壁剖宫产瘢痕憩室位置（图8-19e）。

（3）腹腔镜下用单极电铲打开子宫膀胱反折腹膜，分离子宫前壁与膀胱的粘连，下推膀胱（图8-19f ~ i）。

（4）在宫腔镜指示下，用腹腔镜抓钳打开子宫前壁憩室部位肌壁，用单极电铲横向扩大切口（图8-19j、k）。切除瘢痕及过度薄弱的子宫肌壁，修整创缘（图8-19l）。

（5）腹腔镜下用可吸收缝线间断缝合创面浆肌层（图8-19m ~ p）。

（6）腹腔镜下缝合子宫膀胱反折腹膜（图8-19q、r）。

（7）用1000mL生理盐水冲洗盆腔，用双极电凝子宫表面出血点。术毕留置引流管（图8-19s、t）。

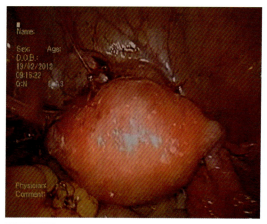

图 8-19a 病例 1。腹腔镜下见子宫大小正常

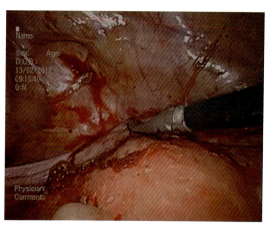

图 8-19b 病例 1。腹腔镜下见子宫前壁下段与膀胱致密粘连

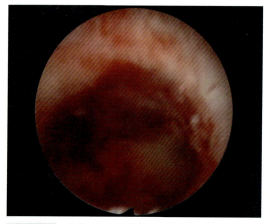

图 8-19c 病例 1。宫腔镜检查。见宫腔形态正常

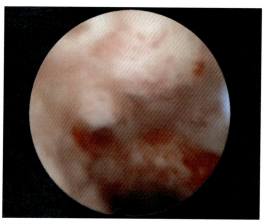

图 8-19d 病例 1。宫腔镜下见宫腔前壁下段膨大腔隙，憩室内壁为白色瘢痕组织

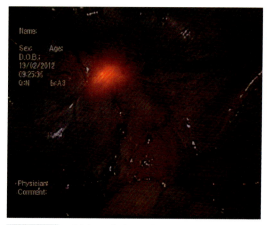

图 8-19e 病例 1。将宫腔电切镜贴近憩室内壁，腹腔镜下观察子宫前壁剖宫产瘢痕憩室部位透光明显

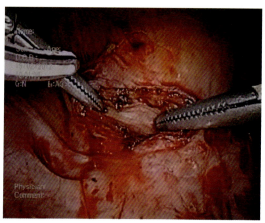

图 8-19f 病例 1。腹腔镜下打开子宫膀胱反折腹膜，钝性分离间隙

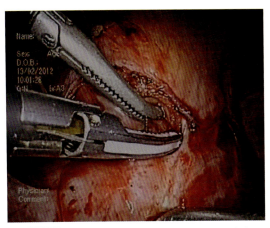

图 8-19g　病例 1。用腹腔镜超声刀分离子宫膀胱反折腹膜下的粘连组织

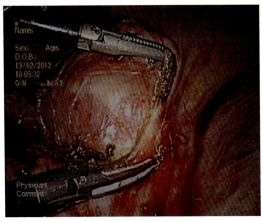

图 8-19h　病例 1。用腹腔镜超声刀分离子宫膀胱反折腹膜及其下的粘连组织

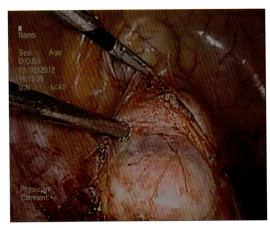

图 8-19i　病例 1。腹腔镜下下推膀胱

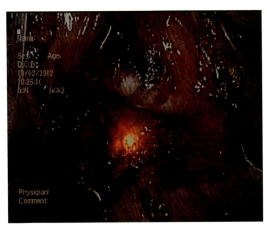

图 8-19j　病例 1。在宫腔镜指示下，通过腹腔镜观察确认憩室部位

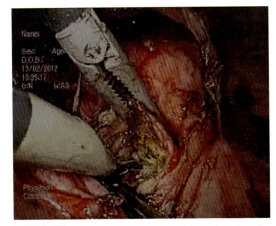

图 8-19k　病例 1。用腹腔镜单极电铲横向扩大子宫前壁憩室部位的肌壁切口

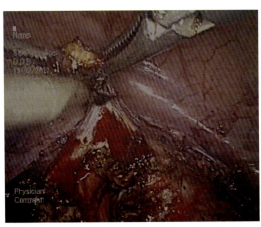

图 8-19l　病例 1。腹腔镜下切除瘢痕及过度薄弱的子宫肌壁

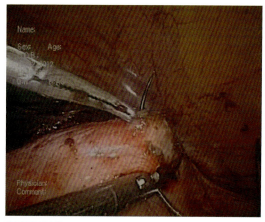

图 8-19m 病例 1。腹腔镜下用可吸收缝线间断缝合创面浆肌层

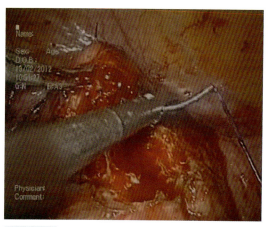

图 8-19n 病例 1。腹腔镜下用可吸收缝线间断缝合创面浆肌层

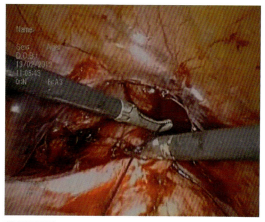

图 8-19o 病例 1。腹腔镜下缝合创面浆肌层后打结

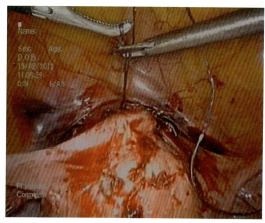

图 8-19p 病例 1。用腹腔镜剪刀剪除多余缝线

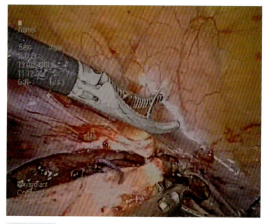

图 8-19q 病例 1。腹腔镜下缝合子宫膀胱反折腹膜

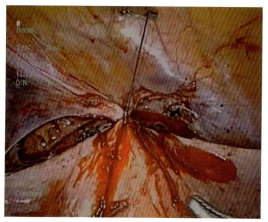

图 8-19r 病例 1。腹腔镜下缝合腹膜后打结

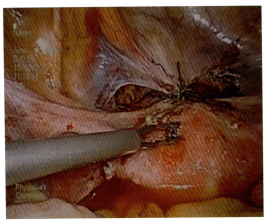
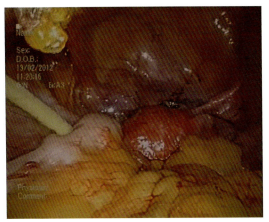

图 8-19s　病例 1。用腹腔镜双极电凝子宫表面出血点

图 8-19t　病例 1。腹腔镜术毕放置引流管

3. 难点解析

腹腔镜剖宫产切口瘢痕憩室修补术可切除瘢痕及薄化的子宫峡部肌壁，并将创面浆肌层间断缝合，闭合创面。其中对剖宫产切口瘢痕憩室的评估和定位有赖于宫腔镜的协助。故宫腔镜、腹腔镜联合手术可有效修补剖宫产切口瘢痕憩室。

病例 2　宫腔镜、腹腔镜联合剖宫产切口瘢痕憩室修补术

1. 病情简介

患者 39 岁，因"剖宫产术后经期延长 4 年余"入院。患者既往月经规律，初潮 14 岁，周期 5～7 天 /25 天。妊娠 3 次，剖宫产 2 次，流产 1 次，末次月经 9 天前。患者 8 年前、5 年前分别行剖宫产术，近 4 年出现月经期延长，淋漓不净，持续 15 天左右。药物治疗无明显效果。10 年前体检发现子宫纵隔，未进行任何治疗。常规妇科检查：外阴已婚未产型；阴道通畅；宫颈光滑；子宫前位，大小正常，活动差；双侧附件区未扪及异常。经阴道超声检查：子宫纵隔，剖宫产憩室？门诊宫腔镜检查：宫腔纵隔组织，宫腔下段前壁见膨大腔隙。镜下诊断：子宫纵隔，剖宫产切口瘢痕憩室。入院诊断：剖宫产切口瘢痕憩室，子宫纵隔。择期全麻下行宫腔镜、腹腔镜联合剖宫产切口瘢痕憩室修补术。

2. 手术步骤

（1）行腹腔镜检查。可见子宫前壁与腹壁致密粘连，延至子宫下段与膀胱致密粘连。子宫大小正常，表面被覆炎性渗出物（图 8-20a）。双侧输卵管、卵巢未见异常。腹腔镜下分离子宫前壁及前壁下段粘连，游离子宫，使之与膀胱分离（图 8-20b、c）。

（2）行宫腔镜检查。宫腔内可见纵隔组织，宫腔前壁下段可见膨大腔隙，憩室内壁为白色瘢痕组织，血管丰富（图 8-20d、e）。将宫腔电切镜贴近憩室内壁，通过腹腔镜观察子宫前壁剖宫产瘢痕憩室的位置（图 8-20f）。

（3）在宫腔镜的指示下，用腹腔镜单极电针打开子宫峡部憩室部位的肌壁（图 8-20g、h）。

（4）用腹腔镜单极电铲横向扩大切口（图 8-20i）。切除瘢痕及过度薄弱的子宫肌壁，修整创缘（图 8-20j）。

（5）腹腔镜下用可吸收缝线间断缝合创面浆肌层（图 8-20k～o）。

（6）腹腔镜下用可吸收缝线缝合关闭子宫膀胱反折腹膜（图 8-20p、q）。

（7）冲洗盆腔。术毕留置引流管（图 8-20r）。

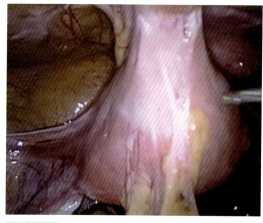

图 8-20a 病例 2。腹腔镜下见子宫前壁与腹壁致密粘连，延至子宫下段与膀胱致密粘连

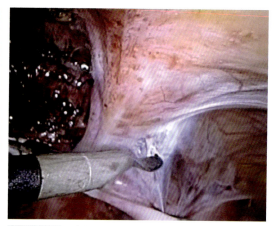

图 8-20b 病例 2。腹腔镜下分离子宫前壁与前腹壁的粘连，游离子宫

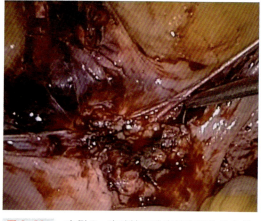

图 8-20c 病例 2。腹腔镜下分离粘连后的子宫前壁创面

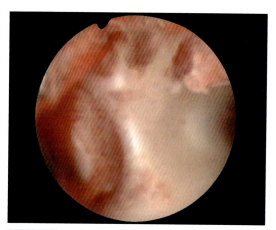

图 8-20d 病例 2。宫腔内可见纵隔组织

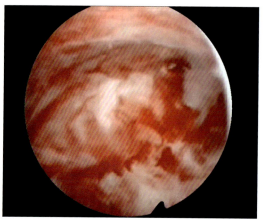

图 8-20e 病例 2。宫腔镜下见宫腔前壁下段膨大腔隙，憩室内壁为白色瘢痕组织，血管丰富

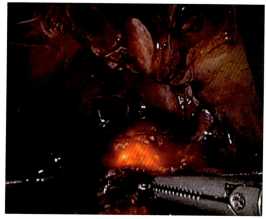

图 8-20f 病例 2。将宫腔电切镜贴近憩室内壁，通过腹腔镜观察子宫前壁剖宫产瘢痕憩室部位透光明显

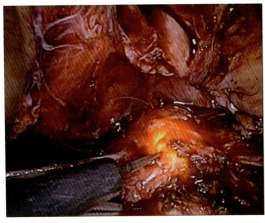

图 8-20g　病例 2。在宫腔镜的指示下，用腹腔镜单极电针打开子宫峡部憩室部位的瘢痕壁

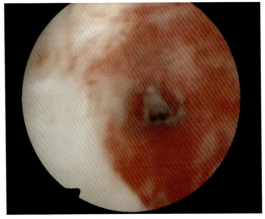

图 8-20h　病例 2。宫腔镜下观察剖宫产切口憩室瘢痕壁，并用腹腔镜单极电针打开

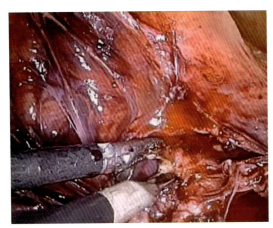

图 8-20i　病例 2。用腹腔镜单极电铲横向扩大切口

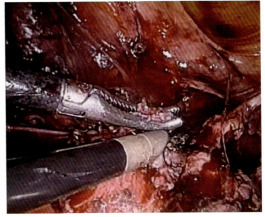

图 8-20j　病例 2。腹腔镜下切除瘢痕及过度薄弱的子宫肌壁

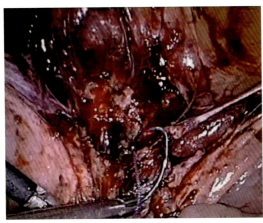

图 8-20k　病例 2。腹腔镜下用可吸收缝线缝合创面浆肌层

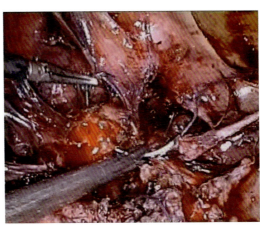

图 8-20l　病例 2。腹腔镜下用可吸收缝线缝合创面浆肌层

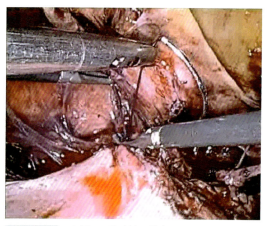

图 8-20m　病例 2。腹腔镜下缝合后打结

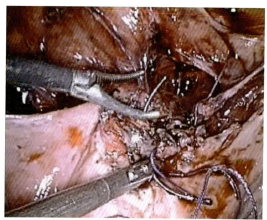

图 8-20n　病例 2。腹腔镜下用可吸收缝线间断缝合创面浆肌层

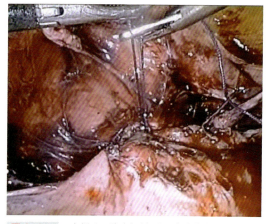

图 8-20o　病例 2。缝合打结后用腹腔镜剪刀剪断缝合线

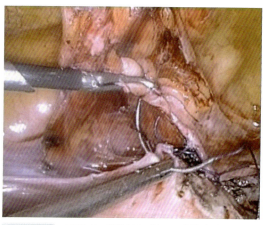

图 8-20p　病例 2。腹腔镜下用可吸收缝线缝合子宫膀胱反折腹膜

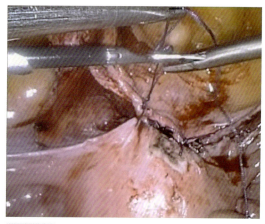

图 8-20q　病例 2。腹腔镜下用剪刀剪断缝合线

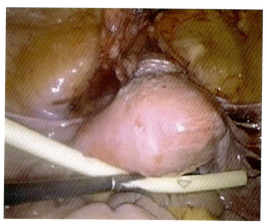

图 8-20r　病例 2。腹腔镜术毕放置引流管

3. 难点解析

本例患者曾行二次剖宫产手术，剖宫产切口瘢痕范围广、肌壁薄、憩室大。腹腔镜下分离盆腔粘连后借助宫腔镜明确子宫前壁下段解剖结构及瘢痕憩室位置，打开瘢痕处肌壁，尽可能切除瘢痕及薄弱肌壁，并在腹腔镜下修补创口，效果满意。

病例 3　宫腔镜、腹腔镜联合剖宫产切口瘢痕憩室修补术

1. 病情简介

患者 32 岁，因"剖宫产术后月经淋漓不净 2 年，未避孕未孕 1 年"入院。患者既往月经规律，初潮 14 岁，周期 6~7 天 /28~30 天。妊娠 7 次，异位妊娠 2 次，右侧输卵管切除。流产 4 次，早产剖宫产 1 次，死亡 1 胎，末次月经 21 天前。患者于 2 年前因"36⁺² 周妊娠胎盘早剥"行剖宫产术，新生儿夭折，术后月经期延长，13~14 天，量少，淋漓不净，月经周期无明显变化。超声检查提示剖宫产切口瘢痕，距浆膜最近 2mm。近 1 年未避孕一直未孕。常规妇科检查：外阴已婚未产型；阴道通畅；宫颈光滑；子宫前位，大小正常，活动可；双侧附件区未扪及异常。经阴道超声检查见：子宫大小 4.5cm×5.0cm×4.1cm，肌层回声不均，前壁下段欠规整强回声光斑，大小 2.0cm×1.5cm，后方回声衰减，距浆膜最近 2mm，内膜线居中，回声中等，全层厚 0.7cm。双侧卵巢未见异常。提示：剖宫产切口异常回声。门诊宫腔镜检查：宫腔形态失常，宫腔上段见纵向粘连带，用镜体分离粘连，宫腔形态恢复正常。宫颈管近内口处右前壁见憩室，较深，内见黄白色坏死组织，有陈旧性积血液流出。镜下诊断：剖宫产切口瘢痕憩室。入院诊断：剖宫产切口瘢痕憩室，继发性不孕症。择期全麻下行宫腔镜、腹腔镜联合剖宫产切口瘢痕憩室修补术。

2. 手术步骤

（1）行腹腔镜检查。可见子宫前壁下段与膀胱致密粘连，部分网膜与右侧附件粘连，右侧输卵管阙如（图 8-21a）。左侧附件未见异常。行输卵管通液术，左侧输卵管伞端见蓝色液体流出，提示左侧输卵管通畅（图 8-21b）。

（2）行宫腔镜检查。宫底及宫腔右侧壁有少许纵向粘连带（图 8-21c）。宫颈管近内口处前壁见剖宫产切口瘢痕憩室，偏右、较深，内见少量黄白色组织（图 8-21d、e）。用宫腔镜针状电极分离宫腔内粘连（图 8-21f）。

（3）腹腔镜下钝性、锐性分离子宫前壁与膀胱的粘连，分离过程中见子宫下段愈合缺损，可见黄白色质硬组织数块，清理并取出（图 8-21g~l）。在穹隆顶举器的协助下分离膀胱与子宫下段间的致密粘连，下推膀胱（图 8-21m）。向子宫体注射垂体后叶素稀释液（6U+ 生理盐水 10mL）（图 8-21n）。

（4）在宫腔镜的指示下，腹腔镜下确定子宫下段缺损部位及范围（图 8-21o、p）。清理缺损创面，用剪刀剪除缺损周围坏死组织及质硬瘢痕，显露新鲜创面（图 8-21q、r）。

（5）腹腔镜下用可吸收缝线连续锁边缝合子宫创面（图 8-21s~x）。

（6）冲洗盆腔，用双极电凝创面出血点（图 8-21y、z）。

3. 难点解析

本例患者的剖宫产切口愈合不良，形成憩室及子宫壁缺损，有坏死组织覆盖于缺损部位。手术时需彻底清除坏死组织及质硬瘢痕，形成新鲜创面，再缝合闭合创面，有利于创面的愈合。

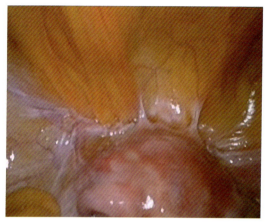

图 8-21a　病例 3。腹腔镜下见子宫前壁与膀胱致密粘连

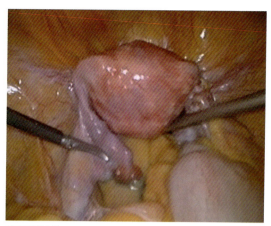

图 8-21b　病例 3。腹腔镜下行输卵管通液术。左侧输卵管伞端见蓝色液体流出，提示左侧输卵管通畅

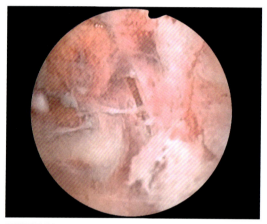

图 8-21c　病例 3。宫腔镜检查。见宫底有少许纵向粘连带

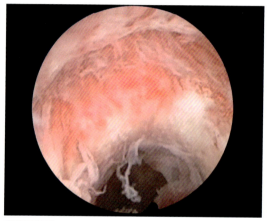

图 8-21d　病例 3。宫颈管近内口处前壁见剖宫产切口瘢痕憩室

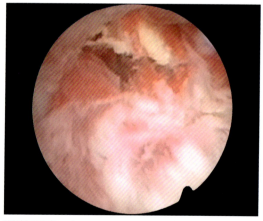

图 8-21e　病例 3。宫颈管前壁憩室内见少量黄白色组织

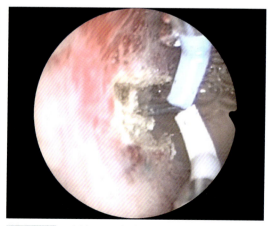

图 8-21f　病例 3。用宫腔镜针状电极分离宫腔右侧壁的粘连

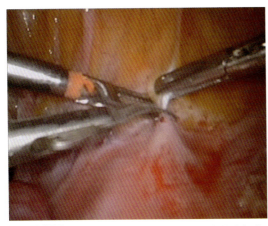

图 8-21g　病例 3。腹腔镜下锐性分离子宫前壁与膀胱的粘连

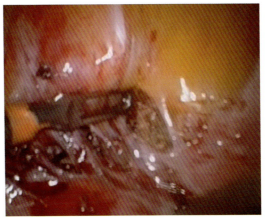

图 8-21h　病例 3。腹腔镜下钝性分离子宫前壁与膀胱的粘连

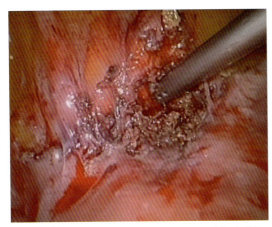

图 8-21i　病例 3。腹腔镜下分离子宫前壁与膀胱的粘连，分离过程中见子宫下段愈合缺损，可见黄白色坏死组织

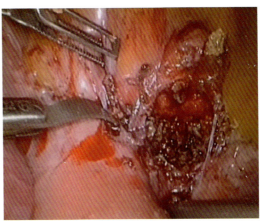

图 8-21j　病例 3。腹腔镜下锐性分离子宫前壁与膀胱的粘连

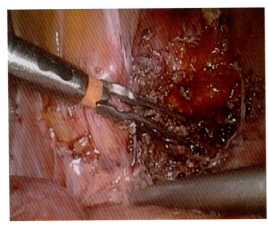

图 8-21k　病例 3。腹腔镜下清理并取出子宫下段愈合缺损处的黄白色坏死组织

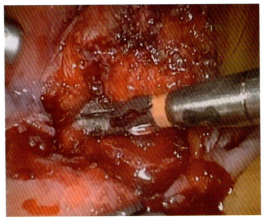

图 8-21l　病例 3。腹腔镜下清理子宫下段愈合缺损处创面后，用双极电凝出血点

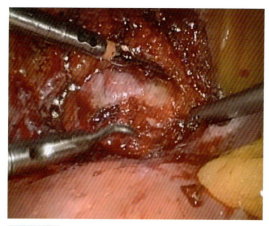

图 8-21m　病例 3。在穹隆顶举器的协助下，下推膀胱

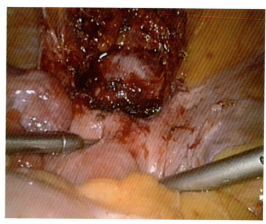

图 8-21n　病例 3。向子宫体注射垂体后叶素稀释液 10mL

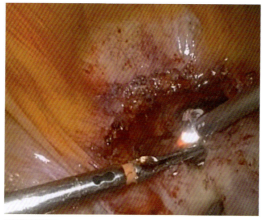

图 8-21o　病例 3。在宫腔镜的指示下，通过腹腔镜确定子宫下段缺损部位

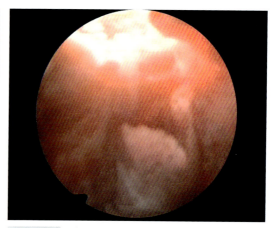

图 8-21p　病例 3。将宫腔镜置于宫颈前壁缺损处，确定缺损部位

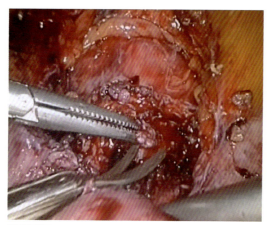

图 8-21q　病例 3。用腹腔镜剪刀剪除缺损周围坏死组织及质硬瘢痕

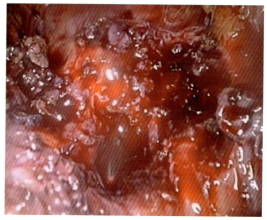

图 8-21r　病例 3。腹腔镜下清理缺损周围坏死组织及质硬瘢痕后的新鲜创面

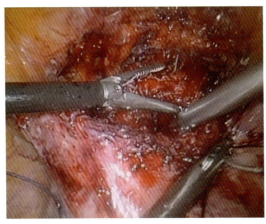

图 8-21s　病例 3。腹腔镜下用可吸收缝线缝合缺损创面肌层

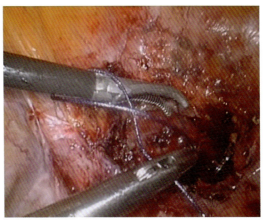

图 8-21t　病例 3。腹腔镜下缝合缺损创面后打结

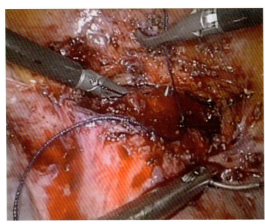

图 8-21u　病例 3。腹腔镜下用可吸收缝线连续缝合创面肌层

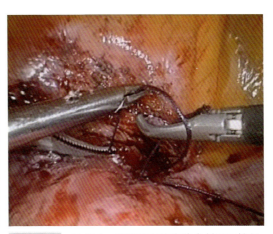

图 8-21v　病例 3。腹腔镜下锁边缝合创面后拉紧缝线

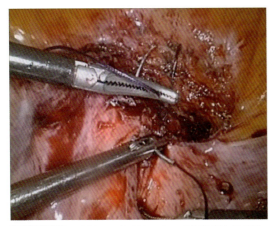

图 8-21w　病例 3。腹腔镜下用可吸收缝线连续锁边缝合创面浆肌层

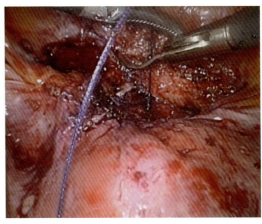

图 8-21x　病例 3。腹腔镜下缝合缺损创面打结后剪除多余的缝线

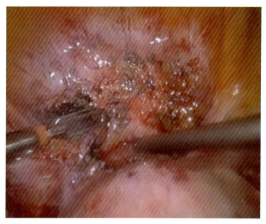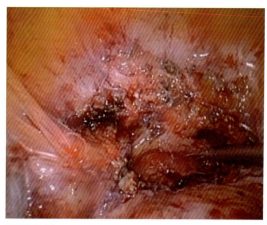

图 8-21y　病例 3。用腹腔镜双极电凝创面出血点　　图 8-21z　病例 3。腹腔镜修补术后的子宫前壁创面

病例 4　宫腔镜、腹腔镜联合剖宫产切口瘢痕憩室修补术 + 宫腔镜宫腔粘连分离术

1. 病情简介

患者 33 岁，因"剖宫产术后 5 年，经量减少、经期缩短 1 年"入院。患者既往月经规律，初潮 13 岁，周期 7 天 /40～60 天。妊娠 2 次，因胎停育行清宫术 1 次，剖宫产 1 次。末次月经 4 天前。患者于 5 年前孕足月行剖宫产术。近 1 年出现经期缩短，经量减少，经量约为既往正常量1/3，经期缩短至 2～3 天，月经周期无明显变化。超声检查提示宫腔粘连，剖宫产憩室。患者有再次生育要求。妇科检查：外阴已婚未产型；阴道通畅；宫颈光滑；子宫前位，大小正常，活动可；双侧附件区未扪及异常。经阴道超声检查：子宫大小 3.8cm×5.4cm×4.1cm，肌层回声不均，内膜线居中，回声中等，全层厚 7.6mm。宫腔右侧壁内聚。剖宫产切口肌层较薄处 2.6mm。提示：宫腔粘连，剖宫产憩室。宫腔镜检查：宫腔形态失常，宫腔中段及下段可见缩窄环，双侧输卵管开口可见。宫颈上段内口处前壁及右侧壁可见向浆膜面凹陷的腔隙。镜下诊断：宫腔粘连，剖宫产切口瘢痕憩室。入院诊断：剖宫产切口瘢痕憩室，宫腔粘连。择期全麻下行宫腔镜、腹腔镜联合剖宫产切口瘢痕憩室修补术 + 宫腔镜宫腔粘连分离术。

2. 手术步骤

（1）置腹腔镜后，检查盆腔。见子宫大小正常，子宫前壁下段与前腹壁腹膜及膀胱粘连（图 8-22a）。双侧卵巢、输卵管外观未见异常。用单极电钩分离子宫前壁与前腹壁的粘连带（图 8-22b）。

（2）行宫腔镜检查。见子宫内膜薄，色苍白，宫腔两侧壁内聚，宫腔缩窄，双侧输卵管开口可见（图 8-22c）。宫腔镜置于宫颈内口憩室处，腹腔镜下见子宫前壁下段宫颈内口处明显透亮，提示该处肌壁薄（图 8-22d、e）。用宫腔镜针状电极分离双侧壁粘连带，恢复宫腔形态（图 8-22f）。

（3）用腹腔镜单极电钩打开子宫膀胱反折腹膜（图 8-22g）。分离其下致密粘连，向宫壁切割打开剖宫产瘢痕处宫壁全层（图 8-22h）。分离膀胱表面腹膜粘连带，使膀胱尽量远离（图 8-22i）。

（4）用 1/0 号可吸收缝线间断及连续缝合创面肌层（图 8-22j、k）。然后连续缝合创面浆肌层（图 8-22l～n）。缝合后透光试验提示该处无明显透光。

（5）用双极电凝创面出血点，冲洗盆腔（图 8-22o、p）。子宫创面覆盖防粘连膜。

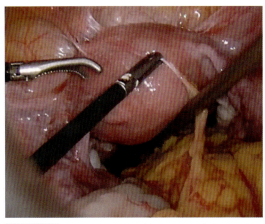

图 8-22a　病例 4。腹腔镜检查。见子宫大小正常，子宫前壁下段与前腹壁腹膜及膀胱粘连

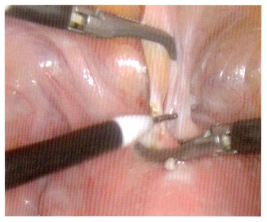

图 8-22b　病例 4。用单极电钩分离子宫前壁与前腹壁的粘连带

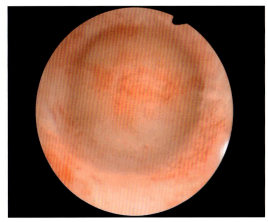

图 8-22c　病例 4。宫腔镜下见宫腔缩窄，两侧壁内聚，双侧输卵管开口可见

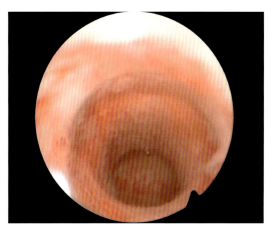

图 8-22d　病例 4。将宫腔镜置于宫颈内口憩室处

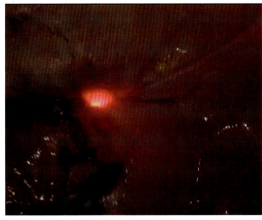

图 8-22e　病例 4。腹腔镜下见子宫前壁下段宫颈内口处明显透亮，提示该处肌壁薄

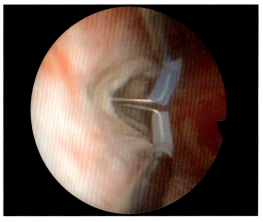

图 8-22f　病例 4。用宫腔镜针状电极分离侧壁粘连带，恢复宫腔形态

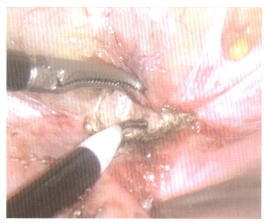

图 8-22g 病例 4。用腹腔镜单极电钩打开子宫膀胱反折腹膜

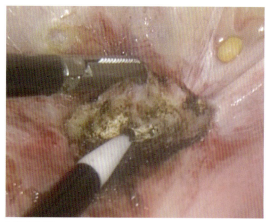

图 8-22h 病例 4。用单极电钩切割打开剖宫产瘢痕处宫壁

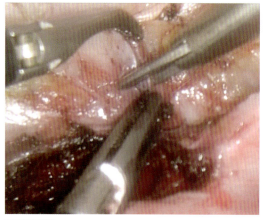

图 8-22i 病例 4。分离膀胱表面腹膜粘连带，使膀胱尽量远离

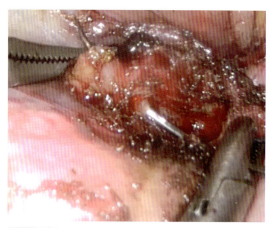

图 8-22j 病例 4。用 1/0 号可吸收缝线间断缝合创面肌层

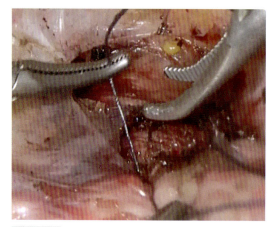

图 8-22k 病例 4。间断缝合创面肌层后打结

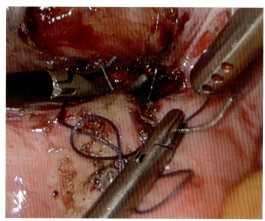

图 8-22l 病例 4。用 1/0 号可吸收缝线缝合创面浆肌层（宫体侧）

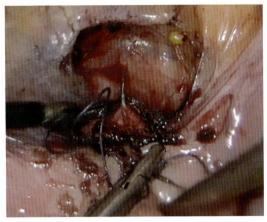
图 8-22m　病例 4。缝合创面浆肌层（宫颈侧）

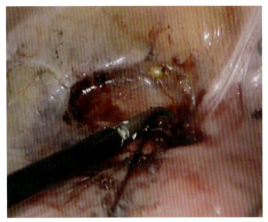
图 8-22n　病例 4。缝合后打结

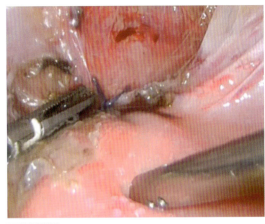
图 8-22o　病例 4。用双极电凝活动性出血点

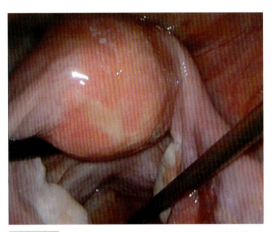
图 8-22p　病例 4。用生理盐水冲洗盆腔，吸净液体

3. 难点解析

　　本例患者的剖宫产切口瘢痕部位创面用 1/0 号可吸收缝线间断及连续缝合肌层、浆肌层两层，缝合牢固，术后创面愈合良好。

五、小结

　　宫腔镜、腹腔镜联合剖宫产切口瘢痕憩室修补术可切除受损肌壁，缝合闭合创面，尽可能恢复子宫的解剖结构，手术创伤小，可显著改善症状，是替代经阴道或经腹部憩室修补术的微创手术方法。

参考文献

[1] 夏恩兰. 妇科内镜学 [M]. 2 版. 北京：人民卫生出版社，2020.

[2] 夏恩兰. 宫腔镜学及图谱 [M]. 3 版. 郑州：河南科学技术出版社，2016.

[3] 夏恩兰. 宫腔镜临床应用进展 [J]. 实用妇产科杂志，2005，21：405-407.

[4] 姚敏. 剖宫产术后子宫切口疤痕憩室的诊治 [J]. 现代妇产科进展，2013，22：928–930，934.

[5] 谭慧珍. 宫腔镜治疗剖宫产子宫切口瘢痕缺陷的临床分析 [J]. 现代妇产科进展，2013，22：862–864.

[6] DONNEZ O, JADOUL P, SQUIFFLET J, et al. Laparoscopic repair of wide and deep uterine scar dehiscence after cesarean section[J]. Fertil Steril, 2008, 89: 974–980.

[7] FABRES C, ARRIAGADA P, FERNÁNDEZ C, et al. Surgical treatment and follow–up of women with intermenstrual bleeding due to cesarean section scar defect[J]. Minim Invasive Gynecol, 2005, 12: 25–28.

[8] FENG Y L, LI M X, LIANG X Q, et al. Hysteroscopic treatment of postcesarean scar defect[J]. Minim Invasive Gynecol, 2012, 19: 498–502.

[9] FLORIO P, FILIPPESCHI M, MONCINI I, et al. Hysteroscopic treatment of the cesarean–induced isthmocele in restoring infertility[J]. Curr Opin Obstet Gynecol, 2012, 24: 180–186.

[10] LI C, GUO Y, LIU Y, et al. Hysteroscopic and laparoscopic management of uterine defects on previous cesarean delivery scars[J]. Perinat Med, 2014, 42: 363–370.

第九章　腹腔镜宫颈机能不全手术

第一节　腹腔镜宫颈环扎术

一、概述

（一）宫颈机能不全

1. 定义

宫颈机能不全（Cervical Incompetence，CIC）亦称宫颈内口闭锁不全和宫颈口松弛症，指在没有宫缩的情况下，由于宫颈解剖或功能缺陷，导致妊娠中、晚期宫颈管缩短，宫颈口扩张，伴有羊膜囊膨出或破裂等宫颈无能状态，是引起反复中期妊娠流产及早产的主要病因，也是新生儿死亡的一个重要原因。

2. 发病机制

宫颈机能不全的患者在妊娠中、晚期宫颈即成熟，其发病原因尚不十分明确。可能与以下几方面有关。

（1）先天性发育异常导致宫颈发育不良：主要由于构成宫颈的胶原纤维减少或者宫颈胶原纤维的比例失调，即宫颈中可溶性胶原的含量高于正常孕妇，导致宫颈机能不全。先天性宫颈发育不良常表现为初次妊娠即发生自发性早产或妊娠中期无痛性羊膜囊突出而导致流产。有研究发现，子宫畸形可能合并宫颈组织结构先天发育异常。此外，妊娠期服用己烯雌酚的孕妇可导致女婴子宫发育形成 T 形子宫，可能影响宫颈胶原纤维的构成，导致宫颈机能不全。

（2）宫颈手术、宫颈裂伤引起的宫颈机能不全：宫颈锥切手术切除或破坏了部分宫颈组织后，可导致妊娠后宫颈的机械支撑作用减弱、宫颈弹性不足；再生宫颈组织中胶原的不同成分比例的改变影响宫颈的功能；此外，因锥切术后宫颈黏液分泌减少，宫颈的防御能力受到损害，病原微生物侵入而引起感染的可能性增大。前次分娩时急产、第二产程延长、妊娠中期引产都可能引起宫颈组织的损伤，甚至发生宫颈裂伤，引起宫颈机能不全，再次妊娠时发生中期妊娠流产或早产。各种宫腔操作，如刮宫、流产、大月份引产时，粗暴的扩宫可能导致宫颈裂伤。宫腔镜检查和手术时过度扩张宫颈可致宫颈裂伤，最终导致宫颈机能不全；宫腔镜手术在治疗宫腔形态异常时，如宫腔粘连分离术、子宫纵隔电切术，如果手术切除不当，可以导致医源性宫颈机能不全。

（3）其他各种潜在病因：如亚临床感染、局部炎症、激素和内分泌异常、遗传因素等，引起宫颈过早成熟，加之其他外部因素的刺激，从而导致流产或早产。

3. 诊断

对于宫颈机能不全，目前仍缺乏客观和明确的诊断标准。临床上主要是结合既往病史及一些诊断方法得出综合诊断。

（1）病史：病史在诊断中是非常重要的，故对于无明显先兆症状出现反复中、晚期流产或早产的患者，要高度怀疑存在宫颈机能不全的可能。在评估时需判断其临床经过是否满足宫颈机能不全的条件，如无痛性宫颈扩张和羊膜囊膨出后发生流产或早产。并且还需排除其他导致妊娠中期流产或早产的原因，如感染（绒毛膜羊膜炎）、胎儿畸形、胎盘剥离、胎儿死亡等。此外，对于有妇科手术史、宫颈锥切术后、宫颈电圈环切术（LEEP）术后、有人工流产史、既往分娩过程中有宫颈裂伤史、既往妊娠中有第二产程延长的患者，以及急症剖宫产终止妊娠者，也要注意宫颈机能不全的可能。

（2）非孕期辅助检查：非孕期可以通过一些试验性检查方法判断宫颈机能。如子宫输卵管碘油造影（HSG）、宫颈球囊牵引试验、Hegar 扩张棒评估宫颈机能、球囊回弹试验和宫颈扩张分级计算宫颈阻力指数、超声测量宫颈内口水平的颈管宽度＞0.6cm 等方法。由于没有任何一种方法经过严格的科学研究验证，故不能作为宫颈机能不全的检测标准。临床常用的非孕期诊断标准有：① 将 8 号宫颈扩张器无阻力地置入宫颈内直至宫腔；② 子宫输卵管碘油造影（HSG）证实子宫峡部漏斗区呈管状扩大；③ B 超测量宫颈管宽径＞0.6cm。结合病史，符合其中任何 1 条即可诊断。

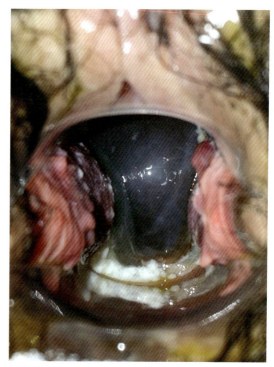

图 9-1-1　宫颈机能不全，未行环扎手术，中期妊娠阴道检查发现胎囊突出于宫颈外口

（3）孕期辅助检查：① 阴道检查：放置窥器检查可发现扩张明显的宫颈和在宫颈管内或是超出宫颈管水平的羊膜囊（图 9-1-1），触诊时发现宫颈扩张，宫颈管缩短并显著软化；② 超声连续监测：对于既往有妊娠中期流产或早产的患者，再次妊娠时需进行超声连续监测，测量宫颈管长度和宽度，以评估宫颈机能；③ 超声诊断：对于既往有病史的单胎妊娠患者，妊娠 24 周前超声检查发现宫颈管长度＜25mm，或宫颈内口扩张宽度＞5mm，或出现"漏斗"形态（如"V"形或"U"形）图像，或发现羊膜囊脱至宫颈管时，诊断为宫颈机能不全，建议进行预防性宫颈环扎术。

4. 治疗方法

宫颈机能不全的治疗包括非手术方法和手术方法。宫颈机能不全的患者妊娠后的保守治疗方法有：卧床休息（如限制活动、绝对卧床和骨盆制动等）；禁止吸烟；应用宫缩抑制剂；应用孕酮；抗生素治疗；使用非侵入性子宫托等。目前常用的宫缩抑制剂有沙丁胺醇（主要应用于妊娠 20 周之前）、安宝（主要应用于妊娠 20 周之后）、硫酸镁、吲哚美辛、间苯三酚、利托君（Ritodrine）、硝苯地平，近年又有阿托西班等。非手术治疗可以降低宫颈机能不全患者早产的风险，但存在较高的失败率。

宫颈机能不全的手术治疗方法是宫颈环扎术（Cervical Cerclage），传统的治疗途径有经阴或经腹两种方式。经阴宫颈环扎术常用的为 Shirodkar 手术和改良的 McDonald 手术。Shirodkar 手术需游离和上推膀胱、直肠，近宫颈内口水平缝合结扎宫颈，为高位环扎术式。McDonald 手术为改良术式，采用无创伤缝合术，不需切开任何组织，只是缝线穿入阴道宫颈壁，环绕整个宫颈，使宫颈管（包括宫颈内口）缩紧以阻滞晚期流产和早产，是临床常规应用的手术方法。经阴手术的缺点是当宫颈短或者有明显陈旧性裂伤时手术难度大、失败率高。此外，McDonald 手术缝合位置较低，难于达到宫颈机能异常的关键部位（宫颈内口）。若经阴道强迫在子宫颈内口水平行宫颈缝合，则难度大，损伤膀胱和血管的风险很高。

对有宫颈机能不全病史，但因宫颈损伤等原因不能接受经阴宫颈环扎术的女性，曾因宫颈机能不全行常规阴道环扎术失败的女性，或者宫颈长度＜2.5cm 的女性，传统的治疗方法为孕中期开腹宫颈环扎术。开腹宫颈环扎术中在子宫下段分离膀胱后于子宫颈峡部高位结扎。其环扎部位在主韧带和子宫骶骨韧带上方，能确保环扎带位于子宫颈内口水平，较低位环扎更有效。但是开腹手术创伤大、术后恢复慢，对孕妇及胎儿的影响较大，因此不是一个理想的手术方式。

自腹腔镜宫颈环扎术应用于临床以来，已逐步替代开腹宫颈环扎术。同开腹手术相比，腹腔镜手术创伤小、术后恢复快，而且对子宫下段的解剖结构显露更清楚，环扎带可准确放置在宫颈内口水平，达到与开腹环扎同样的效果。同经阴手术相比，腹腔镜环扎术可做到宫颈高位环扎，又避免了阴道异物，克服了在瘢痕和缩短的宫颈上缝合困难的技术问题。

（二）腹腔镜宫颈环扎术

目前腹腔镜宫颈环扎术主要用于经阴环扎失败的宫颈机能不全患者。但是有学者认为，对于已经有过一次孕中期流产的宫颈机能不全患者，特别是因不孕而需行辅助生育技术治疗者，腹腔镜宫颈环扎术为预防再次流产的最适宜的治疗选择。而且有学者主张，宫颈机能不全一经诊断，应首选腹腔镜宫颈环扎术治疗。

腹腔镜宫颈环扎术的手术时机为非妊娠期或妊娠早期。相较于妊娠期宫颈环扎术，非妊娠期腹腔镜宫颈环扎术具有一定的优势。因为在非妊娠情况下，手术操作不必因为明显的盆腔充血和子宫增大、变软而使手术难度加大，对于有反复孕中期流产、曾行常规阴道环扎术失败的患者尤其适用。患者接受腹腔镜子宫颈峡部环扎术后，当妊娠发生时，通常创面已经完全愈合，但是最终必须以剖宫产的方式分娩，环扎带也需手术才能取出。

同经阴和经腹手术相比，腹腔镜手术创伤小、术后恢复快、手术效果好。同孕期宫颈环扎术相比，孕前腹腔镜手术降低了孕期盆腔充血和子宫增大变软导致的手术困难，避免了手术对妊娠子宫造成的损伤。非妊娠期腹腔镜宫颈环扎术既可做到宫颈高位环扎，也可达到微创手术的效果，创伤小、手术风险小，具有广阔的临床应用前景。

随着腹腔镜手术技术的提高和孕前宫颈环扎术式的改进，妊娠期宫颈环扎术也已不再是腹腔镜手术的禁忌。尤其是不孕症患者和进行辅助生殖技术助孕的患者，会选择妊娠后再进行环扎手术，需注意术前应与患者充分沟通手术及麻醉的风险，获得知情同意后方可手术。

二、手术适应证和禁忌证

（一）非妊娠期腹腔镜宫颈环扎术

1. 手术适应证

（1）无其他原因导致的多次孕中期流产史。

（2）非孕期诊断，将 8 号 Hegar 扩张棒探入宫颈内口毫无阻力；或超声测量宫颈管宽径＞6mm，宫颈缩短且长度≤25mm。

（3）有明确的宫颈损伤史，如宫颈锥切术或严重的宫颈裂伤。

（4）至少有 1 次经阴道环扎失败史。

2. 手术禁忌证

（1）绝对禁忌证：① 心、肝、肾衰竭的急性期不能耐受麻醉及手术者；② 生殖道感染的急性期；③ 盆腔、腹腔严重粘连影响人工气腹或不能置镜者；④ 绞窄性肠梗阻。

（2）相对禁忌证：① 既往妊娠中期流产或早产有明确的其他原因，如绒毛膜羊膜炎、胎膜早破、持续阴道出血、可致死的胎儿缺陷或畸形、宫缩频繁等；②既往子宫手术史，如剖宫产史、子宫肌瘤剥除术、子宫腺肌病病灶切除术，晚期流产或早产不可避免，宫缩频繁时如延迟拆除环扎线，则瘢痕子宫破裂的风险增加；③子宫腺肌病、严重的盆腔子宫内膜异位症导致子宫粘连固定无法显露穿刺点时。

（二）妊娠期腹腔镜宫颈环扎术

1. 手术适应证

（1）妊娠 < 16 周，曾行经阴环扎术失败，以及宫颈长度 < 2.5cm、先天性宫颈阙如、宫颈阴道瘘和宫颈瘢痕过硬等不适合经阴道环扎术，有强烈意愿保留此次妊娠的患者。

（2）对于有孕前宫颈环扎指征但未能及时手术或者妊娠 10 周内首次发现宫颈长度 ≤ 2.5cm 的宫颈机能不全患者，可行妊娠期腹腔镜宫颈环扎术。关于术时的孕周大小，通常在妊娠早期，但是应根据术者经验决定，孕周越大，手术失败和中转开腹的概率越高。

2. 手术禁忌证

与妊娠前腹腔镜宫颈环扎术大致相同，尤其是曾有过盆腔手术史，或者子宫过大（如妊娠 > 16 周）的患者，不能施行妊娠期腹腔镜环扎术。

三、环扎带与举宫器械

（一）环扎带

腹腔镜宫颈环扎术最常用的环扎带为聚丙烯宫颈环扎带（Mersilene tape，Ethicon Inc，Somerville，NJ，美国），宽度为 5mm，长度 30cm 或 40cm，环扎带两端各连接弯针（图 9-1-2）。也有使用不可吸收缝线者。

（二）举宫器

举宫器（Uterine Manipulator），又称子宫操纵器，作为控制子宫位置的器械，用于辅助各种妇科腹腔镜手术的盆腔操作，主要由中央导杆、宫颈固定器、穹隆杯等构成。临床应用有各种类型及用途。

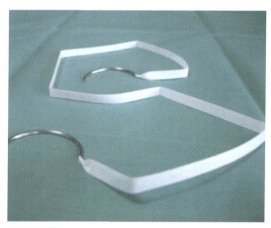

图 9-1-2　腹腔镜手术常用的聚丙烯宫颈环扎带（Mersilene tape）

1. 子宫摇摆器

子宫摇摆器（图 9-1-3）是一种常用的举宫器械，由举宫器、举宫头、宫颈固定器、宫颈钳组成。举宫头安装在举宫器的宫颈固定器上，举宫头的活动度大，可将子宫体左右及前后摆动。强力顶举举宫器，将子宫摆成前倾位时，可在子宫后壁清楚显示较狭窄的宫颈与宫体交界部及宫旁结构；将子宫摆成后倾位时，亦有相同效果，便于确定穿刺点的位置，适用于妊娠前预防性腹腔镜宫颈环扎术。但应注意举宫头要选用粗短钝头，长度小于宫腔深度约 1~1.5cm，以防向上顶举时因宫颈外口松弛，宫颈固定器进入宫颈管而引起子宫穿孔。

2. 杯状举宫器

杯状举宫器（图 9-1-4）也是一种常见的举宫器械，由操作手柄、引导杆、举宫杯、推杯杆组成。举宫杯的杯套呈前浅后深的弧形，符合阴道穹隆前浅后深的解剖结构。举宫杯有大小不同的型号，可根据宫颈的直径选择合适的举宫杯，以举宫杯恰好扣住宫颈为最佳。杯状举宫器能将子宫举起，根据手术需要改变子宫位置，充分暴露宫体与宫颈连接处（子宫峡部），可自举宫杯上缘穿刺。放置杯状举宫器时，需注意操纵杆进入宫腔的长度应小于宫腔深度约 1cm，以减少向上用力顶举时子宫穿孔的机会。

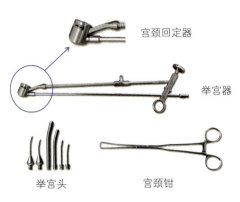

图 9-1-3　子宫摇摆器

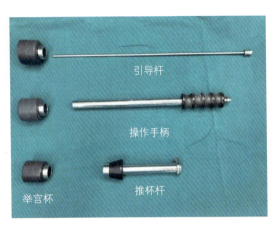

图 9-1-4　杯状举宫器

四、手术方法

（一）非妊娠期腹腔镜子宫颈环扎术

腹腔镜宫颈环扎术的手术方法类似于开腹手术，膀胱被推离子宫下段，通过仔细解剖分离子宫峡部，在子宫侧方、子宫血管内侧无血管区打开通道，导入环扎带，缝扎于子宫颈内口水平。

1. 安置举宫器，建立气腹

患者取改良截石位，麻醉成功后建立气腹。取脐部穿刺孔放置 10mm 套管，取两侧腹部 5mm 穿刺口为辅助穿刺点，另可取耻骨联合上方 2 横指位置置入 5mm 戳卡，用于子宫颈峡部手术。助手于子宫内放置举宫器，以便手术时控制子宫位置。

2. 分离宫颈旁间隙

横向打开子宫膀胱反折腹膜（图 9-1-5），下推膀胱，向两侧延长切口，打开阔韧带前叶，显露耻骨宫颈筋膜和子宫血管的走行情况。采用钝性分离与锐性分离相结合的方法，在子宫峡部水平一侧与子宫血管中间打开通道，于骶韧带内上方打开阔韧带后叶（图 9-1-6）。

3. 放置环扎带

首先将环扎带两侧弯针剪除，将环扎带置入腹腔。通过耻骨联合上方戳卡放入弯钳，贴近宫颈侧壁自前向后穿过先前打开的子宫峡部两侧与子宫血管之间的通道，穿出阔韧带后叶孔隙（图 9-1-7）。然后于子宫后方抓住环扎带的一端穿过通道退回子宫前方（图 9-1-8、图 9-1-9）。同法处理对侧（图 9-1-10 ~ 图 9-1-12）。

4. 结扎环扎带

牵拉环扎带，调整平顺置于子宫下段峡部水平（图 9-1-13）。环扎带在子宫峡部前方拉紧，打外科结 3 个（图 9-1-14 ~ 图 9-1-16）。剪除多余的环扎带，残留环扎带长度 2 ~ 3cm（图 9-1-17）。连续缝合关闭子宫膀胱反折腹膜缺损（图 9-1-18 ~ 图 9-1-20）。冲洗盆腔，检查子宫前、后创面出血点（图 9-1-21、图 9-1-22）。

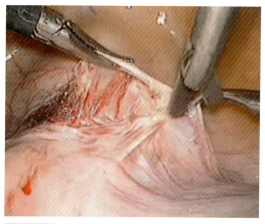

图 9-1-5　腹腔镜下横向打开子宫膀胱反折腹膜

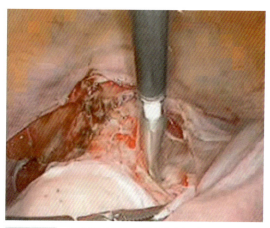

图 9-1-6　腹腔镜下分离右侧宫颈旁间隙

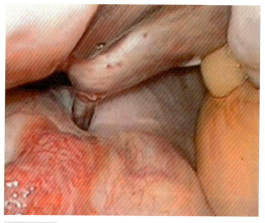

图 9-1-7　用腹腔镜弯钳在子宫峡部水平右侧与子宫血管中间打开通道，穿透阔韧带后叶

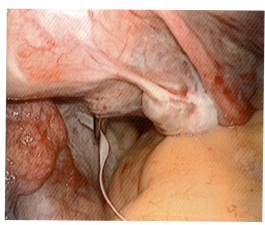

图 9-1-8　用腹腔镜弯钳穿透子宫侧方通道，于子宫后方抓住环扎带的一端

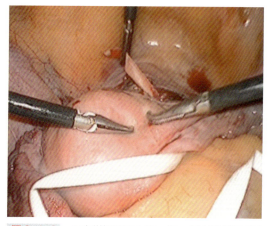

图 9-1-9　用弯钳抓住环扎带一端，穿过通道退回子宫前方

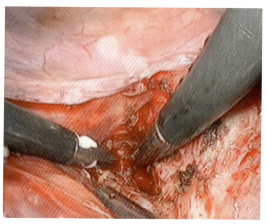

图 9-1-10　腹腔镜下分离左侧宫颈旁间隙

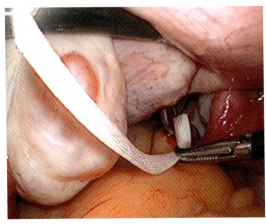

图 9-1-11　用腹腔镜弯钳穿过左侧宫颈旁间隙，穿出阔韧带后叶，抓住环扎带一端

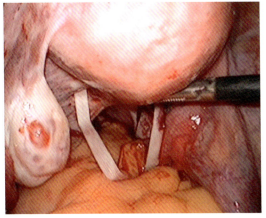

图 9-1-12　用腹腔镜弯钳钳夹环扎带一端，穿过通道退回子宫前方

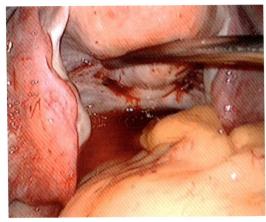

图 9-1-13　腹腔镜下拉紧环扎带，调整平顺置于子宫后壁子宫颈峡部水平

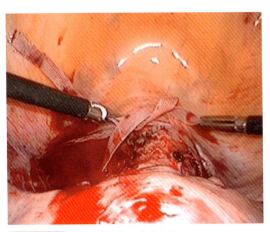

图 9-1-14　腹腔镜下将环扎带打结

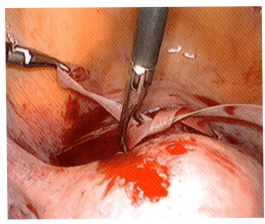

图 9-1-15　腹腔镜下将环扎带打结

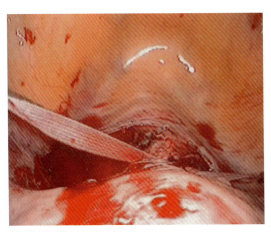

图 9-1-16　腹腔镜下打结后拉紧环扎带

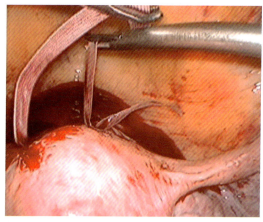

图 9-1-17　腹腔镜下打结后剪除多余的环扎带

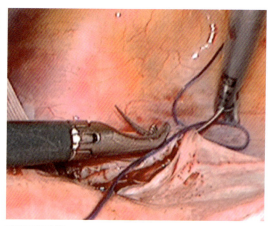

图 9-1-18　腹腔镜下缝合子宫膀胱反折腹膜缺损

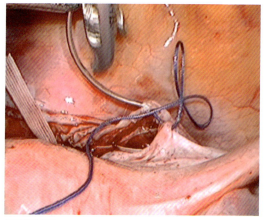

图 9-1-19　腹腔镜下缝合子宫膀胱反折腹膜缺损

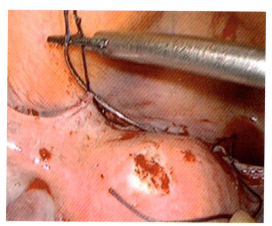

图 9-1-20　腹腔镜下缝合关闭子宫膀胱反折腹膜缺损，剪除尾线

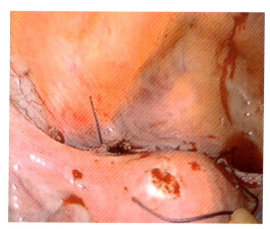

图 9-1-21　腹腔镜宫颈环扎术后检查子宫前壁

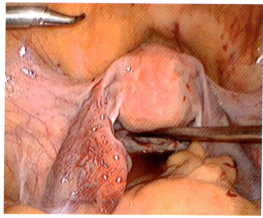

图 9-1-22　腹腔镜宫颈环扎术后冲洗盆腔，检查子宫后壁

（二）妊娠期腹腔镜子宫颈环扎术

适用于妊娠前腹腔镜宫颈环扎术的手术方法也适用于妊娠期腹腔镜宫颈环扎术，只是因为妊娠子宫的特点，手术务必轻柔，操作应尽量减少。

（1）妊娠期宫腔内不能放置举宫器引导杆，较常用的替代方法为用卵圆钳钳夹纱布块放置于阴道穹隆处，帮助控制子宫位置。也有用圆筒状的穹隆顶举器置于阴道内，协助控制子宫位置。

（2）妊娠期对子宫进行过多操作易刺激子宫，诱发宫缩致流产，故腹腔镜下手术操作应尽量轻柔；妊娠子宫宫腔内不能放置子宫摇摆器的举宫头或杯状举宫器的引导杆，不能很好地控制子宫位置，增加手术难度；妊娠子宫增大、质软、血运丰富，显露手术部位困难，手术难度加大，故手术操作必须小心，拨动子宫时需使用无损伤钳，以免损伤子宫肌壁。

五、腹腔镜宫颈环扎术实例演示

病例 1　腹腔镜宫颈环扎术

1. 病情简介

患者 32 岁，因"孕中期自然流产 2 次"入院。患者既往月经规律，初潮 13 岁，周期 5 天 /28～30 天，量中等，无痛经。妊娠 3 次，行人工流产 1 次，自然流产 2 次。末次月经 23 天前。患者 1 年前孕 5 个月时因胎膜早破自然流产行清宫术，诊断为宫颈机能不全。7 个月前因孕 3 个月行经阴道宫颈环扎术，术后 1 个月自然流产行清宫术。妇科检查：外阴已婚未产型；阴道通畅；宫颈光滑；子宫前位，大小正常，活动好，无压痛；双侧附件区未扪及明显异常。经阴道 B 超检查：子宫前位，大小5.6cm×5.8cm×4.8cm，肌层回声欠均，内膜线居中，回声中等，全层厚 0.8cm，宫颈管长 3.0cm，双侧卵巢可见。子宫后方液性暗区，大小 4.5cm×2.0cm。提示：盆腔积液。门诊宫腔镜 B 超联合检查：探宫颈，8 号 Hegar 扩宫棒可顺利通过宫颈内口。宫颈外口后唇可见环形裂伤，大小 1.5cm×0.5cm。宫腔形态正常，双侧输卵管开口可见，宫腔未见占位病变。镜下诊断：宫颈机能不全，宫颈陈旧性裂伤。入院诊断：宫颈机能不全。完善检查后，择期全麻下行腹腔镜宫颈环扎术。

2. 手术步骤

（1）置腹腔镜。见子宫中位，大小正常，双侧输卵管及卵巢未见明显异常，盆腔有少量淡黄色积液（图 9-1-23a）。

（2）于子宫膀胱反折腹膜下方注射生理盐水 10mL（图 9-1-23b）。用剪刀横向剪开子宫膀胱反折腹膜，向两侧延长切口，显露子宫峡部（图 9-1-23c、d）。

（3）钝性分离左侧宫颈旁疏松组织，用弯钳穿过宫颈侧方，于阔韧带后叶穿出（图 9-1-23e、f）。检查穿出部位远离子宫，重新调整弯钳分离宫颈旁间隙位置，贴近宫颈于子宫前方宫颈内口水平穿入，至骶韧带内上方打开阔韧带后叶，弯钳穿出，钳夹环扎带一端，自间隙穿出（图 9-1-23g、h）。同法贴近宫颈于右侧宫颈旁间隙、宫颈内口水，平自前向后穿出阔韧带后叶，钳夹环扎带一端穿出（图 9-1-23i、j）。

（4）调整环扎带，使之平顺，于宫颈前方宫颈内口水平打结，拉紧线结，剪除多余的环扎带（图9-1-23k～n）。

（5）冲洗创面，用双极电凝出血点（图 9-1-23o、p）。用可吸收缝线连续缝合关闭子宫膀胱反折腹膜创面（图 9-1-23q、r）。冲洗盆腔、腹腔，吸净液体（图 9-1-23s、t）。

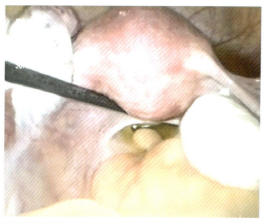

图 9-1-23a　病例 1。置腹腔镜。见子宫中位，大小正常，双侧输卵管及卵巢未见明显异常，盆腔有少量淡黄色积液

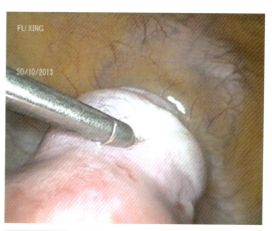

图 9-1-23b　病例 1。于子宫膀胱反折腹膜下方注射生理盐水 10mL

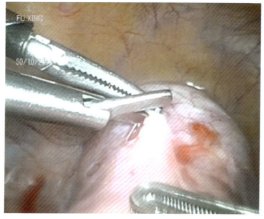

图 9-1-23c　病例 1。用剪刀横向打开子宫膀胱反折腹膜

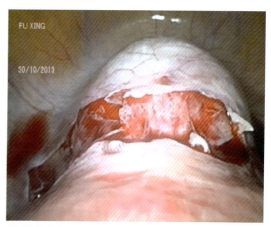

图 9-1-23d　病例 1。用剪刀横向剪开子宫膀胱反折腹膜，显露两侧子宫峡部

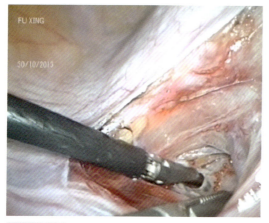

图 9-1-23e　病例 1。钝性分离左侧宫颈旁疏松组织

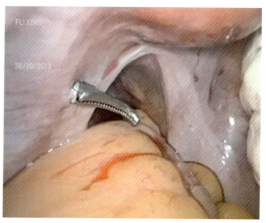

图 9-1-23f　病例 1。用弯钳穿过宫颈侧方，于阔韧带后叶穿出

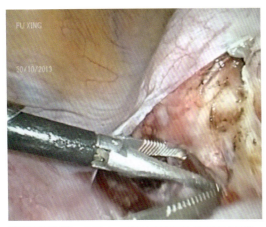

图 9-1-23g　病例 1。贴近宫颈分离左侧宫颈旁间隙

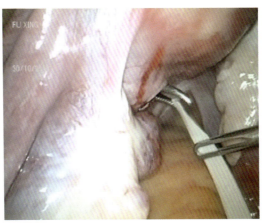

图 9-1-23h　病例 1。用腹腔镜弯钳经左侧宫颈旁间隙穿过，至骶韧带内上方穿出阔韧带后叶，钳夹环扎带

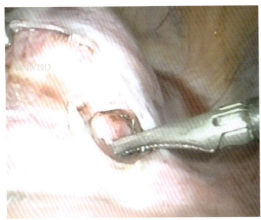

图 9-1-23i　病例 1。用腹腔镜弯钳贴近宫颈右侧壁，于宫颈内口水平穿入宫颈旁间隙

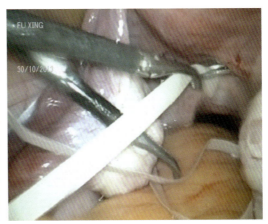

图 9-1-23j　病例 1。用腹腔镜弯钳自右侧宫颈旁间隙穿出阔韧带后叶，钳夹环扎带一端穿出

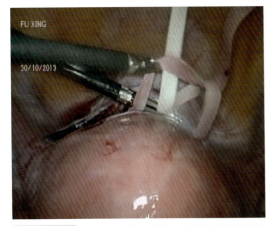

图 9-1-23k　病例 1。将环扎带于宫颈前方宫颈内口水平打结

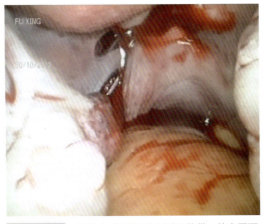

图 9-1-23l　病例 1。调整子宫后壁环扎带，使之平顺

317

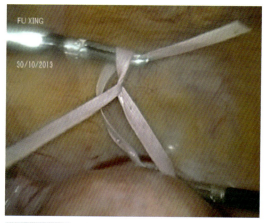
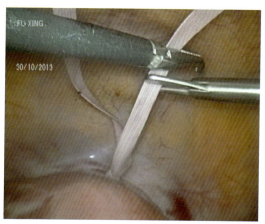

图 9-1-23m 病例 1。于宫颈前方宫颈内口水平打结　图 9-1-23n 病例 1。打结后剪除多余的环扎带

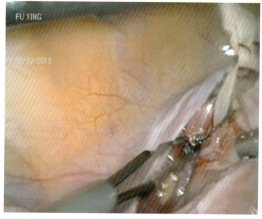
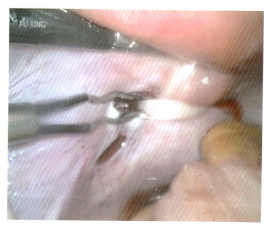

图 9-1-23o 病例 1。用双极电凝宫颈前腹膜创面出血点　图 9-1-23p 病例 1。用双极电凝左侧阔韧带后叶创面出血点

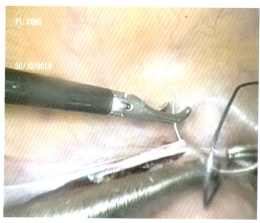
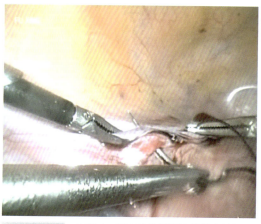

图 9-1-23q 病例 1。用可吸收缝线连续缝合关闭子宫膀胱反折腹膜创面　图 9-1-23r 病例 1。用可吸收缝线连续缝合关闭子宫膀胱反折腹膜创面

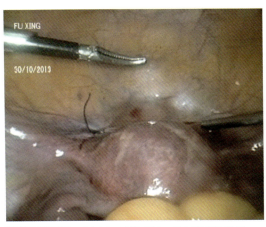
图 9-1-23s　病例 1。冲洗盆腔，检查宫颈前创面

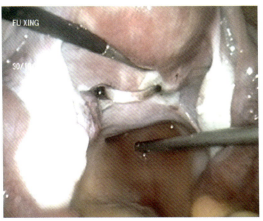
图 9-1-23t　病例 1。冲洗盆腔，检查子宫后壁创面

3. 难点解析

本例腹腔镜宫颈环扎术采用打开子宫膀胱反折腹膜，分离宫颈旁间隙的方法。先于子宫膀胱反折腹膜下方打水垫，可以减少分离时出血。左侧阔韧带内分离宫颈旁间隙时未贴近宫颈，故打开通道远离子宫，重新调整分离宫颈旁间隙，取得成功。手术过程顺利，术中出血少。

病例 2　腹腔镜宫颈环扎术

1. 病情简介

患者 35 岁，因"发现宫颈机能不全 4 年"入院。患者既往月经规律，初潮 13 岁，周期 7 天 /30 天，量中等，无痛经。末次月经 8 天前。妊娠 2 次，流产 1 次，早产 1 次。患者 7 年前孕 12 周无明显腹痛及诱因发生自然流产。4 年前孕 6 个月诊断宫颈机能不全，行经阴道宫颈环扎术，孕 7 个月时早产。3 个月前因宫颈上皮内瘤变 I 级行宫腔镜宫颈电切术。妇科检查：外阴已婚已产型；阴道通畅；宫颈光滑；子宫后位，大小正常，活动好，无压痛；双侧附件区未扪及明显异常。经阴道 B 超检查：子宫前位，质不均，大小 5.3cm×5.1cm×4.1cm，内膜回声中等，全层厚 0.4cm，双侧卵巢可见，宫颈最大囊腔直径 1.0cm。提示：宫颈纳囊。宫颈病理：慢性宫颈炎。入院诊断：宫颈机能不全。完善检查后，择期全麻下行腹腔镜宫颈环扎术。

2. 手术步骤

（1）置腹腔镜。见子宫中位，大小正常。子宫前壁浆膜面可见小肌瘤，直径 0.2cm。双侧输卵管及卵巢未见明显异常。降结肠与左侧盆壁膜样粘连（图 9-1-24a）。

（2）用剪刀剪开子宫膀胱反折腹膜，向两侧打开腹膜，暴露子宫峡部（图 9-1-24b）。钝性分离右侧子宫峡部疏松组织，分离宫颈旁间隙（图 9-1-24c）。用弯钳贴近宫颈穿过宫颈侧方，于骶韧带内上方打开阔韧带后叶，弯钳穿出，钳夹环扎带一端，自间隙穿出（图 9-1-24d、e）。

（3）同法处理左侧宫颈内口水平宫颈旁间隙，将环扎带另一端穿出（图 9-1-24f、g）。调整环扎带，使之平顺。于宫颈前方宫颈内口水平打结。用双极电凝创面出血点。剪除多余的环扎带（图 9-1-24h ~ n）。

（4）用可吸收缝线连续缝合关闭子宫膀胱反折腹膜创面（图 9-1-24o ~ q）。

（5）冲洗盆腔、腹腔，吸净液体，盆腔留置引流管（图 9-1-24r）。

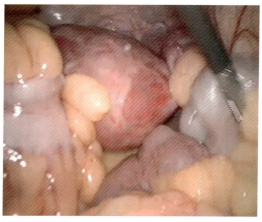

图 9-1-24a　病例 2。腹腔镜下见子宫中位，大小正常。双侧输卵管及卵巢未见明显异常

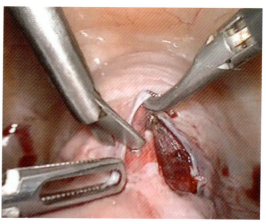

图 9-1-24b　病例 2。用腹腔镜剪刀剪开子宫膀胱反折腹膜

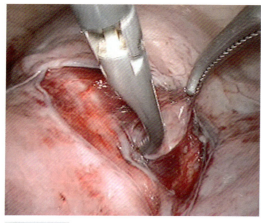

图 9-1-24c　病例 2。腹腔镜下钝性分离右侧子宫峡部疏松组织，显露子宫血管

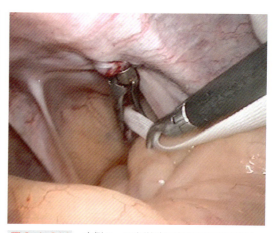

图 9-1-24d　病例 2。用弯钳贴近宫颈穿过宫颈侧方，达阔韧带后叶，弯钳穿出，钳夹环扎带一端

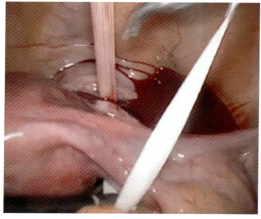

图 9-1-24e　病例 2。用弯钳抓住环扎带一端，穿过通道退回子宫前方

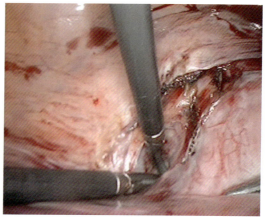

图 9-1-24f　病例 2。腹腔镜下钝性分离左侧子宫峡部疏松组织，显露子宫血管

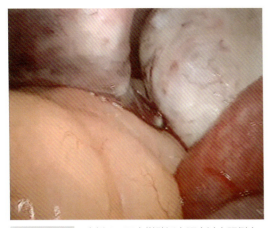

图9-1-24g　病例2。用弯钳贴近宫颈穿过宫颈侧方，穿出阔韧带后叶

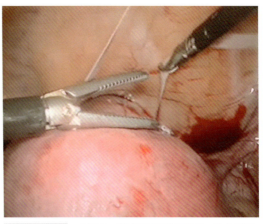

图9-1-24h　病例2。腹腔镜下调整环扎带，使之平顺

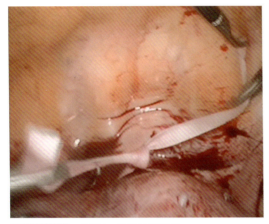

图9-1-24i　病例2。腹腔镜下打结

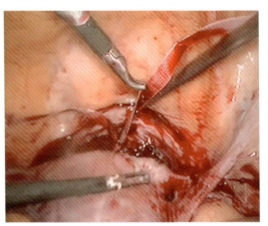

图9-1-24j　病例2。腹腔镜下打结

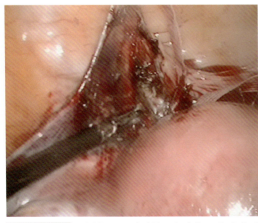

图9-1-24k　病例2。用腹腔镜双极电凝子宫膀胱反折腹膜创面出血点

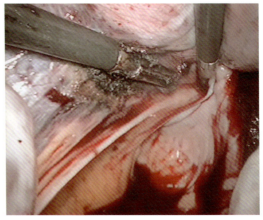

图9-1-24l　病例2。用腹腔镜双极电凝阔韧带后叶出血点

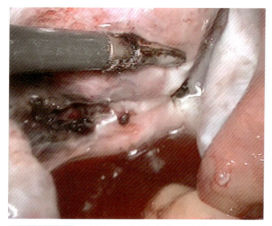

图 9-1-24m　病例 2。冲洗阔韧带后叶创面

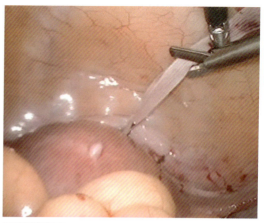

图 9-1-24n　病例 2。用剪刀剪除多余的环扎带

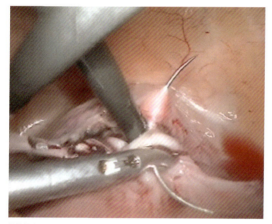

图 9-1-24o　病例 2。腹腔镜下缝合子宫膀胱反折腹膜创面

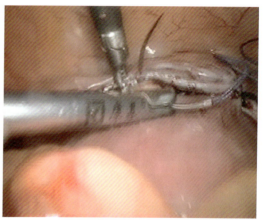

图 9-1-24p　病例 2。腹腔镜下连续缝合子宫膀胱反折腹膜创面

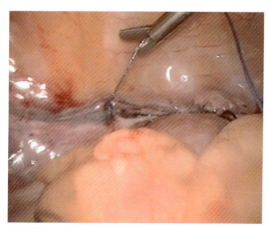

图 9-1-24q　病例 2。腹腔镜下缝合腹膜后，用剪刀剪断缝线

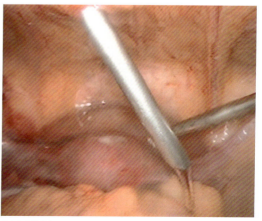

图 9-1-24r　病例 2。腹腔镜下冲洗盆腔、腹腔

3. 难点解析

本例宫颈机能不全的患者于孕前行腹腔镜宫颈环扎术。孕前的盆腔解剖结构清晰，腹腔镜手术创伤小、术后恢复快。术毕盆腔留置引流管，以便观察盆腔出血量，避免因盆腔积血导致发热甚至感染。

六、小结

同经阴手术和经腹手术相比，腹腔镜宫颈环扎术可达到宫颈高位环扎，使曾行常规阴道环扎术失败的患者成功分娩，并且腹腔镜手术创伤小、术后恢复快，对子宫下段的解剖结构显露更清晰。孕前腹腔镜手术还降低了孕期盆腔充血和子宫增大、变软导致的手术困难，避免了手术对妊娠子宫的损伤，改善了患者的预后，尤其适用于反复孕中期流产、曾行常规阴道环扎术失败的患者。

第二节　妊娠前极简式腹腔镜宫颈环扎术

一、概述

如前一节所述，腹腔镜宫颈环扎术（LTCC）已成为替代开腹宫颈环扎术的有效方法，以及经阴道环扎术的首选替代方法。而腹腔镜环扎术的关键是把环扎带放置于子宫峡部侧方血管内侧的无血管区。传统的腹腔镜宫颈环扎术通常先打开子宫膀胱反折腹膜，分离下推膀胱，向两侧分离显露子宫血管，在子宫侧方血管内侧打开通道，然后放置环扎带。临床上对于如何放置环扎带出现了几种方法，以期简化手术方式，降低并发症的发生。但是各种手术方法虽有所简化，但仍需打开腹膜，显露子宫两侧血管以确定穿刺位置，故手术难度仅略有降低，限制了手术技术的推广。

首都医科大学附属复兴医院宫腔镜中心夏恩兰团队自 2007 年 12 月在国内首次开展了腹腔镜宫颈环扎术，迄今共施术 1000 余例。初始的手术采用的是传统腹腔镜术式。在施行过程中，医师们观察到穿刺点的水平与膀胱顶部有一定距离，尤其在应用子宫摇摆器顶举子宫时，子宫峡部的解剖位置可以清晰识别，膀胱注入稀释的亚甲蓝溶液 200mL 后，膀胱顶部和子宫峡部间距达 2cm，于是考虑可以在子宫峡部，紧贴宫颈侧壁直接穿刺，不会损伤膀胱和宫旁血管。至此开始采用直接穿刺方法行腹腔镜宫颈环扎术，并取得了成功。因为此术式操作简单，容易施行，故命名为极简式腹腔镜宫颈环扎术（Simplified Laparoscopic Cervical Cerclage，SLCC）。此种方法不打开子宫膀胱反折腹膜，不分离子宫血管，于宫颈内口水平紧贴宫颈在宫颈旁间隙穿刺，手术方法简便，易于掌握，因而被称为"极简式"手术。本节介绍妊娠前术式，一般在计划妊娠前 2~3 个月实施。

二、手术适应证和禁忌证

妊娠前极简式腹腔镜宫颈环扎术的手术适应证和禁忌证与传统妊娠前腹腔镜宫颈环扎术相同。

三、子宫摇摆器和杯状举宫器的使用

应用子宫摇摆器或杯状举宫器的顶举，使膀胱下移，宫体和宫颈连接部显示清晰，可协助定位子

宫峡部穿刺点的位置，直接进行穿刺。

（一）子宫摇摆器

使用子宫摇摆器举宫，需选择适合宫腔长度的举宫头。选择的举宫头应小于宫腔长度约1.5cm。安放子宫摇摆器时先将宫颈钳经窥器侧方钳夹宫颈并牵拉，将举宫器于窥器侧方置入阴道，举宫头小心探入宫颈管及宫腔。去掉窥器，将宫颈钳固定于举宫器上。子宫摇摆器可协助确定子宫前方和后方的穿刺点。

（1）后入路：逆时针方向松开子宫摇摆器末端的旋转控制阀（图9-2-1），向后拉动控制阀，举宫头与举宫器的长杆形成角度，宫颈固定器显露于道格拉斯窝（图9-2-2），后拉旋转控制阀，举宫头抬起、垂直，将子宫体调整为前倾位，腹腔镜下可见较狭窄的宫体、宫颈交界处（即子宫峡部）和适于穿刺的位点（图9-2-3）。顺时针方向拧紧控制阀可固定子宫位置。

（2）前入路：逆时针方向松开子宫摇摆器末端的旋转控制阀，向前推控制阀，举宫头与举宫器的长杆平行，将子宫体调整为水平位。松开宫颈钳，将举宫器旋转180°，腹腔镜下即可见隆起的宫颈、子宫峡部和适于穿刺的位点（图9-2-4）。膀胱远离不可见。顺时针方向拧紧控制阀可固定子宫位置。

（二）杯状举宫器

随着"极简式"手术的开展，杯状举宫器也应用于临床以顶举子宫。术时需选择适合宫颈大小的举宫杯，以举宫杯恰好扣住宫颈为最佳，放置宫腔内引导杆时需注意探入宫腔长度应小于宫腔深度约1.5cm，以免发生穿孔。安放杯状举宫器时先将宫颈钳经窥器侧方钳夹宫颈并牵拉，将举宫器于窥器侧方置入阴道，引导杆小心引入宫颈管及宫腔（图9-2-5）。去掉窥器及宫颈钳，上推举宫杯至阴道穹隆部，并保证宫颈全部进入举宫杯内（图9-2-6）。举宫杯可定位子宫前方和后方的穿刺点。

（1）后入路：向前、向头端上推举宫器引导杆举起子宫，充分显示子宫后壁下段；举宫杯向上顶举阴道穹隆，腹腔镜下可见阴道后穹隆的环形隆起，此隆起可接近宫体、宫颈交界处（即子宫峡部）。子宫峡部侧后方，约在举宫杯侧缘上方即是后方穿刺点的位置，术者通过弯钳触及子宫峡部组织及举宫杯缘，很容易确定（图9-2-7）。

（2）前入路：调整子宫为水平偏后位，举宫杯顶举阴道穹隆，腹腔镜下可见阴道前穹隆举宫杯的环形隆起。子宫峡部侧前方、举宫杯的上缘处即为前方穿刺点（图9-2-8）。

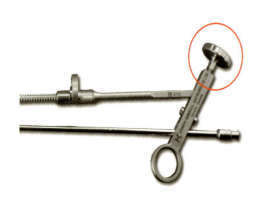

图 9-2-1　子宫摇摆器的旋转控制阀

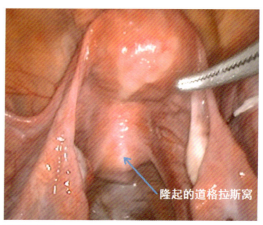

图 9-2-2　宫颈固定器致道格拉斯窝隆起

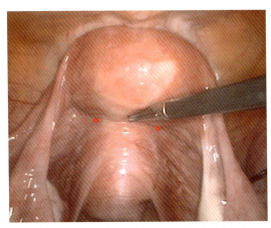

图 9-2-3　子宫摇摆器举宫。后入路穿刺点位于宫体与宫颈交接侧方浅凹陷处（红色圆圈指示处）

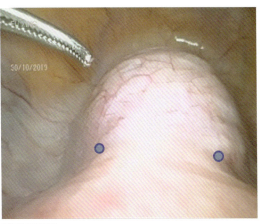

图 9-2-4　子宫摇摆器举宫。前入路穿刺点位于宫体与宫颈交接侧方（蓝色圆圈指示处）

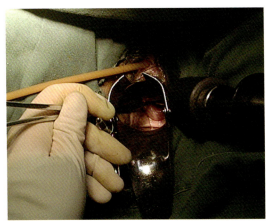

图 9-2-5　牵拉宫颈，放置杯状举宫器，将引导杆小心置入宫颈管及宫腔

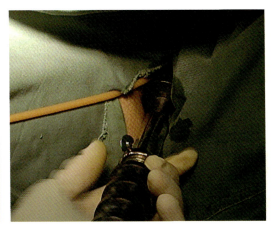

图 9-2-6　将杯状举宫器引导杆置入宫腔后，去掉窥器及宫颈把持钳，上推举宫杯至阴道穹隆部，并保证宫颈全部进入举宫杯内

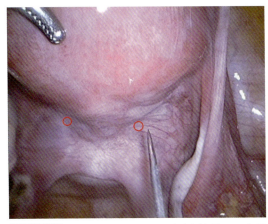

图 9-2-7　杯状举宫器举宫。后方穿刺点位于子宫颈体交界侧方举宫杯上缘处（红圈指示处）

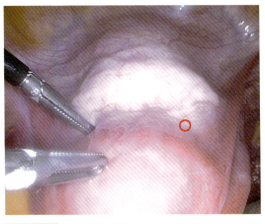

图 9-2-8　杯状举宫器举宫。前方穿刺点位于子宫颈体交界侧方举宫杯上缘处（弯钳和红圈指示处）

四、手术方法

妊娠前极简式腹腔镜宫颈环扎术可分为后入路穿刺方法（由后向前穿刺）和前入路穿刺方法（自前向后穿刺）。术时需将与环扎带相连的两侧弯针扳成直针，以利于穿刺时掌握方向，经5mm套管引入盆腔。

（一）后入路穿刺方法（子宫摇摆器举宫）

（1）患者麻醉成功后建立气腹，穿刺进入腹腔，置腹腔镜。助手安置子宫摇摆器，操纵子宫摇摆器，将宫体调整为前屈位。确定宫骶韧带起始部上方约1.5cm，子宫峡部侧方的浅凹陷处为穿刺点，将环扎带直针自子宫侧后方贴近子宫峡部侧壁垂直向前刺入宫颈旁组织（图9-2-9）。

（2）直针穿刺2~3cm后，始终用力推进，缓慢将子宫调至水平位，于子宫前方检查直针穿出部位，可见穿刺针自宫颈旁、子宫峡部水平穿出阔韧带前叶（图9-2-10）。注意控制穿刺针的穿刺深度，不应穿出过多，否则可能伤及前方的膀胱。拉出直针及环扎带（图9-2-11）。同法处理另一侧（图9-2-12~图9-2-14）。

（3）剪除与宫颈环扎带相连接的直针并取出（图9-2-15）。牵拉调整环扎带，调整子宫位置，确认环扎带平整，位于子宫峡部水平，子宫前方和后方没有误扎其他组织（图9-2-16）。取出举宫器，拉紧环扎带，打3个外科结（图9-2-17、图9-2-18）。修剪多余的线带，保留带结外3~4cm长的环扎带，便于拆除时牵拉取出（图9-2-19）。

（4）检查子宫前、后穿刺部位有无出血。用双极电凝出血点（图9-2-20）。必要时行宫腔镜检查，确认环扎带未穿入宫颈管。

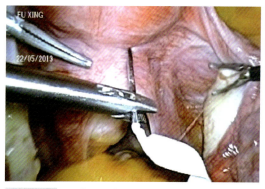

图 9-2-9　调整子宫为前屈位，将环扎带直针自子宫右后方贴近子宫峡部侧壁垂直向前刺入宫颈旁组织

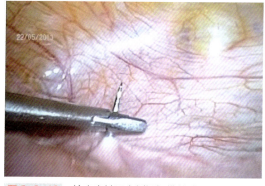

图 9-2-10　检查直针于右侧阔韧带前叶、宫颈内口水平穿出

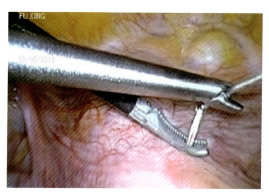

图 9-2-11　腹腔镜下拉出直针及环扎带

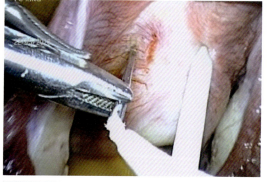

图 9-2-12　将环扎带直针贴近子宫峡部左侧壁垂直向前刺入宫颈旁组织

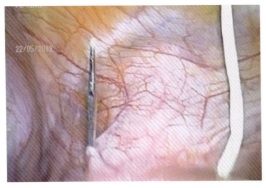

图 9-2-13　检查直针于左侧阔韧带前叶、宫颈内口水平穿出

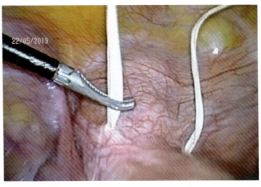

图 9-2-14　腹腔镜下拉出直针及环扎带

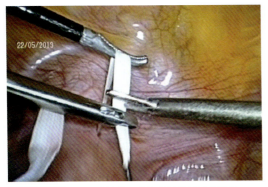

图 9-2-15　用腹腔镜剪刀剪断直针连接的环扎带

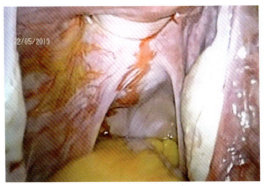

图 9-2-16　将环扎带调整平顺，置于子宫后方宫颈内口水平

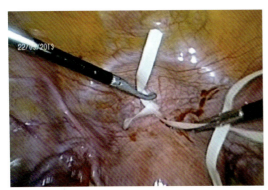

图 9-2-17　将环扎带在子宫前方宫颈内口水平打结

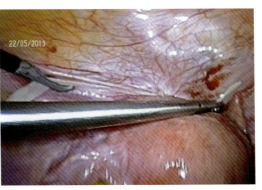

图 9-2-18　将环扎带在子宫前方打结并拉紧

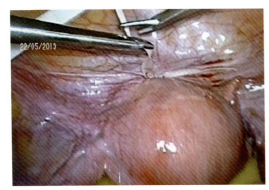

图 9-2-19　打结后剪除多余的环扎带

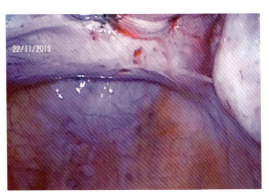

图 9-2-20　用腹腔镜双极电凝子宫后壁出血点

（二）后入路穿刺方法（杯状举宫器举宫）

（1）放置杯状举宫器，操纵子宫将宫体调整为前屈位，确定穿刺部位。于宫骶韧带起始部上方约1.5cm，子宫峡部侧后方，举宫杯上缘处，自后向前穿刺（图9-2-21）。

（2）直针穿刺2~3cm后，始终用力顶举并慢慢调整子宫为水平偏后位，于子宫前方检查直针穿出部位，可见穿刺针自宫颈旁、举宫杯上缘穿出阔韧带前叶（图9-2-22）。注意控制穿刺针的穿刺深度，不应穿出过多，否则可能损伤膀胱。拉出直针及环扎带。同法处理另一侧（图9-2-23、图9-2-24）。

（3）剪除与宫颈环扎带相连接的直针并取出，牵拉调整环扎带，调整子宫位置，确认子宫前方和后方没有组织误扎，再将子宫调整为水平位，取出杯状举宫器，拉紧环扎带，打3个外科结，修剪多余的环扎带（图9-2-25、图9-2-26）。

（4）检查子宫前、后穿刺部位有无出血，必要时用双极电凝出血点。术毕可行宫腔镜检查，检查环扎带是否穿入宫颈管（图9-2-27）。

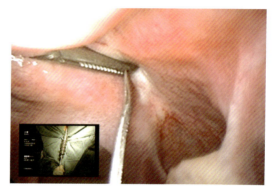

图 9-2-21　于右侧宫骶韧带起始部上方 1.5cm，紧贴子宫峡部右侧壁，举宫杯缘上方自后向前穿刺

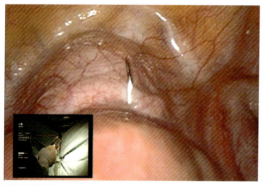

图 9-2-22　调整子宫为水平偏后位，可见穿刺针自宫颈旁、举宫杯上缘穿出阔韧带前叶

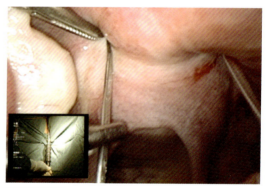

图 9-2-23　调整宫体为前屈位，于左侧宫骶韧带上方 1.5cm，子宫峡部左侧，举宫杯缘上方自后向前穿刺

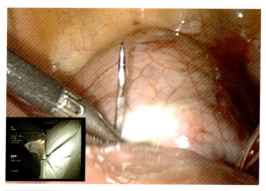

图 9-2-24　调整子宫为水平偏后位，可见穿刺针于宫颈旁、阔韧带前叶穿出

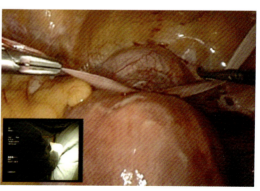

图 9-2-25　调整宫体为水平位，取出杯状举宫器，拉紧环扎带后打结

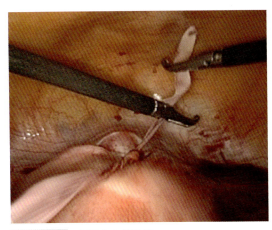

图 9-2-26　打紧 3 个外科结

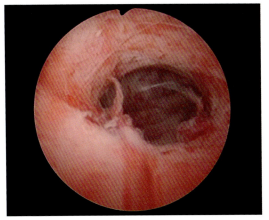

图 9-2-27　术毕行宫腔镜检查，宫颈管未见环扎带

（三）前入路穿刺方法（子宫摇摆器举宫）

（1）放置子宫摇摆器，操纵子宫摇摆器，将子宫调整为水平位。穿刺时下压旋转控制阀，使宫颈略微抬起，子宫后方留有空间，以防穿刺针误伤子宫后方的肠管。

（2）确定子宫峡部两侧宫颈内口水平的穿刺部位，将环扎带直针紧贴宫颈侧壁，自子宫前方垂直刺入宫颈旁间隙（图 9-2-28）。抬起子宫，在子宫后方检查直针穿出部位，直针应于宫颈旁宫骶韧带外上方穿出，拉出直针及环扎带（图 9-2-29）。同法处理另一侧（图 9-2-30、图 9-2-31）。

（3）剪除与宫颈环扎带相连接的直针并取出。将环扎带调整平顺，置于子宫前方宫颈内口水平（图 9-2-32）。取出举宫器，将环扎带在子宫后方峡部水平拉紧，打 3 个外科结（图 9-2-33），修剪多余的环扎带。

（4）检查子宫前、后穿刺部位有无出血，用双极电凝出血点。术毕行宫腔镜检查环扎带是否穿入宫颈管。

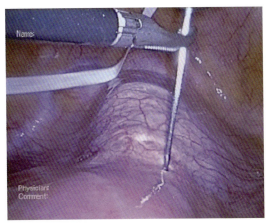

图 9-2-28　将环扎带直针紧贴子宫峡部右侧壁，自前向后垂直刺入宫颈旁间隙

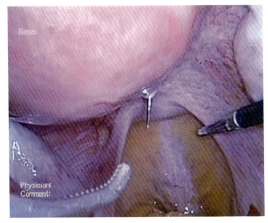

图 9-2-29　调整子宫为前屈位，见直针自子宫后方宫颈旁宫骶韧带外上方穿出

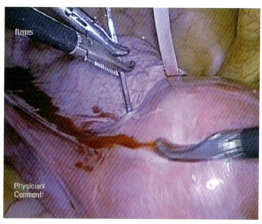

图 9-2-30　将环扎带直针紧贴子宫峡部左侧壁，自前向后垂直刺入宫颈旁间隙

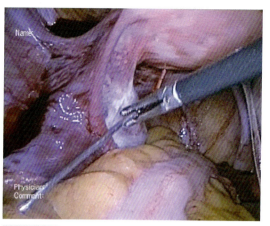

图 9-2-31　抬起子宫，拉出直针及环扎带

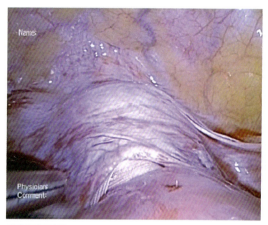

图 9-2-32　调整环扎带，使之平顺，位于宫颈内口水平

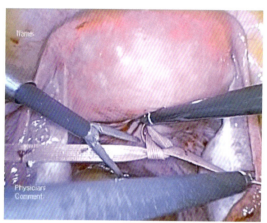

图 9-2-33　取出举宫器，拉紧环扎带，打外科结

（四）前入路穿刺方法（杯状举宫器举宫）

（1）放置杯状举宫器，操纵子宫调整为水平偏后位，举宫杯顶举阴道穹隆，确定子宫峡部两侧宫颈内口水平为穿刺部位，将环扎带直针紧贴宫颈侧方，于举宫杯缘上方，自子宫前方垂直刺入宫颈旁间隙（图 9-2-34）。小心调整子宫为前屈位，在子宫后方检查直针穿出部位，直针应于宫颈旁宫骶韧带外侧上方穿出，拉出直针及环扎带（图 9-2-35）。同法处理另一侧（图 9-2-36、图 9-2-37）。

（2）剪除与宫颈环扎带相连接的直针并取出。将环扎带调整平顺置于子宫前方宫颈内口水平（图 9-2-38）。取出杯状举宫器，将环扎带在子宫后方峡部水平拉紧，打 3 个外科结，

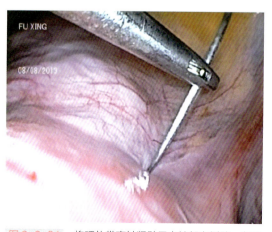

图 9-2-34　将环扎带直针紧贴子宫峡部右侧壁，自子宫前方垂直刺入宫颈旁间隙

修剪多余的环扎带（图9-2-39、图9-2-40）。

（3）检查子宫前、后穿刺部位有无出血，用双极电凝出血点。术毕可行宫腔镜检查，检查环扎带是否穿入宫颈管。

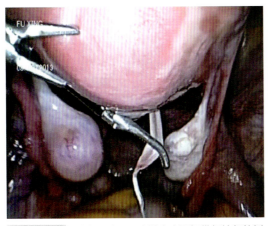

图9-2-35　抬起子宫，见直针自宫骶韧带起始部外侧上方穿出，拉出直针及环扎带

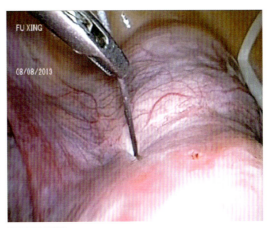

图9-2-36　将环扎带直针紧贴子宫峡部左侧壁，自子宫前方垂直刺入宫颈旁间隙

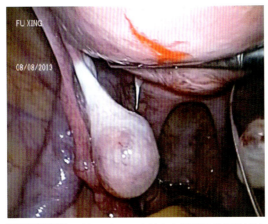

图9-2-37　抬起子宫，见直针自左侧骶韧带起始部外侧上方穿出

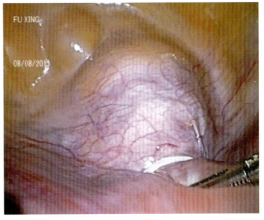

图9-2-38　调整环扎带，使之平顺，位于宫颈内口水平

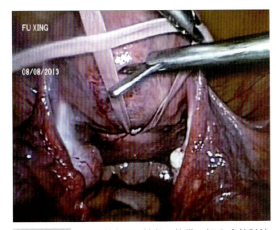

图9-2-39　取出举宫器，拉紧环扎带，打3个外科结后剪除多余的环扎带

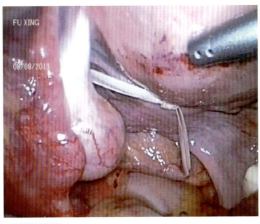

图9-2-40　宫颈环扎术后的子宫后壁

五、非妊娠期腹腔镜宫颈环扎术实例演示

病例 1　妊娠前极简式腹腔镜宫颈环扎术

1. 病情简介

患者 25 岁，因"宫颈锥切术后 2 年，孕 20 周自然流产 1 次"入院。患者既往月经规律，初潮 13 岁，周期 6 天 /30 天。妊娠 2 次，3 年前孕 40 天行人工流产 1 次。半年前孕 20 周自然流产 1 次。末次月经 20 天前。患者 2 年前因宫颈上皮内瘤变行宫颈锥切术，术后复查时诊断宫颈机能不全。半年前孕 20 周自然流产 1 次。妇科检查：外阴已婚未产型；阴道通畅；宫颈光滑；子宫前位，大小正常，活动好，质中，无压痛；双侧附件区未扪及异常。经阴道 B 超检查：子宫前位，大小 4.3cm×5.9cm×3.4cm，肌层回声均匀，内膜线居中，回声中等，全层厚 0.7cm，双侧卵巢未见异常。测量宫颈长约 2.1cm。检查宫颈管 8 号 Hegar 扩宫棒可顺利通过宫颈内口。入院诊断：宫颈机能不全，宫颈锥切术后。完善检查后，择期全麻下行妊娠前极简式腹腔镜宫颈环扎术。

2. 手术步骤

（1）置腹腔镜后，检查盆腔。见子宫大小正常，双侧附件外观正常。左侧阔韧带后叶、宫骶韧带上方有紫蓝色子宫内膜异位病灶。助手放置子宫摇摆器，调整子宫于前屈位，充分显露子宫及宫颈后壁。将与环扎带相连的弯针扳成直针，将环扎带引入盆腔（图 9-2-41a）。

（2）取右侧宫骶韧带上方宫颈内口水平，贴近宫颈将环扎带一侧，直针自后向前穿刺（图 9-2-41b）。调整子宫为水平位，检查直针至阔韧带前叶、宫颈内口水平穿出，钳夹并拉出直针及环扎带（图 9-2-41c）。

（3）同法于宫颈内口水，平贴近宫颈左侧壁，自后向前穿刺（图 9-2-41d）。于阔韧带前叶拉出直针及环扎带（图 9-2-41e、f）。调整子宫后方环扎带，使之平顺，用剪刀剪除直针及部分环扎带并取出（图 9-2-41g）。

（4）于子宫前方宫颈内口水平打结并剪除多余的环扎带（图 9-2-41h、i）。

（5）检查盆腔，于阔韧带下方注射生理盐水，形成水垫（图 9-2-41j）。用双极电凝子宫内膜异位病灶（图 9-2-41k）。冲洗盆腔，检查无出血（图 9-2-41l）。术毕。

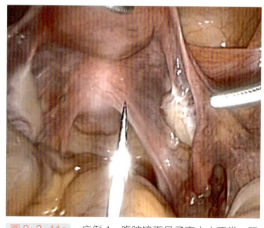

图 9-2-41a　病例 1。腹腔镜下见子宫大小正常，双侧附件外观正常。调整子宫位置，引入环扎带

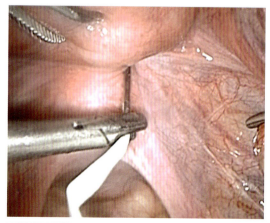

图 9-2-41b　病例 1。取右侧宫骶韧带上方宫颈内口水平，贴近宫颈将环扎带，直针自后向前穿刺

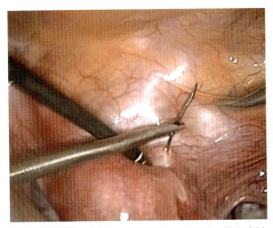

图 9-2-41c　病例 1。调整子宫为水平位，拉出直针及环扎带

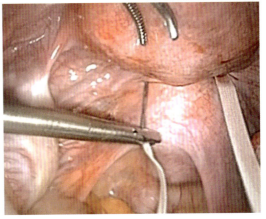

图 9-2-41d　病例 1。于宫颈内口水平，贴近宫颈左侧壁，自后向前穿刺

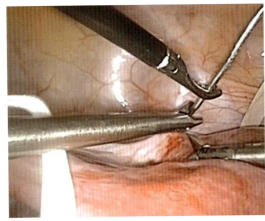

图 9-2-41e　病例 1。于阔韧带前叶拉出直针及环扎带

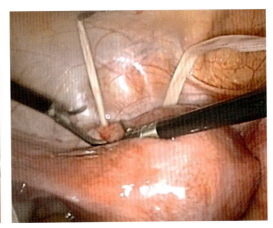

图 9-2-41f　病例 1。拉出环扎带

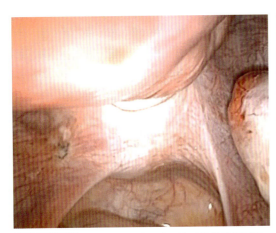

图 9-2-41g　病例 1。检查子宫后方环扎带是否平顺

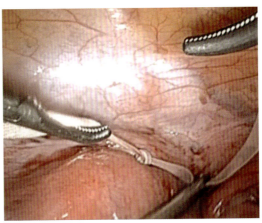

图 9-2-41h　病例 1。于子宫前方宫颈内口水平打结

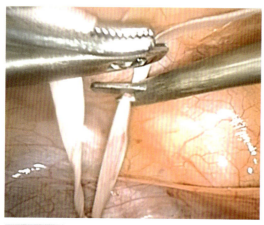

图 9-2-41i 病例 1。打结后剪除多余的环扎带

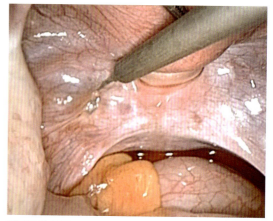

图 9-2-41j 病例 1。于左侧阔韧带下方注射生理盐水，形成水垫

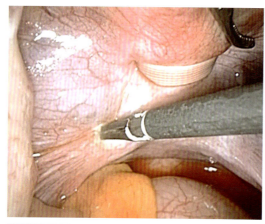

图 9-2-41k 病例 1。用双极电凝子宫内膜异位病灶

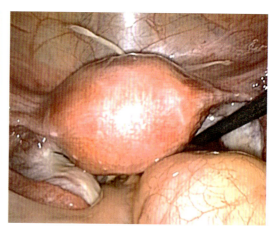

图 9-2-41l 病例 1。冲洗盆腔，检查无出血

3. 难点解析

本例手术采用后入路穿刺，于宫颈旁宫骶韧带上方紧贴宫颈侧壁自后向前穿刺，穿刺方向一般垂直于阔韧带后叶，略朝向内上方，避免远离宫颈、损伤宫旁血管。手术方法简单、创伤小、出血少。

病例 2 妊娠前极简式腹腔镜宫颈环扎术

1. 病情简介

患者 34 岁，因"孕 20 周自然流产 2 次"入院。患者既往月经规律，初潮 14 岁，周期 4 ~ 5 天 /25 ~ 26 天，量中等，无痛经。末次月经 20 天前。妊娠 2 次，分别于 4 年前和 3 年前孕 20 周自然流产各 1 次。因有生育要求就诊。妇科检查：外阴已婚未产型；阴道通畅，宫颈中度糜烂；宫体前位，大小正常，活动好，无压痛；双侧附件区未扪及异常。经阴道超声检查：子宫大小 5.0cm×5.0cm×3.7cm，肌层回声均匀，内膜线居中，回声中等，全层厚 0.8cm，双侧附件未见异常。测量宫颈长约 28mm。宫腔镜检查：宫颈管未见异常，宫颈内口可顺利通过 6.5 号 Hegar 扩宫棒，宫腔形态正常，双侧输卵管开口可见，宫腔未见占位病变。入院诊断：宫颈机能不全。完善检查后，择期全麻下行妊娠前极简式腹腔镜宫颈环扎术。

2. 手术步骤

（1）应用杯状举宫器顶举子宫及阴道穹隆，将与环扎带相连的弯针扳成直针，将环扎带引入盆腔。

（2）紧贴子宫峡部右侧壁、举宫杯上缘，自后向前垂直穿刺，自子宫峡部右前方拉出穿刺针及环扎带（图9-2-42a、b）。同法处理左侧（图9-2-42c、d）。

（3）剪断环扎带，取出穿刺针。调整环扎带，于子宫峡部前方打结，留尾线3cm，剪除多余的线带（图9-2-4e、f）。手术经过顺利，无出血。

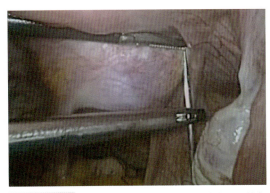

图9-2-42a　病例2。紧贴子宫峡部右侧壁，于举宫杯上缘，自后向前垂直穿刺

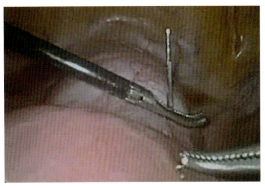

图9-2-42b　病例2。自子宫峡部右前方拉出穿刺针及环扎带

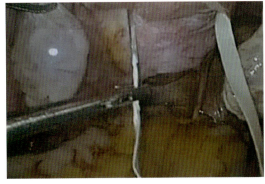

图9-2-42c　病例2。于举宫杯缘上方，紧贴子宫峡部左侧壁，自后向前垂直穿刺

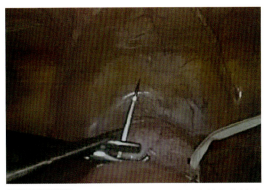

图9-2-42d　病例2。自子宫峡部左前方拉出穿刺针及环扎带

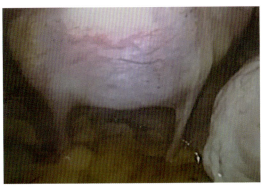

图9-2-42e　病例2。收紧环扎带，检查子宫峡部后壁线带平顺

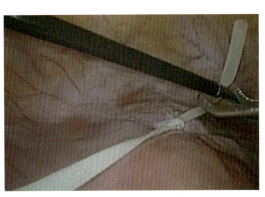

图9-2-42f　病例2。环扎带于子宫峡部前方打结

3. 难点解析

本例手术应用杯状举宫器，子宫穿刺位置明确，操作简单、顺利，出血少，值得推广。

病例 3　妊娠前极简式腹腔镜宫颈环扎术

1. 病情简介

患者 37 岁，因"发现子宫畸形 12 年，双角子宫融合术后 1 年"入院。患者既往月经规律，初潮 14 岁，周期 5 天 /28 天。妊娠 9 次，孕早期行人工流产 1 次，自然流产 2 次，因胎停育行清宫术 3 次，孕中期自然流产 3 次。末次月经 12 天前。患者 12 年前孕早期行人工流产术，发现双子宫、阴道纵隔畸形，后行阴道纵隔切除术，子宫畸形未处理。此后发生孕早期自然流产 2 次，孕早期胎停育行清宫术 3 次。孕 20 周自然流产 3 次。其中 5 年前妊娠早期行经阴道宫颈环扎术，仍发生孕中期流产。1 年前因"完全双角子宫，宫腔粘连"行腹腔镜双角子宫融合术 + 宫腔镜宫腔粘连电切术，术后恢复良好。妇科检查：外阴已婚未产型；阴道通畅；单宫颈，光滑，宫口松；子宫前位偏右，大小正常，活动好，无压痛；双侧附件区未扪及异常。经阴道三维超声检查：子宫大小 3.8cm×5.3cm×3.0cm，肌层回声欠均匀，内膜线居中，回声中等，全层厚 0.6cm；宫腔呈双角融合术后改变，两侧宫角连线中点距子宫黏膜面 8.8mm，距子宫浆膜面 8.9mm；双侧卵巢未见异常。提示：双角融合术后。入院诊断：宫颈机能不全，复发性流产，双角子宫融合术后。完善检查后，择期全麻下行妊娠前极简式腹腔镜宫颈环扎术。

2. 手术步骤

（1）置腹腔镜后，检查盆腔。见子宫、双侧附件与网膜膜样粘连（图 9-2-43a）。用单极电钩分离粘连，游离子宫和双侧附件（图 9-2-43b）。见子宫大小正常，双侧附件外观正常。

（2）行宫腔镜检查。见宫腔形态大致正常，双侧输卵管开口可见。腹腔镜下观察子宫底部透光均匀（图 9-2-43c）。

（3）放置子宫摇摆器，调整子宫为水平偏后位，检查子宫前壁下段与膀胱粘连，用剪刀锐性分离粘连，充分显露子宫及宫颈前壁（图 9-2-43d、e）。将与环扎带相连的弯针扳成直针，将环扎带引入盆腔。子宫摇摆器顶举阴道前穹隆，取右侧子宫峡部水平，紧贴宫颈侧壁，自前向后穿刺（图 9-2-43f）。调整子宫摇摆器为前屈位，检查直针于阔韧带后叶、宫骶韧带上方穿出（图 9-2-43g）。钳夹并拉出直针及环扎带（图 9-2-43h）。

（4）同法处理子宫左侧直针穿刺（图 9-2-43i、j）。用剪刀剪除直针及部分环扎带并取出。调整环扎带，使之平顺（图 9-2-43k）。于子宫后方宫颈内口水平打结，并剪除多余的环扎带（图 9-2-43l、m）。

（5）冲洗盆腔，用双极电凝子宫创面出血点（图 9-2-43n、o）。术毕。

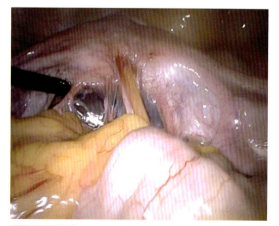

图 9-2-43a　病例 3。腹腔镜下见子宫、双侧附件与网膜膜样粘连

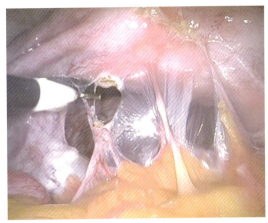

图 9-2-43b　病例 3。用单极电钩分离粘连，游离子宫和双侧附件

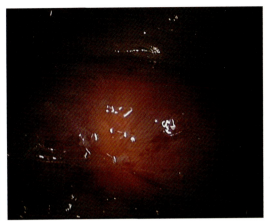

图 9-2-43c　病例 3。行宫腔镜检查。腹腔镜下观察子宫底部透光均匀

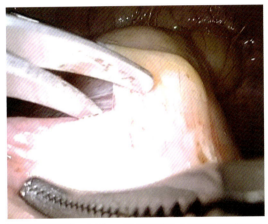

图 9-2-43d　病例 3。用剪刀锐性分离子宫前壁下段与膀胱的粘连

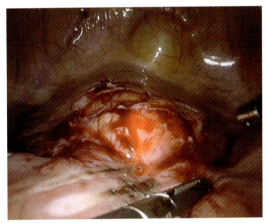

图 9-2-43e　病例 3。分离子宫前壁下段与膀胱的粘连，充分显露子宫及宫颈前壁

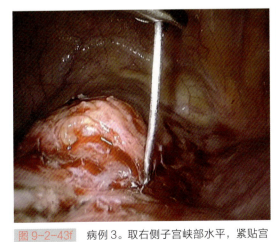

图 9-2-43f　病例 3。取右侧子宫峡部水平，紧贴宫颈侧壁，自前向后穿刺

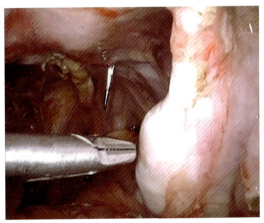

图 9-2-43g　病例 3。检查直针于阔韧带后叶、宫骶韧带上方穿出

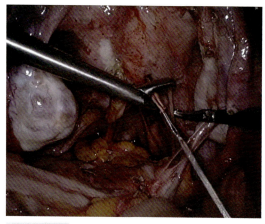

图 9-2-43h 病例 3。钳夹并拉出直针及环扎带

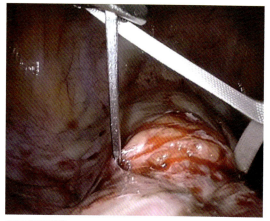

图 9-2-43i 病例 3。取左侧子宫峡部水平，紧贴宫颈侧壁，自前向后穿刺

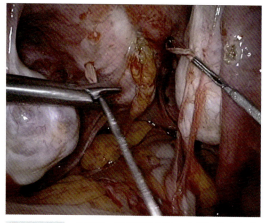

图 9-2-43j 病例 3。自阔韧带后叶、宫骶韧带内上方钳夹拉出直针及环扎带

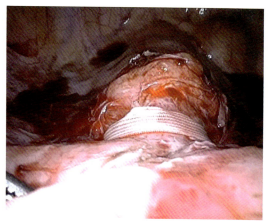

图 9-2-43k 病例 3。调整子宫前方环扎带，使之平顺

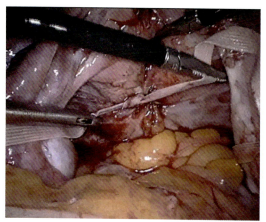

图 9-2-43l 病例 3。于子宫后方宫颈内口水平打结

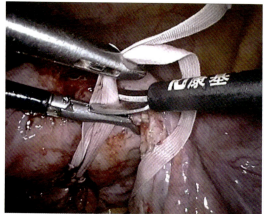

图 9-2-43m 病例 3。打结后剪除多余的环扎带

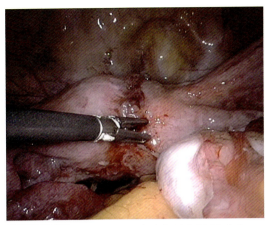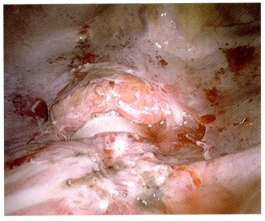

图 9-2-43n 病例 3。用双极电凝子宫表面出血点   图 9-2-43o 病例 3。冲洗盆腔，检查子宫前壁创面无出血

3. 难点解析

已知子宫畸形可能合并宫颈组织结构先天发育异常。主要由于构成宫颈的胶原纤维减少或者宫颈胶原纤维的比例失调，即宫颈中可溶性胶原的含量高于正常孕妇，导致宫颈机能不全。而本例患者既有完全性双角子宫畸形，需要行创伤较大的融合手术；又有宫颈机能不全，需要环扎手术干预。因此给予的治疗方案为先行腹腔镜双角子宫融合术，1 年后再行腹腔镜宫颈环扎术。因为使用了极简式环扎术式，方法简单、安全，出血少，避免了较大的手术创伤。

病例 4 妊娠前极简式腹腔镜宫颈环扎术

1. 病情简介

患者 28 岁，因"自然流产 3 次，发现宫颈机能不全 1 个月"入院。患者既往月经规律，初潮 12 岁，周期 5 ~ 6 天 /28 天。妊娠 3 次，自然流产 3 次。末次月经 10 天前。患者分别于 3 年前和 2 年前孕 2 月余自然流产 1 次，1 年前孕 26 周自然流产 1 次。1 个月前检查发现宫颈机能不全。妇科检查：外阴发育正常，已婚未产型；阴道通畅；宫颈光滑，短；子宫后位，大小正常，活动好，质中，无压痛；双侧附件区未扪及异常。经阴道 B 超检查：测量宫颈长约 1.6cm。检查宫颈管，8 号 Hegar 扩宫棒可顺利通过宫颈内口。入院诊断：宫颈机能不全，复发性流产。完善检查后，择期全麻下行妊娠前极简式腹腔镜宫颈环扎术。

2. 手术步骤

（1）置腹腔镜后，检查盆腔。见子宫大小正常，双侧附件外观正常（图 9-2-44a）。

（2）放置杯状举宫器，调整子宫为水平偏后位，充分显露子宫及宫颈前壁。将与环扎带相连的弯针扳成直针，将环扎带引入盆腔。用举宫杯顶举阴道穹隆，取左侧子宫峡部前侧方、举宫杯的上缘处，紧贴宫颈侧壁，自前向后穿刺（图 9-2-44b）。置子宫为前屈位，检查直针于阔韧带后叶、宫骶韧带内上方穿出（图 9-2-44c）。钳夹并拉出直针及环扎带（图 9-2-44d）。

（3）同法于子宫右侧宫颈内口水平用直针穿刺，于阔韧带后叶拉出直针及环扎带（图 9-2-44e ~ g）。用剪刀剪断环扎带，取出直针（图 9-2-44h）。

（4）调整环扎带，于子宫后方宫颈内口水平打结并剪除多余的环扎带（图 9-2-44i ~ k）。

（5）冲洗盆腔，检查并用双极电凝子宫前后创面出血点（图 9-2-44l ~ n）。术毕。

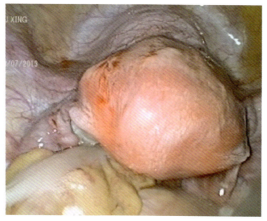

图 9-2-44a　病例 4。腹腔镜下见子宫大小正常

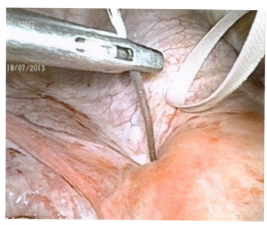

图 9-2-44b　病例 4。取子宫左侧宫颈内口水平，将环扎带一侧直针紧贴宫颈自子宫前方垂直穿刺

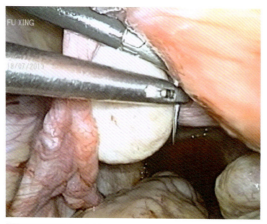

图 9-2-44c　病例 4。环扎带直针自左侧宫颈旁间隙穿刺，于阔韧带后叶、宫骶韧带内上方穿出

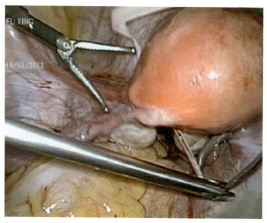

图 9-2-44d　病例 4。用腹腔镜弯钳钳夹并拉出直针及环扎带

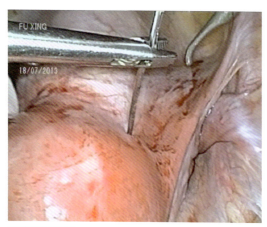

图 9-2-44e　病例 4。取子宫右侧宫颈内口水平，将环扎带一侧直针紧贴宫颈自子宫前方垂直穿刺

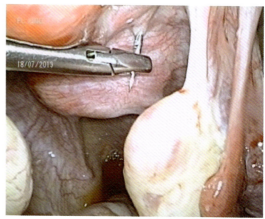

图 9-2-44f　病例 4。环扎带直针自右侧宫颈旁间隙穿刺，于阔韧带后叶、宫骶韧带内上方穿出

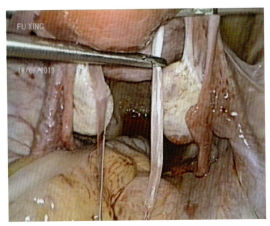

图 9-2-44g。病例 4。腹腔镜下拉出直针及环扎带

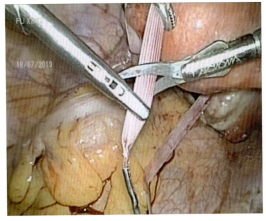

图 9-2-44h。病例 4。腹腔镜下剪除直针及部分环扎带

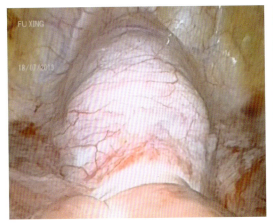

图 9-2-44i。病例 4。调整子宫前方环扎带，使之平顺

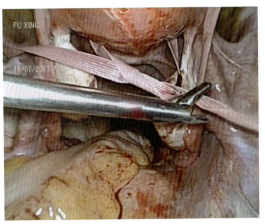

图 9-2-44j。病例 4。环扎带于子宫后方宫颈内口水平打结

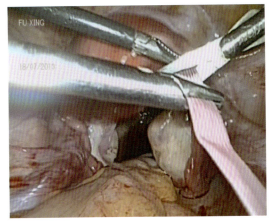

图 9-2-44k。病例 4。打结后剪除多余的环扎带

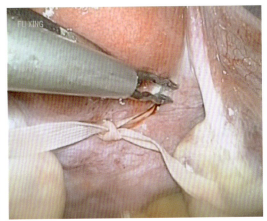

图 9-2-44l。病例 4。用双极电凝子宫后壁创面出血点

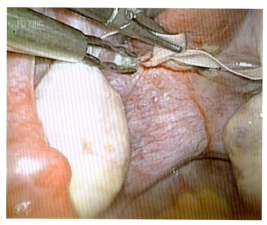

图9-2-44m 病例4。用双极电凝子宫后壁创面出血点

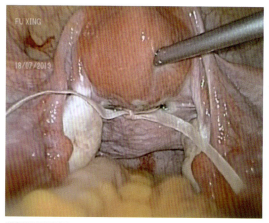

图9-2-44n 病例4。腹腔镜术后冲洗盆腔，检查子宫后壁创面

3. 难点解析

本例手术采用杯状举宫器，于宫颈旁自前向后穿刺，紧贴宫壁，出血少。极简式方法未打开子宫膀胱反折腹膜，未分离宫颈旁间隙，创伤小、出血少，操作更简单，易于推广。

病例5 子宫腺肌病极简式腹腔镜宫颈环扎术 + 宫腔镜检查

1. 病情简介

患者36岁，因"发现宫颈机能不全3年，拟行辅助生育技术"入院。患者既往月经规律，初潮14岁，周期5～7天/28天，轻微痛经。妊娠4次，既往孕早期行人工流产1次，孕12周稽留流产1次。3年前因继发性不孕症行辅助生育技术妊娠，因宫颈机能不全予宫颈环托治疗，妊娠23^{+6}周时紧急行剖宫产手术。2年前行辅助生育技术再次妊娠，因宫颈机能不全予宫颈环托治疗，妊娠34^{+3}周行剖宫产分娩。现拟再次行辅助生育技术妊娠。妇科检查未见异常。经阴道超声检查提示：子宫球形，子宫前壁增厚，可疑子宫腺肌症，未见明确肌瘤，宫颈长度2.7cm。入院诊断：宫颈机能不全，子宫腺肌症，继发性不孕症。完善检查后，择期全麻下行子宫腺肌病极简式腹腔镜宫颈环扎术 + 宫腔镜检查。

2. 手术步骤

（1）用持针器将环扎带连接的2个弯针扳成直针（图9-2-45a）。探测宫腔深度，扩宫，放置子宫摇摆器（图9-2-45b）。置腹腔镜。见网膜与前腹壁粘连。用双极电凝、用剪刀分离粘连（图9-2-45c）。

（2）检查子宫稍大，宫底前壁略外凸（图9-2-45d）。子宫前壁下段与膀胱反折腹膜膜样粘连。于反折腹膜下方注射生理盐水10mL（图9-2-45e）。钝性、锐性分离粘连，打开子宫膀胱反折腹膜，下推膀胱（图9-2-45f）。助手于导尿管内推注生理盐水50mL，检查膀胱完整，无损伤。

（3）将环扎带和直针导入盆腔。于右侧宫骶韧带内上方，紧贴子宫峡部右侧壁，自后向前穿刺（图9-2-45g）。调整子宫为水平偏后位，发现子宫摇摆器举宫头穿孔，于左侧宫角部穿出宫壁（图9-2-45h）。检查穿刺针自子宫前方峡部右侧穿出，拉出穿刺针（图9-2-45i）。同法于子宫左后方自后向前穿刺，穿刺困难，遂改为自前向后穿刺。选择子宫峡部左侧为穿刺点，自子宫左后方拔出穿刺针及环扎带（图9-2-45j、k）。

（4）检查并调整子宫前方环扎带，使之平顺。剪除多余的环扎带和直针并取出。环扎带于子宫后方打结，剪除多余的环扎带（图9-2-45l）。检查子宫前后创面出血点，用双极电凝止血。

（5）行宫腔镜检查。见假道，腹腔镜左侧宫角穿孔处见宫腔镜强光亮（图9-2-45m）。退回宫腔镜，检查宫腔，子宫内膜厚，未见异常。

（6）腹腔镜下用可吸收缝线"8"字缝合子宫穿孔创面浆肌层（图9-2-45n）。冲洗盆腔，电凝子宫创面出血点（图9-2-45o）。

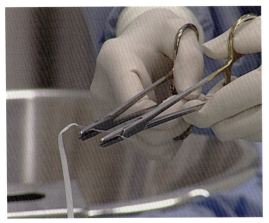

图9-2-45a　病例5。用持针器将环扎带连接的弯针扳成直针

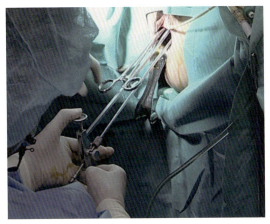

图9-2-45b　病例5。放置子宫摇摆器

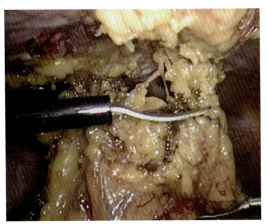

图9-2-45c　病例5。用双极电凝后，用剪刀分离网膜与前腹壁的粘连

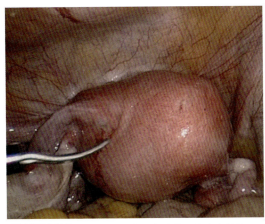

图9-2-45d　病例5。检查子宫稍大，宫底略外凸

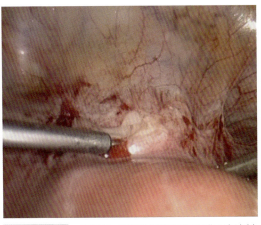

图9-2-45e　病例5。于子宫膀胱反折腹膜下方注射生理盐水

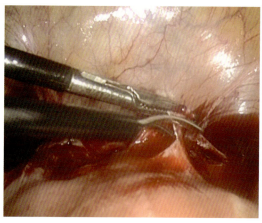

图 9-2-45f　病例 5。钝性、锐性分离粘连，打开子宫膀胱反折腹膜

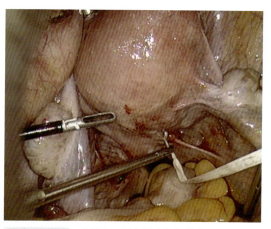

图 9-2-45g　病例 5。于右侧宫骶韧带内上方，紧贴子宫峡部右侧壁，自后向前穿刺

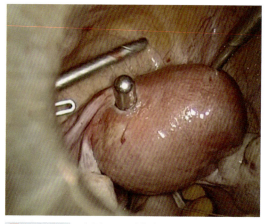

图 9-2-45h　病例 5。子宫摇摆器举宫头穿孔，于左侧宫角部穿出宫壁

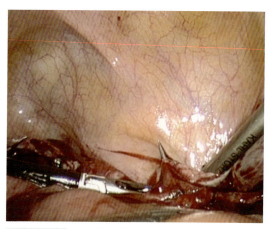

图 9-2-45i　病例 5。检查穿刺针自子宫峡部右前方穿出

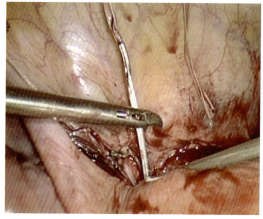

图 9-2-45j　病例 5。于子宫前方，紧贴子宫峡部左侧壁，自前向后穿刺

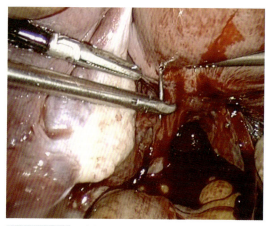

图 9-2-45k　病例 5。自子宫左后方拔出穿刺针及环扎带

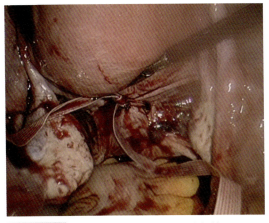

图 9-2-45i　病例 5。环扎带于子宫后方打结

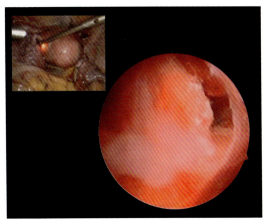

图 9-2-45m　病例 5。行宫腔镜检查。见假道，腹腔镜下左侧宫角穿孔处见宫腔镜强光亮

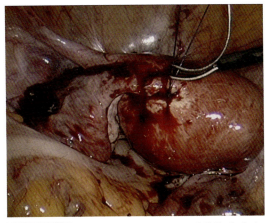

图 9-2-45n　病例 5。腹腔镜下用可吸收缝线 "8" 字缝合子宫穿孔创面浆肌层

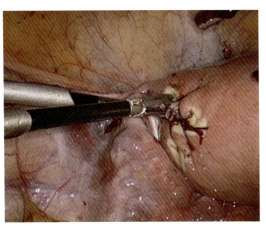

图 9-2-45o　病例 5。电凝子宫创面出血点

3. 难点解析

　　此例手术为子宫腺肌症不孕患者，术中发生子宫穿孔并于术中缝合。患者术后行辅助生殖技术成功妊娠，足月剖宫产一健康男婴。可见子宫腺肌症和子宫穿孔不是腹腔镜宫颈环扎术的禁忌证。

六、小结

　　同经阴道手术和经腹手术相比，腹腔镜宫颈环扎术可达到宫颈高位环扎，使曾行常规阴道环扎术失败的患者成功分娩，并且腹腔镜手术创伤小、术后恢复快，对子宫下段的解剖结构显露更清晰。孕前腹腔镜手术还降低了孕期盆腔充血和子宫增大、变软导致的手术困难，避免了手术对妊娠子宫的损伤，改善了患者预后，尤其适用于反复孕中期流产、曾行常规阴道环扎术失败的患者。

第三节　妊娠期极简式腹腔镜宫颈环扎术

一、概述

自腹腔镜应用于宫颈环扎术以来，腹腔镜技术逐渐成为替代开腹甚至阴式宫颈环扎术的安全、有效的方法。尤其是极简式腹腔镜宫颈环扎术的应用，省略了传统手术下推膀胱、游离子宫血管等难度较大的手术步骤，提高了手术的安全性，缩短了学习曲线，具有更广阔的应用前景。对于宫颈机能不全拟行腹腔镜环扎术的患者，非妊娠期施术是其最佳选择。但是对于某些患者，如不孕症患者、行辅助生殖技术（Assisted Reproductive Technology，ART）助孕的患者、未能及时于妊娠前手术的已妊娠患者，妊娠期宫颈环扎术成为其最佳选择。而极简式腹腔镜宫颈环扎术在妊娠早期的应用，使这类患者在妊娠早期接受简单、安全、微创的治疗成为可能。

同妊娠期经阴道宫颈环扎术相比，妊娠期腹腔镜环扎术可清晰显露子宫下段解剖，环扎带只需于宫颈内口水平前入路或后入路穿刺，于子宫后方或前方打结，即可做到宫颈高位环扎，手术方法简单、创伤小，术后恢复快，手术效果与开腹环扎相同。

妊娠期腹腔镜宫颈环扎术的手术时机多选择在妊娠 8～12 周，因为妊娠 12 周之后子宫明显增大，腹腔镜下难以观察子宫下段，更难以在腹腔镜下对增大柔软的妊娠子宫施行手术操作。环扎术后患者继续妊娠，但是必须以剖宫产的方式分娩，环扎带可在剖宫产时取出。

二、手术适应证和禁忌证

（一）手术适应证

（1）妊娠＜ 12 周。

（2）曾行经阴道环扎术失败，以及宫颈长度＜ 2.5cm、先天性子宫颈阙如、子宫颈阴道瘘和子宫颈瘢痕过硬等不适合经阴道环扎术，有强烈意愿保留此次妊娠的患者。

（3）有孕前宫颈环扎指征但未能及时手术或者妊娠 10 周内首次发现宫颈长度 ≤ 2.5cm 的宫颈机能不全患者。

（二）手术禁忌证

（1）严重的胎儿畸形、活动性出血、难免早产、早产胎膜早破、宫内感染及死胎，前置胎盘，胎儿宫内生长迟缓等。

（2）子宫过大（如妊娠＞ 16 周）的患者。选择手术时孕周大小的影响应根据术者经验判定，孕周越大，手术失败和中转开腹的概率越高。

（3）心、肝、肾衰竭的急性期不能耐受麻醉及手术者。

（4）生殖道感染的急性期。

（5）盆腔、腹腔严重粘连影响人工气腹或不能置镜者。

（6）绞窄性肠梗阻。

三、术前准备和杯状举宫器的应用

（一）术前准备

手术通常选择在妊娠 8～10 周进行，术前进行超声检查确认有胎心，患者无先兆流产迹象。手术需与患者及家属充分沟通后进行，需告知如果妊娠期排畸检查发现胎儿畸形，需拆除环扎带后进行引产。此外，由于多胎妊娠者早产及中期流产的风险高，宫颈机能不全的患者接受辅助生殖技术时，建议尽量单胚胎移植，对于多胎妊娠患者建议行减胎治疗。

（二）杯状举宫器的应用

应用去除引导杆的杯状举宫器顶举阴道穹隆，使膀胱下移，宫体和宫颈连接处可清晰显示。腹腔镜下可见隆起的举宫杯缘，可协助定位子宫峡部穿刺点的位置，避免打开膀胱反折腹膜及分离宫旁组织的操作，是妊娠早期极简式腹腔镜宫颈环扎术比较重要的手术步骤。

杯状举宫器可协助确定子宫前方和后方的穿刺点，术时需选择适合宫颈大小的举宫杯，以举宫杯恰好扣住宫颈为最佳。需先去除引导杆，然后将举宫杯轻柔放置于阴道穹隆处，并保证宫颈全部进入举宫杯内。

1. 后入路穿刺点

举宫杯轻柔向上顶举阴道穹隆，腹腔镜下可见阴道后穹隆的环形隆起，此隆起可接近宫体、宫颈交界处（即子宫峡部）。子宫峡部侧后方、举宫杯侧缘上方即为穿刺点，此部位在宫骶韧带起始部上方 1.5～2.0cm，向外侧 2～3mm 处。术者通过弯钳触及宫壁侧缘和举宫杯上缘，可很容易找到（图 9-3-1）。

2. 前入路穿刺点

举宫杯小心水平顶举阴道穹隆，调整子宫为水平位，腹腔镜下可见阴道前穹隆的环形隆起，子宫峡部前侧方、举宫杯上缘即为前方穿刺点（图 9-3-2）。

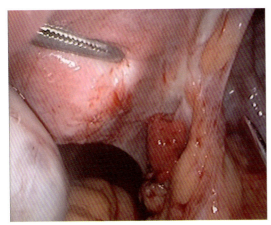 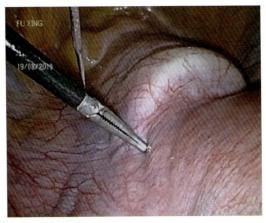

图 9-3-1　子宫峡部右后方、举宫杯侧缘上方为右侧后入路穿刺点　　图 9-3-2　子宫峡部左前方、举宫杯侧缘上方为左侧前入路穿刺点

四、手术方法

因为子宫增大变软，为便于手术操作，以及产科医生行剖宫产时容易找到并拆除环扎带，"极简

式"手术一般选择使用后入路穿刺法，带结打在子宫峡部前方。在某些特定情况下也可选择前入路穿刺法。术时需将环扎带两端携带的弯针扳直以控制穿刺方向，自 5mm 套管放入腹腔。

（一）后入路穿刺法

（1）根据宫颈大小选择直径不同的举宫杯，经阴道放置杯状举宫器，包绕宫颈，将举宫杯轻柔缓慢地向患者头端顶举阴道穹隆，助手以无损伤钳尽量抬起子宫，显露子宫及宫颈后壁，至能够明显识别举宫杯缘，于子宫下段显露隆起的穹隆与子宫间的浅凹陷处，即子宫峡部，确定穿刺点。

（2）紧贴子宫峡部左侧壁，于举宫杯侧缘上方自后向前垂直穿刺（图 9-3-3），直针穿刺 2~3cm 后，小心调整子宫为水平位，检查针尖自子宫峡部水平、举宫杯侧缘上方浅凹陷处穿出（图 9-3-4）。拉出直针及环扎带，剪除直针自辅助套管取出。同法处理右侧（图 9-3-5、图 9-3-6）。

（3）将环扎带调整平顺，在子宫前方宫颈内口水平拉紧，打结前再次将子宫调整为前屈位，仔细检查子宫后方，确认没有肠管等组织误扎入环扎带内，再将子宫调整为水平位，取出杯状举宫器，打 3 个外科结（图 9-3-7、图 9-3-8）。用剪刀修剪多余的环扎带，术毕（图 9-3-9）。

（二）前入路穿刺法

当妊娠超过 10 周时，子宫增大、变软，明显右倾，占据盆腔，应用后入路穿刺法时，右侧穿刺点显露困难，建议先行右侧穿刺，穿刺时选择前入路方法，右侧穿刺后，左侧仍然选择后入路方法，这样带结仍然打在子宫前方，有利于腹腔镜下打结操作和行剖宫产时取出环扎带。

（1）将举宫杯轻柔缓慢地向患者头端顶举阴道穹隆，至能够明显识别杯缘，于子宫下段前方显露隆起的穹隆与子宫间的浅凹陷处，即子宫峡部，确定穿刺点。

（2）确定右侧穿刺点，将环扎带直针紧贴子宫峡部右侧壁，自子宫前方垂直刺入宫颈旁间隙（图 9-3-10），如穿刺间隙正确，穿刺时应无阻力。然后以无损伤钳小心拨动子宫体，在子宫后方检查直针穿出部位，如果位置不合适，需调整穿刺方向，重新穿刺。注意出针不要过长，避免穿刺损伤肠管。如位置合适，则拉出直针及环扎带（图 9-3-11）。

（3）随后将举宫杯向前上方顶举子宫，助手用无损伤钳尽量抬起子宫，显露举宫杯缘与子宫峡部，确定穿刺点，行后入路穿刺法。将由右侧拉出的直针于左后举宫杯缘上方，紧贴子宫峡部左侧壁，自后向前穿刺（后入路穿刺法）（图 9-3-12）。举宫杯顶举并缓慢调整子宫为水平位向患者头端顶举，于阔韧带前方检查直针穿出部位，直针应于子宫峡部左前方、举宫杯缘上方穿出（图 9-3-13），拉出直针及环扎带，剪断并取出直针。

（4）调整牵拉环扎带（图 9-3-14），于子宫前方峡部水平拉紧并打结，剪除多余的环扎带（图 9-3-15、图 9-3-16），检查无出血，术毕（图 9-3-17、图 9-3-18）。

（5）如果左侧后入路穿刺法的穿刺点暴露困难，则按照本节前面所述的右侧前入路穿刺法，左侧也自前向后进行穿刺，调整环扎带在子宫后方峡部水平拉紧打结，环扎带位于宫颈内口水平（图 9-3-19）。

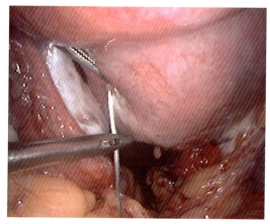

图 9-3-3　妊娠早期（9 周），于子宫峡部左后方、举宫杯侧缘上方穿刺进针

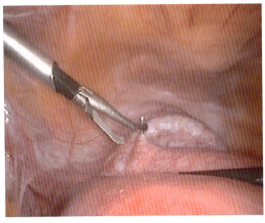

图 9-3-4　直针至子宫峡部左前方、举宫杯上缘浅凹陷处穿出

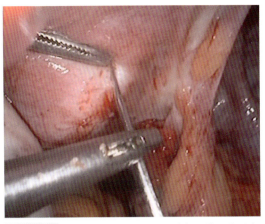

图 9-3-5　于子宫峡部右后方、举宫杯上缘，自后向前垂直穿刺

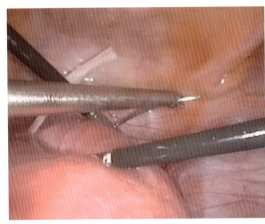

图 9-3-6　于子宫峡部右前方拉出直针及环扎带

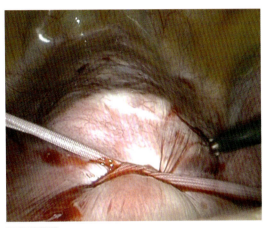

图 9-3-7　于子宫峡部前方打结

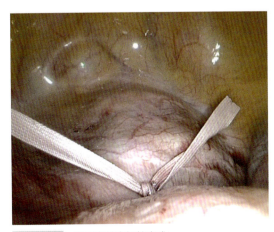

图 9-3-8　于子宫前方打结完成

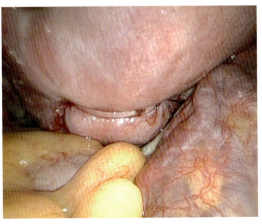

图 9-3-9　子宫后方，环扎带位于宫颈内口水平

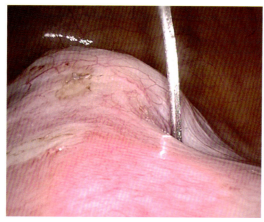

图 9-3-10　妊娠12周，右侧由前入路穿刺，举宫杯顶举阴道穹隆，穿刺点位于子宫峡部右侧、举宫杯侧缘上方

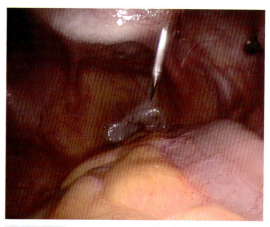

图 9-3-11　调整子宫为前屈位，检查穿刺针出针位置，直针在子宫峡部右后方穿出

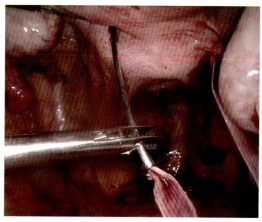

图 9-3-12　左侧由后入路穿刺，于子宫峡部左侧、举宫杯缘上方自后向前穿刺

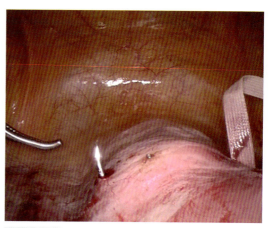

图 9-3-13　子宫调整为水平位，穿刺针由子宫峡部左前方穿出

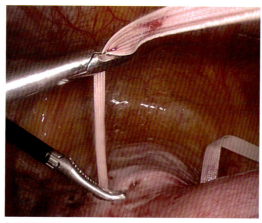

图 9-3-14　调整拉紧环扎带

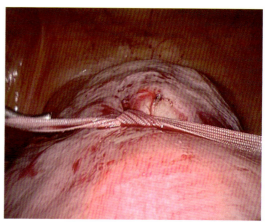

图 9-3-15　在子宫前方宫颈内口水平打结

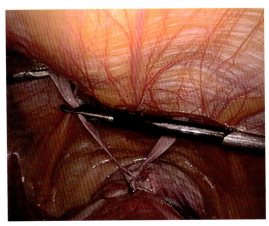

图 9-3-16　打结完成后，剪除多余的环扎带

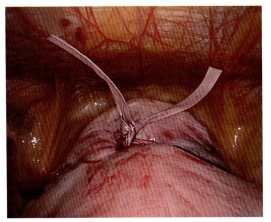

图 9-3-17　子宫前面观，环扎带位于宫颈内口水平

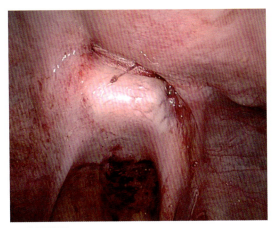

图 9-3-18　子宫后面观，环扎带位于宫颈内口水平

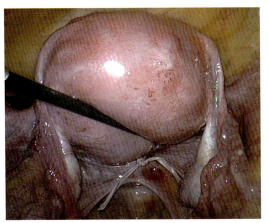

图 9-3-19　妊娠 8 周，前入路穿刺法，环扎带在子宫后方宫颈内口水平打结

（三）注意事项

（1）麻醉和腹壁穿刺口的选择。应选择全身麻醉，取改良膀胱截石位，头低臀高，常规放置 Foley 导尿管。气腹压力 1.6 ~ 2.0kPa（12 ~ 15mmHg）。取 4 孔法进行腹腔镜操作，取脐孔为第 1 穿刺口，第 1、2 辅助套管分别位于两下腹侧方，髂前上棘与腹中线连线间的外 1/3 处，第 3 辅助套管位于左侧辅助套管上方 5cm 处。

（2）手术中最大的困难在于显露穿刺点，尤其是后入路时显露子宫后壁下段穿刺点。由于妊娠期宫腔内不能放置杯状举宫器的引导杆，不能很好地控制子宫位置，且妊娠子宫增大、质软、血运丰富，术时需使用无损伤钳小心拨动子宫。操作必须非常轻柔，以免损伤子宫肌壁。

（3）正确使用杯状举宫器有助于手术的顺利完成。选择恰好扣住宫颈的举宫杯，去掉引导杆，将举宫杯置于阴道穹隆，用力向上托起宫颈，可帮助显露宫体与宫颈连接处（子宫峡部）；举宫杯的顶举使子宫下段延展，膀胱下移，膀胱和输尿管相对远离穿刺点，因此在确定的穿刺点穿刺安全性高、方法简单、效果可靠。

（四）术后处理

术毕通过二维超声检查确认胎儿存活。术后留置尿管24h，每日肌内注射黄体酮40~80mg至妊娠12周，降低子宫敏感性。使用抗生素2~3天预防感染。第2天行盆腔超声扫描，观察胎儿情况，宫颈内口水平可见环状强回声（图9-3-20）。观察2天无异常可出院。

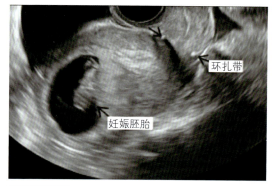

图9-3-20　妊娠8周，腹腔镜宫颈环扎术后超声扫查，观察宫内妊娠情况和环扎带位置

五、妊娠期极简式腹腔镜宫颈环扎术实例演示

病例1　妊娠期极简式腹腔镜宫颈环扎术

1.病情简介

患者29岁，因"孕中期自然流产1次，现停经9周"入院。患者既往月经规律，初潮13岁，周期6天/28天。妊娠3次，孕早期难免流产1次，孕中期自然流产1次。末次月经9周前。患者2年前妊娠孕18周时出现无诱因宫口扩张，羊膜囊突出，无腹痛，保胎失败后行引产术＋清宫术。半年前孕7周因难免流产行清宫术。现停经9周，超声提示宫内孕。妇科检查：外阴发育正常，已婚已产型；阴道通畅，宫颈光滑，宫口闭合；未内诊。经腹超声检查：宫内胎囊，大小5.7cm×2.3cm，见卵黄囊，胎儿16mm，心管搏动"＋"，宫颈长约1.6cm，诊断意见：宫内妊娠8+周。入院诊断：妊娠合并宫颈机能不全，宫内早孕。完善检查后，择期全麻下行妊娠期极简式腹腔镜宫颈环扎术。

2.手术步骤

（1）置腹腔镜，检查盆腔。见子宫饱满，如孕9周大小，双侧附件外观正常（图9-3-21a）。放置杯状举宫器顶举阴道穹隆，小心调整子宫为前屈位，显露子宫及宫颈后壁。将扳成直针的穿刺针和环扎带引入盆腔。

（2）取右侧宫颈内口水平，于举宫杯缘上方，贴近子宫峡部右侧壁，自后向前穿刺（图9-3-21b）。小心转换子宫位置，调整穿刺方向，穿刺针自阔韧带前叶、宫颈内口水平穿出，钳夹并拉出直针及环扎带（图9-3-21c、d）。同法处理左侧（图9-3-21e、f）。

（3）调整拉紧环扎带，使之平顺，用剪刀剪断环扎带，取出穿刺针（图9-3-21g）。于子宫前方宫颈内口水平打结并剪除多余的环扎带（图9-3-21h、i）。术后冲洗盆腔，检查无出血。手术结束时再次通过超声检查见胎心、胎动正常。

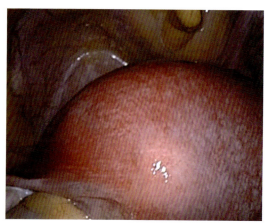

图9-3-21a　病例1。腹腔镜下见子宫饱满，如孕9周大小

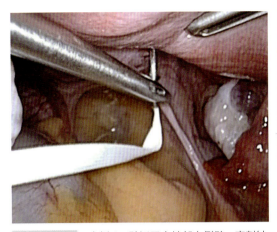

图 9-3-21b　病例 1。贴近子宫峡部右侧壁，穿刺针自后向前穿刺

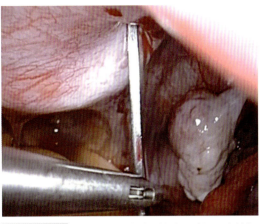

图 9-3-21c　病例 1。调整穿刺方向，贴近子宫峡部右侧壁，自后向前垂直穿刺

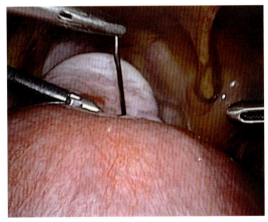

图 9-3-21d　病例 1。穿刺针自子宫峡部右前方穿出，钳夹并拉出穿刺针及环扎带

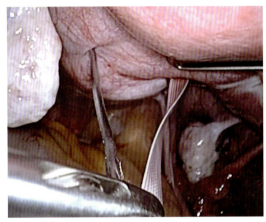

图 9-3-21e　病例 1。将直针紧贴子宫峡部左侧壁，自后向前垂直穿刺

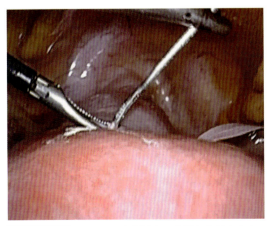

图 9-3-21f　病例 1。穿刺针自子宫峡部左前方穿出，拉出穿刺针及环扎带

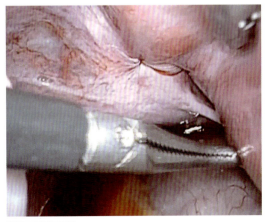

图 9-3-21g　病例 1。调整子宫后壁环扎带，使之平顺

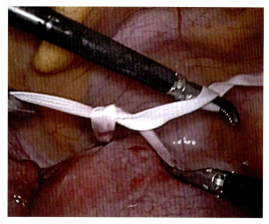 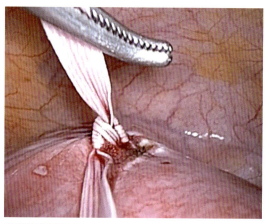

图9-3-21h 病例1。将环扎带于子宫峡部前方打结　　图9-3-21i 病例1。子宫峡部前方的环扎带结

3. 难点解析

妊娠期极简式腹腔镜宫颈环扎术采用前入路或后入路穿刺法，方法简单，不需打开子宫膀胱反折腹膜，不用分离宫颈旁间隙，手术难度降低，术中出血少。需注意的是妊娠期子宫增大、变软，血运丰富，故手术操作需轻柔，避免损伤子宫。

病例2　妊娠期极简式腹腔镜宫颈环扎术

1. 病情简介

患者37岁，因"孕中期自然流产1次，停经70天"入院。患者既往月经规律，初潮13岁，周期5天/30天。妊娠6次，足月产1次，流产4次。末次月经10周前。患者11年前因孕早期行人工流产术1次，7～8年前孕8周因胎停育行清宫术2次，6年前因宫腔粘连行宫腔镜宫腔粘连分离术。5年前自然妊娠，孕20周时无痛性胎膜膨出，难免流产。4年前自然妊娠，孕15周时行经阴道宫颈环扎术，术后足月分娩一女婴。现停经72天。超声提示宫内孕。妇科检查：外阴发育正常；阴道通畅；宫颈陈旧性裂伤，宫口未开；子宫前位，如孕10周大小，质软，无压痛；双侧附件区未扪及异常。妇科超声检查：子宫厚径5.9cm，宫内胎囊4.6cm×2.4cm，见卵黄囊，胎儿17mm，心管搏动（+），双侧卵巢可见，宫颈长约1.3cm。入院诊断：妊娠合并宫颈机能不全。完善检查后，择期全麻下行妊娠期极简式腹腔镜宫颈环扎术。

2. 手术步骤

（1）置腹腔镜，检查盆腔。见子宫增大如孕10周大小，质软，后屈后旋。双侧附件外观正常（图9-3-22a）。将扳成直针的穿刺针和环扎带引入盆腔。

（2）放置杯状举宫器，小心调整子宫为前屈位，显露子宫后壁。取右侧宫颈内口水平，于举宫杯缘上方，贴近子宫峡部右侧壁，自后向前穿刺（图9-3-22b）。穿刺针自阔韧带前叶、宫颈内口水平穿出，钳夹并拉出直针及环扎带（图9-3-22c、d）。同法处理左侧（图9-3-22e、f）。

（3）调整拉紧环扎带，使之平顺，用剪刀剪断环扎带，取出穿刺针（图9-3-22g）。于子宫前方宫颈内口水平打结并剪除多余的环扎带（图9-3-22h～j）。术后冲洗盆腔，检查无出血（图9-3-22k、l）。手术结束时再次通过超声检查见胎心、胎动正常。

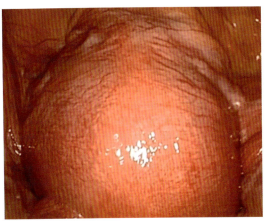

图 9-3-22a　病例 2。腹腔镜下见子宫饱满，质软，如孕 10 周大小，后屈后旋

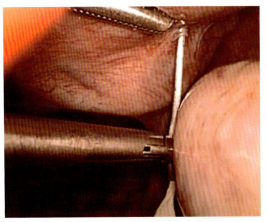

图 9-3-22b　病例 2。小心调整子宫为前屈位，显露子宫后壁，贴近子宫峡部右侧壁，穿刺针自后向前穿刺

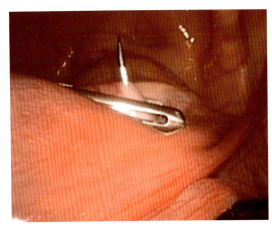

图 9-3-22c　病例 2。穿刺针自子宫峡部右前方穿出

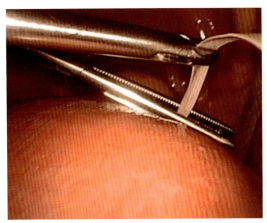

图 9-3-22d　病例 2。钳夹并拉出穿刺针及环扎带

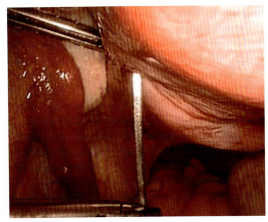

图 9-3-22e　病例 2。将直针紧贴子宫峡部左侧壁，自后向前垂直穿刺

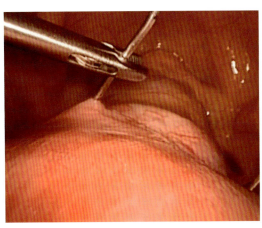

图 9-3-22f　病例 2。穿刺针自子宫峡部左前方穿出，拉出穿刺针及环扎带

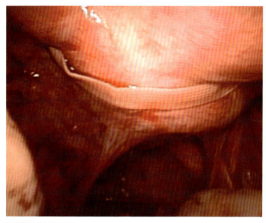

图 9-3-22g　病例 2。调整子宫后壁环扎带，使之平顺

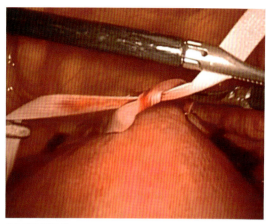

图 9-3-22h　病例 2。环扎带于子宫峡部前方打结

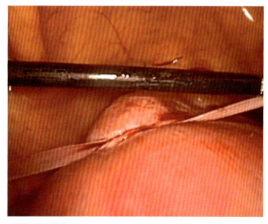

图 9-3-22i　病例 2。环扎带于子宫峡部前方打结

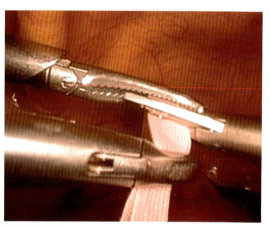

图 9-3-22j　病例 2。打结后剪除多余的环扎带

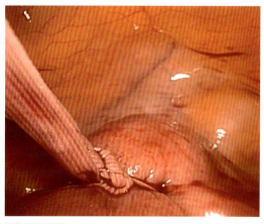

图 9-3-22k　病例 2。检查子宫峡部前方的环扎带结

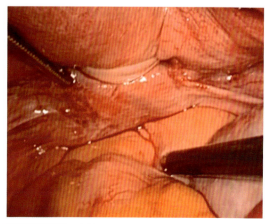

图 9-3-22l　病例 2。检查子宫峡部后壁的环扎带结

3. 难点解析

妊娠期腹腔镜宫颈环扎术采用后入路穿刺法时，显露子宫后壁下段是手术中最大的困难。妊娠期宫腔内不能放置杯状举宫器的引导杆，且妊娠子宫增大、质软，血运丰富，控制子宫位置非常困难。术时需使用无损伤钳小心拨动子宫，操作必须非常轻柔，以免损伤子宫肌壁。

病例3　妊娠期极简式腹腔镜宫颈环扎术

1. 病情简介

患者 32 岁，因"宫颈锥切术后 10 年，停经 58 天"入院。患者既往月经规律，初潮 12 岁，周期 4 ~ 5 天 /30 天。妊娠 2 次，孕中期引产 1 次。末次月经 9 周前。患者 10 年前因宫颈上皮内瘤变（Ⅲ级）行宫颈锥切术。4 年前行辅助生育技术获双胎妊娠，妊娠 13 周时行经阴道宫颈环扎术，孕 25⁺ 周时因宫内感染行引产术。现妊娠 8 周。妇科检查：外阴已婚已产型；阴道通畅；宫颈光滑；子宫前位，如孕 8 周大小；双侧附件区未扪及异常。经腹超声检查：子宫前位，增大，包膜光滑，外形规则，肌层回声尚均匀，宫腔内见孕囊，大小 2.9cm × 3.4cm × 1.6cm，内见卵黄囊及长约 17.5mm 的胎芽，可见心管搏动。宫颈长 1.8cm，内外口形态尚正常，双侧卵巢未见异常回声。入院诊断：妊娠合并宫颈机能不全。完善检查后，择期全麻下行妊娠期极简式腹腔镜宫颈环扎术。

2. 手术步骤

（1）置腹腔镜，检查盆腔。放置杯状举宫器顶举阴道穹隆。见子宫增大，如孕 8 周大小，双侧附件外观正常（图 9-3-23a）。将扳成直针的穿刺针和环扎带引入盆腔。

（2）小心调整子宫为后位，显露子宫前壁，取右侧子宫峡部，贴近举宫杯上缘，紧贴宫颈右侧壁，自前向后进针（图 9-3-23b）。于阔韧带后叶、子宫峡部水平、宫骶韧带上方穿出（图 9-3-23c）。钳夹并拉出直针及环扎带（图 9-3-23d）。

（3）同法处理左侧，将环扎带直针于子宫峡部水平自前向后穿刺（图 9-3-23e）。小心调整子宫位置，检查阔韧带后叶直针穿出部位，调整穿刺方向，使直针于宫骶韧带上方、子宫峡部水平穿出。钳夹并拉出直针及环扎带（图 9-3-23f）。

（4）调整环扎带，使之平顺，拉紧环扎带（图 9-3-23g）。用剪刀剪断环扎带，取出两侧直针。于子宫峡部后方打结，并剪除多余的环扎带（图 9-3-23h、i）。

（5）因左侧多次穿刺，阔韧带后叶穿刺创面有出血，用双极电凝出血点（图 9-3-23j）。冲洗盆腔，检查子宫创面无出血（图 9-3-23k、l）。再次通过超声检查见胎心、胎动正常。

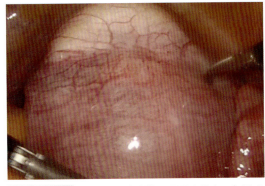

图 9-3-23a 病例3。腹腔镜下见子宫增大，如孕 8 周大小

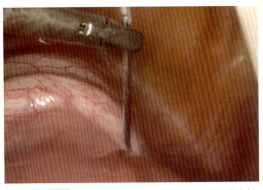

图 9-3-23b 病例3。取右侧子宫峡部，贴近举宫杯上缘，紧贴宫颈右侧壁，自前向后进针

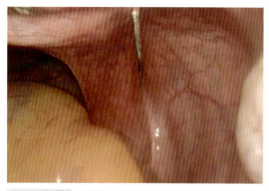

图 9-3-23c 病例3。检查直针于阔韧带后叶、子宫峡部水平穿出

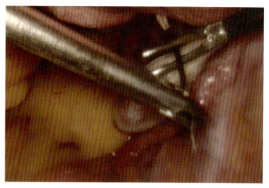

图 9-3-23d 病例3。钳夹并拉出直针及环扎带

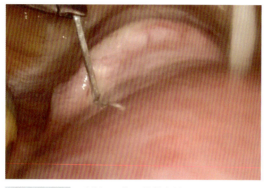

图 9-3-23e 病例3。将环扎带直针于子宫左侧峡部水平自前向后穿刺

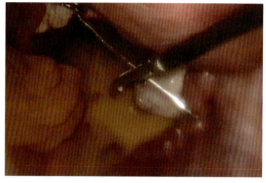

图 9-3-23f 病例3。钳夹并拉出直针及环扎带

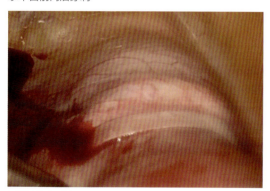

图 9-3-23g 病例3。调整子宫峡部前壁环扎带，使之平顺

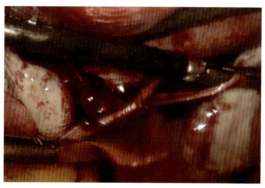

图 9-3-23h 病例3。将环扎带于子宫峡部后方打结

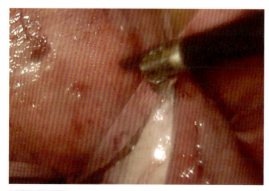

图 9-3-23i 病例3。剪除多余的环扎带

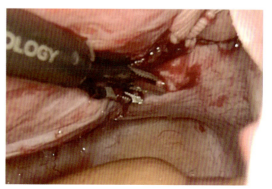

图 9-3-23j 病例3。用双极电凝阔韧带后叶穿刺创面出血点

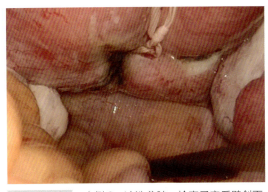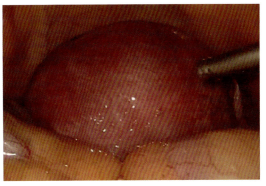

图 9-3-23k　病例 3。冲洗盆腔，检查子宫后壁创面无出血　　图 9-3-23l　病例 3。手术结束时的盆腔

3. 难点解析

妊娠早期极简式腹腔镜宫颈环扎术选择前入路时，穿刺点的选择相对简单，但是需在子宫后方打结，要将子宫保持为前位，操作难度增加，剖宫产时寻找环扎带结也比较困难。本例中左侧反复穿刺增加了出血，可用双极电凝出血点，需彻底止血。

病例 4　根治性宫颈切除术后妊娠早期极简式腹腔镜宫颈环扎术

1. 病情简介

患者 36 岁，主因"宫颈癌术后 3 年余，孕 51 天要求行宫颈环扎术"就诊。患者既往月经规律，初潮 13 岁，经期 3~5 天 /25 天。妊娠 2 次，4 年前因早孕行人工流产 1 次。末次月经 51 天前。患者 3 年前检查发现宫颈癌 Ib 1 期，因有生育要求行宫颈广泛切除术 + 腹腔镜盆腔淋巴组织清扫术，术后定期复查。现停经 51 天。停经 46 天时超声检查发现：子宫厚径 41mm，宫内胎囊 2.6cm × 2.1cm × 1.2cm（大部分位于偏左侧宫腔），见卵黄囊，胎芽长 8mm，见心管搏动，子宫轮廓规则，双侧附件区未见明显肿物。提示：宫内妊娠 6^+ 周，不完全纵隔子宫？5 天后复查三维超声，未见明显宫颈回声，胎囊位于宫腔上段，胎囊下缘距子宫下缘约 2.27cm。妇科检查：阴道内未见明确宫颈组织。入院后完善检查，择期全麻下行根治性宫颈切除术后妊娠早期极简式腹腔镜宫颈环扎术。

2. 手术步骤

（1）气腹形成后，检查盆腔，放置杯状举宫器。见子宫如孕 7 周大小（图 9-3-24a）。子宫膀胱反折腹膜和子宫直肠陷凹处见膜样粘连。于反折腹膜下方注射生理盐水 10mL（图 9-3-24b）。钝性、锐性分离粘连，打开子宫膀胱反折腹膜，下推膀胱（图 9-3-24c）。

（2）用持针器将环扎带连接的 2 个弯针扳成直针，将环扎带和直针导入盆腔。于左侧宫旁、宫颈内口水平自前向后穿刺（图 9-3-24d）。调整子宫，显露子宫后方，检查穿刺针自子宫峡部左侧穿出，拉出穿刺针（图 9-3-24e）。同法于子宫右侧自前向后穿刺，自子宫后方拉出穿刺针及环扎带（图 9-3-24f、g）。

（3）剪除多余的线带和直针并取出（图 9-3-24h）。检查子宫前壁子宫峡部环扎带，使之平顺（图 9-3-24i）。将环扎带于子宫后方打结，剪除多余的线带（图 9-3-24j）。

（4）冲洗检查子宫创面，子宫前方腹膜创面出血点用双极电凝止血（图 9-3-24k）。子宫表面被覆防粘连膜。

（5）术后行 B 超检查。宫颈内口水平见环扎带声影，环扎带距宫颈外口水平约 6.8mm（图 9-3-24l）。

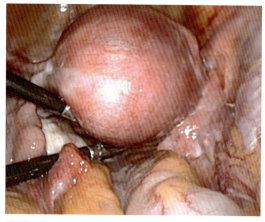

图 9-3-24a 病例 4。检查盆腔。见子宫如孕 7 周大小

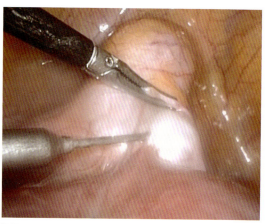

图 9-3-24b 病例 4。于子宫膀胱反折腹膜下方注射生理盐水 10mL

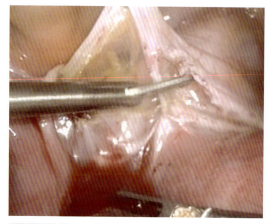

图 9-3-24c 病例 4。打开子宫膀胱反折腹膜

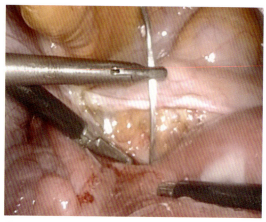

图 9-3-24d 病例 4。于左侧宫旁、宫颈内口水平自前向后穿刺

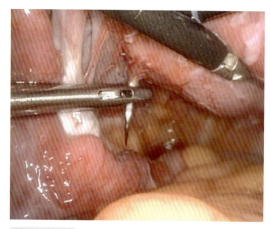

图 9-3-24e 病例 4。检查并拉出子宫后方穿刺针及环扎带

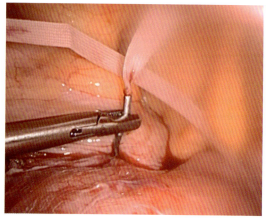

图 9-3-24f 病例 4。于右侧宫旁、宫颈内口水平自前向后穿刺

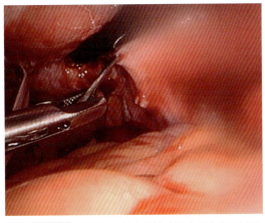

图 9-3-24g　病例 4。检查并拉出子宫后方穿刺针及环扎带

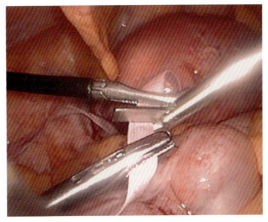

图 9-3-24h　病例 4。剪除多余的环扎带

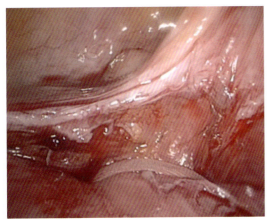

图 9-3-24i　病例 4。检查子宫前壁子宫峡部环扎带，使之平顺

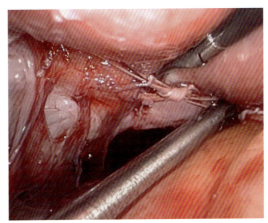

图 9-3-24j　病例 4。将环扎带于子宫后方打结

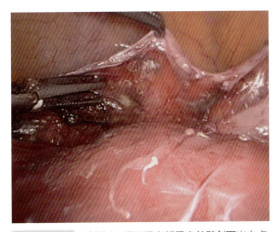

图 9-3-24k　病例 4。用双极电凝子宫前壁创面出血点

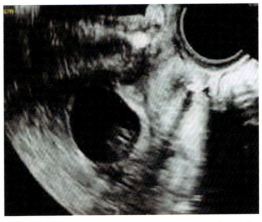

图 9-3-24l　病例 4。术后 B 超检查。宫颈内口水平见环扎带声影，环扎带距宫颈外口水平约 6.8mm

3. 难点解析

本例手术患者为早期宫颈癌行保留生育的根治性宫颈切除术患者。根治性宫颈切除术是发生中期流产或早产的高危因素。预防性宫颈环扎术是减少根治术后发生妊娠中期流产或早产的有效方法。本例为妊娠早期施术，术中为避免膀胱损伤，打开子宫膀胱反折腹膜，避开膀胱进行穿刺，保证了手术的安全性。

病例 5　妊娠期极简式腹腔镜宫颈环扎术

1. 病情简介

患者 32 岁，因"孕中期流产 1 次，停经 13 周"就诊。患者既往月经不规律，初潮 16 岁，周期 4～5 天 /1～2 年。妊娠 2 次，流产 1 次。末次月经 13 周前。患者 1 年前因原发性不孕症行辅助生育技术获单胎妊娠，孕 20 周时出现无痛性自然流产。3 个月前再次行 IVF-ET 妊娠，现孕 13 周。超声提示宫内妊娠，增大子宫内见胎儿和胎心、胎动。诊断宫颈机能不全。妇科检查：外阴已婚未产型；阴道通畅；宫颈光滑，宫颈长约 0.5cm；子宫如孕 13 周大小，质软；双侧附件区未扪及异常。经腹超声检查：宫内妊娠，增大子宫内见胎儿，胎动，胎心，胎芽 7.1cm，胎盘后壁，羊水 4.9cm，宫颈长约 1.7cm。入院诊断：妊娠合并宫颈机能不全。完善检查后，择期全麻下行妊娠期极简式腹腔镜宫颈环扎术。

2. 手术步骤

（1）放置杯状举宫器，顶举穹隆。显露子宫峡部前壁，确定穿刺点。将与环扎带相连的弯针扳成直针，并与环扎带一起引入盆腔。

（2）穿刺针于宫颈内口水平、举宫杯缘上方，紧贴子宫峡部右侧壁，自前向后垂直穿刺（图 9-3-25a），检查阔韧带后叶，未见穿刺针。显露子宫前壁下段，调整穿刺针方向重新穿刺，检查穿刺针自阔韧带后叶、宫骶韧带起始部上方穿出，钳夹并拉出穿刺针及线带（图 9-3-25b）。

（3）显露子宫峡部后壁，确认左侧穿刺点（图 9-3-25c）。取左侧宫骶韧带起始部上方宫颈内口水平、举宫杯缘上方，贴近子宫峡部左侧壁，自后向前穿刺，于阔韧带前叶、宫颈内口水平穿出，钳夹并拉出穿刺针及线带（图 9-3-25d）。

（4）调整线带，使之平顺（图 9-3-25e）。用剪刀剪除线带两侧穿刺针并取出。于子宫前方宫颈内口水平打结并剪除多余的环扎带（图 9-3-25f）。术后冲洗盆腔，检查无出血。

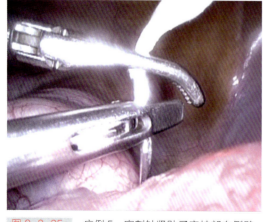

图 9-3-25a　病例 5。穿刺针紧贴子宫峡部右侧壁，自前向后穿刺

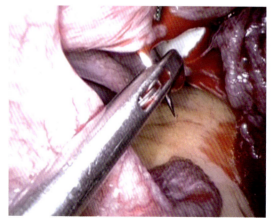

图 9-3-25b　病例 5。穿刺针自阔韧带后叶、子宫峡部右后方穿出，钳夹并拉出穿刺针及环扎带

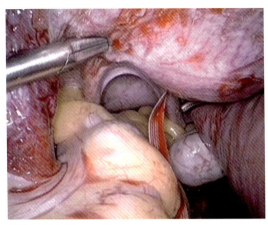

图 9-3-25c　病例 5。显露子宫峡部后壁，确认左侧穿刺点

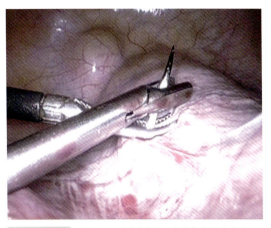

图 9-3-25d　病例 5。穿刺针自子宫峡部左前方穿出

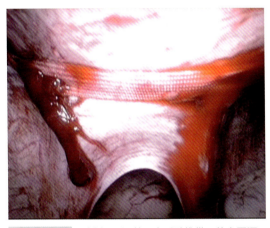

图 9-3-25e　病例 5。调整子宫后壁线带，使之平顺

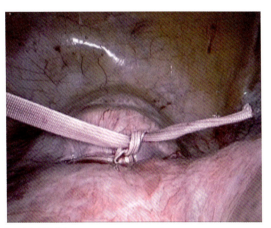

图 9-3-25f　病例 5。术后子宫前壁的环扎带结

3. 难点解析

当妊娠超过 10 周时，子宫增大、变软，明显右倾，占据盆腔，用后入路穿刺法右侧穿刺点显露困难，此时右侧可选择前入路穿刺法，右侧穿刺后，左侧仍然选择后入路方法，这样带结仍然打在子宫前方，有利于腹腔镜下打结操作和剖宫产时取出环扎带。

六、小结

妊娠期腹腔镜宫颈环扎术的手术时机多选择在妊娠 8 ~ 12 周，是在腹腔镜下将环扎带直针于宫颈内口水平自前向后或自后向前穿刺，然后于子宫后方或前方打结，即可做到宫颈高位环扎，手术方法简单、创伤小、术后恢复快，手术效果与开腹环扎术相同。术后患者需以剖宫产的方式分娩，环扎带可在剖宫产时取出。

附：妊娠期腹腔镜手术的麻醉

妊娠期手术的麻醉需要兼顾母体和胎儿两个方面：母体的安全方面，要充分了解妊娠各期的生理学改变及麻醉药理学，以保证母体的安全；胎儿的安全方面，则要求麻醉期间维持子宫胎盘血液灌注及胎儿的氧合，避免使用致畸药物，预防早产。

一、麻醉方式的选择

现在的腹腔镜手术建议采用全身麻醉，包括气管插管全麻和喉罩支持通气全麻。喉罩的优点是创伤小、放置简单、患者耐受性好，尤其适合短小微创手术。尽管胃排空在孕期和生产前都是正常的，但是由于食道括约肌压力降低，误吸的风险会增加。妊娠期宫颈环扎术一般都在妊娠 10～12 周进行，此时子宫在盆腔未入腹腔，但是术前仍需严格禁食和（或）口服非颗粒性抗酸药预防误吸的发生。选用的喉罩以双管喉罩为宜，且应该密切关注引流管的状态，如有胃内容物，应及时吸引，并采取头低、左侧卧位，使用粗吸引管及时清理口腔内物体。有胃 – 食管反流病史及肥胖患者，反流误吸的风险增加，应慎用喉罩，宜选用气管插管全麻。

二、麻醉药物的致畸性和安全性

麻醉药物影响细胞的信号表达、有丝分裂和 DNA 合成，也包括细胞的分化和器官的形成，在妊娠期给予的每一种药物对胎儿的发育都有潜在的威胁，这与给药浓度、给药方式和胎儿发育时期有关。目前氧化亚氮和巴比妥类药物在动物实验中发现有致畸性，而在人类孕妇身上使用未见致畸倾向，故存在争议。非甾体类消炎药物可影响前列腺素化的内环境并导致胚胎脱落，应避免使用。目前人们认为咪达唑仑，芬太尼，舒芬太尼和瑞芬太尼，骨骼肌松弛药（罗库溴铵、阿曲库铵、维库溴铵等），异氟醚，七氟醚，地氟醚无致畸性。

2016 年 12 月，美国食品药品监督管理局（Food and Drug Administration，FDA）发布了一个关于孕妇及婴幼儿慎用全麻药物及镇静药物的警告：妊娠末 3 个月的孕妇或 3 岁以下儿童在手术中重复或长时间（> 3h）使用全麻药物和镇静药物，可能会影响胎儿及儿童的大脑发育。这些药物包括地氟烷、依托咪酯、氟烷、异氟烷、氯胺酮、劳拉西泮注射剂、美索比妥、咪达唑仑注射剂、戊巴比妥、丙泊酚、七氟烷。这些药物均能阻滞 NMDA 受体和（或）增强 GABA 活性。目前还没有哪种药物能显示出更好的安全效果。FDA 发布这个警告的依据是既往幼龄动物实验中，使用全麻药物或镇静药物超过 3h，会增加大脑神经元细胞凋亡。在人类幼儿试验中也发现了一些支持既往动物研究结果的证据，尤其在生命早期重复多次或长时间暴露于此类药物下，会对婴幼儿的行为和认知造成不良影响。值得一提的是，全麻药物和镇静剂单次、短时间的暴露对婴幼儿的行为和认知不会造成不良影响。

三、麻醉

（1）麻醉前的访视和评估。麻醉医师应详细询问病史，了解患者的妊娠过程，有无恶心、呕吐。如果有，可以术前给予胃酸中和药物，对于呕吐剧烈者可适当补液。与患者及家属积极沟通，做好心理疏导工作，减少紧张焦虑情绪。查看化验单及各项检查，了解患者的身体状况及有无基础疾病。

（2）麻醉前的准备。做好全身麻醉的各项准备工作，制定好麻醉方案，充分了解每种药物对母体和胎儿的潜在风险，合理均衡使用。准备好吸引器及吸痰管，做好吸引工作。防止胃液反流及误吸的措施有：气管插管迅速有效；插管前避免正压通气；气管插管时压迫环状软骨（sellick 手法）；待患者完全清醒、喉反射恢复后拔管。

（3）麻醉用药。短时间内全凭静脉麻醉或静吸复合麻醉不会对胎儿造成不良影响，但是避免长时间麻醉，尤其是超过 3h 的麻醉暴露。

四、麻醉中的监测与管理

常规监测心电图（ECG）、脉搏血氧饱和度（SpO_2）、无创血压（NIBP）、呼吸末二氧化碳分压（$PetCO_2$）。

（1）维持正常的血压是绝对必要的。补充禁食水带来的液体缺失，维持相应的循环血液容量。如果血压还是偏低，在妊娠期使用麻黄碱和去氧肾上腺素能为母体提供安全有效的血压。

（2）保证母体的氧合。短期的轻度低氧合可以很好地耐受，但是长期严重的母体低氧会引起子宫胎盘血管收缩，降低子宫胎盘血流灌注，而导致胎儿乏氧、酸中毒和死亡。

（3）维持合适的通气。母体高碳酸血症直接引起胎儿呼吸性酸中毒，严重的呼吸性酸中毒可以引起胎儿心肌抑制，也可引起子宫动脉血管收缩而降低子宫血流。低碳酸血症也会降低子宫胎盘血流灌注，同时使母体的血红蛋白解离曲线左移。因此全麻机械通气过程中应维持 $PetCO_2$ 在 4.26 ~ 4.66kPa（32 ~ 35mmHg）之间，避免过度通气或通气不足。

妊娠头 3 个月进行手术的孕妇早产率为 35%，因为早产和宫内发育受限，低体重儿（< 1500g）的病例增加，并且头 3 个月进行手术的孕妇，胎儿神经管缺陷的概率增加。故美国胃肠内镜外科协会指南指出：尽可能将手术延迟至妊娠 3 个月以后，术中需监测胎儿和子宫状态，监测呼吸末二氧化碳分压和母体血气，避免胎儿发生高碳酸血症和酸中毒。

在孕早期进行手术，麻醉医生术前应与孕妇及术者充分沟通，确定一个能满足手术并对孕妇和胎儿影响最少的麻醉方案。

第四节　腹腔镜宫颈环扎带取出术

一、概述

（一）腹腔镜宫颈环扎术后环扎带的处理

腹腔镜宫颈环扎术后因某些原因需取出环扎带，这些原因包括：因妊娠丢失或预计丢失需取出环扎带后经阴道排出妊娠产物；因环扎带移位、断裂、侵蚀而需取出；剖宫产术中无再生育要求而需取出环扎带。取出环扎带的方法有开腹手术、腹壁小切口手术、腹腔镜手术、经阴道取出等。环扎带的处理包括取出环扎带、松解环扎带、保留环扎带等。本节主要阐述腹腔镜宫颈环扎带取出术。

（二）环扎带的取出

通常宫颈环扎带的取出方式取决于结束妊娠的方式，若拟行开腹手术，则于剖宫取胎术中或术后取出环扎带。若于妊娠中期流产，可选择腹腔镜手术取出环扎带，然后行阴式分娩。某些情况下还可经阴道取出环扎带，允许经阴道自然分娩。

1. 腹腔镜手术取出环扎带

目前，腹腔镜手术是腹腔镜或开腹宫颈环扎术后妊娠中期流产最常用的取出环扎带方式。腹腔镜宫颈环扎术的环扎带结扎于子宫峡部，通常无法经阴道取出。如果孕中期发现胎儿畸形、胎死宫内或胎膜早破等异常，为不影响后续妊娠应以尽可能小的创伤结束此次妊娠，需尽量避免剖宫取胎术，此时可通过腹腔镜手术拆除环扎带，然后经阴道分娩。如果患者施行腹腔镜环扎术后因其他原因放弃妊娠要求，或者剖宫产术时未取出环扎带，术后又没有生育要求，也可行腹腔镜手术取出环扎带。

2. 腹壁小切口手术取出环扎带

在某些情况下，如妊娠中期流产，妊娠晚期因严重畸形或染色体异常、胎死宫内等原因需结束妊娠时，拟经阴道分娩，而在分娩前需先取出环扎带，却无腹腔镜设备可用或不适宜行腹腔镜手术时，可选择腹壁小切口手术取出。术时应排空膀胱，在耻骨联合上方2横指处做横向小切口，切开腹壁全层，手指深入，触及并提拉环扎带，将其剪断并拉出。在妊娠晚期，因子宫增大，充填腹腔，手术操作困难，或因粘连、带结在后壁等原因无法取出环扎带时，可剪断环扎带，不必强行取出。剪断环扎带后，宫颈松弛，允许经阴道分娩。

3. 剖宫产时取出环扎带

若患者成功妊娠，分娩活胎，无再生育要求，剖宫产娩出胎儿胎盘、缝合子宫后可取出宫颈环扎带。对有再生育要求的患者，在剖宫产分娩缝合之后应检查宫颈环扎带的位置和完整性，如移位、脱落、断裂，则需取出，必要时可再放置环扎带。若妊娠前行环扎术，术后较长时间才成功妊娠，或剖宫产后留置环扎带，多次妊娠，此时环扎带存留时间较长，包埋于峡部组织中，粘连紧密，不易识别及游离。加之妊娠子宫血运丰富，手术操作困难。术时需先分离粘连，游离部分环扎带后再行取出。剖宫产手术与腹腔镜手术的区别在于，剖宫产手术中可依赖触觉感知环扎带的部位及完整性；对于子宫后壁打结的环扎带，剖宫产手术中仍然可以轻易取出。

4. 经阴道取出环扎带

经阴道取出环扎带通常适用于传统的经阴道宫颈环扎术后，一般在妊娠37~38周前经阴道取出环扎带，或者患者38周前临产后经阴道取出环扎带，然后待患者经阴道自然分娩。腹腔镜或开腹宫颈环扎术的环扎带结扎在子宫峡部水平，位置较高，通常无法经阴道取出。

（三）松解环扎带

在某些情况下，宫颈环扎带取出困难，此时可在局部寻找并游离环扎带，用剪刀剪断，这样即使不取出环扎带，也可以放松宫颈，允许经阴道分娩。如在腹腔镜宫颈环扎带取出术中，带结若打在子宫后壁，手术操作困难，无法取出环扎带，此时可小心将增大的子宫向前方和侧方摆动，在宫骶韧带上方剪断环扎带环。若环扎带留置盆腔时间较长，包埋于宫壁和宫旁组织中，粘连紧密，不易识别及游离，环扎带无法取出，也可仅剪断环扎带，松解宫颈，剪断的环扎带原位留置，以后通过盆腔B超随访，留意观察直肠刺激症状。

（四）环扎带的留置

宫颈环扎术后成功妊娠分娩的患者，如果有再生育的要求，环扎带可留置，不予取出。但是应采取措施检查环扎带的位置和带环的完整性，以确保环扎带仍然有效。行剖宫产术时，在胎儿和胎盘娩出、子宫创口缝合后，应检查环扎带。若环扎带位置正常、无断裂、未累及宫颈管黏膜和子宫内膜，带结不松弛，可留置环扎带；如发现环扎带位置异常，侵蚀入膀胱、子宫腔或宫颈管，带结已松散等，需取出环扎带，必要时可于术中或术后重新行腹腔镜宫颈环扎术；若环扎术是在妊娠期进行，因妊娠子宫软，带结更易扎紧，术时又无法检查宫颈的容受性，故剖宫产时还需经阴道检查宫口情况，以免产后恶露和经血排出不畅。有时妊娠前宫颈环扎术后因其他原因长期未妊娠，需定期行阴道超声、妇科检查等确定环扎带的位置和有无并发症发生。对大多数患者来说，保留环扎带尚未见明显的不良反应，当患者有反复盆腔炎症、慢性盆腔痛时，可考虑通过腹腔镜手术取出环扎带。保留环扎带的患者，如果不计划再次妊娠，应尽早取出环扎带，以减少环扎带移位或侵蚀的可能及后果。

二、手术适应证和禁忌证

（一）手术适应证

（1）腹腔镜宫颈环扎术后妊娠中期发现妊娠丢失或预计丢失，需取出环扎带后经阴道排出妊娠产物。

（2）因环扎带移位、断裂、侵蚀而需取出。

（3）非妊娠期腹腔镜环扎术后因其他原因放弃妊娠要求，或者剖宫产术时未取出环扎带，术后又没有生育要求，也可行腹腔镜取出环扎带。

（二）手术禁忌证

（1）心、肝、肾衰竭的急性期不能耐受麻醉及手术者。

（2）生殖道感染的急性期。

（3）盆腔、腹腔严重粘连影响人工气腹或不能置镜者。

（4）绞窄性肠梗阻。

三、手术方法

腹腔镜宫颈环扎带的取出可在非妊娠期施行，但是多数情况是在妊娠中期进行。非妊娠期施术方法简单、出血少，主要步骤与妊娠期手术相同。

（一）穿刺口的选择

非妊娠期腹腔镜手术腹部穿刺口的选择与环扎术时相同。因妊娠中期子宫增大显著，妊娠期腹腔镜手术穿刺口的选择取决于宫底的位置。图9-4-1显示了妊娠子宫在盆腔及腹腔的位置，妊娠满12周时，宫底位于耻骨联合上2~3横指；妊娠满16周时，宫底在脐耻之间；妊娠满20周时，宫底达脐下1横指。从图中可以看出，在妊娠16周以下，宫底与脐孔尚有距离，此时可选择脐孔为第1穿刺口；当宫底接近或达到脐孔水平时，第1穿刺口需选择在脐与剑突之间，如腹正中线脐上2~3cm，且需以"开放切口穿刺法"（即Hasson开放式穿刺法）在直

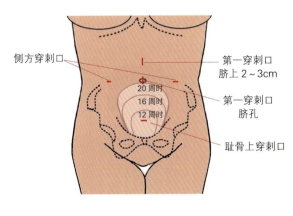

图9-4-1　妊娠子宫和腹壁穿刺口的选择

视下置入套管针，以避免对子宫造成穿刺伤。因为增大的子宫妨碍了辅助套管针的穿刺，腹壁两侧的辅助穿刺口可适度调高，并远离中线，以便腹腔镜操作器械可以适宜的角度到达子宫下段。第4个穿刺口一般选择在耻骨上方3cm处，也可选择两侧下腹部为第4穿刺口、第5穿刺口。

（二）寻找并游离带结

1. 腹腔镜宫颈环扎术后

传统的腹腔镜宫颈环扎术需打开子宫膀胱反折腹膜，环扎后缝合腹膜创口，环扎带包埋在腹膜下方。待需要取出环扎带时，环扎带表面已经腹膜化，有时不易识别。

（1）对于环扎带于子宫前方打结者，更易于识别和取出带结。将子宫置于中位偏后，腹腔镜探入子宫前壁与前腹壁之间，观察子宫前壁下段，寻找环扎带的带结及带尾（图9-4-2）。妊娠子宫大而软，血管丰富，术时需用腹腔镜器械轻柔拨动子宫，操控子宫位置。可在打开子宫膀胱反折腹膜前于反折腹膜下方注射生理盐水，以减少出血（图9-4-3）。小心打开环扎带和带结表面腹膜，分离粘连，游离带结（图9-4-4）。

（2）带结若打在子宫后壁，取出环扎带比从前壁取出困难。在妊娠子宫，若子宫过大，无法控制子宫位置，腹腔镜和手术器械无法到达子宫后壁峡部，手术将无法完成；只有在妊娠早期或妊娠中期近早期，子宫增大不显著时，手术难度相对降低，尚可成功取出环扎带。在非妊娠子宫，可轻易操控子宫位置，手术操作难度不大（图9-4-5、图9-4-6）。

2. 极简式腹腔镜宫颈环扎术后

极简式腹腔镜宫颈环扎术因为不打开子宫膀胱反折腹膜，带结表面无腹膜覆盖，未被包埋，在腹腔镜手术取出环扎带时易于识别和拆除。极简式腹腔镜宫颈环扎术步骤少、组织损伤小、带结表面的粘连形成少，故手术操作相对简单，难度小。

腹腔镜沿子宫前壁或后壁探入盆腔，观察子宫下段即可发现带尾及带结。带结表面常会形成膜样粘连，易于分离（图9-4-7、图9-4-8）。分离粘连，游离带结。

（三）剪断、拉出环扎带

用腹腔镜抓钳钳夹带结，向上牵拉，使带结脱离子宫表面。用腹腔镜剪刀的一侧剪叶伸入带结，另一侧伸入环扎带内，剪断环扎带（图9-4-9）。抓钳提拉带结，牵拉取出环扎带（图9-4-10～图9-4-12）。操作时需注意不可同时剪断带结两侧的环扎带，因为环扎带断端回缩进宫旁组织内可致环扎带无法取出。

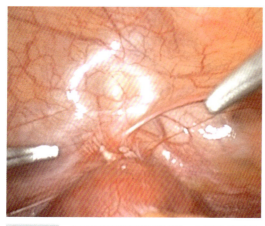

图 9-4-2　腹腔镜检查子宫前壁下段，见环扎带及带结包埋于腹膜下

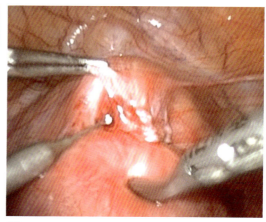

图 9-4-3　于子宫膀胱反折腹膜下方注射生理盐水，形成水垫

（四）创面的处理

检查子宫创面有无出血，电凝止血（图9-4-13）。用可吸收缝线连续缝合关闭腹膜创口（图9-4-14）。极简式腹腔镜宫颈环扎术者因为未打开子宫膀胱反折腹膜，子宫创面出血通常很少，不需缝合关闭腹膜创口（图9-4-15）。

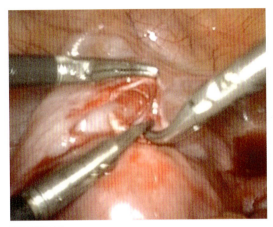

图9-4-4　打开子宫膀胱反折腹膜

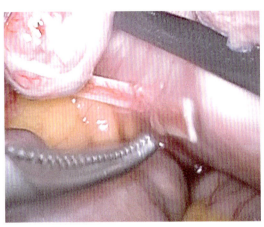

图9-4-5　腹腔镜沿子宫后壁达子宫下段，检查子宫峡部后壁环扎带结

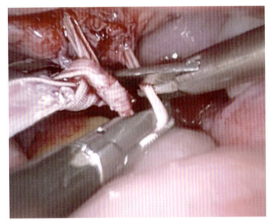

图9-4-6　游离子宫峡部后壁环扎带和带结后，牵拉带结，用剪刀剪断环扎带

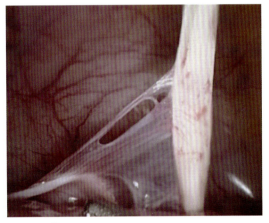

图9-4-7　腹腔镜下发现子宫前壁峡部带尾及膜样粘连

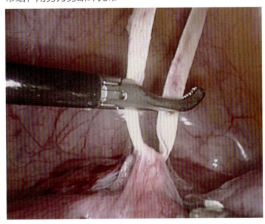

图9-4-8　腹腔镜下见子宫前壁带结

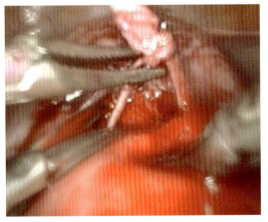

图9-4-9　提拉带结，用腹腔镜剪刀的一侧剪叶伸入带结，另一侧伸入环扎带并剪断

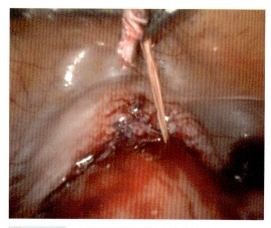

图 9-4-10　用腹腔镜抓钳提拉环扎带并取出

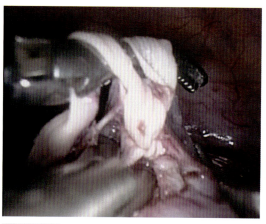

图 9-4-11　提拉带结，用腹腔镜剪刀剪断一侧环扎带

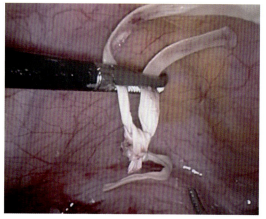

图 9-4-12　剪断环扎带后，牵拉取出环扎带

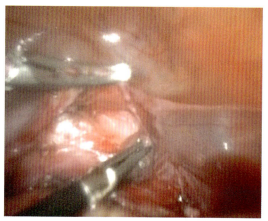

图 9-4-13　用腹腔镜双极电凝子宫前壁创面出血点

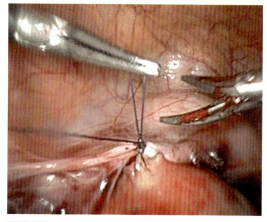

图 9-4-14　用可吸收缝线连续缝合关闭腹膜创口

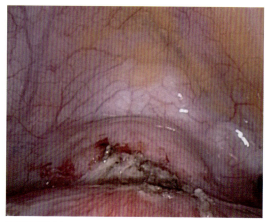

图 9-4-15　极简式腹腔镜宫颈环扎术后，取出环扎带，电凝出血点后的子宫峡部前壁创面

四、腹腔镜宫颈环扎带取出术实例演示

病例 1　腹腔镜宫颈环扎带取出术

1. 病情简介

　　患者 28 岁，因"腹腔镜宫颈环扎术后 3 年，发现环扎带异位 2 个月"就诊。患者既往月经不规律，初潮 13 岁，经期 7 天 /1 ~ 6 个月，末次月经 4 个月前。妊娠 3 次，流产 3 次。患者 6 年前孕 5 个月自然流产 1 次。5 年前妊娠行经阴道宫颈环扎术，孕 5 个月时再次自然流产。3 年前行腹腔镜宫颈环扎术，2 年前再次妊娠，孕 4 个月余流产，环扎带未处理。2 个月前复查时超声提示环扎带异位。妇科检查：外阴已婚未产型；阴道通畅；宫颈大小正常，轻度糜烂；子宫前位，大小正常，活动好，无压痛；双侧附件区未扪及异常。妇科超声检查：子宫大小 4.1cm × 4.5cm × 3.4cm，肌层回声均匀，内膜线居中，回声中等，全层厚 0.8cm，双侧卵巢未见异常回声。宫颈内口水平见环状强回声，一侧边缘近宫颈管线。提示：宫颈环扎术后，环扎带异位。宫腔镜检查：宫颈内口水平宫颈管左前壁可见环扎带部分显露（图 9-4-16a）。宫腔形态正常，双侧输卵管开口可见。镜下诊断：宫颈环扎带异位。入院诊断：宫颈环扎带异位。完善检查后，择期全麻下行腹腔镜宫颈环扎带取出术。

2. 手术步骤

　　（1）置腹腔镜。见子宫大小正常，子宫峡部前壁见环扎带带结，其余环扎带表面呈现腹膜化改变，并于膀胱腹膜反折处与膀胱腹膜粘连包裹（图 9-4-16b）。双侧附件大小、形态正常。

　　（2）用双极配合剪刀分离环扎带结周围粘连，游离环扎带及带结（图 9-4-16c、d）。用剪刀剪断偏左侧环扎带（图 9-4-16e）。牵拉环扎带结，用力提拉取出环扎带，对合检查无缺损（图 9-4-16f、g）。自穿刺口取出环扎带。

　　（3）予稀释的垂体后叶素（3U+ 生理盐水 10mL）宫体注射（图 9-4-16h）。用 1/0 号可吸收缝线连续水平褥式缝合膀胱腹膜反折处创面以止血（图 9-4-16i ~ k）。电凝活动性出血点。

　　（4）宫腔镜检查宫颈内口处前壁创面，无活动性出血（图 9-4-16l）。

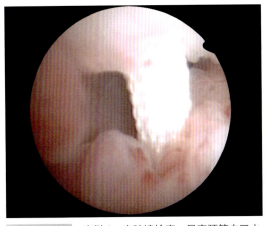

图 9-4-16a　病例 1。宫腔镜检查。见宫颈管内口水平左前壁部分环扎带

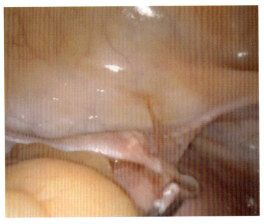

图 9-4-16b　病例 1。腹腔镜下见子宫峡部前壁环扎带带结，并于膀胱腹膜反折处与膀胱腹膜粘连包裹

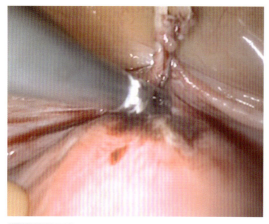

图 9-4-16c　病例 1。用双极配合剪刀分离环扎带结周围粘连

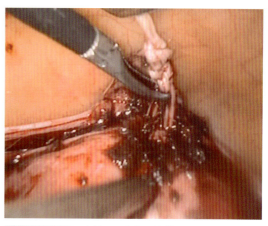

图 9-4-16d　病例 1。分离环扎带结周围粘连，游离环扎带及带结

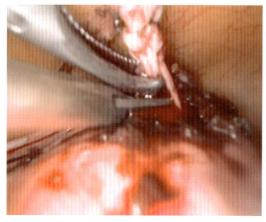

图 9-4-16e　病例 1。用剪刀剪断偏左侧环扎带

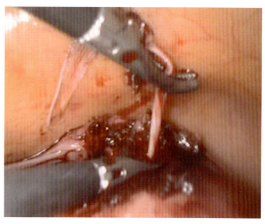

图 9-4-16f　病例 1。牵拉环扎带结，用力提拉取出环扎带

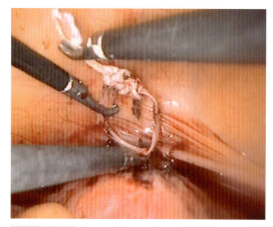

图 9-4-16g　病例 1。拉出环扎带后，对合检查无缺损

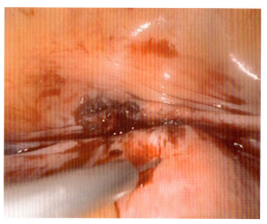

图 9-4-16h　病例 1。于宫体注射稀释的垂体后叶素 10mL

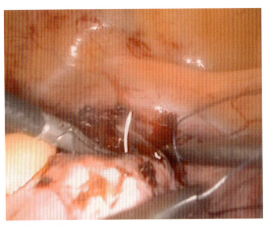

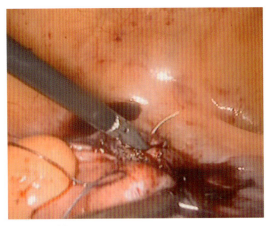

图 9-4-16i　病例 1。用 1/0 号可吸收缝线连续水平褥式缝合创面

图 9-4-16j　病例 1。缝合子宫创面

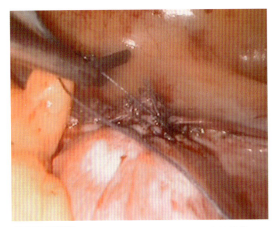

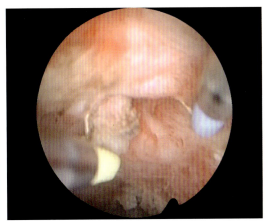

图 9-4-16k　病例 1。缝合完成后剪除多余的缝线

图 9-4-16l　病例 1。宫腔镜检查宫颈内口处左前壁创面，无活动性出血

3. 难点解析

　　环扎带取出的主要步骤是识别并游离环扎带结，剪断带结一侧的环扎带，牵拉带结，可拉出环扎带。操作时需注意不可同时剪断带结两侧的环扎带，因为环扎带断端回缩进宫旁组织内可致环扎带无法取出。

病例 2　腹腔镜宫颈环扎带取出术

1. 病情简介

　　患者 42 岁，因"腹腔镜宫颈环扎术后 1 个月，胚胎停育 1 周"入院。患者既往月经规律，初潮 11 岁，周期 6 天 /28 ~ 30 天，无痛经。末次月经 3 个月前。患者 7 年前因宫颈机能不全行经阴道宫颈环扎术，术后孕足月剖宫产一男婴。1 个月前孕 9 周行腹腔镜宫颈环扎术，孕 12 周检查发现胎儿停止发育。妇科检查：外阴已婚未产型；阴道通畅；宫颈光滑，无举痛；子宫如孕 13 周大小，无压痛；双侧附件区未扪及异常。阴道彩超提示：宫内胎囊 6.9cm，胎儿长 3.2cm，未见胎心搏动。宫颈内口水平见环状强回声。提示：宫内妊娠胎停育，宫颈环扎术后。入院诊断：稽留流产，宫颈机能不全（宫颈环扎术后）。于妊娠 13 周时全麻下行腹腔镜宫颈环扎带取出术。

2. 手术步骤

（1）检查子宫如孕 11 周大小，子宫下段前壁见环扎带尾端与膀胱腹膜膜样粘连（图 9-4-17a）。

（2）钝性、锐性分离环扎带周围粘连，游离带结及其两端的环扎带，用剪刀探入带结侧方与子宫壁之间的间隙并剪断（图 9-4-17b、c）。牵拉取出环扎带（图 9-4-17d）。

（3）检查环扎带的完整性（图 9-4-17e）。冲洗子宫前壁创面，电凝出血点（图 9-4-17f）。

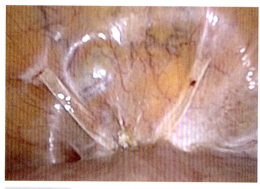

图 9-4-17a 病例 2。子宫下段前壁见环扎带尾端与膀胱腹膜膜样粘连

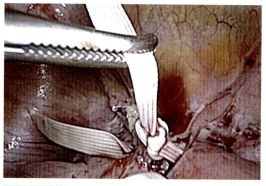

图 9-4-17b 病例 2。钝性、锐性分离环扎带结周围粘连，游离带结

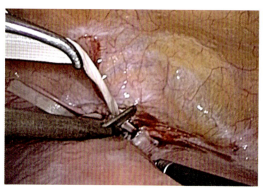

图 9-4-17c 病例 2。用剪刀探入带结侧方与子宫壁之间的间隙并剪断

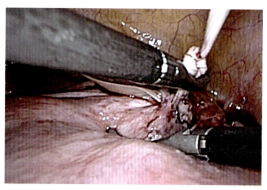

图 9-4-17d 病例 2。牵拉取出环扎带

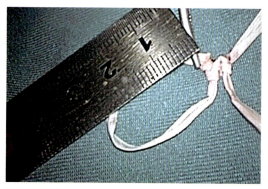

图 9-4-17e 病例 2。检查环扎带的完整性

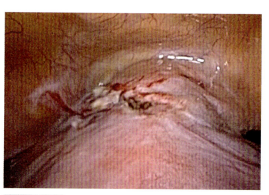

图 9-4-17f 病例 2。冲洗子宫前壁创面，检查出血点

3. 难点解析

因妊娠子宫增大、变软、充血，在腹腔镜手术过程中，任何手术操作必须轻柔、小心，以免对妊娠子宫产生压力。操作器械的插入和移动都应在腹腔镜直视下进行。

病例 3　妊娠期腹腔镜宫颈环扎带取出术

1. 病情简介

患者 30 岁，因"腹腔镜宫颈环扎术后 1 年，停经 22^{+2} 周，不规律下腹痛 8h"入院。患者既往月经规律，初潮 13 岁，周期 6 天 /28 天，无痛经。末次月经 22 周前。妊娠 4 次，流产 3 次。患者 4 年前孕 9 周自然流产 1 次，3 年前孕 18 周无痛性胎膜早破流产 1 次，2 年前孕早期行经阴道宫颈环扎术，孕 24 周时保胎失败拆除环扎带后流产。1 年前行非妊娠期腹腔镜宫颈环扎术，5 个多月前妊娠，孕 17 周开始偶有腹痛，不严重。8h 前出现不规律下腹痛而就诊。妇科检查：外阴已婚未产型；阴道通畅；宫颈管缩短至 1.5cm，距宫颈外口 0.5cm 处可见羊膜囊（图 9-4-18a）。下腹部膨隆，宫底脐上 2 横指。超声检查提示：宫内妊娠，宫颈环扎术后。入院诊断：先兆流产，宫颈机能不全（宫颈环扎术后），复发性流产。入院后经 1 周的保胎治疗仍有腹痛，宫颈扩张范围逐渐增大，前羊水囊逐渐突出宫颈外口（图 9-4-18b）。经与患者和家属交流，患者要求行腹腔镜拆除环扎带。于妊娠 23$^+$ 周时全麻下行妊娠期腹腔镜宫颈环扎带取出术。

2. 手术步骤

（1）于脐孔、左右侧下腹脐与髂前上棘连线中外 1/3 无血管处穿刺，各置直径 10mm、5mm、5mm 戳卡。置腹腔镜后见子宫孕 23$^+$ 周大小，子宫前壁下段膀胱反折腹膜上方可见环扎带带结，带结周围可见粘连带包裹（图 9-4-18c）。双侧卵巢、输卵管外观未见异常。

（2）用双极配合剪刀分离环扎带带结周围粘连带，游离带结（图 9-4-18d、e）。用剪刀剪断带结旁环扎带，牵拉带结取出环扎带（图 9-4-18f、g）。用双极电凝创面止血（图 9-4-18h）。

（3）用生理盐水冲洗盆腔，检查无活动性出血（图 9-4-18i）。

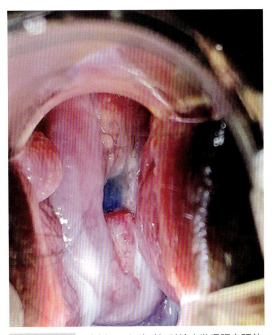

图 9-4-18a　病例 3。入院时妇科检查发现距宫颈外口 0.5cm 处可见羊膜囊

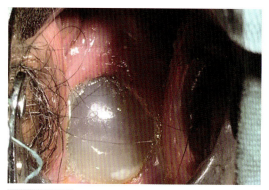

图 9-4-18b 病例 3。经 1 周的保胎治疗后，妇科检查发现宫颈扩张范围增大，前羊水囊突出宫颈外口

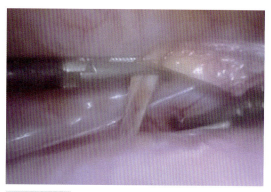

图 9-4-18c 病例 3。子宫下段前壁见环扎带，与网膜粘连

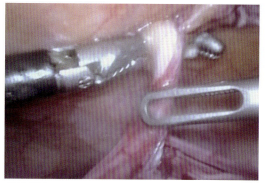

图 9-4-18d 病例 3。用双极分离环扎带结周围粘连

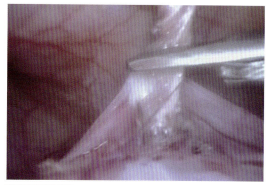

图 9-4-18e 病例 3。用剪刀锐性分离环扎带结周围粘连

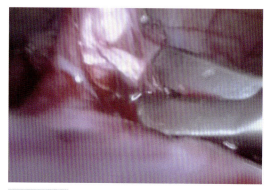

图 9-4-18f 病例 3。用剪刀剪断带结右侧环扎带

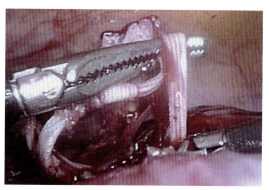

图 9-4-18g 病例 3。牵拉取出环扎带

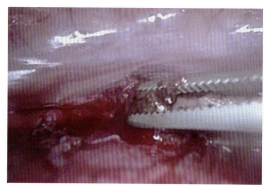

图 9-4-18h 病例 3。用双极电凝创面止血

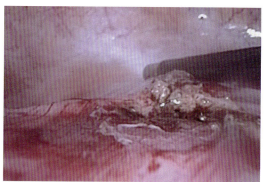

图 9-4-18i 病例 3。冲洗盆腔

3. 难点解析

对于妊娠中期子宫较大的患者，腹腔镜穿刺口的选择要考虑妊娠子宫宫底的高度，并考虑选用开放式方法置入套管针。侧方辅助穿刺口既要避开增大的子宫，又要求手术器械能够到达子宫下段进行操作。本例手术仍然选用脐孔为主穿刺点。

五、小结

宫颈环扎术后因某些原因需取出环扎带，腹腔镜或开腹宫颈环扎术后取环扎带可在腹腔镜下施行。环扎带异位、侵蚀者，腹腔镜下仅见部分环扎带，可行宫腔镜、腹腔镜联合手术取出，宫腔镜可检查环扎带是否累及宫颈管黏膜或子宫内膜。如果可疑膀胱侵蚀者，可行膀胱镜检查，并明确环扎带是否完全取出。

参考文献

[1] 夏恩兰. 妇科内镜学 [M]. 2 版. 北京：人民卫生出版社，2020.

[2] 夏恩兰，马宁，黄晓武，等. 妊娠期腹腔镜子宫峡部环扎术治疗子宫颈机能不全并成功分娩六例临床分析 [J]. 中华妇产科杂志，2014，49（11）：864-867.

[3] 夏恩兰，刘玉环，黄晓武，等. 孕前腹腔镜子宫峡部环扎术七例临床分析 [J]. 中华妇产科杂志，2011, 12：952-954.

[4] 夏恩兰. 重视宫颈机能不全的防治 [J]. 中国实用妇科与产科杂志，2014, 2：81-84.

[5] 邓小明，姚尚龙，于布为，等. 现代麻醉学 [M]. 4 版. 北京：人民卫生出版社，2014.

[6] ADES A, PARGHI S, AREF-ADIB M. Laparoscopic transabdominal cerclage: Outcomes of 121 pregnancies[J]. Aust N Z J Obstet Gynaecol, 2018, 58(6): 606-611.

[7] AGDI M, TULANDI T. Placement and removal of abdominal cerclage by laparoscopy[J]. Reprod Biomed Online, 2008, 16(2): 308-310.

[8] CARTER J F, SAVAGE A, SOPER D E. Laparoscopic removal of abdominal cerclage at 19 weeks' gestation[J]. JSLS, 2013, 17(1): 161-163.

[9] CHO C H, KIM T H, KWON S H, et al. Laparoscopic transabdominal cervicoisthmic cerclage during pregnancy[J]. Am Assoc Gynecol Laparosc, 2003, 10(3): 363-366.

[10] REITMAN E, FLOOD P. Anaesthetic considerations for non-obstetric surgery during pregnancy[J]. British Journal of Anaesthesia, 2011, 107 (S1): 72 - i78.

[11] GHOMI A, RODGERS B. Laparoscopic abdominal cerclage during pregnancy: A case report and a review of the described operative techniques[J]. Minim Invasive Gynecol, 2006, 13(4): 337-341.

[12] LIDDELL H S, LO C. Laparoscopic cervical cerclage: a series in women with a history of second trimester miscarriage[J]. Minim Invasive Gynecol, 2008, 15(3): 342-345.

[13] REID G D, WILLS H J, SHUKLA A, et al. Laparoscopic transabdominal cervico-isthmic cerclage: a minimally invasive approach[J]. Aust N Z J Obstet Gynaecol, 2008, 48(2): 185-188.

[14] RIISKJAER M, PETERSEN O B, ULDBJERG N, et al. Feasibility and clinical effects of laparoscopic abdominal cerclage: an observational study[J]. Acta Obstet Gynecol Scand, 2012, 91(11): 1314-1318.

[15] SHALTOUT M F, MAGED A M, ELSHERBINI M M, et al. Laparoscopic transabdominal cerclage: new approach[J]. Matern Fetal Neonatal Med, 2017, 30(5): 600-604.

[16] WHITTLE W L, SINGH S S, ALLEN L, et al. Laparoscopic cervico-isthmic cerclage: surgical technique and obstetric outcomes[J]. Am J Obstet Gynecol, 2009, 201(4): 64.e1-7.

第十章　腹腔镜在子宫畸形手术中的应用

第一节　腹腔镜联合宫腔镜诊断子宫畸形

一、概述

（一）子宫畸形的形成机制

女性子宫来源于两侧副中肾管（也称苗勒管）。在胚胎发育第 4~6 周，两侧副中肾管开始出现并发育，到第 10 周时两侧副中肾管中段及尾段开始融合形成子宫。子宫初形成时有两个宫腔，两侧宫腔之间以纵隔分隔。在胚胎发育到 12 周末时纵隔融合消失，形成单个宫腔。在胚胎期子宫发育形成过程中，如受到某些内在因素或外来因素的干扰，导致副中肾管衍化物发育不全或者融合障碍，即可造成不同类型的先天性子宫发育异常（Congenital Uterine Malformation），又称子宫畸形。

（二）子宫畸形的分类

临床常用的先天性子宫畸形分类方法为美国生育学会（American Fertility Society，AFS）于 1988 年制定的分类方法，包括苗勒管未发育或发育不良、单角子宫、双子宫、双角子宫、纵隔子宫、弓形子宫和 T 形子宫等（表 10-1-1）。

表 10-1-1　美国生育学会（AFS）苗勒管发育异常分类

类型	名称	亚型
I 类	苗勒管未发育（Agenesis）或发育不良（Hypoplasia）	A. 阴道 B. 宫颈 C. 宫底 D. 输卵管 E. 协同异常
II 类	单角子宫（Unicornuate）	A. 单角与残角有交通 B. 单角与残角无交通 C. 残角子宫无宫腔 D. 无残角子宫
III 类	双子宫（Didelphus）	
IV 类	双角子宫（Bicornuate）	A. 完全双角子宫 B. 不完全双角子宫
V 类	纵隔子宫（Septate）	A. 完全纵隔子宫 B. 不完全纵隔子宫
VI 类	弓形子宫（Arcuate）	
VII 类	T 形子宫（Diethylstilbestrol Related）	

2013 年欧洲人类生殖和胚胎学学会（European Society of Human Reproduction and Embryology，ESHRE）和欧洲妇科内镜学会（European Society for Gynaecological Endoscopy，ESGE）经过一系列的研究和总结，以解剖异常为分类依据，综合子宫体、子宫颈和阴道 3 个器官的发育异常联合评定畸形类型，发布了最新女性生殖系统发育异常的分类方法，目前正被临床医生逐渐接受（表 10-1-2）。其具体内容如下：

表 10-1-2　ESHRE/ESGE 女性生殖系统发育异常分类方法

子宫发育异常			宫颈 / 阴道发育异常		
分类		亚类	协同分类		
U0	正常子宫		C0		正常宫颈
U1	异型子宫	a. T 形子宫	C1		宫颈纵隔
		b. 幼稚子宫	C2		双侧正常宫颈
		c. 其他	C3		单侧宫颈发育不良
U2	纵隔子宫	a. 不完全纵隔子宫	C4		宫颈未发育
		b. 完全纵隔子宫			
U3	双角子宫	a. 不完全双角子宫			
		b. 完全双角子宫	V0		正常阴道
		c. 双角纵隔子宫	V1		纵向非梗阻性阴道纵隔
U4	单侧子宫	a. 合并残腔子宫（有交通或无交通）	V2		纵向梗阻性阴道纵隔
		b. 不合并残腔子宫（无残腔的实体宫角 / 无残角）	V3		阴道横隔和 / 或处女膜闭锁
U5	发育不良子宫	a. 有残腔的发育不全的子宫（双侧或单侧宫角）	V4		阴道发育不全
		b. 无残腔的发育不全的子宫（双侧或单侧子宫残迹）			
U6	未分类子宫发育异常				
U		C		V	

1. 子宫发育异常

U0：正常子宫。其双侧输卵管内口连线可为直线或曲线，宫底中线浆膜面凹陷程度不能超过正常宫壁厚度的 50%（图 10-1-1）。

U1：异型子宫（Dysmorphic Uterus）。为子宫外形轮廓正常，但宫腔形态异常的除子宫纵隔外的子宫发育异常。通常情况下变形子宫较正常子宫小，分为 3 种亚型。

U1a：T 形子宫（T -Shaped Uterus）。主要特征为因子宫侧壁增厚导致宫腔狭窄。子宫体与子宫颈长度的比值为 2∶1（图 10-1-2）。

U1b：幼稚子宫（Infantile Uterus）。主要特征为没有侧壁增厚的宫腔狭窄。子宫体与子宫颈长度的比值可达 1∶2（图 10-1-3）。

U1c：其他异型子宫。包括所有子宫腔形态的轻微异常，且宫底中线的宫腔内突出程度小于子宫壁厚度 50% 的子宫（图 10-1-4）。

U2：纵隔子宫（Septate Uterus）。为两侧苗勒管发育和会合正常，但是由中线隔板吸收障碍所致的异常子宫。纵隔的定义为子宫的外形轮廓正常，宫底中线的宫腔内突出程度超过子宫肌壁厚度的 50%。纵隔子宫分为两种亚型。

U2a：不完全纵隔子宫。主要特征为子宫纵隔在宫颈内口以上水平将宫腔分离为两部分（图 10-1-5）。

U2b：完全纵隔子宫。主要特征为纵隔达宫颈内口水平，将宫腔完全分为两部分。完全纵隔子宫的患者可伴有或不伴有宫颈和 / 或阴道异常（图 10-1-6）。

U3：双角子宫（Bicorporeal Uterus）。为双侧苗勒管融合障碍所致的异常子宫。双角子宫的宫底外形轮廓异常，主要特征为宫底浆膜层凹陷，宫底中线凹陷程度超过子宫肌壁厚度的 50%。宫底浆膜层凹陷使两侧宫角分离，宫底沿中线向宫腔突出，同纵隔子宫相似，使宫腔分离。双角子宫分为 3 种亚型。

U3a：不完全双角子宫。主要特征为宫底浆膜层凹陷在宫颈水平之上分离子宫（图 10-1-7）。

U3b：完全双角子宫。主要特征为宫底浆膜层凹陷完全分离子宫，达宫颈水平（图 10-1-8）。完全双角子宫如同时合并双侧正常宫颈，则称为双子宫（U3b/C2）（图 10-1-9）。

U3c：双角纵隔子宫，由双侧苗勒管融合障碍伴有隔板吸收障碍所致。双角纵隔子宫的患者，其宫底中线凹陷处的宫壁厚度超过子宫肌壁厚度的 150%（图 10-1-10）。此类患者宫腔内的隔板可由宫腔镜手术横向切除。

U4：单侧子宫（Hemi-Uterus），为一侧苗勒管发育正常，而另一侧苗勒管未发育或发育不完全所致。包括所有一侧发育正常的子宫。该侧子宫发育正常，具有完全发育有功能的单侧宫腔；对侧子宫不完全发育或未发育。单侧子宫分为两种亚型。

U4a：单侧子宫合并残腔子宫。主要特征为对侧是有部分宫腔的子宫角，与单侧子宫相通或不相通（图 10-1-11）。对侧残角子宫的宫腔有功能性内膜具有临床意义，可发生残角宫腔积血和异位妊娠，是腹腔镜手术切除的指征。

U4b：单侧子宫不合并残腔子宫。主要特征为对侧是无宫腔的实体子宫角或无子宫发育（图 10-1-12）。

U5：发育不良子宫（Aplastic Uterus），指所有发育缺陷的子宫。主要特征为：双侧或单侧子宫腔发育缺失；在某些病例中可见双侧或单侧有宫腔的残角子宫；有时还可见无宫腔的实体子宫残迹。发育不良子宫常同时伴有其他器官发育缺陷［如阴道发育不良，即先天性无阴道综合征（Mayer-Rokitansky-Küster-Hauser syndrome，MRKH 综合征）］。发育不良子宫分为两种亚型。

U5a：有残腔的发育不全子宫。主要特征为双侧或单侧有功能的子宫角（图 10-1-13）。

U5b：无残腔的发育不全子宫。可表现为痕迹子宫或子宫完全缺失（图 10-1-14）。

U6：未分类子宫发育异常。包括除上述 5 种类型之外的在正常胚胎发育过程中发生的形成、融合或者吸收障碍导致的子宫畸形，如少见的子宫发育异常、微小畸形异常或者多种协同畸形病变。

2. 宫颈发育异常

C0：正常宫颈。包括所有发育正常的宫颈。

C1：宫颈纵隔。包括所有宫颈隔板吸收障碍。主要表现为外形正常的环形宫颈内可见纵隔。

C2：双侧正常宫颈。包括所有宫颈融合障碍。表现为两个外观圆形的宫颈。两个宫颈可完全分离或部分融合。合并完全双角子宫时，分类为 U3b/C2。

C3：单侧宫颈发育不良。包括所有单侧宫颈形成。主要表现为仅有单侧宫颈发育，对侧宫颈不完全发育或缺失。

C4：宫颈未发育。包括所有完全宫颈缺失的患者以及严重宫颈形成缺陷的患者。

3. 阴道发育异常

V0：正常阴道。包括所有发育正常的阴道。

V1：纵向非梗阻性阴道纵隔。

V2：纵向梗阻性阴道纵隔。

V3：阴道横隔和 / 或处女膜闭锁。

V4：阴道发育不全。包括所有完全或部分阴道缺失的患者。

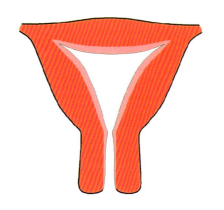

图 10-1-1　正常子宫

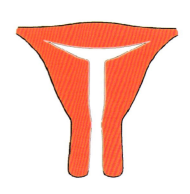

图 10-1-2　T 形子宫

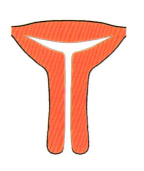

图 10-1-3　幼稚子宫

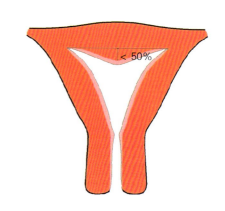

图 10-1-4　宫腔形态轻微异常的变形子宫。宫底内突程度小于宫壁厚度的 50%

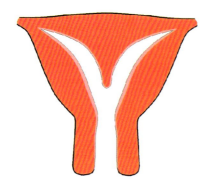

图 10-1-5　不完全纵隔子宫

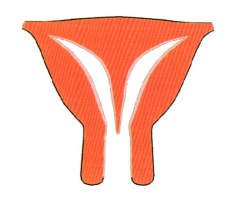

图 10-1-6　完全纵隔子宫

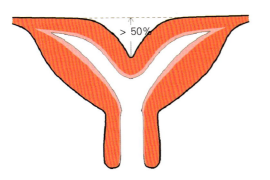

图 10-1-7　不完全双角子宫　　　　　　　图 10-1-8　完全双角子宫

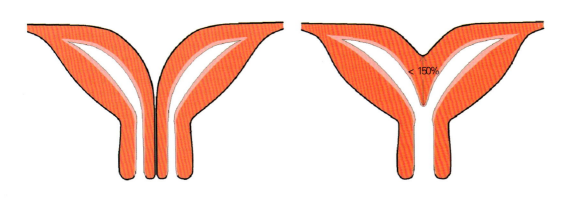

图 10-1-9　双子宫　　　　　　　图 10-1-10　双角纵隔子宫

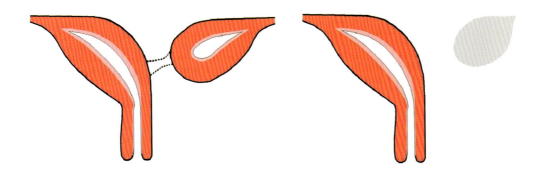

图 10-1-11　单侧子宫合并残腔子宫　　　　　图 10-1-12　单侧子宫不合并残腔子宫

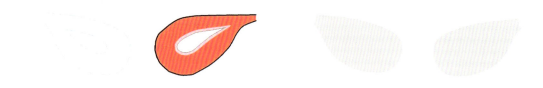

图 10-1-13　单侧有残腔的发育不全子宫　　　　图 10-1-14　单侧（或双侧）无残腔的发育不全子宫

（三）子宫畸形的诊断

1.临床表现和体征

先天性无子宫、始基子宫、幼稚子宫患者生育期无月经来潮，终身无受孕可能。斜隔子宫、残角子宫等患者可出现原发性闭经和周期性腹痛。而单角子宫、双子宫、双角子宫、纵隔子宫等子宫畸形患者多数易于妊娠期发生流产及早产，人工流产或中期引产失败，以及胎位异常、胎儿异常、胎膜早破、宫缩乏力、产后出血及胎盘残留、子宫破裂和泌尿系统畸形等，少数患者可有月经稀发和不孕。常规妇科检查可发现阴道纵隔、横隔，双宫颈和明显的子宫畸形，如双子宫、双角子宫、残角子宫等。

2.妇科超声检查

子宫畸形可通过经腹或经阴妇科二维超声检查、三维超声检查等观察子宫大小、形态，内膜回声和形态，对子宫畸形的诊断具有较高的准确性（图 10-1-15）。

3.子宫输卵管碘油造影（Hysterosalpingography，HSG）

子宫输卵管碘油造影可以显示宫腔和输卵管的位置、形态、大小。正常的子宫形态为倒三角形。当子宫输卵管碘油造影显示为两个宫腔时，可为双子宫或完全纵隔子宫；当宫腔呈"Y"形时，可为双角子宫或不完全纵隔子宫；显示一侧狭长的子宫腔时，可为单角子宫；显示宫腔为"T"形时，可为T形子宫（图 10-1-16）。

4.磁共振成像（Magnetic Resonance Imaging，MRI）检查

磁共振成像检查可以显示子宫体和子宫腔的形态，区分不同子宫畸形的类型，明确诊断，具有高分辨率。同时还可用来评估是否合并泌尿系统畸形，具有很高的精确性（图 10-1-17）。

5.宫腔镜、腹腔镜联合检查

当辅助检查无法明确子宫畸形的类型时可行宫腔镜、腹腔镜联合检查。宫腔镜检查可观察阴道、宫颈管和宫腔形态，明确生殖道管腔内的解剖形态异常。腹腔镜检查可观察子宫外部轮廓，宫底形态，双侧宫角位置和大小，与双侧输卵管、卵巢的关系，结合宫腔镜检查结果明确子宫畸形类型，为选择正确的手术方法提供依据。

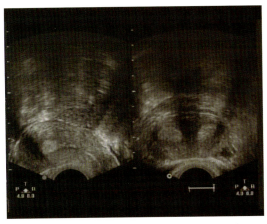

图10-1-15　妇科经阴道纵向及横向超声扫查发现子宫纵隔。横向扫查右侧宫底横径增宽，宫内中部可见纵隔，回声较肌层稍低，其两侧各有一梭形宫内膜回声

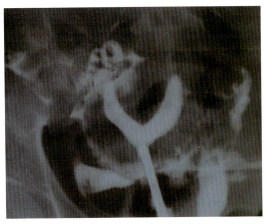

图10-1-16　子宫输卵管碘油造影发现子宫纵隔。可见两个宫腔，中间为纵隔隔板组织

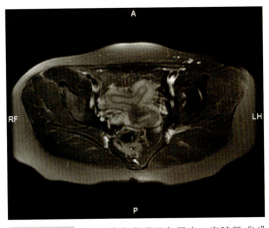

图10-1-17　MRI检查发现双角子宫。宫腔呈"Y"形，宫底稍凹陷

（四）子宫畸形的手术治疗

　　宫腔镜、腹腔镜联合手术是子宫畸形患者最有效的治疗手段。完全、不完全纵隔子宫可行腹腔镜监护下子宫纵隔电切术。不完全双角子宫可行腹腔镜监护下不完全双角子宫矫形术。完全双角子宫可行宫腔镜、腹腔镜联合双角子宫融合术。斜隔子宫可行腹腔镜监护宫腔镜子宫斜隔电切术。T形子宫可行宫腔镜T形子宫矫形术。单角子宫可行腹腔镜监护宫腔镜单角子宫矫形术。残角子宫可行腹腔镜残角子宫切除术。

二、手术适应证和禁忌证

（一）手术适应证

（1）需辅助生育技术的原发性不孕症。

（2）有自然流产史2次以上或有难以治疗的不育症。

（3）检查发现或可疑为子宫畸形。

（4）有原发性闭经、周期性腹痛等需解除症状者。

（二）手术禁忌证

（1）心、肝、肾衰竭的急性期不能耐受麻醉及手术者。

（2）生殖道感染的急性期。

（3）盆腔、腹腔严重粘连影响人工气腹或不能置镜者。

（4）绞窄性肠梗阻。

（5）宫颈瘢痕，不能充分扩张者。

（6）子宫屈度过大，宫腔镜不能进入宫底者。

三、检查方法

1. 腹腔镜检查

首先行腹腔镜检查。腹腔镜下仔细检查盆腔情况，观察子宫、双侧输卵管及卵巢的形态、大小、有无粘连及其他病变。检查子宫的对称性，子宫底的外形轮廓，双侧子宫角的大小及与输卵管、卵巢的关系等。有些子宫畸形不需行宫腔镜检查协助诊断即可在腹腔镜下明确诊断，如先天性无子宫、幼稚子宫等。若患者有不孕的问题，可行输卵管通畅度检查。

2. 宫腔镜检查

宫腔镜经阴道、宫颈管向宫腔方向置入镜体，依次检查阴道、宫颈管及宫腔的解剖结构和形态异常。结合腹腔镜检查发现并明确子宫畸形的类型。

四、腹腔镜联合宫腔镜诊断子宫畸形镜下所见

1. 双子宫

腹腔镜下可见两个独立宫体，各自连接同侧输卵管及卵巢。宫腔镜下可见单阴道或双阴道、双宫颈、双宫腔，两侧宫腔无交通（图 10-1-18）。

2. 纵隔子宫

腹腔镜下可见宫底浆膜面正常或横宽，宫底正中可平坦，无明显凹陷。宫腔镜下观察宫底至宫腔中线可见明确隔板组织。若子宫纵隔的隔板末端达到宫颈内口或宫颈管内，从宫底至宫颈内口将宫腔完全分隔为两部分者称为完全纵隔子宫；若隔板末端未达到宫颈内口水平，从宫底至宫腔仅将宫腔部分隔开者为不完全纵隔子宫（图 10-1-19、图 10-1-20）。

3. 双角子宫

腹腔镜下可见宫底浆膜面横宽，两侧宫角远离，宫底正中不同程度凹陷，可与纵隔子宫相鉴别。宫腔镜下可见宫底内陷，与纵隔子宫不易鉴别。可见两侧略狭长宫腔，宫腔顶端可见单侧输卵管开口，两侧宫腔分离位置可在宫腔上段、中段、下段，或宫颈内口水平、宫颈管内等。镜下可测量双侧宫腔长度、宫底正中与宫颈外口距离、宫颈管长度等（图 10-1-21、图 10-1-22）。

4. 单角子宫及残角子宫

腹腔镜下可见单角子宫偏于一侧，与同侧输卵管、卵巢及圆韧带等相连。残角子宫小，有宫腔积血时常增大，与同侧输卵管及卵巢相连。盆腔可有粘连。宫腔镜下可见单角子宫腔狭长，仅见一侧输卵管开口。与残角子宫可无交通（图 10-1-23、图 10-1-24）。

5. 斜隔子宫

腹腔镜下可见正常位置的子宫体，可排除单角子宫、残角子宫等畸形，宫腔内有积血或积液者子宫膨大，盆腔可见陈旧性凝血块和粘连。宫腔镜下可见单侧狭长宫腔及同侧输卵管开口（图 10-1-25、图 10-1-26）。

6. T 形子宫

腹腔镜下可见 T 形子宫外形正常、偏小，宫底浆膜层无异常。宫腔镜下可见整个宫腔呈"T"形改变。上段狭窄，底部呈弓形，宫底正中与两侧壁的最近距离不足 2cm。宫腔中下段呈筒形，侧壁肌肉肥厚（图 10-1-27、图 10-1-28）。

7. 弓形子宫

腹腔镜下可见弓形子宫的宫底浆膜面大致正常，无明显凹陷。宫腔镜下可见宫底宽厚、内凸，但无明确隔板（图 10-1-29、图 10-1-30）。

8. 鞍状子宫

腹腔镜下可见鞍状子宫的宫底浆膜面轻度凹陷，形似马鞍。宫腔镜下可见宫腔形态与弓形子宫相似，宫底宽厚，无明确隔板。

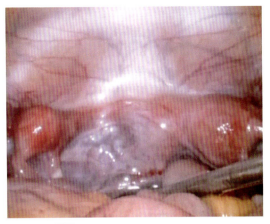

图 10-1-18　双子宫。腹腔镜下可见两个独立宫体，各自连接同侧输卵管及卵巢

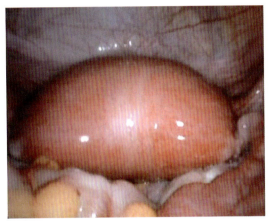

图 10-1-19　纵隔子宫。腹腔镜下可见宫底浆膜面轻度横宽，宫底正中平坦，无明显凹陷

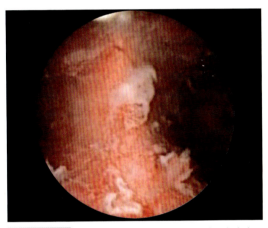

图 10-1-20　纵隔子宫。宫腔镜下可见宫内隔板组织

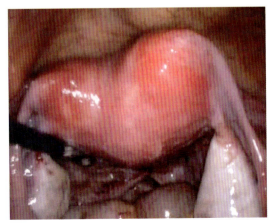

图 10-1-21　双角子宫。腹腔镜下可见宫底浆膜面横宽，两侧宫角远离，宫底正中不同程度凹陷

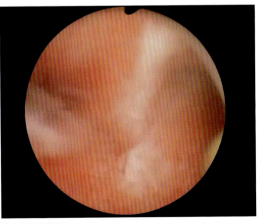

图 10-1-22　双角子宫。宫腔镜下可见宫内隔板

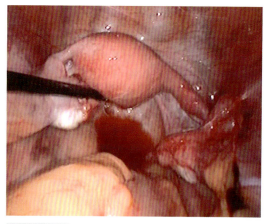

图 10-1-23　单角子宫及残角子宫。腹腔镜下可见单角子宫偏于一侧，与同侧输卵管、卵巢及圆韧带等相连。残角子宫小，偏于另一侧，与同侧输卵管及卵巢相连

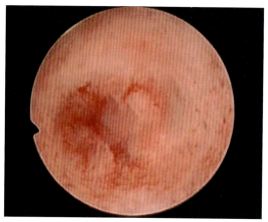

图 10-1-24　单角子宫。宫腔镜下可见子宫腔狭长，仅见一侧输卵管开口

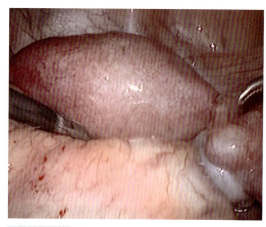

图 10-1-25　斜隔子宫。腹腔镜下可见子宫增大，形态正常

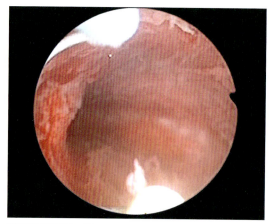

图 10-1-26　斜隔子宫。宫腔镜下可见单侧狭长宫腔及同侧输卵管开口

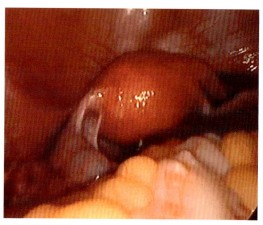

图 10-1-27　T 形子宫。腹腔镜下可见子宫外形正常、偏小，宫底浆膜层无异常

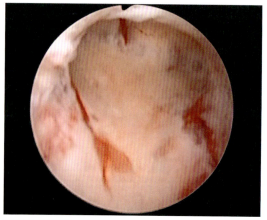

图 10-1-28　T 形子宫。宫腔镜下可见宫腔上段狭窄，中下段呈筒形，整个宫腔呈 "T" 形改变

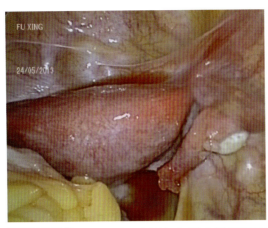

图 10-1-29　弓形子宫。腹腔镜下可见宫底浆膜面正常，无明显凹陷

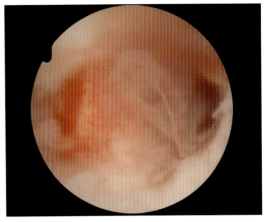

图 10-1-30　弓形子宫。宫腔镜下可见宫腔内宫底宽厚、内突，但无明确隔板

五、腹腔镜联合宫腔镜诊断子宫畸形实例演示

病例 1　腹腔镜检查诊断始基子宫 + 卵巢囊肿剥除术

1. 病情简介

患者 23 岁，因"原发性闭经，发现卵巢囊肿 5 年"入院。患者自幼无月经来潮，无周期性腹痛。5年前行超声检查发现始基子宫，卵巢囊肿。卵巢囊肿直径约 3cm，定期复查。半月前超声检查发现囊肿增大，直径约 6cm。妇科检查：外阴发育正常，阴道短小，顶端可见一小孔隙，距阴道外口约 4cm，子宫体积小，直径约 2cm，左侧附件区可扪及一直径约 5cm 的囊肿，活动可，无压痛。右附件区未扪及异常。妇科超声检查：阴道顶端见低回声团，大小 1.7cm×1.8cm×1.3cm，未见内膜回声，与阴道不相通。左侧附件区非纯囊腔，大小 6.8cm×4.5cm，边界不清，内见欠规整中强回声，大小 3.7cm×2.2cm。提示：始基子宫，卵巢囊肿。入院诊断：左侧卵巢畸胎瘤，始基子宫，先天性阴道发育不良。完善检查后，择期全麻下行腹腔镜检查诊断始基子宫 + 卵巢囊肿剥除术。

2. 手术步骤

（1）置腹腔镜，检查盆腔。盆底未见正常子宫，仅见条索状肌纤维组织。另位于双侧卵巢固有韧带上方各见一小枣大小肌肉样突起。左侧卵巢增大，直径约 5cm，右侧卵巢未见异常，双侧输卵管形态正常（图 10-1-31a ~ d）。

（2）腹腔镜下诊断：始基子宫，左侧卵巢畸胎瘤。决定行腹腔镜卵巢畸胎瘤剥除术，始基子宫未予处理（略）。

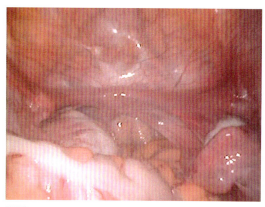

图 10-1-31a　病例 1。腹腔镜检查。盆底未见正常子宫，仅见条索状肌纤维组织。两侧延长与圆韧带连接处各见一小枣大小肌肉样突起。双侧输卵管卵巢可见

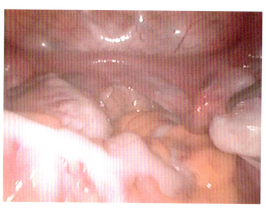

图 10-1-31b　病例 1。腹腔镜检查。见右侧输卵管、卵巢形态正常

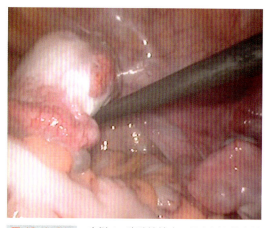

图 10-1-31c　病例 1。腹腔镜检查。见左侧卵巢囊性增大，直径约 5cm，左侧输卵管形态正常

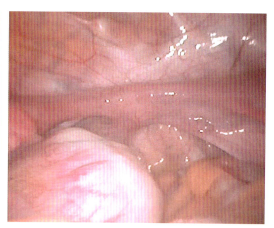

图 10-1-31d　病例 1。腹腔镜检查。近距离观察盆底，可见盆底正中有条索状肌纤维组织，大小约 1cm×1.5cm。未见明确子宫形态

3. 难点解析

始基子宫也称痕迹子宫，是双侧副中肾管融合不久即停止发育所致，可伴有阴道发育不良，而双侧卵巢多发育正常。患者子宫极小，长度仅 1~3cm，多数无宫腔、无子宫内膜，而为条索状实体肌性组织。依 ESHRE/ESGE 分类标准为 U5b。症状包括原发性闭经及不孕。目前尚无有效的治疗方法。

病例 2　宫腔镜、腹腔镜联合检查诊断不完全纵隔子宫 + 腹腔镜输卵管通液术

1. 病情简介

患者 28 岁，因"未避孕未孕 1 年"入院。患者既往月经规律，初潮 13 岁，周期 4 天 /28 天。妊娠 1 次，因胎停育行清宫术 1 次，末次月经 5 天前。患者 1 年余前孕 2 月因胎停育行清宫术，术后至今未避孕未孕，B 超检查可疑子宫畸形。妇科内诊检查：外阴已婚未产型；阴道通畅；单宫颈，光滑；宫体前位，大小正常，活动；双侧附件区未扪及异常。入院诊断：子宫畸形，继发性不孕。择期全麻下行宫腔镜、腹腔镜联合检查诊断不完全纵隔子宫 + 腹腔镜输卵管通液术。

2. 手术步骤

（1）行腹腔镜检查。见子宫大小正常，宫底正中略凹陷，双侧输卵管、卵巢形态正常（图 10-1-32a）。行输卵管通畅度检查，双侧输卵管伞端皆见蓝色液体流出（图 10-1-32b）。

（2）行宫腔镜检查。见宫腔正中纵隔组织，纵隔末端窄长（图 10-1-32c）。子宫内膜厚，可见息肉样增生。行负压吸宫术，再次置入宫腔镜。镜体分别进入两侧宫腔，宫腔狭长，分别可见同侧输卵管开口（图 10-1-32d、e）。纵隔窄长，末端达宫腔中下段（图 10-1-32f）。镜下测量纵隔末端至宫颈外口 4.5cm，探测宫深左侧 7.0cm，右侧 7.0cm。宫腔镜、腹腔镜联合诊断：不完全纵隔子宫。

（3）行腹腔镜监护宫腔镜子宫纵隔电切术（略）。

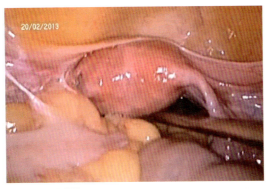
图 10-1-32a　病例 2。腹腔镜检查。见子宫大小正常，宫底正中略凹陷

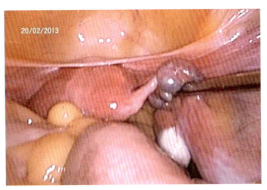
图 10-1-32b　病例 2。行输卵管通液术。腹腔镜下见右侧输卵管充盈，伞端有蓝色液体流出

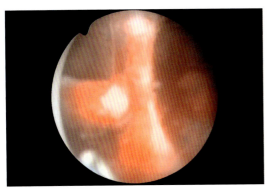
图 10-1-32c　病例 2。宫腔镜检查。见宫腔正中纵隔组织，纵隔末端窄长

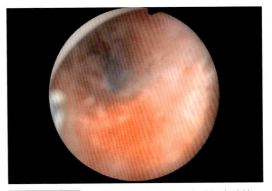
图 10-1-32d　病例 2。吸宫术后再次置入宫腔镜，见右侧宫腔狭长，可见输卵管开口

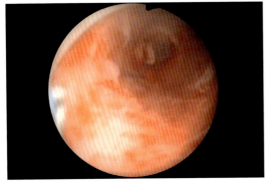
图 10-1-32e　病例 2。宫腔镜下左侧宫腔，宫腔狭长，顶端可见输卵管开口

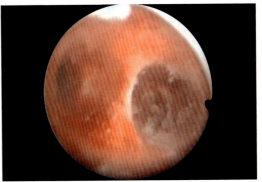
图 10-1-32f　病例 2。宫腔镜下宫腔形态，纵隔末端达宫腔中下段

3. 难点解析

宫腔镜、腹腔镜联合检查可明确子宫纵隔的诊断。腹腔镜可观察子宫底部浆膜层异常，本例子宫底部正中略凹陷。宫腔镜可观察宫腔形态，宫内隔板位置及形态，本例宫腔纵隔末端终止于宫腔中下段，为不完全纵隔子宫。行腹腔镜监护宫腔镜子宫纵隔电切术可有效治疗子宫纵隔畸形，生殖预后良好。

病例 3 宫腔镜、腹腔镜联合诊断不完全双角子宫

1. 病情简介

患者 25 岁，因"发现子宫畸形 2 年"入院。患者既往月经规律，初潮 12 岁，周期 5～6 天 /28～30 天。妊娠 1 次，自然流产 1 次，末次月经 20 天前。患者 2 年前体检发现子宫纵隔畸形，未进行任何治疗。10 个月前孕 1 月余自然流产 1 次，3 个月前行宫腔镜检查提示子宫畸形（双角子宫？纵隔子宫？）。妇科检查：外阴已婚未产型；阴道通畅；单宫颈，光滑；宫体后位，大小正常，活动；双侧附件区未扪及异常。入院诊断：子宫畸形。择期全麻下行宫腔镜、腹腔镜联合诊断不完全双角子宫。

2. 手术步骤

（1）行腹腔镜检查。见子宫稍大，宫底横宽，双侧宫角略远离，宫底正中浆膜层凹陷，达子宫体中段。双侧输卵管、卵巢形态正常（图 10-1-33a）。行输卵管通畅度检查，双侧输卵管伞端皆见蓝色液体流出（图 10-1-33b）。

（2）行宫腔镜检查。见宫腔正中较宽隔板组织，达宫腔下段。自隔板右侧进入一侧宫腔，宫腔狭长，偏右，顶端见输卵管开口。自隔板左侧进入另一侧宫腔，宫腔狭长，偏左，顶端见输卵管开口（图 10-1-33c～f）。宫腔镜、腹腔镜联合诊断：不完全双角子宫。

（3）行腹腔镜监护宫腔镜子宫纵隔电切术（略）。

3. 难点解析

双角子宫行腹腔镜检查可观察子宫浆膜面情况，宫底凹陷程度；行宫腔镜检查可观察宫腔形态，两侧宫腔分离部位。本例宫底正中浆膜层凹陷达宫体中段，宫腔镜检查宫腔正中隔板达宫腔下段，诊断为不完全双角子宫。行腹腔镜监护宫腔镜子宫纵隔电切术可有效治疗，生殖预后良好。

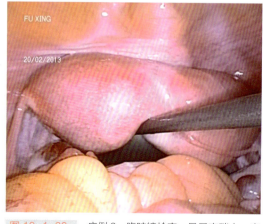

图 10-1-33a 病例 3。腹腔镜检查。见子宫稍大，宫底横宽，双侧宫角略远离，宫底正中浆膜层凹陷，达子宫体中段

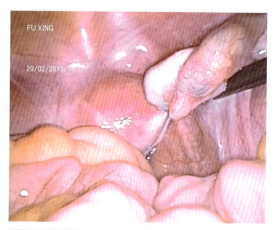

图 10-1-33b 病例 3。行输卵管通畅度检查，右侧输卵管充盈，蓝染

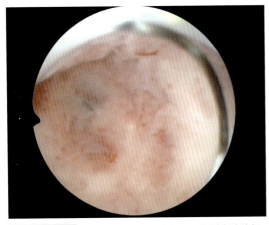

图 10-1-33c　病例 3。宫腔镜检查。见右侧宫腔狭长，顶端见输卵管开口

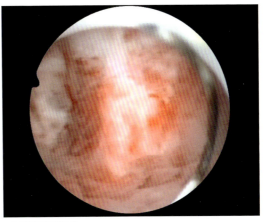

图 10-1-33d　病例 3。宫腔正中见较宽隔板组织，达宫腔下段

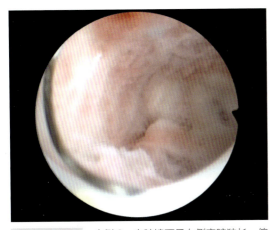

图 10-1-33e　病例 3。宫腔镜下见左侧宫腔狭长，偏左，顶端见输卵管开口

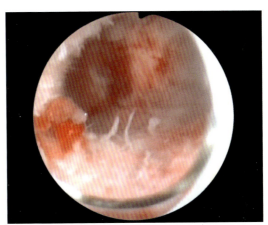

图 10-1-33f　病例 3。宫腔镜下宫腔形态，宫腔可见较宽隔板

病例 4　宫腔镜、腹腔镜联合诊断完全双角子宫

1. 病情简介

　　患者 23 岁，因"发现子宫畸形 3 个月"入院。患者既往月经规律，初潮 13 岁，周期 6 ~ 7 天 /28 ~ 30 天。妊娠 0 次，末次月经 18 天前。患者 3 个月前体检发现子宫畸形（双子宫，右侧幼稚子宫可能）。1 个月前复查超声诊断：双子宫畸形。门诊宫腔镜检查提示单角子宫？妇科检查：外阴已婚未产型；阴道通畅；单宫颈，肥大，中度糜烂；宫体前位，大小正常，活动；双侧附件区未扪及异常。妇科超声检查：盆腔见两个子宫回声，右侧子宫大小约 5.7cm×3.2cm×2.8cm，左侧子宫大小约 5.6cm×3.3cm×4.0cm，双侧子宫内膜线居中，右侧厚约 1.3cm，左侧厚约 1.4cm，宫腔内未见异常回声，靠近宫颈内口及宫颈管部分可见两个宫颈管向下延伸，外口显示不清。提示：双子宫，部分双宫颈。入院诊断：子宫畸形（双子宫？）。择期全麻下行宫腔镜、腹腔镜联合诊断完全双角子宫。

2. 手术步骤

　　（1）行腹腔镜检查。见盆腔两侧各有一子宫体，呈单角状，大小正常。两侧宫体于子宫下段近宫颈内口水平相连（图 10-1-34a）。右侧输卵管未见正常伞端结构，右侧卵巢形态正常（图 10-1-34b）。左侧盆壁与肠管及网膜粘连，左侧输卵管、卵巢不可见（图 10-1-34c）。

（2）行宫腔镜检查。见单宫颈，自宫颈外口见隔板，将宫颈管分为两个。自右侧宫颈管进入宫腔，宫腔狭长，偏右，顶端见输卵管开口（图 10-1-34d）。在腹腔镜监护下见右侧子宫宫壁均匀透光（图 10-1-34e）。

（3）宫腔镜自左侧宫颈管进入左侧宫腔，宫腔狭长，偏左，至宫底部略膨大，内膜呈暗红色，顶端见输卵管开口（图 10-1-34f）。宫腔镜检查两侧宫腔未见交通。宫腔镜、腹腔镜联合诊断：完全双角子宫，盆腔粘连。

（4）行腹腔镜盆腔粘连分离术 + 右侧输卵管伞端造口术（略）。

3. 难点解析

本例患者腹腔镜检查宫底正中浆膜层凹陷达宫颈内口水平，宫腔镜检查两侧宫腔自宫颈即开始分离，故诊断为完全双角子宫。必要时可行腹腔镜双角子宫融合术治疗。

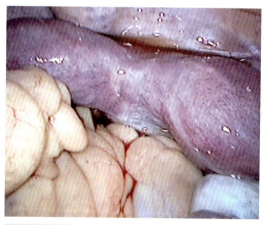

图 10-1-34a 病例 4。腹腔镜检查。见盆腔两侧各有一子宫体，呈单角状，大小正常。两侧宫体于子宫下段近宫颈内口水平相连

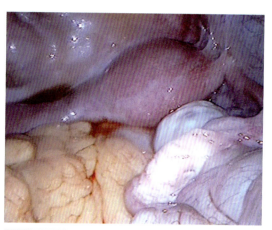

图 10-1-34b 病例 4。腹腔镜检查。右侧输卵管未见正常伞端结构，右侧卵巢形态正常

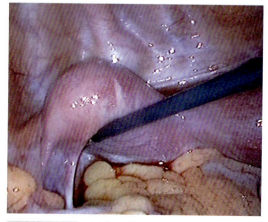

图 10-1-34c 病例 4。腹腔镜检查。见左侧盆壁与肠管及网膜粘连，左侧输卵管、卵巢不可见

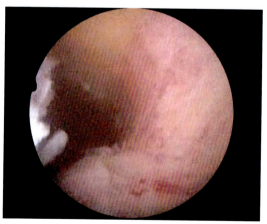

图 10-1-34d 病例 4。宫腔镜检查。见右侧宫腔狭长，顶端见输卵管开口

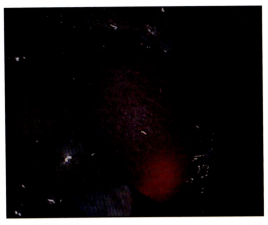

图 10-1-34e　病例 4。宫腔镜检查右侧宫腔，腹腔镜监护下见右侧子宫宫壁透光均匀

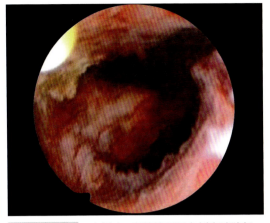

图 10-1-34f　病例 4。宫腔镜下见左侧宫腔狭长，偏左，顶端见输卵管开口

病例 5　宫腔镜、腹腔镜联合诊断单角子宫及残角子宫

1. 病情简介

患者 21 岁，因"自然流产行清宫术后未避孕未孕半年"入院。患者既往月经规律，初潮 16 岁，周期 5 天 /28 天。妊娠 1 次，自然流产 1 次。末次月经 8 天前。患者 7 个月前孕 40 余天自然流产 1 次，行清宫术治疗。近半年未避孕未孕。超声检查提示单角子宫。妇科检查：外阴已婚未产型；阴道通畅；单宫颈，光滑；宫体中位，大小正常，活动；双侧附件区未扪及异常。妇科超声检查：子宫前位，大小 4.0cm×2.9cm×2.6cm，内膜线居中，回声中等，全层厚 0.9cm，宫腔回声呈"("形，右侧宫角内膜缺失。提示：单角子宫。门诊宫腔镜检查：宫颈管未及异常，宫腔形态失常，呈左侧单角状，左侧输卵管开口可见，未见右侧宫角及右侧输卵管开口。镜下诊断：宫腔形态异常（单角子宫？宫腔粘连？）。入院诊断：子宫畸形（单角子宫）。择期全麻下行宫腔镜、腹腔镜联合诊断单角子宫及残角子宫。

2. 手术步骤

（1）行腹腔镜检查。腹腔镜下见子宫略偏左，呈单角状，大小正常，左侧宫角与左侧圆韧带及输卵管、卵巢相连（图 10-1-35a、b）。左侧输卵管、卵巢形态正常。子宫右侧壁宫角部位可见结节样肌性组织，直径约 1.5cm，与左侧子宫联系紧密，与右侧圆韧带及右侧卵巢相连。右侧输卵管未见正常形态，仅于卵巢上方残余管状结构（图 10-1-35c、d）。

（2）行单角子宫输卵管通液术。腹腔镜下见左侧输卵管伞端有蓝色液体流出（图 10-1-35e）。

（3）行宫腔镜检查。见单宫颈，自宫颈管进入宫腔，宫腔狭长，偏左，顶端见输卵管开口（图 10-1-35f）。宫腔右侧壁未见孔隙与残角子宫相通。宫腔镜、腹腔镜联合诊断：左侧单角子宫，右侧残角子宫。

（4）行腹腔镜监护宫腔镜单角子宫矫形术（略）。

3. 难点解析

腹腔镜下单角子宫常偏于一侧，与残角子宫有条索状纤维组织相连，腹腔镜下易于诊断。本例患者腹腔镜检查单角子宫与残角子宫连接紧密，需仔细鉴别，并结合宫腔镜检查结果，明确诊断。

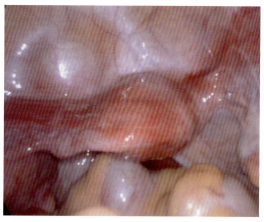

图 10-1-35a　病例 5。腹腔镜检查。见左侧单角子宫，大小正常

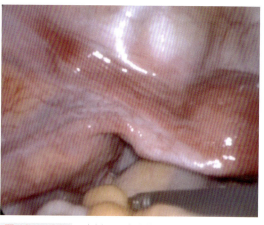

图 10-1-35b　病例 5。腹腔镜下见左侧宫角与左侧圆韧带及输卵管、卵巢相连

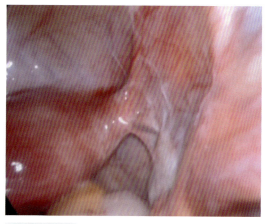

图 10-1-35c　病例 5。腹腔镜下见子宫右侧壁宫角部位结节样肌性组织，直径约 1.5cm，与左侧子宫联系紧密，与右侧圆韧带及右侧卵巢相连

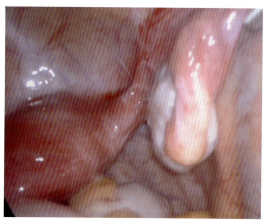

图 10-1-35d　病例 5。腹腔镜下见右侧卵巢正常，右侧输卵管未见正常形态，仅于卵巢上方残余管状结构

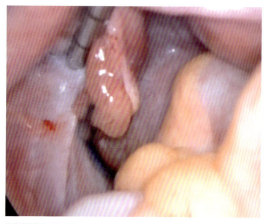

图 10-1-35e　病例 5。行单角子宫输卵管通液术。腹腔镜下见左侧输卵管伞端有蓝色液体流出

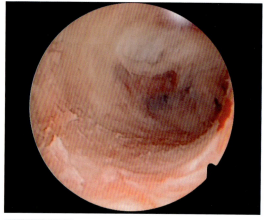

图 10-1-35f　病例 5。宫腔镜检查。见宫腔狭长，偏左，顶端见输卵管开口

病例 6　宫腔镜、腹腔镜联合诊断斜隔子宫

1. 病情简介

　　患者 28 岁，因"发现子宫纵隔 14 年，未避孕未孕 2 年"入院。患者既往月经规律，初潮 14 岁，周期 6~7 天 /30 天，量中等，无痛经。妊娠 0 次。末次月经 15 天前。患者 14 年前 B 超检查发现子宫纵隔，未进行任何治疗。现结婚 3 年，未避孕 2 年一直未孕。子宫输卵管碘油造影提示：子宫纵隔、右侧输卵管通畅，左侧不通。宫腔镜 B 超联合检查提示子宫畸形。拟手术治疗收入院。妇科检查：外阴已婚未产型；阴道通畅；宫颈光滑；子宫中位偏左，宫底略宽，活动，无压痛；双侧附件区未扪及明显异常。经阴道妇科超声检查：子宫前位，大小 4.5cm×5.5cm×3.5cm，肌层回声均匀，宫底明显凹陷，内膜中等回声，全层厚 0.4cm，呈"Y"形，双侧附件未见异常，提示：子宫纵隔？入院诊断：子宫畸形。完善检查后，行宫腔镜、腹腔镜联合诊断斜隔子宫。

2. 手术步骤

　　(1) 行腹腔镜检查。见子宫稍大，饱满，宫底增宽，中央平坦，右侧输卵管及右侧卵巢外观正常（图 10-1-36a、b）。左侧输卵管与左侧卵巢、侧盆壁及乙状结肠粘连，分离粘连后显露左侧输卵管伞端（图 10-1-36c）。用双极电凝创面止血。

　　(2) 行宫腔镜检查。见单宫颈，宫颈管无异常；宫腔形态狭长，腹腔镜监护提示进入右侧宫腔，可见右侧输卵管开口，与左侧宫腔未见交通，宫深 7cm（图 10-1-36d）。宫腔镜、腹腔镜联合诊断：斜隔子宫。

　　(3) 行腹腔镜监护宫腔镜子宫斜隔电切术（略）。

3. 难点解析

　　斜隔子宫常被误诊，妇科超声、子宫输卵管碘油造影、宫腔镜检查等常将其误诊为单角子宫。宫腔镜、腹腔镜联合检查可明确斜隔子宫的诊断。腹腔镜监护宫腔镜子宫斜隔电切术切除宫腔内斜隔组织，创伤小、出血少、术后恢复快，术后妊娠预后良好。

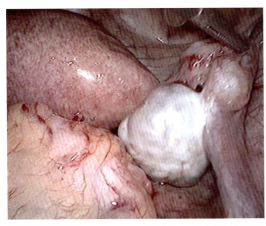

图 10-1-36a　病例 6。腹腔镜检查。见右侧输卵管及卵巢形态正常

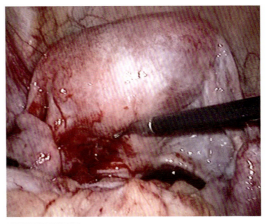

图 10-1-36b　病例 6。腹腔镜下见子宫稍大，宫底增宽，中央平坦。子宫左后壁与左侧输卵管粘连

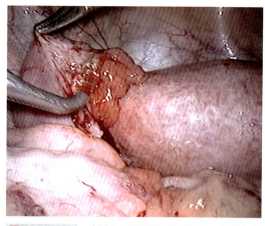

图 10-1-36c　病例 6。腹腔镜下分离粘连，显露左侧输卵管伞端

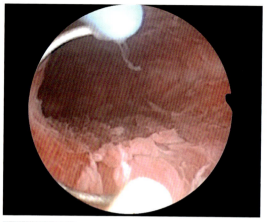

图 10-1-36d　病例 6。宫腔镜检查。见宫腔狭长，宫角部偏右，可见右侧输卵管开口

六、小结

子宫畸形为胚胎期子宫发育形成过程中副中肾管衍化物发育不全或者融合障碍，造成不同类型的先天性子宫发育异常。子宫畸形种类繁多，当辅助检查无法判断子宫畸形的类型时可行宫腔镜、腹腔镜联合检查明确诊断，为选择正确的手术方法提供依据。

第二节　腹腔镜监护宫腔镜子宫畸形矫形术

一、概述

先天性子宫发育异常可通过腹腔镜、宫腔镜进行联合诊断并治疗。腹腔镜监护下的宫腔镜手术可用于完全或不完全纵隔子宫、不完全双角子宫、斜隔子宫、T 形子宫、弓形子宫等子宫畸形的矫形手术。

（一）纵隔子宫

在胚胎期子宫发育形成过程中，如受到某些内在因素或外在因素的干扰，两侧副中肾管发育和会合正常，但是吸收障碍，在宫腔内形成隔板，称为子宫纵隔，这种子宫称为纵隔子宫。从宫底至宫颈内口将宫腔完全分隔为两部分者为完全纵隔；从宫底至宫腔仅将宫腔部分隔开者为不完全纵隔。子宫纵隔使子宫腔的对称形态发生改变，并可能干扰正常生育功能，常引起不孕、反复流产、早产和胎位异常等。

纵隔子宫可通过妇科超声、子宫输卵管碘油造影、宫腔镜检查及腹腔镜检查等确诊，并经宫腔镜、腹腔镜联合手术治疗。腹腔镜监护宫腔镜子宫纵隔电切术是用微创的方法切除宫腔内纵隔组织，创伤小、出血少、术后恢复快，可妊娠时间明显缩短，是治疗纵隔子宫的最佳方法。

（二）双角子宫

双角子宫是一种常见的副中肾管发育不全造成的对称性子宫发育畸形。在胚胎发育过程中，两条副中肾管融合时末端纵隔已吸收，形成一个宫颈及一个阴道，但是上段纵隔未完全吸收，便形成宫腔及宫底部呈分叉状的异常形态。双角子宫分为完全双角子宫和不完全双角子宫。在 ESHRE/ESGE 子宫发育异常分类方法中，宫底浆膜层的凹陷程度达到宫颈内口水平及以下者为完全双角子宫，未达宫颈内口水平者为不完全双角子宫。而既为双角，又有纵隔者，称为双角纵隔子宫。

部分双角子宫患者受孕率降低，流产率增高，主要表现为不孕、流产或早产。此外还可出现原发性闭经、痛经、月经过多、胎位异常、难产、产后出血或异位妊娠等症状。宫腔镜手术可切除不完全双角子宫的宫腔内隔板，使宫底正中肌壁厚度与其他宫壁一致，从而最大限度地恢复宫腔形态，达到治疗目的。

（三）斜隔子宫（Robert 子宫）

斜隔子宫是比较罕见的不对称阻塞型完全纵隔子宫畸形，1970 年由 Robert 首次报道，并以 "Robert" 命名。其子宫腔内的隔板偏于宫腔一侧，将该侧宫腔完全封闭，使之成为与阴道或对侧宫腔不相通的盲腔。封闭的宫腔可积存分泌物或积血，故临床表现与有功能的残角子宫相似，包括原发性痛经，继发性盆腔子宫内膜异位症和盆腔粘连，并可导致不孕。斜隔子宫的诊断困难，常规的检查方法如妇科超声、HSG 常将其误诊为单角子宫。宫腔镜、腹腔镜联合检查可明确斜隔子宫的诊断。腹腔镜监护宫腔镜斜隔子宫电切术是治疗斜隔子宫的有效方法。

（四）T 形子宫

T 形子宫是患者胎儿期在宫内受己烯雌酚暴露或其他有害因素的影响引起的子宫肌层收缩带样发育异常。子宫腔的上段狭窄，底部呈弓形，宫底正中与两侧壁的最近距离不足 2cm。子宫腔中下段侧壁肌肉肥厚，呈筒形。整个宫腔呈 "T" 形改变，T 形子宫的主要临床表现为原发性不孕、流产、异位妊娠和宫颈机能不全。子宫输卵管碘油造影和宫腔镜检查可明确诊断。T 形子宫可行腹腔镜监护下宫腔镜子宫壁切开术治疗，切除位于子宫侧壁的过多的肌肉组织，或切开两侧壁肥厚的肌层，从而扩大宫腔形态，扩展宫腔面积，减轻宫内压，改善子宫内膜血流，以利于受精卵着床及防止流产，改善生殖预后。

（五）弓形子宫

弓形子宫是介于正常子宫和纵隔子宫之间的一种轻微子宫解剖异常。其宫底部向宫腔内凸出，但凸出程度小于宫壁厚度的 50%，其子宫浆膜层无明显凹陷。若宫底部向宫腔内凸出程度小于宫壁厚度的 50%，且子宫浆膜层有凹陷，其凹陷程度小于肌壁厚度的 50%，通常称为鞍状子宫。临床上弓形子宫的诊断可依据超声检查，以两侧输卵管开口的连线为底线，测定隔板向宫腔凸出部分，长度＜ 1.5cm 的诊断为弓形子宫，≥ 1.5cm 的诊断为纵隔子宫。三维超声可依据子宫内膜夹角诊断，不完全纵隔子宫双侧内膜夹角较锐利，弓形子宫内膜夹角钝圆。有报道称弓形子宫早产率高，出生体重明显低下。腹腔镜监护宫腔镜矫形术后可降低流产率，提高分娩率。

二、手术适应证及禁忌证

（一）手术适应证

不是所有的子宫畸形患者都需要进行治疗，宫腔镜矫形术的手术适应证为术前超声、宫腔镜检查或宫腔镜、腹腔镜联合检查可疑或诊断为子宫畸形，并有以下 1 项症状者：

（1）有自然流产史 2 次以上或者原因不明的不孕。

（2）需辅助生殖技术的原发性不孕症。

（3）有宫腔积血、周期性腹痛或急腹症症状。

（二）手术禁忌证

（1）宫颈瘢痕，不能充分扩张者。

（2）子宫屈度过大，宫腔镜不能进入宫底者。

（3）生殖道感染的急性期。

（4）心、肝、肾衰竭的急性期不能耐受麻醉及手术者。

三、手术方法

（一）腹腔镜监护宫腔镜子宫纵隔电切术

1. 宫腔镜、腹腔镜联合检查

腹腔镜下观察子宫、双侧输卵管和卵巢。重点检查子宫底形态，排除双子宫、双角子宫、单角子宫、残角子宫等子宫畸形。若患者有不孕的问题，可行输卵管通畅度检查。通常纵隔子宫的宫底较宽，宫底浆膜层可有轻微凹陷（图10-2-1、图10-2-2）。宫腔镜下观察：阴道通畅度，有无阴道纵隔、横隔或斜隔；宫颈数目及形态，宫颈管内有无隔板；宫腔形态，纵隔的部位、宽度和长度；完全纵隔者两侧宫腔有无交通；双侧输卵管开口的位置；宫腔有无占位病变等（图10-2-3、图10-2-4）。结合腹腔镜、宫腔镜检查结果明确纵隔的诊断和分型。

2. 不完全纵隔子宫的宫腔镜手术

宫腔内的隔板可用剪刀、激光、环形电极、针状电极或汽化电极等手术分离或切除。

（1）用宫腔镜剪刀或针状电极分离纵隔。可自纵隔末端开始，逐步向宫底方向分离。如用宫腔镜剪刀，需多次重复剪切操作，向宫底方向分离隔板组织，直至宫底（图10-2-5、图10-2-6）。如用宫腔镜针状电极，需划开隔板组织，直至宫底（图10-2-7、图10-2-8）。这两种方法多用于纵隔短宽者或宫腔前壁、后壁较近，隔板低，不宜切除者。

（2）用宫腔镜环形电极切割纵隔。宫腔镜环形电极可自纵隔末端分次横向切割，直至宫底（图10-2-9、图10-2-10）。也可用环形电极自一侧宫底向纵隔末端纵向切割，切除长条形组织，然后再自对侧切割，依次重复操作，直至切除隔板（图10-2-11、图10-2-12）。环形电极多用于纵隔长且高，宫腔前后壁较远者。

（3）修整子宫底部创面。切割至纵隔基底时，应用针状电极或环形电极小心修整宫底，恢复正常宫底形态（图10-2-13、图10-2-14）。切割至宫底时，宫底创面常可见活动性出血，需电凝止血（图10-2-15）。利用透光试验及反向透光试验观察子宫底部厚度。

（4）手术结束时将镜体退至宫颈内口水平，观察宫腔形态及对称性（图10-2-16）。

3. 完全纵隔子宫的宫腔镜手术

（1）打通两侧宫腔：完全纵隔子宫者的宫腔内隔板多在宫颈内口水平有缺失，导致两侧宫腔交通，此种情况可于交通处开始切割宫腔内纵隔（图10-2-17）。若双侧宫腔无交通，可于宫颈内口水平切开纵隔，切通宫腔。如无法判断切割方向，术时可在一侧宫腔内放置指示物，如Hegar扩宫器、Foley球囊导管等，由对侧宫腔向指示物提示方向切割隔板，打通宫腔，然后取出指示物（图10-2-18～图10-2-20）。

（2）切割纵隔：打通宫腔后，继续按照不完全纵隔子宫的手术方法继续切割纵隔，直至子宫底部。

4. 宫腔镜术中的腹腔镜监护

宫腔镜下切割子宫纵隔时需用腹腔镜监护其手术过程，随时注意子宫肌壁的透光度和子宫浆膜面的变化。尤其在宫腔镜下切割至子宫底部时，需行透光试验及反向透光试验，观察子宫底部的厚度，可

（四）腹腔镜监护宫腔镜 T 形子宫和弓形子宫矫形术

1. 宫腔镜、腹腔镜联合检查

T 形子宫的腹腔镜下可见子宫小、形态正常，宫底无凹陷（图 10-2-50）。弓形子宫的腹腔镜检查见宫底浆膜面大致正常，有时略宽平，但无明显凹陷（图 10-2-51）。T 形子宫的宫腔镜检查见子宫底部呈弓形，双侧宫角深；宫腔上段狭窄；中下段侧壁肌肉肥厚，呈筒形。整个宫腔呈"T"形改变（图 10-2-52）。弓形子宫的宫腔镜检查可见宫底宽厚、内突，但无明确隔板（图 10-2-53）。

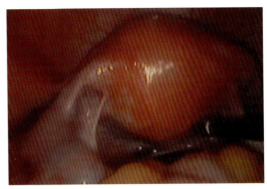

图 10-2-50 腹腔镜下 T 形子宫。见子宫略小、形态正常，宫底无凹陷

2. 宫腔镜 T 形子宫矫形术

在腹腔镜监护下，用宫腔镜环形电极切割，或用针状电极划开子宫侧壁肌层，达双侧宫角处，扩大宫腔上段，使宫腔呈上宽下窄的倒三角形（图 10-2-54 ~ 图 10-2-58）。

3. 宫腔镜弓形子宫矫形术

在腹腔镜监护下，用宫腔镜针状电极划开并修整内突的宫底，直达宫角部，形成平坦的宫底（图 10-2-59 ~ 图 10-2-63）。

4. 腹腔镜监护

宫腔镜手术中腹腔镜术者可随时观察子宫肌壁的透光度。在腹腔镜下，子宫底部及体部肌壁应透光均匀，无强透光及浆膜层水泡形成（图 10-2-64）。

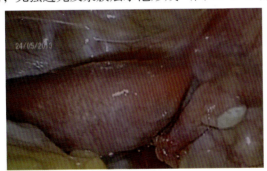

图 10-2-51 腹腔镜下弓形子宫。见子宫大小正常，宫底略宽平，无明显凹陷

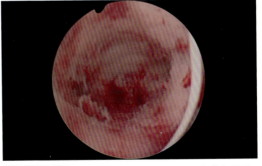

图 10-2-52 宫腔镜下 T 形子宫。见子宫底部呈弓形，双侧宫角深，宫腔上段狭窄；中下段侧壁肌肉肥厚，呈筒形

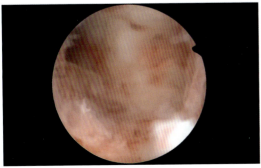

图 10-2-53 宫腔镜下弓形子宫。见子宫底部肌壁增厚，无明确隔板

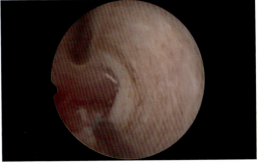

图 10-2-54 T 形子宫。用宫腔镜环形电极切割子宫左侧壁

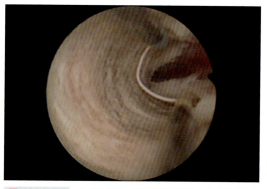

图 10-2-55　T 形子宫。用宫腔镜环形电极切割子宫右侧壁

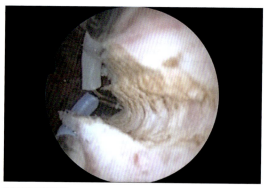

图 10-2-56　T 形子宫。用宫腔镜针状电极切割子宫左侧壁

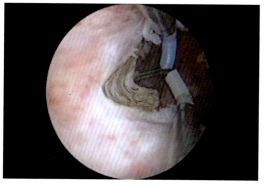

图 10-2-57　T 形子宫。用宫腔镜针状电极切割子宫右侧壁

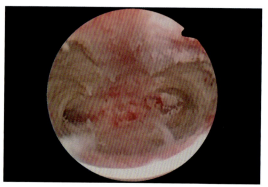

图 10-2-58　T 形子宫。用宫腔镜环形电极切割子宫两侧壁后的宫腔形态

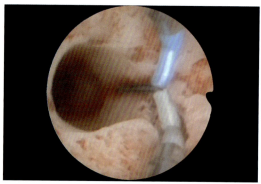

图 10-2-59　弓形子宫。用宫腔镜针状电极切割子宫底部增厚肌壁（右宫角处）

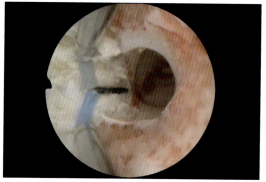

图 10-2-60　弓形子宫。用宫腔镜针状电极切割子宫底部增厚肌壁（左宫角处）

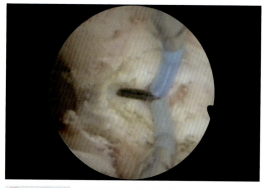

图 10-2-61　弓形子宫。用宫腔镜针状电极切割子宫底部增厚肌壁

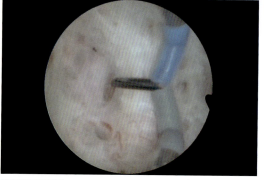

图 10-2-62　弓形子宫。用宫腔镜针状电极切割并修整子宫底部创面

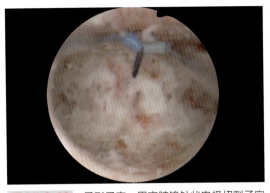

图 10-2-63　弓形子宫。用宫腔镜针状电极切割子宫底部肌壁后的宫腔形态

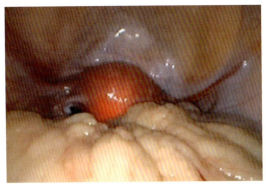

图 10-2-64　T 形子宫。宫腔镜手术中通过腹腔镜观察子宫肌壁的透光度

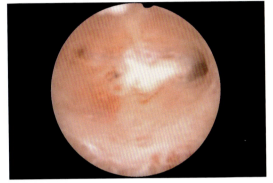

图 10-2-65　宫腔镜子宫纵隔电切术后 8 周宫腔镜检查二探

（五）腹腔镜监护宫腔镜子宫畸形矫形术的术后处理

术后可于宫腔内放置宫内节育器，同时使用人工周期治疗 2 个周期。术后 4 周、8 周做宫腔镜检查二探，观察宫腔形态和宫腔创面恢复情况（图 10-2-65）。若效果良好，可于术后 8 周取出节育器并尝试妊娠。

四、腹腔镜监护宫腔镜子宫畸形矫形术实例演示

病例 1　腹腔镜输卵管通液术 + 宫腔镜子宫不完全纵隔电切术

1. 病情简介

患者 32 岁，因"发现子宫纵隔 8 个月"入院。患者既往月经规律，初潮 15 岁，周期 5 天 /30 天，量中等，无痛经。妊娠 1 次，自然流产 1 次。末次月经 13 天前。患者 8 个月前孕早期自然流产，超声检查发现子宫纵隔。拟手术治疗收入院。妇科检查：外阴已婚未产型；阴道通畅；宫颈光滑；子宫后位，稍大，活动，无压痛；双侧附件区未扪及明显异常。经阴道妇科超声检查：子宫大小 4.2cm×4.5cm×3.3cm，肌层回声均匀，宫底肌层无凹陷，内膜回声中等，全层厚 4mm，宫腔呈"Y"形，宫腔顶端分离，双侧卵巢可见。提示：子宫纵隔（不完全）。入院诊断：子宫不完全纵隔。择期全麻下行腹腔镜输卵管通液术 + 宫腔镜子宫不完全纵隔电切术。

2. 手术步骤

（1）行腹腔镜检查。见子宫大小正常，宫底无凹陷，双侧输卵管、卵巢形态正常（图 10-2-66a）。左侧输卵管小泡状附件。行双侧输卵管通液术。推注亚甲蓝稀释液 20mL 后无阻力，无返流，右侧输卵管伞端见蓝色液体流出，左侧输卵管伞端未见蓝色液体流出（图 10-2-66b）。提示：右侧输卵管通畅。

（2）行宫腔镜检查。探测宫深 8cm，宫颈管未见异常，宫腔形态失常，自宫底向宫腔凸出一纵隔组织，将宫腔分为左、右两部分，隔下端距宫颈外口 7cm。分别于两侧宫腔见输卵管开口（图 10-2-66c、 d）。予吸宫术，再次置镜。

（3）行宫腔镜纵隔电切术。用宫腔镜针状电极自纵隔末端开始分离纵隔组织，达宫底，修整宫底，恢复宫腔正常形态（图 10-2-66e ~ g）。术毕透光试验阳性（图 10-2-66h）。

（4）行左侧输卵管插管通液术。插管顺利，推注亚甲蓝稀释液 5mL 后无阻力，无返流，腹腔镜观察左侧输卵管伞端有蓝色液体流出（图 10-2-66i）。提示：左侧输卵管通畅。

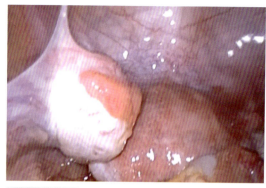

图 10-2-66a　病例 1。腹腔镜下见子宫大小正常，宫底无凹陷，左侧输卵管、卵巢形态正常

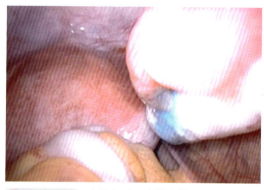

图 10-2-66b　病例 1。行双侧输卵管通液术。右侧输卵管伞端见蓝色液体流出

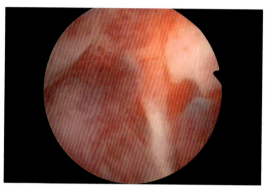

图 10-2-66c　病例 1。宫腔镜检查。见宫底向宫腔突出一纵隔组织

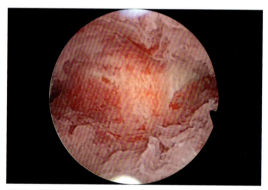

图 10-2-66d　病例 1。宫腔镜下观察宫腔形态，宫底向宫腔凸出

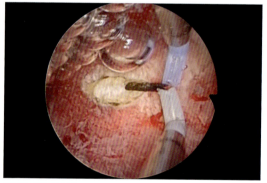

图 10-2-66e　病例 1。用宫腔镜针状电极自纵隔末端开始分离纵隔组织

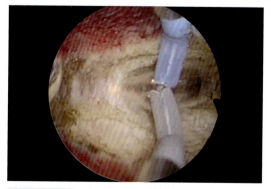

图 10-2-66f　病例 1。用宫腔镜针状电极分离纵隔组织

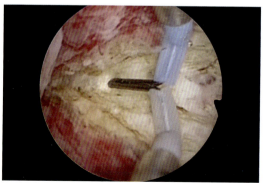

图 10-2-66g　病例 1。用宫腔镜针状电极分离纵隔组织

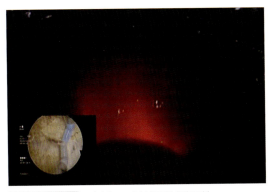

图 10-2-66h　病例 1。术毕透光试验阳性

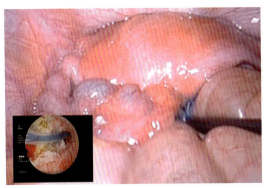

图 10-2-66i　病例 1。行左侧输卵管插管通液术。插管顺利，推注亚甲蓝稀释液 5mL 后无阻力，无返流，腹腔镜下观察左侧输卵管伞端有蓝色液体流出

3. 难点解析

腹腔镜监护进行宫腔内操作可提高宫腔镜手术的安全性。腹腔镜监护下可行宫腔镜输卵管插管通液，宫腔镜下电切切除内膜息肉、黏膜下肌瘤、子宫纵隔，宫腔镜分离宫腔粘连等。手术过程中腹腔镜下需观察子宫浆膜面变化和子宫肌壁的透光度，以便及早发现并避免子宫穿孔。

病例 2　腹腔镜输卵管通液术 + 宫腔镜子宫纵隔电切术

1. 病情简介

患者 28 岁，因"自然流产清宫 3 次，检查发现子宫纵隔 2 年"入院。患者既往月经规律，初潮 13 岁，周期 5~7 天 /28 天。妊娠 5 次，流产 5 次，末次月经 12 天前。患者结婚 3 年，孕早期行人工流产 2 次，术中发现子宫纵隔。此后孕 2 个月自然流产 3 次，行清宫术。妇科检查：外阴已婚未产型；阴道通畅；单宫颈，光滑；宫体前位，大小正常，活动；双侧附件区未扪及异常。宫腔镜检查：宫底部向宫腔内凸出一纵隔，将子宫分成两部分，镜下诊断：子宫不完全纵隔。入院诊断：子宫纵隔，复发性流产。择期全麻下行腹腔镜输卵管通液术 + 宫腔镜子宫纵隔电切术。

2. 手术步骤

（1）行腹腔镜检查。见子宫外形正常，宫底宽，略平，正中无明显凹陷，双侧输卵管、卵巢形态正常（图 10-2-67a）。子宫直肠反折腹膜处可见小米粒大小的紫蓝色结节。

（2）探测宫深：左侧 8cm，右侧 8cm。行宫腔镜检查。见宫腔不完全纵隔，纵隔末端至宫颈外口 5cm（图 10-2-67b）。行透光试验。宫腔镜贴近纵隔末端，腹腔镜下观察子宫底部肌壁无透光。腹腔镜贴近宫底正中部位，宫腔镜调暗光亮观察，纵隔部位无透光。

（3）行宫腔镜电切术。用宫腔镜针状电极自纵隔末端横向划开纵隔组织，直至纵隔基底部（图 10-2-67c、d）。用针状电极修整子宫底部创面（图 10-2-67e）。术中和术毕行透光试验或反向透光试验，观察宫底及两角部透光均

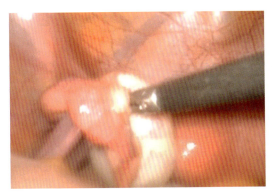

图 10-2-67a　病例 2。腹腔镜检查。见左侧输卵管、卵巢形态正常

匀（图 10-2-67f、g）。

（4）用腹腔镜双极电凝消融子宫直肠反折腹膜处的紫蓝色小结节（图 10-2-67h）。冲洗盆腔，无出血（图 10-2-67i）。

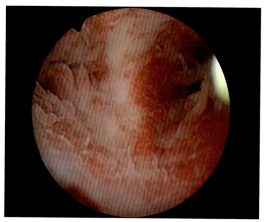

图 10-2-67b 病例 2。宫腔镜下见宫腔不完全纵隔

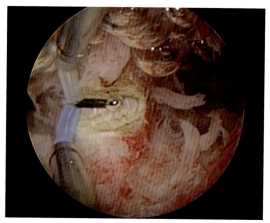

图 10-2-67c 病例 2。用宫腔镜针状电极横向划开纵隔

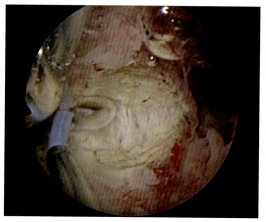

图 10-2-67d 病例 2。用宫腔镜针状电极横向划开纵隔

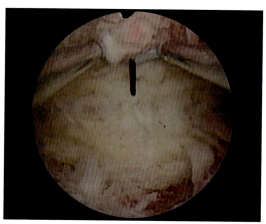

图 10-2-67e 病例 2。用宫腔镜针状电极修整宫底创面后的宫腔

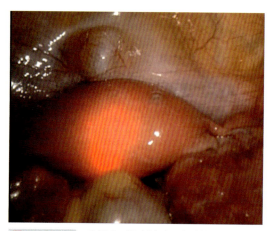

图 10-2-67f 病例 2。透光试验。腹腔镜下观察子宫底部的透光度

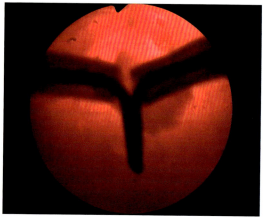

图 10-2-67g 病例 2。反向透光试验。宫腔镜下观察子宫底部的透光度

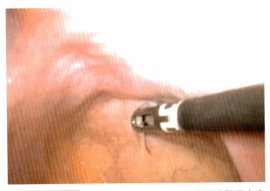 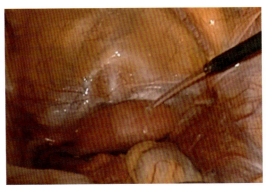

图 10-2-67h 病例2。用腹腔镜双极电凝消融子宫直肠反折腹膜处的紫蓝色小结节　　图 10-2-67i 病例2。术后冲洗盆腔

3. 难点解析

本例手术采用宫腔镜针状电极分离纵隔，手术顺利，术后宫腔恢复正常解剖结构。在宫腔镜手术过程中，需注意观察宫腔的对称性，避免一侧切割过深，导致宫腔变形；切至纵隔基底部时切勿切割过深伤及宫底，否则极易造成子宫穿孔。腹腔镜监护下需观察子宫前壁、后壁，宫底及两侧宫角的浆膜面变化和肌壁的透光度，纵隔切割结束时宫底、宫角透光度应均匀一致。

病例3　腹腔镜监护宫腔镜子宫完全纵隔电切术

1. 病情简介

患者 24 岁，因"发现子宫纵隔 1 年"入院。患者既往月经规律，初潮 13 岁，周期 5 天 /30 天。妊娠 2 次，流产 2 次，末次月经 16 天前。患者 1 年前早孕行人工流产术发现子宫纵隔，术后复查超声检查提示子宫纵隔，未进行任何处理。10 个月前自然妊娠后发现胎停育并行清宫术。行输卵管碘油造影检查，提示子宫纵隔，双侧输卵管通畅。妇科检查：外阴已婚未产型；阴道通畅；单宫颈，光滑；宫体前位，大小正常，活动；双侧附件区未扪及异常。妇科超声检查：子宫大小 4.3cm×5.0cm×3.6cm，质均，宫腔回声呈")("形，双侧卵巢可见。提示：子宫畸形（纵隔）。宫腔镜检查：宫腔形态失常，自宫底向宫腔凸出一纵隔组织，将宫腔分成两部分，分别于两侧宫腔见输卵管开口，隔下缘距离宫颈外口 3cm，探宫深左侧 7.5cm，右侧 7.5cm。镜下诊断：子宫完全纵隔。入院诊断：子宫完全纵隔。择期全麻下行腹腔镜监护宫腔镜子宫完全纵隔电切术。

2. 手术步骤

（1）行腹腔镜检查。见子宫大小正常，宫底略平坦，正中略凹陷（图 10-2-68a）。左侧附件未见异常，右侧输卵管系膜可见一囊肿，直径约 1cm，右侧卵巢形态正常。左侧宫骶韧带及左侧阔韧带后叶可见散在的子宫内膜异位病灶（图 10-2-68b）。用双极电凝配合剪刀切除右侧输卵管系膜囊肿（图 10-2-68c）。

（2）置宫腔镜。观察宫腔形态失常，宫腔分为左、右两部分，纵隔下缘达宫颈内口水平，距宫颈外口 3.5cm，内膜中厚（图 10-2-68d）。予吸宫术，再次置宫腔镜。用环状电极切除隔板组织，用针状电极分离纵隔组织达宫底，修复宫腔至正常形态（图 10-2-68e ~ i）。行透光试验和反向透光试验，观察子宫底部肌壁透光均匀（图 10-2-68j）。

（3）于左侧阔韧带后叶下方近宫骶韧带处注射生理盐水 10mL，形成水垫。用双极电凝消融盆腔子宫内膜异位病灶（图 10-2-68k）。冲洗盆腔，检查无出血（图 10-2-68l）。

3.难点解析

本例为完全子宫纵隔，隔板窄长，先用宫腔镜环形电极切割隔板，近宫底后改用针状电极分离纵隔，修整子宫底部创面，可见纵隔手术可联合应用针状电极和环形电极共同完成。在宫腔镜手术过程中通过腹腔镜进行监护，随时行透光试验观察宫壁的透光度。

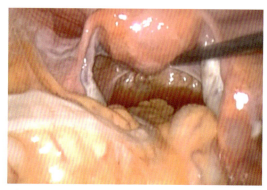

图10-2-68a 病例3。腹腔镜下观察盆腔，见子宫大小正常，宫底略平坦，正中略凹陷

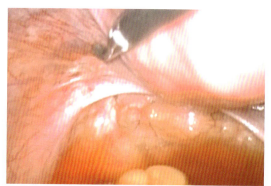

图10-2-68b 病例3。左侧宫骶韧带及左侧阔韧带后叶可见散在的子宫内膜异位病灶

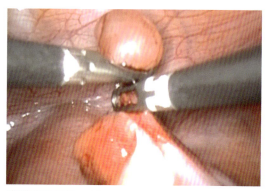

图10-2-68c 病例3。切除右侧输卵管系膜囊肿

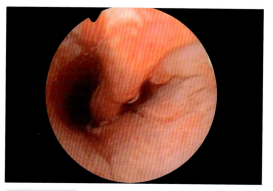

图10-2-68d 病例3。宫腔镜下见宫腔纵隔，隔板下缘达宫颈内口水平

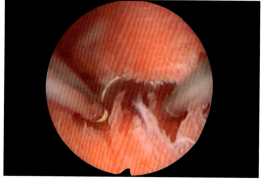

图10-2-68e 病例3。用宫腔镜环状电极切割隔板组织

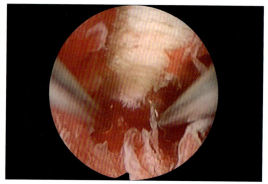

图10-2-68f 病例3。用宫腔镜环状电极切割隔板组织

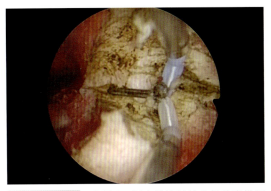
图 10-2-68g 病例3。用宫腔镜针状电极分离纵隔组织

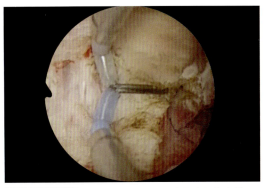
图 10-2-68h 病例3。用宫腔镜针状电极分离纵隔组织达宫底

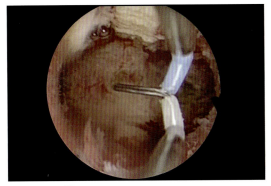
图 10-2-68i 病例3。宫腔镜下分离纵隔后的宫腔形态

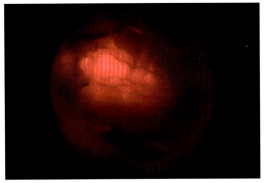
图 10-2-68j 病例3。反向透光试验。宫腔镜下观察子宫底部肌壁透光均匀

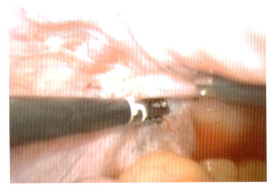
图 10-2-68k 病例3。用双极电凝消融盆腔子宫内膜异位病灶

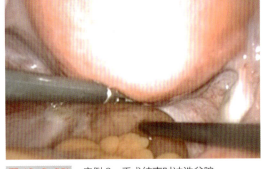
图 10-2-68l 病例3。手术结束时冲洗盆腔

病例 4 腹腔镜监护宫腔镜子宫完全纵隔电切术

1. 病情简介

患者 27 岁，因"孕 10 周胎停育清宫 1 次，术中发现子宫畸形 3 个月"入院。患者既往月经规律，初潮 14 岁，周期 6 天 /28 天，量中等，无痛经。妊娠 1 次。末次月经 11 天前。患者于 3 个月前因孕 10 周胎停育行人工流产清宫术，术中发现子宫畸形，未进行任何处理。妇科检查：外阴已婚未产型；阴道通畅，未见阴道内纵隔；单宫颈，轻度糜烂；子宫前位，大小正常，活动好；双侧附件区未扪及明显包块。经阴道超声检查提示：子宫纵隔（完全）。宫腔镜检查：子宫畸形，子宫完全纵隔。入院诊断：子

宫畸形。完善检查后，择期全麻下行腹腔镜监护宫腔镜子宫完全纵隔电切术。

2. 手术步骤

（1）行腹腔镜检查。腹腔镜下见子宫大小、形态正常，宫底略平（图 10-2-69a）。双侧输卵管、卵巢外观正常。肠管与左侧腹壁粘连。

（2）行宫腔镜检查。探测双侧宫深 7.5cm。见单宫颈，进入宫颈管约 2.5cm 处见纵隔组织（图 10-2-69b）。自两侧分别可进入两侧宫腔。纵隔组织在宫颈内口水平有交通（图 10-2-69c）。

（3）腹腔镜监护下行宫腔镜手术。用宫腔镜针状电极自纵隔末端开始划开隔板组织，向宫底方向逐步进行，直至宫底（图 10-2-69d、e）。修整宫底，恢复宫腔形态。用宫腔镜环形电极切除多余的隔板组织（图 10-2-69f、g）。

（4）术毕行透光试验及反向透光试验，见子宫底部透光均匀（图 10-2-69h、i）。

3. 难点解析

子宫完全纵隔通常在宫腔下段前壁、后壁交界处有交通。本例手术先用宫腔镜针状电极分离纵隔，再用环形电极切除多余的隔板组织，手术效果与前例相同。

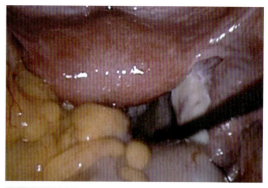

图 10-2-69a　病例 4。腹腔镜下见子宫大小、形态正常，宫底略平

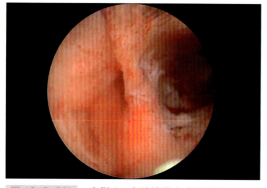

图 10-2-69b　病例 4。宫腔镜进入宫颈管约 2.5cm 处见纵隔组织

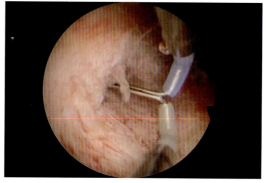

图 10-2-69c　病例 4。纵隔组织在宫颈内口水平有交通

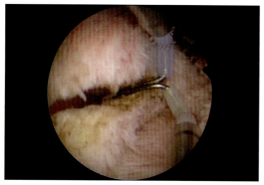

图 10-2-69d　病例 4。用宫腔镜针状电极自纵隔末端开始划开隔板组织

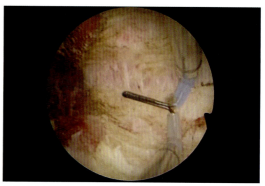

图 10-2-69e　病例 4。用宫腔镜针状电极分离隔板组织

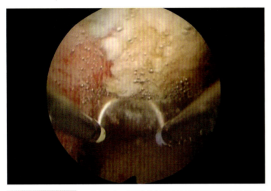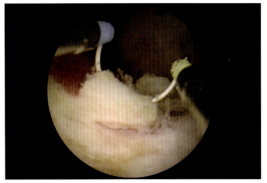

图 10-2-69f　病例 4。用宫腔镜环形电极切除前壁多余的隔板组织

图 10-2-69g　病例 4。用宫腔镜环形电极切除后壁多余的隔板组织

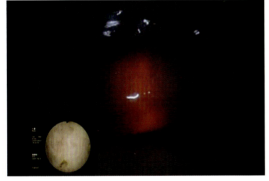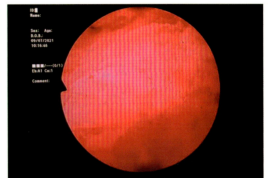

图 10-2-69h　病例 4。透光试验。腹腔镜下观察宫底透光均匀

图 10-2-69i　病例 4。反向透光试验。宫腔镜下见宫底透光均匀

病例 5　腹腔镜监护宫腔镜双角子宫电切术

1. 病情简介

　　患者 35 岁，因"孕早期自然流产 3 次，发现子宫畸形 4 年"入院。患者既往月经规律，初潮 13 岁，周期 5 天 /28 天。孕 3 产 0，末次月经 20 天前。患者 4 年前孕早期因自然流产行清宫术，发现双子宫腔，未进行任何治疗。后孕早期发生自然流产 2 次，超声检查提示子宫畸形。妇科检查：阴道通畅；单宫颈；子宫中位，稍宽，活动好；双侧附件区未扪及异常。经阴道妇科超声检查：子宫前位，大小 4.1cm×7.3cm×3.2cm，宫底略凹陷。宫腔回声呈"Y"形。双侧卵巢可见。提示：子宫畸形（双角子宫？）。宫腔镜检查：双侧宫角远离，宫底凸向宫腔。提示：双角子宫？入院诊断：子宫畸形（双角子宫？）。择期全麻下行腹腔镜监护宫腔镜双角子宫电切术。

2. 手术步骤

　　（1）行腹腔镜检查。见子宫横宽，双宫角远离，宫底中部明显凹陷，双侧输卵管及卵巢外观正常（图 10-2-70a）。

　　（2）行宫腔镜检查。见宫腔形态失常，双侧宫角深，分别可见输卵管开口。宫底中部明显内凸，隔板宽，末端达宫腔下段（图 10-2-70b）。

　　（3）腹腔镜下观察宫壁的透光度。双侧宫角部宫壁透光均匀，宫底正中凹陷处宫壁未见明显光线透出（图 10-2-70c ～ e）。

　　（4）腹腔镜监护下行宫腔镜手术。宫腔镜针状电极横向划开宫腔底部隔板组织（图 10-2-70f、g）。

用针状电极修整子宫底部创面（图 10-2-70h）。

（5）手术即将结束时行透光试验。腹腔镜下观察宫底正中透光度与双侧宫角部透光度均匀一致（图 10-2-70i）。

（6）手术结束时宫腔电切镜退至宫颈内口水平，观察宫腔形态及对称性（图 10-2-70j）。

3. 难点解析

本例患者子宫底部正中浆膜层凹陷达子宫中下段水平，为不完全双角子宫。宫腔内可见隔板，行透光试验腹腔镜下观察宫底正中透光不明显，故行腹腔镜监护宫腔镜宫内隔板切除术。选用宫腔镜针状电极，在腹腔镜监护下，分离宫腔内隔板组织直至宫底正中肌壁厚度与两侧宫底肌壁一致，行透光试验腹腔镜下见宫底透光均匀。患者术后可试孕 1 年，如仍发生自然流产，可行双角子宫融合术。

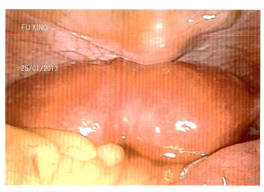

图 10-2-70a　病例 5。腹腔镜检查。见子宫横宽，双侧宫角远离，宫底中部凹陷

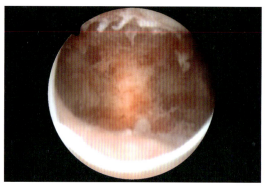

图 10-2-70b　病例 5。宫腔镜检查。见双侧宫角深，宫底正中内突

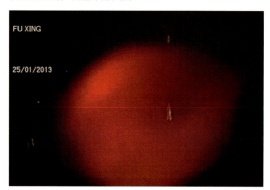

图 10-2-70c　病例 5。透光试验。腹腔镜下观察右侧宫角部透光均匀

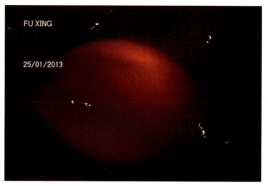

图 10-2-70d　病例 5。透光试验。腹腔镜下观察左侧宫角部透光均匀

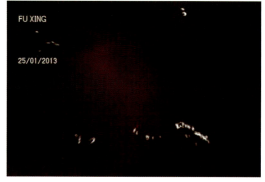

图 10-2-70e　病例 5。透光试验。腹腔镜下观察宫底正中宫壁的透光度，仅见微弱光亮

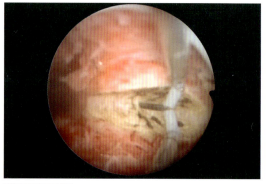

图 10-2-70f　病例 5。用宫腔镜针状电极横向划开宫腔隔板组织

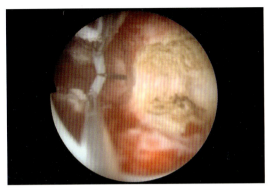

图 10-2-70g 病例 5。用宫腔镜针状电极横向划开宫腔隔板组织

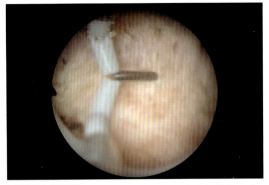

图 10-2-70h 病例 5。用宫腔镜针状电极修整子宫底部创面

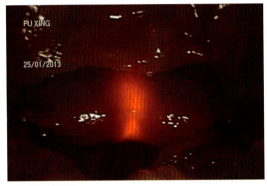

图 10-2-70i 病例 5。透光试验。腹腔镜下观察宫底中部透光均匀

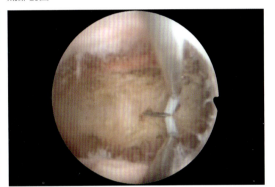

图 10-2-70j 病例 5。手术结束时宫腔电切镜退至宫颈内口水平，观察宫腔形态及对称性

病例 6 腹腔镜监护宫腔镜双角子宫电切术

1. 病情简介

患者 28 岁，因"检查发现子宫畸形 5 年，因胎停育行清宫术 3 次"入院。患者既往月经规律，初潮 13 岁，周期 6～7 天 /30～35 天。孕 3 产 0，末次月经 18 天前。患者 5 年前超声检查发现子宫畸形（双角子宫？），未行进一步诊治。此后分别于孕 10 周、孕 11 周、孕 18 周胎停育行清宫术。妇科检查：阴道通畅；单宫颈；子宫前位，横宽；双侧附件区未扪及异常。经阴道妇科超声检查：子宫大小 4.7cm×7.9cm×3.4cm，宫底凹陷。宫腔回声呈"Y"形。提示：子宫畸形（双角子宫？）。宫腔镜 B 超联合检查：双侧宫角远离，宫底凸向宫腔。镜下测量宫底正中距宫颈外口 4cm。提示：双角子宫？入院诊断：子宫畸形（双角子宫？）。择期全麻下行腹腔镜监护宫腔镜双角子宫电切术。

2. 手术步骤

（1）行宫腔镜、腹腔镜联合检查。腹腔镜下见子宫横宽，双侧宫角远离，宫底中部明显凹陷，近子宫中下段。双侧输卵管及卵巢外观正常（图 10-2-71a）。宫腔镜下见宫腔形态失常，双侧宫角深，宫底中部明显内突，子宫内膜较厚（图 10-2-71b）。腹腔镜下观察子宫肌壁的透光度。双侧宫角部宫壁透光均匀，宫底正中凹陷处宫壁未见明显光线透出（图 10-2-71c）。

（2）腹腔镜监护下行宫腔镜手术。用宫腔镜环形电极横向切割子宫底部隔板组织（图 10-2-71d）。用宫腔镜针状电极继续划开子宫底部隔板组织（图 10-2-71e）。用针状电极修整子宫底部创面，观察宫腔形态（图 10-2-71f、g）。

（3）行透光试验。腹腔镜下观察宫底正中透光度与双侧宫角部透光度均匀一致（图 10-2-71h）。

3. 难点解析

本例仍为不完全双角子宫，宫腔内可见隔板，行透光试验腹腔镜下仅可见两侧宫角肌壁透光，故行腹腔镜监护宫腔镜宫内隔板切除术。先用宫腔镜环形电极切割隔板，再用针状电极继续划开隔板组织，直至宫底正中肌壁厚度与两侧宫底肌壁一致，行透光试验腹腔镜下见宫底透光均匀。

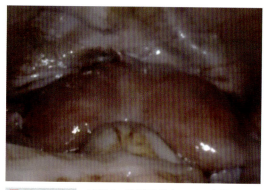

图 10-2-71a　病例 6。腹腔镜检查。见子宫横宽，双侧宫角远离，宫底中部明显凹陷

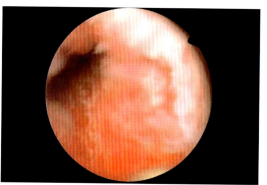

图 10-2-71b　病例 6。宫腔镜检查。宫腔内可见隔板，右侧宫角深

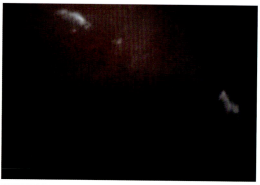

图 10-2-71c　病例 6。透光试验。腹腔镜下观察左侧子宫角部透光均匀

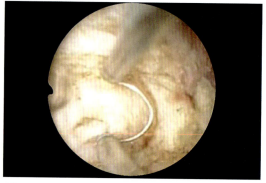

图 10-2-71d　病例 6。用宫腔镜环形电极横向切割宫腔内的隔板组织

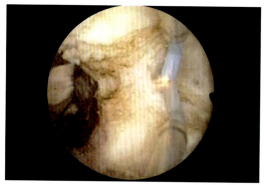

图 10-2-71e　病例 6。用宫腔镜针状电极横向划开隔板组织

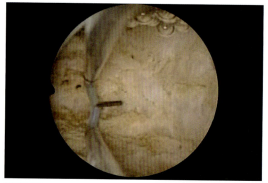

图 10-2-71f　病例 6。用宫腔镜针状电极修整子宫底部创面

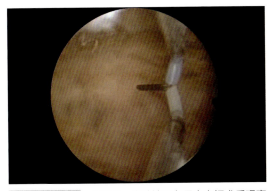
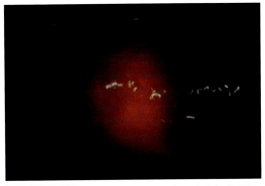

图 10-2-71g　病例 6。宫腔镜双角子宫电切术后观察宫腔形态及对称性

图 10-2-71h　病例 6。宫腔镜双角子宫电切术后行透光试验，腹腔镜下观察宫底的透光度

病例 7　腹腔镜检查 + 宫腔镜子宫斜隔电切术

1. 病情简介

患者 28 岁，因"发现子宫畸形 2 年"入院。患者既往月经规律，初潮 13 岁，周期 5 天 /30 ~ 35 天，无痛经。妊娠 0 次，末次月经 11 天前。患者 2 年前体检发现子宫畸形（子宫纵隔?），未进行任何处理。近 2 年未避孕未孕。妇科检查：外阴发育正常；阴道通畅；单宫颈，光滑；子宫前位，大小正常，活动，无压痛；双侧附件区未扪及明显异常。妇科超声检查：子宫大小 5.0cm×6.1cm×3.1cm，肌层回声均匀，内膜线居中，回声中等，全层厚 0.5cm。宫腔回声呈")("形，双侧卵巢未见异常回声，宫颈长约 2.7cm。提示：子宫纵隔（完全）。宫腔镜检查：单宫颈，偏向右侧，单宫颈管，未见异常。宫腔形态失常，呈单角状，顶端偏右侧可见一输卵管开口，右侧宫角见纵向粘连带。镜下诊断：子宫畸形（子宫完全纵隔?）。入院诊断：子宫畸形（纵隔?）。择期全麻下行腹腔镜检查 + 宫腔镜子宫斜隔电切术。

2. 手术步骤

（1）行腹腔镜检查。见子宫大小正常，饱满，宫底稍宽，宫底正中略凹陷（图 10-2-72a）。左侧输卵管与网膜粘连。行输卵管通液术。右侧输卵管伞端可见蓝色液体流出（图 10-2-72b）。左侧输卵管伞端未见蓝色液体流出。用双极配合剪刀分离左侧输卵管粘连（图 10-2-72c）。

（2）行宫腔镜检查。探宫深 7cm。见单宫颈，宫颈管无异常；宫腔形态失常，呈单角状，顶端偏右侧可见一输卵管开口。左侧壁宫颈内口上方见一凹陷，似见小孔隙，其内可见内膜组织（图 10-2-72d）。宫腔镜、腹腔镜联合检查明确诊断：斜隔子宫。

（3）行宫腔镜斜隔电切术。以针状电极分离左侧壁孔隙上方隔板（图 10-2-72e）。重复分离隔板暴露左侧宫腔，双侧宫腔交通（图 10-2-72f）。继续分离斜隔组织，达宫底（图 10-2-72g ~ i）。左侧输卵管开口可见。

（4）行透光试验及反向透光试验阳性。用环形电极修整宫腔（图 10-2-72j）。行左侧输卵管插管通液术。插管顺利，推注亚甲蓝稀释液 10mL，无阻力，无返流，腹腔镜下见左侧输卵管伞端有蓝色液体流出，提示：左侧输卵管通畅（图 10-2-72k）。冲洗盆腔，术毕（图 10-2-72l）。

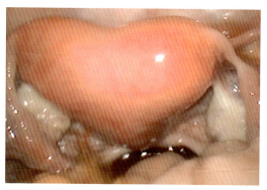

图 10-2-72a　病例 7。腹腔镜下见子宫大小正常，饱满，宫底稍宽，宫底正中略凹陷

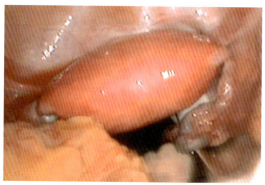

图 10-2-72b　病例 7。行输卵管通液术。腹腔镜下见右侧输卵管伞端有蓝色液体流出

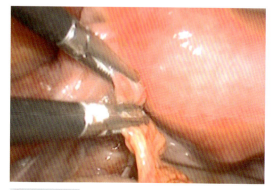

图 10-2-72c　病例 7。用双极配合剪刀分离左侧输卵管粘连

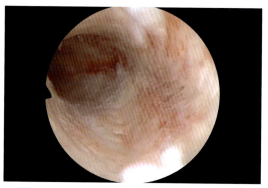

图 10-2-72d　病例 7。宫腔镜下见宫腔形态失常，呈单角状，顶端偏右，左侧壁宫颈内口上方见一凹陷，似见小孔隙，其内可见内膜组织

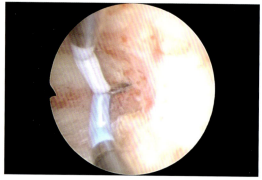

图 10-2-72e　病例 7。用宫腔镜针状电极分离左侧壁孔隙上方隔板

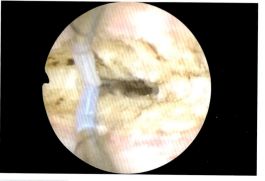

图 10-2-72f　病例 7。用宫腔镜针状电极重复分离隔板，暴露左侧宫腔，双侧宫腔交通

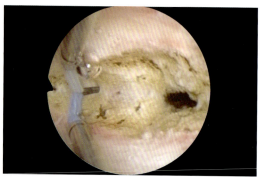

图 10-2-72g　病例 7。用宫腔镜针状电极分离斜隔组织

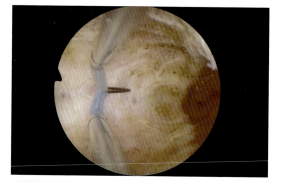

图 10-2-72h　病例 7。用宫腔镜针状电极分离斜隔组织达宫底

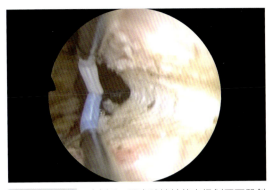

图 10-2-72i　病例 7。用宫腔镜针状电极划开下段斜隔组织

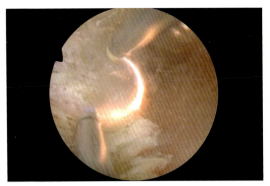

图 10-2-72j　病例 7。用宫腔镜环形电极切除多余的隔板组织，修整宫腔

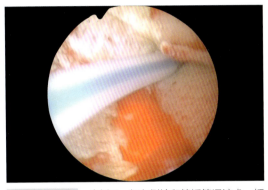

图 10-2-72k　病例 7。行左侧输卵管插管通液术。插管顺利，推注亚甲蓝稀释液 10mL，无阻力，无返流

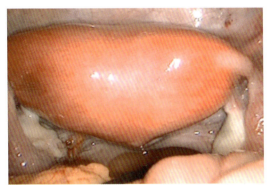

图 10-2-72l　病例 7。冲洗盆腔，术毕

3. 难点解析

斜隔子宫常被误诊，妇科超声、子宫输卵管碘油造影、宫腔镜检查等常将其误诊为单角子宫或纵隔子宫。宫腔镜、腹腔镜联合检查可明确斜隔子宫的诊断，本例患者即是由术中宫腔镜、腹腔镜联合检查明确了斜隔子宫的诊断。宫腔镜打开左侧宫腔后行宫腔镜左侧输卵管插管通液术，同时检查了输卵管的通畅度。

病例 8　腹腔镜检查＋宫腔镜子宫斜隔电切术　

1. 病情简介

患者 25 岁，因"原发性痛经 10 年，未避孕未孕 1 年，发现子宫畸形 1 个月"入院。患者既往月经规律，初潮 15 岁，周期 5~7 天 /30 天，有痛经。妊娠 0 次，末次月经 11 天前。患者月经初潮起即有痛经，逐渐加重。1 年前结婚，夫妻生活正常一直未孕。1 个月前超声检查提示子宫畸形。妇科检查：外阴发育正常；阴道通畅；单宫颈，光滑；子宫中位偏左，宫底略宽，活动，无压痛；双侧附件区未扪及明显异常。妇科超声检查：宫腔形态异常，双宫腔。提示：子宫畸形（子宫纵隔？残角子宫？）。子宫输卵管碘油造影提示：单角子宫，左侧输卵管显影。门诊宫腔镜 B 超联合检查：宫腔呈单角状，偏左，可见一侧输卵管开口。镜下诊断：子宫畸形，单角子宫。入院诊断：子宫畸形。择期全麻下行腹腔镜检查＋宫腔镜子宫斜隔电切术。

2. 手术步骤

（1）行腹腔镜检查。见子宫大小正常，饱满，宫底宽而平（图 10-2-73a）。右侧输卵管增粗变形，右侧附件区可见包块，有巧克力样液体流出。左侧卵巢及输卵管外观大致正常，盆腔可见陈旧性积血（略）。

（2）行宫腔镜检查。见单宫颈，宫颈管无异常；宫腔狭长，顶端偏向左侧，可见一输卵管开口，腔内未见占位病变，沿其右侧壁未见孔隙（图10-2-73b）。宫腔镜、腹腔镜联合检查明确诊断：斜隔子宫。

（3）行宫腔镜斜隔电切术。于宫腔右侧壁与左侧宫角对称部位用宫腔镜环形电极切割隔板组织，未见内膜显露（图10-2-73c、d）。腹腔镜下用穿刺针穿刺右侧宫角，穿透隔板至宫腔，宫腔镜下见穿刺针，用环形电极电切此部位隔板组织，切透隔板，显露封闭的宫腔及内膜（图10-2-73e、f）。

（4）用环形电极和针状电极逐步切割斜隔组织，打开宫腔至宫底，修整宫腔形态至恢复正常（图10-2-73g ~ j）。

（5）术后5周行宫腔镜二探检查。宫腔形态基本正常，子宫内膜厚，可见宫内节育器，取出节育器。再次置镜见双侧宫角稍深，双侧输卵管开口可见（图10-2-73k ~ n）。

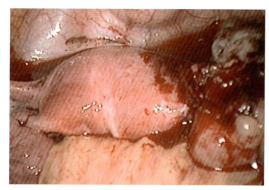

图 10-2-73a　病例8。腹腔镜检查。见子宫大小正常，饱满，宫底略平。右侧附件可见包块，有巧克力样液体流出。盆腔可见陈旧性积血

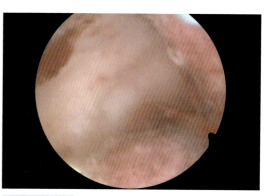

图 10-2-73b　病例8。宫腔镜检查。见左侧宫腔狭长，右侧壁为斜隔。无交通

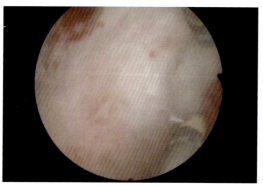

图 10-2-73c　病例8。用宫腔镜环形电极于宫腔右侧壁与左侧宫角对称部位切割隔板组织

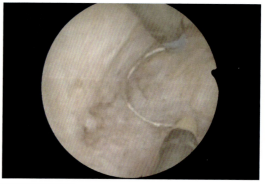

图 10-2-73d　病例8。用宫腔镜环形电极切割隔板组织后，创面未见内膜显露

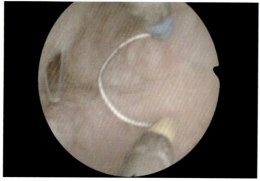

图 10-2-73e　病例8。腹腔镜下用穿刺针穿刺右侧宫角，穿透隔板至宫腔，宫腔镜下见穿刺针

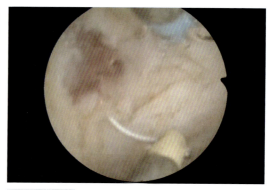

图 10-2-73f　病例8。在腹腔镜穿刺针的引导下，用宫腔镜环形电极切透隔板组织，显露封闭的宫腔及内膜

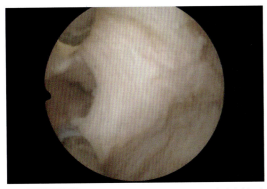

图 10-2-73g　病例 8。用宫腔镜环形电极自右侧宫腔切割斜隔组织

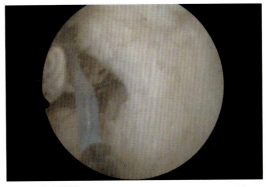

图 10-2-73h　病例 8。用宫腔镜针状电极划开斜隔组织

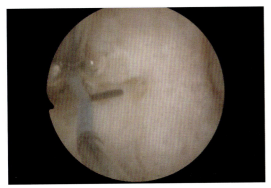

图 10-2-73i　病例 8。用宫腔镜针状电极修整宫底

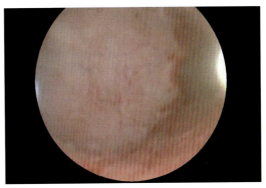

图 10-2-73j　病例 8。宫腔镜术后观察宫腔形态

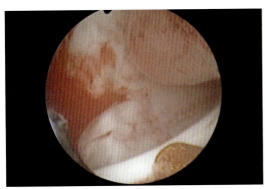

图 10-2-73k　病例 8。宫腔镜术后 5 周行宫腔镜二探检查。见宫底创面及宫内节育器

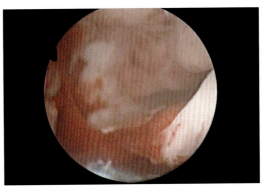

图 10-2-73l　病例 8。宫腔镜术后 5 周行宫腔镜二探检查。见宫腔及宫内节育器

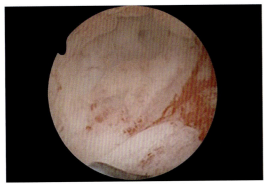

图 10-2-73m　病例 8。取出宫内节育器后行宫腔镜检查，显露左侧输卵管开口

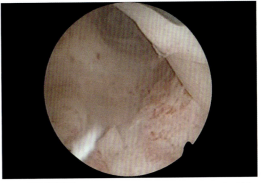

图 10-2-73n　病例 8。取出宫内节育器后行宫腔镜检查，显露右侧输卵管开口

427

3. 难点解析

本例患者也是由术中宫腔镜、腹腔镜联合检查明确了斜隔子宫的诊断。在宫腔镜电切斜隔时，由腹腔镜穿刺针穿刺斜隔侧宫角，达宫腔内，为宫腔镜做指示，可保障手术的顺利进行。腹腔镜监护宫腔镜子宫斜隔电切术切除宫腔内斜隔组织，创伤小、出血少、术后恢复快，术后妊娠预后良好。

病例 9 腹腔镜监护宫腔镜 T 形子宫矫形术

1. 病情简介

患者 33 岁，因"自然流产 3 次，检查发现子宫畸形"入院。患者既往月经规律，初潮 14 岁，周期 5 ~ 6 天 /34 ~ 37 天。妊娠 3 次，流产 3 次，末次月经 11 天前。患者 6 年内孕 50 余天自然流产 3 次，半年前宫腔镜检查可疑 T 形子宫。妇科检查：外阴发育正常；阴道通畅；单宫颈，光滑；子宫前位，大小正常，活动好；双侧附件区未扪及异常。妇科超声检查：子宫前位，大小 4.1cm × 4.5cm × 3.0cm。内膜线居中，全层厚 0.5cm。宫腔镜检查：宫腔形态失常，双侧输卵管开口可见，双侧宫角稍深，宫腔中下段内聚，镜下诊断：T 形子宫？入院诊断：习惯性流产，子宫畸形（T 形子宫？）。择期全麻下行腹腔镜监护宫腔镜 T 形子宫矫形术。

2. 手术步骤

（1）宫腔镜、腹腔镜联合检查。腹腔镜下见子宫大小正常，双侧卵巢、输卵管外观正常（图 10-2-74a）。宫腔镜下见宫腔形态失常，双侧宫角深，宫腔中段缩窄，呈"T"形，双侧输卵管开口可见（图 10-2-74b、c）。

（2）腹腔镜监护下行宫腔镜手术。用宫腔镜环形电极切除宫腔中上段缩窄的侧壁肌层（图 10-2-74d ~ g）。手术结束时检查宫腔创面及形态（图 10-2-74h）。

3. 难点解析

腹腔镜监护宫腔镜 T 形子宫矫形术是在腹腔镜监护下用宫腔镜环形电极或针状电极纵向切割肌壁，切除过多肌壁组织、扩大宫腔的手术。手术方法简单，安全可靠，是 T 形子宫最佳的治疗方法。

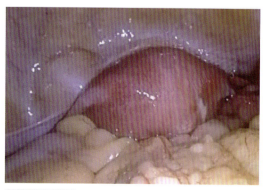

图 10-2-74a　病例 9。腹腔镜检查。见子宫大小正常，双侧卵巢、输卵管外观正常

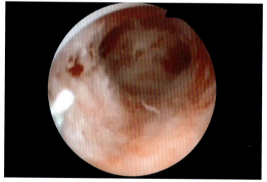

图 10-2-74b　病例 9。宫腔镜检查。见宫腔形态失常，宫腔缩窄，呈"T"形

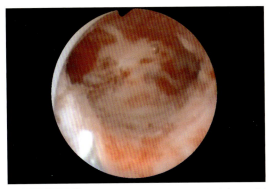

图 10-2-74c　病例 9。宫腔镜检查。见宫腔中段两侧壁肥厚，内聚

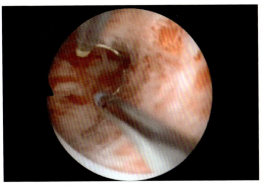

图 10-2-74d　病例 9。用宫腔镜环形电极切割宫腔左侧壁

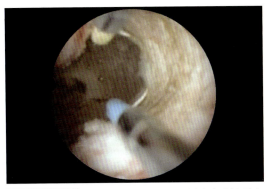

图 10-2-74e　病例 9。用宫腔镜环形电极切割宫腔左侧壁

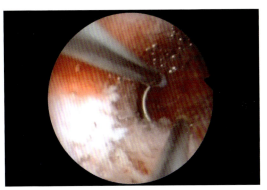

图 10-2-74f　病例 9。用宫腔镜环形电极切割宫腔右侧壁

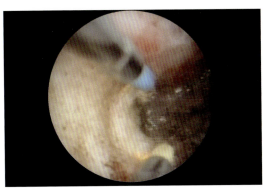

图 10-2-74g　病例 9。用宫腔镜环形电极切割宫腔右侧壁

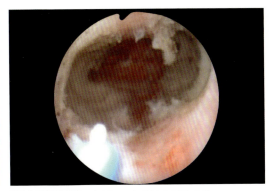

图 10-2-74h　病例 9。宫腔镜术后的宫腔

病例 10　腹腔镜输卵管通液术 + 宫腔镜弓形子宫矫形术

1. 病情简介

患者 31 岁，因"发现子宫畸形 2 年"入院。患者既往月经规律，初潮 14 岁，周期 5 ～ 7 天 /28 ～ 30 天。妊娠 1 次，自然流产 1 次，末次月经 10 天前。患者于 2 年前因早孕自然流产行清宫术治疗。2 个

月前行宫腔镜检查发现子宫畸形。妇科检查：外阴发育正常；阴道通畅；单宫颈，光滑；子宫前位，大小正常，活动好；双侧附件区未扪及异常。经阴道超声检查：子宫前位，大小 4.7cm×4.6cm×3.3cm，肌层回声均匀，内膜厚 0.3cm。门诊宫腔镜检查：宫腔形态失常，双侧输卵管开口可见，双侧宫角深，宫底略突向宫腔，镜下诊断：弓形子宫？入院诊断：子宫畸形（弓形子宫？）。择期全麻下行腹腔镜输卵管通液术＋宫腔镜弓形子宫矫形术。

2. 手术步骤

（1）行腹腔镜检查。见子宫大小正常，外形正常，双侧卵巢、输卵管未见异常（图 10-2-75a）。行输卵管通液术。腹腔镜下见双侧输卵管伞端有蓝色液体流出（图 10-2-75b）。

（2）行宫腔镜检查。见宫腔形态失常，双侧宫角深，宫底略突向宫腔，宫腔中段两侧壁内聚。双侧输卵管开口可见（图 10-2-75c ～ e）。宫腔镜、腹腔镜联合诊断：弓形子宫。

（3）腹腔镜监护下行宫腔镜手术。用宫腔镜针状电极划开子宫底部内突组织（图 10-2-75f ～ i）。并用针状电极划开两侧壁内聚组织，扩大宫腔（图 10-2-75j、k）。手术结束时检查宫腔形态正常（图 10-2-75l）。

（4）术毕行双向透光试验，子宫底部透光均匀（图 10-2-75m、n）。

3. 难点解析

本例患者子宫底部内突，宫腔侧壁内聚，故宫腔镜手术切割子宫底部的同时也切割两侧壁组织，扩大宫腔。可见子宫畸形的手术并不拘泥于固定术式，而是类似于宫腔粘连的手术，以恢复宫腔正常形态为目的。

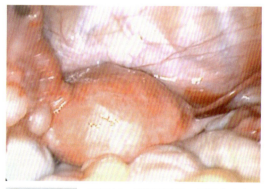

图 10-2-75a 病例 10。腹腔镜检查。见子宫大小正常，双侧卵巢、输卵管外观正常

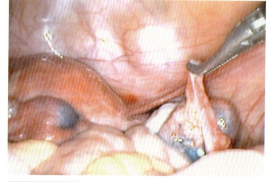

图 10-2-75b 病例 10。腹腔镜下行输卵管通液术。见双侧输卵管伞端有蓝色液体流出

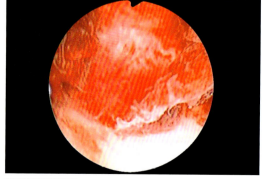

图 10-2-75c 病例 10。宫腔镜检查。见宫底部略突向宫腔

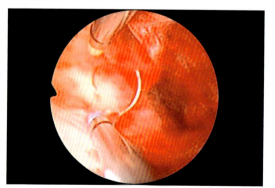

图 10-2-75d 病例 10。宫腔镜下见左侧宫角

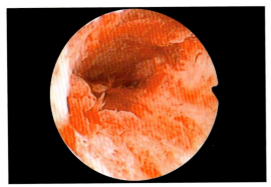

图 10-2-75e　病例 10。宫腔镜下见右侧宫角

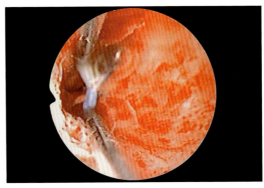

图 10-2-75f　病例 10。用宫腔镜针状电极切割子宫底部

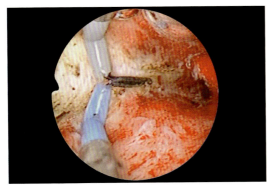

图 10-2-75g　病例 10。用宫腔镜针状电极切割子宫底部

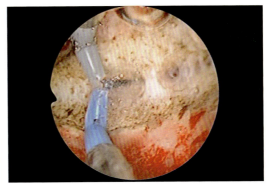

图 10-2-75h　病例 10。用宫腔镜针状电极切割子宫底部

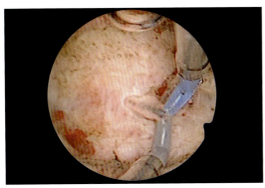

图 10-2-75i　病例 10。用宫腔镜针状电极切割子宫底部

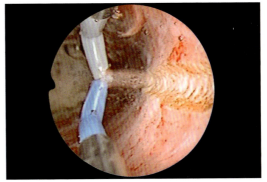

图 10-2-75j　病例 10。用宫腔镜针状电极切割左侧肌壁

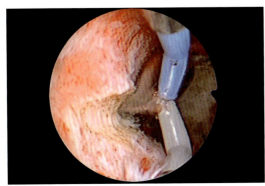

图 10-2-75k　病例 10。用宫腔镜针状电极切割右侧肌壁

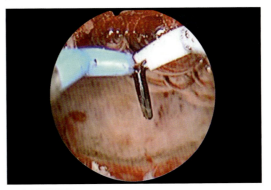

图 10-2-75l　病例 10。宫腔镜术后宫腔形态正常

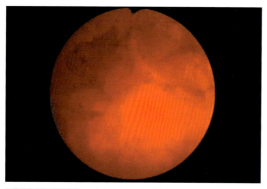

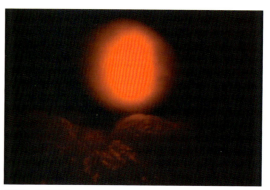

图 10-2-75m 病例 10。宫腔镜术后反向透光试验，子宫底部透光均匀

图 10-2-75n 病例 10。宫腔镜术后透光试验，子宫底部透光均匀

五、小结

许多子宫畸形，如纵隔子宫、不完全双角子宫、斜隔子宫、T 形子宫、弓形子宫等，都可以通过宫腔镜手术治疗。但是对于畸形类型的明确诊断，宫腔镜切割方向的正确引导，宫壁切割深度的密切监护，腹腔镜都是不可缺少的。腹腔镜监护宫腔镜子宫畸形矫形术用微创的方法恢复宫腔正常形态，创伤小、出血少、恢复快，术后可妊娠时间明显缩短，是仅有宫腔内异常的子宫畸形的最佳治疗方法。

第三节 腹腔镜双角子宫融合术

一、概述

依 AFS 子宫畸形分类方法，双角子宫分为不完全双角子宫和完全双角子宫。其判断标准为两侧宫腔的分离位置：若双侧宫腔在宫颈内口之上的任何部位分离，则为不完全双角子宫；若双侧宫腔分离在宫颈内口处或以下，则为完全双角子宫。在最新发布的 ESHRE/ESGE 子宫发育异常分类方法中，双角子宫被更加详细地分为不完全双角子宫（U3a）、完全双角子宫（U3b）和双角纵隔子宫（U3c）。其判断标准为宫底浆膜层的凹陷程度，达到宫颈内口水平及以下的为完全双角子宫，未达宫颈内口水平的为不完全双角子宫。而双角纵隔子宫是由双侧苗勒管融合障碍伴有隔板吸收障碍所致，其宫底中线浆膜层凹陷程度超过正常子宫肌壁厚度的 50%，而宫底中线凹陷处宫壁厚度超过正常子宫肌壁厚度的 150%（图 10-1-10）。

双角子宫的治疗以手术为主，但是单纯依据 AFS 或 ESHRE/ESGE 子宫发育异常分类方法中完全双角子宫和不完全双角子宫的分类标准，并不能准确制定适合的手术方案。临床上常需评估子宫浆膜层的凹陷程度和宫腔内隔板长度，进而决定双角子宫的手术方式。

对于大多数不完全双角子宫的患者，不需行子宫切开融合术。如子宫底部肌壁厚度增加，宫腔内形成隔板，即 ESHRE/ESGE 子宫发育异常分类方法中的双角纵隔子宫（U3c），可行宫腔镜手术切除隔板。故对于此类患者首选腹腔镜监护宫腔镜双角纵隔子宫电切术。腹腔镜可用来观察子宫外形，宫底浆膜层凹陷程度。明确子宫畸形的类型及程度。而宫腔镜手术可切除宫腔内隔板，使宫底正中肌壁厚度与其他宫壁均匀一致，从而最大限度地恢复宫腔形态，达到治疗目的（见第十章第二节）。

对于完全双角子宫，甚至双子宫畸形，子宫解剖学异常比较严重，需通过手术将两个狭窄的宫腔融合成为一个正常形态的宫腔。传统的手术方法为开腹子宫矫形术（Strassman Metroplasty），通过开腹手术在子宫底部两侧宫角中线切开直到暴露宫腔，再将左、右两侧切口纵向对缝，形成一个宫腔和一个子宫。因为开腹手术创伤大、术后恢复慢，经腹打开宫腔，术后极易形成粘连和瘢痕，因此不是理想的手术方法。故一些术者尝试用腹腔镜行子宫矫形术，在腹腔镜下沿两侧宫角中线切开子宫底部及两侧子宫内侧肌壁，打开宫腔，并在腹腔镜下缝合两侧子宫对应创面，完成子宫融合术。随着手术经验的积累，首都医科大学附属复兴医院宫腔镜中心在腹腔镜双角子宫融合术方面积累了宝贵的经验，取得了一定成功。

有少数不完全双角子宫的患者，子宫的浆膜层达到子宫下段或接近宫颈内口水平，子宫形态严重失常，单纯宫腔镜切除隔板不能恢复患者的生育功能，需行子宫融合术。此时如果宫腔内有隔板或宫底肌壁明显增厚，腹腔镜下切割子宫底部肌壁时，切割方向和深度不易掌握，宫腔内的隔板也无法处理，单纯用腹腔镜手术难度较大。随着宫腔镜、腹腔镜手术技术的成熟，首都医科大学附属复兴医院宫腔镜中心在国内首先开展了宫腔镜、腹腔镜联合双角子宫矫形术。先用宫腔电切镜切除宫腔内隔板，切开宫底正中肌壁和浆膜层，形成人工穿孔。然后腹腔镜下横向切开宫底，达宫腔，再将两侧创面纵向缝合。这样即可最大限度地恢复宫腔形态，又满足了微创手术的要求，效果良好，具有广阔的发展前景。

二、手术适应证和禁忌证

（一）手术适应证

（1）超声或宫腔镜检查初步诊断为双角子宫或双子宫、宫底浆膜层有不同程度凹陷者。

（2）有自然流产史 2 次以上或者原因不明的不孕者。

（3）需辅助生育技术的原发性不孕症。

（二）手术禁忌证

（1）心、肝、肾衰竭的急性期不能耐受麻醉及手术者。

（2）生殖道感染的急性期。

（3）盆腔、腹腔严重粘连影响人工气腹或不能置镜者。

（4）绞窄性肠梗阻。

（5）宫颈瘢痕，不能充分扩张者。

（6）子宫屈度过大，宫腔镜不能进入宫底者。

三、手术方法

（一）宫腔镜、腹腔镜联合检查明确诊断

1.腹腔镜检查

腹腔镜下观察盆腔子宫、双侧输卵管和卵巢的形态、大小，有无粘连及其他病变。重点检查子宫底部形态、双侧宫角位置、宫底正中浆膜层凹陷程度等。不孕症患者可同时行输卵管通畅度检查。腹腔镜下双角子宫的宫底横宽，两侧宫角远离且对称，宫底正中有不同程度的凹陷（图 10-3-1、图

10-3-2)。

有时腹腔镜下还可见宫底正中被覆脂肪垫，连接膀胱和直肠（图10-3-3）。该脂肪垫的存在有可能在胚胎发育期阻碍两个苗勒管的融合，在子宫畸形形成中起到一定作用，故而在拟施行子宫融合术前需将此脂肪垫切除。

2. 宫腔镜检查

经宫颈将宫腔镜置入宫腔，顺序观察宫颈管及宫腔形态，着重观察宫颈及宫腔数量、双侧宫腔形态，以及两侧宫腔分离位置。宫腔镜下可见两侧狭长宫腔，宫腔顶端可见单侧输卵管开口，两侧宫腔分离位置可在宫腔内、宫颈内口水平、宫颈管内，甚至宫颈外口（图10-3-4）。镜下可测量双侧宫腔长度、宫底正中与宫颈外口距离、宫颈管长度等。

3. 透光试验及反向透光试验

宫腔镜、腹腔镜联合检查的同时可行腹腔镜透光试验及宫腔镜反向透光试验，观察宫底肌壁的透光度，借此推断宫底肌壁的厚度。若宫底正中透光度明显降低，可明确双角纵隔子宫的诊断。

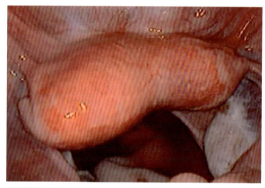
图10-3-1　腹腔镜检查不完全双角子宫。子宫底横宽，两侧宫角远离，宫底正中凹陷

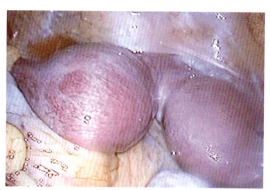
图10-3-2　腹腔镜检查完全双角子宫。盆腔左、右两侧各见一个子宫体，对称，两侧子宫之间浆膜层凹陷达宫颈内口水平

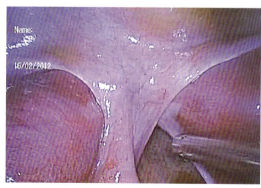
图10-3-3　腹腔镜下见完全双角子宫。两侧子宫之间可见脂肪垫被覆，连接膀胱和直肠

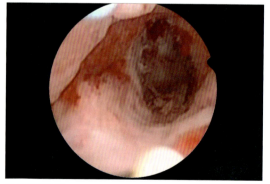
图10-3-4　宫腔镜下见左侧宫腔狭长，右侧宫腔狭小，仅于宫腔中段见孔隙与左侧宫腔相通

（二）宫腔镜、腹腔镜联合（或腹腔镜）完全双角子宫融合术

若宫腔镜、腹腔镜联合检查诊断为完全双角子宫或双子宫，可行宫腔镜、腹腔镜（或腹腔镜）完全双角子宫融合术。

1. 宫腔镜、腹腔镜联合完全双角子宫融合术

（1）宫腔镜手术。在腹腔镜的监护下，先于子宫体部注射稀释的血管收缩剂，如垂体后叶素稀释液，以减少术中子宫创面出血（图 10-3-5）。逐步用宫腔镜环形电极切割或用针状电极划开宫腔内隔板，并进一步切割子宫底部正中肌壁，深达浆膜层，形成人工穿孔，使子宫底部完全与腹腔相通（图 10-3-6 ~ 图 10-3-9）。

（2）腹腔镜手术。腹腔镜下用单极电铲或电针自浆膜层破口处横向扩大创口，并向两侧宫角延伸打开宫底肌壁全层，至距双侧子宫角约 1.5 cm 处（图 10-3-10 ~ 图 10-3-12）。然后将两侧子宫创面对合，分别缝合子宫前壁、后壁及宫底创面，完成融合术（图 10-3-13 ~ 图 10-3-21）。因子宫创面较大，术后可于子宫表面覆盖防粘连膜预防粘连（图 10-3-22）。

2. 腹腔镜完全双角子宫融合术

对于隔板较短者，可直接在腹腔镜下进行完全双角子宫融合术。

（1）注射稀释的血管收缩剂，以减少术中子宫创面出血（图 10-3-23）。

（2）切开子宫肌壁，打开宫腔。腹腔镜下用单极电铲或电针沿宫底及内侧宫壁中线，切开肌壁全层，打开宫腔，至双侧宫腔分叉处（图 10-3-24 ~ 图 10-3-26）。同法处理另一侧子宫体，并使两侧切口于宫颈管处相通（图 10-3-27、图 10-3-28）。

（3）缝合子宫创面。为便于两侧子宫良好对合，通常可于宫底中线创面浆肌层间断缝合 1 针（图 10-3-29、图 10-3-30）。然后于腹腔镜下间断或"U"字缝合两侧子宫对应创面，可分层缝合或仅缝合浆肌层，最后形成一个正常形态的子宫（图 10-3-31 ~ 图 10-3-34）。缝合子宫创面出血点可用双极电凝止血（图 10-3-35、10-3-36）。

（三）术后处理

双角子宫矫形术后宫腔可放置节育器 2 个月，同时口服雌激素、孕激素 2 个疗程，以防止宫腔粘连。术后 1 ~ 2 个月进行宫腔镜二次检查，取出宫内节育器，并在宫腔镜下分离子宫底部新形成的粘连或残余隔板（图 10-3-37、图 10-3-38）。不完全双角子宫宫腔镜矫形术后进行宫腔镜二探，若宫腔恢复良好，术后避孕半年，即可试妊娠。如试孕 1 年仍发生流产或早产，可考虑做与完全双角子宫融合术相同的手术，首都医科大学附属复兴医院即有类似二次术后成功分娩的病例。完全双角子宫宫腔镜、腹腔镜（或腹腔镜）融合术后进行宫腔镜二探，若宫腔恢复良好，术后避孕半年即可尝试妊娠。

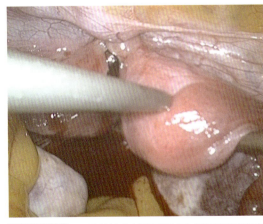

图 10-3-5　用腹腔镜穿刺针于子宫体部注射稀释的血管收缩剂

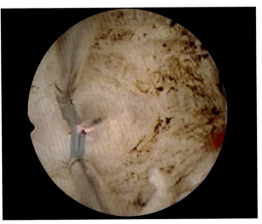

图 10-3-6　在腹腔镜监护下，用宫腔镜针状电极分离宫内隔板，并向肌层内切割

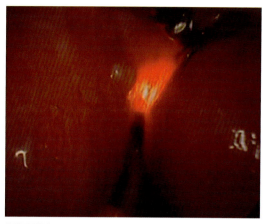

图 10-3-7　宫腔镜下切割宫内隔板及肌壁时，宫底正中肌壁变薄，腹腔镜监护可见两侧宫体连接处肌壁强透光

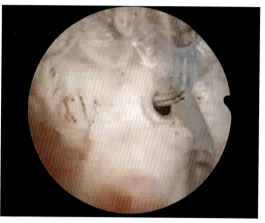

图 10-3-8　用宫腔镜针状电极切穿两侧宫体连接处的肌壁

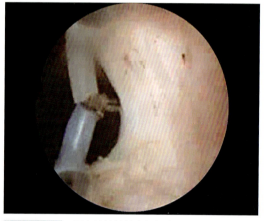

图 10-3-9　用宫腔镜针状电极切穿两侧宫体连接处的肌壁后，继续切割扩大创口

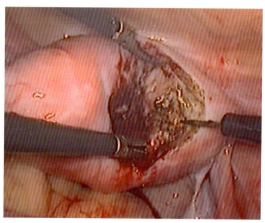

图 10-3-10　用腹腔镜单极电针自浆膜层破口处横向扩大创口，打开宫底肌壁全层，至距双侧子宫角约1.5 cm 处

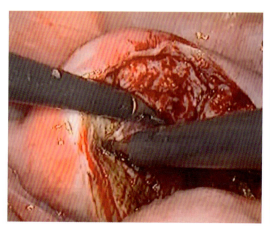

图 10-3-11　用腹腔镜单极电针自浆膜层破口处横向扩大创口，打开宫底肌壁全层，至距双侧子宫角约 1.5 cm 处

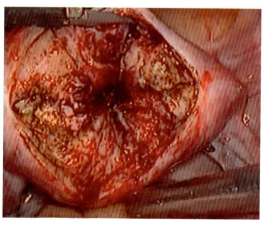

图 10-3-12　用腹腔镜单极电针打开宫底肌壁全层后的子宫创面

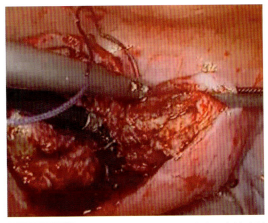

图 10-3-13　腹腔镜下用可吸收缝线缝合子宫前壁创面肌层（右侧创面）

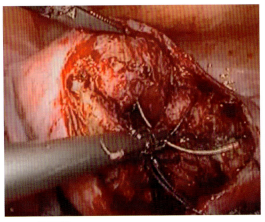

图 10-3-14　腹腔镜下用可吸收缝线缝合子宫前壁创面肌层（左侧创面）

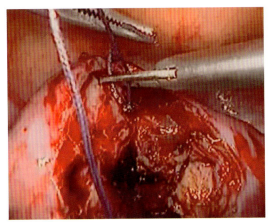

图 10-3-15　腹腔镜下缝合子宫前壁创面肌层后打结，剪除多余的缝线

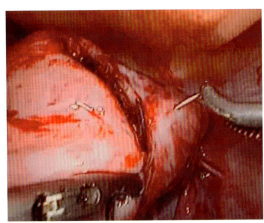

图 10-3-16　腹腔镜下用可吸收缝线缝合子宫底部创面浆肌层

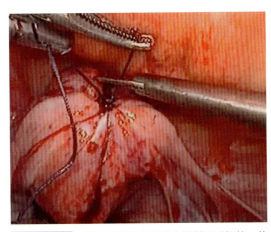

图 10-3-17　腹腔镜下缝合子宫底部创面后打结，剪除多余的缝线

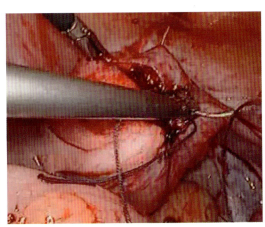

图 10-3-18　腹腔镜下"U"字缝合子宫前壁创面浆肌层（右侧创面）

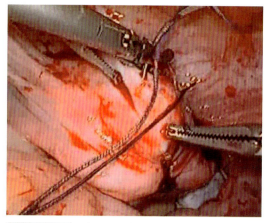

图 10-3-19　腹腔镜下"U"字缝合子宫前壁创面浆肌层（左侧创面）

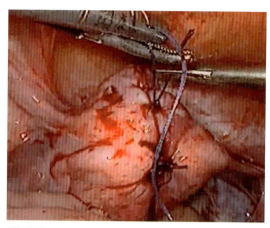

图 10-3-20　腹腔镜下"U"字缝合子宫前壁创面后打结，剪除多余的缝线

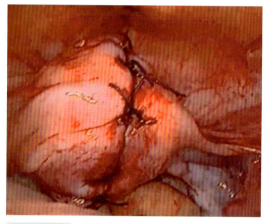

图 10-3-21　宫腔镜、腹腔镜联合子宫融合术后的子宫形态

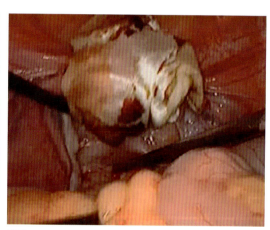

图 10-3-22　宫腔镜、腹腔镜联合子宫融合术后子宫表面覆盖防粘连膜

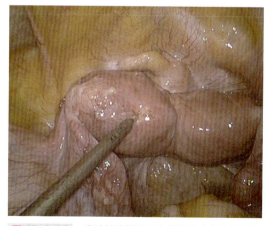

图 10-3-23　腹腔镜穿刺针于左侧子宫体部注射稀释的血管收缩剂

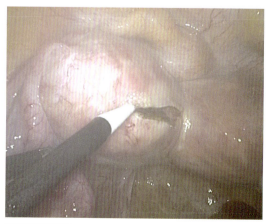

图 10-3-24　用腹腔镜单极电钩沿宫底中线划开左侧子底部及内侧宫壁

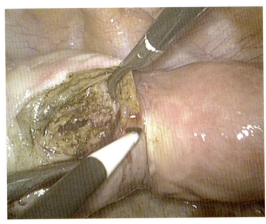

图 10-3-25 用腹腔镜单极电钩打开肌壁全层，显露宫腔

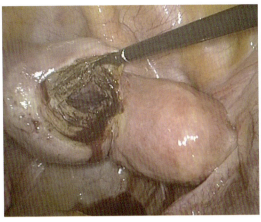

图 10-3-26 用腹腔镜单极电钩打开肌壁全层后的子宫创面

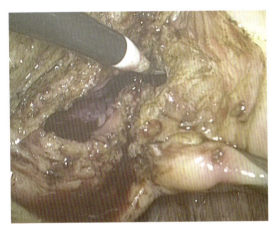

图 10-3-27 用腹腔镜单极电钩打开右侧子宫肌壁全层，显露宫腔

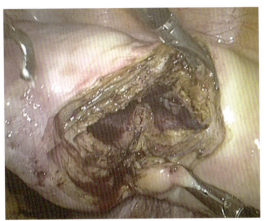

图 10-3-28 用腹腔镜单极电钩打开两侧子宫肌壁全层后的子宫创面

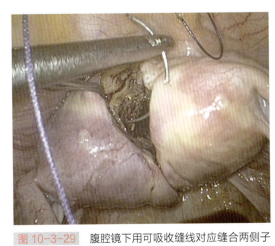

图 10-3-29 腹腔镜下用可吸收缝线对应缝合两侧子宫底部创面浆肌层

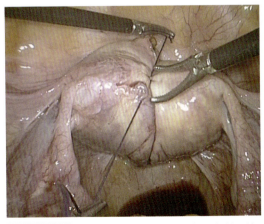

图 10-3-30 腹腔镜下缝合子宫底部创面后打结，剪除多余的缝线

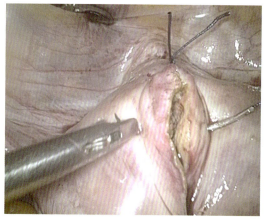

图 10-3-31　腹腔镜下用可吸收缝线间断缝合子宫前壁创面浆肌层

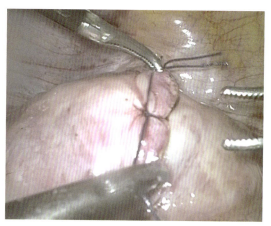

图 10-3-32　腹腔镜下缝合子宫前壁创面后打结

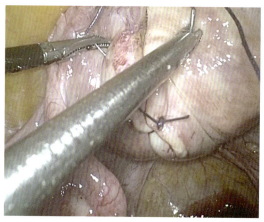

图 10-3-33　腹腔镜下用可吸收缝线间断缝合子宫后壁创面浆肌层

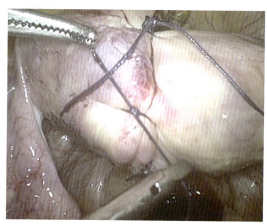

图 10-3-34　腹腔镜下缝合子宫后壁创面后打结

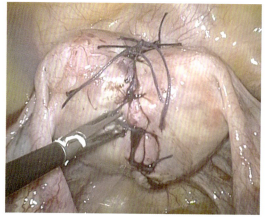

图 10-3-35　腹腔镜双角子宫融合术后用双极电凝子宫创面出血点

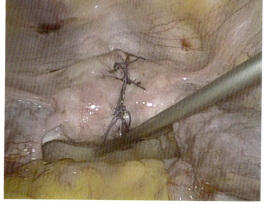

图 10-3-36　腹腔镜双角子宫融合术后的子宫形态

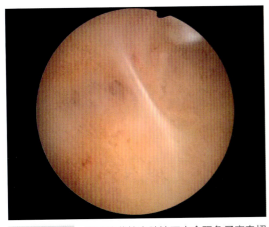

图 10-3-37　腹腔镜监护宫腔镜不完全双角子宫电切术后 81 天进行宫腔镜二探。宫底正中可见纵向瘢痕

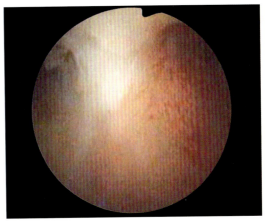

图 10-3-38　腹腔镜双角子宫融合术后进行宫腔镜二探。宫腔形态大致正常，双侧宫角内聚，宫底正中可见纵向粘连带

四、腹腔镜双角子宫融合术实例演示

病例 1　腹腔镜检查 + 宫腔镜、腹腔镜联合双角子宫融合术

1. 病情简介

患者 27 岁，因"孕早期自然流产 2 次，发现子宫畸形 2 年"入院。患者既往月经规律，初潮 14 岁，周期 5 ~ 6 天 /28 ~ 30 天。孕 2 产 0，末次月经 13 天前。患者孕 7 ~ 8 周时自然流产 2 次，B 超检查发现子宫畸形 2 年。妇科检查：外阴已婚未产型；阴道通畅；单宫颈，光滑；子宫中位，宫体稍增大，活动可；双侧附件区未扪及异常。经阴道妇科超声检查：子宫后位，大小 6.0cm × 7.3cm × 4.2cm，宫底凹陷，内膜回声中等，全层厚 0.7cm，宫腔回声呈"）（"形，双侧卵巢可见。提示：双角子宫。入院诊断：子宫畸形（双角子宫？），复发性流产。完善检查后，择期全麻下行腹腔镜检查 + 宫腔镜、腹腔镜联合双角子宫融合术。

2. 手术步骤

（1）行腹腔镜检查。见子宫底横宽，双角远离，宫底正中明显凹陷，达子宫下段。双侧宫角对称，双侧输卵管及卵巢外观未见异常（图 10-3-39a）。

（2）行宫腔镜检查。宫腔镜下见单宫颈，宫腔形态失常，宫腔内见一较宽纵隔样组织，表面色苍白，隔板末端近宫颈内口水平，子宫分为两个宫腔，分别可见输卵管开口（图 10-3-39b）。

（3）腹腔镜监护下用宫腔镜针状电极逐步切开子宫底部肌壁，达宫底浆膜层，切穿宫壁（图 10-3-39c ~ e）。

（4）腹腔镜下用单极电针切割子宫底部肌壁全层，达双侧宫角部约 1.5cm 处（图 10-3-39f、g）。

（5）将两侧切口对合，腹腔镜下用 1 号可吸收缝线纵向间断缝合子宫前壁、宫底及后壁浆肌层（图 10-3-39h ~ p）。冲洗盆腔，子宫塑形良好，用双极电凝缝合创面出血点（图 10-3-39q）。

（6）子宫创面覆盖防粘连膜（图 10-3-39r）。

3. 难点解析

本例宫底浆膜层明显凹陷，达子宫下段，宫腔内隔板末端几乎达宫颈内口水平。依 AFS 子宫畸形分类方法，应为完全双角子宫；而依 ESHRE/ESGE 子宫发育异常分类方法，应为不完全双角子宫。手术选择宫腔镜、腹腔镜联合双角子宫融合术，子宫塑形良好，宫腔形态恢复良好。同开腹手术相比，此术式创伤小，术中出血量不多，术后粘连形成少，是一个成功的术式，并且随着经验的累积还将逐步得到完善。

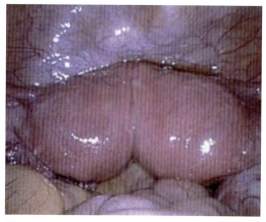

图 10-3-39a　病例 1。腹腔镜检查。见子宫底横宽，双角远离，宫底正中明显凹陷

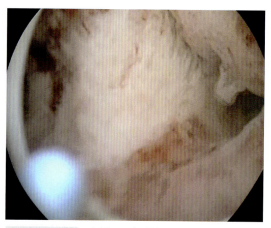

图 10-3-39b　病例 1。宫腔镜下见宫腔下段正中纵隔样组织

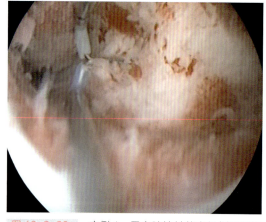

图 10-3-39c　病例 1。用宫腔镜针状电极划开隔板组织

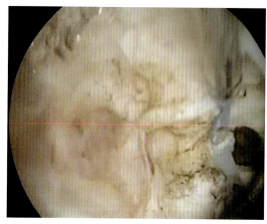

图 10-3-39d　病例 1。用宫腔镜针状电极划开宫底肌壁，切穿宫底

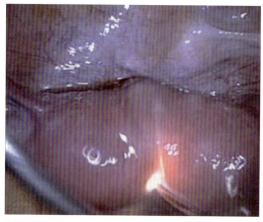

图 10-3-39e　病例 1。宫腔镜卜切透子宫肌壁时用腹腔镜监护，腹腔镜下可见子宫正中肌壁强透光，有灌流液自宫腔内流入腹腔

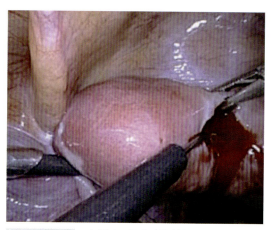

图 10-3-39f　病例 1。用腹腔镜单极电针横向切割左侧子宫底部肌壁

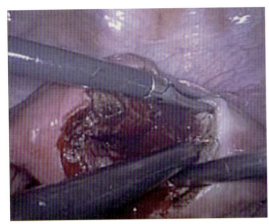

图 10-3-39g　病例 1。用腹腔镜单极电针横向切割右侧子宫底部肌壁

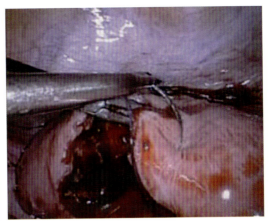

图 10-3-39h　病例 1。腹腔镜下用 1 号可吸收缝线缝合子宫前壁创面浆肌层（右侧子宫创面）

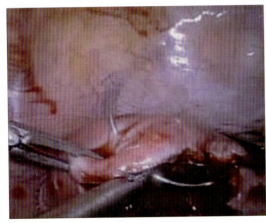

图 10-3-39i　病例 1。腹腔镜下用 1 号可吸收缝线缝合子宫前壁创面浆肌层（左侧子宫创面）

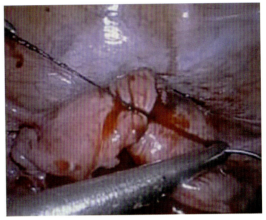

图 10-3-39j　病例 1。腹腔镜下缝合子宫前壁创面后打结

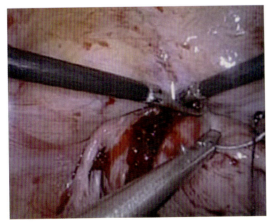

图 10-3-39k　病例 1。腹腔镜下用可吸收缝线缝合子宫底部创面浆肌层（右侧子宫创面）

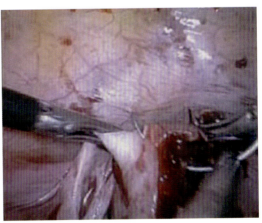

图 10-3-39l　病例 1。腹腔镜下用可吸收缝线缝合子宫底部创面浆肌层

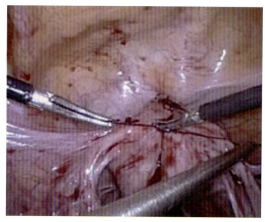

图 10-3-39m 病例 1。腹腔镜下用可吸收缝线缝合子宫底部创面后打结

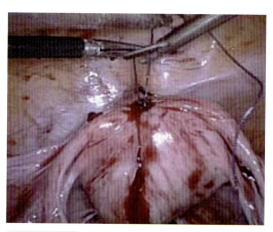

图 10-3-39n 病例 1。腹腔镜下缝合子宫底部创面打结后剪除多余的缝线

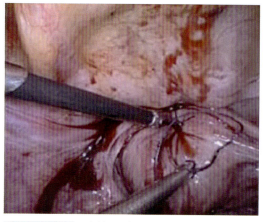

图 10-3-39o 病例 1。腹腔镜下用可吸收缝线缝合子宫后壁创面浆肌层

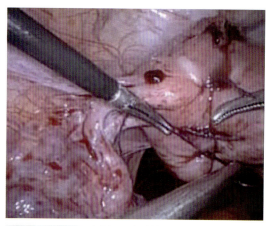

图 10-3-39p 病例 1。腹腔镜下缝合子宫后壁创面后打结

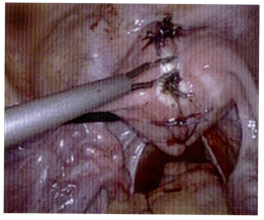

图 10-3-39q 病例 1。腹腔镜下用双极电凝子宫创面出血点

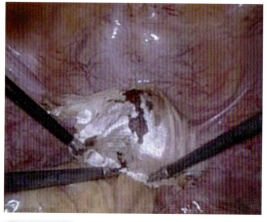

图 10-3-39r 病例 1。子宫融合术后子宫创面表面覆盖防粘连膜

病例 2　宫腔镜、腹腔镜联合完全双角子宫融合术

1. 病情简介

患者 26 岁，因"发现子宫畸形 1 年，自然流产 1 次"入院。患者既往月经规律，初潮 12 岁，周期 5～6 天 /30 天，量中等，无痛经。妊娠 2 次，行人工流产 1 次，自然流产 1 次。末次月经 11 天前。患者 1 年前孕早期行人工流产术，发现子宫畸形（双角子宫），未处理。4 个月前孕 7⁺ 周自然流产，行清宫术。妇科检查：外阴已婚未产型；阴道通畅；单宫颈，轻度肥大糜烂；子宫前位，横径宽，增大如孕 10 周大小，宫底似分离；双侧附件区未扪及异常。经阴道妇科超声检查：子宫大小 3.7cm×8.4cm×3.7cm，质均，宫底呈分叶状，右侧宫腔全层厚 5.7mm，左侧宫腔全层厚 5.1mm，宫腔回声呈"Y"形，宫底肌层凹陷，深度 1.1cm，宫底正中肌层厚度 1.25cm。提示：双角子宫。宫腔镜检查：宫颈管无异常，宫腔形态失常，自宫颈内口水平分离，分别进入两侧宫腔，宫腔狭长，可见同侧输卵管开口。镜下诊断：双角子宫。入院诊断：子宫畸形（双角子宫?）。完善检查后，择期全麻下行宫腔镜、腹腔镜联合双角子宫融合术。

2. 手术步骤

（1）行宫腔镜检查。宫腔镜进入宫颈管，距宫颈外口 4cm 处可见隔板下缘。两侧宫腔深，均呈单角状，分别见输卵管开口（图 10-3-40a～c）。腹部超声检查提示双角子宫，宫底正中肌壁无增厚。

（2）行腹腔镜检查。见子宫横宽，宫底凹陷明显，两侧宫角外展，两子宫体分离，连接部较低，双侧输卵管及卵巢外观正常（图 10-3-40d）。

（3）用宫腔镜针状电极于两侧宫腔分离最低处逐步划开宫腔隔板、子宫肌壁（图 10-3-40e）。腹腔镜监护下可见子宫底部及两侧宫壁的透光度（图 10-3-40f）。宫腔镜下继续分离宫壁，至浆膜层（图 10-3-40g）。腹腔镜下观察两侧宫腔连接部透光明显，宫腔镜灌流液流入腹腔（图 10-3-40h）。用宫腔镜针状电极继续切割分离两侧子宫内侧肌壁，扩大创口（图 10-3-40i、j）。

（4）腹腔镜下分别于两侧子宫肌壁内注射垂体后叶素稀释液 10mL（垂体后叶素 6U+ 生理盐水 20mL）（图 10-3-40k）。用单极电钩自宫底穿透处横向向右打开右侧子宫内侧肌壁全层，至距宫角部约 1.5cm 处（图 10-3-40l）。同法处理左侧（图 10-3-40m）。

（5）将两侧子宫创面对合，用 1-0 可吸收缝线缝合宫底正中浆肌层（图 10-3-40n～p）。再间断缝合子宫前壁、后壁浆肌层创面并打结（图 10-3-40q～cc）。子宫塑形良好，用双极电凝处理出血点，止血确切（图 10-3-40dd、ee）。

（6）用生理盐水充分冲洗盆腔、腹腔，子宫创面覆盖防粘连膜（图 10-3-40f）。盆腔留置引流管。

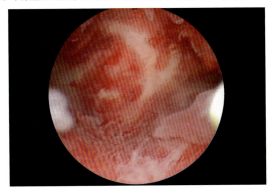
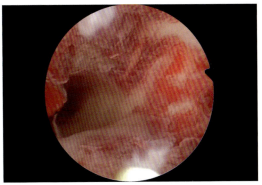

图 10-3-40a　病例 2。行宫腔镜检查。距宫颈外口 4cm 处可见隔板下缘

图 10-3-40b　病例 2。宫腔镜下见右侧狭长宫腔，呈单角状

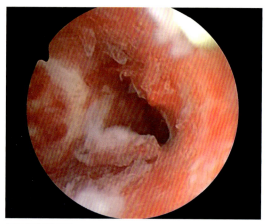

图 10-3-40c 病例2。宫腔镜下显示左侧宫腔

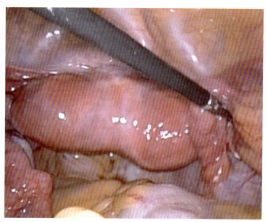

图 10-3-40d 病例2。腹腔镜下见子宫横宽，宫底凹陷明显，两侧宫角外展，两子宫体分离，连接部较低，双侧输卵管及卵巢外观正常

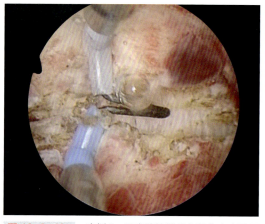

图 10-3-40e 病例2。用宫腔镜针状电极分离宫腔隔板及肌壁

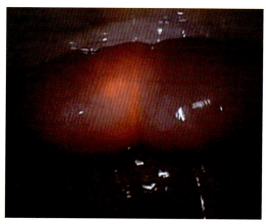

图 10-3-40f 病例2。腹腔镜监护下可见子宫底部及两侧宫壁的透光度

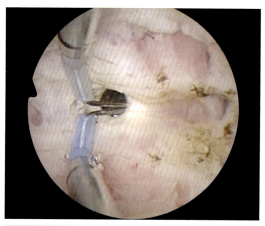

图 10-3-40g 病例2。宫腔镜下分离宫壁，达浆膜层，切穿肌壁

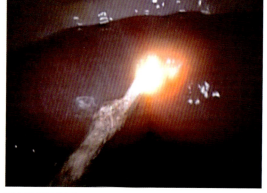

图 10-3-40h 病例2。腹腔镜下观察两侧宫腔连接部透光明显，宫腔镜灌流液流入腹腔

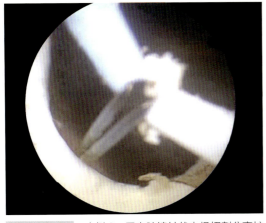

图 10-3-40i　病例 2。用宫腔镜针状电极切割分离扩大创口

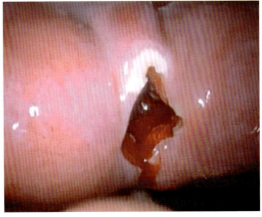

图 10-3-40j　病例 2。宫腔镜手术结束后通过腹腔镜观察子宫创面

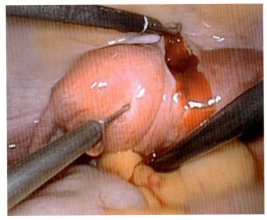

图 10-3-40k　病例 2。腹腔镜下于左侧子宫肌壁内注射垂体后叶素稀释液 10mL

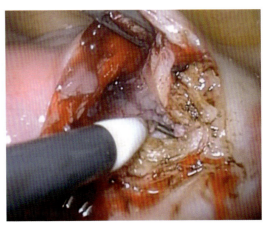

图 10-3-40l　病例 2。用单极电钩打开右侧子宫内侧肌壁全层

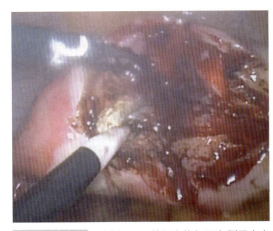

图 10-3-40m　病例 2。用单极电钩打开左侧子宫内侧肌壁全层

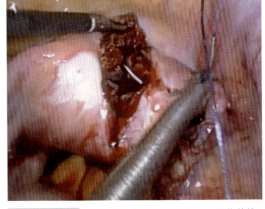

图 10-3-40n　病例 2。腹腔镜下用 1-0 可吸收缝线缝合宫底正中右侧创面浆肌层（第 1 针）

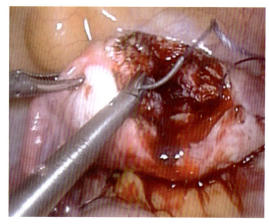

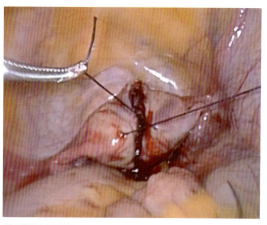

图 10-3-40o 病例 2。缝合宫底正中左侧创面浆肌层（第 1 针）　　图 10-3-40p 病例 2。对合宫底创面（第 1 针）

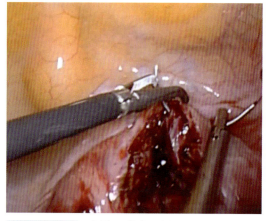

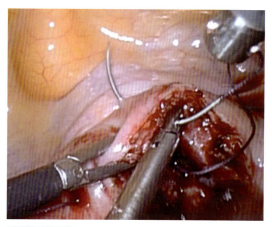

图 10-3-40q 病例 2。缝合子宫前壁下段右侧创面浆肌层（第 2 针）　　图 10-3-40r 病例 2。缝合子宫前壁下段左侧创面浆肌层（第 2 针）

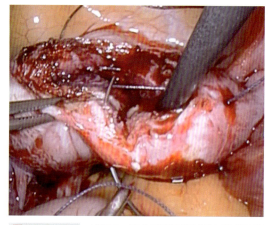

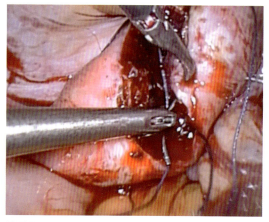

图 10-3-40s 病例 2。缝合子宫后壁下段左侧创面浆肌层（第 3 针）　　图 10-3-40t 病例 2。缝合子宫后壁下段右侧创面浆肌层（第 3 针）

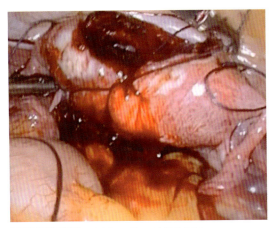

图 10-3-40u　病例 2。第 3 针缝线打结

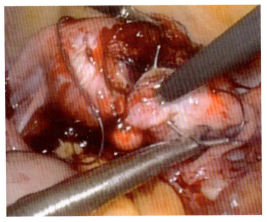

图 10-3-40v　病例 2。缝合子宫后壁右侧创面浆肌层（第 4 针）

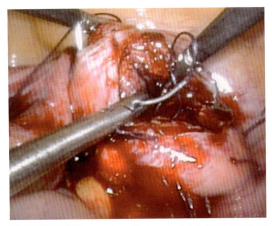

图 10-3-40w　病例 2。缝合子宫后壁左侧创面浆肌层（第 4 针）

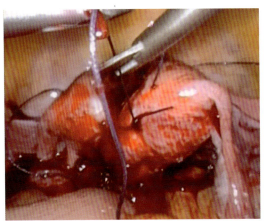

图 10-3-40x　病例 2。第 4 针缝线打结

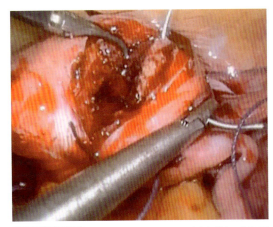

图 10-3-40y　病例 2。缝合子宫前壁右侧创面浆肌层（第 5 针）

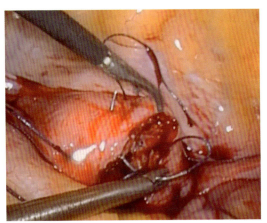

图 10-3-40z　病例 2。缝合子宫前壁左侧创面浆肌层（第 5 针）

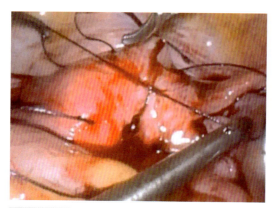

图 10-3-40aa　病例 2。第 5 针缝线打结

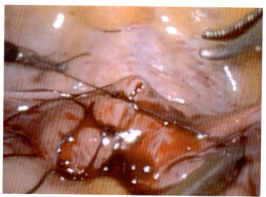

图 10-3-40bb　病例 2。第 2 针前壁缝线打结

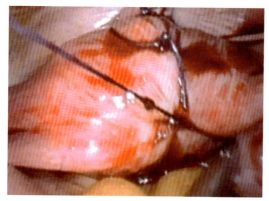

图 10-3-40cc　病例 2。第 1 针宫底缝线打结

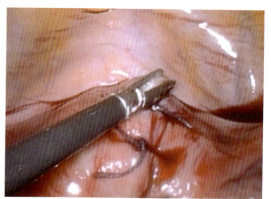

图 10-3-40dd　病例 2。缝合后用双极电凝子宫创面出血点

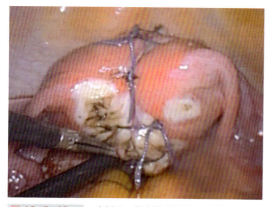

图 10-3-40ee　病例 2。缝合并确切止血后的子宫

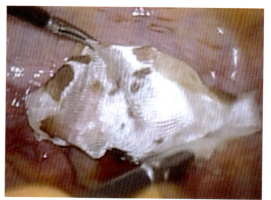

图 10-3-40ff　病例 2。子宫创面覆盖防粘连膜

3. 难点解析

本例患者宫腔形态严重异常，宫底肌壁无增厚，行宫腔镜电切术无法恢复宫腔形态，遂行子宫融合术。其两侧子宫中间连接处行宫腔镜手术电切打开肌壁，并继续切割子宫肌壁扩大创口，降低了腹腔镜手术打开肌壁、显露宫腔的难度。子宫创面的缝合采用间断缝合浆肌层，最初缝合的缝线待缝合结束后再打结，有助于后续缝合肌壁时的对合，子宫塑形良好。

病例 3　宫腔镜、腹腔镜联合检查 + 腹腔镜完全双角子宫融合术

1. 病情简介

患者 25 岁，因"发现子宫畸形 4 年"入院。患者既往月经规律，初潮 14 岁，周期 5 ~ 6 天 /28 ~ 30 天，量中等，无痛经。末次月经 16 天前。患者 4 年前因早孕行人工流产时发现子宫畸形，未进行任何治疗。此后又发生孕早期胎停育行清宫术 1 次，孕 23 周流产 1 次。妇科检查：外阴已婚未产型；阴道中段可见纵隔，上段有交通；单宫颈，轻度糜烂；子宫前位，大小正常，活动可，无压痛；双侧附件区未扪及异常。经阴道妇科超声检查：右侧子宫大小 4.6cm × 3.2cm × 3.4cm，质均，内膜厚 0.9cm，左侧子宫大小 4.3cm × 2.9cm × 2.6cm，内膜厚 0.8cm，宫颈长 2.3cm。提示：双子宫畸形。门诊宫腔镜 B 超联合检查：阴道内不完全纵隔，顶端有交通，单宫颈，宫颈管内距宫颈外口 1.5cm 处可见隔板，两侧宫颈管分离，分别自两侧宫颈管进入同侧宫腔。双侧宫腔呈单角状，顶端可见输卵管开口。两侧宫腔无交通。联合诊断：双角子宫，阴道纵隔。入院诊断：子宫畸形（双角子宫），阴道纵隔，复发性流产。完善检查后，择期全麻下行宫腔镜、腹腔镜联合检查 + 腹腔镜完全双角子宫融合术。

2. 手术步骤

（1）先行阴道纵隔分离术（略）。

（2）行腹腔镜检查。见完全双角子宫改变，双侧宫角、宫体远离，两子宫中间可见腹膜系带。双侧输卵管、卵巢未见异常（图 10-3-41a）。

（3）行宫腔镜检查。宫腔镜下见单宫颈，距宫颈外口约 1.6cm 处可见宫颈纵隔（图 10-3-41b）。用宫腔镜针状电极分离宫颈管纵隔组织，达宫颈内口水平（图 10-3-41c、d）。

（4）腹腔镜下分离两侧子宫之间的腹膜系带，显露两侧子宫连接部（图 10-3-41e、f）。

（5）腹腔镜下于右侧子宫肌壁内注射垂体后叶素稀释液（垂体后叶素 6U+ 生理盐水 10mL）（图 10-3-41g）。助手于右侧宫腔置塑料吸引管，用单极电针切割打开右侧子宫底部及内侧肌壁全层，至距右侧宫角部约 1.5cm 处，显露宫腔（图 10-3-41h、i）。延长切口至双侧子宫体连接部（图 10-3-41j）。同法处理左侧子宫体，并延长切口至两侧子宫体连接部，两侧切口贯通（图 10-3-41k ~ n）。

（6）将两侧子宫创面对合，用 1-0 号可吸收缝线沿子宫底部中线对应缝合创面浆肌层（图 10-3-41o ~ q）。间断及"U"字缝合子宫前壁、后壁创面浆肌层（图 10-3-41r ~ x）。"U"字加固缝合宫底创面（图 10-3-41y ~ aa）。缝合关闭子宫前、后腹膜创口。子宫塑形良好，用双极电凝出血点（图 10-3-41bb）。

（7）用生理盐水充分冲洗盆腔、腹腔，子宫创面覆盖防粘连膜（图 10-3-41cc、dd）。

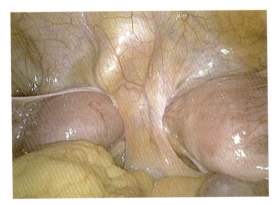

图 10-3-41a　病例 3。腹腔镜检查。见完全双角子宫改变，双侧宫角、宫体远离，两子宫中间可见腹膜系带

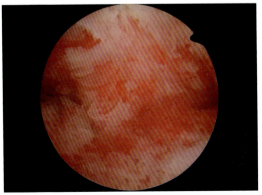

图 10-3-41b　病例 3。宫腔镜检查。宫颈管内可见纵隔组织

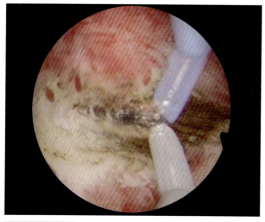
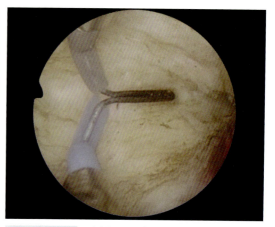

图 10-3-41c 病例 3。用宫腔镜针状电极分离宫颈管内纵隔组织

图 10-3-41d 病例 3。用宫腔镜针状电极分离宫颈管内纵隔组织，达宫颈内口水平

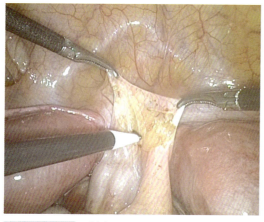
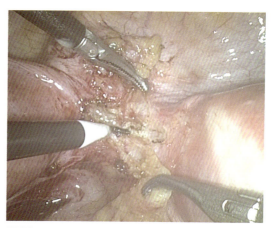

图 10-3-41e 病例 3。腹腔镜下分离两侧子宫之间的腹膜系带

图 10-3-41f 病例 3。腹腔镜下分离两侧子宫之间的腹膜系带，显露两侧子宫连接部

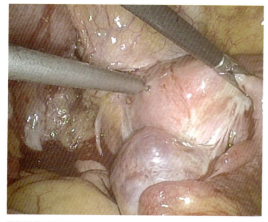
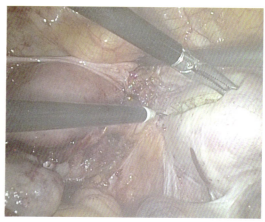

图 10-3-41g 病例 3。腹腔镜下于右侧子宫肌壁内注射垂体后叶素稀释液（垂体后叶素 6U＋ 生理盐水 10mL）

图 10-3-41h 病例 3。用腹腔镜单极电针切割打开右侧子宫底部及内侧肌壁

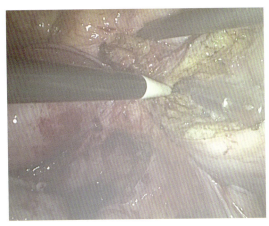

图 10-3-41i　病例 3。用腹腔镜单极电针切割打开右侧子宫底部及内侧肌壁全层，显露宫腔

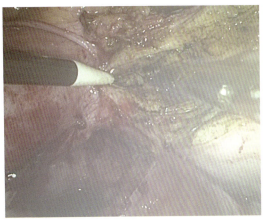

图 10-3-41j　病例 3。用腹腔镜单极电针延长切口至双侧子宫体连接部

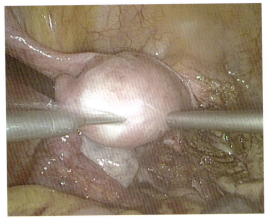

图 10-3-41k　病例 3。腹腔镜下于左侧子宫肌壁内注射垂体后叶素稀释液

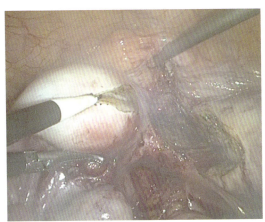

图 10-3-41l　病例 3。用腹腔镜单极电针切割打开左侧子宫底部及内侧肌壁

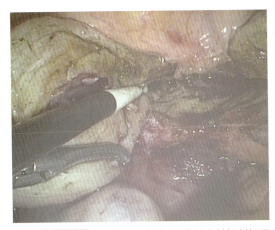

图 10-3-41m　病例 3。用腹腔镜单极电针切割打开左侧子宫底部及内侧肌壁全层，显露宫腔

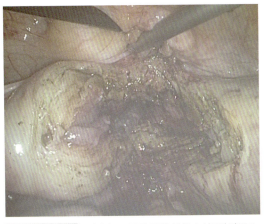

图 10-3-41n　病例 3。用腹腔镜单极电针延长切口至双侧子宫体连接部，两侧切口贯通

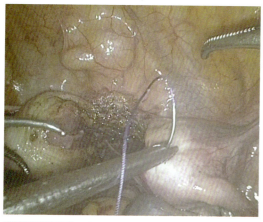

图 10-3-41o 病例 3。腹腔镜下用 1-0 号可吸收缝线沿子宫底部中线对应缝合创面浆肌层（右侧子宫底部创面）

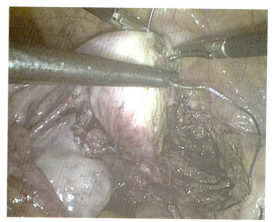

图 10-3-41p 病例 3。腹腔镜下沿宫底中线对应缝合创面浆肌层（左侧子宫底部创面）

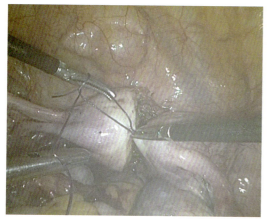

图 10-3-41q 病例 3。腹腔镜下缝合宫底后打结

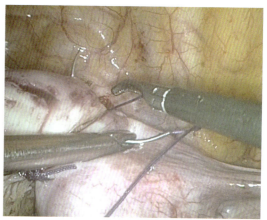

图 10-3-41r 病例 3。腹腔镜下间断缝合子宫前壁创面浆肌层

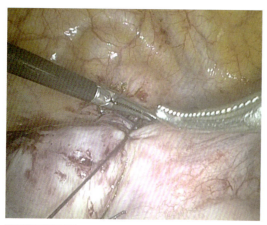

图 10-3-41s 病例 3。腹腔镜下缝合子宫前壁创面浆肌层后打结

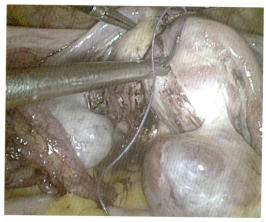

图 10-3-41t 病例 3。腹腔镜下间断缝合子宫后壁创面浆肌层

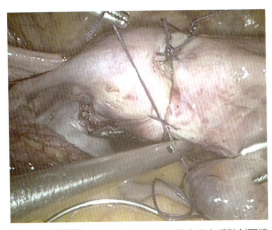

图 10-3-41u　病例 3。腹腔镜下缝合子宫后壁创面浆肌层后打结

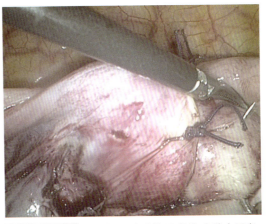

图 10-3-41v　病例 3。腹腔镜下"U"字缝合子宫后壁创面浆肌层（右侧子宫创面）

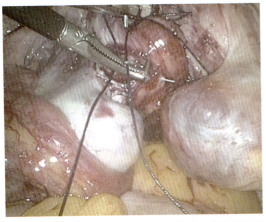

图 10-3-41w　病例 3。腹腔镜下"U"字缝合子宫后壁创面浆肌层（左侧子宫创面）

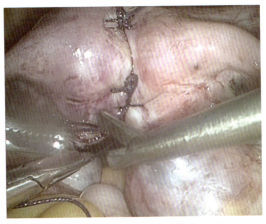

图 10-3-41x　病例 3。腹腔镜下"U"字缝合子宫后壁创面浆肌层后打结，剪除多余的缝线

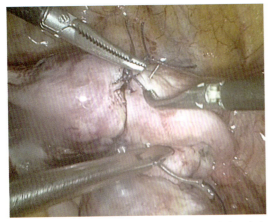

图 10-3-41y　病例 3。腹腔镜下"U"字缝合子宫底部创面浆肌层（右侧子宫底创面）

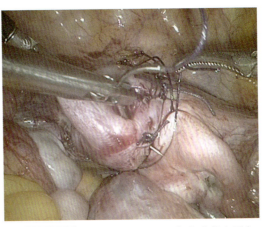

图 10-3-41z　病例 3。腹腔镜下"U"字缝合子宫底部创面浆肌层（左侧子宫底创面）

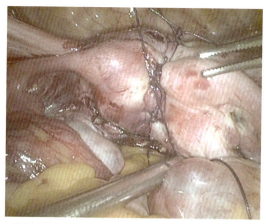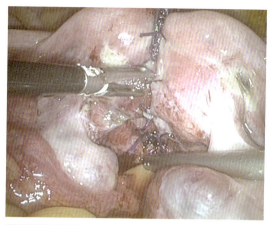

图 10-3-41aa　病例 3。腹腔镜下"U"字缝合子宫底部创面浆肌层后打结

图 10-3-41bb　病例 3。腹腔镜下缝合子宫后用双极电凝出血点

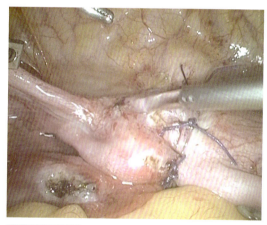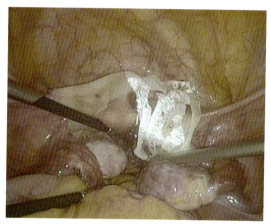

图 10-3-41cc　病例 3。用生理盐水充分冲洗盆腔、腹腔

图 10-3-41dd　病例 3。腹腔镜子宫融合术后子宫创面覆盖防粘连膜

3. 难点解析

在本例患者手术中未用宫腔镜打开子宫肌壁，而是在宫腔内置入塑料吸引管，用腹腔镜单极电钩切割子宫肌壁至宫腔。宫腔内的塑料吸引管起指示作用。子宫创面的缝合起始于子宫底部，对合缝合 1 针，可使两侧子宫创面良好对合，有利于随后的子宫前壁及后壁的缝合。术后子宫创面对合好，子宫塑形良好。

病例 4　宫腔镜、腹腔镜联合检查 + 腹腔镜完全双角子宫融合术

1. 病情简介

患者 26 岁，因"发现子宫畸形 2 年"入院。患者既往月经规律，初潮 14 岁，周期 5 ~ 7 天 /28 ~ 30 天，量中等，无痛经。末次月经 10 天前。患者 2 年前因孕 60 余天自然流产经超声经检查发现子宫畸形，未进行任何治疗。半年前孕 72 天因稽留流产行清宫术。磁共振成像检查提示：双角子宫。妇科检查：外阴已婚未产型；阴道通畅；单宫颈，光滑；子宫前位，大小正常，活动可，无压痛；双侧附件区未扪及异常。宫腔镜检查提示：双角子宫。入院诊断：子宫畸形（双角子宫？）。完善检查后，择期全麻下行宫腔镜、腹腔镜联合检查 + 腹腔镜完全双角子宫融合术。

2. 手术步骤

（1）行腹腔镜检查。见盆腔左、右各有一个子宫体，相距较远，中间连接处可见纵向膀胱 - 直肠连接带覆盖（图 10-3-42a）。双侧输卵管及卵巢外观正常。

（2）行宫腔镜检查。宫腔镜下见单宫颈，单宫颈管。颈管内距宫颈外口约 2.5cm 处可见隔板，将宫腔完全分离。镜体分别进入两侧宫腔，宫腔狭长，呈单角子宫样改变，顶端见输卵管开口（图 10-3-42b ~ d）。探宫深双侧 7.0cm。联合宫腔镜、腹腔镜检查所见，明确诊断为完全双角子宫，行腹腔镜双角子宫融合术。

（3）腹腔镜下于右侧子宫肌壁内注射垂体后叶素稀释液（垂体后叶素 6U+ 生理盐水 10mL）（图 10-3-42e）。助手于右侧宫腔置塑料吸引管，用单极电针横向划开子宫底部及内侧肌壁全层，显露宫腔，切口距输卵管起始部约 1.5cm（图 10-3-42f）。延长切口至双侧子宫体连接部同时切开膀胱 - 直肠连接带（图 10-3-42g、h）。同法处理左侧子宫体，并延长切口至两侧子宫体连接部，两侧切口贯通（图 10-3-42i ~ l）。

（4）用 1 号可吸收缝线沿子宫底部中线对应缝合两侧宫底创面浆肌层，使两侧子宫创面对合（图 10-3-42m）。"U"字缝合及间断缝合子宫前壁、后壁创面浆肌层（图 10-3-42n ~ y）。"U"字加固缝合宫底创面（图 10-3-42z ~ bb）。缝合关闭子宫前、后腹膜创口（图 10-3-42cc）。用双极电凝出血点，子宫塑形良好。

（5）用生理盐水充分冲洗腹腔，子宫创面覆盖防粘连膜（图 10-3-42dd）。

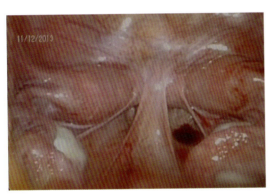

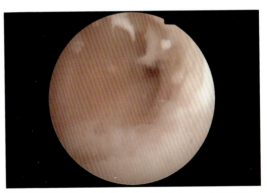

图 10-3-42a　病例 4。腹腔镜检查。见盆腔左、右各有一个子宫体，相距较远，中间连接处可见纵向膀胱 - 直肠连接带覆盖

图 10-3-42b　病例 4。宫腔镜检查。见右侧宫腔，单角状，顶端见输卵管开口

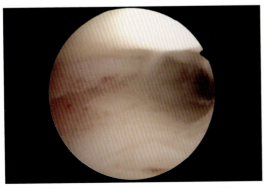

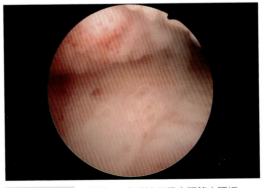

图 10-3-42c　病例 4。宫腔镜下见左侧宫腔狭长

图 10-3-42d　病例 4。宫腔镜下见宫颈管内隔板

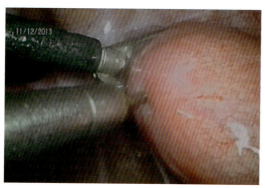

图 10-3-42e　病例 4。腹腔镜下于右侧子宫肌壁内注射垂体后叶素稀释液

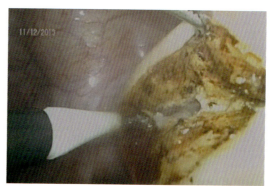

图 10-3-42f　病例 4。用腹腔镜单极电针横向划开子宫底部及内侧肌壁全层，显露宫腔

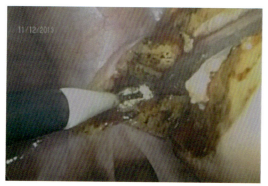

图 10-3-42g　病例 4。用腹腔镜单极电针延长切口至双侧子宫体连接部，同时切开膀胱－直肠连接带

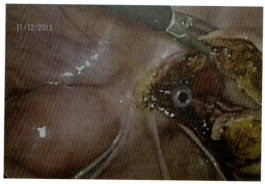

图 10-3-42h　病例 4。用腹腔镜单极电针切开右侧子宫壁后创面

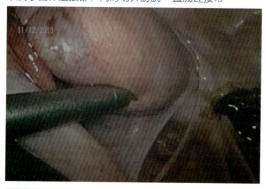

图 10-3-42i　病例 4。腹腔镜下于左侧子宫肌壁内注射垂体后叶素稀释液

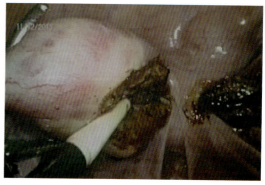

图 10-3-42j　病例 4。用腹腔镜单极电针横向划开子宫底部及内侧肌壁全层，显露宫腔

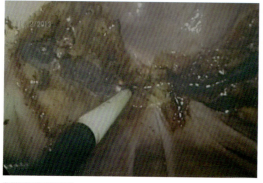

图 10-3-42k　病例 4。用腹腔镜单极电针延长切口至双侧子宫体连接部

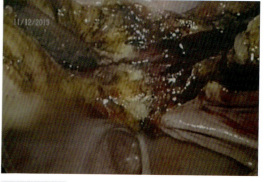

图 10-3-42l　病例 4。用腹腔镜单极电针切割使两侧切口贯通

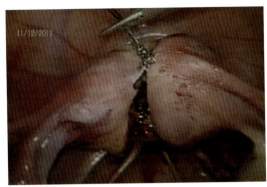

图 10-3-42m　病例 4。腹腔镜下用 1 号可吸收缝线沿子宫底部中线对应缝合两侧宫底创面浆肌层，使两侧子宫创面对合

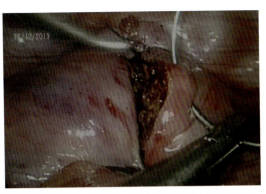

图 10-3-42n　病例 4。腹腔镜下"U"字缝合子宫前壁创面浆肌层（右侧子宫创面）

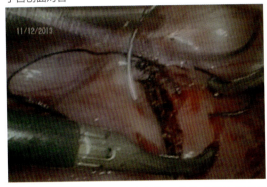

图 10-3-42o　病例 4。腹腔镜下"U"字缝合子宫前壁创面浆肌层（左侧子宫创面）

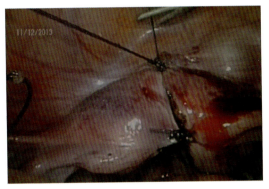

图 10-3-42p　病例 4。腹腔镜下缝合子宫前壁创面后打结，剪除多余的缝线

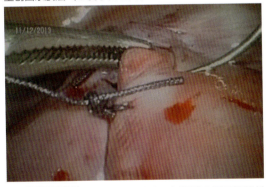

图 10-3-42q　病例 4。腹腔镜下间断缝合子宫前壁创面浆肌层（右侧子宫创面）

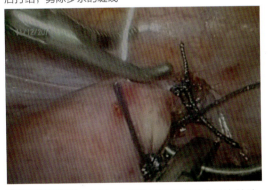

图 10-3-42r　病例 4。腹腔镜下间断缝合子宫前壁创面浆肌层（左侧子宫创面）

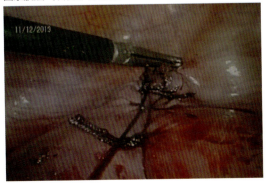

图 10-3-42s　病例 4。腹腔镜下缝合子宫前壁创面后打结

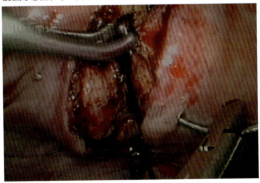

图 10-3-42t　病例 4。腹腔镜下间断缝合子宫后壁创面浆肌层（右侧子宫创面）

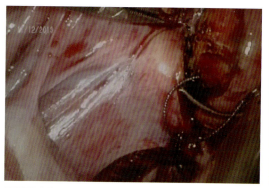

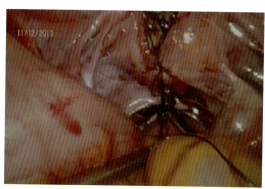

图 10-3-42u　病例 4。腹腔镜下间断缝合子宫后壁创面浆肌层（左侧子宫创面）

图 10-3-42v　病例 4。腹腔镜下缝合子宫后壁创面后打结

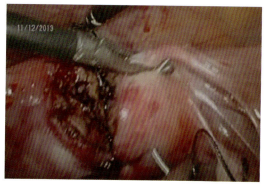

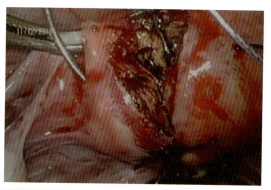

图 10-3-42w　病例 4。腹腔镜下"U"字缝合子宫后壁创面浆肌层（右侧子宫创面）

图 10-3-42x　病例 4。腹腔镜下"U"字缝合子宫后壁创面浆肌层（左侧子宫创面）

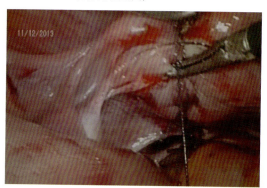

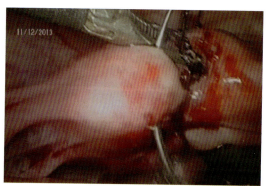

图 10-3-42y　病例 4。腹腔镜下缝合子宫后壁创面后打结

图 10-3-42z　病例 4。腹腔镜下"U"字缝合子宫底部创面浆肌层（左侧子宫创面）

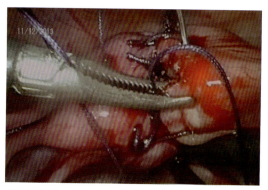

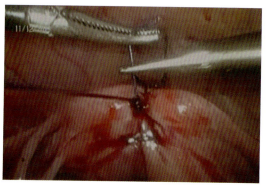

图 10-3-42aa　病例 4。腹腔镜下"U"字缝合子宫底部创面浆肌层（右侧子宫创面）

图 10-3-42bb　病例 4。腹腔镜下缝合子宫底部创面后打结，剪除多余的缝线

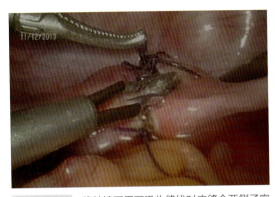

图 10-3-cc　腹腔镜下用可吸收缝线对应缝合两侧子宫底部创面浆肌层

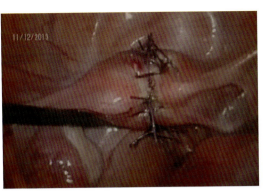

图 10-3-42dd　病例 4。腹腔镜双角子宫融合术后的子宫形态

3. 难点解析

本例子宫融合术方法与前例相似。用腹腔镜单极电钩切割子宫肌壁，打开宫腔，宫腔内用塑料吸引管指示。先缝合子宫底部创面，使两侧子宫接近并对合。子宫前壁、后壁创面用 "U" 字缝合及间断缝合，最后子宫底部 "U" 字加固缝合。术后子宫创面对合好，子宫塑形良好。

病例 5　腹腔镜双子宫融合术

1. 病情简介

患者 31 岁，因 "检查发现双子宫 5 年，因胎停育行清宫术 1 次" 入院。患者既往月经规律，初潮 13 岁，周期 7 天 /28 ~ 30 天，量中等，无痛经。妊娠 1 次，流产 1 次。末次月经 10 天前。患者 5 年前体检时发现双子宫。4 年前孕 2 个月因胎停育自然流产行清宫术。子宫输卵管碘油造影：右侧输卵管阻塞，左侧输卵管通而不畅。妇科检查：外阴已婚未产型；阴道内见完全纵隔，将阴道分为左、右两个；双宫颈，光滑；子宫前位，双宫体，两宫体间夹角近 180°；双侧附件区未扪及异常。妇科超声检查：右侧子宫大小 5.0cm×4.0cm×3.4cm，肌层回声均匀，内膜线居中，回声中等欠均，全层厚 1.2cm；左侧子宫大小 4.3cm×3.5cm×3.5cm，肌层回声均匀，内膜线居中，回声中等欠均，全层厚 1.2cm；双侧卵巢未见异常。提示：双子宫。宫腔镜检查：双宫颈，从左、右宫颈分别进入左、右侧宫腔，宫腔均呈单角状，顶端可见输卵管开口。镜下诊断：双子宫。入院诊断：双子宫，双宫颈，双阴道。完善检查后，择期全麻下行腹腔镜双子宫融合术。

2. 手术步骤

（1）宫腔镜下行阴道纵隔切开术。用宫腔镜汽化电极自阴道隔板中央部切开，至宫颈外口（图 10-3-43a）。

（2）行腹腔镜检查。见盆腔左、右各有一个子宫体，均呈单角状，大小基本正常，两个宫体中间可见系带（膀胱 - 直肠连接带）相连（图 10-3-43b）。左侧子宫后壁与肠管粘连。双侧输卵管及卵巢外观正常。用超声刀分离两宫体之间的系带（图 10-3-43c、d）。

（3）腹腔镜下于子宫肌壁内注射垂体后叶素稀释液 10mL（垂体后叶素 6U+ 生理盐水 20mL）（图 10-3-43e）。用超声刀配合单极电钩和剪刀纵向切开左侧子宫内侧肌壁，达宫腔（图 10-3-43f）。上缘距左侧宫角 1.5cm，下方达宫颈水平。同法处理右侧子宫体（图 10-3-43g、h）。

（4）将子宫创面对合（图 10-3-43i）。用 1-0 可吸收缝线间断缝合子宫后壁、子宫前壁、子宫底创面浆肌层，使两侧子宫创面对合（图 10-3-43j ~ v）。间断 "U" 字加固缝合子宫后壁、宫底、子宫前壁创面浆肌层（图 10-3-43w ~ y）。缝合关闭子宫膀胱反折腹膜（图 10-3-43z、aa）。用双极电凝子宫创面止血（图 10-3-43bb）。

（5）用生理盐水充分冲洗腹腔，子宫塑形良好（图 10-3-43cc）。左侧阔韧带后叶粘连剥离面放置吸收性明胶海绵止血。子宫创面覆盖防粘连膜，并留置引流管（图 10-3-43dd）。

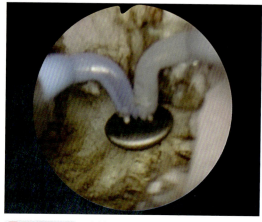

图 10-3-43a　病例 5。用宫腔镜汽化电极行阴道纵隔切开术

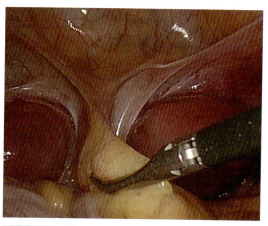

图 10-3-43b　病例 5。腹腔镜检查。见盆腔左、右各有一个子宫体，中间可见膀胱 - 直肠连接带

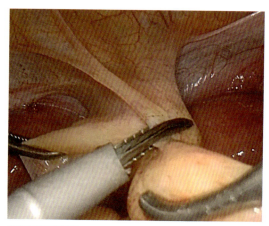

图 10-3-43c　病例 5。用超声刀分离两宫体之间的连接带

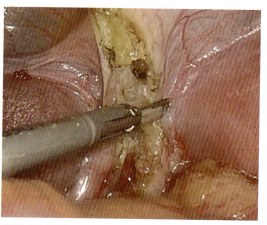

图 10-3-43d　病例 5。用超声刀分离两宫体之间的连接带，达宫颈内口

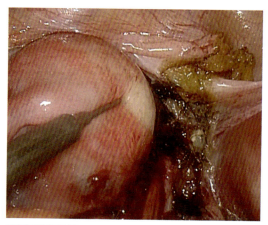

图 10-3-43e　病例 5。腹腔镜下于左侧子宫肌壁内注射垂体后叶素稀释液 10mL

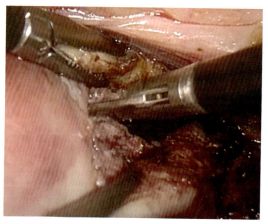

图 10-3-43f　病例 5。用剪刀纵向剪开左侧子宫内侧肌壁，达宫腔

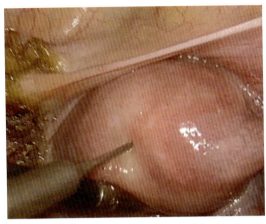

图 10-3-43g　病例 5。腹腔镜下于右侧子宫肌壁内注射垂体后叶素稀释液 10mL

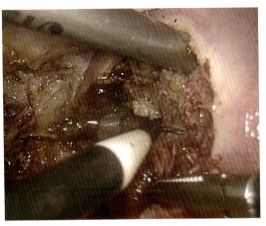

图 10-3-43h　病例 5。用单极电钩纵向切开右侧子宫内侧肌壁，达宫腔

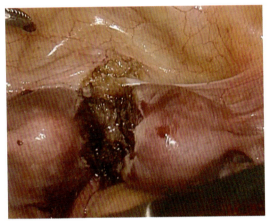

图 10-3-43i　病例 5。用腹腔镜电钩打开两侧子宫肌壁后将创面对合

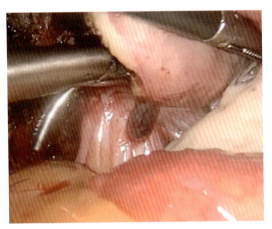

图 10-3-43j　病例 5。用 1-0 可吸收缝线缝合子宫后壁下段创面（第 1 针）

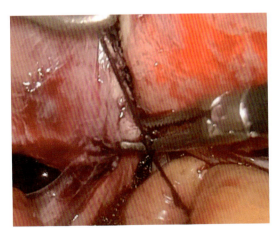

图 10-3-43k　病例 5。缝合后打结

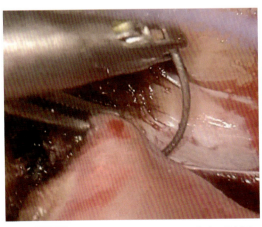

图 10-3-43l　病例 5。腹腔镜下缝合子宫前壁下段创面

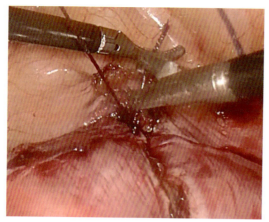

图 10-3-43m　病例 5。缝合后打结

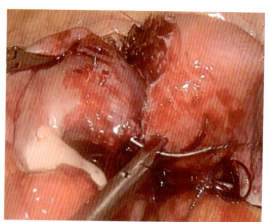

图 10-3-43n　病例 5。腹腔镜下缝合子宫后壁创面

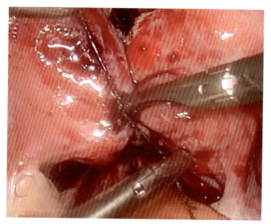

图 10-3-43o　病例 5。缝合后打结

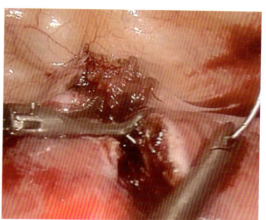

图 10-3-43p　病例 5。腹腔镜下缝合子宫前壁创面

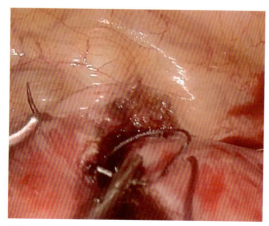

图 10-3-43q　病例 5。腹腔镜下缝合子宫前壁创面

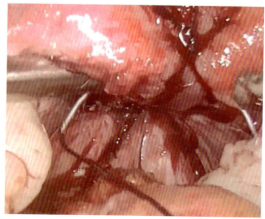

图 10-3-43r　病例 5。腹腔镜下缝合子宫后壁创面

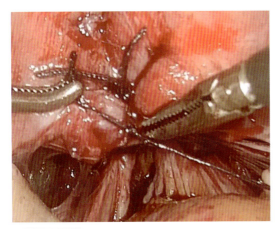
图 10-3-43s　病例 5。缝合后打结

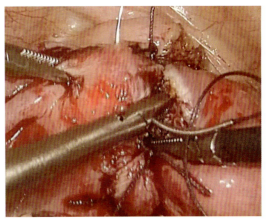
图 10-3-43t　病例 5。腹腔镜下缝合子宫底部创面

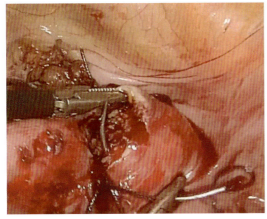
图 10-3-43u　病例 5。腹腔镜下缝合子宫底部创面

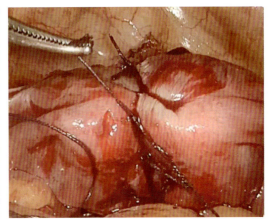
图 10-3-43v　病例 5。缝合后打结

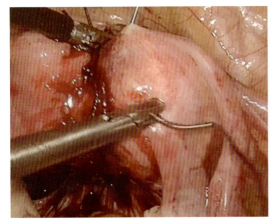
图 10-3-43w　病例 5。"U"字加固缝合子宫后壁

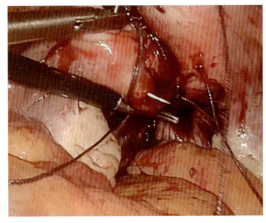
图 10-3-43x　病例 5。"U"字加固缝合子宫后壁

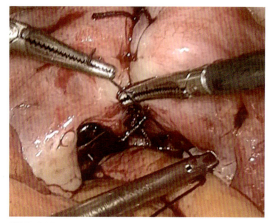

图 10-3-43y 病例 5。缝合后打结

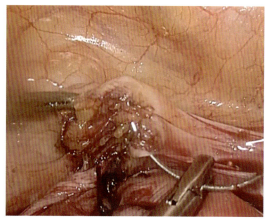

图 10-3-43z 病例 5。缝合关闭子宫膀胱反折腹膜

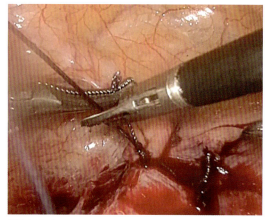

图 10-3-43aa 病例 5。缝合关闭子宫膀胱反折腹膜

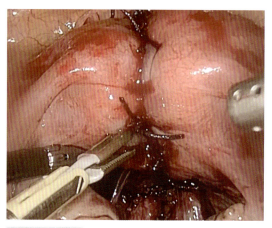

图 10-3-43bb 病例 5。用双极电凝子宫创面止血

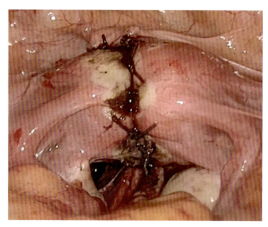

图 10-3-43cc 病例 5。腹腔镜了宫融合术后，子宫塑形良好

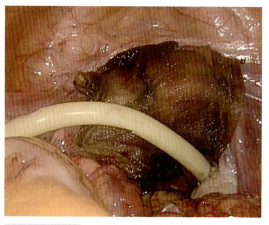

图 10-3-43dd 病例 5。手术结束时子宫创面覆盖防粘连膜，并留置引流管

3. 难点解析

本例患者为双子宫，可以通过腹腔镜子宫融合术进行矫形。手术方法与前例相似。腹腔镜下打开宫腔，缝合子宫创面，使两侧子宫接近并对合。并用"U"字缝合加固。术后子宫创面对合好，子宫塑形良好。

五、小结

双角子宫是先天性子宫畸形中比较常见的类型，分为完全双角子宫和不完全双角子宫。根据双角子宫的亚型不同，手术方法也不同。不完全双角子宫可在腹腔镜监护下行宫腔镜子宫纵隔电切术。完全双角子宫及某些不完全双角子宫可行宫腔镜、腹腔镜联合双角子宫融合术，包括在腹腔镜监护下，用宫腔电切镜切开子宫底部，形成人工穿孔，然后行腹腔镜子宫融合术；以及宫腔镜、腹腔镜联合检查并腹腔镜子宫融合术。宫腔镜、腹腔镜联合诊治双角子宫较开腹手术创伤小，组织损伤少，术后盆腔内粘连形成的概率低，可明显改善生殖预后，具有良好的发展前景。

第四节　宫腔镜、腹腔镜联合诊治单角子宫及残角子宫

一、概述

在人类胚胎发育过程中，当两侧副中肾管发育不对称，仅有一侧发育完全时，称为单角子宫。形成单角子宫及一侧输卵管。而另一侧副中肾管发育不完全，可形成与单角子宫相通或不相通，有或无管腔的小子宫，为残角子宫。单角子宫合并残角子宫可分为 4 种情况：① 单角子宫合并与单角子宫腔相通的有宫腔的残角子宫；② 单角子宫合并与单角子宫腔不相通的有宫腔的残角子宫；③ 单角子宫合并与单角子宫腔不相通的无宫腔的实体残角子宫；④ 无残角子宫发育的单纯单角子宫。因一侧副中肾管完全未发育或未形成管道，仅余单角子宫，常伴有未发育侧输卵管、输尿管和肾脏等阙如。

单角子宫因宫腔狭小、肌肉组织薄弱常导致不孕或妊娠结局不良，如宫颈机能不全、自然流产、早产、胎位异常、宫缩乏力等。无管腔的残角子宫常无症状，偶有受精卵种植在残角子宫侧输卵管内形成残角子宫侧输卵管妊娠。有功能的残角子宫因与阴道及对侧宫腔不相通，其临床症状发生较早。通常在青春期后因经血不能外流，即出现宫腔积血、周期性腹痛。随着宫腔积血增多、残角子宫增大，可因经血逆流继发子宫内膜异位症或子宫腺肌病，患者的痛经症状进行性加重，并可导致不孕。若残角侧输卵管通畅，受精卵还可能种植在残角子宫内并生长发育形成残角子宫妊娠。由于残角子宫肌层发育不良，不能承受过大胎儿，多在妊娠中期自然破裂，发生急腹症。

单角子宫和残角子宫的处理根据患者的病史和畸形的具体类型有很多种选择。单角子宫的治疗可在腹腔镜监护下用宫腔镜作用电极切割宫壁，扩大宫腔，术后可提高患者的妊娠率和活产率。残角子宫可在腹腔镜下手术切除残角子宫及同侧输卵管。若残角子宫无管腔或内膜无功能，患者无周期性腹痛，也可单纯行残角子宫侧输卵管绝育术或输卵管切除术。

二、手术适应证和禁忌证

（一）手术适应证

（1）超声或宫腔镜检查诊断为单角子宫及残角子宫。

（2）有自然流产史 2 次以上，或原因不明的不孕，或需辅助生育技术的原发性不孕症。

（3）有宫腔积血、周期性腹痛或急腹症症状。

（二）手术禁忌证

（1）宫颈瘢痕，不能充分扩张者。

（2）子宫屈度过大，宫腔镜不能进入宫底者。

（3）生殖道感染的急性期。

（4）心、肝、肾衰竭的急性期。

三、手术方法

（一）宫腔镜、腹腔镜联合检查

1. 腹腔镜检查

检查盆腔情况，明确子宫畸形类型。观察单角子宫与残角子宫的大小、形态、位置及两者之间的关系。观察两侧输卵管及卵巢形态，有无盆腔积血、子宫内膜异位症、盆腔粘连等（图 10-4-1 ~ 图 10-4-4）。注意有无泌尿系统发育异常，如输尿管移位、肾脏异位等。

2. 宫腔镜检查

观察单角宫腔形态。单角宫腔狭长，可见同侧输卵管开口，与残角子宫可无交通（图 10-4-5、图 10-4-6）。结合腹腔镜检查结果，根据患者的病情决定下一步手术方式。

（二）腹腔镜监护下行宫腔镜单角子宫矫形术

1. 宫腔镜手术

在腹腔镜监护下，用宫腔镜环形电极或针状电极切割宫底及宫腔近中线宫壁的浅肌层，扩大宫腔形态（图 10-4-7 ~ 图 10-4-10）。

2. 术中监护

由于单角子宫偏小、肌壁较薄，切割肌壁时容易造成宫壁过薄和子宫穿孔，因此术中腹腔镜监护非常重要。宫腔镜切割子宫肌壁时进行腹腔镜监护，观察子宫肌壁的透光度，以提醒宫腔镜术者可能发生穿孔。切割过程中，切割的子宫肌壁愈薄，腹腔镜术者在腹腔镜下观察的光亮愈清晰，如看到宫壁较强的光亮，说明宫壁已薄，即将发生子宫穿孔，术者应即刻终止手术（图 10-4-11）。切割结束时行透光试验和反向透光试验，腹腔镜和宫腔镜下观察宫壁的透光度。子宫肌壁的透光度应均匀一致（图 10-4-12）。

（三）腹腔镜残角子宫侧输卵管绝育术或切除术

1. 腹腔镜输卵管绝育术

残角子宫侧输卵管可按照腹腔镜输卵管绝育方法处理。通常腹腔镜下用单极或双极电凝切除约 1cm

长的输卵管峡部管壁，从而预防残角子宫侧输卵管妊娠（图 10-4-13 ~ 图 10-4-16）。

2. 腹腔镜输卵管切除术

残角子宫侧输卵管也可行腹腔镜手术切除。手术可自输卵管伞端开始，也可自输卵管峡部开始，电凝输卵管系膜和输卵管管壁，并用剪刀剪断，切除输卵管（图 10-4-17、图 10-4-18）。

（四）腹腔镜手术切除残角子宫及输卵管

有功能的残角子宫及同侧输卵管需通过腹腔镜手术切除。

1. 切除输卵管

自同侧输卵管伞端系膜开始电凝切断直至输卵管峡部。

2. 切除子宫

电凝切断残角子宫圆韧带及卵巢固有韧带，打开阔韧带前后叶，分离宫旁组织，打开子宫膀胱反折腹膜，下推膀胱，显露残角子宫蒂部血管，用双极电凝并切断（图 10-4-19、图 10-4-20）。分离显露残角子宫与单角子宫相连的部分，紧贴残角子宫表面，切断连接部，切除残角子宫及同侧输卵管（图 10-4-21 ~ 图 10-4-24）。用电动碎瘤器分次旋切取出残角子宫及输卵管。

3. 缝合创面

若单角子宫旁创面较大，用可吸收缝线连续缝合闭合创面（图 10-4-25、图 10-4-26）。

（五）腹腔镜残角子宫去核术

除了切除残角子宫，还有一种手术方式可以选择，即腹腔镜下切除残角子宫的内膜和肌层，俗称"去核术"。此种术式既切除了子宫内膜，解除了患者痛经的症状，避免了残角子宫妊娠的可能，又尽最大可能保留了子宫，不影响周围血管对残角子宫侧卵巢的血供，有一定的临床优势。残角子宫侧输卵管需行绝育术或切除处理。

（1）切除残角子宫内膜和肌层。于残角子宫肌壁内注射垂体后叶素稀释液 10mL（垂体后叶素 6U+生理盐水 20mL），用超声刀、单极电铲、单极电钩等器械打开残角子宫浆膜层，剥离切除残角子宫的内膜及部分肌层（图 10-4-27）。

（2）缝合残角子宫。用可吸收缝线缝合残角子宫创面，重新塑形（图 10-4-28）。

（3）输卵管的处理。输卵管可行绝育术或切除。

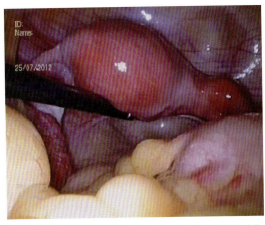

图 10-4-1　腹腔镜下见左侧单角子宫，右侧残角子宫

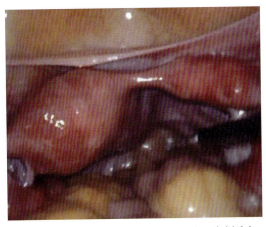

图 10-4-2　腹腔镜下见左侧单角子宫，右侧残角子宫

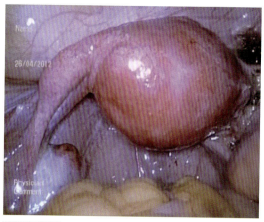

图 10-4-3　腹腔镜下见右侧单角子宫，左侧残角子宫

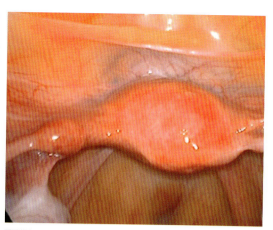

图 10-4-4　腹腔镜下见右侧单角子宫，左侧残角子宫

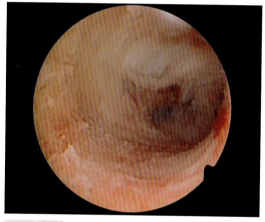

图 10-4-5　左侧单角子宫。宫腔镜下见宫腔狭长，可见输卵管开口，与右侧残角子宫无交通

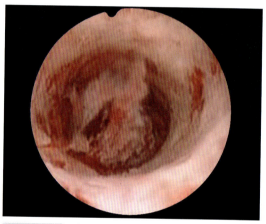

图 10-4-6　右侧单角子宫。宫腔镜下见宫腔狭长，可见输卵管开口，与左侧残角子宫无交通

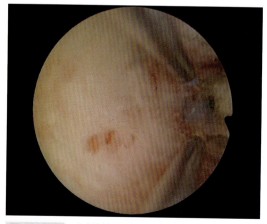

图 10-4-7　左侧单角子宫。用宫腔镜环形电极纵向切割单角子宫宫腔右侧壁

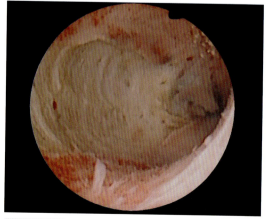

图 10-4-8　用宫腔镜环形电极切割宫腔右侧壁后的创面

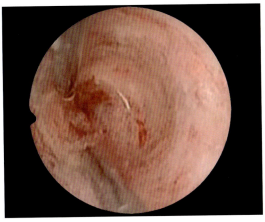

图 10-4-9　右侧单角子宫。用宫腔镜环形电极纵向切割单角子宫宫腔左侧壁

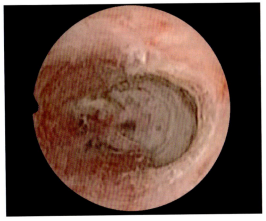

图 10-4-10　用宫腔镜环形电极切割宫腔左侧壁后的创面

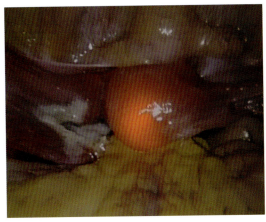

图 10-4-11　宫腔镜下切割子宫肌壁时进行腹腔镜监护，观察子宫肌壁的透光度

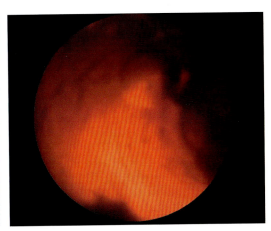

图 10-4-12　反向透光试验。宫腔镜下观察宫壁的透光度

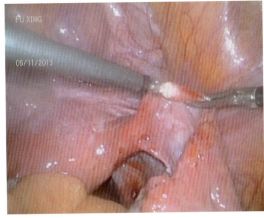

图 10-4-13　腹腔镜右侧残角子宫输卵管绝育术。用双极电凝输卵管峡部管壁（近端）

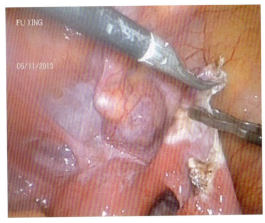

图 10-4-14　用腹腔镜双极电凝输卵管系膜

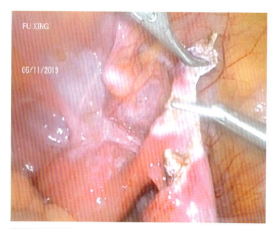

图 10-4-15　用腹腔镜剪刀剪断输卵管系膜

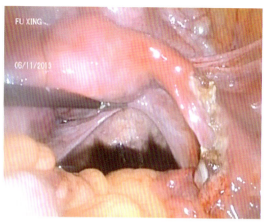

图 10-4-16　腹腔镜右侧残角子宫输卵管绝育术后

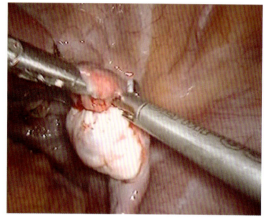

图 10-4-17　腹腔镜右侧残角子宫和输卵管切除术。用超声刀电凝右侧输卵管伞部系膜

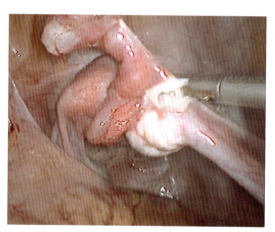

图 10-4-18　用腹腔镜超声刀电凝右侧输卵管系膜

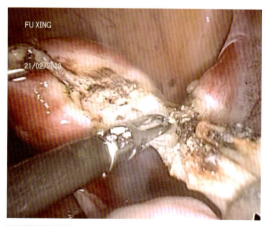

图 10-4-19　用腹腔镜双极电凝分离右侧圆韧带、卵巢固有韧带及阔韧带疏松组织

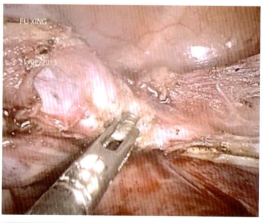

图 10-4-20　用腹腔镜双极电凝右侧残角了宫旁阔韧带内组织及血管

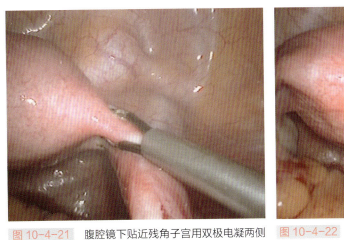

图 10-4-21　腹腔镜下贴近残角子宫用双极电凝两侧子宫连接组织

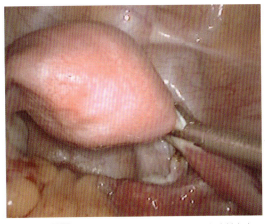

图 10-4-22　电凝后用超声刀凝断两侧子宫连接组织

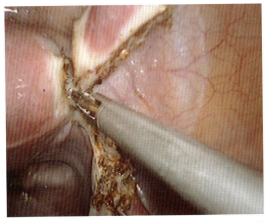

图 10-4-23　腹腔镜下用超声刀继续凝断两侧子宫连接组织，切除残角子宫

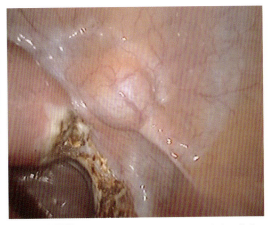

图 10-4-24　腹腔镜残角子宫及输卵管切除术后的盆腔创面

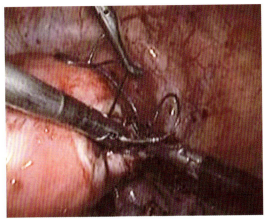

图 10-4-25　腹腔镜下用可吸收缝线缝合单角子宫创面

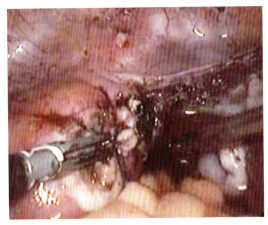

图 10-4-26　腹腔镜下缝合单角子宫创面后用双极电凝出血点

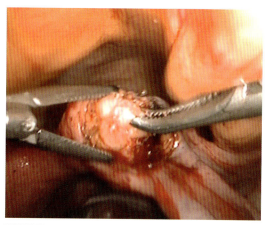

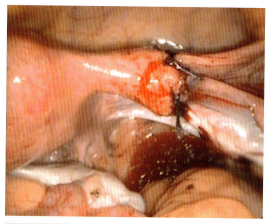

图 10-4-27　残角子宫去核术。腹腔镜下剥离残角子宫内膜及肌层

图 10-4-28　腹腔镜下切除残角子宫内膜及肌层后间断缝合残角子宫创面

四、宫腔镜、腹腔镜联合诊治单角及残角子宫实例演示

病例 1　腹腔镜检查 + 输卵管通液术 + 宫腔镜单角子宫矫形术

1. 病情简介

患者 34 岁，因"行异位妊娠手术发现子宫畸形 2 年"入院。患者既往月经规律，初潮 16 岁，周期 2 ~ 6 天 /28 ~ 30 天。妊娠 3 次，行人工流产 2 次，异位妊娠 1 次，末次月经 13 天前。患者 2 年前因左侧输卵管妊娠行开窗取胚术，术中发现左侧单角子宫合并右侧残角子宫，同时行右侧残角子宫输卵管绝育术。术后至今未避孕未孕。妇科检查：阴道通畅；单宫颈，光滑；子宫前位，大小正常；双侧附件区未扪及异常。经阴道超声检查：子宫前位，大小 3.8cm × 3.3cm × 3.0cm，内膜回声中等，全层厚 0.5cm，右侧宫角未显示，子宫右侧壁稍隆起。提示：左侧单角子宫（右侧残角子宫不排除）。宫腔镜检查示：宫颈管无异常，宫腔形态失常，呈单角样，只见一侧输卵管开口，偏左，宫腔右侧壁封闭，未见孔隙。镜下诊断：单角子宫。入院诊断：子宫畸形（左侧单角子宫合并右侧残角子宫），继发性不孕症。择期全麻下行腹腔镜检查 + 输卵管通液术 + 宫腔镜单角子宫矫形术。

2. 手术步骤

（1）行腹腔镜检查。见左侧单角子宫合并右侧残角子宫，中间共壁（图 10-4-29a）。右侧输卵管间质部及峡部阙如，仅余壶腹部，左侧输卵管峡部阙如。双侧卵巢形态正常。行输卵管通液术。左侧输卵管伞端未见蓝色液体流出。

（2）行宫腔镜检查。见单宫颈，颈管无异常。宫腔狭长，形态失常，偏左，只见一侧输卵管开口。子宫内膜薄，腔内未见占位病变（图 10-4-29b）。

（3）腹腔镜监护下行宫腔镜手术。用宫腔镜针状电极于子宫底部及宫腔右侧壁，即子宫角对侧宫壁，电切划开子宫浅层肌壁，扩大宫腔（图 10-4-29c ~ f）。

（4）切割完成后检查宫腔创面及形态（图 10-4-29g）。

（5）术中随时行透光试验，腹腔镜下观察子宫肌壁的透光度（图 10-4-29h）。

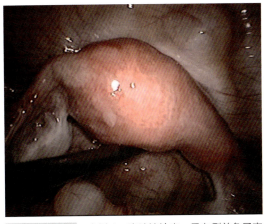

图 10-4-29a　病例 1。腹腔镜检查。见左侧单角子宫合并右侧残角子宫，中间共壁

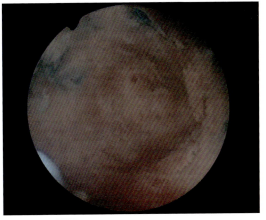

图 10-4-29b　病例 1。宫腔镜检查。见宫腔狭长，偏左，只见一侧输卵管开口

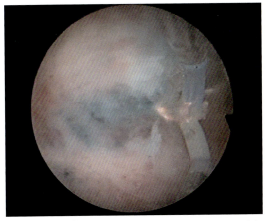

图 10-4-29c　病例 1。用宫腔镜针状电极于子宫底部及宫腔右侧壁划开子宫浅层肌壁

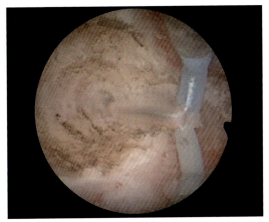

图 10-4-29d　病例 1。用宫腔镜针状电极切割宫腔右侧浅层肌壁

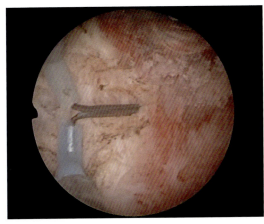

图 10-4-29e　病例 1。用宫腔镜针状电极切割子宫底部浅层肌壁

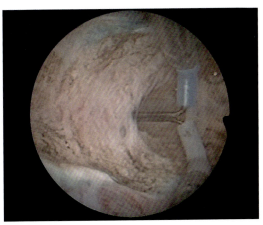

图 10-4-29f　病例 1。用宫腔镜针状电极修整宫腔右侧壁创面

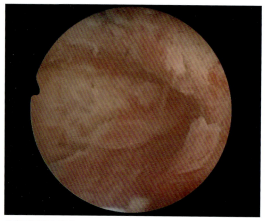

图 10-4-29g　病例 1。宫腔镜切割完成后宫腔扩大

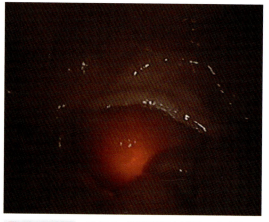

图 10-4-29h　病例 1。腹腔镜透光试验。腹腔镜下观察子宫肌壁的透光度较均匀

3. 难点解析

本例患者单角子宫用宫腔镜针状电极切割子宫底部及内侧肌壁，同样可以达到扩大宫腔的目的，与环形电极电切手术效果相同，预后良好。

病例 2　腹腔镜左侧输卵管绝育术 + 宫腔镜单角子宫矫形术

1. 病情简介

患者 36 岁，因"自然流产 6 次，发现子宫畸形 2 年"入院。患者既往月经规律，初潮 11 岁，周期 6 ~ 7 天 /30 天。妊娠 6 次，自然流产 6 次，末次月经 11 天前。患者妊娠 1 个月余自然流产 6 次，宫腔镜检查发现子宫畸形。常规妇科检查：外阴已婚未产型；阴道通畅；单宫颈，中度糜烂；子宫前位，大小正常，活动，无压痛；双侧附件区未扪及异常。盆腔 B 型超声检查：子宫前位，大小 4.5cm×3.7cm×3.4cm，内膜回声中等，全层厚 0.5cm，宫腔回声呈")"形，宫壁见多个结节，最大者位于前壁，直径 1.8cm，子宫左旁见中等回声团 2.7cm×1.9cm。提示诊断：残角子宫，子宫肌瘤。宫腔镜检查：宫腔形态失常，呈单角状，宫腔顶端偏右见一输卵管开口，宫颈内口上方左侧见一浅凹陷，腔内未见占位病变。镜下诊断：子宫畸形（单角子宫？）。入院诊断：子宫畸形（单角子宫合并残角子宫），子宫肌瘤。择期全麻下行腹腔镜左侧输卵管绝育术 + 宫腔镜单角子宫矫形术。

2. 手术步骤

（1）行腹腔镜检查。腹腔镜下见右侧单角子宫合并左侧残角子宫，中间共壁。双侧输卵管及卵巢形态正常（图 10-4-30a）。行输卵管通液术。腹腔镜下见右侧输卵管伞端有蓝色液体流出（图 10-4-30b）。

（2）行腹腔镜左侧输卵管绝育术。距左侧残角子宫角 0.5 ~ 1cm 处，用腹腔镜双极电凝输卵管峡部管壁及其下系膜，用腹腔镜剪刀剪断管壁（图 10-4-30c、d）。

（3）用腹腔镜双极自输卵管管壁断端向输卵管壶腹部方向电凝输卵管系膜，并用剪刀剪断（图 10-4-30e、f）。

（4）距输卵管断端约 2cm 处，用腹腔镜双极电凝输卵管管壁及其下方系膜，用剪刀剪除输卵管管壁（图 10-4-30g、h）。切除部分输卵管，自左下腹穿刺口取出。用腹腔镜双极电凝创面。

（5）行宫腔镜检查。见宫腔狭长，形态失常，偏右，仅见一侧输卵管开口，子宫内膜薄，腔内未见占位病变（图 10-4-30i）。用宫腔镜环形电极电切子宫左侧壁浅层肌壁，扩大宫腔（图 10-4-30j）。切割完成后检查宫腔创面及形态（图 10-4-30k）。

（6）术中随时行透光试验，腹腔镜下观察宫壁的透光度（图 10-4-30l）。

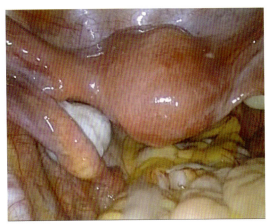

图 10-4-30a　病例 2。腹腔镜检查。腹腔镜下见右侧单角子宫合并左侧残角子宫，中间共壁。双侧输卵管及卵巢形态正常

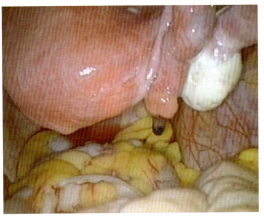

图 10-4-30b　病例 2。行输卵管通液术。腹腔镜下见右侧输卵管伞端有蓝色液体流出

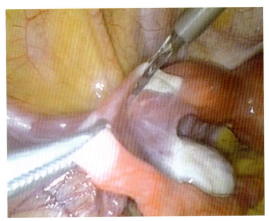

图 10-4-30c　病例 2。距左侧残角子宫角 0.5~1cm 处，用腹腔镜双极电凝输卵管峡部管壁及其下系膜

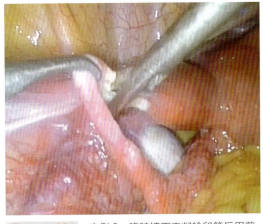

图 10-4-30d　病例 2。腹腔镜下电凝输卵管后用剪刀剪断输卵管管壁

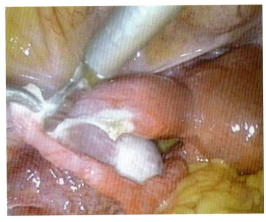

图 10-4-30e　病例 2。用腹腔镜双极自输卵管管壁断端向输卵管壶腹部方向电凝输卵管系膜

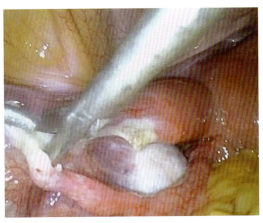

图 10-4-30f　病例 2。腹腔镜下电凝输卵管系膜后用剪刀剪断

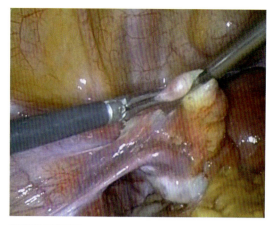

图 10-4-30g　病例 2。距输卵管断端约 2cm 处，用腹腔镜双极电凝输卵管管壁及其下系膜

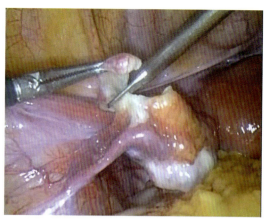

图 10-4-30h　病例 2。腹腔镜下电凝输卵管后用剪刀剪断输卵管管壁

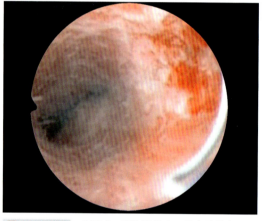

图 10-4-30i　病例 2。宫腔镜检查。见宫腔狭长，形态失常，偏右，子宫内膜薄

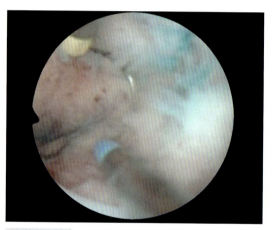

图 10-4-30j　病例 2。用宫腔镜环形电极电切子宫左侧壁浅层肌壁

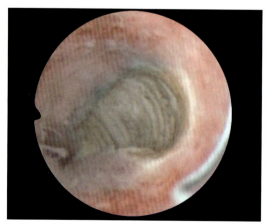

图 10-4-30k　病例 2。宫腔镜下电切完成后检查宫腔创面及形态

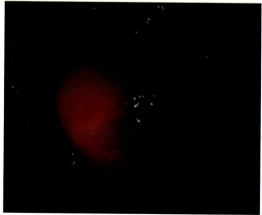

图 10-4-30l　病例 2。腹腔镜透光试验。观察宫壁的透光度

3. 难点解析

本例患者为左侧残角子宫，右侧单角子宫。单角子宫行宫腔镜手术矫治。患者无周期性腹痛，左侧残角子宫小，内膜无功能，故行残角子宫侧输卵管绝育术，预防残角子宫妊娠。

病例3　腹腔镜检查 + 输卵管通液术 + 宫腔镜右侧单角子宫矫形术 + 腹腔镜左侧输卵管切除术

1. 病情简介

患者26岁，因"未避孕未孕1年余，发现子宫畸形3个月"入院。患者既往月经规律，初潮12岁，周期3~4天/35天，无痛经。妊娠2次，行人工流产2次，末次月经19天前。患者近1年夫妻生活正常，一直未避孕未孕。妇科超声检查发现子宫畸形，考虑为单角子宫。常规妇科检查：外阴发育正常；阴道通畅；单宫颈，光滑；子宫中位，大小正常，偏右侧，活动，无压痛；双侧附件区未扪及异常。经阴道超声检查：子宫前位，大小3.9cm×3.5cm×2.7cm，肌层回声均匀，内膜线居中，回声中等，全层厚0.4cm，宫腔回声呈")"形。左侧宫旁见中等回声团，大小2.2cm×1.5cm。双侧卵巢未见异常回声。提示：单角子宫合并残角子宫。宫腔镜检查：单宫颈，单宫颈管，宫腔形态失常，呈单角状，顶端可见输卵管开口，宫腔中段可见环状缩窄。镜下诊断：单角子宫，宫腔粘连。入院诊断：单角子宫。完善检查后，择期全麻下行腹腔镜检查 + 输卵管通液术 + 宫腔镜右侧单角子宫矫形术 + 腹腔镜左侧输卵管切除术。

2. 手术步骤

（1）行腹腔镜检查。见盆腔内有两个子宫体，右侧子宫呈单角状，稍小，左侧可见一残角子宫，大小2cm×3cm。两侧宫角分别连接同侧输卵管及卵巢，输卵管起始部较细（图10-4-31a）。

（2）行单角子宫输卵管通液术。推注亚甲蓝稀释液20mL，有阻力，加大推注力量后阻力逐渐消失，无返流。腹腔镜下见右侧输卵管伞端有蓝色液体流出（图10-4-31b）。

（3）行宫腔镜检查。宫深8cm，宫颈管无异常，宫腔形态失常，呈单角状，顶端见一输卵管开口（图10-4-31c）。明确诊断后决定行宫腔镜单角子宫矫形术 + 腹腔镜左侧输卵管切除术。

（4）行宫腔镜单角子宫矫形术。用宫腔镜环形电极切割右侧单角子宫左侧宫壁浅肌层，用针状电极切割修整创面（图10-4-31d、e）。术后检查宫腔容积扩大（图10-4-31f）。

（5）行腹腔镜左侧输卵管切除术。自输卵管伞端开始用双极电凝、用剪刀剪断输卵管系膜，逐步向左侧残角子宫凝切，至输卵管间质部，完整切除左侧输卵管（图10-4-31g ~ m）。自脐孔取出标本。

（6）冲洗盆腔，吸净液体，检查无出血，术毕（图10-4-31n）。

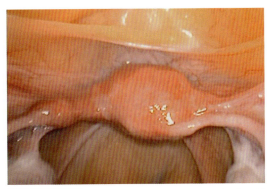

图10-4-31a　病例3。腹腔镜检查。见右侧子宫呈单角状，稍小，左侧可见一残角子宫，分别连接同侧输卵管及卵巢

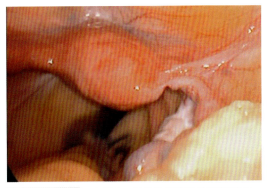

图10-4-31b　病例3。行单角子宫输卵管通液术。腹腔镜下见右侧输卵管伞端有蓝色液体流出

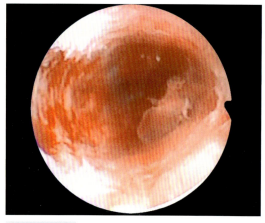

图 10-4-31c　病例 3。宫腔镜检查。见宫腔狭长，呈单角状

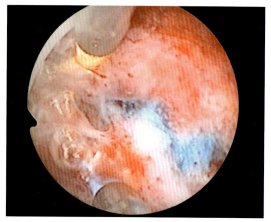

图 10-4-31d　病例 3。用宫腔镜环形电极切割左侧宫壁浅肌层

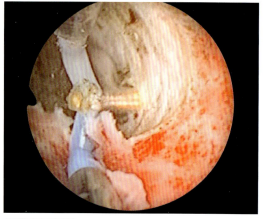

图 10-4-31e　病例 3。用宫腔镜针状电极切割修整创面

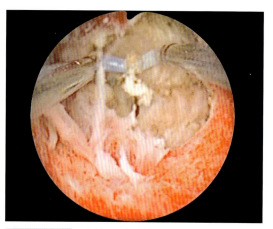

图 10-4-31f　病例 3。宫腔镜术后检查宫腔容积扩大

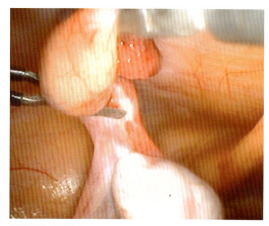

图 10-4-31g　病例 3。用腹腔镜双极电凝左侧输卵管伞端系膜

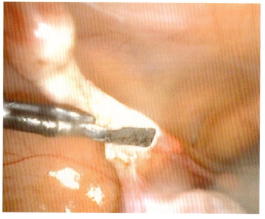

图 10-4-31h　病例 3。用腹腔镜双极电凝左侧输卵管壶腹部系膜

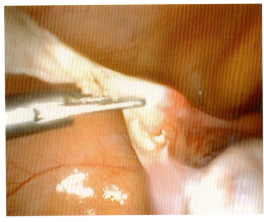

图 10-4-31i 病例 3。电凝后用腹腔镜剪刀剪断输卵管系膜

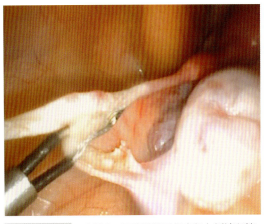

图 10-4-31j 病例 3。用腹腔镜双极电凝左侧输卵管系膜

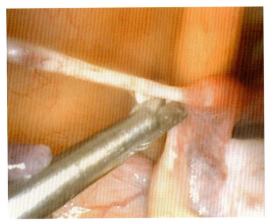

图 10-4-31k 病例 3。电凝后用腹腔镜剪刀剪断输卵管系膜

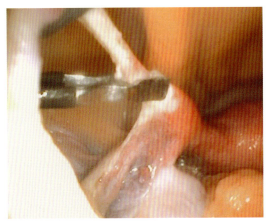

图 10-4-31l 病例 3。用腹腔镜双极电凝左侧输卵管间质部

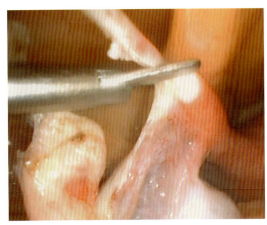

图 10-4-31m 病例 3。电凝后用腹腔镜剪刀剪断输卵管

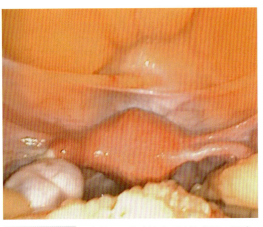

图 10-4-31n 病例 3。腹腔镜术后冲洗盆腔，吸净液体

3. 难点解析

本例患者与上一例相似，为左侧残角子宫，右侧单角子宫。单角子宫行宫腔镜手术矫治。左侧残角子宫较前一例残角子宫更小，超声检查未见内膜回声，患者无周期性腹痛，提示残角子宫无管腔或无功能性内膜，故仅行残角子宫侧输卵管切除术，预防输卵管妊娠。

病例 4　宫腔镜、腹腔镜联合检查 + 腹腔镜右侧输卵管切除术

1. 病情简介

患者 37 岁，因"因胎停育行清宫术 3 次，发现子宫畸形 5 个月"入院。患者既往月经规律，初潮 13 岁，周期 5 ~ 7 天 /30 天，无痛经。妊娠 3 次，末次月经 11 天前。患者近 2 年妊娠 3 次，均在孕 9 周左右因胎停育行清宫术，5 个月前超声检查发现子宫畸形。常规妇科检查：外阴发育正常；阴道通畅；单宫颈，光滑；子宫前位，大小正常，质中，活动可，无压痛；双侧附件区未扪及异常。宫腔镜检查：单宫颈，单颈管，宫腔形态失常，呈单角状，顶端可见输卵管开口。镜下诊断：子宫畸形（单角子宫）。入院诊断：子宫畸形（单角子宫）。完善检查后，择期全麻下行宫腔镜、腹腔镜联合检查 + 腹腔镜右侧输卵管切除术。

2. 手术步骤

（1）行腹腔镜检查。见左侧单角子宫合并右侧残角子宫（图 10-4-32a）。单角子宫大小正常，表面可见小肌瘤。左侧输卵管及卵巢形态正常。右侧残角子宫小，仅见痕迹。右侧输卵管发育不良，仅见伞端，右侧卵巢形态、大小正常（图 10-4-32b）。单角子宫行输卵管通液术，腹腔镜观察左侧输卵管伞端有蓝色液体流出（图 10-4-32c）。

（2）提拉右侧输卵管伞端，用双极电凝，用剪刀剪断，切除右侧输卵管（图 10-4-32d ~ f）。切除右侧输卵管系膜囊肿。用双极电凝剥除单角子宫表面小肌瘤（图 10-4-32g）。

（3）行宫腔镜手术。宫腔镜下见子宫呈单角状，顶端偏左，输卵管开口可见（图 10-4-32h）。用宫腔镜环形电极切割单角子宫右侧肌壁浅层，扩大宫腔（图 10-4-32i ~ k）。

（4）腹腔镜下冲洗盆腔，吸净液体，检查无出血，术毕（图 10-4-32l）。

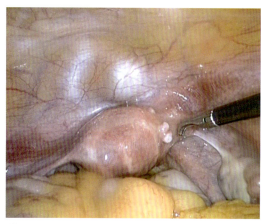

图 10-4-32a　病例 4。腹腔镜下见左侧单角子宫合并右侧残角子宫

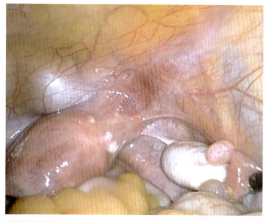

图 10-4-32b　病例 4。右侧残角子宫小，仅见痕迹。右侧输卵管发育不良，仅见伞端，右侧卵巢形态、大小正常

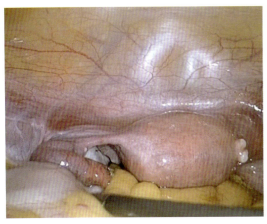

图 10-4-32c　病例 4。行输卵管通液术。腹腔镜下观察左侧输卵管伞端有蓝色液体流出

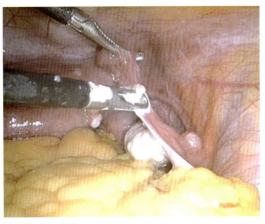

图 10-4-32d　病例 4。提拉右侧输卵管伞端，用双极电凝输卵管系膜

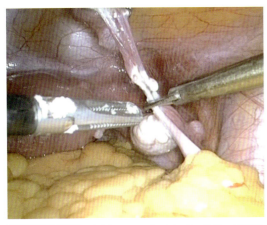

图 10-4-32e　病例 4。用双极电凝后，用剪刀剪断输卵管系膜

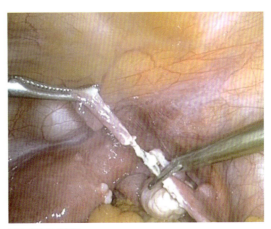

图 10-4-32f　病例 4。继续电凝、剪断操作，切除右侧输卵管

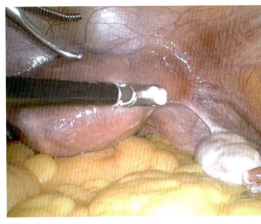

图 10-4-32g　病例 4。用双极电凝剥除单角子宫表面小肌瘤

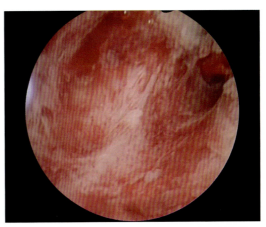

图 10-4-32h　病例 4。宫腔镜下见子宫呈单角状，顶端偏左，输卵管开口可见

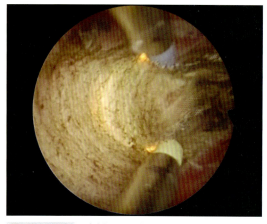

图 10-4-32i　病例 4。用宫腔镜环形电极切割单角子宫右侧肌壁浅层

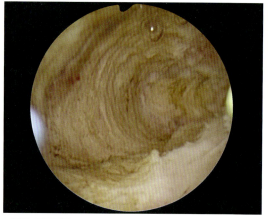

图 10-4-32j　病例 4。宫腔镜电切后的单角子宫宫底创面

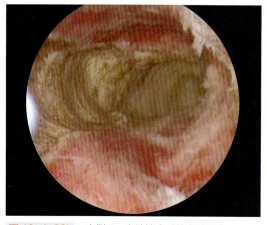

图 10-4-32k　病例 4。宫腔镜术后的宫腔形态

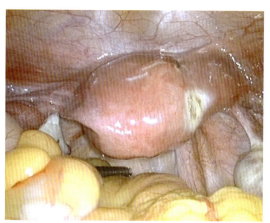

图 10-4-32l　病例 4。腹腔镜下冲洗盆腔，吸净液体，术毕

3. 难点解析

本例患者为左侧单角子宫合并右侧残角子宫。残角子宫小，仅见痕迹。患者无痛经，评估残角子宫无功能性内膜或无宫腔。右侧输卵管发育不良，仅见伞端。故切除右侧输卵管，残角子宫未予处理。

病例 5　阴道内镜宫腔镜检查 + 腹腔镜左侧残角子宫和输卵管切除术

1. 病情简介

患者 12 岁，因"痛经 1 年余，发现盆腔包块 1 年"入院。患者既往月经尚规律，初潮 10 岁，周期 7 天 /30 天。妊娠 0 次，末次月经 19 天前。患者 10 岁月经初潮，半年后月经来潮出现下腹痛，持续 10 余天。超声检查发现盆腔包块，未进行任何治疗。因症状逐渐加重，要求治疗入院。肛诊检查：外阴幼女型；子宫前位，偏右，稍小，大小 3cm×4cm，其右上方可扪及一包块，直径 5cm，质硬，有压痛。腹部超声检查：子宫大小 3.7cm×3.7cm×2.5cm，子宫左旁中等回声团块，大小 4.6cm×3.1cm，见内膜样回声，厚 0.8cm，与宫腔及宫颈不相通。提示：子宫畸形（右侧单角子宫合并左侧残角子宫）。入院诊断：子宫畸形（右侧单角子宫合并左侧残角子宫）。完善检查后，择期全麻下行阴道内镜宫腔镜检查 + 腹腔镜左侧残角子宫和输卵管切除术。

2. 手术步骤

（1）行阴道内镜检查。阴道内无纵隔及斜隔，单宫颈，自宫颈管进入宫腔，宫腔呈单角状，顶端见输卵管开口。宫腔右前壁可见息肉样增生，范围约 1cm² （图 10-4-33a）。

（2）行腹腔镜检查。见盆腔内有两个子宫体，右侧子宫呈单角状，与右侧输卵管、卵巢相连。左侧子宫呈球形，饱满，直径约 5cm，与左侧输卵管、卵巢相连（图 10-4-33b）。

（3）用双极电凝，用剪刀剪断左侧圆韧带，打开阔韧带前叶（图 10-4-33c ~ f）。于左侧阔韧带无血管区造洞（图 10-4-33g）。

（4）提拉左侧输卵管伞部，用双极电凝输卵管系膜，配合剪刀剪断系膜（图 10-4-33h）。用双极电凝，用剪刀剪断左侧输卵管峡部，逐步凝切左侧输卵管系膜，切除输卵管（图 10-4-33i ~ l）。

（5）用双极电凝，用剪刀剪断左侧卵巢固有韧带（图 10-4-33m）。电凝分离阔韧带后叶，同法处理宫旁血管，打开子宫膀胱反折腹膜（图 10-4-33n ~ p）。

（6）贴近残角子宫用双极凝断两侧子宫体连接部，切除残角子宫（图 10-4-33q、r）。用双极电凝创面出血点（图 10-4-33s）。用肌瘤粉碎器分次取出切除的残角子宫及左侧输卵管。

（7）腹腔镜下用可吸收缝线连续缝合单角子宫左侧壁及盆腔创面，闭合创口（图 10-4-33t ~ y）。

（8）冲洗盆腔，吸净液体，检查无出血，术毕（图 10-4-33z）。

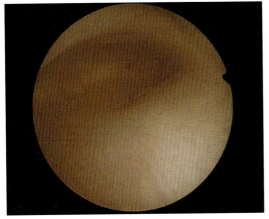

图 10-4-33a　病例 5。宫腔镜下见宫腔呈单角状，顶端见输卵管开口

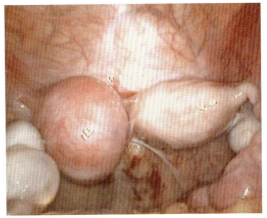

图 10-4-33b　病例 5。腹腔镜检查。见盆腔内有两个子宫体，右侧子宫呈单角状，大小正常，左侧子宫呈球形，饱满，直径约 5cm

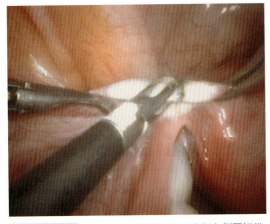

图 10-4-33c　病例 5。用腹腔镜双极电凝左侧圆韧带

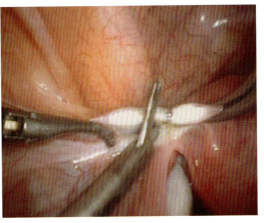

图 10-4-33d　病例 5。用腹腔镜双极电凝左侧圆韧带后，用剪刀剪断

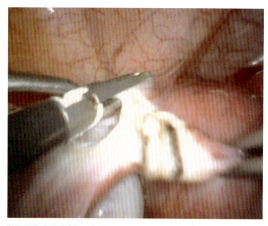

图 10-4-33e 病例 5。用腹腔镜双极电凝阔韧带前叶

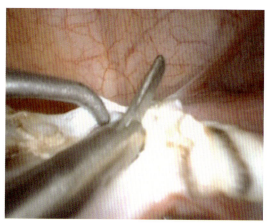

图 10-4-33f 病例 5。电凝后用剪刀剪开阔韧带前叶腹膜

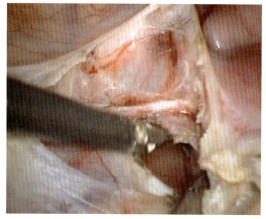

图 10-4-33g 病例 5。于左侧阔韧带无血管区造洞

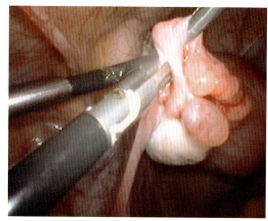

图 10-4-33h 病例 5。用腹腔镜双极电凝左侧输卵管伞端系膜

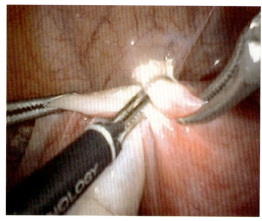

图 10-4-33i 病例 5。用腹腔镜双极电凝左侧输卵管峡部管壁

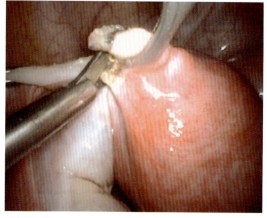

图 10-4-33j 病例 5。用腹腔镜双极电凝后，用剪刀剪断左侧输卵管峡部管壁

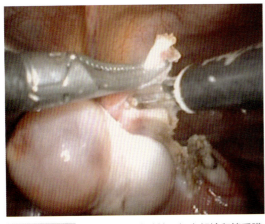

图 10-4-33k　病例 5。用腹腔镜双极电凝输卵管系膜

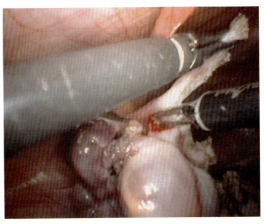

图 10-4-33l　病例 5。用腹腔镜双极电凝输卵管系膜

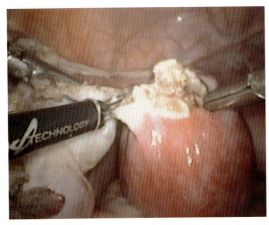

图 10-4-33m　病例 5。用腹腔镜双极电凝左侧卵巢固有韧带

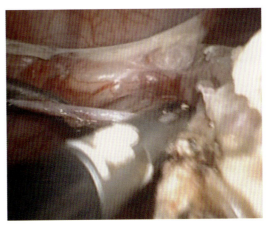

图 10-4-33n　病例 5。用腹腔镜双极电凝分离左侧宫旁组织

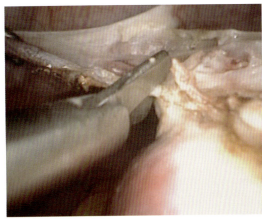

图 10-4-33o　病例 5。电凝后用腹腔镜剪刀剪断宫旁组织

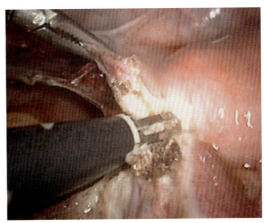

图 10-4-33p　病例 5。用腹腔镜双极电凝分离残角子宫与宫颈间的疏松结缔组织

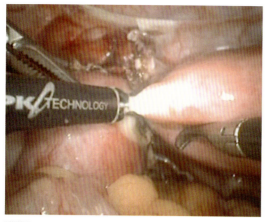

图 10-4-33q 病例 5。用腹腔镜双极电凝分离残角子宫与右侧单角子宫连接部

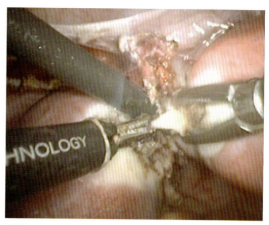

图 10-4-33r 病例 5。用腹腔镜双极电凝分离残角子宫与右侧单角子宫连接部，切除残角子宫

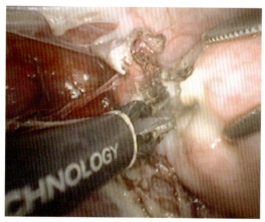

图 10-4-33s 病例 5。用腹腔镜双极电凝创面出血点

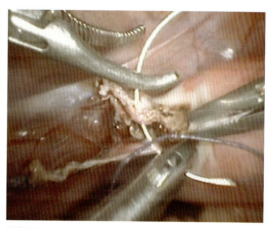

图 10-4-33t 病例 5。腹腔镜下用可吸收缝线缝合腹膜创面

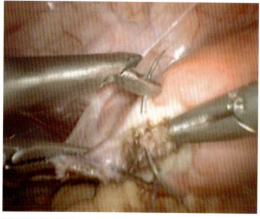

图 10-4-33u 病例 5。腹腔镜下用可吸收缝线缝合单角子宫左侧壁创面

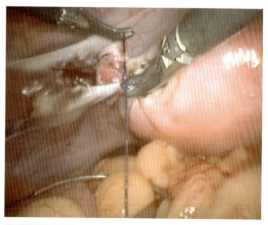

图 10-4-33v 病例 5。腹腔镜下缝合子宫创面后打结

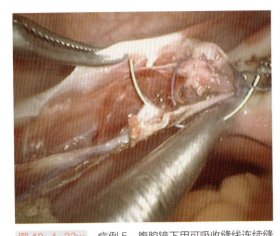

图 10-4-33w 病例5。腹腔镜下用可吸收缝线连续缝合盆腔创面　　图 10-4-33x 病例5。腹腔镜下连续缝合盆腔创面

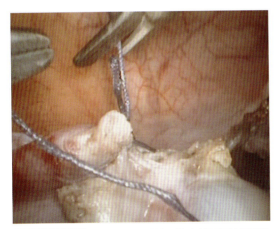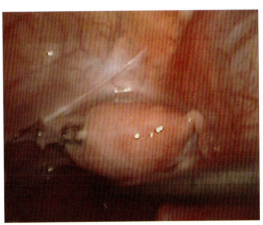

图 10-4-33y 病例5。腹腔镜下缝合创面打结后剪除多余的缝线　　图 10-4-33z 病例5。腹腔镜术后的盆腔

3. 难点解析

本例患者的左侧残角子宫呈球形，饱满，超声检查可见残角子宫内膜回声，为功能型残角子宫，故行左侧残角子宫及左侧输卵管切除术。

病例 6　宫腔镜、腹腔镜联合检查 + 腹腔镜右侧残角子宫切除术

1. 病情简介

患者 23 岁，因"自然流产 1 次，检查发现子宫畸形半年"入院。患者既往月经规律，初潮 14 岁，周期 5～7 天 /28～30 天。妊娠 1 次，自然流产 1 次，末次月经 16 天前。患者半年前孕 1 个月余自然流产，B 超检查：可疑双子宫畸形。宫腔镜检查提示单角子宫。常规妇科检查：外阴已婚未产型；阴道通畅；单宫颈，光滑；子宫前位，2 个，均偏小，活动，无压痛；双侧附件区未扪及异常。盆腔 B 超检查：双子宫：右侧子宫大小 4.0cm × 3.0cm × 2.5cm；左侧子宫大小 3.5cm × 2.8cm × 2.5cm。右侧子宫内膜线居中，厚 0.6cm。左子宫内膜线居中，厚 0.6cm。双侧卵巢未见异常。门诊宫腔镜检查：宫腔形态失常，

呈单角状，可见单侧输卵管开口。镜下诊断：子宫畸形（单角子宫？）。入院诊断：子宫畸形（单角子宫合并残角子宫？双子宫？）。择期全麻下行宫腔镜、腹腔镜联合检查＋腹腔镜右侧残角子宫切除术。

2. 手术步骤

（1）行腹腔镜检查。见盆腔内有两个子宫体，左侧子宫呈单角状，大小大致正常。右侧子宫略饱满，两侧子宫间以结缔组织相连。双侧输卵管及卵巢外观正常（图 10-4-34a）。

（2）腹腔镜监护下行宫腔镜检查。见宫腔狭长，形态失常，偏左，仅见一侧输卵管开口。子宫内膜中度厚，腔内未见占位病变（图 10-4-34b）。镜下检查宫腔右侧壁，未见孔隙与右侧宫腔相通（图 10-4-34c）。腹腔镜下观察宫壁的透光度（图 10-4-34d）。

（3）于右侧子宫肌层内注射垂体后叶素稀释液 10mL（图 10-4-34e）。用腹腔镜单极电针划开右侧子宫肌壁，至与左侧子宫连接部，打开右侧子宫宫腔，可见子宫内膜组织（图 10-4-34f）。腹腔镜下观察创面，右侧宫腔与宫颈管及左侧宫腔无连通（图 10-4-34g）。根据宫腔镜、腹腔镜联合检查结果，术中诊断为：左侧单角子宫合并右侧残角子宫。决定行腹腔镜右侧残角子宫切除术。

（4）腹腔镜下用 0 号可吸收缝线"8"字缝合及间断缝合左侧单角子宫右侧壁创面（图 10-4-34h ~ j）。

（5）用腹腔镜双极电凝，用剪刀剪断右侧圆韧带、输卵管峡部和卵巢固有韧带，打开阔韧带前、后叶及子宫膀胱反折腹膜（图 10-4-34k ~ o）。

（6）暴露右侧子宫血管区，用双极电凝。用超声刀离断右侧子宫血管（图 10-4-34p）。腹腔镜下用超声刀凝断右侧子宫与宫颈间纤维组织（图 10-4-34q）。用双极电凝创面出血点。

（7）用 0 号可吸收缝线连续缝合盆腔创面（图 10-4-34r ~ y）。用肌瘤粉碎器分次旋切切除右侧子宫并取出。盆腔创面覆盖防粘连膜（图 10-4-34z）。

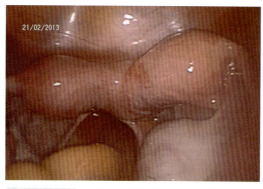

图 10-4-34a　病例 6。腹腔镜检查。见盆腔内有两个子宫体，左侧子宫呈单角状，右侧子宫略饱满，两侧子宫间以结缔组织相连

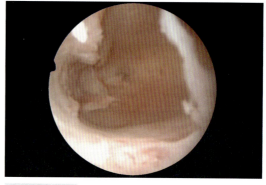

图 10-4-34b　病例 6。宫腔镜检查。见宫腔狭长，形态失常，偏左，仅见一侧输卵管开口

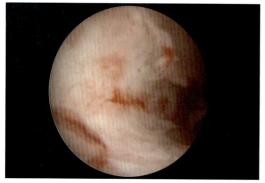

图 10-4-34c　病例 6。宫腔镜下检查宫腔右侧壁，未见孔隙与右侧宫腔相通

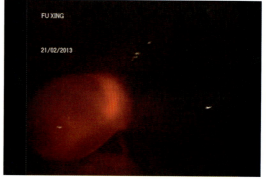

图 10-4-34d　病例 6。腹腔镜下观察左侧了宫肌壁的透光度

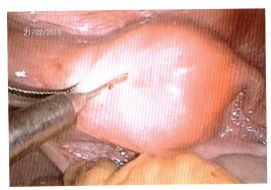

图 10-4-34e　病例 6。于右侧子宫肌层内注射垂体后叶素稀释液 10mL

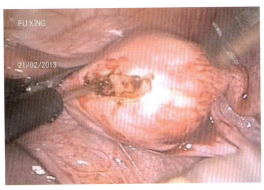

图 10-4-34f　病例 6。用腹腔镜单极电针划开右侧子宫肌壁

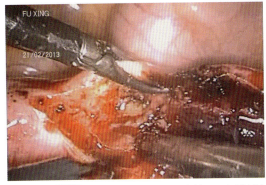

图 10-4-34g　病例 6。腹腔镜下观察创面，右侧宫腔与宫颈管及左侧宫腔无连通，可见右侧宫腔内膜组织

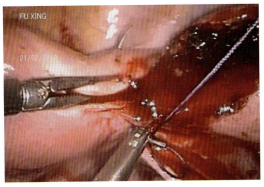

图 10-4-34h　病例 6。腹腔镜下用 0 号可吸收缝线"8"字缝合左侧单角子宫右侧壁创面

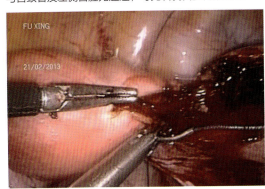

图 10-4-34i　病例 6。腹腔镜下用 0 号可吸收缝线"8"字缝合左侧单角子宫右侧壁创面

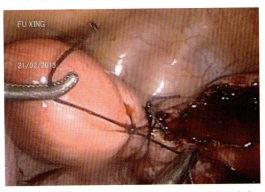

图 10-4-34j　病例 6。腹腔镜下缝合左侧单角子宫右侧壁创面后打结

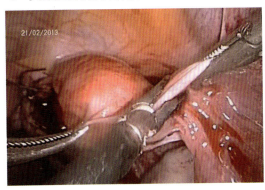

图 10-4-34k　病例 6。腹腔镜下用双极电凝右侧圆韧带

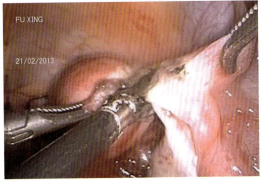

图 10-4-34l　病例 6。腹腔镜下用双极电凝右侧圆韧带、输卵管峡部和卵巢固有韧带

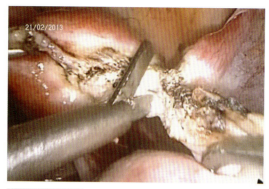

图 10-4-34m　病例 6。用腹腔镜双极电凝后，用剪刀分离

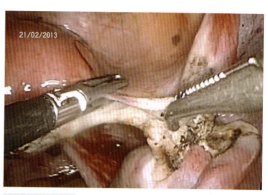

图 10-4-34n　病例 6。用腹腔镜双极电凝分离右侧残角子宫阔韧带前叶

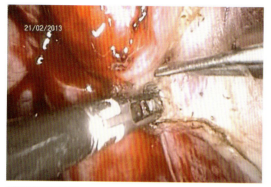

图 10-4-34o　病例 6。用腹腔镜双极电凝分离右侧残角子宫后壁与宫颈间的腹膜

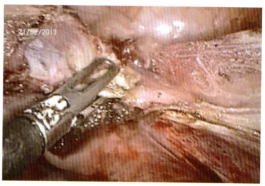

图 10-4-34p　病例 6。用腹腔镜双极电凝右侧子宫血管

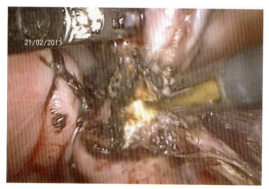

图 10-4-34q　病例 6。腹腔镜下用超声刀凝断右侧残角子宫与宫颈间的纤维组织

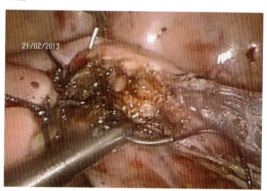

图 10-4-34r　病例 6。腹腔镜下用 0 号可吸收缝线"8"字缝合宫颈创面

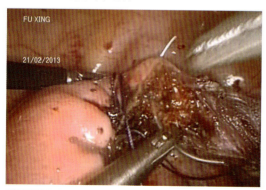

图 10-4-34s　病例 6。腹腔镜下用 0 号可吸收缝线"8"字缝合宫颈创面

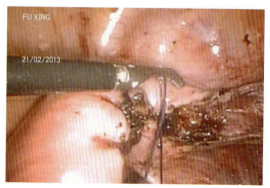

图 10-4-34t　病例 6。腹腔镜下缝合宫颈创面后打结

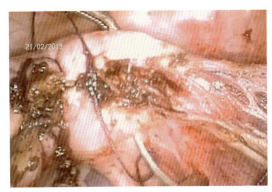

图 10-4-34u 病例 6。腹腔镜下用 0 号可吸收缝线连续缝合盆腔创面

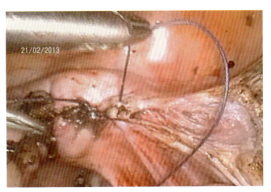

图 10-4-34v 病例 6。腹腔镜下缝合腹膜创面后拉紧缝线

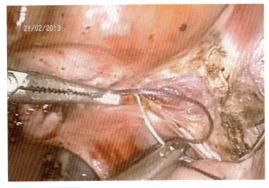

图 10-4-34w 病例 6。腹腔镜下用 0 号可吸收缝线连续缝合盆腔创面

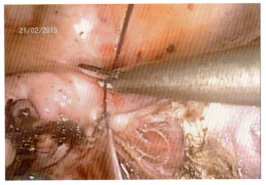

图 10-4-34x 病例 6。腹腔镜下缝合腹膜创面后剪除多余的缝线

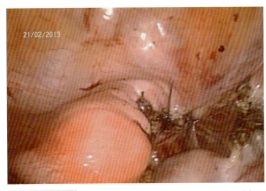

图 10-4-34y 病例 6。腹腔镜下缝合后的子宫及创面

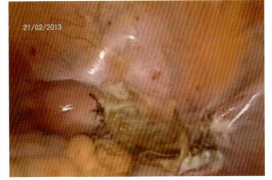

图 10-4-34z 病例 6。腹腔镜术后的盆腔，盆腔创面覆盖防粘连膜

3. 难点解析

本例患者行腹腔镜检查可见两侧子宫大小相仿，易误诊为双角子宫或双子宫畸形。腹腔镜监护下行宫腔镜检查，发现镜体仅进入左侧宫腔，且与右侧不相通。腹腔镜下打开右侧宫腔，发现其与左侧宫腔及宫颈管并不相通。因此明确左侧单角子宫、右侧残角子宫的诊断。右侧残角子宫有正常内膜组织，故行残角子宫切除术，以预防残角子宫妊娠。

病例 7　腹腔镜检查 + 输卵管通液术 + 左侧输卵管切除术 + 左侧残角子宫去核术 + 宫腔镜单角子宫矫形术

1. 病情简介

患者 34 岁，因"胎停育流产 3 次，发现子宫畸形 6 年"入院。患者既往月经规律，初潮 14 岁，周期 4 天 /26 ~ 28 天。妊娠 3 次，末次月经 13 天前。患者分别于 7 年前、6 年前、3 年前妊娠早期发生胎停育，均行清宫术。6 年前超声检查诊断单角子宫合并残角子宫，未处理。近 2 年未避孕未孕。妇科检查：阴道通畅；单宫颈，光滑；子宫前位，大小正常，活动可，无压痛；左侧附件区扪及一宫体，与宫体相连，无压痛。经阴道超声检查：子宫前位，大小 4.3cm × 4.1cm × 3.7cm，肌层回声均匀，内膜线居中，回声中等，全层厚 7mm，宫内回声呈")"形；子宫旁左侧可见与肌壁等回声团，大小 2.5cm × 1.8cm，可见内膜声影；双侧卵巢未见异常回声。宫腔镜检查：宫颈管无异常，宫腔形态失常，单角状，偏右，顶端可见输卵管开口，腔内未见占位病变。镜下诊断：单角子宫。入院诊断：子宫畸形（右侧单角子宫合并左侧残角子宫），继发性不孕症。择期全麻下行腹腔镜检查 + 输卵管通液术 + 左侧输卵管切除术 + 左侧残角子宫去核术 + 宫腔镜单角子宫矫形术。

2. 手术步骤

（1）行腹腔镜检查。见右侧单角子宫，左侧残角子宫（图 10-4-35a）。双侧输卵管及卵巢形态正常。行输卵管通液术。右侧输卵管伞端见蓝色液体流出。

（2）自输卵管伞端沿输卵管系膜切除左侧输卵管（图 10-4-35b、c）。

（3）行残角子宫去核术。残角子宫肌层内注入垂体后叶素稀释液 10mL（垂体后叶素 6U+ 生理盐水 20mL）（图 10-4-35d）。用单极电钩纵向切开残角子宫体浆肌层，切除残角宫体肌层（包括内膜组织）（图 10-4-35e ~ g）。将残余宫体连续缝合（图 10-4-35h ~ m）。

（4）行宫腔镜手术。见单宫颈，颈管无异常。宫腔狭长，形态失常，偏右，仅见一侧输卵管开口。用宫腔镜环形电极于宫腔左侧壁，即子宫角对侧宫壁切开，电切子宫肌壁，扩大宫腔（图 10-4-35n、o）。

3. 难点解析

此例手术为残角子宫去核术。手术切除了残角子宫的内膜及其下肌层，仅残余浆膜下一层平滑肌。去核后残角子宫连续缝合闭合创面。配合残角子宫侧输卵管切除术，手术顺利，出血少，是治疗残角子宫可选择的术式。

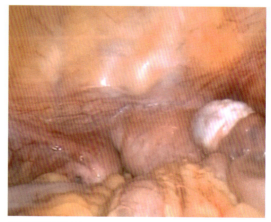

图 10-4-35a　病例 7。腹腔镜下见右侧单角子宫，左侧残角子宫

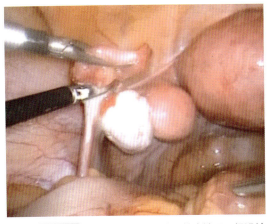

图 10-4-35b　病例 7。自左侧输卵管伞端用双极沿输卵管系膜电凝

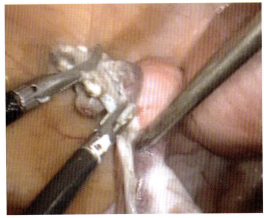

图 10-4-35c　病例 7。用双极电凝输卵管系膜，切除左侧输卵管

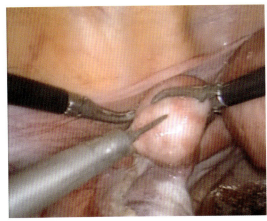

图 10-4-35d　病例 7。于残角子宫肌层内注入垂体后叶素稀释液 10mL

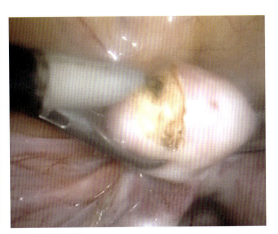

图 10-4-35e　病例 7。用单极电钩纵向切开残角子宫体浆肌层

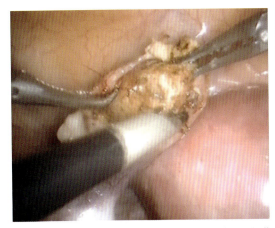

图 10-4-35f　病例 7。切除残角宫体肌层（包括内膜组织）

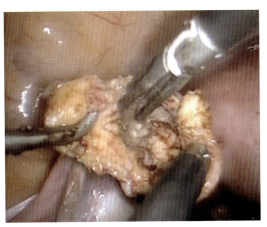

图 10-4-35g　病例 7。用双极电凝残角子宫残余创面

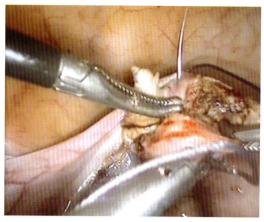

图 10-4-35h　病例 7。用可吸收缝线缝合残余宫体

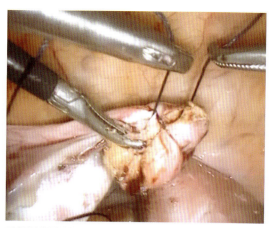

图 10-4-35i　病例 7。用可吸收缝线 "8" 字缝合残
余宫体

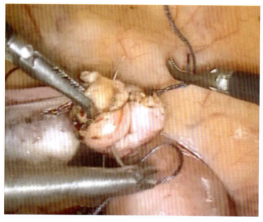

图 10-4-35j　病例 7。用可吸收缝线缝合残余宫体

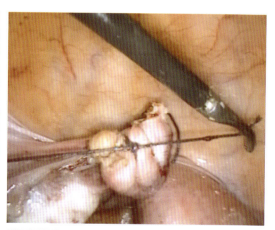

图 10-4-35k　病例 7。缝合后打结

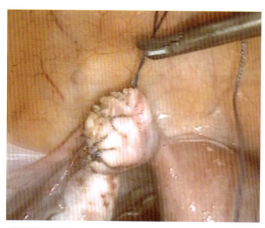

图 10-4-35l　病例 7。缝合残余宫体完成后剪除多余
的缝线

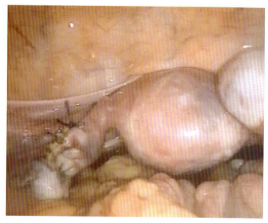

图 10-4-35m　病例 7。腹腔镜手术完成后的单角子
宫及残角子宫

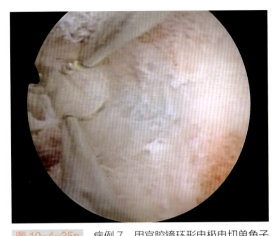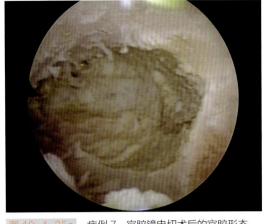

图 10-4-35n　病例 7。用宫腔镜环形电极电切单角子宫左侧壁浅肌层　　图 10-4-35o　病例 7。宫腔镜电切术后的宫腔形态

病例 8　腹腔镜右侧残角子宫去核术 + 右侧输卵管绝育术 + 宫腔镜单角子宫矫形术

1. 病情简介

患者 32 岁，因"发现子宫畸形 5 年"入院。患者既往月经规律，初潮 12 岁，周期 7 天 /28~30 天。妊娠 2 次，自然流产 1 次，因胎停育行清宫术 1 次。末次月经 16 天前。患者 5 年前因早孕自然流产发现子宫畸形，未进行任何治疗。此后一直未避孕未孕。2 年前行辅助生育技术妊娠，孕 9 周时发现胎停育，行清宫术。妇科检查：阴道通畅；单宫颈，光滑；子宫前位，大小正常，活动，无压痛；双侧附件区未扪及异常。经阴道超声检查：子宫前位，大小 4.5cm×4.2cm×3.0cm，内膜回声中等，全层厚 1.1cm，宫腔回声呈"("形，子宫右旁见中等回声团 3.1cm×1.7cm，似见内膜厚度约 3.7mm。宫颈长约 2.7cm。提示：左侧单角子宫合并右侧残角子宫。宫腔镜检查：宫颈管无异常，宫腔形态失常，呈单角状，偏左，顶端见一侧输卵管开口，腔内未见占位病变。镜下诊断：单角子宫。入院诊断：子宫畸形（左侧单角子宫合并右侧残角子宫），继发性不孕症。择期全麻下行腹腔镜右侧残角子宫去核术 + 右侧输卵管绝育术 + 宫腔镜单角子宫矫形术。

2. 手术步骤

（1）行腹腔镜检查。见左侧单角子宫，大小正常。右侧残角子宫，呈结节状，两者之间有纤维带相连（图 10-4-36a）。双侧输卵管及卵巢形态正常。右侧输卵管及卵巢与阔韧带后叶膜样粘连。子宫直肠反折腹膜处有紫蓝色小结节。行单角子宫输卵管通液术。腹腔镜下观察左侧输卵管伞端有蓝色液体流出（图 10-4-36b）。分离右侧附件膜样粘连。

（2）于右侧残角子宫肌层内注射垂体后叶素稀释液 10mL（垂体后叶素 6U+ 生理盐水 20mL）（图 10-4-36c）。用单极电钩打开残角子宫近宫底肌壁（图 10-4-36d）。剥离切除子宫肌层及其内膜，残余浆膜下部分肌层（图 10-4-36e~g）。用 1-0 可吸收缝线间断缝合残角子宫创面浆肌层，闭合创面（图 10-4-36h~k）。用双极电凝出血点。

（3）行残角子宫侧输卵管绝育术。用双极电凝输卵管峡部管壁和系膜，用剪刀剪断部分管壁，长约 2cm（图 10-4-36l~n）。于子宫直肠反折腹膜下方注射生理盐水，形成水垫，用双极电凝消融紫蓝色结节（图 10-4-36o、p）。

（4）置宫腔镜。见内膜厚，予吸宫术，再次置镜。见单宫颈、颈管无异常。宫腔狭长，形态失常，仅见一侧输卵管开口，偏左，子宫底部可见纵向瘢痕，宫腔内未见占位病变（图10-4-36q）。用宫腔镜针状电极划开宫腔右侧肌壁，扩大宫腔容积（图10-4-36r～t）。

（5）术中用腹腔镜监护，行透光试验观察宫壁厚度。冲洗盆腔，检查无出血（图10-4-36u）。残角子宫创面覆盖防粘连膜。

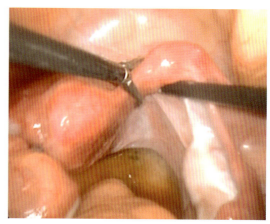

图 10-4-36a　病例 8。腹腔镜检查。见左侧单角子宫，大小正常。右侧残角子宫，呈结节状，两者之间有纤维带相连

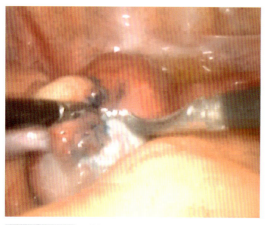

图 10-4-36b　病例 8。行单角子宫输卵管通液术。腹腔镜下观察左侧输卵管伞端有蓝色液体流出

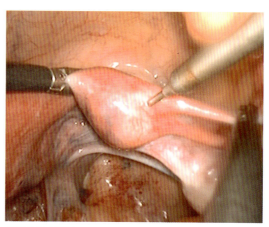

图 10-4-36c　病例 8。于右侧残角子宫肌层内注射垂体后叶素稀释液 10mL

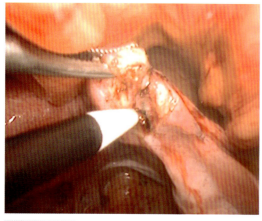

图 10-4-36d　病例 8。用单极电钩打开残角子宫近宫底肌壁

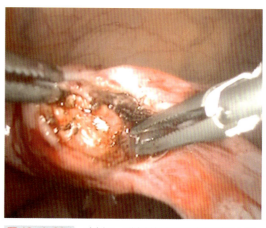

图 10-4-36e　病例 8。剥离并切除子宫肌层及其内膜

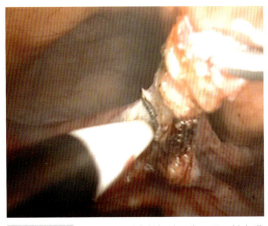

图 10-4-36f　病例 8。剥离并切除子宫肌层及其内膜

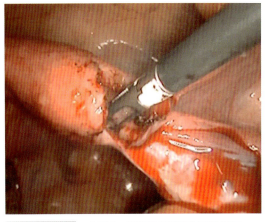

图 10-4-36g　病例 8。用双极电凝残角子宫创面

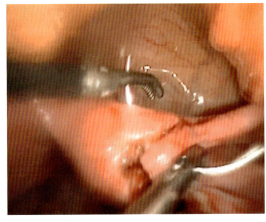

图 10-4-36h　病例 8。用 1-0 可吸收缝线缝合残角
子宫创面浆肌层

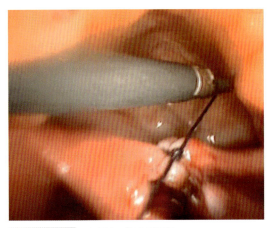

图 10-4-36i　病例 8。缝合后打结

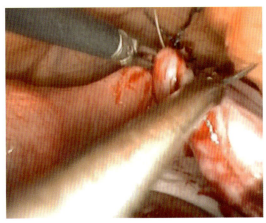

图 10-4-36j　病例 8。缝合残角子宫创面浆肌层

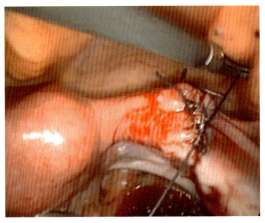

图 10-4-36k　病例 8。缝合后打结

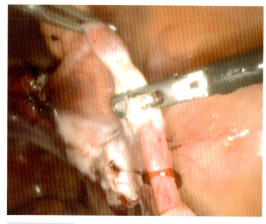

图 10-4-36l 病例 8。用双极电凝残角子宫侧输卵管峡部管壁

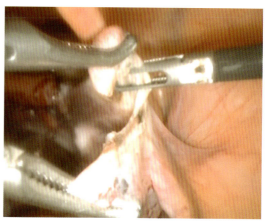

图 10-4-36m 病例 8。用双极电凝残角子宫侧输卵管峡部系膜

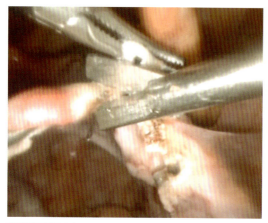

图 10-4-36n 病例 8。电凝后用剪刀剪断输卵管管壁

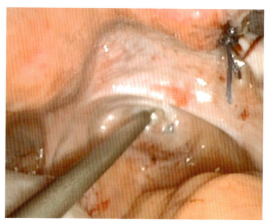

图 10-4-36o 病例 8。于子宫直肠反折腹膜下方注射生理盐水，形成水垫

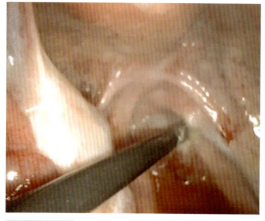

图 10-4-36p 病例 8。用双极电凝消融紫蓝色病灶

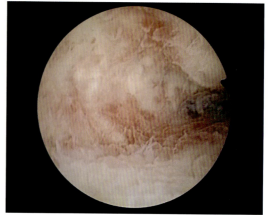

图 10-4-36q 病例 8。宫腔镜下见宫腔狭长，单角状，顶端见输卵管开口，偏左

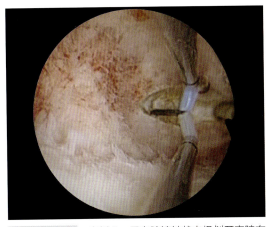

图 10-4-36r　病例 8。用宫腔镜针状电极划开宫腔右侧肌壁

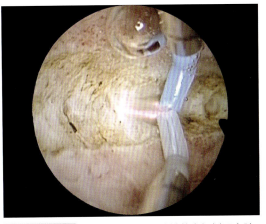

图 10-4-36s　病例 8。用宫腔镜针状电极划开宫腔右侧肌壁，扩大宫腔容积

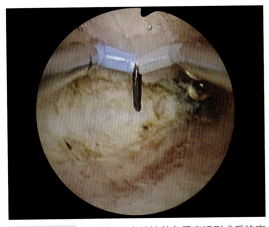

图 10-4-36t　病例 8。宫腔镜单角子宫矫形术后的宫腔形态

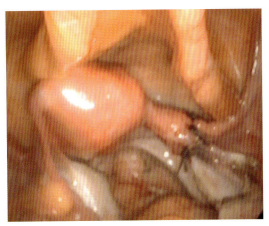

图 10-4-36u　病例 8。手术结束时冲洗盆腔，检查创面

3. 难点解析

本例患者与上一例相似，皆行残角子宫去核术及同侧输卵管切除或绝育术。两例残角子宫皆有功能性内膜，故需切除内膜及肌层，可消除或预防残角子宫因内膜周期性脱落发生痛经。加之输卵管的绝育或切除预防了输卵管或残角子宫异位妊娠的可能。

病例 9　宫腔镜、腹腔镜联合检查 + 右侧单角子宫粘连分离术

1. 病情简介

患者 27 岁，因"发现宫腔粘连 6 年，未避孕未孕 4 年"入院。患者既往月经规律，初潮 14 岁，周期 2 ~ 3 天 /30 ~ 37 天，量少，有痛经，不重。妊娠 0 次。末次月经 17 天前。患者自初潮起月经量少，伴痛经，6 年前检查发现宫腔粘连。行 2 次宫腔镜宫腔粘连分离术，术后月经量仍少，痛经无明显缓解。近 4 年未避孕未孕。妇科检查：阴道通畅；单宫颈，光滑；子宫前位，大小正常，活动，无压痛；双侧附件区未扪及异常。经阴道超声检查：子宫前位，大小 3.8cm × 3.3cm × 2.7cm，肌层回声均匀，内膜回声中等，全层厚 0.7cm，宫腔回声呈"("形。右侧卵巢未见异常回声，左侧卵巢未见。提示：子宫畸形？宫腔镜检查：宫颈管无异常，宫颈内口处封闭，未见任何孔隙。镜体尝试分离内口处粘连，质韧无

法分离，未能探入宫腔。镜下诊断：宫腔粘连。入院诊断：宫腔粘连，原发性不孕症。择期全麻下行宫腔镜、腹联合检查 + 右侧单角子宫粘连分离术。

2. 手术步骤

（1）行宫腔镜检查。探宫深 3.5cm，宫颈管无异常，宫颈内口粘连封闭，镜体无法钝性分离粘连（图 10-4-37a）。在腹部超声的引导下探测宫腔，镜体未能前进（图 10-4-37b）。

（2）行腹腔镜检查。腹腔镜下见子宫呈单角状，稍小，位于右侧盆腔，与右侧输卵管、卵巢相连，右侧附件大小、形态正常（图 10-4-37c）。左侧盆腔未见残角子宫，左侧输卵管发育不良，长约 3cm，左侧卵巢大小约 1.5cm×1.0cm，左侧输卵管、卵巢与右侧单角子宫下段有纤维系带相连，系带长约 10cm（图 10-4-37d）。

（3）于单角子宫肌层内注射垂体后叶素稀释液 10mL（垂体后叶素 6U+ 生理盐水 10mL）（图 10-4-37e）。用超声刀打开子宫底部肌壁，至宫腔，见内膜组织（图 10-4-37f、g）。用腹腔镜弯钳自创口探入宫腔，进入约 2.5cm，前端仍致密，无法与下段宫腔相通，将弯钳用力向宫颈方向探入，进入宫腔下段（图 10-4-37h）。宫腔镜下可见弯钳钳尖（图 10-4-37i）。退出弯钳，用 Higar 扩宫棒逐号扩张宫颈及宫腔至 12 号（图 10-4-37j）。宫腔置蘑菇头导尿管（图 10-4-37k）。

（4）用 1-0 可吸收缝线间断缝合子宫创面肌层，闭合宫腔（图 10-4-37l、m）。连续锁边缝合创面浆肌层（图 10-4-37n ～ q）。冲洗盆腔，无活动性出血（图 10-4-37r）。术毕。

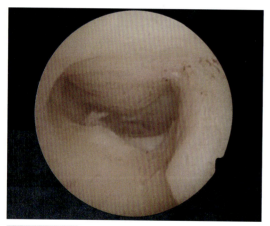

图 10-4-37a　病例 9。宫腔镜检查。见宫颈内口粘连封闭

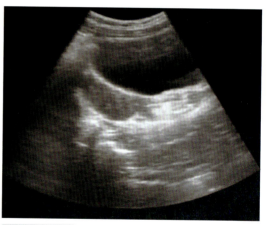

图 10-4-37b　病例 9。在腹部超声的引导下探测宫腔，镜体未能前进

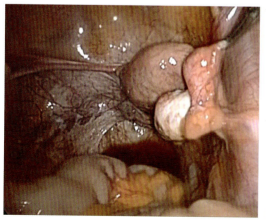

图 10-4-37c　病例 9。腹腔镜下见子宫呈单角状，稍小，右侧输卵管及卵巢大小、形态正常

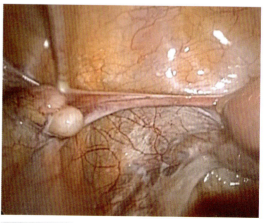

图 10-4-37d　病例 9。左侧输卵管及卵巢发育不良，与右侧单角子宫下段有纤维系带相连

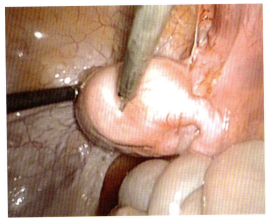

图 10-4-37e　病例 9。于单角子宫肌层内注射垂体后叶素稀释液 10mL

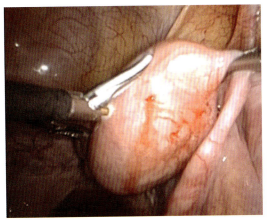

图 10-4-37f　病例 9。用超声刀打开子宫底部肌壁

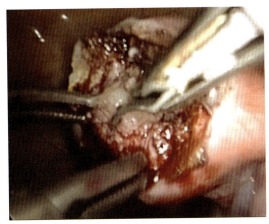

图 10-4-37g　病例 9。用剪刀剪开内膜，打开宫腔

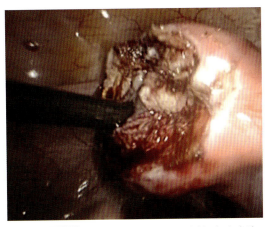

图 10-4-37h　病例 9。用腹腔镜弯钳自创口探入宫腔

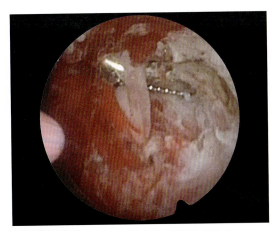

图 10-4-37i　病例 9。宫腔镜下可见弯钳钳尖

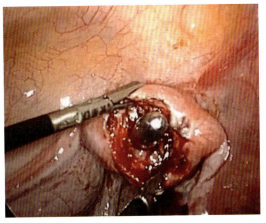

图 10-4-37j　病例 9。用 Higar 扩宫棒逐号扩张宫颈及宫腔

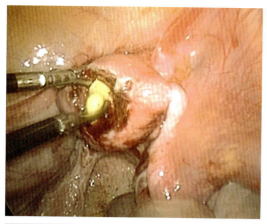

图 10-4-37k 病例9。宫腔置蘑菇头导尿管

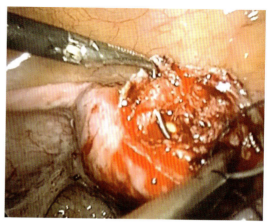

图 10-4-37l 病例9。用 1-0 可吸收缝线缝合子宫创面肌层

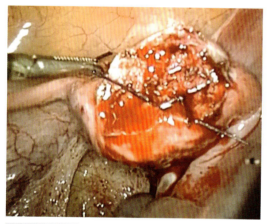

图 10-4-37m 病例9。缝合肌层后打结

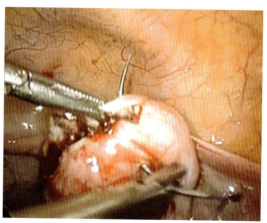

图 10-4-37n 病例9。用可吸收缝线缝合创面浆肌层

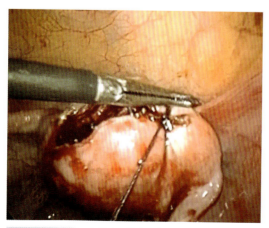

图 10-4-37o 病例9。缝合后打结

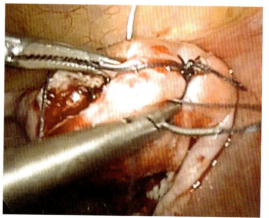

图 10-4-37p 病例9。连续锁边缝合创面浆肌层

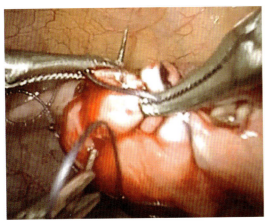
图 10-4-37q　病例 9。连续锁边缝合创面浆肌层

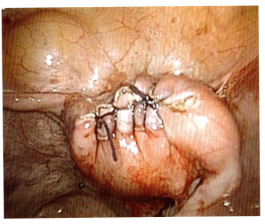
图 10-4-37r　病例 9。冲洗盆腔，子宫创面无活动性出血

3. 难点解析

此例患者为右侧单角子宫，左侧无残角子宫，左侧输卵管及卵巢皆发育不良。患者原发月经量少，有痛经，可能与宫颈内口狭窄或闭锁有关。因多次宫颈管内操作加重闭锁。因为宫腔镜无法寻找手术路径，不得已采用有创方法，自腹腔镜切开子宫，寻找宫腔，从宫腔内检查宫颈管。可见很多子宫畸形的手术需根据实际情况灵活运用，才能得到理想的结果。

五、小结

单角子宫因宫腔狭小、肌肉组织薄弱常导致妊娠结局不良，残角子宫可导致宫腔积血、周期性腹痛、盆腔子宫内膜异位症或子宫腺肌病等。单角子宫合并残角子宫首选宫腔镜、腹腔镜联合检查明确诊断。单角子宫和残角子宫的治疗需根据患者的病史、症状、辅助检查结果行宫腔镜、腹腔镜联合手术综合处理。宫腔镜手术可扩大单角子宫的宫腔，腹腔镜手术可评估单角子宫输卵管的通畅度，可行残角子宫侧输卵管绝育术，或手术切除残角子宫侧输卵管和 / 或残角子宫。

参考文献

[1] 夏恩兰. 妇科内镜学 [M]. 2 版. 北京：人民卫生出版社，2020.

[2] 夏恩兰，刘玉环，黄晓武. 宫腹腔镜联合完全双角子宫矫形术——附一例报告 [J]. 中华临床医师杂志（电子版），2009，3（1）：135–139.

[3] 夏恩兰，刘玉环，马宁，等. 宫腔镜手术治疗 T 形子宫成功分娩三例报告及文献复习 [J]. 中华妇产科杂志，2013，48（6）：457–459.

[4] 夏恩兰，彭雪冰，马宁. 宫腔镜手术治疗单角子宫成功妊娠三例报告及文献复习 [J]. 中华妇产科杂志，2013，45（9）：689–691.

[5] 夏恩兰，于丹，黄晓武，等. 宫腹腔镜联合完全双角子宫成形术后成功分娩四例报告及文献复习 [J]. 中华妇产科杂志，2015，50（10）：777–779.

[6] 夏恩兰. 宫腔镜学及图谱 [M]. 3 版. 郑州：河南科学技术出版社，2016.

[7] 周巧云. 宫腹腔镜完全双角子宫成形术后宫颈环扎成功分娩一例 [J]. 国际妇产科学杂志，2016，43（6）：650–651.

[8] ALBORZI S, ASADI N, ZOLGHADRI J. Laparoscopic metroplasty in bicornuate and didelphic uteri[J]. Fertil Steril, 2009, 92(1):

352–355.

[9] GERGOLET M, CAMPO R, VERDENIK I, et al. No clinical relevance of the height of fundal indentation in subseptate or arcuate uterus: a prospective study[J]. Reprod Biomed Online, 2012, 24(5): 576–582.

[10] GIACOMUCCI E, BELLAVIA E, SANDRI F, et al. Term delivery rate after hysteroscopic metroplasty in patients with recurrent spontaneous abortion and T–shaped, arcuate and septateuterus[J]. Gynecol Obstet Invest, 2011, 71(3): 183–188.

[11] KENDA ŠUSTER N, GERGOLET M. Does hysteroscopic metroplasty for septate uterus represent a risk factor for adverse outcome during pregnancy and labor[J]. Gynecol Surg, 2016, 13: 37–41.

[12] LODDO A, D'ALTERIO M N, NERI M, et al. Pregnancy Complications After Hysteroscopic Metroplasty: A Ten–Year Case–Control Study[J]. Surg Technol Int, 2017, 25(30): 205–209.

[13] MUCOWSKI S J, HERNDON C N, ROSEN M P. The arcuate uterine anomaly: a critical appraisal of its diagnostic and clinical relevance[J]. Obstet Gynecol Surv, 2010, 65(7): 449–454.

[14] NAKHAL R S, CUTNER A S, HALL–CRAGGS M, et al. Remnant functioning cervical tissue after laparoscopic removal of cavitated noncommunicating rudimentary uterine horn[J]. Minim Invasive Gynecol, 2012, 19(6): 768–771.

[15] PARADISI R, BARZANTI R, NATALI F, et al. Hysteroscopic metroplasty: reproductive outcome in relation to septum size[J]. Arch Gynecol Obstet, 2014, 289(3): 671–676.

[16] SUGIURA–OGASAWARA M, LIN B L, AOKI K, 等. 手术是否可以改善因子宫畸形导致复发性流产的活产率 [J]. 国际生殖健康 / 计划生育杂志, 2017, 36(3): 242–245.

[17] TOFOSKI G, ANTOVSKA V. Influence of hysteroscopic metroplasty on reproductive outcome in patients with infertility and recurrent pregnancy loss[J]. Pril (Makedon Akad Nauk Umet Odd Med Nauki), 2014, 35(2): 95–103.

第十一章　腹腔镜子宫手术

第一节　腹腔镜子宫肌瘤剔除术

一、概述

（一）子宫肌瘤

子宫肌瘤（Myoma of Uterus）是女性生殖器官中最常见的一种良性肿瘤，多发生于育龄女性。肌瘤主要由增生的平滑肌细胞和少量纤维组织组成，故又称平滑肌瘤（Leiomyoma）。其确切病因不明，可能与体内长期雌激素刺激有关。肌瘤一般呈球形，表面光滑，其周围的肌层组织受压形成假包膜。若肌瘤受压血运减少，可发生各种继发变性，如透明变性、液化或囊性变、脂肪变性、红色变性等。子宫肌瘤的肉瘤样变性较少见，且多发生于 40～50 岁女性。子宫肌瘤可为单发，但多数为多发生长。

根据子宫肌瘤的发展方向可分为子宫肌壁间肌瘤、浆膜下肌瘤和黏膜下肌瘤。子宫肌壁间肌瘤指肌瘤位于子宫肌层内，当肌瘤逐渐长大时，可向子宫表面或子宫腔突出，形成壁间外突型或壁间内突型肌瘤。壁间肌瘤周围有正常的子宫肌层包绕，肌瘤与肌壁间界线清楚。子宫浆膜下肌瘤指子宫肌瘤向子宫浆膜面生长，突起于子宫表面，可有明显的根蒂，肌瘤表面仅由子宫浆膜覆盖。子宫黏膜下肌瘤指肌瘤向子宫黏膜方向生长，突出于子宫腔，可形成蒂，甚至被挤压而经宫颈脱至阴道内，肌瘤表面仅由黏膜覆盖。

根据子宫肌瘤的生长部位可分为子宫体肌瘤、阔韧带肌瘤和子宫颈肌瘤。阔韧带肌瘤是浆膜下肌瘤的一种特殊类型，即肌瘤从子宫侧壁长出，突向阔韧带内，形成所谓的假性阔韧带肌瘤。真性阔韧带肌瘤实质上并非原发于子宫的肌瘤，它来源于阔韧带、卵巢固有韧带及子宫周围血管的平滑肌组织，较为少见。子宫颈肌瘤是子宫肌瘤的另一种类型，肌瘤生长于子宫颈。

大多数子宫肌瘤无明显症状，仅在超声检查或盆腔检查时发现。子宫肌瘤患者的临床表现与肌瘤的大小无直接关系，而与肌瘤生长的部位密切相关。子宫肌壁间和黏膜下肌瘤的患者可有异常阴道出血。子宫肌瘤较大时可表现为腹部包块，也可出现尿频、尿潴留、便秘或输尿管积水等压迫症状。肌瘤压迫输卵管入口或使子宫腔变形时可导致不孕。浆膜下肌瘤蒂扭转、黏膜下肌瘤刺激宫缩、肌壁间肌瘤红色变性等可引起突发腹痛。

体检时可发现浆膜下子宫肌瘤的子宫不规则增大；肌壁间或黏膜下肌瘤的子宫多为均匀增大；黏膜下肌瘤如脱出宫颈口外，肉眼可看到阴道内充血的暗红色肿物。超声检查可检出子宫肌壁间小肌瘤及多发肌瘤；宫腔镜检查可检出宫腔内的黏膜下肌瘤，并可用宫腔电切镜切除。

子宫肌瘤的治疗需根据患者的年龄、生育要求、症状及肌瘤的大小选择适当的处理方式。若肌瘤不大，子宫大小在孕 10 周以内，临床月经量不多，无症状者，可定期观察。若单发子宫肌瘤 > 5cm，多发肌瘤子宫 > 孕 10 周大小，阴道异常出血多而久治不愈，增大的子宫或肌瘤压迫邻近器官出现症状，肌瘤生长迅速或发生变性，肌瘤发生蒂扭转或合并感染等，需行手术治疗。手术治疗包括子宫肌瘤剔除术和子宫切除术，二者皆可经腹部手术或腹腔镜下施术。此外，也可行子宫动脉栓塞治疗子宫肌瘤。若为黏膜下肌瘤，可在宫腔镜下将肌瘤切除。

若患者年龄在 35 岁以内，或患者要求保留生育能力，或子宫肌瘤合并不孕者，应尽可能行保留子宫的手术，如腹腔镜子宫肌瘤剔除术。若患者已近绝经年龄，子宫肌瘤 > 5 cm，或多发性肌瘤子宫 > 孕 10 周大小，肌瘤生长较快或发生变性，或阴道异常出血多而久治不愈，可考虑行全子宫切除术或次全子宫切除术。

（二）腹腔镜子宫肌瘤剔除术

腹腔镜子宫肌瘤剔除术（Laparoscopic Uterine Myomectomy）是在腹腔镜下剔除子宫肌瘤，保留患者子宫和生育功能的手术，主要适用于年纪较轻（如 < 35 岁），或者有生育要求的患者。

同开腹手术相比，腹腔镜子宫肌瘤剔除术的缝合更加困难。因此，熟练掌握镜下缝合技术，并根据术者的操作技能选择适合的患者进行手术，才能达到最佳的手术效果。此外，腹腔镜手术缺乏手的触摸感觉，术时容易遗漏小的、未引起子宫表面形态改变的壁间肌瘤，术前盆腔超声检查和磁共振成像检查可协助术者判断肌瘤的确切数目和位置。

腹腔镜子宫肌瘤剔除术患者的选择主要取决于患者的年龄，是否有生育要求，子宫肌瘤的大小、数目、位置，术者的操作技能以及器械设备配套情况等。对于年纪较轻（如 < 35 岁），或者有生育要求，或者不论年龄大小坚决要求保留子宫的患者，应行腹腔镜子宫肌瘤剔除手术。腹腔镜子宫肌瘤剔除术处理的单个肌瘤直径一般不超过 10cm，肌壁间肌瘤数目一般不超过 3 个，但是对于经验丰富的术者来说可不受肌瘤大小和数目的限制。

施行腹腔镜子宫肌瘤剔除术前需要进行充分的术前准备，包括完善病史采集及常规检查、与患者及家属充分沟通、腹部皮肤准备、肠道准备、腹腔镜器械准备等。术前需同患者及家属充分沟通，包括保守手术后有肌瘤未切净或术后复发的可能，并充分尊重患者的手术意愿。腹腔镜手术前充分的器械准备，包括配套的腹腔镜设备、良好的缝合和止血器械，这也是腹腔镜肌瘤剔除手术成功的必要条件。

若肌瘤较大或解剖位置相对异常，如阔韧带肌瘤，行腹腔镜手术前可应用 GnRH-a 类药物对子宫肌瘤进行预处理。术前使用 3 ~ 6 个月 GnRH-a 类药物可使垂体—下丘脑—卵巢轴抑制，患者出现暂时闭经，使因月经过多致贫血患者的血红蛋白恢复正常。GnRH-a 类药物还可减少血供、缩小子宫及肌瘤的体积，从而降低腹腔镜手术难度。此外，GnRH-a 类药物减少了子宫血流，从而减少术中失血。

二、手术适应证和禁忌证

（一）手术适应证

子宫肌瘤患者手术方式的选择应根据肌瘤的数目、大小、部位、类型及术者技术的熟练程度进行综合评价，判断能否进行腹腔镜手术。

（1）有与子宫肌瘤相关的不孕、中期妊娠流产、月经失调、月经过多、痛经、贫血等症状者。

（2）子宫肌瘤位于子宫浆膜下、子宫壁间或阔韧带内。

（3）单个子宫肌瘤直径 > 5cm，子宫 < 4 个月妊娠时的大小。

（4）患者年龄在 45 岁以下，或超过 45 岁但坚决要求保留子宫者。

（二）手术禁忌证

（1）单个子宫肌瘤直径 > 10cm，子宫 > 4 个月妊娠时的大小。

（2）多发肌瘤且肌瘤数目过多。

（3）黏膜下肌瘤、宫颈中下段肌瘤。

（4）盆腔、腹腔严重粘连。

（5）生殖道感染的急性期。

（6）心、肝、肾衰竭的急性期不能耐受麻醉及手术者。

（7）绞窄性肠梗阻。

三、手术步骤

（一）子宫血管收缩剂的应用和子宫动脉阻断

腹腔镜子宫肌瘤剔除术中合理使用血管收缩剂可以减少术中及术后出血。行腹腔镜子宫肌瘤剔除术时可在子宫局部注射收缩血管药物，减少子宫创面出血。垂体后叶素（Vasopressin，6~12U）或缩宫素（Oxytocin，OXT，10~20U）用生理盐水 20mL 稀释，应用穿刺针和注射器，在设定的子宫切口处注入子宫肌层，可引起子宫平滑肌和血管明显收缩，减少子宫切口出血（图 11-1-1）。同时，术中和术后还可在静脉输液中加入缩宫素滴注，加强子宫收缩，起到减少出血的作用。

还有一种目前应用比较广泛的机械性阻断子宫血供的方法，即腹腔镜子宫动脉阻断术。这种技术常用于子宫肌瘤大、位置异常、手术困难的肌瘤剔除术前。腹腔镜下游离子宫动脉并用双极电凝，阻断子宫血流，造成子宫及肌瘤血供减少，从而减少术中出血（图 11-1-2、图 11-1-3）。

（二）子宫表面切口的选择

在腹腔镜子宫肌瘤剔除术中，良好的手术技术是非常重要的，其中如何选择子宫表面切口更是关键。理想的切口同开腹手术一样，为前壁纵向切口，但是在腹腔镜手术中，由于不同术者的习惯及腹壁穿刺口选择不同，子宫表面切口的选择也不尽相同，一般遵循以下原则。

（1）如为单发肌瘤，应在肌瘤最突出表面切开，切口应与肌瘤长径平行，根据实际情况采用纵向切口或横向切口，长度应略小于或等于肌瘤的直径（图 11-1-4）。对于无蒂浆膜下或壁间外突较大肌瘤，也可采用梭形切口或环形切口，这样可以在剔除肌瘤的同时切除多余的子宫肌层组织，但是也应注意保留足够的组织以满足创面缝合的需要（图 11-1-5）。

（2）切口应尽量靠近子宫中线以避开子宫及两侧阔韧带血管丰富区。若肌瘤靠近宫角，切口应与宫角保持 1cm 以上的距离，以免缝合阻塞输卵管开口。

（3）如为多发肌瘤，应尽可能减少切口数目，并尽可能减少周围肌肉组织的损伤，即尽量经同一切口剔除相近的肌瘤，用最少的切口剔除所有肌瘤。

（4）子宫切口通常应用单极电铲（或钩）或超声钩切割子宫浆膜层、肌层及假包膜，深达瘤体。由于子宫肌层收缩和假包膜退缩，白色坚硬的肌瘤组织便自动显露并被子宫肌层挤出，利于肌瘤的剔除（图 11-1-6）。

（5）如为阔韧带肌瘤，需判断肌瘤向阔韧带前叶突出明显还是向后方突出显著（图 11-1-7）。对于向阔韧带前叶突出的肌瘤，应尽量选择圆韧带下方打开阔韧带前叶腹膜。如果肌瘤向后方突出明显，则要分清子宫血管及输尿管的位置及走行方向，远离输尿管打开阔韧带后叶腹膜，剔除肌瘤，以免发生损伤。

（6）如为子宫下段或子宫颈体交界部肌瘤，选择切口需谨慎，必要时可剪开子宫膀胱反折腹膜或子宫直肠反折腹膜，推开膀胱和直肠，再行肌瘤剔除，以免损伤直肠和膀胱（图 11-1-8）。

（7）某些术者采用"破膜法"打开肌瘤表面肌壁。用电动碎瘤器于肌瘤最突出部位钳夹并旋切肌瘤表面子宫浆肌层及假包膜，显露子宫肌瘤（图 11-1-9、图 11-1-10）。

（三）剥除肌瘤

切开子宫暴露肌瘤后，子宫肌层的回缩和假包膜的退缩作用使肌瘤自子宫肌壁内挤出。用有齿抓钳钳夹肌瘤并旋转牵拉，同时应用另一弯钳贴近肌瘤组织电切或钝性分离假包膜，使肌瘤以较少的出血自假包膜和连接肌瘤与子宫肌层的结缔组织桥处剥离，完整剥除肌瘤（图11-1-11、图11-1-12）。分离至肌瘤基底部时，可用单极或双极电凝后剪断。肌瘤位置较深时，注意旋转肌瘤时勿将其基底部撕脱，损伤子宫内膜。结合术中情况、患者病史及辅助检查结果，尽量剥除所有肌瘤。将剥除肌瘤置于子宫直肠陷凹处，并准确计数，待缝合子宫创面后取出。若肌瘤较大，剥除困难时，可先用电动碎瘤器逐步旋切肌瘤组织并取出，缩小肌瘤体积，使其逐步脱离基底部。

（四）子宫创面缝合技术

子宫创面缝合技术是腹腔镜子宫肌瘤剔除术的精髓，掌握了缝合技术，也就掌握了腹腔镜子宫肌瘤剔除术。它是一种综合性技术，既包括各种基本的缝合方法和打结方法，也包括创面闭合的技巧。缝合一般采用1号或0号可吸收缝线。缝合效果要求缝合牢固，不残留无效腔，创面对合整齐，止血效果满意（图11-1-13）。

子宫创面的缝合方面，可行间断缝合或连续缝合（图11-1-14~图11-1-16）。视瘤腔的深浅可行间断"8"字缝合、连续锁边缝合或连续内翻缝合关闭创面（图11-1-17~图11-1-24）。连续内翻缝合可将多余的肌瘤包膜组织翻入肌瘤腔内，对创面起到良好的压迫止血作用（图11-1-25~图11-1-28）。也可采用深浅缝合法，即对创面浆肌层深缝、浅缝交替缝合，这样既可使创面对合整齐，又能达到止血效果（图11-1-29~图11-1-32）。若创面深，缝线下易形成无效腔，应进行2层或3层缝合。

若子宫肌瘤位置深达黏膜层，剥除肌瘤后可见瘤窝底部子宫内膜鼓出，内膜与肌层之间分界明显（图11-1-33）。有时剥除肌瘤时用力不当，可穿破宫腔，瘤窝底部可见撕裂内膜（图11-1-34）。深达黏膜层的创面需要仔细分层缝合。应首先连续缝合或"8"字缝合黏膜下肌层，关闭子宫腔，然后分层缝合切口两侧的子宫浆肌层（图11-1-35~图11-1-37）。

（五）取出肌瘤

（1）较小的肌瘤可从10mm穿刺套管直接取出，或在腹腔内切成小块后取出（图11-1-38）。

（2）较大的肌瘤需用特殊器械将之旋切成条状后取出。目前常用器械为电动组织粉碎器，俗称电动碎瘤器。一般通过12~15mm穿刺套管放入碎瘤器，将肌瘤旋切成柱状，分次取出（图11-1-39）。取出过程中应保持患者的头低臀高位，持续充气，使腹腔脏器不妨碍术野。取出肌瘤时应十分小心，以减少粉碎肌瘤时不小心导致损伤的危险。取出肌瘤组织后需仔细检视盆腔、腹腔，以免残留肌瘤。

（3）如果没有电动组织粉碎器，也可经阴道后穹隆切开或腹壁小切口等其他方法取出肌瘤组织（图11-1-40）。阴道后穹隆切开是将子宫推举成前屈位，用夹有海绵或纱布的钳子扩张宫颈后方，使后穹隆阴道壁膨隆，在腹腔镜下用单极电刀横向切开子宫直肠反折腹膜及后穹隆阴道壁，用抓钳将肌瘤推出切口，助手自阴道钳夹肌瘤，经适当牵拉和旋转取出肌瘤，然后在腹腔镜下缝合阴道切口。采用此方法时需注意在切开后穹隆前一定要确定阴道与直肠的解剖关系，以免损伤直肠。必要时可在直肠中放入探棒，以进一步显示解剖界线。经腹壁小切口方面，可选择在下腹正中2~3cm长横切口取出肌瘤，因切口较腹腔镜穿刺口大，术后切口疼痛较腹腔镜切口略重，但较开腹手术明显减轻。

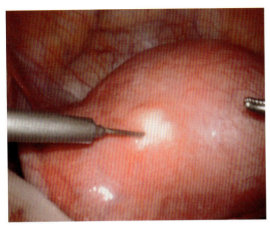

图 11-1-1　子宫前壁肌瘤。腹腔镜穿刺针于子宫肌层注射稀释的血管收缩剂

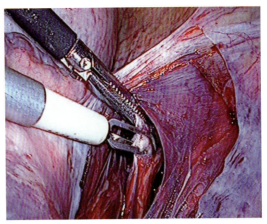

图 11-1-2　腹腔镜下分离右侧髂内动脉、子宫动脉，用双极电凝子宫动脉

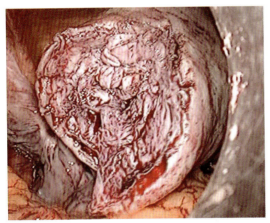

图 11-1-3　宫底前壁壁间外突肌瘤，直径 10cm。腹腔镜子宫动脉阻断后剥离子宫肌瘤，子宫创面无出血

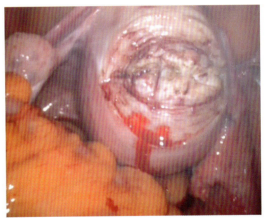

图 11-1-4　子宫后壁肌瘤。腹腔镜下用单极电铲于肌瘤表面做横向切口

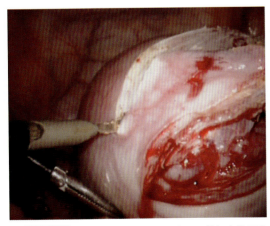

图 11-1-5　子宫前壁肌瘤。腹腔镜下用单极电铲于肌瘤表面做梭形切口

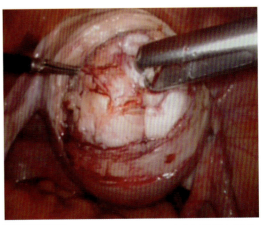

图 11-1-6　子宫后壁肌瘤。于肌瘤表面行横向切口，扩大切口，肌瘤组织逐步被挤出切口外

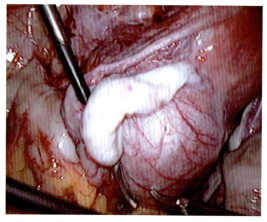

图 11-1-7　左侧阔韧带肌瘤。子宫前位，大小正常，左侧阔韧带内见子宫肌瘤，直径约 5cm，向阔韧带后叶突出明显

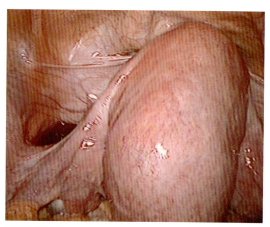

图 11-1-8　子宫下段肌瘤。子宫大小正常，子宫后壁下段肌瘤，直径约 5cm

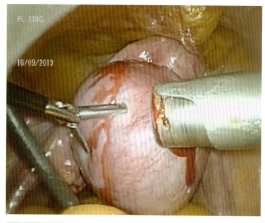

图 11-1-9　子宫后壁肌瘤。钳夹并旋切肌瘤表面浆肌层及假包膜组织

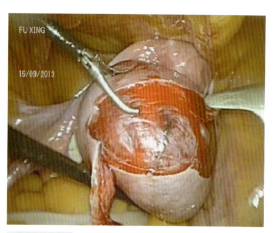

图 11-1-10　用电动碎瘤器旋切肌瘤表面浆肌层后的子宫创面

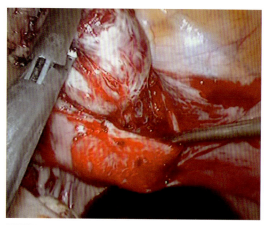

图 11-1-11　子宫前壁肌瘤剥除。用有齿抓钳钳夹肌瘤，向上牵拉，钝性剥离肌瘤

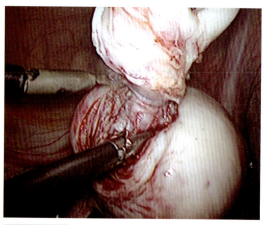

图 11-1-12　子宫左前壁肌瘤剥除。用有齿抓钳钳夹肌瘤，顺时针旋转，用单极电铲凝切肌瘤根蒂部

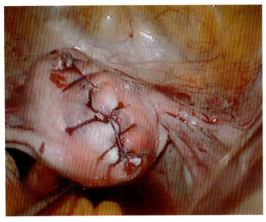

图 11-1-13　子宫前壁肌瘤剔除后，缝合创面，创面对合整齐，缝合牢固

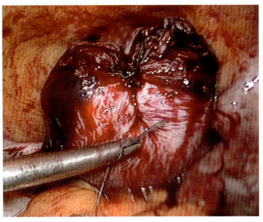

图 11-1-14　子宫前壁肌瘤剔除后，子宫创面浆肌层深层缝合一针并打结

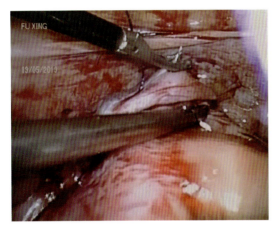

图 11-1-15　子宫前壁下段肌瘤剔除后，连续缝合创面浆肌层

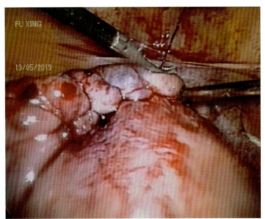

图 11-1-16　子宫前壁下段肌瘤剔除后，连续缝合创面浆肌层，拉紧缝线

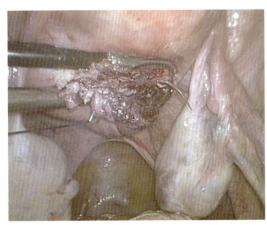

图 11-1-17　子宫后壁下段肌瘤剔除后，"8"字缝合创面肌层

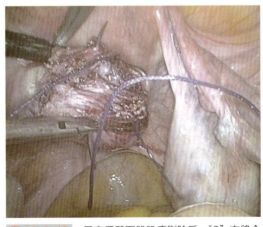

图 11-1-18　子宫后壁下段肌瘤剔除后，"8"字缝合创面肌层

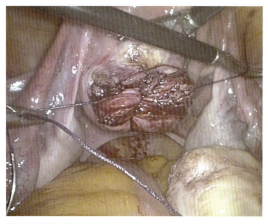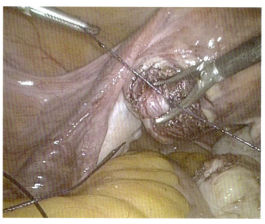

图 11-1-19　子宫后壁下段肌瘤剔除后，"8"字缝合创面肌层，拉紧缝线

图 11-1-20　"8"字缝合子宫后壁下段创面后打结

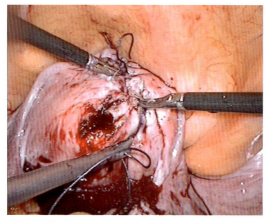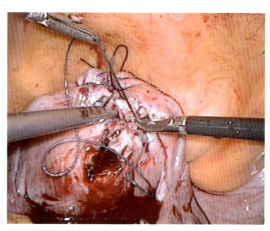

图 11-1-21　子宫后壁肌瘤剔除后，连续锁边缝合子宫创面浆肌层

图 11-1-22　连续锁边缝合子宫后壁创面浆肌层，拉出弯针

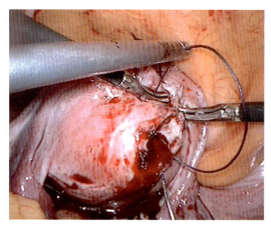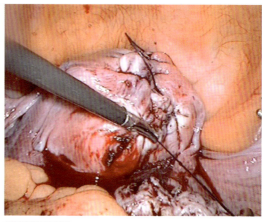

图 11-1-23　连续锁边缝合子宫后壁创面浆肌层，拉紧缝线

图 11-1-24　连续锁边缝合子宫后壁创面浆肌层，拉紧缝线

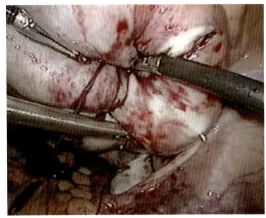
图 11-1-25　子宫后壁肌瘤剥除后，连续褥式内翻缝合创面浆肌层

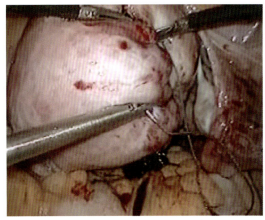
图 11-1-26　连续褥式内翻缝合子宫后壁创面浆肌层

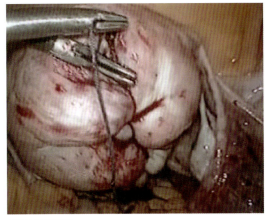
图 11-1-27　连续褥式内翻缝合子宫后壁创面浆肌层，拉紧缝线

图 11-1-28　连续褥式内翻缝合子宫后壁创面浆肌层后的子宫创面

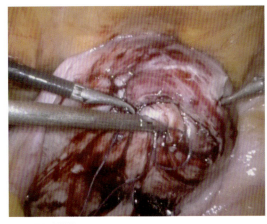
图 11-1-29　子宫后壁肌瘤剥除后，深层缝合子宫创面浆肌层

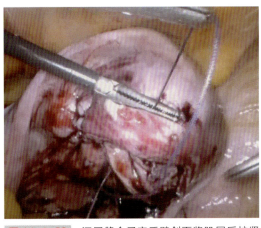
图 11-1-30　深层缝合子宫后壁创面浆肌层后拉紧缝线

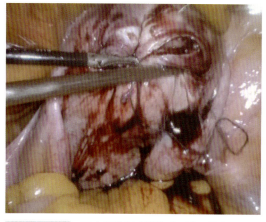

图 11-1-31 子宫后壁肌瘤剔除后，浅层缝合子宫创面浆肌层

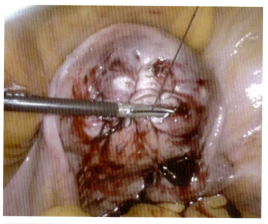

图 11-1-32 深浅缝合子宫后壁创面浆肌层后，拉紧缝线

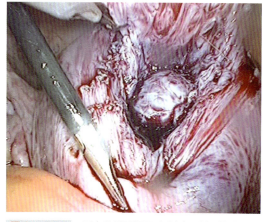

图 11-1-33 子宫前壁壁间肌瘤剔除。创面基底可见子宫内膜鼓出

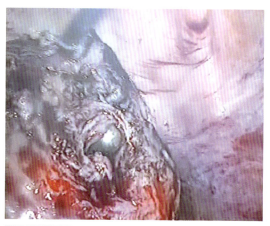

图 11-1-34 子宫底部壁间肌瘤剔除。创面基底可见宫腔及金属举宫器

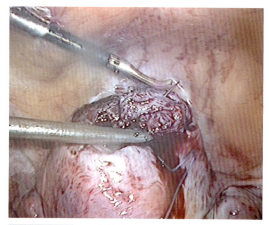

图 11-1-35 子宫前壁壁间肌瘤深达黏膜层，肌瘤剔除后，"8"字缝合黏膜下肌层

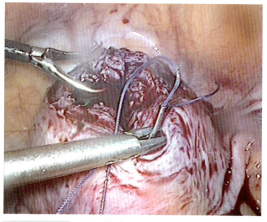

图 11-1-36 子宫前壁肌瘤剔除后，"8"字缝合黏膜下肌层

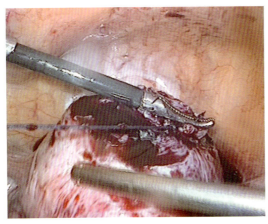

图 11-1-37 子宫前壁肌瘤剔除后，"8"字缝合黏膜下肌层后打结

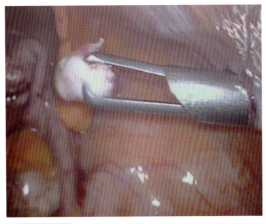

图 11-1-38 用带齿抓钳钳夹肌瘤，自 10mm 穿刺套管取出

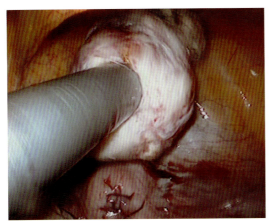

图 11-1-39 用电动碎瘤器旋切取出肌瘤

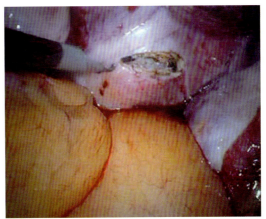

图 11-1-40 子宫肌瘤剔除后，显露子宫直肠陷凹，用单极电钩横向打开后穹隆腹膜及阴道壁

四、不同部位的腹腔镜子宫肌瘤剔除术

（一）腹腔镜子宫浆膜下肌瘤剔除术

带蒂的浆膜下肌瘤剔除相对比较容易。如果瘤蒂细长，可用单极或双极电凝瘤蒂，然后用剪刀将蒂部剪断（图 11-1-41、图 11-1-42）。如果瘤蒂较粗，直接凝断可因止血不彻底导致出血，可在瘤蒂根部套扎线圈，扎紧蒂部（图 11-1-43）。向远端牵拉肌瘤，用剪刀剪断或者电凝后用剪刀剪断蒂部。注意残留蒂部不可太短，以免线圈滑脱导致术后出血（图 11-1-44）。有时需留置线圈，剥除肌瘤同时收紧线圈，使蒂部结扎更加牢靠。必要时重复套扎。对瘤蒂残端出血，可予电凝或缝扎止血。如果瘤蒂较粗短或不明显，则可按肌壁间肌瘤的剔除方法采用环形切口切开包膜，然后逐步剥离瘤体，缝合根部。

（二）腹腔镜子宫壁间肌瘤剔除术

子宫壁间肌瘤是子宫肌瘤最常见的类型，肌瘤可为单发或多发，小者肉眼不可见，大者充填盆腔，肌瘤位置也各不相同（图 11-1-45 ~ 图 11-1-47）。肌瘤剔除方法和手术难易程度因肌瘤大小、数目和位置深浅的不同而有不同。通常数目少、大小适中、位置浅的壁间肌瘤容易剔除。而位置深、直径大（如肌瘤直径 8～10cm）的肌瘤较难剔除。过多的子宫肌瘤也会增加子宫表面切口数量，增加手术时间和并发症的发生概率。因此腹腔镜手术时需先了解肌瘤的大小、形态和部位，对手术的难易程度有一个充分的评估，设计合理的手术方式。

子宫壁间肌瘤剔除术中创面的缝合非常重要，因此术者的缝合技巧关系到手术的成败。传统的观点认为间断缝合关闭创面较连续缝合牢固且止血效果好，推结器体外打结较体内打结更牢靠。创面的闭合需根据瘤腔的深浅进行单层、双层或多层缝合。尤其当瘤腔深达黏膜层时，应先缝合黏膜下肌层，关闭子宫腔，再分层缝合子宫创面浆肌层。但是对于有经验的术者，体内打结和连续缝合已非常熟练，有效的单层或双层连续缝合往往就能够满足缝合牢固、有效止血的需要，同时又避免了过多缝线对组织的刺激和缝合过密导致创面组织缺血性坏死、影响愈合的缺点（图 11-1-48～图 11-1-50）。

（三）腹腔镜阔韧带肌瘤剔除术

阔韧带肌瘤实际上是一种特殊类型的浆膜下肌瘤，它来源于子宫侧壁，向阔韧带内突出，相当于一个有蒂的浆膜下肌瘤。子宫肌瘤的血运来源于子宫，故肌瘤周围多无明显的血管供应。但是子宫侧壁血运丰富，子宫血管和输尿管走行于子宫侧后方，往往与阔韧带内肌瘤解剖位置接近，手术时需警惕损伤的可能。手术时首先要分清输尿管的位置及走行方向，再根据阔韧带肌瘤前突或后突的程度，打开阔韧带前叶或后叶。输尿管往往被肌瘤推向下外侧，在剔除肌瘤时紧贴肌瘤分离组织可避免输尿管的损伤。阔韧带与肌瘤间的组织一般较疏松，容易分离。当组织增厚或分离较困难时，最好先游离输尿管以免造成损伤。阔韧带肌瘤剔除后通常仅在蒂部创面有少许渗血，将蒂部出血点电凝或缝合止血即可。如肌瘤蒂部较粗，血管粗大，可在瘤体大部分游离后套扎或电凝蒂部。瘤腔如无出血可不缝合，打开的阔韧带腹膜应缝合关闭，必要时瘤腔内可放置吸收性明胶海绵或止血纱布止血（图 11-1-51～图 11-1-54）。

（四）腹腔镜宫颈肌瘤剔除术

宫颈肌瘤比较少见，壁间外突的宫颈肌瘤可行腹腔镜手术切除。由于宫颈肌瘤位置低，四周有膀胱、直肠、输尿管等重要脏器，因此腹腔镜宫颈肌瘤剔除的手术比较复杂，缝合困难，需根据肌瘤的部位和大小选择手术方式。对于宫颈前壁的肌瘤，剥除之前需打开子宫膀胱反折腹膜，宫颈后壁的肌瘤，需打开子宫直肠反折腹膜。剥离肌瘤和缝合时需注意不要损伤膀胱、直肠和输尿管（图 11-1-55～图 11-1-60）。

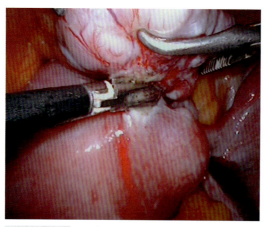 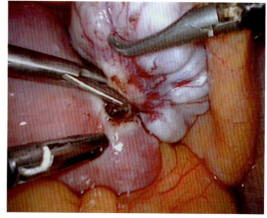

图 11-1-41　子宫右前壁带蒂浆膜下肌瘤。用双极电凝瘤蒂　　图 11-1-42　电凝瘤蒂后用剪刀剪断瘤蒂

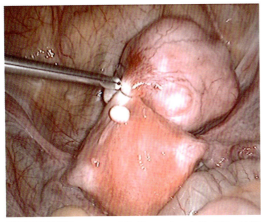

图 11-1-43　子宫前壁浆膜下肌瘤。套扎瘤蒂，拉紧线结

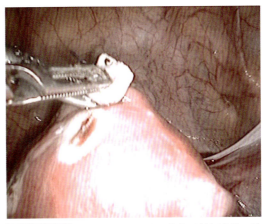

图 11-1-44　子宫浆膜下肌瘤。套扎后剪断瘤蒂，残留蒂部

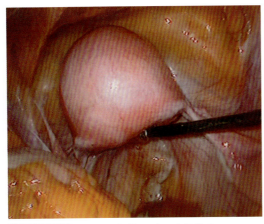

图 11-1-45　子宫前壁壁间肌瘤。直径约 5cm

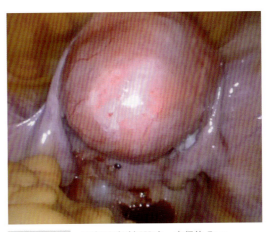

图 11-1-46　子宫后壁壁间肌瘤。直径约 5cm

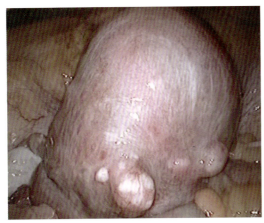

图 11-1-47　子宫多发肌瘤

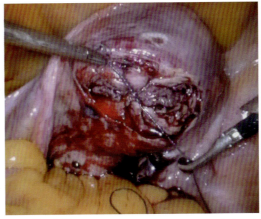

图 11-1-48　子宫后壁肌瘤剔除后，"8"字缝合子宫创面肌层

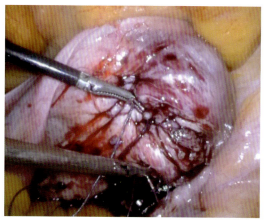

图 11-1-49　子宫肌瘤剔除后，缝合肌层，连续缝合创面浆肌层

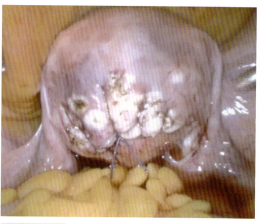

图 11-1-50　子宫后壁肌瘤剔除后，分层缝合后的子宫创面

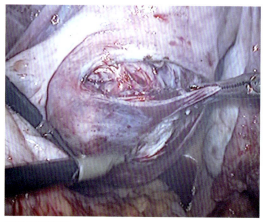

图 11-1-51　左侧阔韧带肌瘤。打开阔韧带后叶

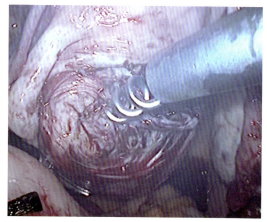

图 11-1-52　将肌瘤钻旋入肌瘤，逐步剥离肌瘤

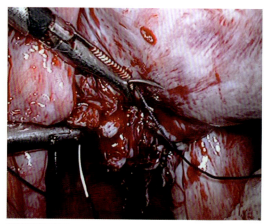

图 11-1-53　剥离肌瘤后，缝合瘤腔

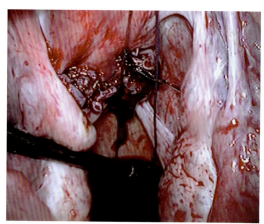

图 11-1-54　缝合后腹膜，关闭创面

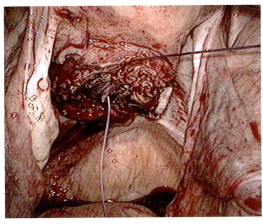

图 11-1-55　宫颈后壁肌瘤剥除后，"8"字缝合宫颈后壁创面基底

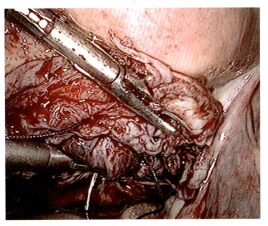

图 11-1-56　"8"字缝合宫颈后壁创面基底

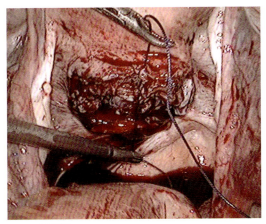

图 11-1-57　"8"字缝合宫颈后壁创面基底后打结

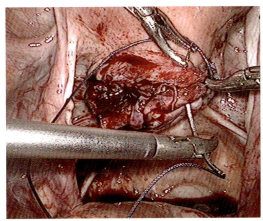

图 11-1-58　连续锁边缝合宫颈后壁创面浆肌层

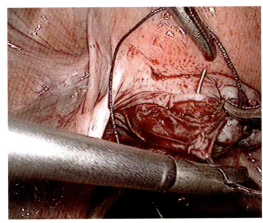

图 11-1-59　连续锁边缝合宫颈后壁创面浆肌层

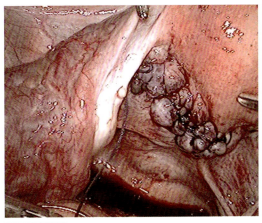

图 11-1-60　连续锁边缝合宫颈后壁后的创面

五、腹腔镜子宫肌瘤剔除术实例演示

病例 1　腹腔镜子宫浆膜下肌瘤剔除术

1. 病情简介

患者 30 岁，因"发现子宫肌瘤 2 年"入院。患者既往月经规律，初潮 13 岁，周期 5~6 天 / 28~30 天，量中等，无痛经。妊娠 1 次，行人工流产 1 次。末次月经 10 天前。患者于 2 年前体检发现子宫肌瘤，无特殊不适。定期复查 B 超。1 年前患者要求进行药物保守治疗，予口服米非司酮 12.5mg，每日 1 次，连续 3 个月，肌瘤无明显缩小。现要求手术治疗入院。妇科检查：外阴已婚未产型；阴道通畅；宫颈轻度糜烂，无接触性出血；子宫前位，如孕 8 周大小，前壁可扪及直径 5cm 结节，质硬，活动，无压痛；双侧附件区未扪及异常。盆腔超声检查：子宫前位，大小 4.3cm×5.0cm×3.6cm，左侧壁外突结节 5.0cm×3.6cm，左侧宫底结节 1.9cm×1.6cm。内膜回声中等，双侧卵巢未及。提示：子宫肌瘤。宫腔镜检查：宫腔形态正常。入院诊断：子宫肌瘤，慢性宫颈炎。完善检查后，择期全麻下行腹腔镜子宫浆膜下肌瘤剔除术。

2. 手术步骤

（1）气腹成功后，置腹腔镜。见子宫大小正常，左前壁有 2 个外突结节，直径分别约 5cm、2cm，瘤蒂窄，宫底前壁可见外突小结节直径约 0.5cm，双侧输卵管及卵巢未见异常（图 11-1-61a）。

（2）于子宫前壁肌壁注入垂体后叶素稀释液（垂体后叶素 6U + 生理盐水 20mL）（图 11-1-61b）。

（3）用可吸收缝线套扎左前壁直径 5cm 肌瘤蒂部，推紧线圈，剪断线尾（图 11-1-61c）。再次用可吸收缝线套扎瘤蒂，推紧线圈并留置。距肌瘤根蒂部 1cm 处用单极电铲做环形切口达肌瘤结节，钝性分离，完整剥除肌瘤（图 11-1-61d）。同时继续推紧线圈，并补打一结加固，剪断线尾（图 11-1-61e）。同法剥除宫底直径 2cm 肌瘤结节（图 11-1-61f~h）。宫底前壁直径 0.5cm 的小结节用单极电铲划开浆膜取出后用双极电凝创面止血。

（4）用电动碎瘤器旋切取出肌瘤（图 11-1-61i）。用生理盐水冲洗盆腔（图 11-1-61j）。

（5）术中出血约 10mL。切除的肌瘤质韧，重 57g。术后病理回报：子宫平滑肌瘤。

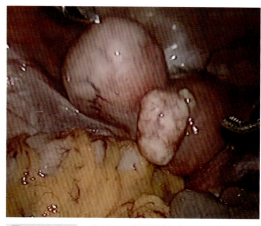

图 11-1-61a　病例 1。腹腔镜检查。见子宫大小正常，左前壁有两个外突结节，直径分别约 5cm、2cm，宫底前壁可见外突小结节直径约 0.5cm

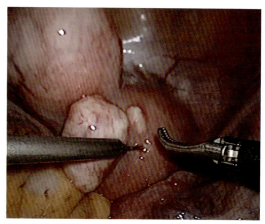

图 11-1-61b　病例 1。于子宫前壁肌壁注入垂体后叶素稀释液

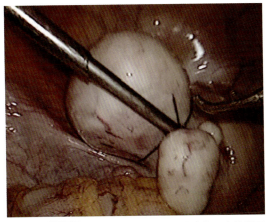

图 11-1-61c　病例 1。用可吸收缝线套扎子宫浆膜下肌瘤蒂部，推紧线圈

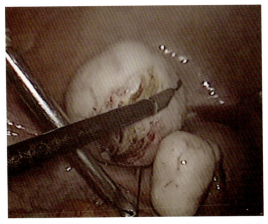

图 11-1-61d　病例 1。在距肌瘤根蒂部 1cm 处用单极电铲做环形切口达肌瘤结节

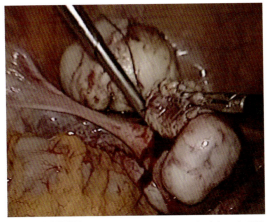

图 11-1-61e　病例 1。再次用线圈套扎剥离肌瘤后的残留瘤蒂

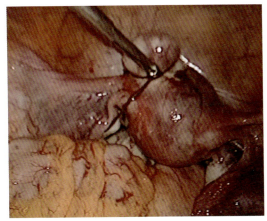

图 11-1-61f　病例 1。用可吸收缝线套扎子宫浆膜下肌瘤蒂部，推紧线圈

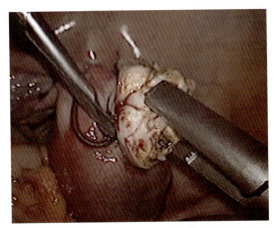

图 11-1-61g　病例 1。打开肌瘤包膜后用有齿抓钳钳夹肌瘤，旋转取出

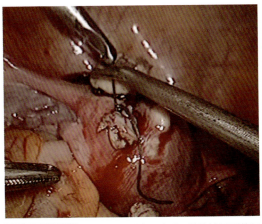

图 11-1-61h　病例 1。剥除肌瘤后，腹腔镜下用剪刀剪除多余的尾线

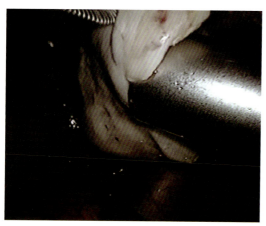

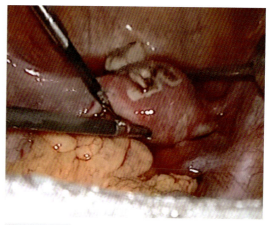

图 11-1-61i　病例 1。用电动碎瘤器旋切取出肌瘤　　图 11-1-61j　病例 1。腹腔镜术后冲洗盆腔

3. 难点解析

肌瘤根蒂部套扎是带蒂浆膜下肌瘤剔除术的常用方法。如果瘤蒂较粗，收紧套扎线圈会很困难，而且在打开肌瘤包膜后，包膜回缩，肌瘤突出于切口，使肌瘤蒂部张力降低，原先扎紧的线圈变得松弛。线圈结扎不紧在剥除肌瘤后易导致线圈松脱和蒂部出血。故手术时一定要扎紧线圈，必要时可重复套扎。本例在肌瘤根蒂部结扎 2 个线圈，并留置第 2 个线圈。待打开肌瘤包膜，肌瘤逐步剥除过程中收紧线圈，使线圈结扎牢靠。如果蒂部较细，收紧线圈时还需注意过紧可使组织撕裂，造成出血。

另外一个重要问题是套扎根蒂部后，子宫肌瘤切口的位置。通常切口应距离根蒂部 1cm 以上，否则残留蒂部太短，易致线圈滑脱导致术后出血。本例是于根蒂部上 1cm 处切开包膜，保留了足够的蒂部组织。

病例 2　腹腔镜子宫浆膜下肌瘤剔除术

1. 病情简介

患者 46 岁，因 "发现子宫肌瘤 5 月余" 入院。患者既往月经规律，初潮 13 岁，周期 3 天 /30 天。妊娠 2 次，顺产 2 次。末次月经 6 天前。患者 5 个月前出现左下腹坠痛，伴腰骶部酸痛，行超声检查发现子宫肌瘤。妇科检查：外阴已婚已产型；阴道通畅；宫颈光滑；子宫前位，如孕 12 周大小，左侧壁外突结节，大小约 5cm×7cm，质中，无压痛；双侧附件区未扪及明显异常。入院后妇科超声检查：子宫大小 6.0cm×5.4cm×4.7cm，肌层回声不均，下段左壁外突结节，大小 7.8cm×5.7cm，可见少量血流，内膜线居中，回声中等，全层厚 1.2cm，双侧附件未见异常。提示：子宫肌瘤。宫腔镜检查：宫腔形态正常。入院诊断：子宫肌瘤。完善检查后，择期全麻下行腹腔镜子宫浆膜下肌瘤剔除术。

2. 手术步骤

（1）气腹成功后，置腹腔镜。见子宫大小正常，子宫前壁下段带蒂的浆膜下肌瘤结节，直径约 8cm，蒂宽约 2cm。用可吸收缝线套扎蒂部。距根蒂部约 1.5cm 处用单极电铲划开肌瘤结节表面肌壁及假包膜，完整剥除肌瘤（图 11-1-62a、b）。

（2）用双极电凝残余蒂部创面（图 11-1-62c）。推紧套扎线圈，打结加固，剪除多余的缝线（图 11-1-62d、e）。

（3）用电动碎瘤器旋切取出肌瘤（图 11-1-62f）。

（4）用可吸收缝线连续缝合肌瘤根蒂部创面（图 11-1-62g、h）。检查盆腔，双侧输卵管峡部可见陈旧性节育瘢痕，左侧输卵管系膜囊肿，直径约 1.0cm。双侧卵巢形态正常。用双极电凝左侧输卵管系膜囊肿根部，取出小囊肿（图 11-1-62i）。

（5）用生理盐水冲洗盆腔，无活动性出血（图 11-1-62j）。术中出血约 20mL。术后病理回报：子宫平滑肌瘤。

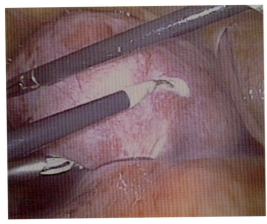
图 11-1-62a　病例 2。子宫左前壁浆膜下肌瘤。套扎蒂部后，用腹腔镜单极电铲距根蒂部 1.5cm 处划开肌瘤表面肌壁及假包膜

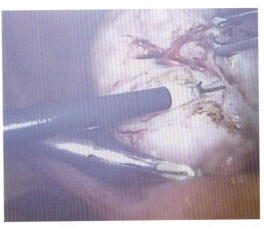
图 11-1-62b　病例 2。用腹腔镜单极电铲划开肌瘤表面肌壁及假包膜

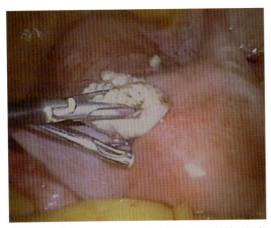
图 11-1-62c　病例 2。剥除肌瘤后，用腹腔镜双极电凝残余根蒂部创面

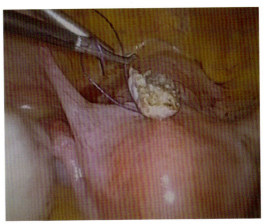
图 11-1-62d　病例 2。剥除肌瘤后，推紧套扎线圈，打结加固

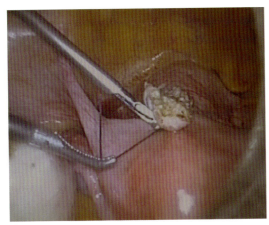
图 11-1-62e　病例 2。剥除肌瘤后，推紧套扎线圈，打结加固

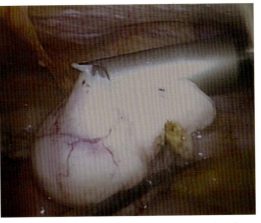
图 11-1-62f　病例 2。用电动碎瘤器旋切取出肌瘤

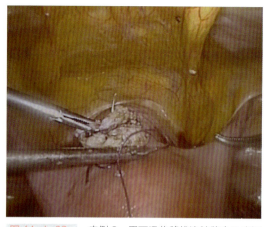

图 11-1-62g　病例 2。用可吸收缝线连续缝合肌瘤根蒂部创面

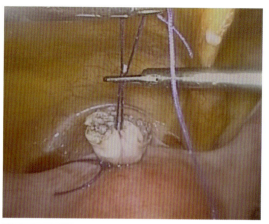

图 11-1-62h　病例 2。用可吸收缝线连续缝合肌瘤根蒂部创面后，剪除多余的缝线

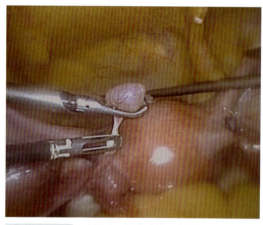

图 11-1-62i　病例 2。用腹腔镜双极电凝左侧输卵管系膜囊肿根部

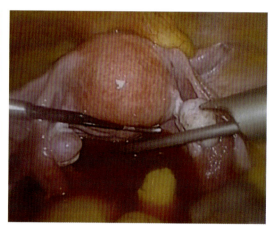

图 11-1-62j　病例 2。腹腔镜术后用生理盐水冲洗盆腔

3. 难点解析

　　浆膜下肌瘤蒂部太粗时，用线圈套扎不易结扎牢靠，易致线圈滑脱和蒂部出血。所以切口位置的选择应距离根蒂部 1cm 以上，这样不但切除了多余的子宫肌层组织，也保留了足够组织以免蒂部滑脱。蒂部创面可行单层连续缝合以预防出血。

病例 3　腹腔镜子宫单发肌瘤剔除术

1. 病情简介

　　患者 45 岁，因"尿频 1 年，发现子宫肌瘤 10 个月"入院。患者既往月经规律，初潮 13 岁，周期 5 天 / 22～25 天，量中等，无痛经。妊娠 2 次，顺产 1 次。患者于 1 年前无明显诱因出现尿频，无尿急、尿痛，偶有大笑及咳嗽时溢尿。10 个月前于当地医院检查发现子宫肌瘤，B 超提示肌瘤直径 4.8cm，未予治疗。定期复诊，肿瘤增长缓慢，症状无明显加重，月经无明显改变。2 周前复查 B 超提示肌瘤直径 5.7cm，要求手术治疗入院。妇科检查：外阴已婚已产型；阴道通畅；宫颈光滑；子宫前位，如孕 11

周大小，质硬，活动好，无压痛，右侧宫底可扪及外突结节，直径约 5cm；附件区未扪及增厚，压痛及肿块。经阴道妇科超声：子宫前位，大小 9.2cm×7.8cm×6.3cm，宫底后壁结节 5.7cm×5.5cm×4.8cm，内膜回声中等，全层厚 0.7cm。双侧附件未见异常。提示：子宫肌瘤。宫腔镜检查：宫腔形态正常。入院诊断：子宫肌瘤。完善检查后，择期全麻下行腹腔镜子宫单发肌瘤剔除术。

2. 手术步骤

（1）置腹腔镜。见子宫如孕 11 周大小，宫底后壁有外突肌瘤结节，表面光滑无粘连，直径约 6cm，双侧输卵管及卵巢未见异常（图 11-1-63a）。

（2）于肌瘤突出明显部位用单极电铲行环形切口，打开子宫浆膜层及肌层，深达肌瘤表面（图 11-1-63b）。

（3）用带齿大抓钳钳夹肌瘤并牵拉，分离肌瘤与假包膜，完整剥除肌瘤（图 11-1-63c）。用双极电凝子宫切割创面止血。

（4）连续锁边缝合子宫创面浆肌层（图 11-1-63d ～ h）。

（5）用电动碎瘤器旋切取出肌瘤。用双极电凝子宫创面活动性出血点（图 11-1-63i、j）。术中出血20mL。切除的肌瘤重约 90g。病理回报：子宫平滑肌瘤。

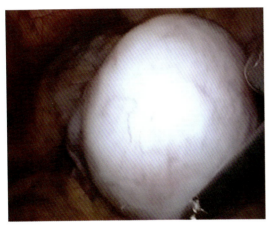

图 11-1-63a　病例 3。腹腔镜检查。见宫底后壁外突肌瘤结节，直径约 6cm

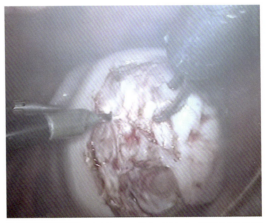

图 11-1-63b　病例 3。用单极电铲环形打开子宫浆膜层及肌层，深达肌瘤表面

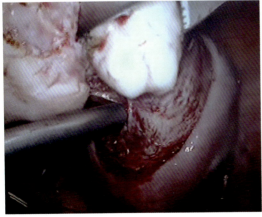

图 11-1-63c　病例 3。用带齿抓钳钳夹肌瘤，用吸引器杆钝性剥离肌瘤

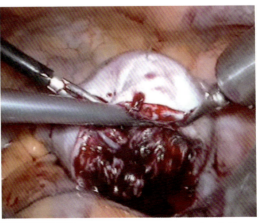

图 11-1-63d　病例 3。剥离肌瘤后，缝合子宫创面正中浆肌层

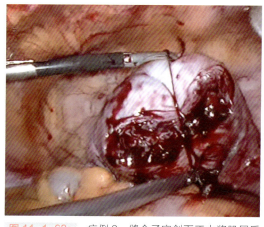

图 11-1-63e 病例 3。缝合子宫创面正中浆肌层后打结

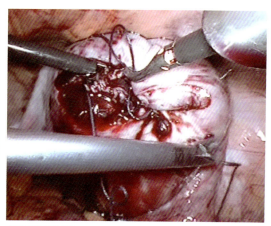

图 11-1-63f 病例 3。连续锁边缝合子宫创面浆肌层

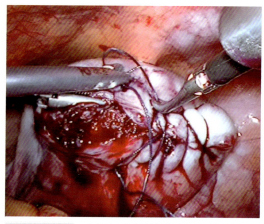

图 11-1-63g 病例 3。连续锁边缝合子宫创面浆肌层

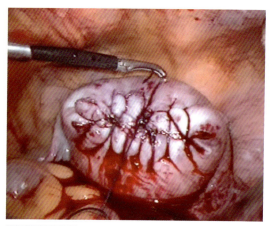

图 11-1-63h 病例 3。连续锁边缝合子宫创面浆肌层后打结

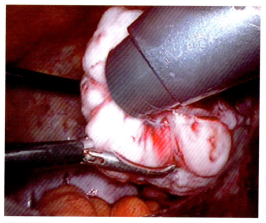

图 11-1-63i 病例 3。用电动碎瘤器旋切取出肌瘤

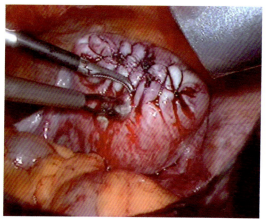

图 11-1-63j 病例 3。缝合子宫创面后，用双极电凝出血点

3. 难点解析

子宫底部或前壁壁间外突肌瘤的剔除及缝合较容易。切口应选择在肌瘤最突出部位，尽量靠近子宫中线以避开子宫及两侧阔韧带血管丰富区，切口方向应有利于镜下缝合。故本例采用宫底正中横向环形切口，长度略小于肌瘤直径。

本例缝合子宫创面时首先于创面正中浆肌层深层缝合结扎，其目的是将创面切缘挤压，起到压迫止血的作用，同时消灭无效腔。然后再顺序缝合创面浆肌层。本例采用连续锁边缝合，创面对合好、止血效果好、缝线刺激少。

病例 4　腹腔镜子宫单发肌瘤剔除术

1. 病情简介

患者 45 岁，因"月经量增多半年，发现子宫肌瘤 1 个月"入院。患者既往月经规律，初潮 12 岁，周期 7 天 /28 天，量中等，有痛经。妊娠 4 次，足月行剖宫产 1 次，流产 3 次。15 年前行双侧输卵管切除术。末次月经 9 天前。患者半年前开始月经量增多，为既往的 2 倍。近 4 个月自觉尿频，无尿痛，未进行任何处理。1 个月前检查发现子宫肌瘤。妇科检查：外阴已婚未产型；阴道通畅；宫颈光滑；子宫前位，如孕 6 周大小，前壁可扪及一外突结节，直径约 5cm，活动，无压痛；双侧附件区未扪及异常。经阴道超声检查：子宫大小 6.9cm×6.3cm×6.4cm，肌层回声不均，宫底前壁结节，大小 5.8cm×4.9cm。双侧附件未见异常。提示：子宫肌瘤。宫腔镜检查：宫腔形态正常。入院诊断：子宫肌瘤。完善检查后，择期全麻下行腹腔镜下子宫单发肌瘤剔除术。

2. 手术步骤

（1）置腹腔镜。见子宫增大，如孕 8 周大小，宫底外突有一肌瘤结节，直径约 6cm（图 11-1-64a）。子宫前壁中下段与前腹壁及膀胱粘连，子宫后壁与网膜膜样粘连，双侧输卵管阙如。用单极电钩分离子宫左后壁粘连（图 11-1-64b）。

（2）于子宫肌瘤表面肌层内注射垂体后叶素稀释液（垂体后叶素 6U+ 生理盐水 20mL）（图 11-1-64c）。在肌瘤突出处用电动碎瘤器打开肌瘤表面浆肌层，旋切分次取出肌瘤组织（图 11-1-64d ~ f）。用 1-0 可吸收缝线"8"字缝合闭合瘤窝（图 11-1-64g ~ i）。连续锁边缝合浆肌层（图 11-1-64j ~ o）。

（3）冲洗盆腔，检查缝合创面无活动性出血（图 11-1-64p）。

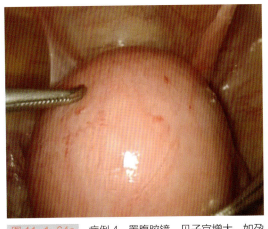

图 11-1-64a　病例 4。置腹腔镜。见子宫增大，如孕 8 周大小，宫底外突一肌瘤结节，直径约 6cm

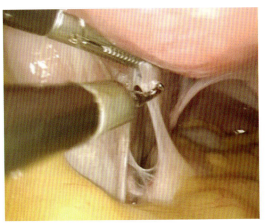

图 11-1-64b　病例 4。用单极电钩分离子宫左后壁粘连

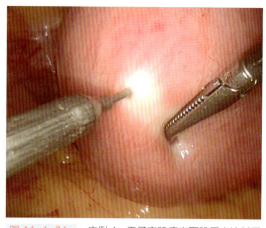

图 11-1-64c 病例 4。于子宫肌瘤表面肌层内注射垂体后叶素稀释液

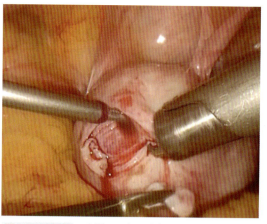

图 11-1-64d 病例 4。在肌瘤突出处用电动碎瘤器打开肌瘤表面浆肌层

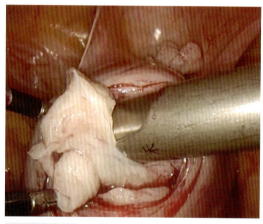

图 11-1-64e 病例 4。用电动碎瘤器旋切取出肌瘤组织

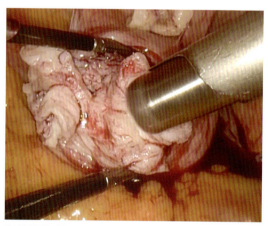

图 11-1-64f 病例 4。用电动碎瘤器旋切取出肌瘤组织

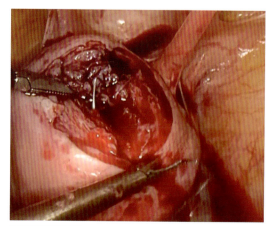

图 11-1-64g 病例 4。用 1-0 可吸收缝线 "8" 字缝合闭合瘤窝

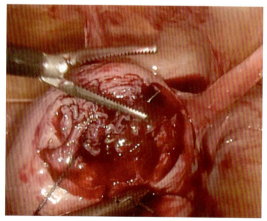

图 11-1-64h 病例 4。用 1-0 可吸收缝线 "8" 字缝合闭合瘤窝

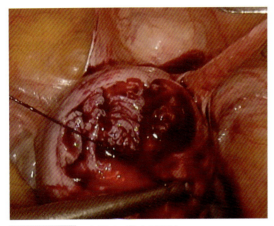

图 11-1-64i 病例 4。缝合后打结

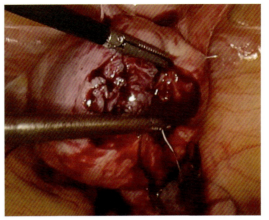

图 11-1-64j 病例 4。缝合创面浆肌层

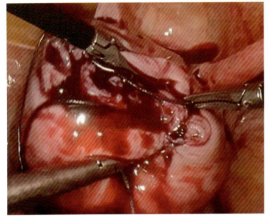

图 11-1-64k 病例 4。连续锁边缝合创面浆肌层

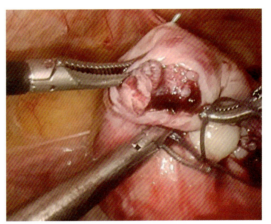

图 11-1-64l 病例 4。连续锁边缝合创面浆肌层

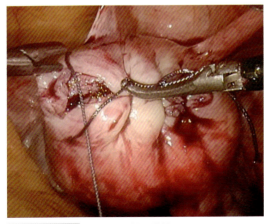

图 11-1-64m 病例 4。拉紧缝线

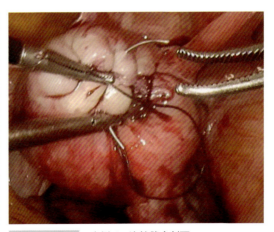

图 11-1-64n 病例 4。连续缝合创面

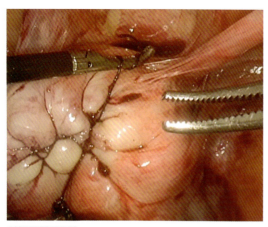

图 11-1-64o　病例 4。缝合后打结

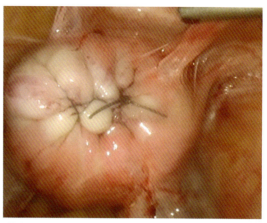

图 11-1-64p　病例 4。冲洗盆腔，检查缝合创面无活动性出血

3. 难点解析

此例手术采用破膜法，用电动碎瘤器打开肌瘤表面肌层，旋切并取出肌瘤组织后再缝合创面。这样缩减了手术步骤，缩短了手术时间。子宫创面先"8"字缝合肌层，再连续缝合浆肌层。因为术前应用了垂体后叶素稀释液，因此术中子宫创面出血不多。

病例 5　腹腔镜子宫多发肌瘤剔除术

1. 病情简介

患者 43 岁，因"发现子宫肌瘤 8 年，肌瘤增大伴月经周期缩短 6 月余"入院。患者既往月经规律，初潮 12 岁，周期 5 天 /24 ~ 25 天，量中等，无痛经史。妊娠 2 次，顺产 1 次，行人工流产 1 次。末次月经 10 天前。患者 8 年前行常规体检时发现子宫肌瘤，直径约 1.7cm，无月经改变，未进行任何治疗。半年前开始月经周期较前缩短，10 ~ 15 天，量与既往相同，伴血块。B 超提示子宫肌瘤，直径约 5cm。妇科检查：外阴已婚已产型；阴道通畅；宫颈轻度糜烂；宫体中位，增大如孕 9 周大小，质硬，无压痛，活动好；双侧附件区未扪及异常。经阴道 B 型超声检查：子宫前位，大小 6.1cm × 7.1cm × 6.9cm，质不均，于宫底前壁见结节，大小 4.8cm × 4.2cm，左前壁外突结节，大小 5.3cm × 4.1cm，内部回声欠均匀，边界清晰。内膜厚 0.6cm。双侧卵巢可见，无异常。诊断：子宫肌瘤。宫腔镜检查：子宫前壁壁间肌瘤内突约 10%。镜下诊断：子宫壁间肌瘤，稍内突。入院诊断：子宫多发肌瘤，慢性宫颈炎。完善检查后，择期全麻下行腹腔镜子宫多发肌瘤剔除术。

2. 手术步骤

（1）气腹成功后，置腹腔镜。见子宫如孕 10 周大小，前壁外突结节，直径约 4cm；宫底略外突结节，直径约 5cm，双侧卵巢及输卵管外观正常（图 11-1-65a）。

（2）于子宫前壁肌层注射垂体后叶素稀释液 10mL（图 11-1-65b）。用单极电铲环形打开左前壁外突肌瘤表面子宫浆肌层，达肌瘤表面（图 11-1-65c）。用带齿抓钳提拉肌瘤，钝性剥离假包膜，剥除肌瘤（图 11-1-65d）。

（3）扩大切口，于同一切口剔除子宫前壁壁间肌瘤 1 枚，直径约 1.5cm，以及子宫底部肌瘤，直径约 5cm（图 11-1-65e、f）。宫底肌瘤穿透内膜腔，用可吸收缝线褥式缝合黏膜下浅肌层，闭合宫腔（图 11-1-65g ~ i）。间断"8"字缝合创面肌层闭合瘤腔（图 11-1-65j、k）。连续锁边缝合浆肌层关闭创面

（图 11-1-65l ～ n）。

（4）用电动碎瘤器分次旋切取出肌瘤（图 11-1-65o）。

（5）冲洗盆腔，用双极电凝子宫创面出血点（图 11-1-65p）。术中出血 50mL，粉碎的肌瘤组织重 100g。病理回报：子宫平滑肌瘤。

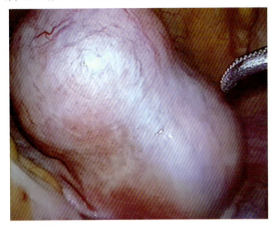

图 11-1-65a 病例 5。腹腔镜检查。见子宫如孕 10 周大小，前壁外突结节，直径约 4cm；宫底外突结节，直径约 5cm

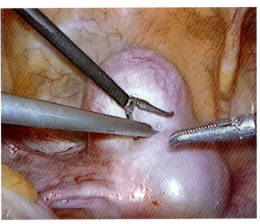

图 11-1-65b 病例 5。于子宫前壁肌层注射垂体后叶素稀释液 10mL

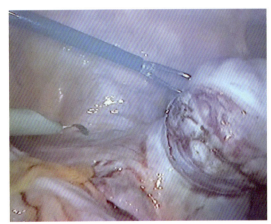

图 11-1-65c 病例 5。用单极电铲环形打开前壁外突肌瘤表面子宫浆肌层，达肌瘤表面

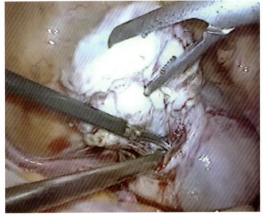

图 11-1-65d 病例 5。用带齿抓钳提拉肌瘤，钝性剥离假包膜，剥除肌瘤

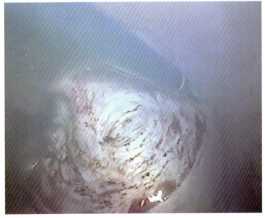

图 11-1-65e 病例 5。腹腔镜下扩大切口，剔除子宫底部肌瘤

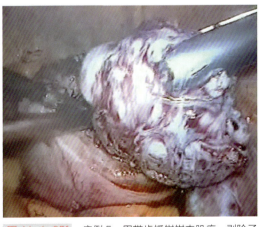

图 11-1-65f 病例 5。用带齿抓钳钳夹肌瘤，剥除子宫底部肌瘤

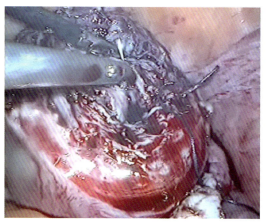

图 11-1-65g　病例 5。腹腔镜下用可吸收缝线缝合黏膜下浅肌层

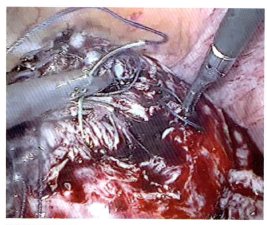

图 11-1-65h　病例 5。腹腔镜下用可吸收缝线褥式缝合黏膜下浅肌层

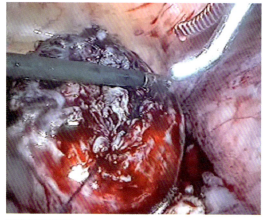

图 11-1-65i　病例 5。腹腔镜下褥式缝合黏膜下浅肌层后打结，闭合宫腔

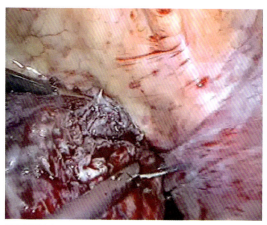

图 11-1-65j　病例 5。腹腔镜下用可吸收缝线"8"字缝合创面肌层

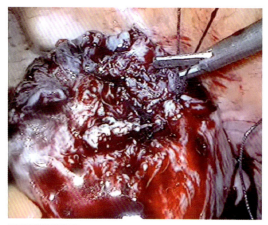

图 11-1-65k　病例 5。腹腔镜下用可吸收缝线"8"字缝合创面肌层后打结，剪除多余的缝线

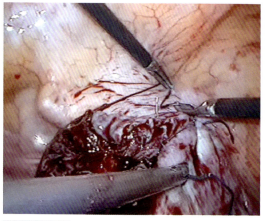

图 11-1-65l　病例 5。腹腔镜下连续锁边缝合创面浆肌层

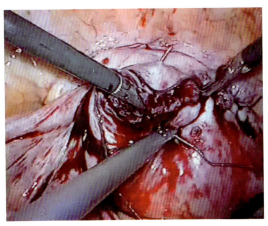

图 11-1-65m　病例 5。连续锁边缝合腹腔镜创面浆肌层

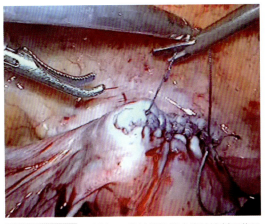

图 11-1-65n　病例 5。连续锁边缝合腹腔镜创面浆肌层后，剪除多余的缝线

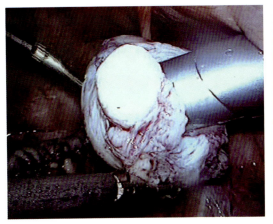

图 11-1-65o　病例 5。用电动碎瘤器分次旋切取出肌瘤

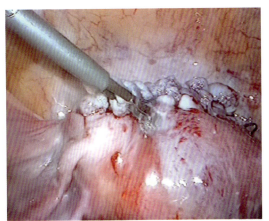

图 11-1-65p　病例 5。腹腔镜术后检查子宫创面，用双极电凝出血点

3. 难点解析

本例为多发子宫肌瘤，肌瘤位于前壁及宫底，术者选择了前壁切口，并从此切口剔除了所有肌瘤，将多余的子宫肌层一并切除。本例子宫底部肌瘤深达黏膜层，剥出肌瘤时黏膜层撕裂。首先缝合黏膜下肌层，关闭宫腔，然后分层缝合子宫创面浆肌层，创面对合良好。

病例 6　腹腔镜子宫多发肌瘤剔除术

1. 病情简介

患者 47 岁，因"发现子宫肌瘤 10 余年，月经周期缩短，经期延长 2 个月"入院。患者既往月经规律，初潮 16 岁，周期 6 天 /29 天，量中等，无痛经。妊娠 3 次，顺产 2 次，流产 1 次。末次月经 28 天前。患者 10 余年前超声检查发现子宫肌瘤，大小约 2.5cm，月经无改变，未进行任何治疗。定期复查，肌瘤逐渐增长。5 个月前出现月经周期缩短，经期延长，周期 10 天 /24～25 天。行超声检查发现子宫多发肌瘤，最大直径 5.7cm。予肌肉注射达菲林治疗 3 个月。现拟手术治疗入院。妇科检查：外阴已婚已产型；阴道通畅；宫颈光滑；子宫前位，如孕9周大小；双侧附件区未扪及异常。经阴道妇科超声检查：子宫前位，大小约6.4cm×7.9cm×5.0cm，肌层回声不均，后壁略内突结节5.9cm×4.0cm，后壁结节2.7cm×1.7cm，右后壁结节2.2cm×1.8cm，内膜显示不清，双侧卵巢未见明显异常回声。提示：子宫多发肌瘤。宫腔镜检查：宫腔后壁子宫肌瘤Ⅱ型，内突30%。入院诊断：子宫肌瘤。完善检查后，择期全麻下行腹腔镜子宫多发肌瘤剔除术。

2. 手术步骤

（1）置腹腔镜。见子宫增大，如孕9周大小，外形不规则。子宫后壁外突结节，直径约5cm，另有3枚外突小结节，直径1~2cm。双侧附件未见异常。于子宫后壁肌层注射垂体后叶素稀释液10mL（图11-1-66a）。

（2）用带齿抓钳钳夹子宫后壁肌壁，用电动碎瘤器梭形打开肌瘤表面子宫肌壁及假包膜，显露肌瘤（图11-1-66b）。用带齿抓钳钳夹切口下小肌瘤，旋切取出（图11-1-66c、d）。用抓钳进一步钳夹后壁肌瘤，逐步旋切取出（图11-1-66e、f）。

（3）"8"字缝合及连续锁边缝合子宫创面（图11-1-66g~l）。用单极电铲电切、剥离子宫左宫角后壁浆膜下肌瘤，"8"字缝合闭合创面。

（4）用双极电凝子宫缝合创面出血点（图11-1-66m）。冲洗盆腔，检查无出血（图11-1-66n）。术中出血约15mL，粉碎的肌瘤组织重90g。术后病理回报：子宫平滑肌瘤。

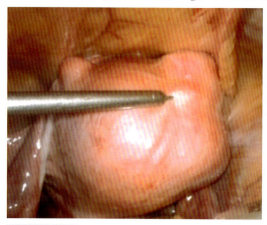

图11-1-66a 病例6。腹腔镜下见子宫增大，如孕9周大小，外形不规则，后壁外突结节。于子宫后壁肌层注射垂体后叶素稀释液10mL

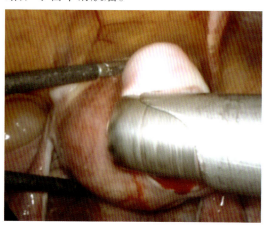

图11-1-66b 病例6。用带齿抓钳钳夹子宫后壁肌壁，用电动碎瘤器梭形打开肌瘤表面子宫肌壁及假包膜

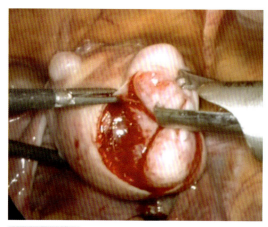

图11-1-66c 病例6。用带齿抓钳钳夹切口下小肌瘤，并旋切取出

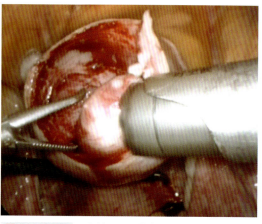

图11-1-66d 病例6。用带齿抓钳钳夹切口下小肌瘤，并旋切取出

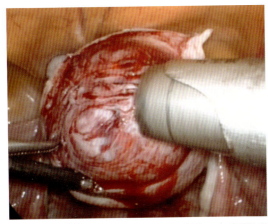

图 11-1-66e 病例 6。用带齿抓钳钳夹子宫后壁肌瘤外假包膜，旋切显露肌瘤

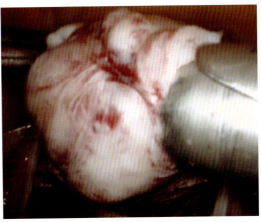

图 11-1-66f 病例 6。用带齿抓钳钳夹后壁肌瘤，逐步并旋切取出

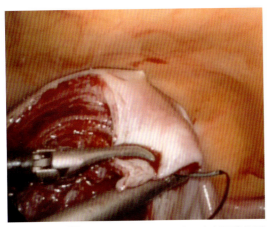

图 11-1-66g 病例 6。"8"字缝合子宫创面浆肌层

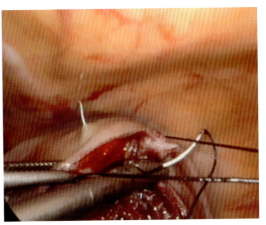

图 11-1-66h 病例 6。"8"字缝合子宫创面浆肌层

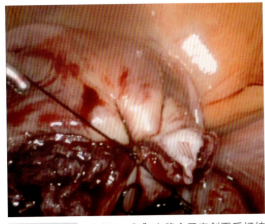

图 11-1-66i 病例 6。"8"字缝合子宫创面后打结

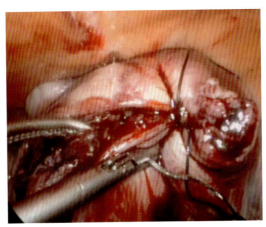

图 11-1-66j 病例 6。连续锁边缝合子宫创面浆肌层

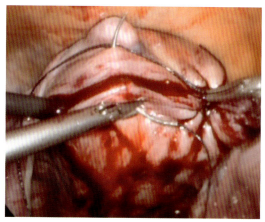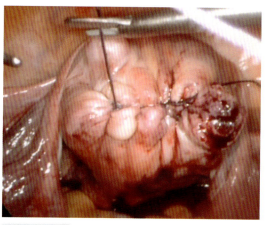

图 11-1-66k　病例 6。连续锁边缝合子宫创面浆肌层

图 11-1-66l　病例 6。连续锁边缝合子宫创面浆肌层后，剪除多余的缝线

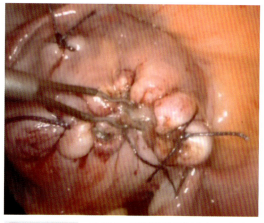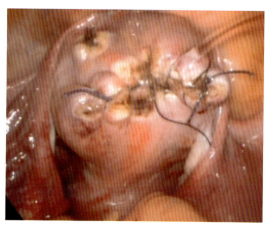

图 11-1-66m　病例 6。用腹腔镜双极电凝子宫缝合创面出血点

图 11-1-66n　病例 6。腹腔镜术后冲洗盆腔，检查无出血

3.难点解析

本例手术中采用"破膜法"打开肌瘤表面肌壁，即用电动碎瘤器于肌瘤最突出部位钳夹并旋切肌瘤表面子宫浆肌层及假薄膜，显露子宫肌瘤，并顺势旋切取出切口下肌瘤结节。"破膜法"采用机械方法打开肌壁，较单、双极电切方法简单，产生烟雾少，手术时间短，并同时旋切出肌瘤，操作简捷、全，值得推广。

病例 7　腹腔镜子宫肌瘤剔除术

1.病情简介

患者 28 岁，因"尿急、尿频 3 年，发现子宫肌瘤 2 年"入院。患者既往月经规律，初潮 14 岁，周期 5 天 /28 天，量中等，无痛经。妊娠 1 次，行人工流产 1 次。末次月经 11 天前。患者近 3 年无明显诱因出现尿急、尿频，无尿痛，月经无改变。2 年前体检发现子宫肌瘤，单发，直径约 3cm，未予处理。定期 B 超检查，肌瘤缓慢增长。妇科检查：外阴已婚未产型；阴道通畅；宫颈光滑；子宫后位，稍大，前壁突出质硬结节，直径约 5cm；双侧附件区未扪及异常。经阴道超声检查：子宫前壁肿物 5.1cm×4.6cm×4.4cm。双侧附件未见异常。提示：子宫肌瘤。宫腔镜检查：宫腔形态正常。入院诊断：子宫肌瘤。完善检查后，择期全麻下行腹腔镜子宫肌瘤剔除术。

2. 手术步骤

（1）置腹腔镜。见子宫中后位，大小正常。子宫左前壁下段有外突结节，形态不规则，直径约 5cm（图 11-1-67a）。左侧输卵管及卵巢未见异常。子宫后壁、右侧附件与阔韧带后叶膜样粘连。右侧输卵管屈曲。分离右侧附件与子宫后壁的粘连，游离右侧卵巢和输卵管（图 11-1-67b）。

（2）于子宫前壁近肌瘤处注射垂体后叶素稀释液 20mL（垂体后叶素 6U+ 生理盐水 20mL）（图 11-1-67c）。用单极电钩打开肌瘤表面浆膜层和肌层（图 11-1-67d）。用电动碎瘤器分次旋切取出肌瘤组织（图 11-1-67e、f）。用倒钩缝线连续缝合创面浆肌层（图 11-1-67g ~ j）。用双极电凝，缝合创面和子宫粘连剥离面的活动性出血点（图 11-1-67k）。

（3）冲洗盆腔，无活动性出血（图 11-1-67l）。术后病理：子宫平滑肌瘤。

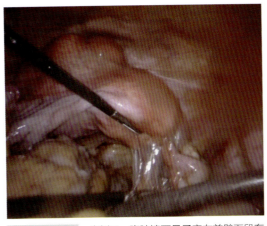
图 11-1-67a　病例 7。腹腔镜下见子宫左前壁下段有外突结节，形态不规则，直径约 5cm。子宫后壁、右侧附件与阔韧带后叶膜样粘连

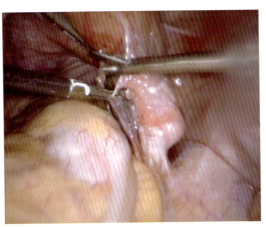
图 11-1-67b　病例 7。分离右侧附件与子宫后壁的粘连

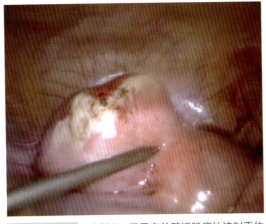
图 11-1-67c　病例 7。于子宫前壁近肌瘤处注射垂体后叶素稀释液 20mL

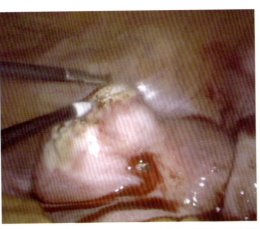
图 11-1-67d　病例 7。用单极电钩打开肌瘤表面浆膜层和肌层

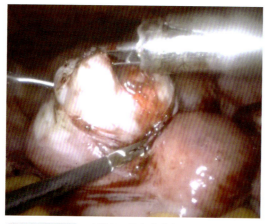
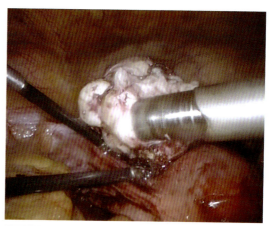

图 11-1-67e　病例 7。用电动碎瘤器钳夹肌瘤，旋切取出肌瘤组织

图 11-1-67f　病例 7。用电动碎瘤器旋切取出肌瘤组织

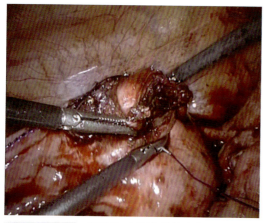
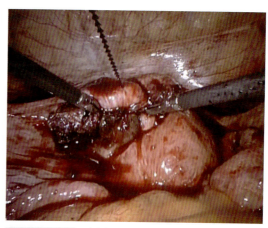

图 11-1-67g　病例 7。用倒钩缝线连续缝合创面浆肌层

图 11-1-67h　病例 7。拉紧缝线

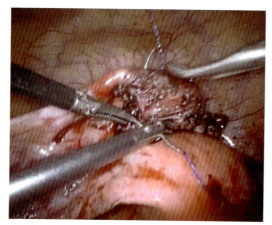
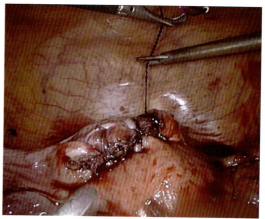

图 11-1-67i　病例 7。用倒钩缝线连续缝合创面浆肌层

图 11-1-67j　病例 7。缝合后剪除多余的缝线

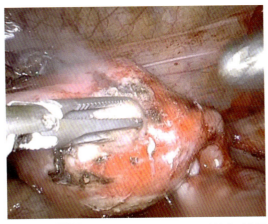 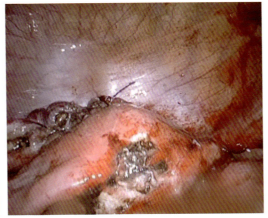

图 11-1-67k 病例 7。双极电凝宫底后壁粘连剥离面的出血点　　图 11-1-67l 病例 7。冲洗盆腔，检查无活动性出血

3. 难点解析

本例手术中子宫创面的缝合采用可吸收倒钩缝线。缝合采用连续缝合，缝线不易松脱，无须打结，缩短了缝合操作时间，降低了手术难度，增加了手术安全性。

病例 8　腹腔镜子宫肌瘤剔除术

1. 病情简介

患者 38 岁，因"体检发现子宫肌瘤 5 年"入院。患者既往月经规律，初潮 14 岁，周期 4～6 天 / 28～30 天。妊娠 2 次，行人工流产 1 次，足月顺产 1 次。末次月经 10 天前。患者 5 年前常规体检发现子宫肌瘤，直径 3cm，无月经改变，无痛经。定期复查，未进行任何治疗。2 个月前检查肌瘤直径约 6cm。妇科检查：外阴已婚已产型；阴道通畅；宫颈光滑；子宫前位，增大如孕 10 周大小，活动，无压痛；双侧附件区未扪及明显异常。经阴道超声检查：子宫后壁结节，大小 6.1cm×5.6cm。提示：子宫肌瘤。宫腔镜检查：宫腔形态正常。入院诊断：子宫肌瘤。完善检查后，择期全麻下行腹腔镜子宫肌瘤剔除术。

2. 手术步骤

（1）气腹成功后，置腹腔镜。见子宫增大，如孕 10 周大小，子宫后壁下段偏右见一肌瘤结节，直径约 6cm，表面光滑（图 11-1-68a）。双侧输卵管及卵巢形态正常。于子宫肌壁注射垂体后叶素稀释液 10mL（垂体后叶素 6U+ 生理盐水 20mL）（图 11-1-68b）。

（2）用双极电凝肌瘤表面浆膜层以减少创面出血（图 11-1-68c）。用电动碎瘤器钳夹、旋切打开肌瘤表面浆膜及肌层（图 11-1-68d）。同法分次旋切取出肌瘤组织（图 11-1-68e～g）。用可吸收倒钩缝线连续缝合创面浆肌

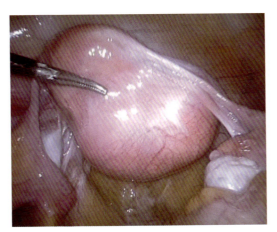

图 11-1-68a 病例 8。腹腔镜下见子宫增大，如孕 10 周大小，子宫后壁下段偏右见一肌瘤结节，直径约 6cm

层（图 11-1-68h ～ k）。用双极电凝活动性出血点（图 11-1-68l、m）。

（3）冲洗盆腔，检查无出血。子宫创面覆盖医用防粘连膜（图 11-1-68n、o）。术后病理：子宫平滑肌瘤。

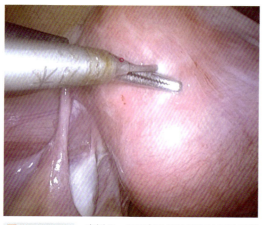

图 11-1-68b　病例 8。于子宫肌壁注射垂体后叶素稀释液 10mL

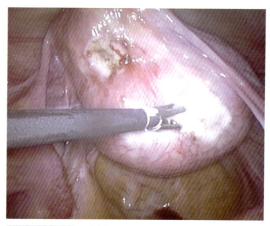

图 11-1-68c　病例 8。用双极电凝肌瘤表面浆膜层

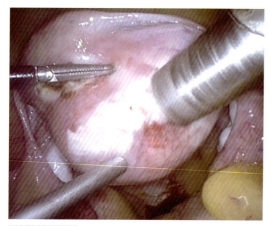

图 11-1-68d　病例 8。用电动碎瘤器钳夹、旋切打开肌瘤表面浆膜层及肌层

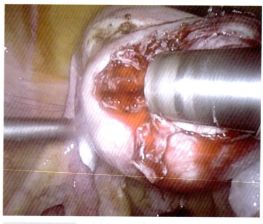

图 11-1-68e　病例 8。用电动碎瘤器旋切取出肌瘤组织

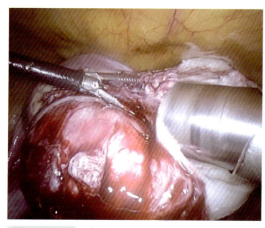

图 11-1-68f　病例 8。用电动碎瘤器分次旋切取出肌瘤组织

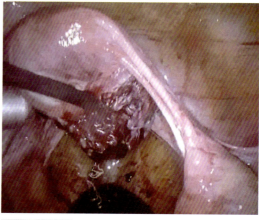

图 11-1-68g　病例 8。用电动碎瘤器旋切取出肌瘤组织后的子宫创面

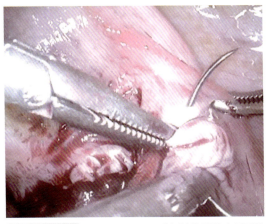

图 11-1-68h 病例 8。用可吸收倒钩缝线缝合创面浆肌层

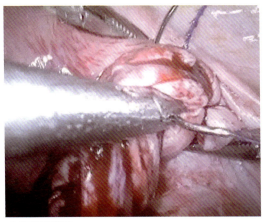

图 11-1-68i 病例 8。连续缝合创面浆肌层

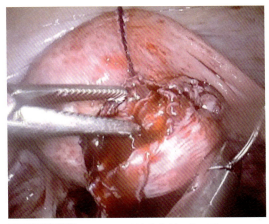

图 11-1-68j 病例 8。连续缝合创面浆肌层

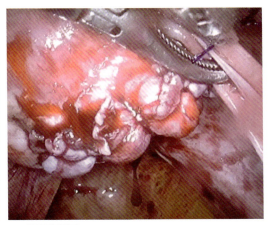

图 11-1-68k 病例 8。缝合后拉紧缝线

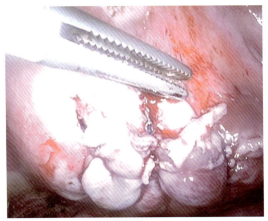

图 11-1-68l 病例 8。用双极电凝缝合创面活动性出血点

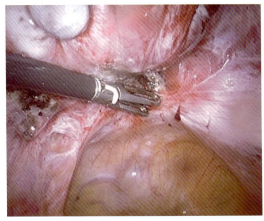

图 11-1-68m 病例 8。用双极电凝骶韧带上方活动性出血点

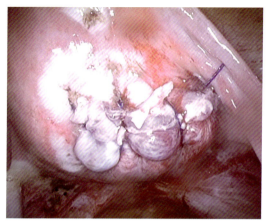 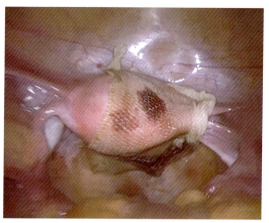

图 11-1-68n　病例 8。缝合止血后的子宫创面　　图 11-1-68o　病例 8。子宫创面覆盖医用防粘连膜

3. 难点解析

此例患者的肌瘤位于子宫右后壁，累及右侧阔韧带，旋切肌瘤和缝合时需注意局部解剖结构。创面仍用倒钩缝线，节省了缝线打结的时间，缝合确切，张力可靠，手术顺利。

病例 9　腹腔镜左侧阔韧带肌瘤剥除术

1. 病情简介

患者 38 岁，因"体检发现子宫肌瘤 3 年"入院。患者既往月经规律，初潮 14 岁，周期 6 天 /28 天，量中等，无痛经。孕 2 产 1。患者 3 年前体检发现子宫肌瘤，直径 2cm，月经无明显改变，未进行任何治疗。定期复查，肌瘤缓慢增大。现因子宫肌瘤较前增大要求手术入院。妇科检查：外阴已婚已产型；阴道通畅；宫颈光滑；子宫前位，稍大，活动好，无压痛；双侧附件区未扪及明显异常。经阴道 B 超检查：子宫前位，大小 5.8.cm×5.2cm×5.0cm，子宫内口水平左侧有外突结节，大小 4.5cm×4.0cm，内膜回声中等，全层厚 0.8cm，双侧卵巢可见。提示：子宫肌瘤。宫腔镜检查：宫腔形态正常。入院诊断：子宫肌瘤。完善检查后，择期全麻下行腹腔镜左侧阔韧带肌瘤剥除术。

2. 手术步骤

（1）置腹腔镜。见子宫大小正常，子宫下段左前壁有外突结节，直径约 4.5cm，位于左侧阔韧带内。双侧输卵管及卵巢未见明显异常（图 11-1-69a）。

（2）于子宫前壁肌层内注射垂体后叶素稀释液 10mL（垂体后叶素 6U+ 生理盐水 20mL）（图 11-1-69b）。并于肌瘤表面阔韧带下方注射垂体后叶素稀释液 10mL，形成水垫（图 11-1-69c）。

（3）用剪刀剪开左侧阔韧带前叶腹膜，扩大创口（图 11-1-69d）。用带齿抓钳钳夹肌瘤，向外牵拉使其脱离阔韧带（图 11-1-69e）。置套扎线圈于肌瘤根蒂部套扎，收紧并再次打结，剪断尾线（图 11-1-69f）。用电动碎瘤器分次旋切取出肌瘤，达肌瘤根蒂部（图 11-1-69g）。

（4）检查阔韧带内创面无活动性出血，用可吸收缝线连续缝合阔韧带前叶腹膜，关闭创面（图 11-1-69h～1）。冲洗盆腔，检查无出血。术后肌瘤病理诊断：子宫平滑肌瘤。

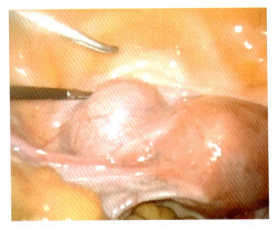

图 11-1-69a　病例 9。腹腔镜检查。见子宫大小正常，子宫下段左前壁有外突结节，直径 4.5cm，位于左侧阔韧带内。双侧输卵管及卵巢未见异常

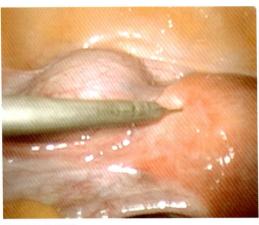

图 11-1-69b　病例 9。于子宫肌层注射垂体后叶素稀释液 10mL

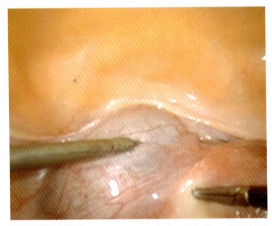

图 11-1-69c　病例 9。于肌瘤表面阔韧带下方注射垂体后叶素稀释液 10mL，形成水垫

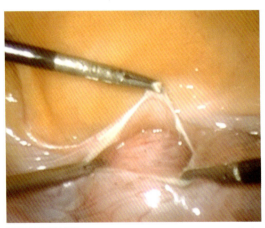

图 11-1-69d　病例 9。用剪刀剪开肌瘤表面左侧阔韧带前叶腹膜，扩大创口

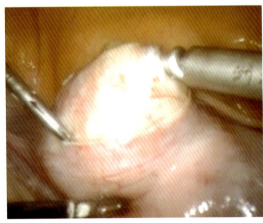

图 11-1-69e　病例 9。用带齿抓钳钳夹牵拉肌瘤，游离肌瘤

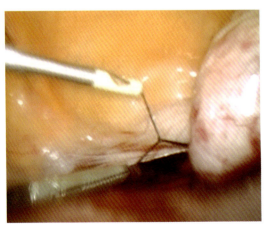

图 11-1-69f　病例 9。于肌瘤根蒂部套扎线圈，打结加固

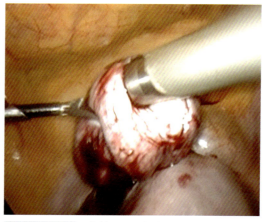

图 11-1-69g　病例 9。用电动碎瘤器分次旋切取出肌瘤

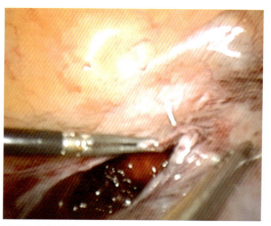

图 11-1-69h　病例 9。用可吸收缝线缝合阔韧带前叶腹膜创面

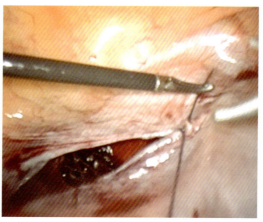

图 11-1-69i　病例 9。缝合后打结

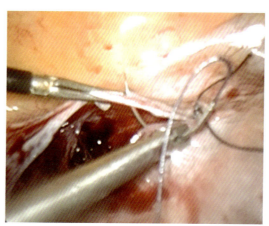

图 11-1-69j　病例 9。用可吸收缝线连续缝合阔韧带前叶腹膜创面

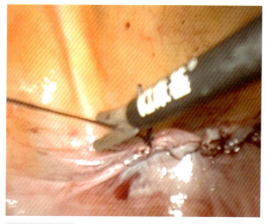

图 11-1-69k　病例 9。缝合打结后剪断尾线

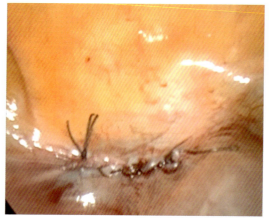

图 11-1-69l　病例 9。缝合后的创面

3. 难点解析

　　本例患者阔韧带内肌瘤与子宫有蒂部相连，手术时游离肌瘤后套扎根蒂部，再用电动碎瘤器旋切取出肌瘤，可减少术中出血，避免阔韧带内缝扎导致损伤。因根蒂部套扎止血牢靠，术中几乎无出血，

可见阔韧带肌瘤剥离时根蒂部套扎是一种非常有效的手术方式。若子宫下段肌瘤接近阔韧带后叶，手术时需注意输尿管的走行方向，警惕损伤的可能。

病例 10　腹腔镜子宫下段肌瘤剔除术（术者：姚书忠）

1. 病情简介

患者 45 岁，因"B 超发现子宫肌瘤 10 年，月经紊乱 5 年"入院。患者既往月经周期规律，初潮 16 岁，周期 5~7 天 /28~30 天。妊娠 3 次，行剖宫产 1 次。末次月经 3 个月前。患者 10 年前体检时发现子宫肌瘤，直径 4cm，无自觉症状，未进行任何治疗。定期门诊复查，肌瘤缓慢增大。5 年前开始出现经量增多，经期延长，周期缩短，7~9 天 /30~40 天。伴轻度贫血。4 月前起达菲林治疗 3 针。现拟手术治疗入院。妇科检查：外阴已婚未产型；阴道通畅；宫颈光滑；子宫前位，如孕 12 周大小，左后壁可扪及外突结节，直径 8cm；附件区未扪及异常。经阴道妇科 B 超检查：子宫前位，大小 12.8cm × 11.3cm × 8.6cm，子宫后壁下段肿物，大小 8.5cm × 8.4cm × 6.2cm。提示：子宫肌瘤。宫腔镜检查：宫腔形态正常。入院诊断：子宫肌瘤。完善检查后，择期全麻下行腹腔镜子宫下段肌瘤剔除术。

2. 手术步骤

（1）置入腹腔镜。见子宫增大，如孕 12 周大小，外形不规则，子宫下段及宫颈后壁有外突结节，直径约 8.0cm。子宫前壁及后壁散在 3 个肌瘤结节，直径 0.5~2.0cm。双侧输卵管及卵巢未见明显异常（图 11-1-70a）。用双极电凝后壁小肌瘤结节根蒂部，剔除肌瘤，电凝创面（图 11-1-70b）。同法处理前壁小肌瘤，用双极电凝创面止血。

（2）于前腹壁穿刺，子宫前壁肌壁内注射垂体后叶素稀释液 10mL（图 11-1-70c）。

（3）用单极电铲梭形打开子宫后壁下段肌瘤表面浆肌层，深达瘤核（图 11-1-70d）。用带齿抓钳钳夹肌瘤并牵拉，钝性剥离包膜，剔除肌瘤（图 11-1-70e）。行阴道指诊检查肌瘤基底部，与肠管远离，肌瘤创面大，出血不多（图 11-1-70f）。

（4）用可吸收缝线环行连续锁边缝合子宫创面浆肌层切割缘（图 11-1-70g~l）。用电动碎瘤器分次取出所有肌瘤。冲洗盆腔，瘤腔填塞止血吸收性明胶海绵 4 块（图 11-1-70m、n）。

（5）子宫下段瘤腔放置引流管。术毕阴道填塞碘伏纱布 6 块。48h 后取出。术中出血约 80mL，切除的肌瘤组织重 200g。术后病理回报：子宫平滑肌瘤。

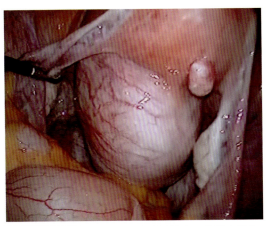

图 11-1-70a　病例 10。腹腔镜检查。见子宫增大，如孕 12 周大小，外形不规则，子宫下段及宫颈后壁有外突结节，直径约 8cm。子宫后壁小结节，直径 0.5cm

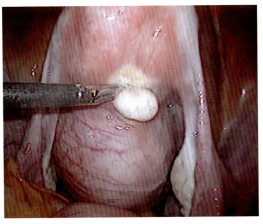

图 11-1-70b　病例 10。用腹腔镜双极电凝子宫后壁小肌瘤结节根蒂部，剔除肌瘤

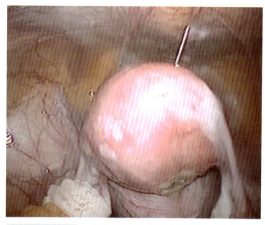

图 11-1-70c　病例 10。于前腹壁穿刺，子宫前壁肌壁内注射垂体后叶素稀释液 10mL

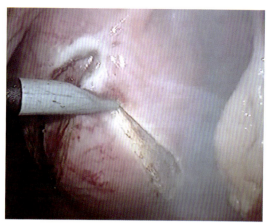

图 11-1-70d　病例 10。用单极电铲梭形打开子宫后壁下段肌瘤表面浆肌层，深达瘤核

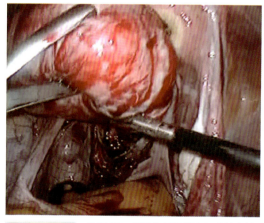

图 11-1-70e　病例 10。用带齿抓钳钳夹肌瘤并牵拉，钝性剥离包膜，剔除肌瘤

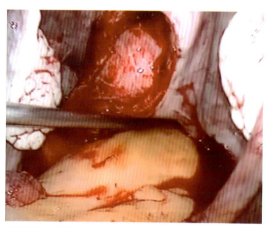

图 11-1-70f　病例 10。剔除肌瘤后，行阴道指诊检查肌瘤基底部，与肠管远离，肌瘤创面大，出血不多

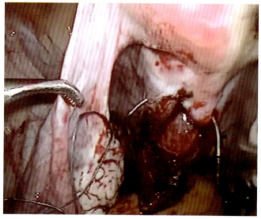

图 11-1-70g　病例 10。腹腔镜下用可吸收缝线缝合子宫创面浆肌层切割缘

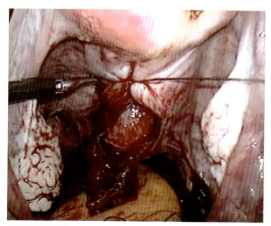

图 11-1-70h　病例 10。腹腔镜下缝合子宫创面浆肌层切割缘后打结

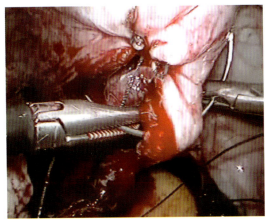

图 11-1-70i　病例 10。腹腔镜下用可吸收缝线连续锁边缝合子宫创面浆肌层切割缘

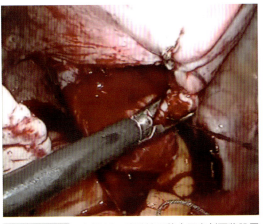

图 11-1-70j　病例 10。腹腔镜下缝合子宫创面浆肌层切割缘后拉紧缝线

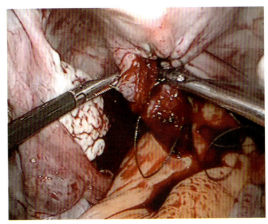

图 11-1-70k　病例 10。腹腔镜下用可吸收缝线连续锁边缝合子宫创面浆肌层切割缘

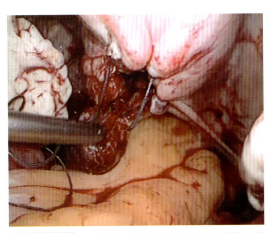

图 11-1-70l　病例 10。腹腔镜下环形缝合切割缘后的创面

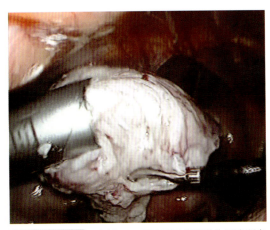

图 11-1-70m　病例 10。用电动碎瘤器分次取出所有肌瘤

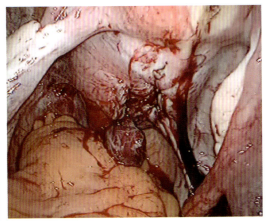

图 11-1-70n　病例 10。腹腔镜术后冲洗盆腔，检查创面出血点

3. 难点解析

本例肌瘤位于子宫后壁下段及宫颈后壁，肌瘤大、位置深，剥离创面基底部缝合困难。术中助手将棉纱置于阴道后穹隆，可见瘤窝下缘创面已达阴道穹隆水平。为避免发生损伤，且瘤窝渗血不多，故仅缝合子宫后壁创面切割缘。瘤腔填塞可吸收止血纱布压迫止血。术毕留置引流管。本例患者术后恢复良好，引流袋内无引流物。

六、小结

腹腔镜子宫肌瘤剔除术应由经验丰富的术者施行。术前需进行充分的术前评估，选择适合行腹腔镜肌瘤剔除术的患者，进行充分的术前准备，并告知患者及家属术中可能发生的并发症和术后肌瘤复发的可能，以及术中中转开腹，甚至需行子宫切除术的可能。

腹腔镜子宫肌瘤剔除术子宫表面切口的选择非常重要，子宫创面缝合技术更加关键，应缝合牢固，不残留无效腔，创面对合整齐，止血效果满意。需将剥除的肌瘤组织全部取出，并仔细检视盆腔、腹腔，以免残留。子宫创面较深，不能通过腹腔镜修复；大量出血不能立即控制；肌瘤过大手术困难；发生血管损伤、肠管损伤等并发症时，应中转开腹。

第二节 腹腔镜子宫腺肌瘤切除术

一、概述

子宫腺肌病（Uterine Adenomyosis）是指异位子宫内膜腺体和间质侵入子宫肌层的良性病变。子宫腺肌病根据病灶分布可分为弥漫型和局限型。弥漫型子宫腺肌病可相对局限化，且多累及后壁。局限型子宫腺肌病病灶在子宫肌层内形成局限性结节或团块，与子宫平滑肌瘤相似，故称为子宫腺肌瘤，但腺肌瘤无明显包膜，与肌层无明显分界。

弥漫型子宫腺肌病的子宫常均匀性增大，一般不超过孕 3 个月大小，肌层切面可见肌肉组织和纤维组织交织成粗糙的横梁状结构，伴有内膜形成的小岛，通常呈棕黑色伴出血（图 11-2-1）。局限型腺肌病病灶相对局限，当局部增大形成子宫腺肌瘤时，易与子宫肌瘤相混淆。子宫腺肌瘤无包膜，而子宫肌瘤有假包膜。子宫腺肌瘤主要位于子宫壁内，有时可突向宫腔形成黏膜下子宫腺肌瘤。有时子宫腺肌病的内膜小岛位于子宫内膜下方，宫腔镜检查时可见内膜下子宫内膜异位囊肿（图 11-2-2、图 11-2-23）。有时异位内膜小岛到达子宫浆膜层，腹腔镜下可见到子宫浆膜下紫蓝色囊肿（图 11-2-4）。

子宫腺肌病常见的临床表现为继发性痛经，进行性加剧。痛经严重时可以是剧烈的、痉挛性的或刀割样的疼痛，有时伴有呕吐、手足冰凉等。痛经的严重程度与子宫大小无直接关系，而与异位内膜侵入肌层的深度及范围有明显关系。发生痛经的原因主要为异位内膜组织在月经前及月经期充血肿胀，使其周围肌肉的张力增加，结果产生肌肉疼痛性收缩。此外，子宫腺肌病的症状还包括月经过多或经期延长。月经过多可能与子宫平滑肌收缩不良、子宫增大、内膜表面面积增加有关。妇科检查发现子宫均匀性增大，呈球形，质硬。腺肌瘤的子宫形态可不规则或局部增大，易误诊为子宫肌瘤。有时近月经期触诊增大的子宫可有压痛。

子宫腺肌病的诊断主要根据继发进行性痛经和月经过多的临床表现，以及子宫均匀增大、质硬和压痛的妇科检查结果。经阴道超声检查可发现子宫肌层内有多发散在的小囊样低回声反射，含均匀分布的点状或线状短棒形强回声，对子宫腺肌病的诊断具有重要意义。子宫腺肌瘤超声检查图像与子宫肌瘤不易鉴别，必要时可行磁共振成像（MRI）检查，诊断的准确率高，但价格昂贵。

　　子宫腺肌病的治疗包括药物治疗和手术治疗。子宫腺肌病的痛经与月经关系密切，且在绝经后症状消失，可见本症是性激素依赖性疾病。因此可应用降低雌激素水平的药物，如达那唑、促性腺激素释放激素激动剂（GnRH-a）、甲睾酮或睾酮等，可使患者短暂停经，子宫体积缩小，疼痛症状消失。但是痛经和月经过多症状常在药物作用结束后复发。对于要求行保守治疗的患者，长期间断应用此类药物可有效地缓解疼痛。

　　经药物治疗效果不满意者可考虑进行手术治疗。对于已育女性，经药物治疗后痛经仍很严重者可行子宫切除术。围绝经期女性同时合并盆腔子宫内膜异位症时，可考虑行根治性子宫切除术，切除子宫和双侧附件，并清除盆腔内的所有异位病灶。对于年轻女性，有生育要求且有子宫腺肌瘤时，则可考虑将腺肌瘤切除，保留子宫。在剔除腺肌瘤时可考虑同时行子宫骶神经切断术。根治性子宫切除术后患者症状多不复发。子宫腺肌瘤切除术后有复发可能，术后可应用药物 3~6 个月，以延缓症状复发。

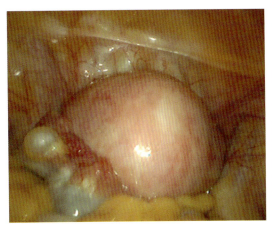

图 11-2-1　腹腔镜下子宫腺肌症。子宫均匀增大

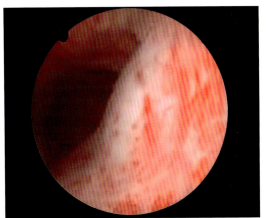

图 11-2-2　宫腔镜下可见宫腔左后壁囊性内突

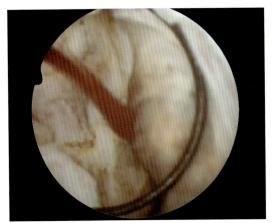

图 11-2-3　宫腔镜下电切囊性内突组织，可见内膜下异位囊肿，有棕红色液体流出

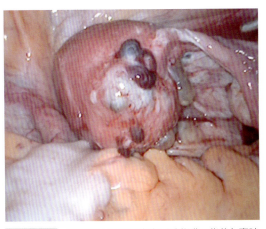

图 11-2-4　腹腔镜下可见子宫右后壁浆膜下紫蓝色囊肿

二、手术适应证和禁忌证

（一）手术适应证

（1）有痛经或月经异常等症状。

（2）患者年龄＜45岁，坚决要求保留子宫或生育能力。

（3）术前超声检查提示子宫腺肌瘤且病变较局限。

（二）手术禁忌证

（1）术前检查提示子宫腺肌症且病变弥散。

（2）盆腔、腹腔严重粘连。

（3）生殖道感染的急性期。

（4）心、肝、肾衰竭的急性期不能耐受麻醉及手术者。

（5）绞窄性肠梗阻。

三、手术步骤

腹腔镜子宫腺肌瘤切除术（Laparoscopic Adenomyomectomy）是在腹腔镜下将子宫腺肌瘤病灶尽可能切除，从而保留子宫，减轻痛经和月经过多症状的手术。腹腔镜子宫腺肌瘤切除术的手术方法往往遵循子宫肌瘤切除术的方法，包括应用子宫收缩药物、切开子宫、切除腺肌瘤、缝合创面、取出标本等步骤。但是同子宫肌瘤切除术相比，腺肌瘤病灶的去除更加困难，因为腺肌瘤病灶一般位于子宫肌层，无明显外突，腹腔镜下有时很难定位；并且腺肌瘤病灶无包膜，与肌层无明显分界，彻底切除非常困难；此外，腺肌瘤的子宫肌壁硬韧，创面张力大，缝合困难，因此腹腔镜子宫腺肌瘤切除术需要由经验丰富的术者施行。具体手术步骤如下。

1. 根据需要选用子宫收缩药物

行腹腔镜子宫腺肌瘤切除术时可在子宫局部注射收缩血管药物，促进子宫收缩，减少术中出血（图11-2-5）。如将缩宫素10~20U或稀释的垂体后叶素6~12U注入子宫肌层。同时还可在静脉输液中加入缩宫素滴注，加强子宫收缩。但是子宫腺肌瘤患者的子宫肌层对血管收缩药物的反应往往没有子宫肌瘤患者好。

目前临床上也尝试应用腹腔镜子宫动脉阻断术来阻断子宫血流。如在行腺肌瘤切除术前阻断子宫动脉，不但可减少术中出血，还可在术后有效缓解痛经和月经过多的症状。

2. 切开子宫，切除腺肌瘤

根据子宫表面的形态，结合超声等辅助检查的结果，判断腺肌瘤的部位。用超声钩或单极电钩环形切开腺肌瘤表面子宫浆膜层和肌层，切割需达腺肌瘤病灶内（图11-2-6、图11-2-7）。用抓钳钳夹腺肌瘤组织，沿腺肌瘤周边切除病灶（图11-2-8~图11-2-10）。尽量将病灶彻底切除，病灶深在时小心操作以免撕裂内膜，穿透宫腔。

3. 缝合创面

子宫腺肌瘤患者的子宫肌壁硬韧，创面张力大，缝合时创面对合困难，需分层缝合。先缝合创面基底肌层组织，再缝合浆肌层，必要时多层缝合（图11-2-11~图11-2-22）。缝合时需注意不能穿透内膜。要求缝扎牢靠，不残留无效腔，创面闭合紧密，止血效果良好，子宫塑形满意。

4. 取出标本

用电动碎瘤器把腺肌瘤组织分次旋切取出。

5. 术后处理

继续使用子宫收缩药物，预防术后出血。

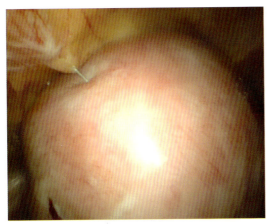

图 11-2-5 腹腔镜子宫腺肌瘤切除术。腹壁穿刺，于子宫肌层注射垂体后叶素稀释液（垂体后叶素 6U+ 生理盐水 10mL）

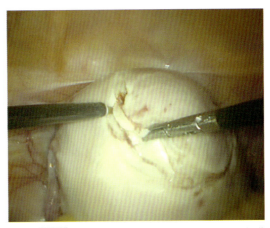

图 11-2-6 用超声钩环形切开腺肌瘤表面的子宫浆膜层和肌层

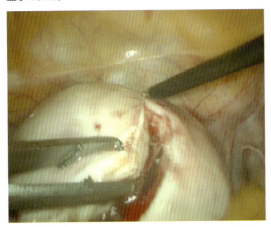

图 11-2-7 用超声钩环形切开子宫浆膜层和肌层，深达腺肌瘤

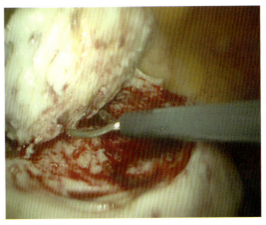

图 11-2-8 用抓钳钳夹腺肌瘤组织，沿腺肌瘤周边用剪刀剪除病灶

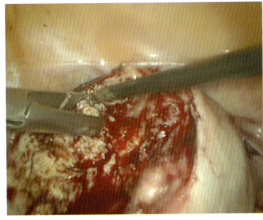

图 11-2-9 用带齿抓钳钳夹腺肌瘤组织，用单极电铲沿腺肌瘤周边切割病灶

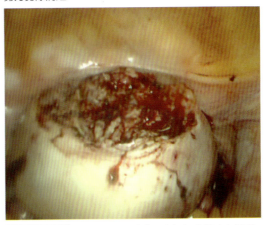

图 11-2-10 腹腔镜下切除腺肌瘤组织后的子宫创面

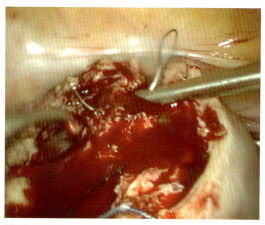

图 11-2-11　子宫腺肌瘤病灶切除后，腹腔镜下用可吸收缝线缝合创面基底肌层

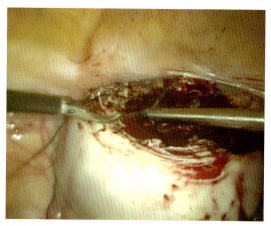

图 11-2-12　腹腔镜下用可吸收缝线缝合创面肌层

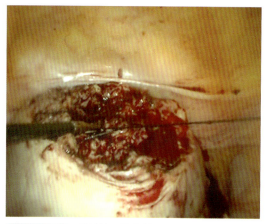

图 11-2-13　腹腔镜下缝合创面肌层后打结

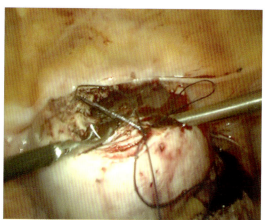

图 11-2-14　腹腔镜下用可吸收缝线连续缝合创面肌层

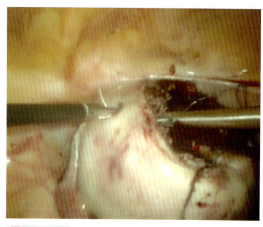

图 11-2-15　腹腔镜下可吸收缝线连续缝合创面浆肌层

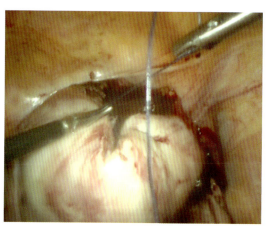

图 11-2-16　腹腔镜下连续缝合创面浆肌层后拉紧缝线

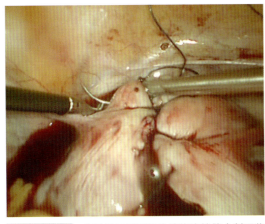

图 11-2-17 腹腔镜下用可吸收缝线连续缝合创面浆肌层

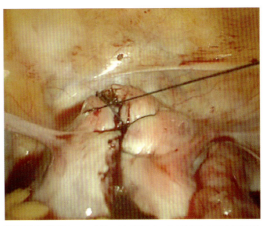

图 11-2-18 腹腔镜下连续缝合创面浆肌层后拉紧缝线

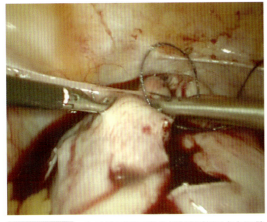

图 11-2-19 腹腔镜下用可吸收缝线连续褥式内翻缝合创面浆肌层

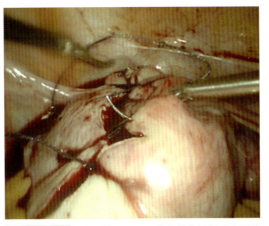

图 11-2-20 腹腔镜下用可吸收缝线连续褥式内翻缝合创面浆肌层

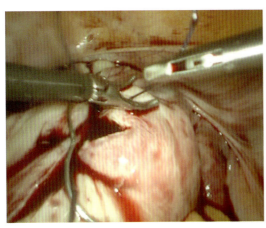

图 11-2-21 腹腔镜下连续褥式内翻缝合创面浆肌层后拉紧缝线

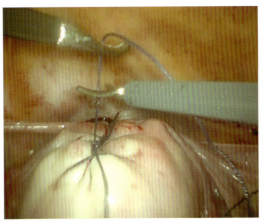

图 11-2-22 腹腔镜下缝合子宫创面后打结，剪除多余的缝线

四、腹腔镜子宫腺肌瘤切除术实例演示

病例 1　腹腔镜盆腔粘连分离术 + 子宫腺肌瘤切除术

1. 病情简介

　　患者 36 岁，因 "继发进行性痛经 10 余年" 入院。患者既往月经规律，初潮 14 岁，周期 7 天 /28 天，量中等，轻微痛经。妊娠 2 次，行人工流产 1 次，行剖宫产 1 次。末次月经 4 个月前。患者近 10 余年无明显诱因出现痛经，呈进行性加重，需口服止痛药缓解腹痛。月经无明显改变。现超声检查发现子宫肌层占位，考虑为腺肌瘤。予贝依 3 针。妇科检查：外阴已婚未产型；阴道通畅；宫颈光滑；子宫前位，如孕 6 周大小，质硬，活动可，子宫体偏左侧有压痛。双侧附件区未扪及异常。经阴道妇科超声检查：子宫前位，大小 3.8cm×3.7cm×2.9cm，肌层回声不均，左前壁外突短线集中区，大小 2.7cm×2.6cm，内见囊腔，大小 1.2cm×1.0cm，内膜细线状，右侧卵巢未见异常回声，左侧卵巢未见。提示：子宫腺肌病。宫腔镜检查：宫腔形态正常。入院诊断：子宫腺肌病，子宫腺肌瘤。完善检查后，择期全麻下行腹腔镜盆腔粘连分离术 + 子宫腺肌瘤切除术。

2. 手术步骤

　　（1）置腹腔镜。见子宫稍大，形态不规则，左前壁近宫角处有外突结节，直径约 3cm。子宫前壁下段与膀胱腹膜膜样粘连。双侧附件未见异常（图 11-2-23a）。用单极电钩分离粘连，游离子宫（图 11-2-23b）。

　　（2）于子宫左侧宫底肌壁内注射垂体后叶素稀释液 10mL（垂体后叶素 6U+ 生理盐水 20mL）（图 11-2-23c）。用单极电钩梭形打开左前壁肌层（图 11-2-23d）。可见纹理紊乱的腺肌瘤样组织，未见明显边界，剥离腺肌瘤病灶，剥离过程中见其内有囊腔，有棕黑色液体流出（图 11-2-23e ~ g）。

　　（3）用 1-0 可吸收缝线连续锁边缝合创面浆肌层（图 11-2-23h ~ n）。用电动碎瘤器取出切除的组织。用双极电凝子宫缝合创面出血点（图 11-2-23o）。

　　（4）冲洗盆腔，子宫创面覆盖防粘连膜（图 11-2-23p）。术后病理：子宫腺肌瘤。

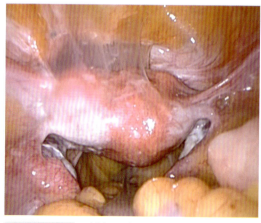

图 11-2-23a　病例 1。腹腔镜下见子宫稍大，形态不规则，左前壁近宫角处有外突结节，子宫前壁下段与膀胱腹膜膜样粘连

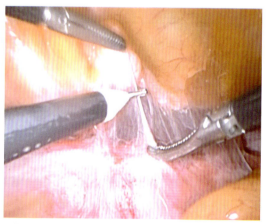

图 11-2-23b　病例 1。用单极电钩分离粘连

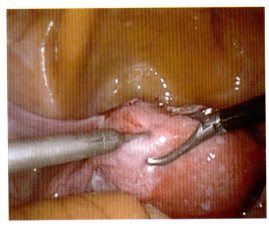

图 11-2-23c　病例 1。于子宫左侧宫底肌壁内注射垂体后叶素稀释液 10mL

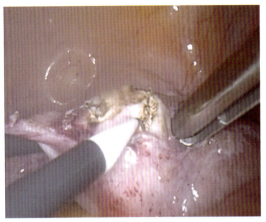

图 11-2-23d　病例 1。用单极电钩梭形打开左前壁肌层

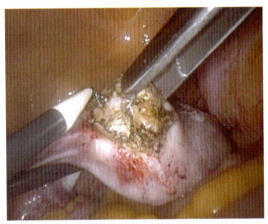

图 11-2-23e　病例 1。用单极电钩剥离腺肌瘤病灶

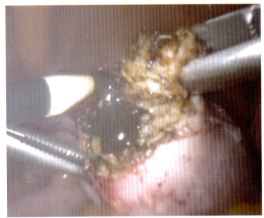

图 11-2-23f　病例 1。剥离过程中见其内有囊腔，有棕黑色液体流出

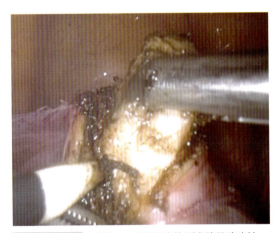

图 11-2-23g　病例 1。用单极电钩剥离腺肌瘤病灶

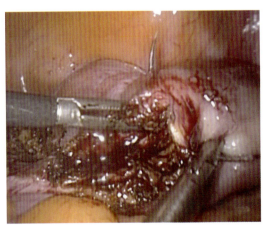

图 11-2-23h　病例 1。用 1-0 可吸收缝线缝合创面浆肌层

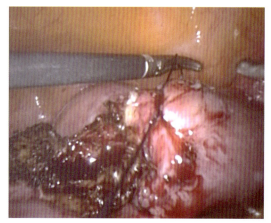
图 11-2-23i 病例 1。缝合后打结

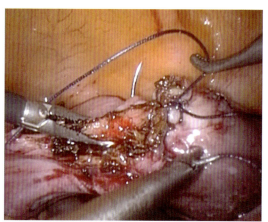
图 11-2-23j 病例 1。连续缝合创面浆肌层

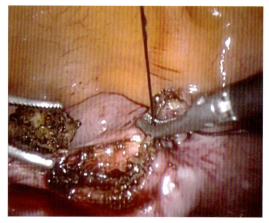
图 11-2-23k 病例 1。缝合后拉紧缝线

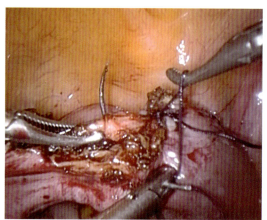
图 11-2-23l 病例 1。连续缝合创面浆肌层

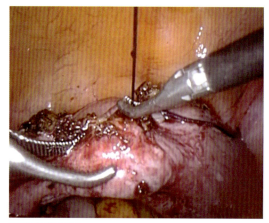
图 11-2-23m 病例 1。缝合后拉紧缝线

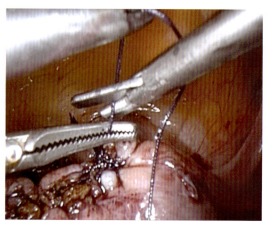
图 11-2-23n 病例 1。连续锁边缝合打结后剪除多余的缝线

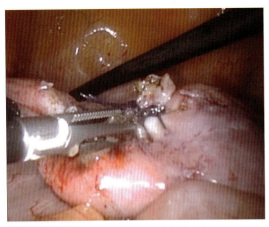
图 11-2-23o 病例 1。用双极电凝出血点

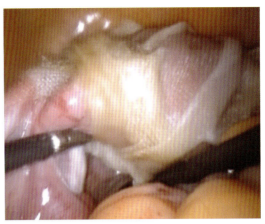
图 11-2-23p 病例 1。子宫创面覆盖防粘连膜

3. 难点解析

本例为子宫左前壁囊性腺肌瘤，范围约 3.0cm，腺肌瘤边界不清，剥除时尽量剥离干净腺肌瘤组织。因肿物小，创面基底未予缝合，连续锁边缝合创面浆肌层。

病例 2 腹腔镜盆腔粘连分离术 + 子宫腺肌瘤切除术

1. 病情简介

患者 31 岁，因"经期腹痛 3 年，未避孕未孕 1 年"入院。患者既往月经规律，初潮 13 岁，周期 6~7 天 /30~32 天，量中等，无痛经。妊娠 2 次，行人工流产 2 次。末次月经 15 天前。患者于 3 年前开始出现经期腹痛，间断服用中药，痛经时有时无。结婚 1 年未避孕未孕。B 超检查发现子宫肌壁异常回声。要求手术治疗入院。妇科检查：外阴已婚未产型；阴道通畅；宫颈轻度糜烂；子宫前位，孕 10 周大小，右侧宫角有压痛。双侧附件区未扪及异常。经阴道妇科超声检查：子宫前位，大小 6.1cm×6.1cm×4.9cm，子宫右前壁短线集中区，内可探及数个低回声，最大者直径 3.0cm，内膜厚 0.8cm，双侧卵巢未见异常。提示：子宫腺肌瘤。宫腔镜检查：宫腔形态正常。入院诊断：子宫腺肌瘤，慢性宫颈炎，继发性不孕症。完善检查后，择期全麻下行腹腔镜盆腔粘连分离术 + 子宫腺肌瘤切除术。

2. 手术步骤

（1）置腹腔镜。见子宫增大，如孕 10 周大小，子宫右前壁外突，直径约 5cm（图 11-2-24a）。子宫后壁与双侧输卵管及卵巢、阔韧带后叶膜样粘连。用单极电铲切割分离子宫后壁粘连，游离子宫及双侧附件（图 11-2-24b）。

（2）于子宫右前壁肌壁内注射垂体后叶素稀释液 20mL（图 11-2-24c）。

（3）用单极电铲划开右前壁肌层，显露创面（图 11-2-24d）。可见纹理紊乱的腺肌瘤样组织，未见明显边界，其内可见多个囊腔，有暗黑色液体流出。用单极电铲切除大部分病变组织，用双极电凝创面止血（图 11-2-24e）。

（4）用可吸收缝线在创面基底缝合 1 针（图 11-2-24f、g）。连续锁边缝合创面浆肌层（图 11-2-24h ~ l）。

（5）用电动碎瘤器分次取出切除的组织（图 11-2-24m）。冲洗盆腔，用双极电凝子宫缝合创面出血点（图 11-2-24n）。切除的标本重 40g，术后病理：子宫腺肌瘤。

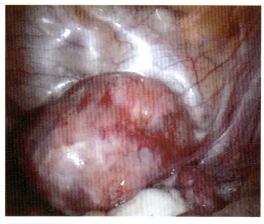

图 11-2-24a　病例 2。腹腔镜检查。见子宫增大，如孕 10 周大小，子宫右前壁外突，直径约 5cm

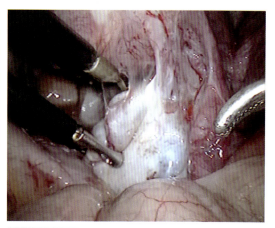

图 11-2-24b　病例 2。用腹腔镜单极电铲切割分离子宫后壁与右侧卵巢的粘连，游离子宫及双侧附件

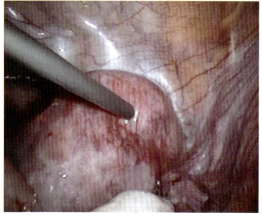

图 11-2-24c　病例 2。于子宫右前壁肌壁内注射垂体后叶素稀释液 20mL

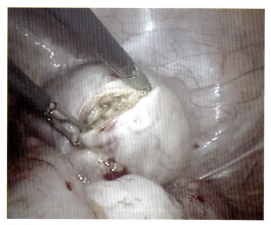

图 11-2-24d　病例 2。用单极电铲斜向划开右前壁肌层，显露腺肌瘤组织

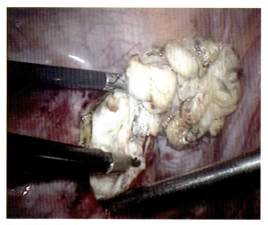

图 11-2-24e　病例 2。用单极电铲逐步切除腺肌瘤组织

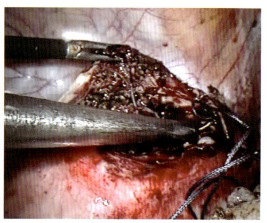

图 11-2-24f　病例 2。腹腔镜下用可吸收缝线缝合创面基底肌层

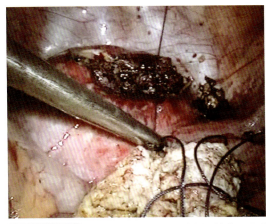

图 11-2-24g　病例 2。腹腔镜下缝合创面基底肌层后打结

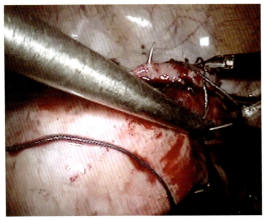

图 11-2-24h　病例 2。腹腔镜下用可吸收缝线连续锁边缝合创面浆肌层

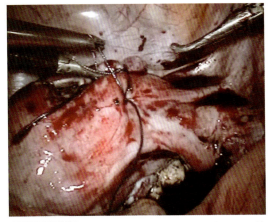

图 11-2-24i　病例 2。腹腔镜下缝合创面浆肌层后拉紧缝线

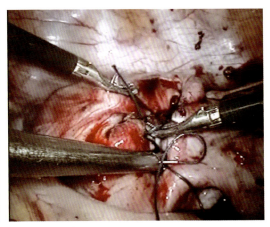

图 11-2-24j　病例 2。腹腔镜下用可吸收缝线连续锁边缝合创面浆肌层

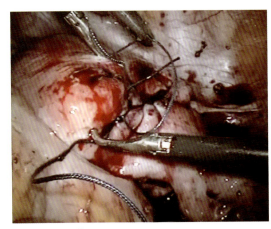

图 11-2-24k　病例 2。腹腔镜下缝合创面浆肌层后拉紧缝线

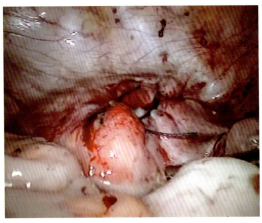

图 11-2-24l　病例 2。腹腔镜下缝合后的子宫创面

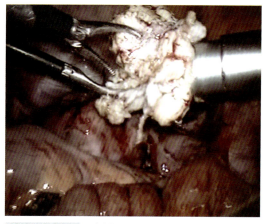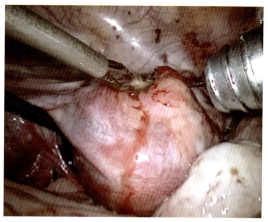

图 11-2-24m 病例 2。用电动碎瘤器分次取出切除
的组织

图 11-2-24n 病例 2。用腹腔镜双极电凝子宫缝合创
面出血点

3. 难点解析

本例为子宫右前壁囊性腺肌瘤，范围约 5.0cm，切除腺肌瘤后创面分两层缝合，组织对合好，止血效果好，缝合效果满意。

病例 3 腹腔镜子宫腺肌瘤切除术（术者：姚书忠）

1. 病情简介

患者 35 岁，因"体检发现子宫肌瘤 5 年，经期腹痛，进行性加重 2 年"入院。患者既往月经规律，初潮 14 岁，周期 5 天 /28 天，量中等，无痛经。24 岁结婚，孕 1 产 0，行人工流产 1 次。末次月经 10 天前。患者 5 年前常规体检发现子宫肌瘤，无自觉症状，未进行任何治疗。近 2 年出现痛经，逐渐加重，止痛药物治疗无效。近 1 年未避孕未孕。行 B 超检查提示子宫腺肌病。服丹那唑 6 个月，停药后症状复发。现要求手术治疗入院。妇科检查：外阴已婚未产型；阴道通畅；宫颈光滑；子宫后位，如孕 9 周大小，后壁明显外突，质硬；双侧附件区未扪及异常。经阴道妇科 B 超检查：子宫后位，大小 7.4cm×7.8cm×6.7cm，子宫后壁可见密集短线及囊腔，内膜厚 0.3cm，内膜线明显前移。双侧附件未见异常。提示：子宫腺肌瘤。宫腔镜检查：宫腔后壁略内压。入院诊断：子宫腺肌瘤，继发性不孕症。完善检查后，择期全麻下行腹腔镜子宫腺肌瘤切除术。

2. 手术步骤

（1）置腹腔镜。见子宫如孕 11 周大小，宫底后壁外突结节，范围约 6cm（图 11-2-25a）。

（2）用超声钩梭形打开子宫后壁浆肌层，显露腺肌瘤（图 11-2-25b）。用带齿抓钳钳夹腺肌瘤表面的子宫组织，用剪刀沿腺肌瘤边缘锐性切割，切除腺肌瘤病灶（图 11-2-25c）。修整创面，用带齿抓钳钳夹残余腺肌瘤组织，用超声钩和单极电铲逐步切除（图 11-2-25d）。

（3）用 1 号可吸收缝线连续缝合创面基底部肌层（图 11-2-25e、f）。连续内翻缝合创面浆肌层（图 11-2-25g ~ j）。再次连续褥式缝合创面，子宫塑形良好（图 11-2-25k ~ n）。

（4）用电动碎瘤器旋切取出腺肌瘤组织（图 11-2-25o）。切除的组织重 75g。冲洗创面，电凝出血点（图 11-2-25p）。子宫创面涂医用透明质酸钠 1 支。

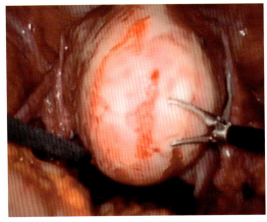

图 11-2-25a　病例 3。腹腔镜检查。见子宫如孕 11 周大小，宫底后壁外突结节，范围约 6cm

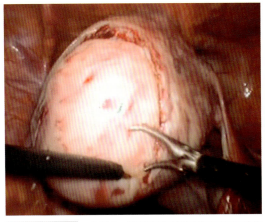

图 11-2-25b　病例 3。用超声钩梭形打开子宫后壁浆肌层，显露腺肌瘤

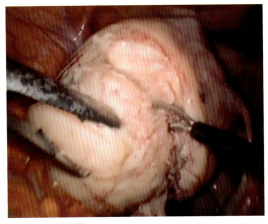

图 11-2-25c　病例 3。用带齿抓钳钳夹腺肌瘤组织，用剪刀沿腺肌瘤边缘锐性切割，切除腺肌瘤病灶

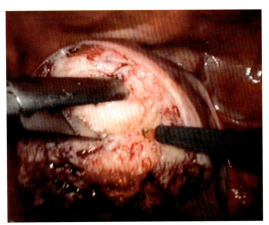

图 11-2-25d　病例 3。用带齿抓钳钳夹残余腺肌瘤组织，用超声钩进一步切除

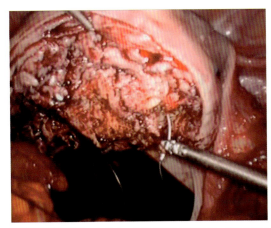

图 11-2-25e　病例 3。切除腺肌瘤组织后，用可吸收缝线缝合创面肌层

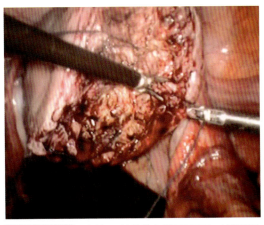

图 11-2-25f　病例 3。连续缝合创面肌层后，拉紧缝线

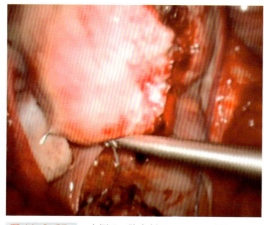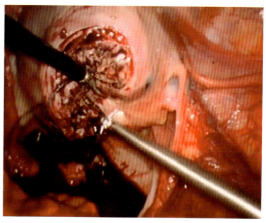

图 11-2-25g　病例 3。缝合创面肌层后，连续内翻缝合创面浆肌层

图 11-2-25h　病例 3。连续内翻缝合创面浆肌层

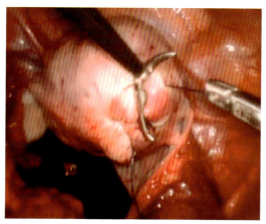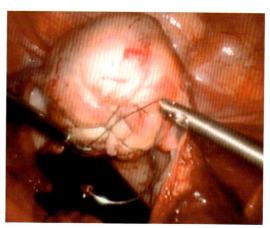

图 11-2-25i　病例 3。连续缝合浆肌层后，用力拉紧缝线

图 11-2-25j　病例 3。缝合后打结

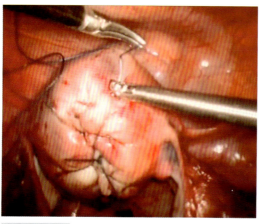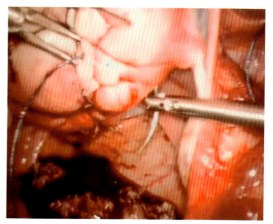

图 11-2-25k　病例 3。多层缝合创面

图 11-2-25l　病例 3。多层缝合创面

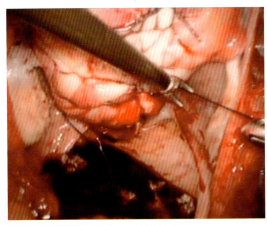

图 11-2-25m　病例 3。用力拉紧缝线

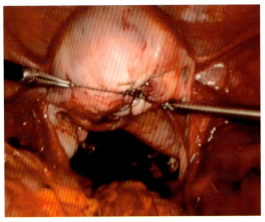

图 11-2-25n　病例 3。多层缝合后打结

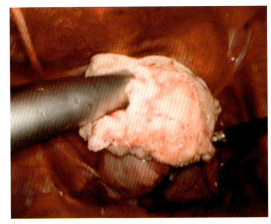

图 11-2-25o　病例 3。用电动碎瘤器旋切取出腺肌瘤组织

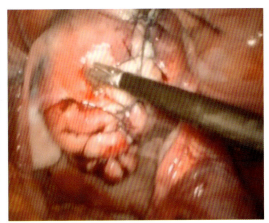

图 11-2-25p　病例 3。用腹腔镜双极电凝子宫缝合创面出血点

3. 难点解析

子宫腺肌瘤与子宫肌瘤不同，没有包膜，与子宫无明显分界，所以要彻底切除腺肌瘤几无可能。但是手术中应尽可能多地切除腺肌瘤组织，才能达到术后症状缓解的效果。本例即在切除腺肌瘤主体后多次修整创面，切除残余的腺肌瘤组织。

子宫腺肌瘤多位于子宫后壁。子宫后壁创面的缝合本身就比较困难，加上腺肌瘤的子宫肌层质硬，创面张力大，缝合更加困难。从本例中可以看到，子宫腺肌瘤创面可多层缝合，缝线缝扎紧密，创面闭合好，止血效果好，子宫塑形好。

病例 4　腹腔镜子宫肌瘤剔除术 + 子宫腺肌瘤切除术

1. 病情简介

患者 40 岁，因"超声发现子宫肌瘤 10 年"入院。患者既往月经规律，初潮 15 岁，周期 6 ~ 7 天 / 25 ~ 26 天，量多，无痛经。妊娠 1 次，顺产 1 次。末次月经 4 个月前。患者 10 年前体检发现子宫小肌瘤，无不适，未进行任何治疗。定期复查，肌瘤渐增大。近2年逐渐出现经期腹痛，半年前开始出现经期延长，达20天干净，伴轻度头晕。予达菲林治疗3个月，现拟手术入院。妇科检查：外阴已婚已产型；阴道通畅；宫颈光滑；子宫中位，如孕8周大小，形态失常，质硬，无压痛；双侧附件区未扪及异常。经阴道超声检查：子宫前位，大小5.8cm×6.6cm×6.7cm，肌层回声不均，宫壁见多个结节，前壁略内突结节，大小4.5cm×3.9cm，下段右前壁略内突结节，大小3.3cm×2.4cm，内膜线居中，回声中等，全层厚0.3cm，双侧附件未见异常回声。提示：子宫肌瘤，子宫腺肌病。入院诊断：子宫肌瘤，子宫腺肌病。完善检查后，择期全麻下行腹腔镜子宫肌瘤剔除术 + 子宫腺肌瘤切除术。

2. 手术步骤

（1）置腹腔镜后，检查盆腔。见子宫前位，如孕10周大小，子宫前壁下段有外突结节，直径约4cm，后壁均匀外突，范围约5cm（图11-2-26a）。双侧附件未见异常。于子宫前壁肌层注射垂体后叶素稀释液（垂体后叶素6U+ 生理盐水20mL）（图11-2-26b）。

（2）用带齿抓钳钳夹子宫前壁肌瘤表面肌壁，用肌瘤粉碎器旋切打开肌壁，显露肌瘤（图11-2-26c）。分次旋切切除肌瘤。用可吸收缝线"8"字及连续锁边缝合子宫前壁创面浆肌层（图11-2-26d ~ h）。

（3）显露子宫后壁，用单极电铲纵向打开子宫后壁肌壁，创面纹理紊乱，无明显边界（图11-2-26i）。用单极电铲沿腺肌瘤边缘切割，切除腺肌瘤病灶并取出（图11-2-26j ~ l）。病灶位置深，切除过程中穿透宫腔。

（4）用可吸收缝线间断缝合黏膜下肌层，关闭宫腔（图11-2-26m ~ o）。连续褥式内翻缝合创面浆肌层（图11-2-26p ~ s）。子宫塑形良好。用双极电凝子宫创面出血点（图11-2-26t）。

（5）冲洗盆腔，无活动性出血。术后病理：子宫平滑肌瘤，子宫腺肌瘤。

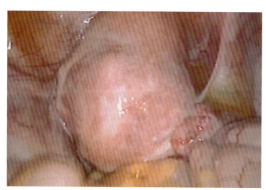

图11-2-26a　病例4。腹腔镜下见子宫前位，如孕10周大小，子宫前壁下段有外突结节，直径约4cm

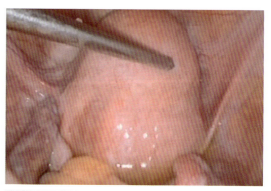

图11-2-26b　病例4。于子宫前壁肌层注射垂体后叶素稀释液（垂体后叶素6U+ 生理盐水20mL）

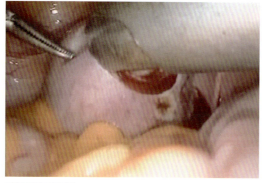

图11-2-26c　病例4。用带齿抓钳钳夹子宫前壁肌瘤表面肌壁，用肌瘤粉碎器旋切打开肌壁，显露肌瘤

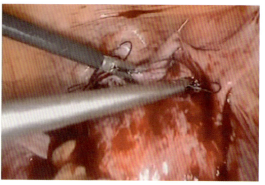

图11-2-26d　病例4。腹腔镜下用可吸收缝线"8"字缝合子宫前壁创面浆肌层

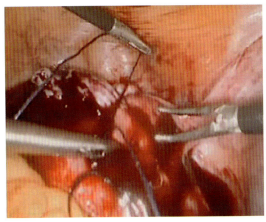

图 11-2-26e　病例 4。腹腔镜下"8"字缝合子宫前壁创面后打结

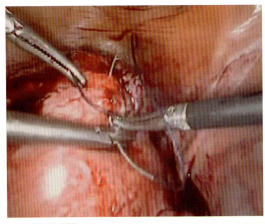

图 11-2-26f　病例 4。腹腔镜下用可吸收缝线连续锁边缝合子宫前壁创面浆肌层

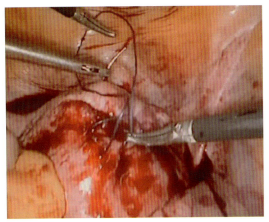

图 11-2-26g　病例 4。腹腔镜下连续锁边缝合子宫前壁创面浆肌层

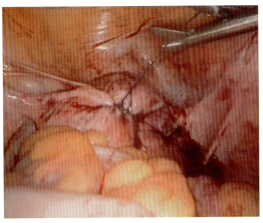

图 11-2-26h　病例 4。腹腔镜下连续锁边缝合子宫前壁创面浆肌层后，剪除多余的缝线

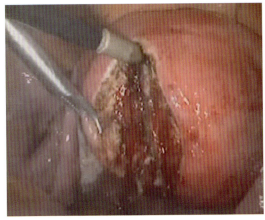

图 11-2-26i　病例 4。用单极电铲纵向打开子宫后壁肌壁，创面纹理紊乱，无明显边界

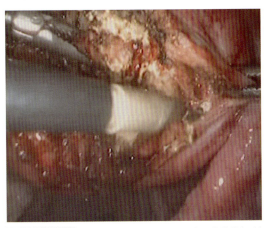

图 11-2-26j　病例 4。用单极电铲沿腺肌瘤边缘切割腺肌瘤病灶

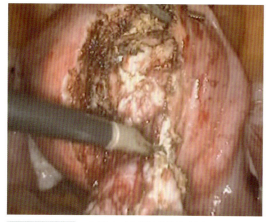

图 11-2-26k　病例 4。用单极电铲切割腺肌瘤病灶

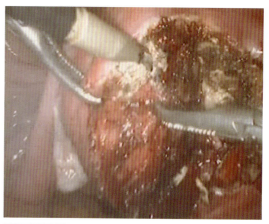

图 11-2-26l　病例 4。用单极电铲切割腺肌瘤病灶

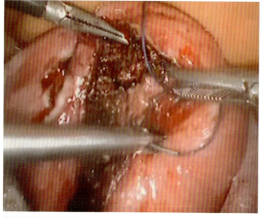

图 11-2-26m　病例 4。用可吸收缝线间断缝合黏膜下肌层

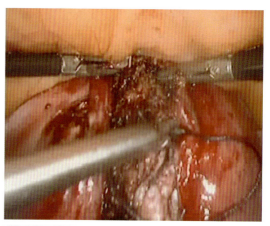

图 11-2-26n　病例 4。用可吸收缝线间断缝合黏膜下肌层

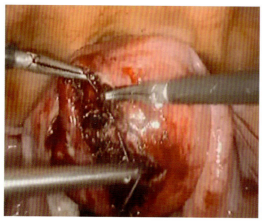

图 11-2-26o　病例 4。腹腔镜下缝合黏膜下肌层后打结，关闭宫腔

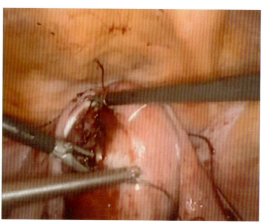

图 11-2-26p　病例 4。腹腔镜下用可吸收缝线连续褥式内翻缝合子宫创面浆肌层

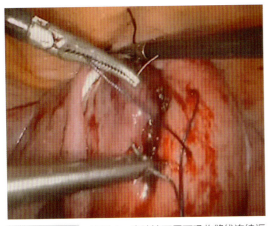

图 11-2-26q 病例 4。腹腔镜下用可吸收缝线连续褥式内翻缝合子宫创面浆肌层

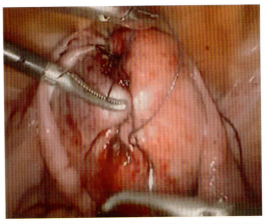

图 11-2-26r 病例 4。腹腔镜下缝合子宫创面浆肌层后拉紧缝线

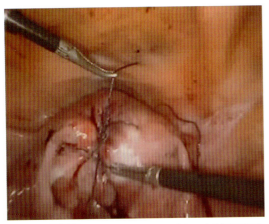

图 11-2-26s 病例 4。腹腔镜下缝合子宫创面后打结

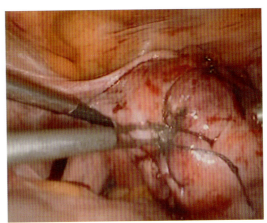

图 11-2-26t 病例 4。用腹腔镜双极电凝子宫缝合创面出血点

3. 难点解析

本例患者的子宫后壁腺肌瘤病灶深达黏膜层，切除病灶过程中穿透宫腔，缝合时先缝合黏膜下肌层，关闭宫腔，再行创面浆肌层缝合，塑形良好。

病例 5　腹腔镜子宫动脉阻断术 + 子宫腺肌瘤切除术

1. 病情简介

患者 42 岁，因"继发痛经 10 余年，发现子宫腺肌病 10 年"入院。患者既往月经规律，初潮 14 岁，周期 5～6 天 /28～30 天。妊娠 4 次，顺产 1 次，流产 3 次。末次月经 4 个月前。患者 10 余年前出现经期腹痛，检查发现子宫腺肌症。近 3 年出现月经过多，约为原经量的 2 倍。4 个月前开始应用达菲林治疗 3 个月。现要求手术治疗入院。妇科检查：外阴已婚已产型；阴道通畅；宫颈光滑；子宫前位，如孕 9 周大，质硬，无压痛；双侧附件区未扪及异常。经阴道 B 超检查：子宫腺肌病。入院诊断：子宫腺肌病，子宫肌瘤。完善检查后，择期全麻下行腹腔镜子宫动脉阻断术 + 子宫腺肌瘤切除术。

2. 手术步骤

（1）置腹腔镜。见子宫前位，如孕 9 周大小，前壁饱满、外突。双侧附件未见异常（图 11-2-27a）。

（2）于左侧圆韧带、骨盆漏斗韧带及侧盆壁三角区打开腹膜（图 11-2-27b）。向下分离疏松组织，显露髂内动脉，牵拉髂内动脉，可见同侧脐内侧韧带受牵拉（图 11-2-27c）。分离髂内动脉前支，可见子宫动脉。游离子宫动脉 2cm 以上，使用双极电凝闭合子宫动脉（图 11-2-27d、e）。

（3）显露右侧阔韧带后叶，在宫骶韧带上方阔韧带后叶下注射生理盐水 10mL，横向打开阔韧带后叶腹膜（图 11-2-27f）。分离出子宫动脉和输尿管，确认子宫动脉搏动和输尿管蠕动（图 11-2-27g、h）。远离输尿管用双极电凝阻断子宫动脉（图 11-2-27i）。

（4）于子宫前壁肌层注射垂体后叶素稀释液（垂体后叶素 6U+ 生理盐水 20mL）。用单极电铲环形打开子宫前壁肌壁，创面纹理紊乱，无明显边界（图 11-2-27j）。用单极电铲沿腺肌瘤边缘切割，分次切除腺肌瘤病灶（图 11-2-27k、l）。

（5）用可吸收缝线"8"字及连续锁边缝合子宫创面浆肌层（图 11-2-27m ~ r）。子宫塑形良好。用双极电凝子宫创面出血点（图 11-2-27s）。

（6）用肌瘤粉碎器旋切取出腺肌瘤组织（图 11-2-27t）。冲洗盆腔，子宫前壁创面覆盖医用防粘连膜。切除的组织重 35g。术后病理：子宫腺肌瘤。

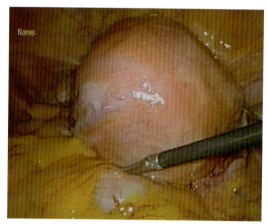

图 11-2-27a 病例 5。置腹腔镜。见子宫前位，如孕 9 周大小，前壁饱满、外突

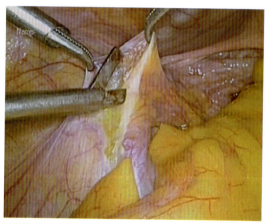

图 11-2-27b 病例 5。于左侧圆韧带、骨盆漏斗韧带及侧盆壁三角区电凝后，用剪刀锐性打开腹膜

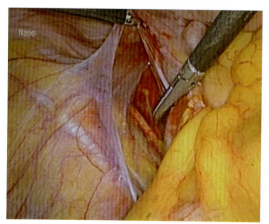

图 11-2-27c 病例 5。分离疏松组织，显露髂内动脉

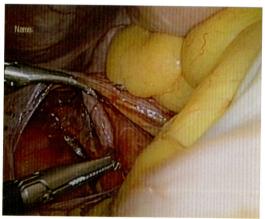

图 11-2-27d 病例 5。分离髂内动脉前支，可见子宫动脉

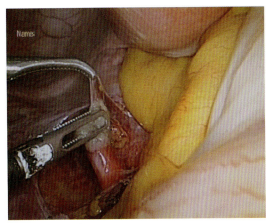

图 11-2-27e　病例 5。游离子宫动脉后，用双极电凝闭合子宫动脉

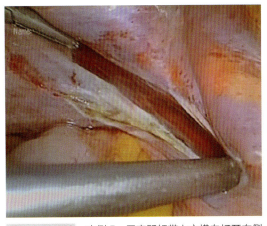

图 11-2-27f　病例 5。于宫骶韧带上方横向打开右侧阔韧带后叶腹膜

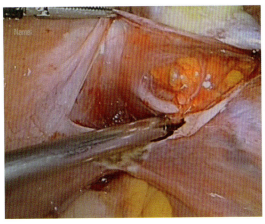

图 11-2-27g　病例 5。分离阔韧带内疏松组织，游离子宫动脉

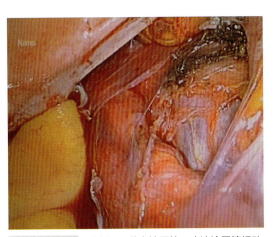

图 11-2-27h　病例 5。游离输尿管，确认输尿管蠕动

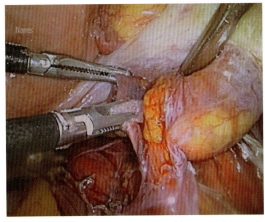

图 11-2-27i　病例 5。远离输尿管用双极电凝子宫动脉

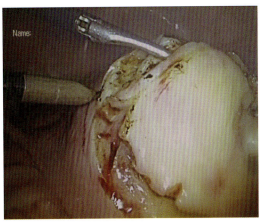

图 11-2-27j　病例 5。用单极电铲环形打开子宫前壁肌壁

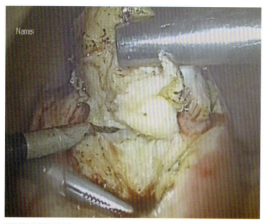

图 11-2-27k　病例 5。用单极电铲切割腺肌瘤病灶

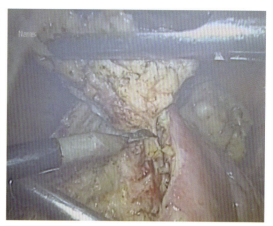

图 11-2-27l　病例 5。用单极电铲切除腺肌瘤病灶

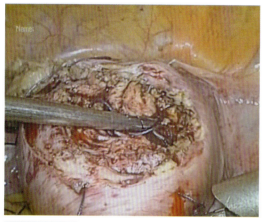

图 11-2-27m　病例 5。用可吸收缝线 "8" 字缝合子宫创面浆肌层

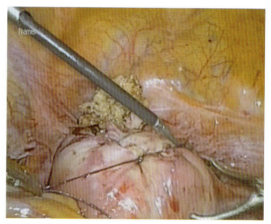

图 11-2-27n　病例 5。用可吸收缝线 "8" 字缝合子宫创面后打结

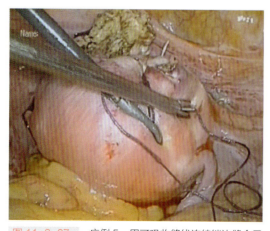

图 11-2-27o　病例 5。用可吸收缝线连续锁边缝合子宫创面浆肌层

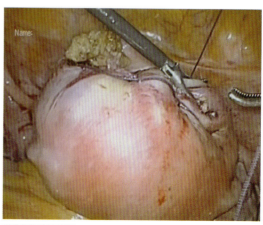

图 11-2-27p　病例 5。用可吸收缝线连续锁边缝合子宫创面浆肌层后拉紧缝线

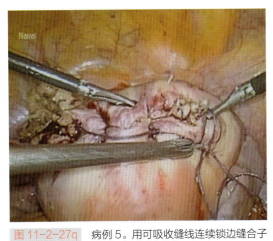

图 11-2-27q 病例 5。用可吸收缝线连续锁边缝合子宫创面浆肌层

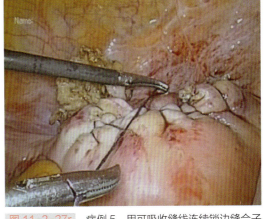

图 11-2-27r 病例 5。用可吸收缝线连续锁边缝合子宫创面后打结

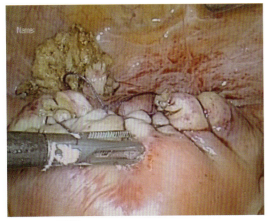

图 11-2-27s 病例 5。缝合子宫创面后用双极电凝出血点

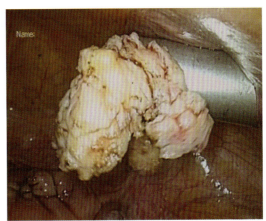

图 11-2-27t 病例 5。用肌瘤粉碎器旋切取出腺肌瘤组织

3. 难点解析

本例患者于子宫腺肌瘤切除之前行双侧子宫动脉阻断术，可减少术中出血，降低手术难度。

五、小结

腹腔镜子宫腺肌瘤切除术是在腹腔镜下尽可能切除子宫腺肌瘤病灶，从而保留子宫、减轻痛经和月经过多症状的手术。腺肌瘤病灶无包膜，与肌层无明显分界，彻底切除非常困难，手术时应尽量多地切除病灶。腺肌瘤的子宫肌壁硬韧，切割后创面张力大，缝合困难，需分层甚至多层缝合。创面缝合应缝扎牢靠，不残留无效腔，创面闭合紧密，止血效果良好，子宫塑形满意。子宫腺肌瘤切除术后多有复发，术后可应用药物 3~6 个月以延缓复发。

第三节　腹腔镜子宫切除手术

一、概述

（一）子宫切除手术

子宫切除手术（Hysterectomy）是妇科手术中最常见的术式，包括保留宫颈的次全子宫切除术和切除子宫体及子宫颈的全子宫切除术。腹腔镜子宫切除手术是指在腹腔镜下完成部分或全部子宫切除手术步骤的手术。虽然腹腔镜子宫切除手术的临床应用只有 20 余年，但是腹腔镜手术的迅猛发展使其日益成熟，已成为替代经腹或经阴子宫切除手术的成功术式。

腹腔镜子宫切除手术主要适用于因某些原因需要切除子宫，且无生育要求的患者，如子宫的良性病变、子宫及宫颈的癌前病变或其他原因需要切除子宫的患者。附件和宫颈的保留与否取决于附件和宫颈有无病变，以及患者的年龄。腹腔镜子宫切除手术时较适当的子宫大小如孕 12～14 周大小，过大的子宫会影响手术野的显露、增加手术难度、导致术中出血、提高并发症的发生率。此外，盆腔粘连的程度和范围对腹腔镜手术的安全性至关重要，若致密粘连包裹重要脏器（如输尿管、肠管），腹腔镜下分离困难，选择开腹手术则更为安全。

腹腔镜子宫切除手术的分类方法很多。根据宫颈的保留与否，腹腔镜子宫切除手术分为保留宫颈的腹腔镜次全子宫切除术和切除宫颈的腹腔镜全子宫切除术。根据子宫颈管黏膜保留与否，腹腔镜子宫次全切除术又包括传统的腹腔镜次全子宫切除术（Laparoscopic Ssubtotal Hysterectomy，LSH）和腹腔镜鞘膜内子宫切除术（Laparoscopic Intrafascial Sypracervical Hysterectomy，LISH）；根据全子宫切除术中腹腔镜完成手术步骤的多少，全子宫切除术分为腹腔镜辅助阴式子宫切除术（Laparoscopic Assisted Vaginal Hysterectomy，LAVH）和腹腔镜全子宫切除术（Total Laparoscopic Hysterectomy，TLH）。

（二）腹腔镜保留宫颈的手术

腹腔镜保留宫颈的手术是在腹腔镜下切除发生病变的子宫体，而保留宫颈和盆底的支持组织的手术，适用于因子宫良性病变需要切除子宫体的年轻女性。

1. 腹腔镜次全子宫切除术

腹腔镜次全子宫切除术（Laparoscopic Subtotal Hysterectomy，LSH）是在腹腔镜下切除子宫体而保留宫颈的子宫切除手术，是一种操作相对简单、并发症少的腹腔镜术式。该术式可用套圈套扎子宫下段，不需要离断子宫血管，避免了处理子宫血管导致的出血；该术式切割水平在宫颈内口上方，避免了对膀胱和输尿管造成损伤；此外，该术式保留了宫颈和盆底的支持组织，维持了盆底的承托力和正常性功能，对于因子宫病变需要切除子宫体的年轻患者尤为适用。

腹腔镜次全子宫切除术最大的缺点是有发生子宫颈残端癌的可能，所以在决定是否可行次全子宫切除术前进行完善的宫颈癌筛查是必要的，如宫颈刮片、HPV 检测、宫颈管吸片等，必要时在阴道镜下行子宫颈活检，以排除宫颈病变。同时术前必须向患者及其家属解释清楚保留子宫颈的利弊，以及术后需要长期随访的重要性。

2. 腹腔镜鞘膜内子宫切除术

腹腔镜鞘膜内子宫切除术（Laparoscopic Intrafascial Supracervical Hysterectomy，LISH）最早是由德

国基尔大学妇产科 K.Semm 教授于 1991 年提出的。Semm 教授术式的主要步骤是经阴道用特制的标有刻度的子宫切割器（Calibrated Uterine Resection Tool，CURT）柱状旋切子宫颈外口上皮移行带、子宫颈管内膜、大部分宫颈肌层组织、子宫体中心内膜及部分宫底组织，再由腹腔镜依次进行处理附件、打开阔韧带前叶及后叶、下推膀胱、套扎子宫、旋切子宫等步骤切除子宫体，最后缝合宫颈残腔。由于此术式切除了子宫颈管黏膜和大部分肌层组织，仅残余宫颈外周筋膜和筋膜内少部分肌层组织，故也称为标准鞘膜内次全子宫切除术（Classic Intrafascial Supracervical Hysterectomy，CISH）。由于此术式切除了子宫颈管移行上皮，因此避免了子宫颈残端癌的发生；同时此术式又保留了子宫颈，因此保持了盆底的承托力和正常性功能。由于针对标准术式需要特制的标有刻度的子宫切割器来完成宫颈的旋切，而且技术操作相对复杂等缺点，国内很多学者对这一术式的器械及手术步骤，尤其是处理宫颈方式做了改进，使改进后的术式更加简单、安全。

（三）腹腔镜全子宫切除术

腹腔镜全子宫切除术是在腹腔镜下或辅助阴式手术下切除子宫体和子宫颈的手术术式，适于因病变需要切除子宫体及子宫颈的围绝经期或绝经后女性。该术式切除了子宫颈，免除了残留子宫颈发生病变的可能，但是需处理子宫血管、下推膀胱及直肠、打开阴道穹隆、切除子宫颈，术式相对复杂，发生术中、术后出血，或膀胱和输尿管损伤的概率增加。

全子宫切除术主要包括腹腔镜辅助阴式子宫切除术和腹腔镜全子宫切除术。

腹腔镜辅助阴式子宫切除术是腹腔镜手术协同阴式手术共同完成全子宫切除术的术式。该术式首先由腹腔镜开始，完成盆腔检查、分离粘连、处理附件、打开膀胱及直肠反折腹膜、下推膀胱、处理子宫血管、打开阴道穹隆等步骤。腹腔镜可终止于其中任一步骤，剩余手术需由阴式手术完成。该术式是掌握腹腔镜子宫切除术的基础。由于腹腔镜在直视下检查盆腔病变，处理子宫附件，弥补了阴式手术仅靠触觉检查盆腔和处理附件困难等缺点。两者协同作用，使子宫切除手术变得简单、安全，真正达到了微创手术的要求。但是该术式对阴式手术操作技术要求较高，对于阴式手术不熟练者，并发症的发生概率会增加。

腹腔镜全子宫切除术是在腹腔镜下完成子宫切除的所有步骤的手术方式。其手术步骤包括盆腔检查、粘连分离、附件及子宫血管的处理、宫颈旁组织的处理、子宫体及宫颈完整切除、从阴道取出子宫以及阴道断端的缝合。该术式是腹腔镜子宫切除手术中难度最大、腹腔镜操作技巧要求最高的术式，也是腹腔镜手术技术成熟的标志，是开展腹腔镜子宫根治手术的基础。

行腹腔镜辅助阴式子宫切除术时，视手术难易程度，阻断子宫血管、处理宫颈旁组织、打开阴道穹隆、取出子宫和关闭阴道穹隆几个步骤可经阴式手术完成。子宫无脱垂或子宫增大时，腹腔镜可完成较多的手术步骤。

二、手术适应证和禁忌证

（一）手术适应证

（1）因子宫的良性病变需要切除子宫者，如子宫肌瘤、子宫腺肌瘤或腺肌症、子宫脱垂、保守治疗失败的严重月经过多或子宫内膜增生等。

（2）子宫及宫颈的癌前病变，如宫颈上皮内瘤变Ⅲ级、子宫内膜不典型增生等。

（3）因其他原因需切除子宫者。

（4）患者为无生育要求的育龄女性，或围绝经期、绝经后女性。

（5）子宫大小如孕 12～14 周大小。

（二）手术禁忌证

（1）子宫 > 4 个月妊娠大小。

（2）盆腔、腹腔严重粘连。

（3）生殖道感染的急性期。

（4）心、肝、肾衰竭的急性期不能耐受麻醉及手术者。

（5）绞窄性肠梗阻。

三、手术步骤

（一）腹腔镜次全子宫切除术

1. 切割圆韧带、输卵管峡部和卵巢固有韧带

安置举宫器，向一侧推举子宫，显露对侧盆壁及子宫附件。用双极、超声刀、Ligasure、剪刀等器械分次钳夹、电凝、切断圆韧带和输卵管峡部。贴近子宫充分电凝、切断卵巢固有韧带（图 11-3-1～图 11-3-3）。同法处理对侧。

2. 打开阔韧带前叶及后叶，下推膀胱

运用电凝及剪刀锐性分离、打开阔韧带前叶及子宫膀胱反折腹膜（图 11-3-4、图 11-3-5）。可应用举宫器向头端牵张子宫，适度下推膀胱（图 11-3-6）。打开阔韧带后叶至宫骶韧带水平（图 11-3-7）。分离宫旁组织至显露子宫动脉及静脉（图 11-3-8）。

3. 处理子宫血管，套扎子宫

可用双极、超声刀或 Ligasure 等凝断子宫血管，然后用自制结扎套圈套扎子宫（图 11-3-9、图 11-3-10）。也可不凝断子宫血管，只用套圈套扎子宫颈内口水平以阻断子宫血管。将自制套圈套过子宫体，避开膀胱及输尿管，置于宫颈内口水平（图 11-3-11、图 11-3-12）。推紧线圈后，助手退出举宫器，再次推紧线圈。为防止线圈松脱，可打结加固。一般需再次套扎一个套圈，推紧线结后留置尾线，待旋切子宫后再次推紧线结。

4. 切除子宫体

一般用电动组织粉碎器将子宫体逐次旋切取出（图 11-3-13）。注意残留组织不能过少，以免线圈滑脱（图 11-3-14）。最后推紧宫颈结扎线结，并打结加固，剪除尾线（图 11-3-15）。宫颈残端可再次套扎线圈加固止血效果。用双极电凝宫颈创面止血、电凝破坏宫颈黏膜（图 11-3-16）。未电凝子宫动脉，仅用套圈套扎者需用双极电凝子宫动脉断端，以免术后出血。

5. 充分冲洗，连续缝合

充分冲洗并吸出凝血块和碎屑，可连续缝合闭合宫颈和腹膜创面（图 11-3-17、图 11-3-18）。

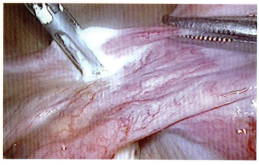

图 11-3-1　腹腔镜次全子宫切除术。用双极电凝左侧圆韧带

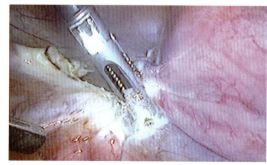

图 11-3-2　腹腔镜次全子宫切除术。用双极电凝左侧输卵管峡部管壁

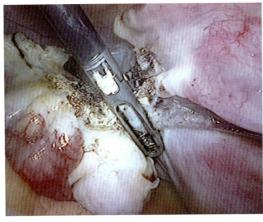

图 11-3-3　腹腔镜次全子宫切除术。用双极电凝左侧卵巢固有韧带

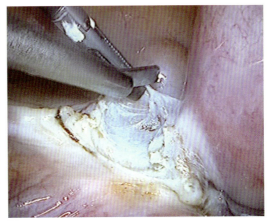

图 11-3-4　腹腔镜次全子宫切除术。用剪刀锐性打开左侧阔韧带前叶腹膜

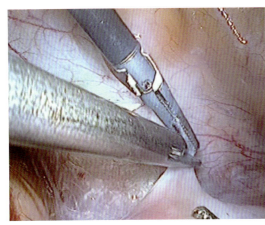

图 11-3-5　腹腔镜次全子宫切除术。用剪刀钝锐性分离子宫膀胱反折腹膜

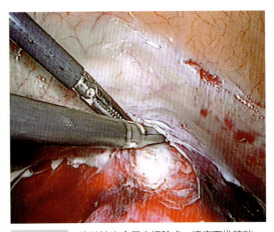

图 11-3-6　腹腔镜次全子宫切除术。适度下推膀胱

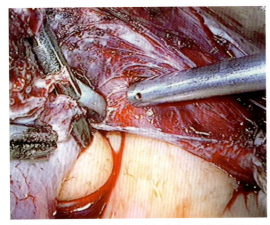

图 11-3-7　腹腔镜次全子宫切除术。用剪刀锐性打开右侧阔韧带后叶腹膜

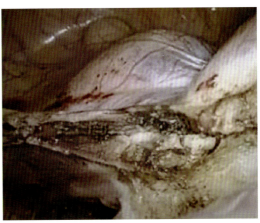

图 11-3-8　腹腔镜次全子宫切除术。分离阔韧带内疏松组织，显露左侧子宫血管

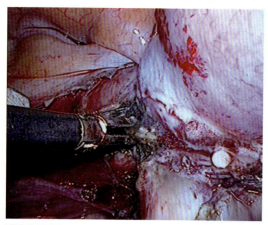

图 11-3-9　腹腔镜次全子宫切除术。用双极电凝左侧子宫血管

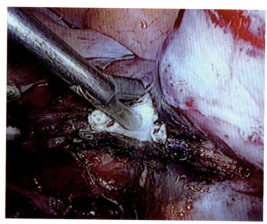

图 11-3-10　腹腔镜次全子宫切除术。电凝后用剪刀剪断左侧子宫血管

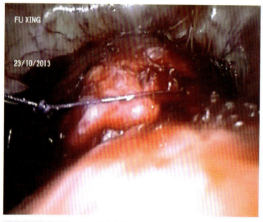

图 11-3-11　腹腔镜次全子宫切除术。将自制套圈套过子宫体，置于宫颈内口水平

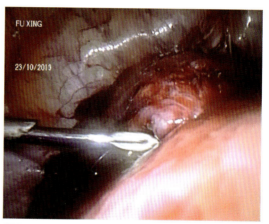

图 11-3-12　腹腔镜次全子宫切除术。用自制套圈套扎子宫，用推结器于宫颈内口水平推紧线圈

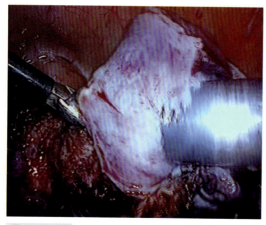

图 11-3-13　腹腔镜次全子宫切除术。用电动组织粉碎器将子宫体逐次旋切取出

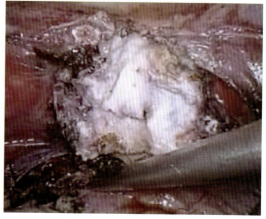

图 11-3-14　腹腔镜次全子宫切除术。旋切子宫后残留宫颈

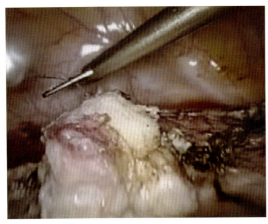

图 11-3-15　腹腔镜次全子宫切除术。旋切子宫后用推结器推紧宫颈套扎线结，剪除多余的尾线

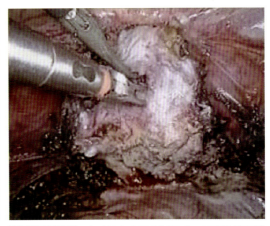

图 11-3-16　腹腔镜次全子宫切除术。用腹腔镜双极电凝破坏宫颈管内黏膜

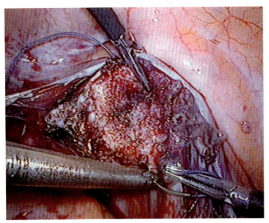

图 11-3-17　腹腔镜次全子宫切除术。用可吸收缝线缝合宫颈创面

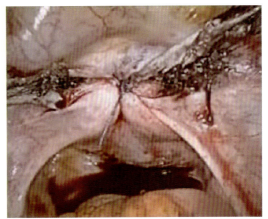

图 11-3-18　腹腔镜次全子宫切除术。用可吸收缝线缝合宫颈和腹膜创面后的盆腔情况

（二）腹腔镜全子宫切除术

1. 离断圆韧带、输卵管峡部和卵巢固有韧带

用举宫器向一侧推举子宫，用双极、超声刀或 Ligasure 等器械钳夹、电凝、切断对侧圆韧带和输卵管峡部，继续充分电凝切断卵巢固有韧带（图 11-3-19 ~ 图 11-3-21）。同法处理对侧。

2. 处理阔韧带，下推膀胱

向下打开阔韧带前叶至子宫膀胱反折腹膜，打开阔韧带后叶达宫骶韧带处（图 11-3-22 ~ 图 11-3-24）。应用举宫器向头端牵张子宫，下推膀胱（图 11-3-25）。钝性、锐性分离宫旁组织，充分暴露血管（图 11-3-26）。

3. 处理子宫血管

可缝扎动脉，也可电凝血管。临床常用的是用双极电凝处理子宫血管（图 11-3-27、图 11-3-28）。应尽可能缩短电凝时间，短时间、反复电凝优于长时间、持续电凝，但要保证电凝充分，避免切开血管后出血。同时阴道助手在关键时刻帮助术者向头端推举子宫，使子宫血管远离输尿管，以减少电热损伤累及输尿管。

4. 处理主韧带及骶韧带

于宫颈侧方紧贴宫颈分离主韧带（图 11-3-29）。于宫骶韧带起始部贴近子宫电凝切断宫骶韧带（图 11-3-30）。注意上举子宫，显露充分，避免损伤直肠、膀胱及输尿管。

5. 穹隆切开、取出子宫

用阴道顶举器顶举阴道前穹隆或后穹隆，用超声刀、超声钩或者单极电铲切开阴道壁（图 11-3-31）。旋转顶举器，将阴道切口周围穹隆部顶起，沿阴道穹隆部环行切断阴道壁，经阴道取出子宫（图 11-3-32）。如果子宫体积较大，可将子宫切成较小块取出。可将子宫填塞于阴道内，或将填塞纱布的橡胶手套填塞于阴道内，以免腹腔镜气腹气体自阴道溢出。

6. 关闭阴道穹隆

可经腹腔镜或阴式缝合来完成阴道穹隆的关闭。一般用可吸收缝线连续缝合阴道断端及腹膜创面（图 11-3-33 ~ 图 11-3-37）。

7. 冲洗盆腔

腹腔镜下检查盆腔，充分冲洗并进一步止血，必要时检查输尿管的活动情况（图 11-3-38）。

行腹腔镜全子宫切除术时，视手术难易程度，阻断子宫血管、处理宫颈旁组织、打开阴道穹隆、取出子宫和关闭阴道穹隆几个步骤可经阴式手术完成。子宫无脱垂或子宫增大时，腹腔镜可完成较多的手术步骤。

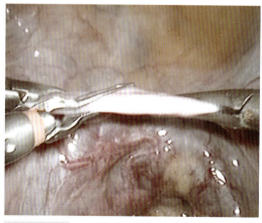

图 11-3-19 腹腔镜全子宫切除术。用双极电凝右侧圆韧带

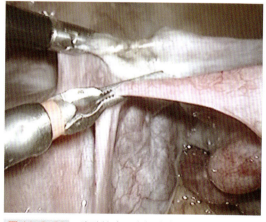

图 11-3-20 腹腔镜全子宫切除术。用双极电凝右侧输卵管峡部管壁

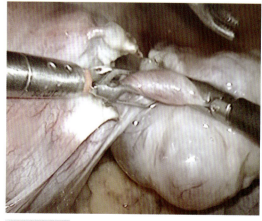

图 11-3-21 腹腔镜全子宫切除术。用双极电凝右侧卵巢固有韧带

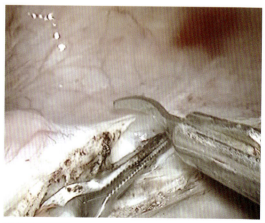

图 11-3-22 腹腔镜全子宫切除术。用剪刀分离右侧阔韧带前叶腹膜

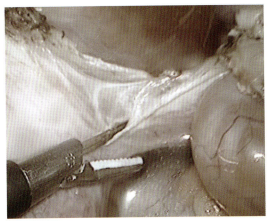

图 11-3-23 腹腔镜全子宫切除术。用超声刀凝切打开右侧阔韧带后叶

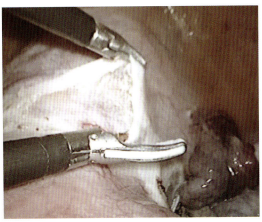

图 11-3-24 腹腔镜全子宫切除术。用超声刀打开子宫膀胱反折腹膜

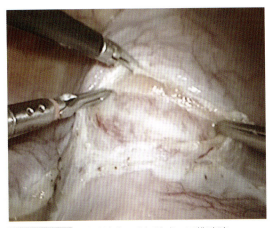

图 11-3-25 腹腔镜全子宫切除术。下推膀胱

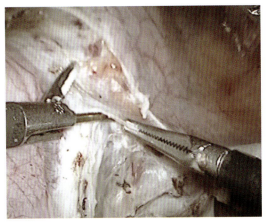

图 11-3-26 腹腔镜全子宫切除术。用超声刀分离右侧宫旁组织，充分暴露子宫血管

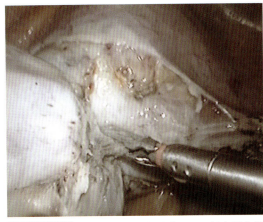

图 11-3-27 腹腔镜全子宫切除术。用双极电凝右侧子宫血管

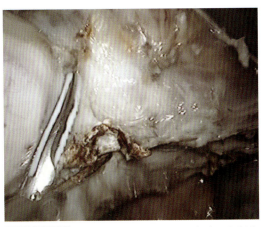

图 11-3-28 腹腔镜全子宫切除术。用超声刀凝断右侧子宫血管

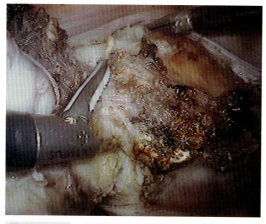

图 11-3-29　腹腔镜全子宫切除术。用超声刀凝切右侧主韧带

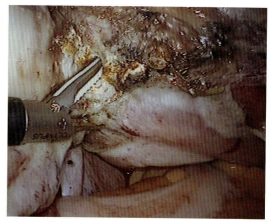

图 11-3-30　腹腔镜全子宫切除术。用超声刀凝切右侧骶韧带

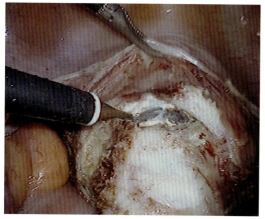

图 11-3-31　腹腔镜全子宫切除术。用超声钩切开阴道前穹隆

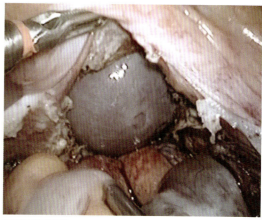

图 11-3-32　腹腔镜全子宫切除术。经阴道取出子宫，并填塞于阴道内

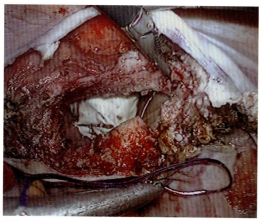

图 11-3-33　腹腔镜全子宫切除术。用可吸收缝线缝合阴道壁

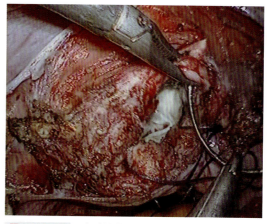

图 11-3-34　腹腔镜全子宫切除术。用可吸收缝线连续缝合阴道壁

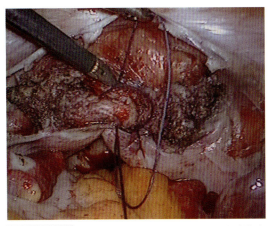

图 11-3-35　腹腔镜全子宫切除术。用可吸收缝线连续缝合阴道壁后拉紧缝线

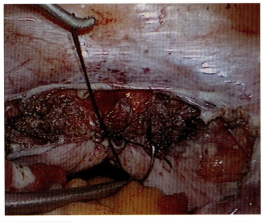

图 11-3-36　腹腔镜全子宫切除术。用可吸收缝线连续缝合阴道壁后打结

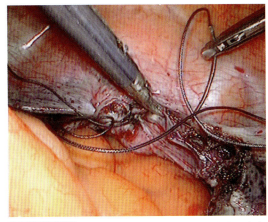

图 11-3-37　腹腔镜全子宫切除术。连续缝合闭合腹膜创面

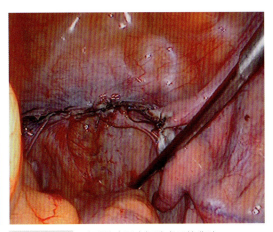

图 11-3-38　腹腔镜全子宫切除术后的盆腔

四、腹腔镜子宫切除手术实例演示

病例 1　腹腔镜次全子宫切除术

1. 病情简介

患者 47 岁，因"发现子宫肌瘤 10 年，增大伴月经量增多 3 个月"入院。患者既往月经规律，初潮 13 岁，周期 4～6 天 /28～30 天，量中等，无痛经。妊娠 1 次。足月行剖宫产 1 次。末次月经 16 天前。患者 10 余年前体检发现子宫肌瘤，无不适，未进行任何治疗。定期复查，肌瘤缓慢长大。近 3 个月出现月经量增多，经量较既往增多 1/3，周期无改变。妇科检查：外阴已婚未产型；阴道通畅；宫颈光滑；子宫前位，增大如孕 9 周大小，外形不规则，活动好，无压痛；双侧附件区未扪及异常。经阴道妇科超声检查：子宫大小 6.8cm×6.1cm×6.5cm，肌层回声不均，前壁结节 5.3cm×4.6cm，后壁略内突结节 1.4cm×0.8cm，左后壁结节 2.1cm×2.0cm，右底后壁结节 2.9cm×2.5cm，内膜线居中，回声

中等，全层厚 1.1cm，双侧卵巢未见异常回声。提示：子宫肌瘤（多发）。宫腔镜检查：宫腔形态正常。宫颈 TCT 检查：轻度炎症。入院诊断：子宫肌瘤。完善检查后，择期全麻下行腹腔镜次全子宫切除术。

2. 手术步骤

（1）气腹成功后，置腹腔镜。见子宫增大，如孕 10 周大小，外形不规则，子宫前壁、后壁及宫底可见多个外突结节，直径 1 ~ 6cm 不等，最大者位于宫底偏后壁，双侧附件外观正常（图 11-3-39a）。

（2）用双极电凝左侧圆韧带，用剪刀剪断（图 11-3-39b、c）。用双极电凝左侧输卵管峡部管壁和左侧卵巢固有韧带，用剪刀剪断（图 11-3-39d ~ g）。向下打开阔韧带前叶及后叶至子宫峡部。同法处理右侧附件及阔韧带（图 11-3-39h ~ k）。打开子宫膀胱反折腹膜，适度下推膀胱（图 11-3-39l）。

（3）分离左侧宫旁组织，显露子宫血管。用双极电凝左侧子宫血管，用剪刀剪断（图 11-3-39m、n）。同法处理右侧宫旁血管（图 11-3-39o）。

（4）盆腔置自制套圈，套扎于子宫下段宫颈内口水平（图 11-3-39p）。用推结器推紧线结，助手取出举宫器，再次推紧线结，腹腔内打结加固，剪断尾线（图 11-3-39q、r）。再次置入自制套圈，套扎于宫颈内口水平，用推结器推紧线结并留置（图 11-3-39s）。

（5）用电动碎瘤器分次旋切子宫体并取出，同时不断收紧套圈线结（图 11-3-39t、u）。旋切过程中可见子宫壁间多发肌瘤。旋切结束后再次推紧线结。

（6）用双极电凝破坏宫颈残端黏膜（图 11-3-39v）。腹腔内打结加固，剪除多余的缝线（图 11-3-39w）。清理盆腔，检查创面，电凝出血点（图 11-3-39x）。冲洗盆腔、腹腔，无活动性出血，创面覆盖医用防粘连膜，盆腔留置引流管（图 11-3-39y）。术后病理：子宫多发肌瘤。

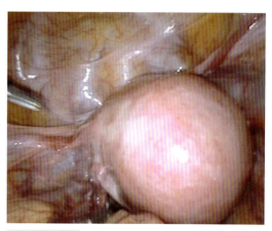

图 11-3-39a　病例 1。腹腔镜下见子宫增大，如孕 10 周大小，外形不规则

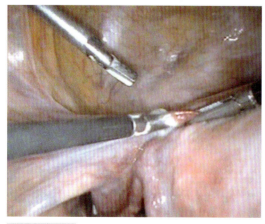

图 11-3-39b　病例 1。用双极电凝左侧圆韧带

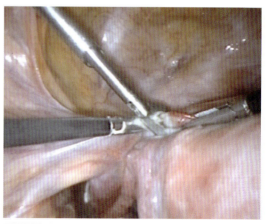

图 11-3-39c　病例 1。电凝后用剪刀剪断

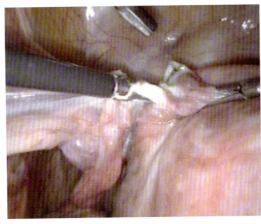
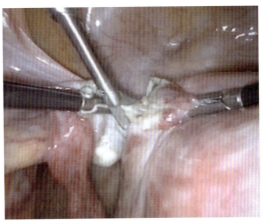

图 11-3-39d　病例 1。用双极电凝左侧输卵管峡部管壁

图 11-3-39e　病例 1。电凝后用剪刀剪断

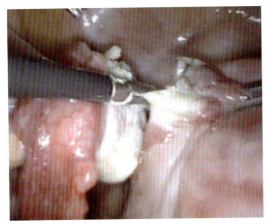
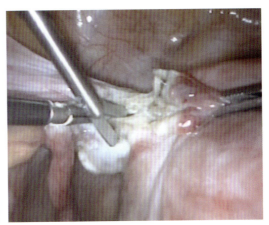

图 11-3-39f　病例 1。用双极电凝左侧卵巢固有韧带

图 11-3-39g　病例 1。电凝后用剪刀剪断

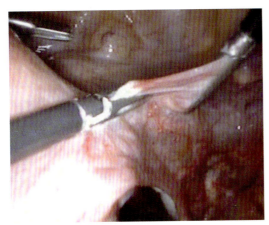
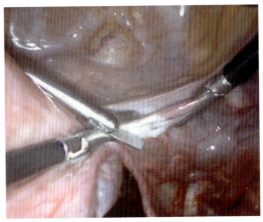

图 11-3-39h　病例 1。用双极电凝右侧圆韧带

图 11-3-39i　病例 1。电凝后用剪刀剪断

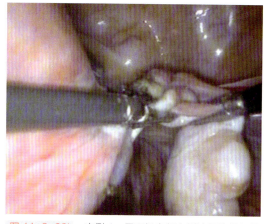

图 11-3-39j　病例 1。用双极电凝右侧输卵管峡部管壁和卵巢固有韧带

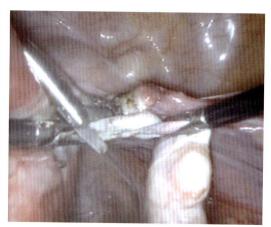

图 11-3-39k　病例 1。电凝后用剪刀剪断

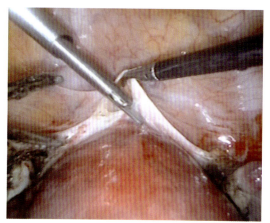

图 11-3-39l　病例 1。打开子宫膀胱反折腹膜

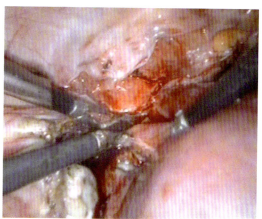

图 11-3-39m　病例 1。用双极电凝左侧子宫血管

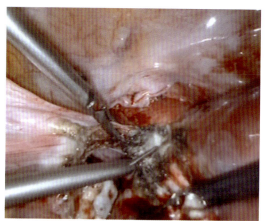

图 11-3-39n　病例 1。电凝后用剪刀剪断

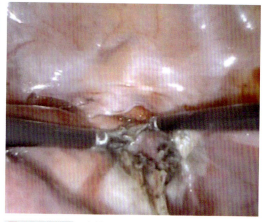

图 11-3-39o　病例 1。用双极电凝右侧子宫血管

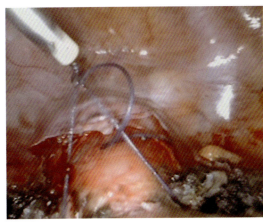

图 11-3-39p 病例 1。置自制套圈，套扎于子宫下段宫颈内口水平

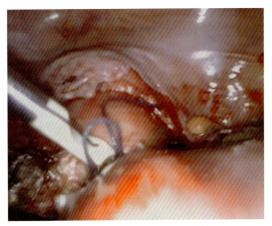

图 11-3-39q 病例 1。用推结器推紧线结

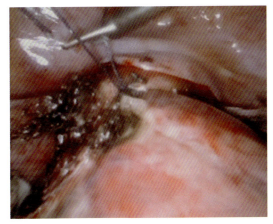

图 11-3-39r 病例 1。腹腔内打结加固后剪断尾线

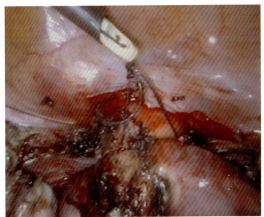

图 11-3-39s 病例 1。再次置入自制套圈，套扎于宫颈内口水平

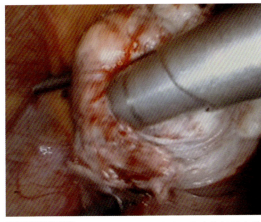

图 11-3-39t 病例 1。用电动碎瘤器分次旋切子宫体并取出

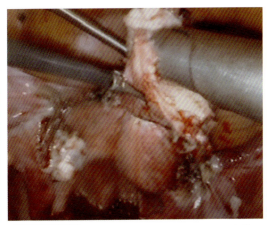

图 11-3-39u 病例 1。用电动碎瘤器旋切子宫接近宫颈

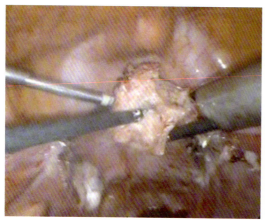

图 11-3-39v　病例 1。用双极电凝破坏宫颈残端黏膜

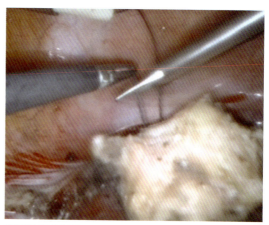

图 11-3-39w　病例 1。将套圈打结加固，剪除多余的缝线

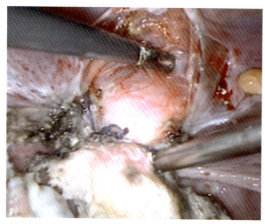

图 11-3-39x　病例 1。用双极电凝活动性出血点

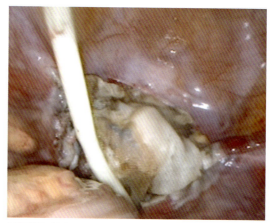

图 11-3-39y　病例 1。冲洗盆腔、腹腔，无活动性出血，创面覆盖医用防粘连膜，盆腔留置引流管

3. 难点解析

　　腹腔镜次全子宫切除术中采用套圈套扎子宫下段，阻断子宫血管，方法简单，但是仍有套圈滑脱，导致术后出血的可能。本例手术中套扎之前凝断子宫血管，并套扎 2 个线圈，止血效果牢固。切除子宫体后，宫颈残端颈管内膜需要电凝破坏，以防术后因内膜残留引起周期性出血形成血肿。

病例 2　腹腔镜次全子宫切除术

1. 病情简介

　　患者 39 岁，因"继发痛经，进行性加重 6 年，发现子宫肌瘤 3 年"入院。患者既往月经规律，初潮 13 岁，周期 6 天 /30 天，量稍多，色红，有血块，无痛经史。妊娠 6 次，顺产 1 次，流产 5 次。末次月经 15 天前。患者 6 年前出现痛经，进行性加重，服止痛药物治疗。3 年前 B 超检查提示子宫腺肌症，子宫肌瘤。定期复查。近半年痛经加重无法忍受，药物治疗无明显效果。现要求手术治疗入院。妇科检查：外阴已婚已产型；阴道通畅；宫颈光滑；子宫前位，如孕 11 周大小，球形，质硬，活动欠佳。双侧附件区未扪及明显异常。经阴道妇科 B 超：子宫前位，大小 7.1 cm × 7.2 cm × 7.2 cm，肌层回声不均，散在短线状回声。后壁肌壁间可见低回声结节，大小 2.4cm×3.2cm。双侧卵巢可见。提示：子宫腺肌症，子宫肌瘤。宫颈 TCT 检查：轻度炎症。入院诊断：子宫腺肌症，子宫肌瘤。完善检查后，择期全麻下行腹腔镜次全子宫切除术。

2. 手术步骤

（1）置腹腔镜。见子宫球形增大，如孕 11 周大小，子宫后壁下段与直肠致密粘连，直肠子宫陷窝封闭，子宫右后壁见散在紫蓝色病灶（图 11-3-40a）。

（2）用双极电凝左侧圆韧带，用剪刀锐性剪断（图 11-3-40b）。打开阔韧带前叶及子宫膀胱反折腹膜（图 11-3-40c、d）。向右侧打开右侧阔韧带前叶。用双极电凝，用剪刀剪断右侧圆韧带（图 11-3-40e）。用双极电凝，用剪刀剪断右侧输卵管峡部及卵巢固有韧带（图 11-3-40f）。打开阔韧带后叶，分离宫旁组织（图 11-3-40g）。用双极电凝，用超声刀凝断左侧输卵管峡部及卵巢固有韧带（图 11-3-40h）。打开阔韧带后叶，分离宫旁组织（图 11-3-40i）。

（3）分离子宫后壁下段与直肠粘连，分离过程中见粘连带内有棕黄色黏液，考虑为子宫内膜异位病灶（图 11-3-40j）。适度下推膀胱（图 11-3-40k）。用双极充分电凝，用超声刀凝断双侧子宫血管（图 11-3-40l、m）。

（4）用超声刀及单极电铲于宫颈内口水平楔形切下子宫体，用碎瘤器粉碎子宫体并取出（图 11-3-40n、o）。用双极电凝破坏宫颈创面黏膜（图 11-3-40p）。用双极电凝出血点及宫颈创面止血。用可吸收缝线 "8" 字缝合闭合宫颈管（图 11-3-40q、r）。将膀胱腹膜反折缝合固定在宫颈创面上，覆盖子宫颈残端（图 11-3-40s）。

（5）冲洗盆腔，无活动性出血（（图 11-3-40t）。术中出血 50mL，切除的组织重 220g。

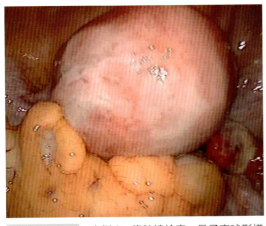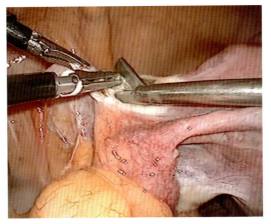

图 11-3-40a 病例 2。腹腔镜检查。见子宫球形增大，如孕 11 周大小

图 11-3-40b 病例 2。用双极电凝左侧圆韧带，用剪刀锐性剪断

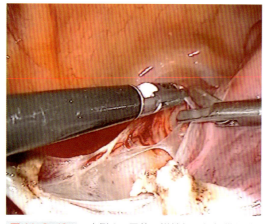

图 11-3-40c　病例 2。用剪刀锐性打开阔韧带前叶，达子宫膀胱反折腹膜

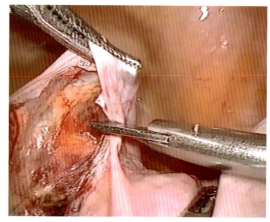

图 11-3-40d　病例 2。用剪刀锐性打开子宫膀胱反折腹膜

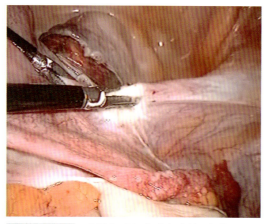

图 11-3-40e　病例 2。用双极电凝右侧圆韧带

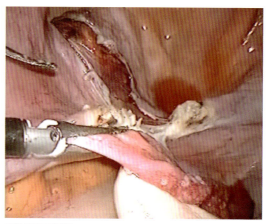

图 11-3-40f　病例 2。用双极电凝右侧输卵管峡部

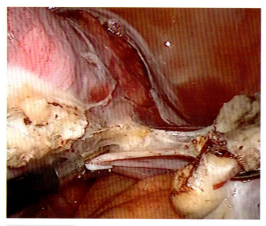

图 11-3-40g　病例 2。用超声刀打开右侧阔韧带后叶

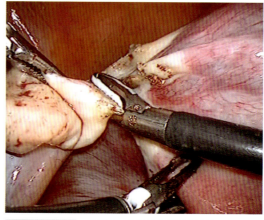

图 11-3-40h　病例 2。凝断左侧输卵管峡部后，用双极电凝，用超声刀凝断左侧卵巢固有韧带

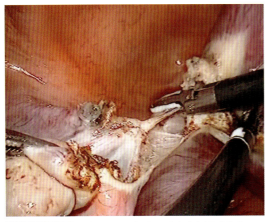

图 11-3-40i 病例 2。用超声刀分离左侧宫旁组织

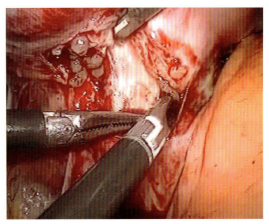

图 11-3-40j 病例 2。分离子宫后壁下段与直肠的粘连

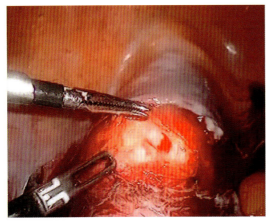

图 11-3-40k 病例 2。适度下推膀胱

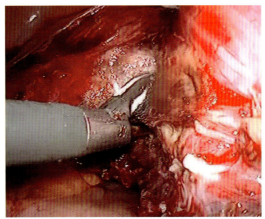

图 11-3-40l 病例 2。用双极电凝，用超声刀凝断左侧子宫血管

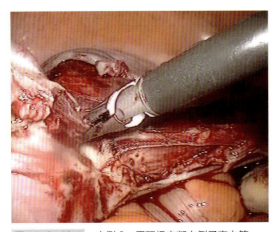

图 11-3-40m 病例 2。用双极电凝右侧子宫血管

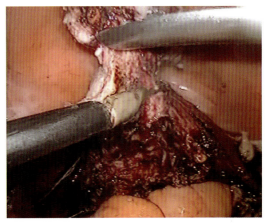

图 11-3-40n 病例 2。用单极电铲于宫颈内口水平楔形切割子宫体

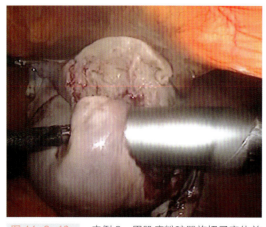

图 11-3-40o 病例 2。用肌瘤粉碎器旋切子宫体并取出

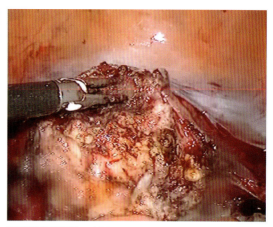

图 11-3-40p 病例 2。用双极电凝破坏宫颈创面黏膜

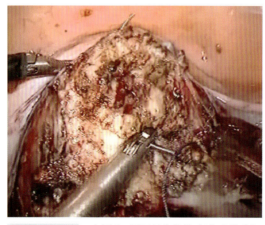

图 11-3-40q 病例 2。用可吸收缝线 "8" 字缝合闭合宫颈管

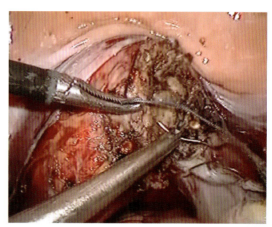

图 11-3-40r 病例 2。用可吸收缝线 "8" 字缝合闭合宫颈管

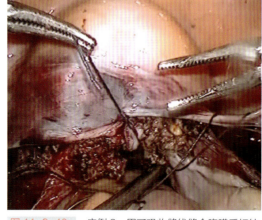

图 11-3-40s 病例 2。用可吸收缝线缝合腹膜后打结

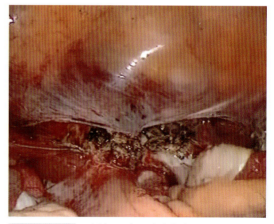

图 11-3-40t 病例 2。术后冲洗盆腔

3. 难点解析

本例腹腔镜次全子宫切除术中未用套圈套扎宫颈内口，而是分离子宫血管后凝断，子宫体也是先行切除，且创面呈楔形，与传统开腹手术方式相同。宫颈创面缝合闭合，增加了手术难度。

病例 3　腹腔镜辅助阴式子宫切除术（术者：Boubli　L，法国）

1. 病情简介

患者 41 岁，因"月经紊乱 3 年，继发进行性痛经 1 年余"入院。患者既往月经规律，初潮 14 岁，周期 5 天 /28 天，量中等，无痛经。孕 1 产 1，行剖宫产 1 次。末次月经 9 天前。患者 3 年前出现月经紊乱，周期 5～12 天 /20～25 天。量时多时少。1 年前出现痛经，进行性加重，用止痛药物治疗可轻微缓解。B 超检查提示子宫腺肌症。妇科检查：外阴已婚未产型；阴道通畅；宫颈中度糜烂；子宫后位，如孕 9 周大小，质硬，活动度差；双侧附件区未扪及异常。经阴道妇科 B 超：子宫 7.6cm×5.3cm×4.2cm，肌层回声不均。内膜线 0.7cm。双侧附件未见异常。提示：子宫腺肌症。宫腔镜检查：宫腔形态正常。诊刮内膜病理：子宫内膜单纯性增生过长。入院诊断：子宫腺肌症。完善检查后，择期全麻下行腹腔镜辅助阴式子宫切除术。

2. 手术步骤

（1）置腹腔镜，检查盆腔。见子宫如孕 9 周大小，宫底及子宫前壁与前腹壁紧密粘连。双侧附件未见明显异常。部分网膜与前腹壁粘连（图 11-3-41a）。用双极电凝、用剪刀分离子宫前壁与前腹壁的粘连（图 11-3-41b）。

（2）用双极电凝、用剪刀剪断左侧圆韧带及输卵管峡部（图 11-3-41c）。用双极电凝、用剪刀剪断左侧卵巢固有韧带，打开阔韧带前叶及子宫膀胱反折腹膜（图 11-3-41d）。分离阔韧带内疏松组织（图 11-3-41e）。

（3）用双极电凝、用剪刀分离网膜与前腹壁及右侧附件的粘连（图 11-3-41f）。用双极电凝、用剪刀剪断右侧圆韧带、输卵管峡部、卵巢固有韧带，打开阔韧带前叶，分离宫旁组织（图 11-3-41g、h）。

（4）转阴式手术。钳夹宫颈，于宫颈外口上 1.5cm 处用剪刀锐性环行打开宫颈部阴道黏膜，锐性分离膀胱宫颈间隙及阴道后壁间隙（图 11-3-41i）。钳夹、切断、缝扎双侧主韧带、宫骶韧带（图 11-3-41j）。用剪刀锐性打开后腹膜。钳夹、切断、缝扎双侧子宫血管及宫旁组织。将宫颈及子宫体下段分次切割，缩小子宫体积，将子宫自后穹隆翻出（图 11-3-41k）。钳夹、切断、缝扎宫旁组织。完全游离子宫后自阴道内取出子宫，用 1 号可吸收缝线连续横向缝合阴道断端。

（5）腹腔镜下观察创面，冲洗（图 11-3-41l）。出血 150mL，切除的组织重 150g。

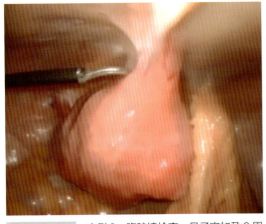

图 11-3-41a 病例 3。腹腔镜检查。见子宫如孕 9 周大小，宫底及子宫前壁与前腹壁紧密粘连

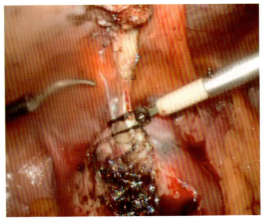

图 11-3-41b 病例 3。用双极电凝、用剪刀分离子宫前壁与前腹壁的粘连

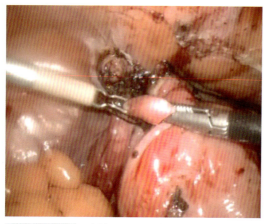

图 11-3-41c　病例 3。用双极电凝、用剪刀剪断左侧输卵管峡部

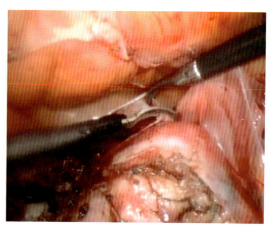

图 11-3-41d　病例 3。用剪刀锐性打开阔韧带前叶，达子宫膀胱反折腹膜

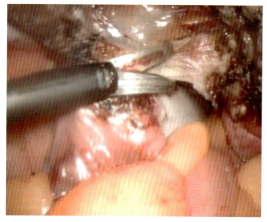

图 11-3-41e　病例 3。用剪刀锐性分离阔韧带内疏松组织

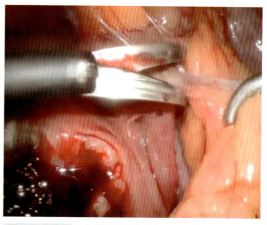

图 11-3-41f　病例 3。用剪刀锐性分离网膜与右侧附件的粘连

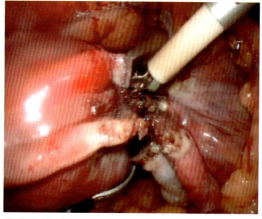

图 11-3-41g　病例 3。用双极、剪刀配合切断右侧圆韧带、输卵管峡部、卵巢固有韧带

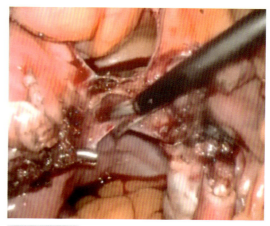

图 11-3-41h　病例 3。用剪刀锐性分离右侧阔韧带后叶

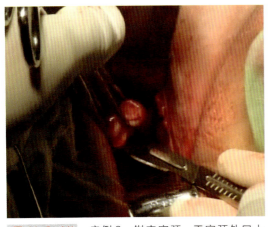
图 11-3-41i　病例 3。钳夹宫颈，于宫颈外口上 1.5cm 处用剪刀锐性环行打开宫颈部阴道黏膜

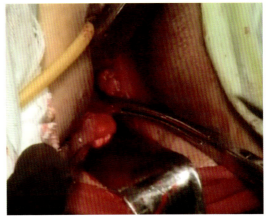
图 11-3-41j　病例 3。用弯钳钳夹右侧主韧带

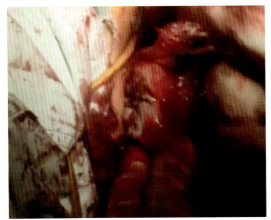
图 11-3-41k　病例 3。将子宫自后穹隆翻出

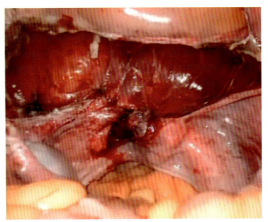
图 11-3-41l　病例 3。腹腔镜辅助阴式子宫切除术后观察盆腔创面

3. 难点解析

　　本例患者盆腔粘连严重，子宫活动度差，腹腔镜直视下分解粘连，处理双侧附件，弥补了阴式手术仅靠触觉检查盆腔和处理附件困难的缺点。但腹腔镜下处理子宫血管和宫颈仍有困难。适时转阴式手术处理阴道穹隆、宫颈旁组织及子宫血管，使两种手术方式互补，共同完成子宫切除术。

病例 4　腹腔镜全子宫切除术

1. 病情简介

　　患者 51 岁，因"经期延长，经量增多 6 年"入院。患者既往月经规律，初潮 12 岁，周期 5～7 天 /26～28 天，量中等，无痛经。孕 2 产 2。末次月经 14 天前。患者于 6 年前无明显诱因出现经期延长，经量增多，月经周期缩短，7～10 天 /20～24 天。曾就诊于多家医院，予 4 次诊刮，诊刮病理结果回报为子宫内膜单纯增生，曾予甲睾酮配伍妇康片治疗半年，效果不显著，之后月经量仍多，血红蛋白 91g/L。要求手术治疗入院。体检发现高血压 3 年，长期口服硝苯地平片。妇科检查：外阴已婚已产型；阴道通畅；宫颈肥大，轻度糜烂；宫体中位，稍大，无压痛，活动好；双侧附件区未扪及异常。经阴道妇科 B

超：子宫前位，大小 5.4cm×6.6cm×4.3cm，子宫内膜厚 1.2cm。双侧附件未见异常。诊刮子宫内膜病理：子宫内膜呈单纯性增生。入院诊断：功能失调性子宫出血，慢性宫颈炎，高血压病。完善检查后，择期行腹腔镜全子宫切除术。

2. 手术步骤

（1）置腹腔镜。见子宫前位，如孕 6 周大小，右侧输卵管系膜囊肿，直径约 1cm，双侧输卵管及卵巢外形正常（图 11-3-42a）。

（2）用双极电凝，用剪刀剪断左侧圆韧带，打开阔韧带前叶（图 11-3-42b、c）。用双极电凝，用剪刀剪断左侧输卵管峡部及卵巢固有韧带（图 11-3-42d ~ f）。向下打开阔韧带后叶，分离阔韧带内疏松组织（图 11-3-42g）。打开子宫膀胱反折腹膜（图 11-3-42h）。用双极电凝、用剪刀剪断双侧宫骶韧带，打开子宫直肠反折腹膜（图 11-3-42i、j）。

（3）同法处理右侧附件，下推膀胱（图 11-3-42k ~ o）。

（4）用双极电凝、凝断双侧子宫动脉，处理宫颈旁组织（图 11-3-42p ~ t）。

（5）在阴道顶举器的协助下，用单极电铲打开阴道前穹隆、侧穹隆及后穹隆，切除子宫（图 11-3-42u、v）。经阴道取出子宫。全层连续缝合阴道断端（图 11-3-42w、x）。

（6）连续缝合闭合盆底腹膜创面，冲洗盆腔（图 11-3-42y、z）。

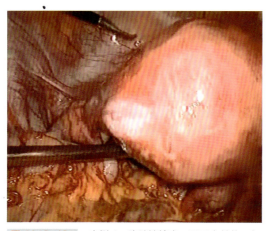

图 11-3-42a 病例 4。腹腔镜检查。见子宫前位，如孕 6 周大小，右侧输卵管系膜囊肿，直径约 1cm，双侧输卵管及卵巢外形正常

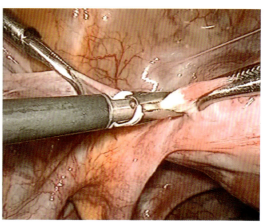

图 11-3-42b 病例 4。用双极电凝左侧圆韧带

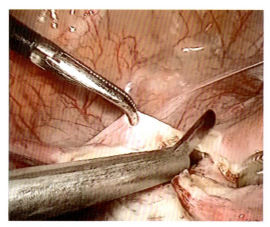

图 11-3-42c 病例 4。剪断左侧圆韧带后，用剪刀打开阔韧带前叶

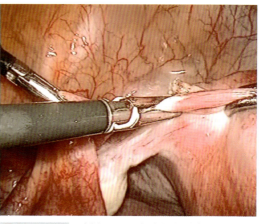

图 11-3-42d 病例 4。用双极电凝左侧输卵管峡部

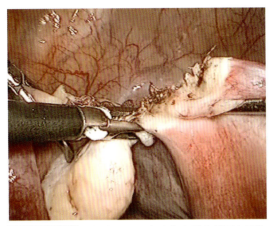

图 11-3-42e 病例 4。用双极电凝左侧卵巢固有韧带

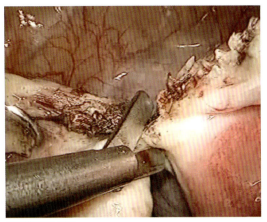

图 11-3-42f 病例 4。电凝后用剪刀剪断左侧卵巢固有韧带

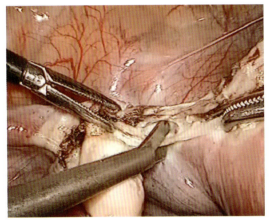

图 11-3-42g 病例 4。用剪刀打开左侧阔韧带后叶

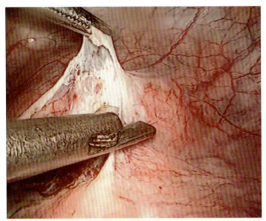

图 11-3-42h 病例 4。用剪刀锐性打开子宫膀胱反折腹膜

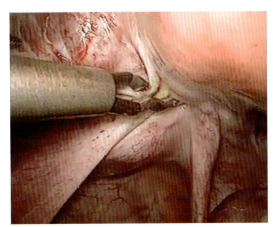

图 11-3-42i 病例 4。用双极电凝左侧宫骶韧带

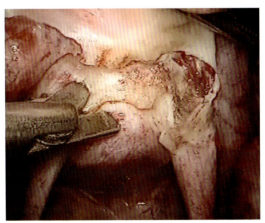

图 11-3-42j 病例 4。用剪刀剪断宫骶韧带，打开子宫直肠反折腹膜

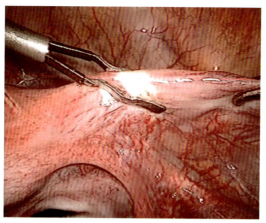

图 11-3-42k　病例 4。用双极电凝右侧圆韧带

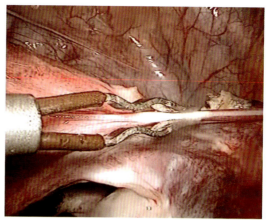

图 11-3-42l　病例 4。用双极电凝右侧输卵管峡部管壁

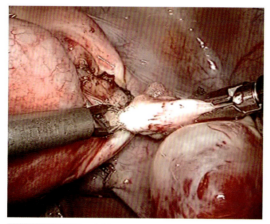

图 11-3-42m　病例 4。用双极电凝右侧卵巢固有韧带

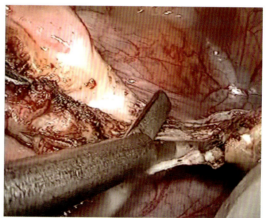

图 11-3-42n　病例 4。用双极电凝，用剪刀分离右侧阔韧带

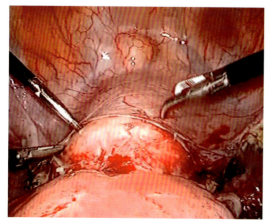

图 11-3-42o　病例 4。下推膀胱

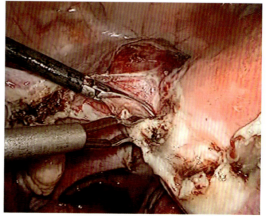

图 11-3-42p　病例 4。用双极电凝左侧子宫血管

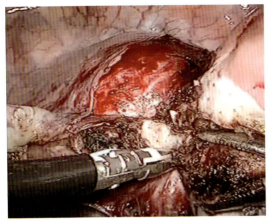

图 11-3-42q　病例 4。用双极凝断左侧子宫血管

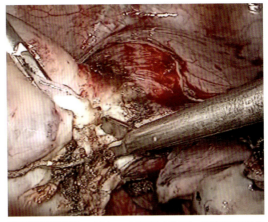

图 11-3-42r　病例 4。用双极电凝后，用剪刀剪断右侧子宫血管

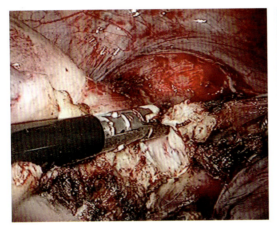

图 11-3-42s　病例 4。处理右侧子宫血管后，用双极凝断右侧宫颈旁组织

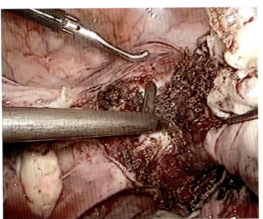

图 11-3-42t　病例 4。用剪刀分离左侧宫颈旁组织

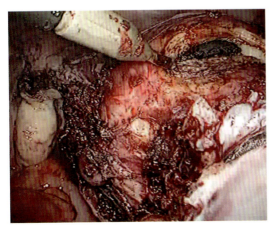

图 11-3-42u　病例 4。在阴道顶举器的协助下，用单极电铲打开前穹隆阴道壁

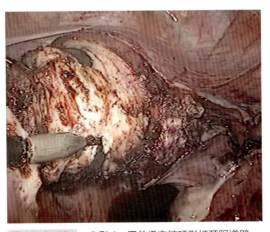

图 11-3-42v　病例 4。用单极电铲环形打开阴道壁

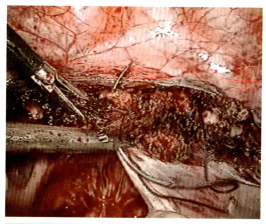

图 11-3-42w　病例 4。腹腔镜下用可吸收缝线缝合阴道壁

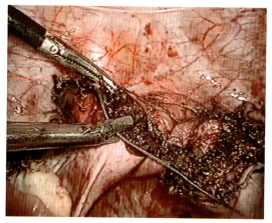

图 11-3-42x　病例 4。用可吸收缝线连续缝合阴道壁后拉紧缝线

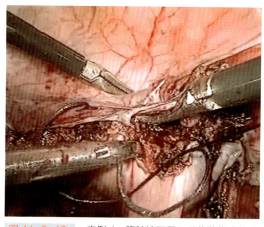

图 11-3-42y　病例 4。腹腔镜下用可吸收缝线连续缝合腹膜创面

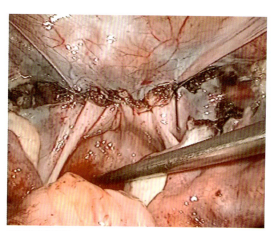

图 11-3-42z　病例 4。腹腔镜全子宫切除术后检查盆腔

3. 难点解析

本例患者盆腔无粘连，子宫稍大，手术逐步进行，操作顺利，出血不多，手术时间短，术后患者恢复良好。

病例 5　腹腔镜全子宫切除术

1. 病情简介

患者 44 岁，因"经量增多 8 年，腹腔镜子宫肌瘤剔除术后 3 年"入院。患者既往月经规律，初潮 14 岁，周期 7～8 天 /23～30 天，量中等，无痛经。妊娠 7 次，顺产 1 次，流产 6 次。末次月经 40 天前，量多，16 天干净。患者于 8 年前开始出现经期延长，经量增多，伴痛经。3 年前因子宫肌瘤行腹腔镜子宫肌瘤剔除术，术后痛经症状缓解，月经量未见明显减少。曾肌肉注射达菲林 3 针，症状未见缓解。检查提示子宫腺肌症，中度贫血。要求手术治疗入院。妇科检查：外阴已婚已产型；阴道通畅；宫颈光滑；子宫前位，如孕 11 周大小，无压痛；双侧附件区未扪及异常。经阴道妇科 B 超：子宫前位，大小 8.3cm×8.5cm×9.2cm，质不均，前壁见大量短线，子宫内膜回声中等，全层厚 0.8cm，宫腔线明显后移。双侧附件未见异常。提示：子宫腺肌症。诊刮子宫内膜病理：增殖期子宫内膜。入院诊断：子宫腺肌症。完善检查后，择期全麻下行腹腔镜全子宫切除术。

2. 手术步骤

（1）置腹腔镜。见子宫前位，增大饱满，如孕 12 周大小，前壁、后壁与网膜粘连，双侧输卵管及卵巢外形正常（图 11-3-43a）。用超声刀松解粘连带。

（2）用双极凝切左侧圆韧带、输卵管峡部及卵巢固有韧带，打开阔韧带前叶及子宫膀胱反折腹膜（图 11-3-43b ~ d）。用双极电凝，用剪刀剪断右侧圆韧带，打开右侧阔韧带前叶，下推膀胱（图 11-3-43e、f）。用双极电凝，用剪刀剪断右侧输卵管峡部及卵巢固有韧带（图 11-3-43g）。向下打开阔韧带后叶，凝切双侧宫骶韧带，打开子宫直肠反折腹膜（图 11-3-43h）。

（3）显露子宫血管区，用双极电凝双侧子宫血管，用剪刀剪断（图 11-3-43i ~ k）。用双极电凝双侧子宫主韧带，用剪刀剪断（图 11-3-43l）。

（4）用单极电铲沿阴道穹隆打开阴道壁，切除子宫，自阴道取出（图 11-3-43m）。连续缝合阴道残端（图 11-3-43n、o）。

（5）冲洗盆腔，检查无出血（图 11-3-43p）。术中出血 50mL，切除的全子宫重 300g。术后病理：子宫腺肌症，增殖期子宫内膜，慢性宫颈炎。

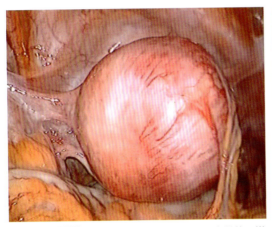

图 11-3-43a　病例 5。腹腔镜检查。见子宫前位，增大饱满，如孕 12 周大小。子宫前壁、后壁与网膜粘连

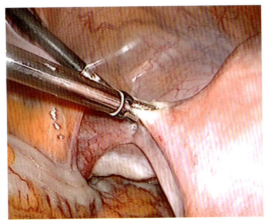

图 11-3-43b　病例 5。用智能双极凝切左侧圆韧带

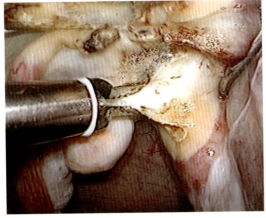

图 11-3-43c　病例 5。用智能双极凝切左侧卵巢固有韧带

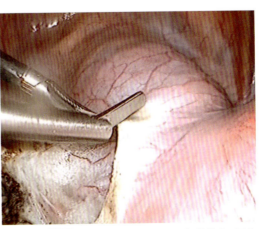

图 11-3-43d　病例 5。用剪刀打开阔韧带前叶及子宫膀胱反折腹膜

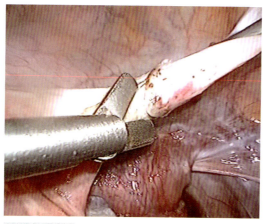

图 11-3-43e　病例 5。用双极电凝后，用剪刀剪断右侧圆韧带

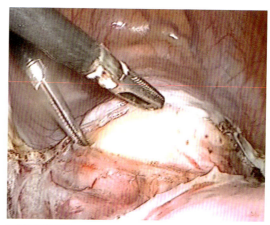

图 11-3-43f　病例 5。下推膀胱

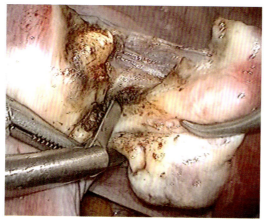

图 11-3-43g　病例 5。用双极电凝后，用剪刀剪断右侧卵巢固有韧带

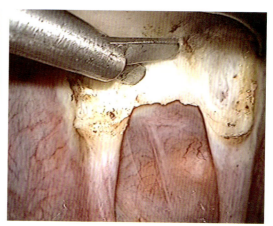

图 11-3-43h　病例 5。用双极电凝后，用剪刀剪断双侧宫骶韧带，打开子宫直肠反折腹膜

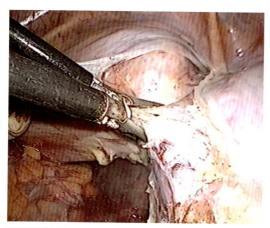

图 11-3-43i　病例 5。用双极电凝左侧子宫血管

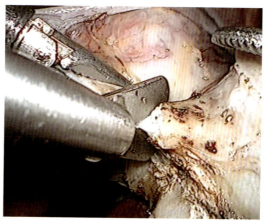

图 11-3-43j　病例 5。用双极电凝后，用剪刀剪断左侧子宫血管

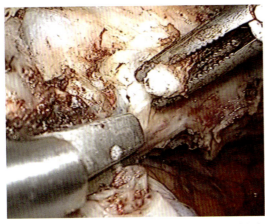

图 11-3-43k　病例 5。用双极电凝后，用剪刀剪断右侧子宫血管

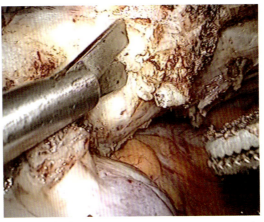

图 11-3-43l　病例 5。用双极电凝后，用剪刀剪断右侧主韧带

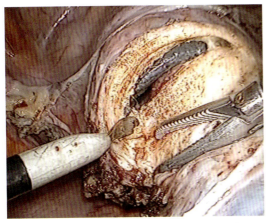

图 11-3-43m　病例 5。用单极电铲沿阴道穹隆打开阴道壁

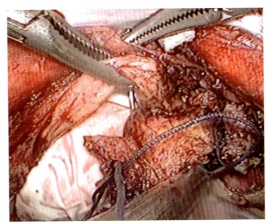

图 11-3-43n　病例 5。腹腔镜下用可吸收缝线连续缝合阴道断端

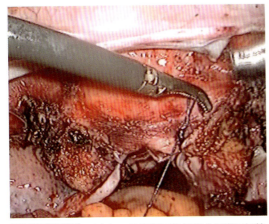

图 11-3-43o　病例 5。腹腔镜下连续缝合阴道后打结

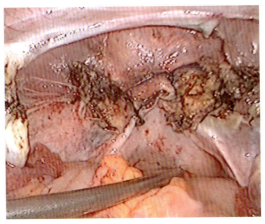

图 11-3-43p　病例 5。冲洗盆腔，检查无出血

3. 难点解析

本例为子宫腺肌症患者，子宫较前例大，手术操作清晰，手术步骤规范，术后患者恢复良好。

病例 6 腹腔镜全子宫切除术（术者：陈捷）

1. 病情简介

患者 46 岁，因"发现子宫肌瘤 4 年，自觉腹部包块 1 年余"入院。患者既往月经规律，初潮 15 岁，周期 7 天 /30 天。孕 5 产 2。末次月经 16 天前。患者 4 年前体检发现子宫肌瘤，直径 2cm，定期复查。1 年前自己扪及腹部包块，月经无明显改变，检查发现子宫肌瘤。现要求手术治疗入院。妇科检查：外阴已婚已产型；阴道通畅；宫颈轻度糜烂；子宫前位，如孕 4 个月大小；双侧附件区未扪及异常。经阴道妇科 B 超：子宫大小 12.9cm×11.6cm×9.9cm，壁间可见多个大小不等的低回声结节，最大者 7.5cm×6.8cm×6.2cm，双侧附件未见异常。提示：子宫多发肌瘤。入院诊断：子宫肌瘤。完善检查后，择期全麻下行腹腔镜全子宫切除术。

2. 手术步骤

（1）置腹腔镜，检查盆腔。见子宫如孕 4 个月大小，表面数个结节，直径 1～7cm。双侧附件未见异常（图 11-3-44a）。

（2）用 PK 刀电凝并剪断右侧卵巢固有韧带、输卵管峡部和圆韧带（图 11-3-44b）。打开阔韧带前叶，分离宫旁组织（图 11-3-44c）。同法处理左侧（图 11-3-44d～f）。打开子宫膀胱反折腹膜，下推膀胱（图 11-3-44g）。

（3）分离宫旁组织，用 PK 刀凝断双侧子宫动脉（图 11-3-44h、i）。处理宫颈旁组织，进一步下推膀胱，凝断主韧带、宫骶韧带（图 11-3-44j、k）。

（4）用剪刀打开阴道前穹隆，沿穹隆剪切，切除子宫（图 11-3-44l）。经阴道取出子宫。阴道断端全层纵向连续缝合，并与双侧宫骶韧带及子宫膀胱反折腹膜断端缝合，缝合关闭腹膜创口（图 11-3-44m～q）。

（5）冲洗盆腔，无活动性出血（图 11-3-44r）。切除的全子宫重 750g。

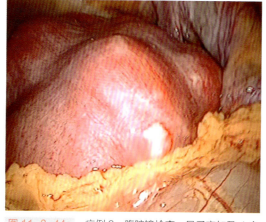

图 11-3-44a　病例 6。腹腔镜检查。见子宫如孕 4 个月大小，表面数个结节，直径 1~7cm

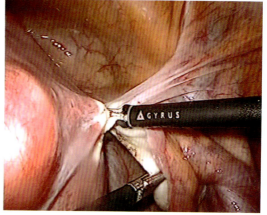

图 11-3-44b　病例 6。用 PK 刀电凝右侧圆韧带、输卵管峡部及卵巢固有韧带

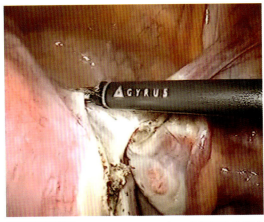

图 11-3-44c 病例 6。用 PK 刀打开右侧阔韧带前叶

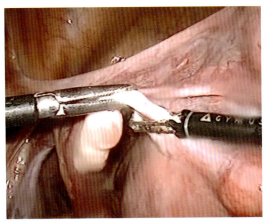

图 11-3-44d 病例 6。用 PK 刀电凝左侧卵巢固有韧带

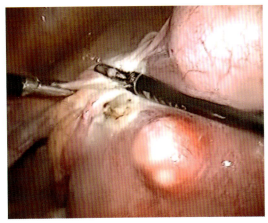

图 11-3-44e 病例 6。用 PK 刀电凝左侧圆韧带

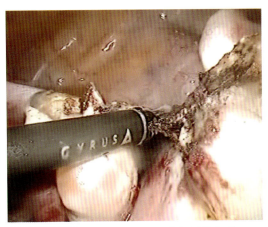

图 11-3-44f 病例 6。用 PK 刀分离左侧阔韧带

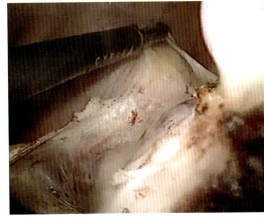

图 11-3-44g 病例 6。用 PK 刀打开子宫膀胱反折腹膜，下推膀胱

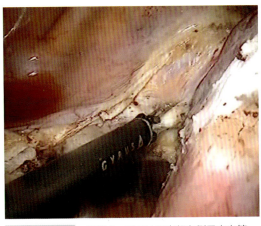

图 11-3-44h 病例 6。用 PK 刀电凝左侧子宫血管

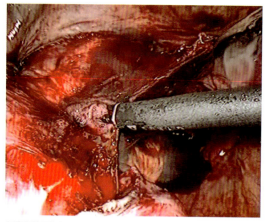

图 11-3-44i 病例 6。用 PK 刀电凝右侧子宫血管

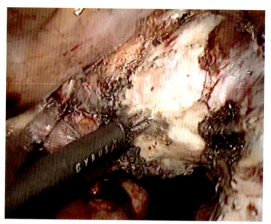

图 11-3-44j 病例 6。用 PK 刀电凝左侧主韧带

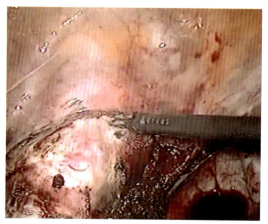

图 11-3-44k 病例 6。下推膀胱

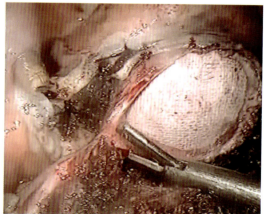

图 11-3-44l 病例 6。用腹腔镜剪刀打开阴道壁，切除子宫

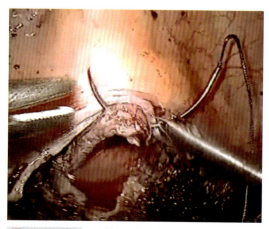

图 11-3-44m 病例 6。腹腔镜下用可吸收缝线纵向缝合阴道断端

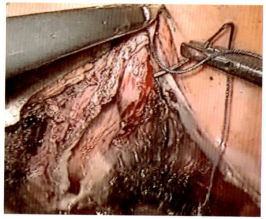

图 11-3-44n 病例 6。腹腔镜下用可吸收缝线纵向缝合阴道断端

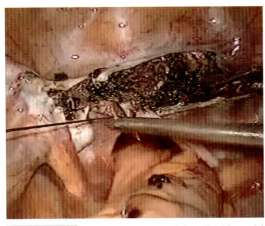

图 11-3-44o　病例 6。腹腔镜下缝合阴道断端及双侧骶韧带后，拉紧缝线

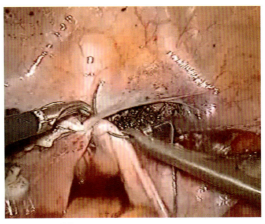

图 11-3-44p　病例 6。腹腔镜下用可吸收缝线连续缝合腹膜

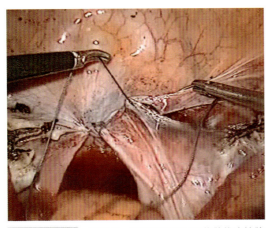

图 11-3-44q　病例 6。腹腔镜下用可吸收缝线连续缝合腹膜

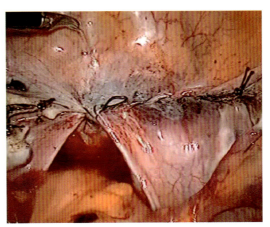

图 11-3-44r　病例 6。术后冲洗盆腔

3. 难点解析

　　临床上通常将子宫＞孕 16 周大小或者子宫重量＞500g 的子宫称为大子宫。子宫增大时，正常的解剖结构，尤其是输尿管和子宫血管的走行发生改变，所以手术时输尿管、血管以及肠管损伤的概率增加。可是正如本例手术，对于已熟练掌握手术技巧的有经验的术者，腹腔镜下对大子宫行切除术是安全可行的。

　　除本例所展示的手术技巧外，还可以选择一些其他方法来降低手术难度。如选择脐与剑突之间为第一个穿刺口，放置腹腔镜，以扩大手术视野，减少手术难度。还可以在手术前先行阻断子宫动脉，使子宫血流量减少，术中出血减少，手术难度降低。

病例 7　腹腔镜全子宫切除术 + 双侧输卵管切除术

1. 病情简介

　　患者 47 岁，因"发现盆腔包块 4 年"入院。患者既往月经规律，初潮 15 岁，周期 7 天 /30 天。

妊娠 2 次，足月产 1 次，流产 1 次。末次月经 3 个月前。患者 4 年前体检发现盆腔包块，考虑为子宫肌瘤，直径 2cm，未予处理。定期复查，肌瘤缓慢生长。3 年前开始出现月经量增多，经量约为原来的 2 倍，经期延长至 15 天，月经周期无改变。超声检查提示子宫多发肌瘤。要求手术治疗就诊，予皮下注射贝依 3.75mg，2 针。妇科检查：外阴已婚已产型；阴道通畅；宫颈光滑；子宫前位，增大如孕 12 周大小，活动受限，质中，无压痛；双侧附件区未扪及异常。经阴道妇科 B 超：子宫大小 5.4cm×7.3cm×7.3cm，肌层回声不均，宫壁多个结节，宫底内突结节 4.7cm×4.3cm，外达浆膜，后壁外突结节 3.7cm×3.2cm，后壁近宫腔结节 1.7cm×1.8cm，右前壁下段双核外突结节 3.9cm×2.6cm，右前壁下段结节 2.5cm×2.0cm，1.8cm×1.5cm，内膜显示不清，右侧卵巢未见异常回声，左侧卵巢未见。提示：子宫肌瘤。宫腔镜检查：子宫黏膜下肌瘤。子宫内膜病理：增殖期子宫内膜。入院诊断：子宫多发肌瘤。完善检查后，择期行腹腔镜全子宫切除术 + 双侧输卵管切除术。

2. 手术步骤

（1）置腹腔镜，检查盆腔。见子宫增大，如孕 11 周大小，外形不规则，前壁、后壁多发外突结节，直径 1~6cm 不等（图 11-3-45a）。双侧输卵管及右侧卵巢未见异常，左侧卵巢萎缩明显。右侧卵巢与子宫后壁膜样粘连，分离粘连。

（2）用双极电凝，用剪刀剪断左侧圆韧带（图 11-3-45b）。用双极电凝，用剪刀剪断左侧输卵管伞端系膜，沿输卵管系膜凝切至左侧宫角部（图 11-3-45c、d）。用双极电凝，用剪刀剪断左侧卵巢固有韧带（图 11-3-45e、f）。打开阔韧带前叶至子宫峡部。同法处理右侧圆韧带、输卵管系膜和卵巢固有韧带（图 11-3-45g~i）。打开阔韧带前后叶（图 11-3-45j）。用剪刀打开子宫膀胱反折腹膜，下推膀胱（图 11-3-45k、l）。

（3）分离左侧宫旁组织，显露左侧子宫血管，用双极电凝，用剪刀剪断子宫血管和主韧带（图 11-3-45m~o）。同法处理右侧子宫血管和主韧带（图 11-3-45p、q）。用双极电凝双侧宫骶韧带起始部。

（4）在穹隆顶举器的协助下，用单极电钩打开阴道前、后穹隆阴道壁（图 11-3-45r）。进一步凝切双侧主韧带，切开侧穹隆阴道壁（图 11-3-45s、t）。切割缩小子宫体积，从阴道取出子宫及双侧输卵管。

（5）用 1-0 可吸收缝线连续缝合阴道残端（图 11-3-45u~z）。"8"字缝合对合前、后腹膜（图 11-3-45aa）。用双极电凝盆腔创面活动性出血点。

（6）冲洗盆腔，无活动性出血，盆腔创面覆盖防粘连膜，盆腔留置引流管（图 11-3-45bb）。

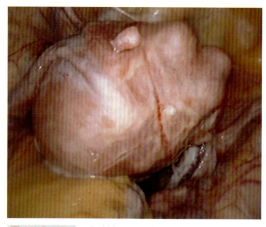

图 11-3-45a 腹腔镜下见子宫增大，如孕 11 周大小，外形不规则

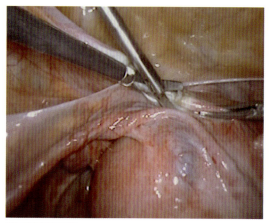

图 11-3-45b 病例 7。用双极电凝后，用剪刀剪断左侧圆韧带

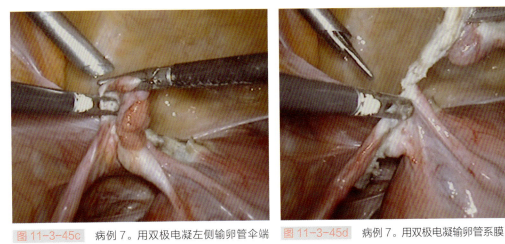
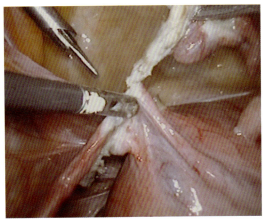

图 11-3-45c　病例 7。用双极电凝左侧输卵管伞端系膜

图 11-3-45d　病例 7。用双极电凝输卵管系膜

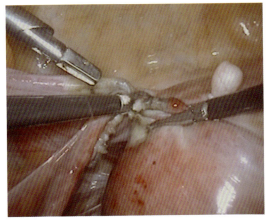
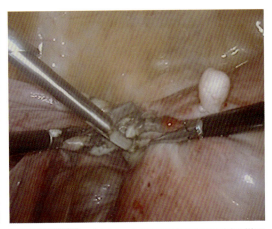

图 11-3-45e　病例 7。用双极电凝左侧卵巢固有韧带

图 11-3-45f　病例 7。电凝后用剪刀剪断左侧卵巢固有韧带

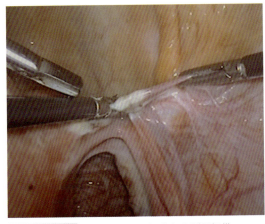
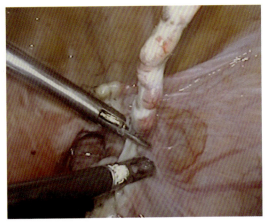

图 11-3-45g　病例 7。用双极电凝右侧圆韧带

图 11-3-45h　病例 7。用双极电凝右侧输卵管系膜

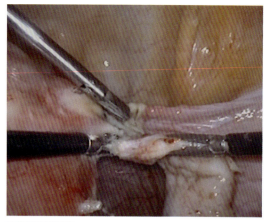

图 11-3-45i　病例 7。用双极电凝右侧卵巢固有韧带

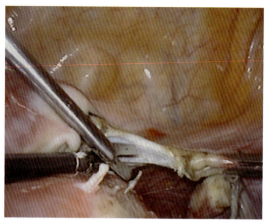

图 11-3-45j　病例 7。用剪刀打开右侧阔韧带后叶

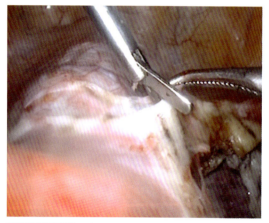

图 11-3-45k　病例 7。用剪刀打开子宫膀胱反折腹膜

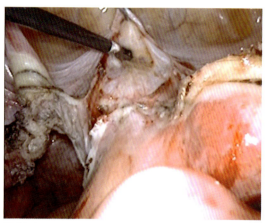

图 11-3-45l　病例 7。下推膀胱

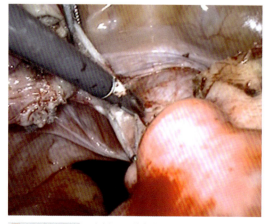

图 11-3-45m　病例 7。分离左侧宫旁组织

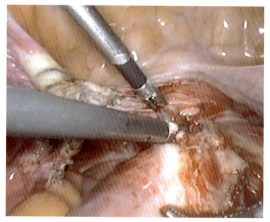

图 11-3-45n　病例 7。用双极电凝左侧子宫血管

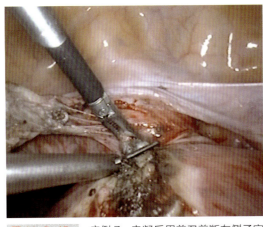

图 11-3-45o　病例 7。电凝后用剪刀剪断左侧子宫血管

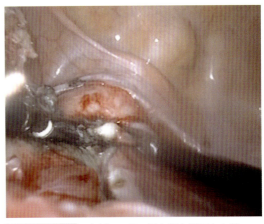

图 11-3-45p　病例 7。用双极电凝右侧子宫血管

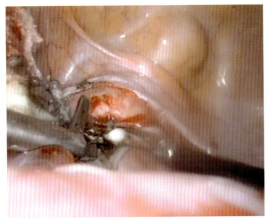

图 11-3-45q　病例 7。电凝后用剪刀剪断右侧子宫血管

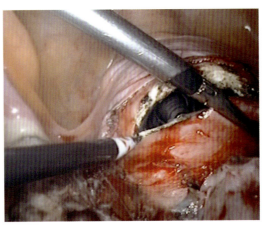

图 11-3-45r　病例 7。在穹隆顶举器的协助下，用单极电钩打开阴道前穹隆阴道壁

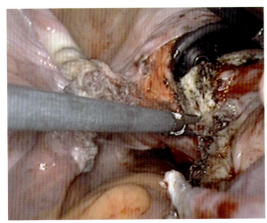

图 11-3-45s　病例 7。用双极进一步电凝左侧主韧带

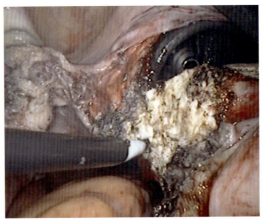

图 11-3-45t　病例 7。用单极电钩切开左侧壁阴道壁

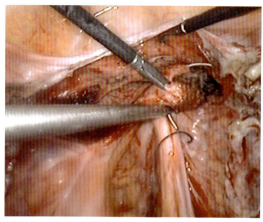

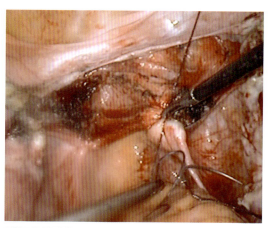

图 11-3-45u　病例 7。用可吸收缝线自右侧阴道残端缝合骶韧带残端和阴道断端

图 11-3-45v　病例 7。缝合后打结

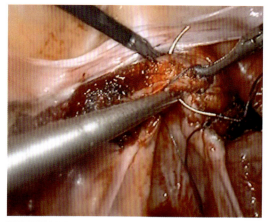

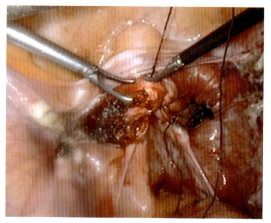

图 11-3-45w　病例 7。用可吸收缝线连续缝合阴道残端

图 11-3-45x　病例 7。缝合后拉紧缝线

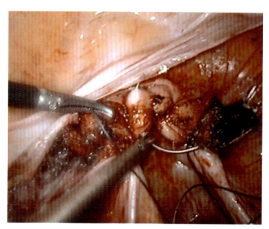

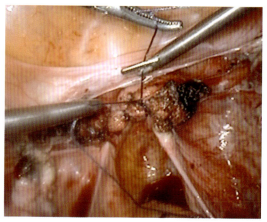

图 11-3-45y　病例 7。用可吸收缝线连续缝合阴道残端

图 11-3-45z　病例 7。缝合后打结，剪除多余的缝线

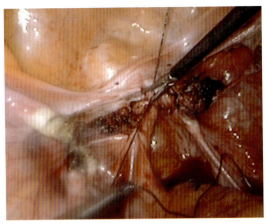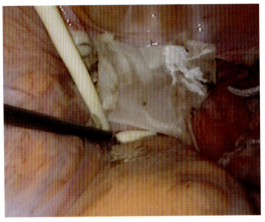

图 11-3-45aa　病例 7。"8"字缝合对合前、后腹膜　　图 11-3-45bb　病例 7。冲洗盆腔后，盆腔创面覆盖防粘连膜，盆腔留置引流管

3. 难点解析

本例手术在切除子宫的同时切除了双侧输卵管，处理输卵管时自伞端凝切输卵管系膜至宫角，余手术步骤与子宫切除术相同。手术顺利。

病例 8　腹腔镜全子宫切除术 + 双侧附件切除术

1. 病情简介

患者 71 岁，因"绝经 25 年，不规则阴道出血 2 年，加重 4 个月"入院。患者既往月经规律，初潮 13 岁，周期 7 天 /30 天。孕 4 产 4。绝经 25 年。患者 2 年前出现不规则阴道出血，量少，色暗红。近 4 个月出血量增加。B 超检查示内膜增厚。行宫腔镜检查宫腔形态正常。刮宫内膜病理：子宫内膜复杂性增生伴灶性非典型增生。妇科检查：外阴已婚已产型；阴道通畅，容 2 指；宫颈光滑；子宫中位，略小；双侧附件区未扪及异常。经阴道妇科 B 超：子宫萎缩，大小 3.4cm×3.6cm×2.7cm，内膜厚 0.6cm，右侧卵巢可见囊腔 2.5cm×1.5cm。提示：子宫内膜增厚，右侧附件囊肿。入院诊断：子宫内膜非典型增生，右侧附件囊肿。完善检查后，择期行腹腔镜全子宫切除术 + 双侧附件切除术。

2. 手术步骤

（1）置腹腔镜，检查盆腔。见子宫前位，稍小。右侧输卵管积水，双侧卵巢萎缩（图 11-3-46a）。

（2）用双极电凝、用超声刀凝断左侧骨盆漏斗韧带，向内逐步凝切卵巢及输卵管系膜至宫旁，凝切左侧圆韧带、左侧阔韧带，打开阔韧带后叶（图 11-3-46b～e）。同法凝切右侧骨盆漏斗韧带、卵巢及输卵管系膜、圆韧带，凝切右侧阔韧带达子宫血管（图 11-3-46f～j）。

（3）打开子宫膀胱反折腹膜，凝断右侧宫骶韧带（图 11-3-46k、l）。分离左侧宫旁疏松组织，下推膀胱（图 11-3-46m）。贴近子宫用双极电凝，用超声刀凝断左侧子宫血管（图 11-3-46n）。进一步凝切右侧子宫血管（图 11-3-46o）。用双极电凝，用剪刀剪断左侧宫骶韧带，打开子宫直肠反折腹膜，下推直肠（图 11-3-46p）。

（4）阴道填塞涂有亚甲蓝液体的棉纱团。用超声电钩打开阴道后穹隆及两侧主韧带，在穹隆顶举器的协助下，沿阴道穹隆切除子宫（图 11-3-46q）。从阴道取出子宫及双侧附件。阴道断端用可吸收缝线间断"8"字缝合（图 11-3-46r～u）。

（5）冲洗盆腔，无活动性出血（图 11-3-46v）。切除的子宫重 47g，送病理检查。

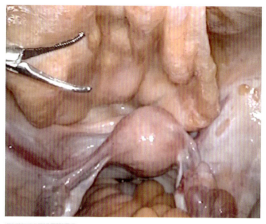

图 11-3-46a　病例 8。腹腔镜检查。见子宫前位，稍小。右侧输卵管积水，双侧卵巢萎缩

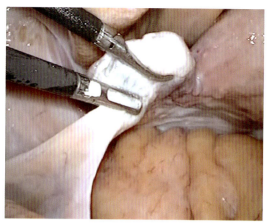

图 11-3-46b　病例 8。用双极电凝左侧骨盆漏斗韧带

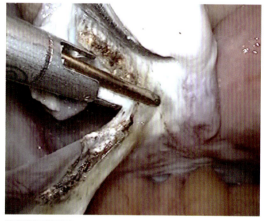

图 11-3-46c　病例 8。用超声刀凝断左侧卵巢及输卵管系膜

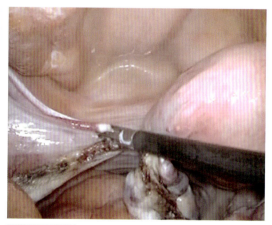

图 11-3-46d　病例 8。用双极电凝左侧圆韧带

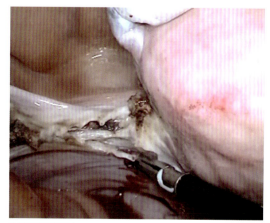

图 11-3-46e　病例 8。用双极电凝，用剪刀打开左侧阔韧带后叶

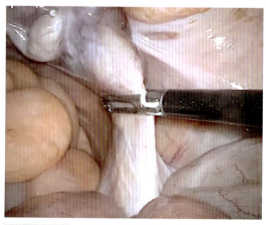

图 11-3-46f　病例 8。用双极电凝右侧骨盆漏斗韧带

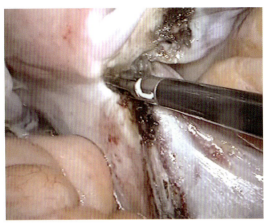

图 11-3-46g　病例 8。用超声刀凝断右侧卵巢及输卵管系膜

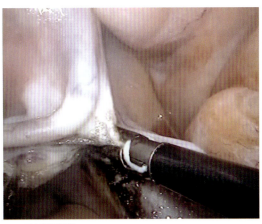

图 11-3-46h　病例 8。用双极电凝右侧圆韧带

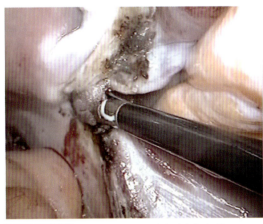

图 11-3-46i　病例 8。用双极电凝右侧阔韧带

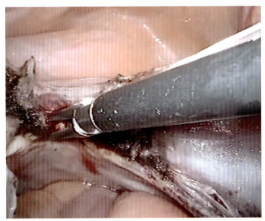

图 11-3-46j　病例 8。凝切右侧子宫血管，用双极电凝断端

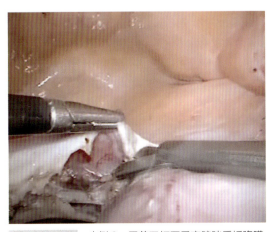

图 11-3-46k　病例 8。用剪刀打开子宫膀胱反折腹膜

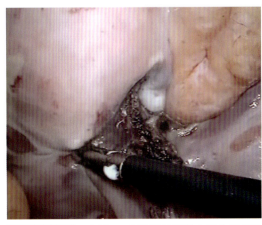

图 11-3-46l　病例 8。用腹腔镜双极电凝右侧宫骶韧带

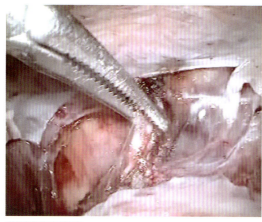

图 11-3-46m　病例 8。分离宫颈前疏松组织，下推膀胱

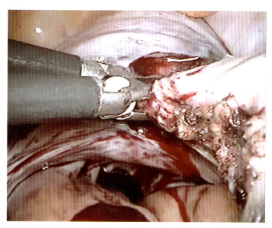

图 11-3-46n　病例 8。贴近子宫用双极电凝左侧子宫血管

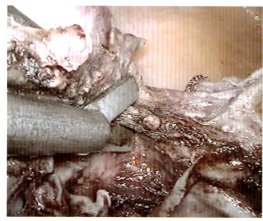

图 11-3-46o　病例 8。进一步电凝，用剪刀剪断右侧子宫血管

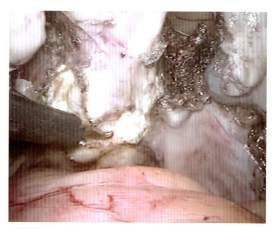

图 11-3-46p　病例 8。用超声刀打开子宫直肠反折腹膜，下推直肠

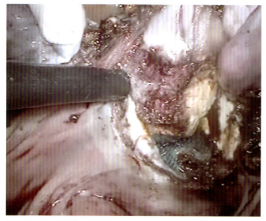

图 11-3-46q　病例 8。阴道填塞涂有亚甲蓝液体的棉纱团，用超声电钩打开阴道后穹隆及左侧主韧带

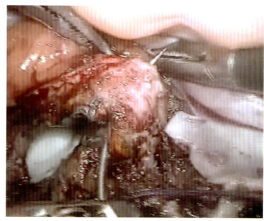

图 11-3-46r　病例 8。用可吸收缝线"8"字缝合阴道右侧断端

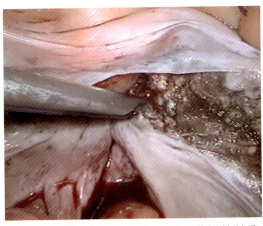

图 11-3-46s　病例 8。"8" 字缝合阴道右侧断端后，用推结器推紧缝线

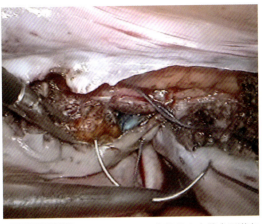

图 11-3-46t　病例 8。用可吸收缝线 8 字缝合阴道左侧断端

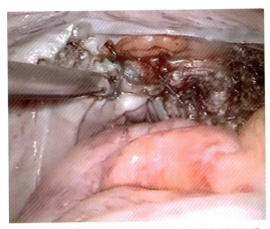

图 11-3-46u　病例 8。"8" 字缝合阴道左侧断端后，用推结器推紧缝线

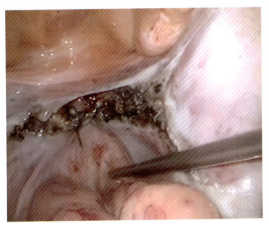

图 11-3-46v　病例 8。腹腔镜术后冲洗盆腔，无活动性出血

3. 难点解析

本例患者为 71 岁老年女性，因不规则阴道出血诊刮发现子宫内膜不典型增生。B 超提示右侧附件囊肿，故拟定手术为腹腔镜下全子宫及双侧附件切除。腹腔镜术时起始步骤为凝切双侧骨盆漏斗韧带，然后向内逐步凝切卵巢及输卵管系膜至宫旁。余下步骤与子宫切除手术相同。凝切骨盆漏斗韧带时需注意切割部位应贴近卵巢，以免损伤输尿管。

五、小结

腹腔镜子宫切除手术的创伤小、术后恢复快，对于有经验的术者手术安全性高、术后并发症少，是替代开腹和阴式子宫切除的完善术式。但术者对这一手术技术的掌握是一个循序渐进的过程，应在熟练掌握开腹及阴式手术的基础上，逐步完成不同程度的腹腔镜子宫切除手术。

<h1 style="text-align:center">第四节　腹腔镜子宫动脉阻断术</h1>

一、概述

（一）腹腔镜子宫动脉阻断术

腹腔镜子宫动脉阻断术（Laparoscopic Uterine Artery Occlusion，LUAO）是应用腹腔镜阻断双侧子宫动脉，使子宫血流量减少，达到减少术中出血、降低手术难度、提高手术安全性、改善术后效果等目的的手术。该技术一般应用于：腹腔镜子宫肌瘤剔除手术之前，剔除多发、较大或特殊部位的子宫肌瘤；腹腔镜子宫切除手术之前，切除外形不规则的较大子宫；盆腔子宫内膜异位症或腺肌症手术中，达到术后痛经缓解、月经量减少的效果等。

腹腔镜术中双侧子宫动脉阻断时，子宫血流量迅速减少，6～12h之后，子宫依靠交通支逐步恢复血液供应。在此过程中子宫经历了缺氧－复氧、缺血－再灌注的病理生理阶段。由于子宫平滑肌瘤细胞分裂程度相对较为活跃，对缺血、缺氧的耐受性差，故肌瘤细胞发生不可逆的变性坏死，尤其对于微小肌瘤影响更剧。此外，子宫肌壁的异位内膜病灶同样无法耐受缺血、缺氧而发生坏死，坏死的异位内膜由于缺少基底膜的支持而无法再生，因此也抑制了异位病灶的复发。

腹腔镜子宫动脉阻断术的应用拓宽了子宫肌瘤剔除及子宫切除的手术适应证，使得许多先前认为的禁忌证得以在腹腔镜下安全施行。腹腔镜术中阻断子宫动脉主干，子宫血流量迅速减少，肌瘤和子宫因缺血而缩小体积，故手术操作难度降低；术中子宫血流灌注减少，导致子宫创面出血减少，提高了手术的安全性；在子宫缺血、缺氧的过程中肌瘤细胞发生变性坏死，尤其对于微小肌瘤的影响更剧，因此术后可抑制肌瘤生长，降低肌瘤复发率。

腹腔镜子宫切除术前应用子宫动脉阻断术，减少子宫血流灌注，使术中处理子宫、宫颈旁血管和组织时出血减少，视野清晰，避免了输尿管损伤的发生，显著提高了手术的安全性。

此外，腹腔镜子宫动脉阻断术还可有效改善子宫肌瘤剔除术后的疗效，减少月经量，提高生活质量。该术式还可明显改善子宫腺肌症患者的痛经和月经过多的症状。腹腔镜在行子宫动脉阻断术的同时还可行子宫腺肌瘤剔除、盆腔内膜异位病灶消融、卵巢内膜异位囊肿剥除、盆腔粘连松解、骶神经切除等操作，对痛经和性交痛等症状的缓解更彻底。

（二）子宫动脉解剖

施行腹腔镜子宫动脉阻断，了解子宫动脉的走行非常重要。子宫动脉由髂内动脉发出，然后沿盆底侧壁向内下方走行，进入阔韧带，在宫颈外侧约2cm处从输尿管上方跨过，在宫体和宫颈接合处附近发出侧支进入子宫，主干沿子宫侧缘上行至宫底，与卵巢动脉吻合，沿途发出无数侧支进入子宫，同时向下发出宫颈阴道支至阴道（图11-4-1、图11-4-2）。

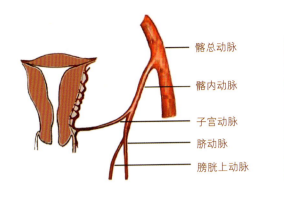

图 11-4-1　髂内动脉及子宫动脉

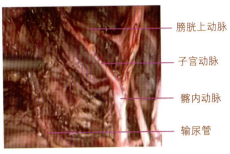

图 11-4-2　腹腔镜下右侧髂内动脉及子宫动脉

（三）手术方法

腹腔镜子宫动脉阻断术根据阻断子宫动脉的途径和部位不同有两种方法。

1. 子宫动脉高位阻断

子宫动脉高位阻断是在子宫动脉自髂内动脉分出处游离子宫动脉并电凝阻断。腹腔镜高位阻断子宫动脉操作，一般自侧盆壁先分离髂内动脉，再寻找其前干的第一分支子宫动脉，游离并自起始处电凝阻断，故也称为侧入方法，是目前临床应用较多的子宫动脉阻断方法。

腹腔镜下施行子宫动脉高位阻断，识别髂内动脉十分重要。髂内动脉起始于髂总动脉，平腰骶间盘和髂骶关节斜向内下方进入盆腔，并在坐骨大孔上缘处分为脏支（前干）及壁支（后干），其脏支最终闭锁，在膀胱两侧向上走行，后沿腹前壁上行，并延续为脐内侧韧带，通常可以在腹壁观察到。子宫动脉由髂内动脉脏支发出，沿盆底侧壁向内下方走行，进入阔韧带。手术时我们可以将脐内侧韧带作为寻找髂内动脉的标志。术中牵拉同侧脐内侧韧带，盆侧壁内受牵拉的血管即是髂内动脉，沿髂内动脉游离血管，可以找到子宫动脉。

2. 宫旁子宫动脉阻断

除了子宫动脉高位阻断，还可以在宫颈内口水平打开阔韧带前叶或后叶，寻找并游离子宫动脉，电凝阻断。

二、手术适应证及禁忌证

（一）手术适应证

（1）腹腔镜子宫肌瘤剔除术前，肌瘤较多、较大者。

（2）困难的腹腔镜子宫切除术前，旨在减少术中出血，降低手术难度者。

（3）有生育要求的子宫腺肌症患者。

（二）手术禁忌证

（1）子宫 > 4 个月妊娠大小。

（2）盆腔、腹腔严重粘连。

（3）生殖道感染的急性期。

（4）心、肝、肾衰竭的急性期不能耐受麻醉及手术者。

（5）绞窄性肠梗阻。

三、手术步骤

腹腔镜子宫动脉阻断术根据阻断子宫动脉的途径和部位不同有几种方法。

（一）子宫动脉高位阻断

（1）确定圆韧带、骨盆漏斗韧带及侧盆壁组成的三角区，用双极电凝，用剪刀或超声刀打开腹膜（图11-4-3、图11-4-4）。

（2）分离三角区内疏松组织，逐步向内下方钝性分离，显露髂内动脉（图11-4-5、图11-4-6）。确认髂内动脉：牵拉同侧脐内侧韧带，可见髂内动脉受牵拉，或者牵拉髂内动脉，可见同侧脐内侧韧带受牵拉（图11-4-7、图11-4-8）。

（3）分离髂内动脉内侧疏松组织，可见子宫动脉，子宫动脉一般与髂内动脉伴行2~3cm，斜向内下方阔韧带内走行，形状迂曲，可见搏动（图11-4-9、图11-4-10）。

（4）游离子宫动脉，一般达2cm以上（图11-4-11、图11-4-12）。检查阔韧带后叶内侧，识别输尿管（图11-4-13）。避开髂内动脉及输尿管，使用双极电凝闭合子宫动脉，电凝带宽度需达到1cm（图11-4-14）。

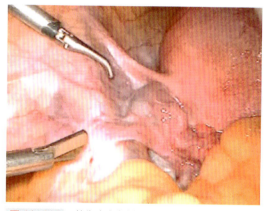

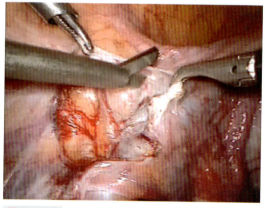

图11-4-3　首先确定左侧圆韧带、骨盆漏斗韧带及侧盆壁组成的三角区

图11-4-4　用腹腔镜剪刀于左侧圆韧带、骨盆漏斗韧带及侧盆壁组成的三角区打开腹膜

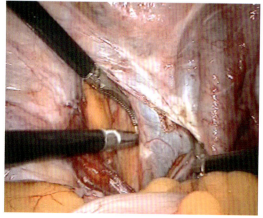

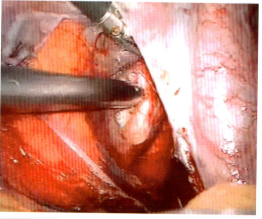

图11-4-5　用腹腔镜弯钳向内下方钝性分离三角区内疏松组织

图11-4-6　分离三角区内疏松组织，显露左侧髂内动脉

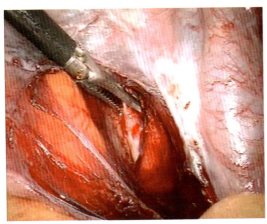

图 11-4-7 用腹腔镜弯钳钳夹髂内动脉，向头端牵拉

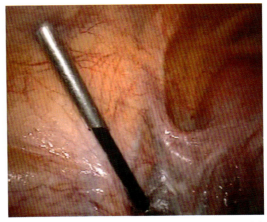

图 11-4-8 用腹腔镜弯钳牵拉髂内动脉，可见左侧脐内侧韧带受牵拉

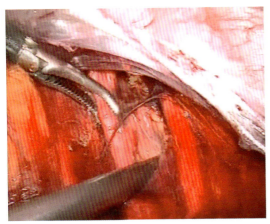

图 11-4-9 用腹腔镜弯钳提拉左侧髂内动脉，钝性分离其内侧疏松组织

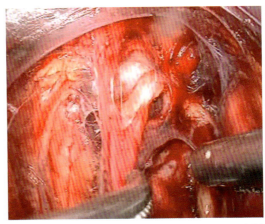

图 11-4-10 分离髂内动脉内侧疏松组织，显露左侧子宫动脉，可见搏动

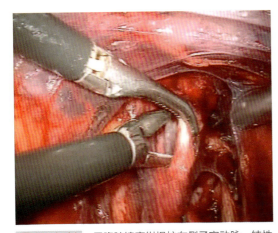

图 11-4-11 用腹腔镜弯钳提拉左侧子宫动脉，钝性游离子宫动脉

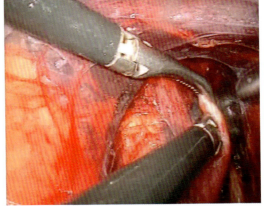

图 11-4-12 腹腔镜下钝性游离左侧子宫动脉，长约2cm

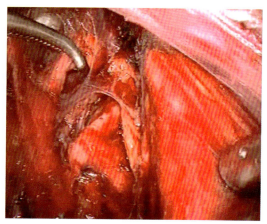 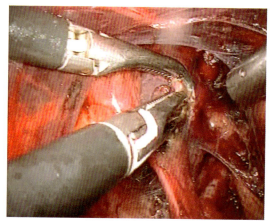

图 11-4-13　检查左侧阔韧带后叶内侧，可见输尿管，蠕动良好

图 11-4-14　用腹腔镜双极电凝左侧子宫动脉，宽度达 1cm

（二）宫旁子宫动脉阻断

1. 前入路方法

（1）于宫颈内口水平打开阔韧带前叶腹膜（图 11-4-15）。

（2）分离阔韧带内疏松组织，游离子宫动脉（图 11-4-16、图 11-4-17）。也可紧贴子宫分离出子宫动脉上行支。

（3）确认子宫动脉搏动后，游离 2cm 以上，用双极电凝阻断（图 11-4-18）。

2. 后入路方法

（1）于宫骶韧带上方打开阔韧带后叶腹膜（图 11-4-19、图 11-4-20）。

（2）分离阔韧带内疏松组织，游离子宫动脉（图 11-4-21、图 11-4-22）。确认子宫动脉搏动和输尿管蠕动（图 11-4-23）。

（3）游离子宫动脉 2cm 以上，远离输尿管，贴近子宫用双极电凝阻断子宫动脉（图 11-4-24）。

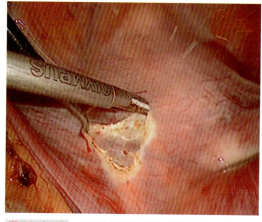 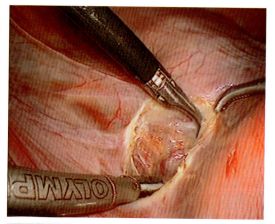

图 11-4-15　阻断宫旁子宫动脉（前入路）。用超声刀于宫颈内口水平打开左侧阔韧带前叶

图 11-4-16　阻断宫旁子宫动脉（前入路）。用腹腔镜弯钳钝性分离左侧阔韧带内疏松组织

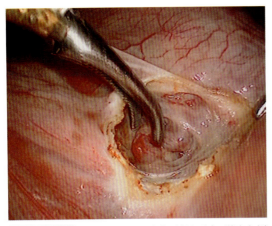

图 11-4-17　阻断宫旁子宫动脉（前入路）。游离左侧子宫动脉

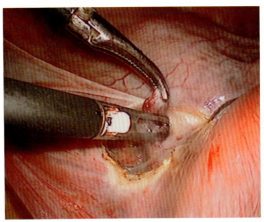

图 11-4-18　阻断宫旁子宫动脉（前入路）。用双极电凝左侧子宫动脉

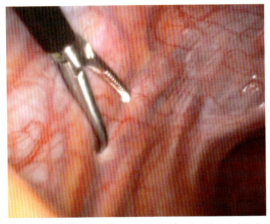

图 11-4-19　阻断宫旁子宫动脉（后入路）。于宫骶韧带上方横向打开左侧阔韧带后叶腹膜

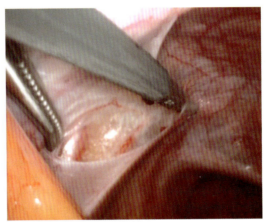

图 11-4-20　阻断宫旁子宫动脉（后入路）。于宫骶韧带上方横向打开左侧阔韧带后叶腹膜

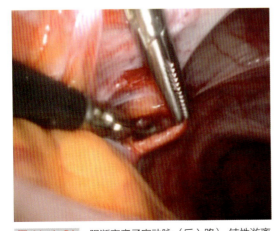

图 11-4-21　阻断宫旁子宫动脉（后入路）。钝性游离左侧子宫动脉

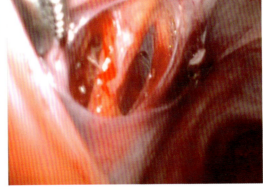

图 11-4-22　阻断宫旁子宫动脉（后入路）。游离左侧子宫动脉，可见搏动

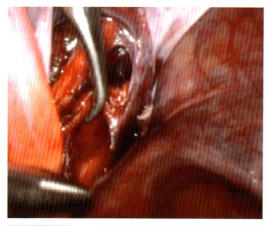 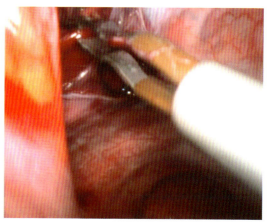

图 11-4-23　阻断宫旁子宫动脉（后入路）。提拉左侧阔韧带后叶，检视其内侧，可见输尿管，蠕动正常　　图 11-4-24　阻断宫旁子宫动脉（后入路）。用双极电凝子宫动脉

四、腹腔镜子宫动脉阻断术实例演示

病例 1　腹腔镜子宫动脉阻断术 + 全子宫切除术

1. 病情简介

患者 51 岁，因"继发痛经 5 年，经量增多伴痛经加重 6 个月"入院。患者既往月经规律，初潮 15 岁，周期 7 天 /30 天。孕 3 产 1，24 年前行剖宫产 1 次。末次月经 16 天前。患者 5 年前出现痛经，逐渐加重，间断服丹那唑治疗，症状可缓解。近半年痛经加重，药物治疗无效。伴有经量增多，Hgb：95g/L。要求手术治疗入院。妇科检查：外阴已婚未产型；阴道通畅；宫颈光滑；子宫前位，如孕 8 周大小，活动欠佳；双侧附件区未扪及异常。经阴道 B 超检查：子宫大小 7.7cm×6.1cm×6.2cm，肌层回声不均。宫壁占位 1.3cm×1.1cm。提示：子宫腺肌症，子宫肌瘤。宫腔镜检查：宫腔形态正常。诊刮内膜病理：增生期子宫内膜。入院诊断：子宫腺肌症，子宫肌瘤，失血性贫血。完善检查后，择期全麻下行腹腔镜子宫动脉阻断术 + 全子宫切除术。

2. 手术步骤

（1）气腹成功后，置腹腔镜。见子宫增大，如孕 8 周大小，子宫前壁与前腹壁致密粘连，双侧输卵管、卵巢外观正常。用超声刀及剪刀分离子宫前壁与前腹壁间的粘连，游离子宫（图 11-4-25a）。

（2）用双极电凝配合剪刀凝切、剪断左侧圆韧带（图 11-4-25b）。打开左侧圆韧带、左侧骨盆漏斗韧带及左侧盆壁形成的三角区腹膜（图 11-4-25c）。分离疏松结缔组织，显露髂内动脉（图 11-4-25d）。牵拉同侧脐内侧韧带，确认髂内动脉（图 11-4-25e）。自髂内动脉内侧分离疏松结缔组织，寻找子宫动脉，可见子宫动脉搏动（图 11-4-25f）。游离子宫动脉约 2cm，自子宫动脉起始端用双极电凝约 1cm（图 11-4-25g、h）。

（3）同法处理右侧圆韧带、分离右侧髂内动脉，游离右侧子宫动脉（图 11-4-25i ～ l）。贴于右侧阔韧带后叶可见右侧输尿管蠕动，避开输尿管用双极电凝阻断子宫动脉（图 11-4-25m、n）。

（4）用双极电凝、用剪刀切断右侧输卵管峡部、卵巢固有韧带，向下打开阔韧带（图 11-4-25o、p）。同法处理左侧附件（图 11-4-25q）。打开子宫膀胱反折腹膜，分离膀胱与子宫下段间的粘连，下推膀胱（图 11-4-25r）。

（5）处理宫旁组织，用双极电凝，用超声刀凝断双侧子宫血管（图 11-4-25s、t）。凝切双侧子宫主

韧带及宫骶韧带。用单极电铲打开阴道前、后穹隆，切除子宫自阴道取出（图11-4-25u）。用1号可吸收缝线连续缝合阴道残端（图11-4-25v）。

（6）冲洗盆腔，检查无出血（图11-4-25w）。术中出血约30mL。切除子宫：子宫大小9cm×9cm×5.5cm，宫颈完整。肌壁间散在多个紫蓝色病灶。壁间肌瘤结节1枚，直径1.0cm；子宫黏膜下肌瘤2枚，直径分别为2.0cm及1.5cm，子宫重130g。术后病理：子宫肌瘤，子宫腺肌症。

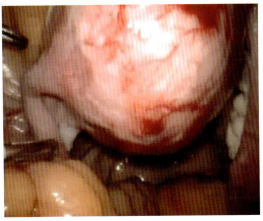

图 11-4-25a　病例1。腹腔镜检查。见子宫增大，如孕8周大小

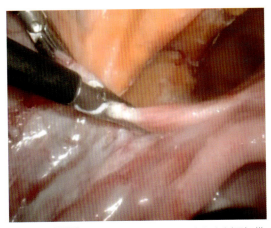

图 11-4-25b　病例1。用腹腔镜双极电凝左侧圆韧带

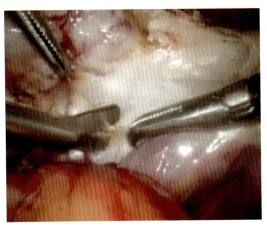

图 11-4-25c　病例1。用剪刀打开左侧圆韧带、骨盆漏斗韧带及侧盆壁形成的三角区腹膜

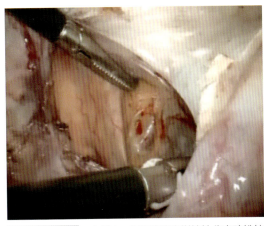

图 11-4-25d　病例1。用腹腔镜弯钳钝性分离疏松结缔组织

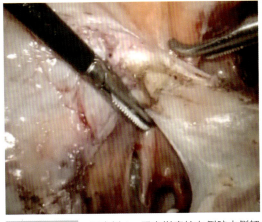

图 11-4-25e　用病例1。用弯钳牵拉左侧脐内侧韧带，确认髂内动脉

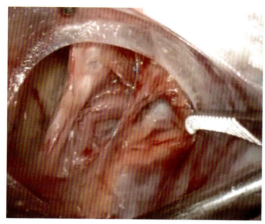

图 11-4-25f　病例 1。分离髂内动脉内侧疏松组织，显露左侧子宫动脉

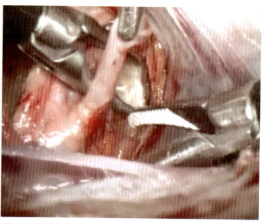

图 11-4-25g　病例 1。用腹腔镜弯钳游离左侧子宫动脉

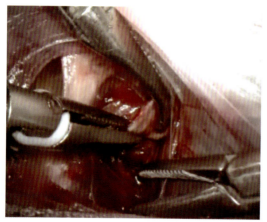

图 11-4-25h　病例 1。用腹腔镜双极电凝左侧子宫动脉

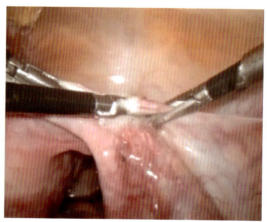

图 11-4-25i　病例 1。用腹腔镜双极电凝右侧圆韧带

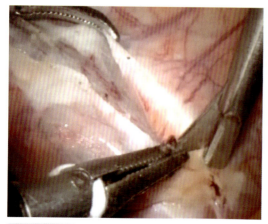

图 11-4-25j　病例 1。用剪刀打开右侧圆韧带、骨盆漏斗韧带及侧盆壁形成的三角区腹膜

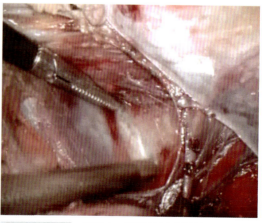

图 11-4-25k　病例 1。用腹腔镜弯钳钝性分离疏松结缔组织

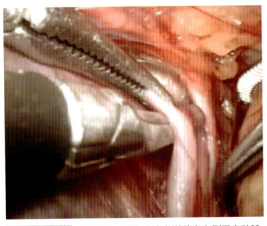

图 11-4-25l　病例 1。用腹腔镜弯钳游离右侧子宫动脉

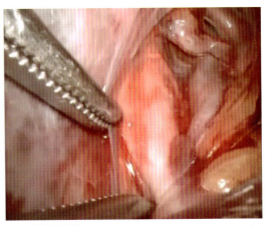

图 11-4-25m　病例 1。用腹腔镜弯钳提拉右侧阔韧带后叶，于其内侧见输尿管，蠕动正常

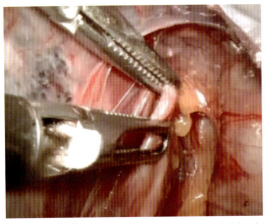

图 11-4-25n　病例 1。用腹腔镜双极电凝右侧子宫动脉

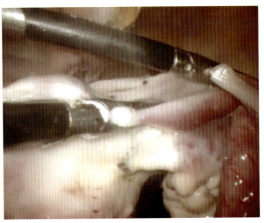

图 11-4-25o　病例 1。用腹腔镜双极电凝右侧输卵管峡部

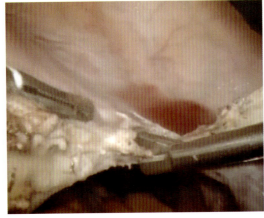

图 11-4-25p　病例 1。凝断右侧输卵管峡部及卵巢固有韧带后，用剪刀向下锐性分离右侧阔韧带

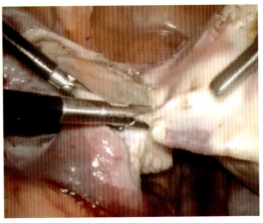

图 11-4-25q　病例 1。凝切左侧输卵管峡部后，用腹腔镜双极电凝左侧卵巢固有韧带

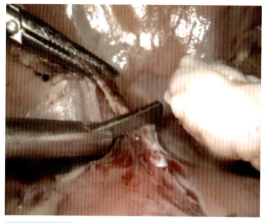

图 11-4-25r　病例 1。用剪刀打开子宫膀胱反折腹膜

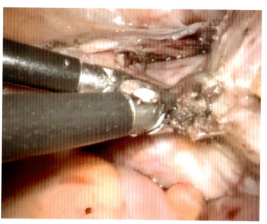

图 11-4-25s　病例 1。用腹腔镜双极电凝左侧子宫血管

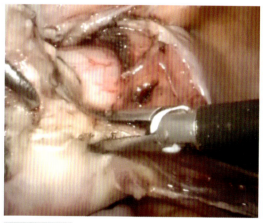

图 11-4-25t　病例 1。用腹腔镜双极电凝右侧子宫血管

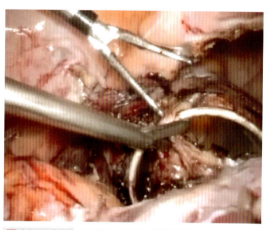

图 11-4-25u　病例 1。用剪刀剪断阴道壁，切除子宫

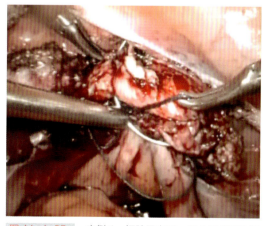

图 11-4-25v　病例 1。切除子宫后，用 1 号可吸收缝线连续缝合阴道残端

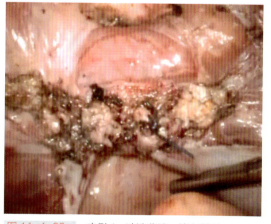

图 11-4-25w　病例 1。冲洗盆腔，检查创面

3. 难点解析

本例手术中在打开圆韧带、输卵管和侧盆壁之间的腹膜之前先切割圆韧带，这也是子宫切除的步

骤之一。这一步骤也可在阻断两侧子宫动脉后再施行。

自髂内动脉发出子宫动脉的起始部阻断子宫动脉，较前入路和后入路方法在子宫颈内口旁阻断子宫动脉解剖标志更清晰，更易识别，可尽量避免误伤邻近血管及输尿管。

病例 2 腹腔镜子宫动脉阻断术 + 子宫肌瘤剔除术

1. 病情简介

患者 36 岁，因"发现子宫肌瘤 3 年"入院。患者既往月经规律，初潮 13 岁，周期 5 ~ 6 天 /25 ~ 26 天，量中等，轻微痛经。妊娠 0 次。末次月经 20 天前。患者 3 年前体检发现子宫肌瘤，直径约 4cm，月经无明显改变，未进行任何治疗。定期检查，肌瘤逐渐增大。1 个月前妇科超声检查提示子宫多发肌瘤，要求手术治疗入院。妇科检查：外阴已婚未产型；阴道通畅；宫颈光滑；子宫增大，如孕 9 周大小，质硬，活动，无压痛；双侧附件区未扪及明显异常。经阴道超声检查：子宫后位，大小 5.8cm×6.1cm×4.5cm，子宫壁间多发结节，最大 6.1cm×4.7cm，最小 1.5cm，双侧卵巢未见异常。提示：子宫多发肌瘤。宫颈涂片检查正常。入院诊断：子宫肌瘤。完善检查后，择期在全麻下行腹腔镜子宫动脉阻断术 + 子宫肌瘤剔除术。

2. 手术步骤

(1) 置腹腔镜。见子宫增大，如孕 11 周大小，形状不规则，后壁外突肌瘤结节，直径 6cm，子宫前壁肌瘤结节，直径 1cm。双侧附件外观正常（图 11-4-26a）。降结肠与左侧盆壁粘连，用剪刀锐性分离粘连。

(2) 打开左侧圆韧带、骨盆漏斗韧带及侧盆壁形成的三角区腹膜，分离疏松结缔组织，显露髂内动脉（图 11-4-26b、c）。牵拉髂内动脉，检查同侧脐内侧韧带受牵拉，确认髂内动脉（图 11-4-26d）。自髂内动脉内侧分离疏松结缔组织，寻找子宫动脉，可见子宫动脉搏动。游离子宫动脉约 2cm，自子宫动脉起始端用双极电凝约 1cm（图 11-4-26e ~ g）。

(3) 同法处理右侧，自子宫动脉起始部电凝阻断（图 11-4-26h ~ j）。

(4) 行腹腔镜子宫肌瘤剔除术。于子宫后壁注射垂体后叶素稀释液 10mL，用单极电铲环形打开后壁肌瘤表面肌壁（图 11-4-26k、l）。用肌瘤粉碎器旋切取出肌瘤（图 11-4-26m）。用 1 号可吸收缝线连续锁边缝合子宫创面（图 11-4-26n ~ p）。剔除子宫前壁下段浆膜下小肌瘤（图 11-4-26q）。

(5) 冲洗盆腔，无活动性出血（图 11-4-26r）。

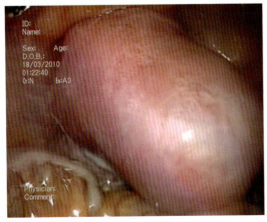

图 11-4-26a 病例 2。腹腔镜检查。见子宫增大，如孕 11 周大小，形状不规则，后壁外突肌瘤结节，直径 6cm

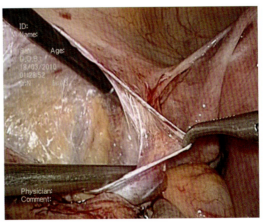

图 11-4-26b 病例 2。于左侧圆韧带、骨盆漏斗韧带及侧盆壁形成的三角区打开腹膜，钝性分离疏松组织

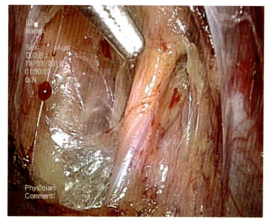

图 11-4-26c　病例 2。分离疏松组织

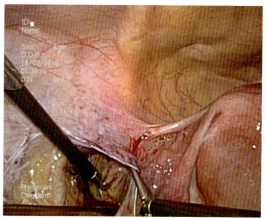

图 11-4-26d　病例 2。牵拉髂内动脉，检查同侧脐内侧韧带受牵拉

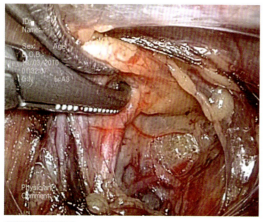

图 11-4-26e　病例 2。分离髂内动脉内侧疏松组织，显露左侧子宫动脉

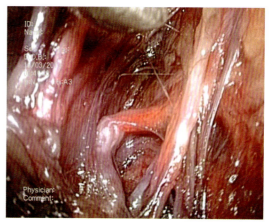

图 11-4-26f　病例 2。检视左侧子宫动脉，可见搏动

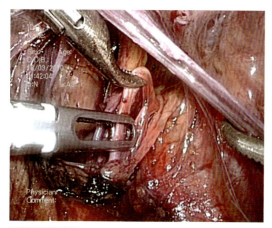

图 11-4-26g　病例 2。游离左侧子宫动脉后，用双极电凝阻断

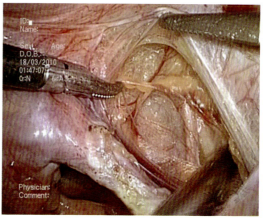

图 11-4-26h　病例 2。钝性分离右侧三角区内疏松组织

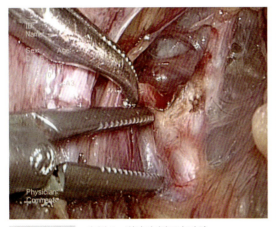

图 11-4-26i 病例 2。游离右侧子宫动脉

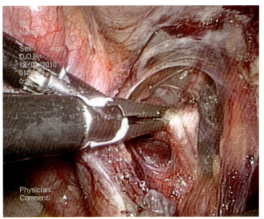

图 11-4-26j 病例 2。用双极电凝阻断右侧子宫动脉

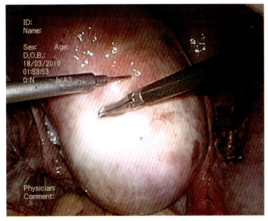

图 11-4-26k 病例 2。于子宫后壁肌壁内注射垂体后叶素稀释液 10mL

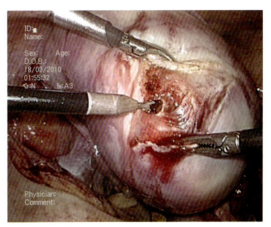

图 11-4-26l 病例 2。用单极电铲环形打开后壁肌瘤表面肌壁

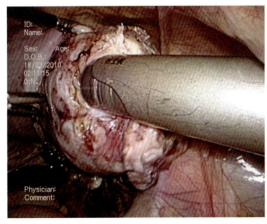

图 11-4-26m 病例 2。用肌瘤粉碎器旋切取出肌瘤

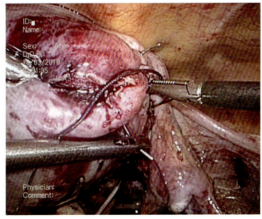

图 11-4-26n 病例 2。用 1 号可吸收缝线连续锁边缝合子宫创面浆肌层

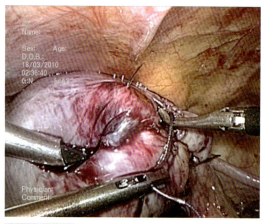

图 11-4-26o　病例 2。用可吸收缝线连续锁边缝合子宫创面浆肌层

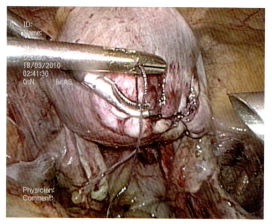

图 11-4-26p　病例 2。连续缝合子宫创面后拉紧缝线

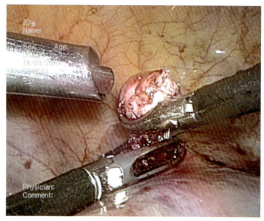

图 11-4-26q　病例 2。剔除子宫前壁下段浆膜下小肌瘤

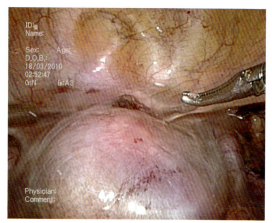

图 11-4-26r　病例 2。冲洗盆腔，无活动性出血

3. 难点解析

　　本例患者年轻未育，子宫壁间多发肌瘤。腹腔镜手术先行阻断子宫动脉，减少子宫血流，使术中子宫及肌瘤变软，剔除手术难度降低，出血减少。此外尚可减缓子宫壁间残余肌瘤的生长及复发。

病例 3　腹腔镜子宫肌瘤剔除术 + 子宫动脉阻断术

1. 病情简介

　　患者 38 岁，因"发现子宫肌瘤 1 年余"入院。患者既往月经规律，初潮 15 岁，周期 7 天 /30 天。孕 2 产 1。末次月经 18 天前。患者 1 年前体检 B 超发现子宫肌瘤，直径 2cm，月经无明显改变，定期复查。近日复查发现瘤体增大增多，要求手术治疗入院。妇科检查：外阴已婚已产型；阴道通畅；宫颈光滑；子宫前位，如孕 10 周大小，形状不规则；双侧附件区未扪及异常。经阴道 B 超检查：子宫大小 5.1cm × 6.0cm × 5.0cm，内膜线厚 0.9cm。宫壁可见数个占位，最大者 4.7cm。提示：子宫多发肌瘤。入院诊断：子宫肌瘤。完善检查后，择期全麻下行腹腔镜子宫肌瘤剔除术 + 子宫动脉阻断术。

2. 手术步骤

（1）置腹腔镜。见子宫前位，如孕 11 周大小，宫底前壁外突结节，直径 5.0cm。前壁下段外突结节 2cm，后壁外突结节 2 个，直径分别为 1.5cm、2.0cm。双侧附件未见异常。

（2）行腹腔镜子宫肌瘤剔除术。用单极电铲环形打开前壁外突肌瘤表面肌壁，剔除肌瘤（图 11-4-27a）。用 1 号可吸收缝线连续锁边缝合子宫创面浆肌层（图 11-4-27b、c）。同法剔除子宫前壁及后壁小肌瘤 3 个（图 11-4-27d ~ f）。

（3）于宫颈内口水平打开左侧阔韧带前叶腹膜（图 11-4-27g）。分离阔韧带内疏松结缔组织，寻找子宫动脉困难，于是紧贴子宫分离子宫动脉上行支，检查子宫动脉搏动（图 11-4-27h、i）。游离子宫动脉长约 1.5cm，用双极电凝阻断（图 11-4-27j、k）。

（4）显露右侧阔韧带后叶，检查输尿管走行。于宫骶韧带上方约 2cm 处打开右侧阔韧带后叶腹膜，分离疏松结缔组织，显露右侧子宫动脉（图 11-4-27l ~ n）。检查右侧输尿管蠕动及子宫动脉搏动（图 11-4-27o）。游离子宫动脉，用双极电凝阻断（图 11-4-27p、q）。

（5）用肌瘤粉碎器分次旋切取出肌瘤。冲洗盆腔，无活动性出血（图 11-4-27r）。

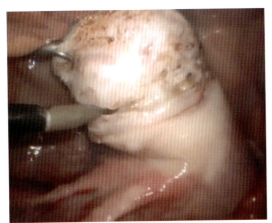

图 11-4-27a 病例 3。用单极电铲环形打开前壁外突肌瘤表面肌壁

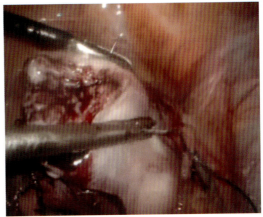

图 11-4-27b 病例 3。用 1 号可吸收缝线连续锁边缝合子宫创面浆肌层

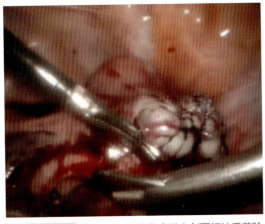

图 11-4-27c 病例 3。连续缝合子宫创面打结后剪除多余的缝线

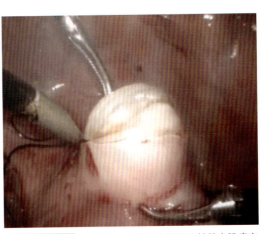

图 11-4-27d 病例 3。用单极电铲打开前壁小肌瘤表面肌壁

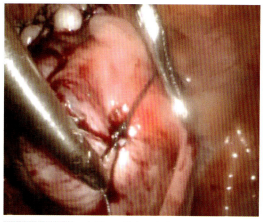

图 11-4-27e　病例 3。缝合子宫创面浆肌层后打结

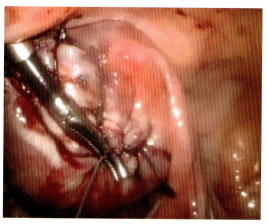

图 11-4-27f　病例 3。缝合子宫创面浆肌层后的创面

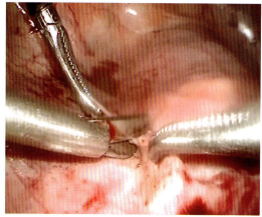

图 11-4-27g　病例 3。于宫颈内口水平用腹腔镜剪刀打开左侧阔韧带前叶腹膜

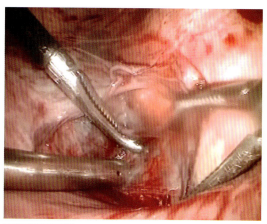

图 11-4-27h　病例 3。贴近子宫钝性分离阔韧带内疏松结缔组织，寻找子宫动脉

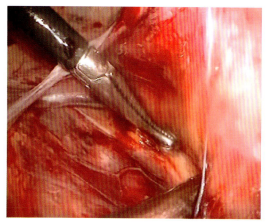

图 11-4-27i　病例 3。分离阔韧带内疏松结缔组织，显露子宫动脉上行支

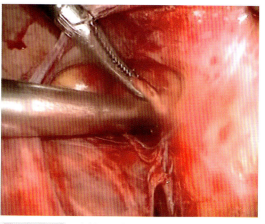

图 11-4-27j　病例 3。游离子宫动脉上行支

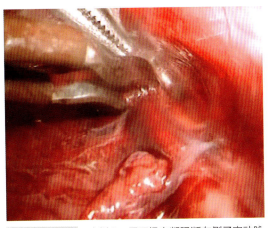

图 11-4-27k 病例 3。用双极电凝阻断左侧子宫动脉上行支

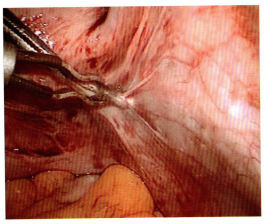

图 11-4-27l 病例 3。于骶韧带上方约 2cm 处用双极电凝右侧阔韧带后叶腹膜

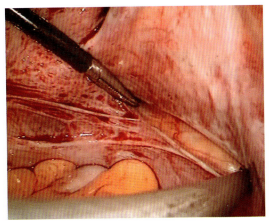

图 11-4-27m 病例 3。扩大阔韧带后叶创口，钝性分离阔韧带内疏松组织

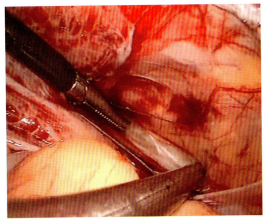

图 11-4-27n 病例 3。钝性分离阔韧带内疏松结缔组织，显露子宫动脉

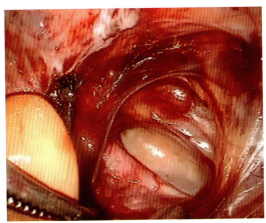

图 11-4-27o 病例 3。用腹腔镜弯钳提拉右侧阔韧带后叶，其内侧可见右侧输尿管

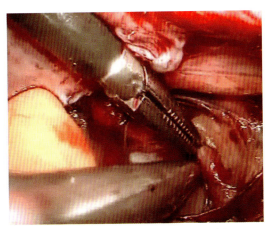

图 11-4-27p 病例 3。钝性游离右侧子宫动脉

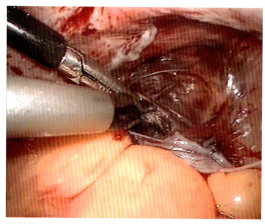 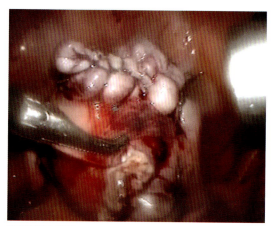

图 11-4-27q　病例 3。用双极电凝右侧子宫动脉　　图 11-4-27r　病例 3。腹腔镜术后冲洗盆腔

3. 难点解析

本例患者 38 岁，已生育，根据病情及患者要求，手术方式选择保留子宫的肌瘤剔除术。因为子宫肌瘤外突明显，腹腔镜下剔除肌瘤无明显困难，故先行子宫肌瘤剔除术。又因为子宫肌瘤为多发，术后肌瘤复发率很高，因此行子宫动脉阻断术，以将子宫肌瘤的复发率降至最低。

本例左侧子宫动脉的阻断由阔韧带前叶进入。因为寻找子宫动脉困难，因此选择贴近子宫游离子宫动脉上行支并阻断。右侧子宫动脉的阻断由阔韧带后叶进入。在宫骶韧带上方 2cm 处打开阔韧带后叶，游离子宫动脉并阻断。阻断前一定要检查输尿管的走行，避开输尿管，以免发生损伤。

五、小结

腹腔镜子宫动脉阻断术在腹腔镜下阻断双侧子宫动脉，使子宫血流量减少，术中出血减少、手术难度降低、手术安全性提高。此术式拓宽了子宫肌瘤剔除术及子宫切除术的手术适应证，使得许多先前认为的禁忌证得以在腹腔镜下安全施行。腹腔镜子宫动脉阻断术还可有效改善子宫腺肌症和子宫肌瘤剔除术后的疗效，改善痛经症状，减少月经量，提高生活质量，减少复发。

参考文献

[1] 李光仪. 实用妇科腹腔镜手术学 [M]. 2 版. 北京：人民卫生出版社，2015.

[2] 唐艳芬，王丹霞. 腹腔镜巨大子宫切除术 78 例体会 [J]. 腹腔镜外科杂志，2009，(4)：266–267.

[3] 夏恩兰. 妇科内镜学 [M]. 2 版. 北京：人民卫生出版社，2020.

[4] 姚书忠. 腹腔镜全子宫切除术的应用 [J]. 中国微创外科杂志，2007，(04)：293–294.

[5] 赵仁峰，马刚，陈昌益，等. 3 种子宫肌瘤剔除术的疗效比较分析 [J]. 实用妇产科杂志，2009，8：476–478.

[6] 周应芳. 全面认识子宫腺肌病 [J]. 中华妇产科杂志，2013，48 (4)：291–294.

[7] 周应芳. 子宫腺肌病药物治疗原则及注意事项 [J]. 中国实用妇科与产科杂志，2017，33 (2)：843–846.

[8] ALBORZI S, GHANNADAN E, ALBORZI S, et al. A comparison of combined laparoscopic uterine artery ligation and myomectomy versus laparoscopic myomectomy in treatment of symptomatic myoma[J]. Fertil Steril, 2009, 92(2): 742–747.

[9] CHANG W C, CHEN S Y, HUANG S C, et al. Strategy of cervical myomectomy under laparoscopy[J]. Fertil Steril, 2010, 94(7): 2710–2715.

[10] CHONG G O, LEE Y H, HONG D G, et al. Long–Term Efficacy of Laparoscopic or Robotic Adenomyomectomy with or without Medical Treatment for Severely Symptomatic Adenomyosis[J]. Gynecol Obstet Invest,2016, 81(4): 346–352.

[11] HUANG K G, ADLAN A S, LEE C L, et al. Isolated broad ligament leiomyomatosis[J]. J Obstet Gynaecol Res, 2011; 37(10): 1510–1514.

[12] LIU L, LI Y, XU H, et al. Laparoscopic transient uterine artery occlusion and myomectomy for symptomatic uterine myoma[J]. Fertil Steril, 2011, 95(1): 254–258.

[13] KALOGIANNIDIS I, XIROMERITIS P, PRAPAS N, et al. Intravaginal misoprostol reduces intraoperative blood loss in minimally invasive myomectomy: a randomized clinical trial[J]. Clin Exp Obstet Gynecol, 2011, 38(1): 46–49.

[14] KANG L, GONG J, CHENG Z, et al. Clinical application and midterm results of laparoscopic partial resection of symptomatic adenomyosis combined with uterine artery occlusion[J]. Minim Invasive Gynecol, 2009, 16(2): 169–173.

[15] KONDO W, BOURDEL N, MARENGO F, et al. Is laparoscopic hysterectomy feasible for uteri larger than 1000g[J]. Obstet Gynecol Reprod Biol, 2011, 158(1): 76–81.

[16] PAPADOPOULOS M S, TOLIKAS A C, MILIARAS D E. Hysterectomy–current methods and alternatives for benign indications[J]. Obstet Gynecol Int, 2010: 1–10.

[17] SINHA R, SUNDARAM M, LAKHOTIA S, et al. Cervical myomectomy with uterine artery ligation at its origin[J]. Minim Invasive Gynecol, 2009, 16(5): 604–608.

[18] SUTASANASUANG S. Laparoscopic hysterectomy versus total abdominal hysterectomy: a retrospective comparative study[J]. Med Assoc Thai, 2011, 94(1): 8–16.

[19] VAN EVERT J S, SMEENK J M, DIJKHUIZEN F P, et al. Laparoscopic subtotal hysterectomy versus laparoscopic total hysterectomy: a decade of experience[J]. Gynecol Surg, 2010, 7(1): 9–12.

第十二章　腹腔镜在妇科恶性肿瘤治疗中的应用

第一节　子宫颈癌的腹腔镜手术

一、概述

（一）子宫颈癌

子宫颈癌是妇科常见的恶性肿瘤，较常见于 40～50 岁的女性，目前公认其发生与人类乳头瘤病毒（Human Papillomavirus，HPV）相关。子宫颈癌的好发部位为宫颈阴道部的鳞状上皮与颈管柱状上皮的交界处，多为鳞状上皮肿瘤。在移行带发生恶性病变之前，鳞状细胞常发生不典型增生，逐渐发展成鳞状上皮癌。其他的病理类型还有宫颈腺癌、腺鳞癌、腺棘癌、透明细胞癌等。转移途径以直接蔓延和淋巴转移为主。子宫颈癌的早期多无症状，随病变发展可有少量接触性出血或阴道血性分泌物。宫颈刮片细胞学检查为子宫颈癌筛查的主要方法。宫颈和宫颈管活组织检查可明确诊断。必要时需行宫颈锥切术进一步诊断。宫颈癌的临床分期通常采用 FIGO 于 1995 年修订的分期方法。

子宫颈癌的治疗需根据临床分期不同采用相应的治疗方法。宫颈轻度、中度、重度不典型增生可依病变程度施行宫颈电切术、冷刀锥切术或子宫切除术。对于子宫颈原位癌及Ⅰa期患者，可仅行宫颈锥切术或子宫切除术；对于子宫颈癌Ⅰb～Ⅱa期患者适宜行广泛子宫切除术＋盆腔淋巴结清扫术，年轻患者可考虑保留卵巢。Ⅱb期以上者需进行放射治疗，保留卵巢者需在术中同时行双侧卵巢悬吊术，以避开放疗照射区域，保留卵巢功能。

随着腹腔镜器械设备的不断改进和手术技术的持续提高，腹腔镜在妇科恶性肿瘤中的应用也得到快速发展，使得腹腔镜逐渐成为妇科恶性肿瘤早期手术的常用治疗方法。

（二）腹腔镜子宫颈癌手术

对于一般状况良好的Ⅰb–Ⅱa期子宫颈癌患者，广泛子宫切除术＋盆腔淋巴结清扫术可在腹腔镜下完成。腹腔镜广泛子宫切除术是在腹腔镜下切除子宫体、子宫颈和双侧附件，以及子宫旁、宫颈旁、阴道旁和近端阴道组织，手术需打开膀胱侧窝、直肠侧窝和输尿管隧道，充分游离子宫主韧带、宫骶韧带和阴道上段，达 3cm 以上。腹腔镜盆腔淋巴结清扫术是顺序切除盆腔各组淋巴结及脂肪组织，包括髂总动脉上 2cm 的淋巴结、髂外淋巴结、腹股沟深淋巴结、闭孔窝淋巴结、髂内淋巴结及子宫主韧带淋巴结。

二、手术适应证和禁忌证

（一）手术适应证

（1）早期子宫颈癌（Ⅰb～Ⅱa期）。

（2）患者一般状况良好，可耐受腹腔镜手术和全身麻醉。

（二）手术禁忌证

（1）中晚期子宫颈癌（Ⅱb 期及以上）。
（2）盆腔、腹腔严重粘连。
（3）生殖道感染的急性期。
（4）心、肝、肾衰竭的急性期不能耐受麻醉及手术者。
（5）绞窄性肠梗阻。

三、手术方法

（一）盆腔、腹腔检查

1. 建立气腹，腹壁穿刺

因子宫颈癌行腹腔镜手术患者的体位及气腹的建立与其他妇科腹腔镜手术相同，但腹部穿刺口较一般腹腔镜手术多，常为 4~5 个。第一穿刺口可选在脐孔，或者脐上 1~3cm，以便于行髂总动脉及腹主动脉旁淋巴结清扫。其他穿刺口按手术需要选择在两侧下腹部或下腹正中（图 12-1-1）。

2. 检查盆腔、腹腔

置腹腔镜后，需先以顺时针方向从回盲肠交界处开始检查腹膜表面，包括阑尾、升结肠、胆囊、肝脏表面、横膈、胃、降结肠等，然后再检查盆腔，包括膀胱表面、侧盆壁、乙状结肠、子宫直肠陷凹、子宫、输卵管和卵巢。

（二）腹腔镜广泛子宫切除术（Laparoscopic Radical Hysterectomy）

腹腔镜广泛子宫切除术的切除范围包括子宫及双侧附件，子宫旁、宫颈旁、阴道旁和近端阴道组织。宫旁组织、子宫主韧带、宫骶韧带和阴道上段需游离切除 3cm 以上。

1. 高位切断圆韧带及骨盆漏斗韧带

游离圆韧带，距子宫角 3cm 以上，贴近侧盆壁电凝、切断圆韧带（图 12-1-2）。于髂总动脉水平打开侧盆壁腹膜，显露并避开输尿管，充分游离骨盆漏斗韧带及其内卵巢血管，贴近侧盆壁结扎、切断卵巢血管（图 12-1-3）。

2. 打开腹膜，高位处理子宫血管

打开阔韧带前、后叶及侧盆壁腹膜，分离阔韧带内疏松组织，游离髂内动脉（图 12-1-4、图 12-1-5）。游离子宫动脉，贴近髂内动脉结扎或电凝切断子宫动脉（图 12-1-6）。

3. 下推膀胱及直肠，游离阴道上段

打开子宫膀胱反折腹膜，钝性分离膀胱与宫颈及阴道间的疏松组织，达子宫颈外口水平下 3~4cm（图 12-1-7、图 12-1-8）。打开子宫直肠反折腹膜，钝性分离直肠与阴道间的蜂窝组织，使直肠与阴道后壁分离，达子宫颈外口下 3~4cm（图 12-1-9、图 12-1-10）。

4. 处理子宫骶韧带

打开显露直肠侧窝，避开输尿管，距子宫颈 3cm 处，电凝切断宫骶韧带（图 12-1-11）。

5. 打开输尿管隧道

显露膀胱宫颈韧带输尿管入口，向内上方逐步分离打开输尿管前的结缔组织，打开输尿管隧道，游离壁段输尿管（图 12-1-12~图 12-1-15）。

6. 处理主韧带

打开分离膀胱侧窝，分离结缔组织，游离主韧带。避开输尿管，距宫颈 3 ~ 4cm，尽量贴近盆壁切断主韧带（图 12-1-16）。

7. 切除子宫及阴道

切断子宫颈外口以下阴道约 3cm 以上，以及阴道旁 3cm 以上组织，经阴道取出子宫及切除阴道（图 12-1-17）。阴道残端用 1 号可吸收缝线连续锁边缝合，中央可留 1 ~ 2cm 孔隙，置入引流管（图 12-1-18、图 12-1-19）。

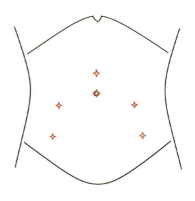

图 12-1-1　腹腔镜手术常用腹部穿刺口

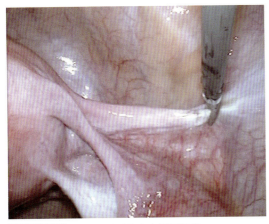

图 12-1-2　贴近侧盆壁凝断右侧圆韧带

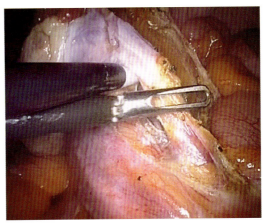

图 12-1-3　游离右侧骨盆漏斗韧带，贴近侧盆壁用双极电凝

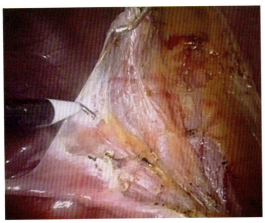

图 12-1-4　用单极电钩打开右侧圆韧带和骨盆漏斗韧带之间的侧盆壁腹膜

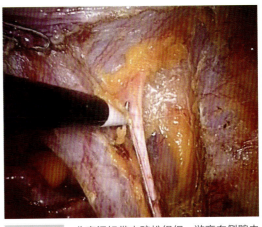

图 12-1-5　分离阔韧带内疏松组织，游离右侧髂内动脉

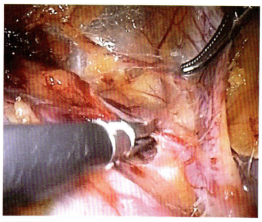

图 12-1-6　游离右侧子宫动脉，于起始部用双极电凝凝断

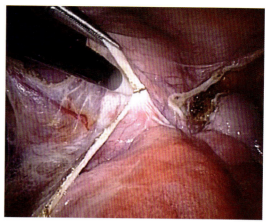

图 12-1-7　用单极电钩打开子宫膀胱反折腹膜

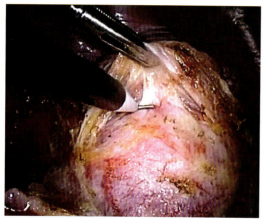

图 12-1-8　分离膀胱与宫颈及阴道间的疏松组织，下推膀胱

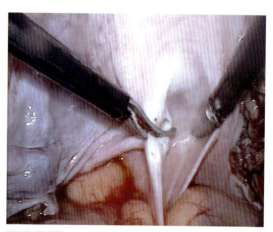

图 12-1-9　电凝后用剪刀锐性打开子宫直肠反折腹膜

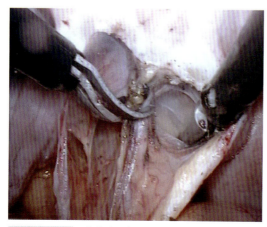

图 12-1-10　分离直肠与阴道间的蜂窝组织，使直肠与阴道后壁分离

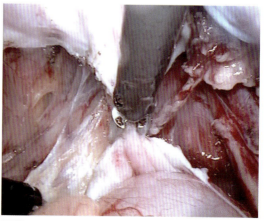

图 12-1-11　距子宫颈 3cm，用双极电凝右侧宫骶韧带

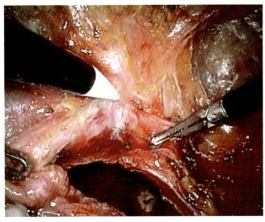

图 12-1-12 提拉右侧子宫动脉断端，用单极电钩分离子宫动脉和输尿管间的结缔组织

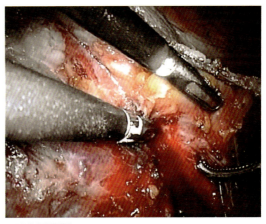

图 12-1-13 分离右侧膀胱宫颈韧带，用双极电凝输尿管前结缔组织，游离壁段输尿管

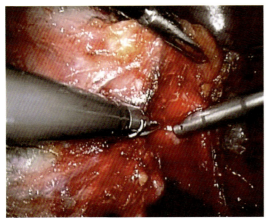

图 12-1-14 用超声刀凝切右侧膀胱宫颈韧带后叶，游离壁段输尿管

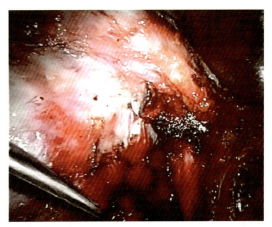

图 12-1-15 游离右侧壁段输尿管后的输尿管走行

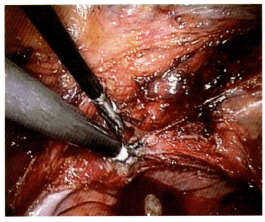

图 12-1-16 游离主韧带后，远离宫颈用双极电凝左侧主韧带

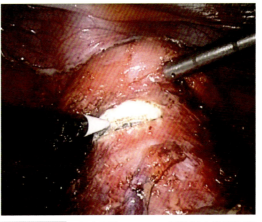

图 12-1-17 距宫颈外口 3cm，用单极电钩打开阴道前壁

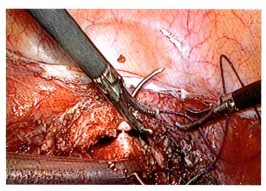

图 12-1-18　用可吸收缝线缝合阴道残端

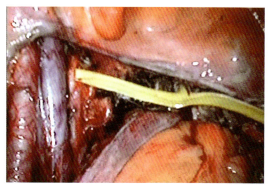

图 12-1-19　缝合阴道残端后，经阴道置入引流管

（三）腹腔镜盆腔淋巴结清扫术（Laparoscopic Pelvic Lymphadenectomy）

1. 打开后腹膜，显露侧盆壁血管及淋巴结

沿与髂外血管平行方向打开圆韧带和骨盆漏斗韧带之间的侧盆壁腹膜。沿切开的盆壁腹膜向两侧分离，显露腰大肌，清除腰大肌前方的脂肪组织，显露生殖股神经。充分显露髂血管区域，并向下分离至闭孔区域，显露包括闭孔淋巴结在内的髂外淋巴结与髂内淋巴结。

2. 清除髂总淋巴结

打开后腹膜至髂总动脉上 2 ~ 3cm，显露髂总动脉。髂总淋巴结即在同侧动脉的前面及外侧，游离并切除血管前的脂肪及淋巴组织，然后向下清除髂总静脉前的脂肪及淋巴组织（图 12-1-20）。操作时需注意髂总动脉前面有输尿管跨过，在游离脂肪及淋巴组织前应将输尿管轻轻向中线推开。

3. 清除髂外淋巴结

分离髂血管与腰大肌区域的组织，显露髂外动脉、静脉周围的脂肪和淋巴组织，识别腰大肌内侧的生殖股神经，沿着髂外动脉剪开动脉前鞘直达腹股沟韧带，切除髂外动脉的脂肪及淋巴结（图 12-1-21）。同法从髂外静脉的前方剪开血管前鞘，切除髂外静脉周围的脂肪及淋巴组织。注意勿损伤髂外静脉下方的旋髂深静脉。

4. 切除腹股沟深淋巴结

沿髂外静脉走行，在腹股沟下方分离腹股沟深层的脂肪及淋巴组织（图 12-1-22）。同时分离股管内深层的淋巴结（Cloguet 淋巴结）。

5. 清除闭孔淋巴群

在髂外血管内侧钝性分离疏松结缔组织，显露闭孔区。分离髂外静脉与闭孔神经之间的脂肪及淋巴组织，轻柔分离闭孔窝深处剩余的淋巴组织（图 12-1-23）。闭孔静脉丛有丰富的交通支与双侧盆壁及下腹部静脉相通，一旦损伤，将会出现致命性的出血，因此在操作时动作必须轻柔、细致，避免损伤盆底血管。

6. 清除髂内淋巴群

自髂内动脉、髂外动脉交叉及髂外静脉交叉处开始游离切除髂内动脉及髂内静脉的脂肪及淋巴组织（图 12-1-24）。

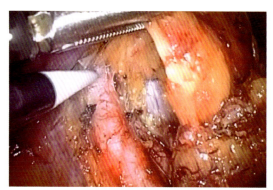

图 12-1-20　显露右侧髂总动脉，输尿管向髂外动脉侧推开，游离并切除髂总动脉前的脂肪及淋巴组织

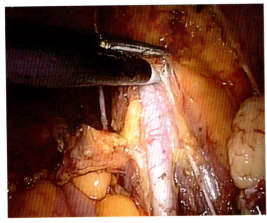

图 12-1-21　用超声电钩打开右侧髂外动脉前鞘，切除髂外动脉的脂肪及淋巴组织

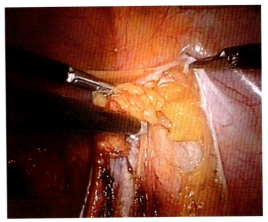

图 12-1-22　沿髂外动脉走行，在腹股沟下方分离腹股沟深层的淋巴结及脂肪组织

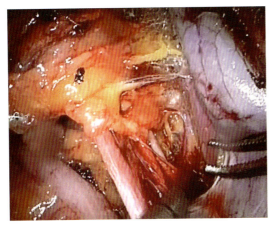

图 12-1-23　在髂外血管内侧钝性分离疏松结缔组织，分离闭孔内的脂肪及淋巴组织

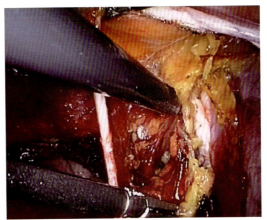

图 12-1-24　游离切除髂内动脉及髂内静脉的脂肪及淋巴组织

（四）腹腔镜腹主动脉旁淋巴结清扫术
（Laparoscopic Para-aotic Lymphadenectomy）

1. 打开腹主动脉下段前腹膜，显露腹主动脉下段

沿腹膜下方辨认腹主动脉直到肠系膜根部水平，打开腹主动脉下段前腹膜（图 12-1-25、图 12-1-26）。

2. 打开血管鞘膜

钳夹并纵向剪开腹膜及鞘膜，显露血管（图 12-1-27）。

3. 切除腹主动脉下段前淋巴结

沿腹主动脉鞘钝性、锐性剥离腹主动脉前外侧的脂肪及淋巴组织至髂总动脉起点。剥离并剔除腹主动脉、腔静脉侧面及两者之间的脂肪及淋巴组织（图 12-1-28）。

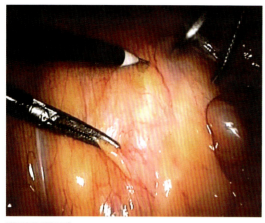

图 12-1-25 腹腔镜下暴露腹主动脉下段，确认血管走行

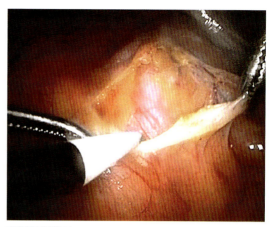

图 12-1-26 用单极电钩打开腹主动脉下段前腹膜

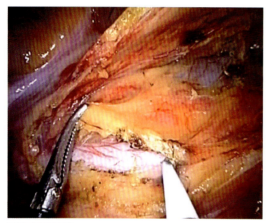

图 12-1-27 腹腔镜下用单极电钩打开腹主动脉前鞘膜

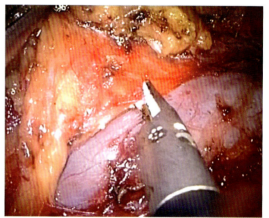

图 12-1-28 腹腔镜下用超声刀剥离腹主动脉及下腔静脉前方和右侧的脂肪及淋巴组织

（五）腹腔镜双侧卵巢悬吊术

对于年轻的子宫颈癌患者，在行广泛子宫切除术及淋巴结清扫术时可保留卵巢。若患者术后需行放射治疗，需在术中同时行双侧卵巢悬吊术，以避开放疗照射区域，保留卵巢功能。

1. 侧盆壁腹膜造口

于骨盆漏斗韧带根部向侧盆壁腹膜后方分离疏松组织，于髂前上棘上方 2~4cm 侧盆壁腹膜上造口，长 2~3cm（图 12-1-29、图 12-1-30）。

2. 卵巢悬吊

卵巢于腹膜后方穿过造口处进入腹腔，悬吊于造口处。检查腹膜后方卵巢血管无扭转和成角（图 12-1-31、图 12-1-32）。

3. 缝合固定

用可吸收缝线将卵巢缝合固定于造口处（图 12-1-33、图 12-1-34）。

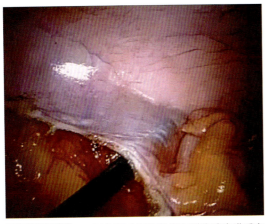

图 12-1-29　于骨盆漏斗韧带根部向侧盆壁腹膜后方分离疏松组织

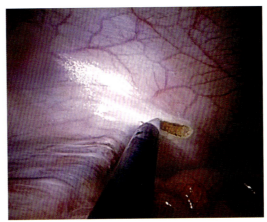

图 12-1-30　于髂前上棘上方 2~4cm 侧盆壁腹膜上造口

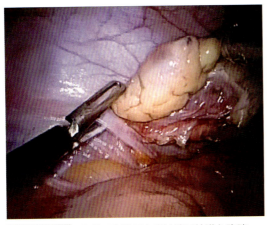

图 12-1-31　卵巢于腹膜后方穿过造口处进入腹腔

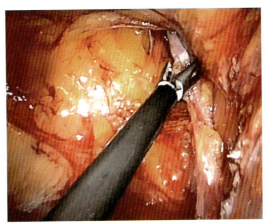

图 12-1-32　检查腹膜后方卵巢血管无扭转和成角

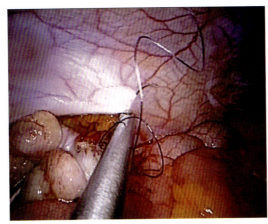

图 12-1-33　用可吸收缝线将卵巢缝合固定于造口处

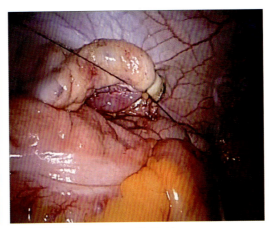

图 12-1-34　缝合固定卵巢后打结

四、腹腔镜女性恶性肿瘤手术实例演示

病例 1　腹腔镜广泛子宫切除术 + 双侧附件切除术 + 盆腔淋巴结清扫术 + 腹主动脉旁淋巴结摘除术（术者：熊光武）

1. 病情简介

患者 62 岁，因"绝经 7 年，阴道出血 2 月余，发现宫颈恶性肿瘤 20 天"入院。患者既往月经规律，初潮 13 岁，周期 5～6 天 /28～30 天。妊娠 3 次，顺产 2 次。绝经 7 年。患者 2 个月前无明显诱因出现阴道间断少量出血，妇科检查发现宫颈赘生物，息肉样，直径约 1.5cm，蒂位于宫颈管后壁。超声检查发现宫腔内中等回声团。行宫腔镜检查，并行宫腔镜子宫内膜息肉 + 宫颈赘生物电切术。术后病理回报宫颈中分化腺癌。妇科检查：外阴已婚已产型；阴道通畅；宫颈轻度糜烂样改变；子宫后位，大小正常，无压痛。三合诊检查：双侧附件区无增厚，对合尚可，未扪及异常，无压痛。宫腔镜手术病理回报：（宫颈）中分化腺癌，（宫腔）子宫内膜息肉，子宫内膜萎缩，未见肿瘤细胞。盆腔磁共振成像检查：多发子宫肌瘤，子宫内膜厚度及信号不均，肌层内壁不光整。入院诊断：子宫颈腺癌（Ⅰb 期），子宫肌瘤。择期全麻下行腹腔镜广泛子宫切除术 + 双侧附件切除术 + 盆腔淋巴结清扫术 + 腹主动脉旁淋巴结摘除术。

2. 手术步骤

（1）置腹腔镜，检查盆腔、腹腔。见子宫稍小，双侧附件外观无异常，盆腔未见转移病灶（图 12-1-35a）。见大网膜及肠管与侧盆壁粘连，检查肝、胆、大网膜、横膈、肠管表面、膀胱表面、腹膜表面，未见转移病灶。

（2）用超声刀分离肠管与右侧盆壁的粘连。推开乙状结肠，用超声刀打开后腹膜，切除腹主动脉右侧淋巴结及脂肪组织（图 12-1-35b、c）。

（3）避开输尿管，沿右侧髂血管走行打开后腹膜，达右侧圆韧带根部（图 12-1-35d）。游离右侧骨盆漏斗韧带，贴近侧盆壁用双极电凝，用超声刀凝断（图 12-1-35e）。游离并切除右侧髂总淋巴结及脂肪组织（图 12-1-35f）。

（4）用超声刀打开阔韧带后叶，分离阔韧带内疏松组织，游离输尿管及髂内动脉（图 12-1-35g）。游离右侧子宫动脉，用双极电凝子宫动脉起始部（图 12-1-35h）。

（5）用超声刀凝断右侧宫骶韧带，贴近侧盆壁凝断右侧圆韧带（图 12-1-35i、j）。打开阔韧带前叶。

（6）同法分离左侧盆壁粘连，打开腹膜，显露髂血管，游离髂内动脉（图 12-1-35k、l）。游离左侧骨盆漏斗韧带，贴近侧盆壁用双极电凝，用超声刀凝断韧带（图 12-1-35m）。

（7）打开左侧阔韧带后叶腹膜，用超声刀凝断左侧骶韧带，打开子宫直肠反折腹膜（图 12-1-35n、o）。下推直肠。

（8）游离左侧髂内动脉及子宫动脉。贴近侧盆壁凝断左侧圆韧带（图 12-1-35p）。打开左侧阔韧带前叶及子宫膀胱反折腹膜。下推膀胱（图 12-1-35q）。游离左侧子宫动脉，于子宫动脉起始部双极电凝，用超声刀凝断（图 12-1-35r）。

（9）提拉子宫动脉断端，分离子宫动脉与左侧输尿管。游离左侧输尿管，处理膀胱宫颈韧带前叶、后叶（图 12-1-35s）。进一步下推膀胱（图 12-1-35t）。

（10）用超声刀于右侧子宫动脉起始部凝断。游离右侧输尿管，处理膀胱宫颈韧带前叶、后叶（图 12-1-35u）。凝断双侧主韧带，进一步下推膀胱及直肠（图 12-1-35v）。

（11）用单极电钩自距穹隆 3cm 处打开阴道壁，环形切开，切除的子宫自阴道取出（图 12-1-35w）。

（12）行盆腔淋巴结清扫术。顺序切除右侧髂外、腹股沟深、髂内及闭孔淋巴结和脂肪组织（图 12-1-35x～z）。同法切除左侧髂总、髂外、腹股沟深、闭孔及髂内淋巴结和脂肪组织（图 12-1-35aa～ee）。切除的标本自阴道取出。

（13）用 1 号可吸收缝线连续缝合阴道断端，关闭腹膜创面（图 12-1-35ff～jj）。冲洗盆腔，腹腔留置引流管。

（14）标本肉眼所见：子宫稍小，切开见宫颈管后壁稍毛糙（术前宫腔镜已切除病灶），无明显肌层侵犯，内口光滑，外口光滑，宫颈长约 4cm，宫体长约 3cm，宫颈右侧壁可见一肌瘤结节，直径 1cm，子宫内膜薄，光滑，阴道壁长约 3cm，宫骶韧带长约 4cm，主韧带长约 3cm，子宫动脉长 6～7cm，阔韧带宽约 3cm，圆韧带长 6～7cm。盆腔及腹主动脉旁淋巴结未见肿大。双侧卵巢光滑、萎缩，大小约 1.5cm×1.0cm×0.5cm。术后病理回报：子宫内膜萎缩，子宫肌壁间多发性平滑肌瘤，子宫下段及宫颈管黏膜灶性糜烂，少数腺体非典型增生，阴道壁未见癌，淋巴结均未见癌转移。

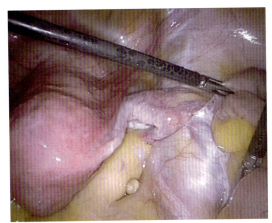

图 12-1-35a　病例 1。腹腔镜检查盆腔、腹腔。见子宫稍小，右侧附件外观无异常

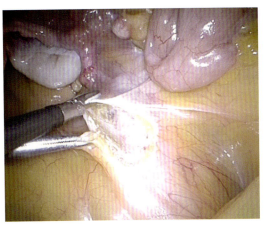

图 12-1-35b　病例 1。用超声刀分离肠管与右侧盆壁的粘连

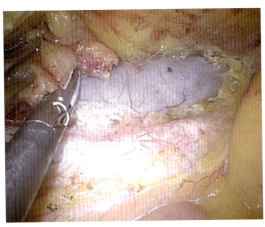

图 12-1-35c　病例 1。用超声刀切除腹主动脉右侧淋巴结及脂肪组织

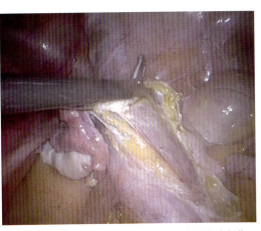

图 12-1-35d　病例 1。用超声刀打开右侧盆壁腹膜

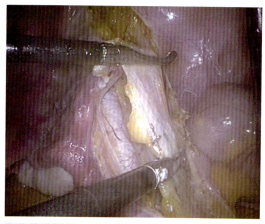

图 12-1-35e　病例 1。游离右侧骨盆漏斗韧带，贴近侧盆壁用双极电凝

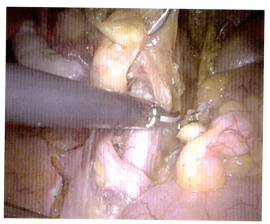

图 12-1-35f　病例 1。游离并切除右侧髂总淋巴结及脂肪组织

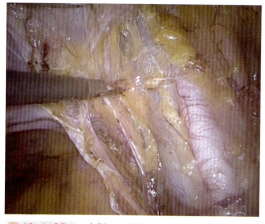

图 12-1-35g　病例 1。用超声刀分离右侧阔韧带内疏松组织，游离髂内动脉

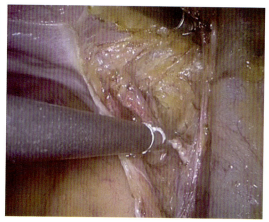

图 12-1-35h　病例 1。游离右侧子宫动脉，于子宫动脉起始部用双极电凝

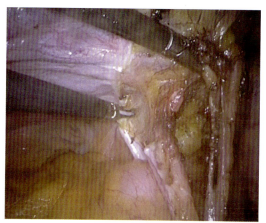

图 12-1-35i　病例 1。用超声刀凝断右侧骶韧带

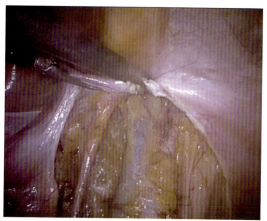

图 12-1-35j　病例 1。贴近侧盆壁凝断右侧圆韧带

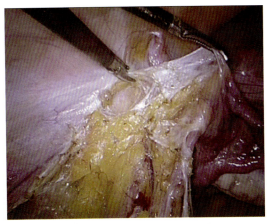

图 12-1-35k　病例 1。打开左侧盆壁腹膜

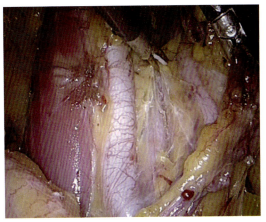

图 12-1-35l　病例 1。用超声刀游离左侧髂内动脉

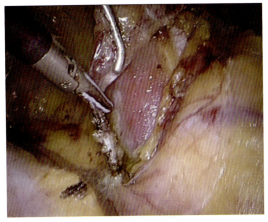

图 12-1-35m　病例 1。游离左侧骨盆漏斗韧带，贴近侧盆壁用双极电凝，用超声刀凝断

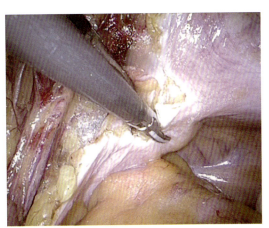

图 12-1-35n　病例 1。用超声刀凝断左侧宫骶韧带

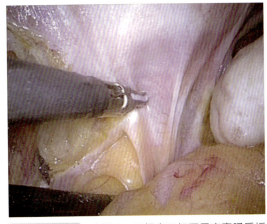

图 12-1-35o　病例 1。用超声刀打开子宫直肠反折腹膜

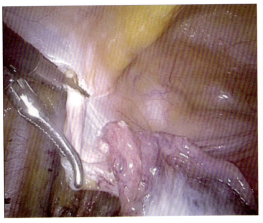

图 12-1-35p　病例 1。贴近侧盆壁凝断左侧圆韧带

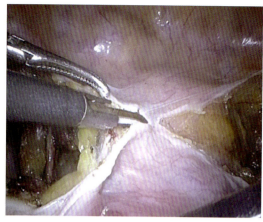

图 12-1-35q　病例 1。用超声刀打开子宫膀胱反折腹膜

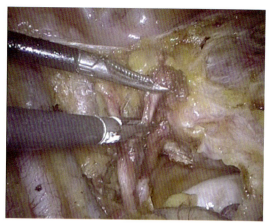

图 12-1-35r　病例 1。游离左侧子宫动脉，于子宫动脉起始部用双极电凝

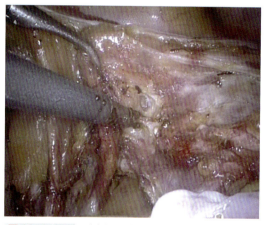

图 12-1-35s　病例 1。游离左侧输尿管，用超声刀分离膀胱宫颈韧带后叶

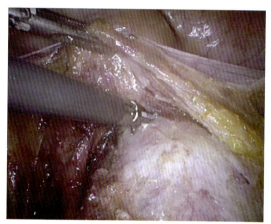

图 12-1-35t　病例 1。进一步下推膀胱

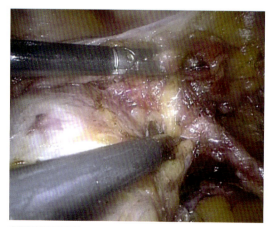

图 12-1-35u　病例 1。游离右侧输尿管，处理膀胱宫颈韧带后叶

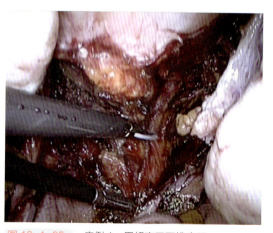

图 12-1-35v　病例 1。用超声刀下推直肠

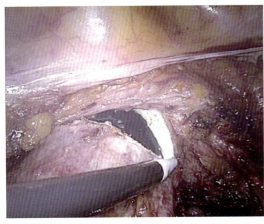

图 12-1-35w 病例1。距穹隆3cm处用单极电钩打开阴道前壁

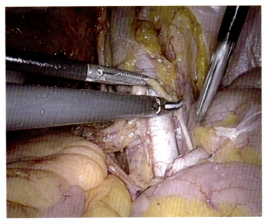

图 12-1-35x 病例1。分离并切除右侧髂外淋巴结及脂肪组织

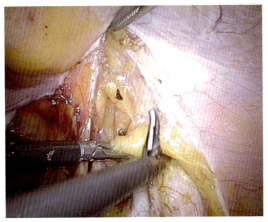

图 12-1-35y 病例1。分离并切除右侧腹股沟深层淋巴结及脂肪组织

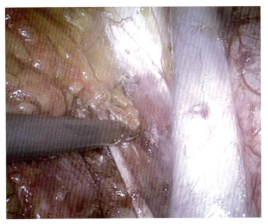

图 12-1-35z 病例1。分离并切除右侧闭孔淋巴结及脂肪组织

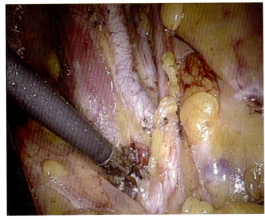

图 12-1-35aa 病例1。分离并切除左侧髂总淋巴结及脂肪组织

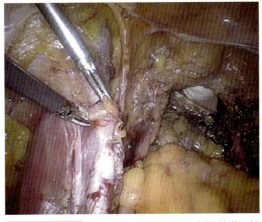

图 12-1-35bb 病例1。分离并切除左侧髂外淋巴结及脂肪组织

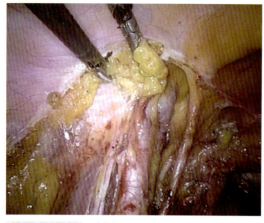

图 12-1-35cc 病例 1。分离并切除左侧腹股沟深层淋巴结及脂肪组织

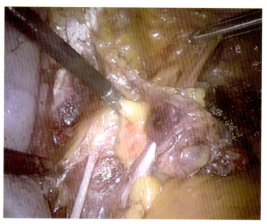

图 12-1-35dd 病例 1。分离并切除左侧闭孔淋巴结及脂肪组织

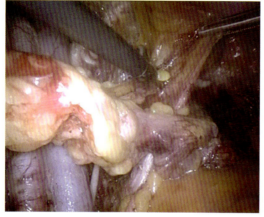

图 12-1-35ee 病例 1。分离并切除左侧髂内淋巴结及脂肪组织

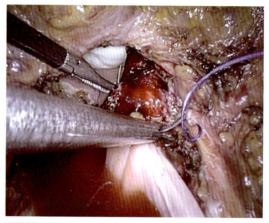

图 12-1-35ff 病例 1。用 1 号可吸收缝线缝合阴道断端

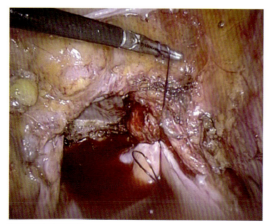

图 12-1-35gg 病例 1。缝合阴道断端后打结

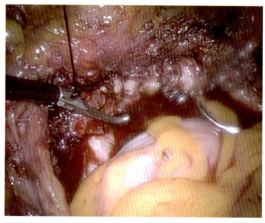

图 12-1-35hh 病例 1。连续缝合阴道断端后打结

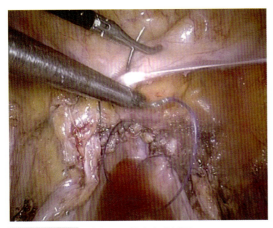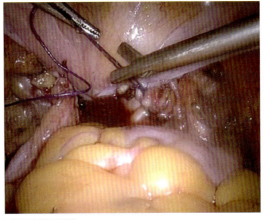

图 12-1-35ii　病例 1。缝合腹膜创面　　　图 12-1-35jj　病例 1。连续缝合阴道断端和腹膜后剪除多余的缝线

3. 难点解析

与开腹根治术相比，腹腔镜手术要"完全"达到开腹根治术的范围是很困难的。但是对于早期的恶性肿瘤患者，腹腔镜手术能够达到恶性肿瘤的根治目的，满足分期手术的要求；更重要的是腹腔镜手术创伤小、出血少、粘连形成少，对患者的术后恢复具有开腹根治术无法比拟的优势。此外，腹腔镜恶性肿瘤的手术范围广、操作复杂，对术者的技术要求很高，因此术者需熟悉盆腔脏器的解剖结构，具备扎实的腹式根治手术经验，更要有高超的腹腔镜手术技术，才能游刃有余，完成高难度的腹腔镜手术。

病例 2　腹腔镜广泛子宫切除术 + 双侧输卵管切除术 + 盆腔淋巴结清扫术（术者：刘开江）

1. 病情简介

患者 39 岁，因"接触性阴道出血 6 月余"入院。患者因接触性阴道出血 6 月余就诊，宫颈活组织检查病理回报：宫颈中分化鳞状细胞癌。入院诊断：子宫颈中分化鳞癌（Ib1 期），节育环异位。完善检查后，择期全麻下行腹腔镜广泛子宫切除术 + 双侧输卵管切除术 + 盆腔淋巴结清扫术。

2. 手术步骤

（1）置腹腔镜，检查盆腔、腹腔。见子宫大小正常，外观正常。双侧附件外观未见明显异常。肠管、脾脏、肝脏等盆腔、腹腔脏器及腹膜表面未见异常。右侧圆韧带与右侧输卵管之间的腹膜表面可见异位的金属圆环（图 12-1-36a）。

（2）用双极电凝，用超声刀凝断右侧卵巢固有韧带及输卵管峡部（图 12-1-36b）。用超声刀向侧盆壁沿圆韧带外侧凝切打开腹膜，贴近侧盆壁凝断右侧圆韧带（图 12-1-36c、d）。

（3）用超声刀沿髂血管打开阔韧带后叶及侧盆壁腹膜（图 12-1-36e）。游离输尿管及髂内动脉（图 12-1-36f）。沿髂总动脉切除髂总淋巴结及脂肪组织（图 12-1-36g）。清扫髂外动脉上方和外侧淋巴结及脂肪组织（图 12-1-36h）。清扫腹股沟深层淋巴结及脂肪组织（图 12-1-36i）。清扫髂外动脉和静脉内侧淋巴结及脂肪组织、髂外动脉、静脉后方淋巴结及脂肪组织（图 12-1-36j、k）。切除闭孔周围淋巴结及脂肪组织、髂内淋巴结及脂肪组织（图 12-1-36l、m）。

（4）显露左侧附件及侧盆壁，提拉左侧输卵管，沿输卵管系膜凝切至左宫角，凝断左侧卵巢固有韧带（图 12-1-36n）。打开侧盆壁腹膜，游离左侧输尿管及髂内动脉（图 12-1-36o）。依次切除左侧髂总、

髂外、腹股沟深、闭孔及髂内淋巴结及脂肪组织（图 12-1-36p ~ v）。

（5）游离右侧输尿管，打开阔韧带后叶，距子宫 3cm 以上凝断右侧骶韧带（图 12-1-36w）。贴近直肠打开子宫直肠反折腹膜。同法处理左侧，凝断左侧宫骶韧带。下推直肠。

（6）打开子宫膀胱反折腹膜，下推膀胱（图 12-1-36x）。游离左侧子宫动脉，贴近髂内动脉凝断（图 12-1-36y）。游离左侧输尿管，处理膀胱宫颈韧带前叶、后叶（图 12-1-36z、aa）。同法切断右侧子宫动脉，游离右侧输尿管（图 12-1-36bb、cc）。进一步下推膀胱。

（7）距宫颈 3cm 以上凝断左侧主韧带（图 12-1-36dd）。同法处理右侧（图 12-1-36ee）。用超声刀横断阴道壁并取出标本（图 12-1-36ff）。用可吸收缝线连续锁边缝合阴道残端（图 12-1-36gg、hh）。

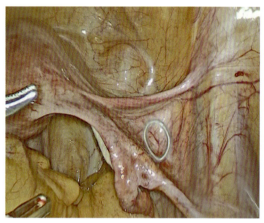

图 12-1-36a　病例 2。子宫大小正常，外观正常。双侧附件外观未见明显异常。右侧圆韧带与右侧输卵管之间的腹膜表面可见异位的金属圆环

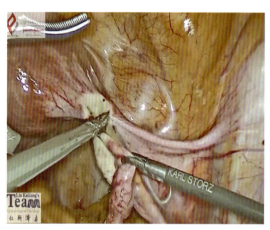

图 12-1-36b　病例 2。用双极电凝，用超声刀凝断右侧卵巢固有韧带及输卵管峡部

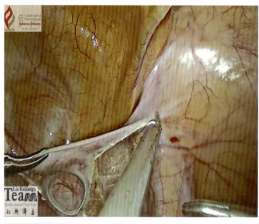

图 12-1-36c　病例 2。用超声刀向侧盆壁凝切打开腹膜

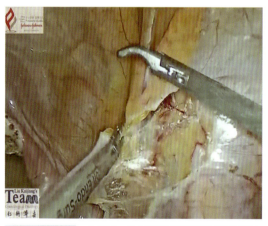

图 12-1-36d　病例 2。贴近右侧盆壁用超声刀凝断右侧圆韧带

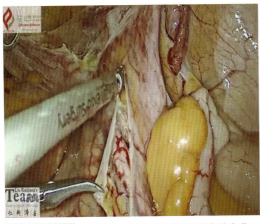

图 12-1-36e　病例 2。用超声刀打开右侧盆壁腹膜

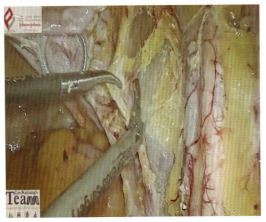

图 12-1-36f　病例 2。游离右侧髂内动脉

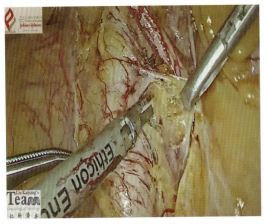

图 12-1-36g　病例 2。沿右侧髂总动脉切除髂总淋巴结及脂肪组织

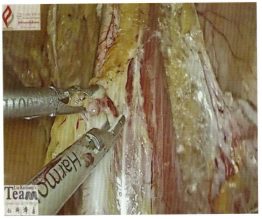

图 12-1-36h　病例 2。清扫右侧髂外动脉上方和外侧淋巴结及脂肪组织

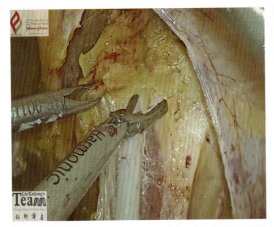

图 12-1-36i　病例 2。清扫右侧腹股沟深层淋巴结及脂肪组织

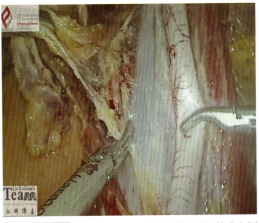

图 12-1-36j　病例 2。清扫右侧髂外动脉和静脉内侧淋巴结及脂肪组织

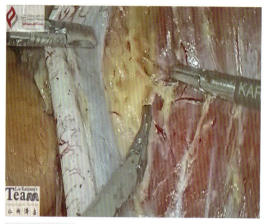

图 12-1-36k 病例 2。切除右侧髂外动脉和静脉后方淋巴结及脂肪组织

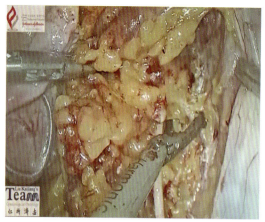

图 12-1-36l 病例 2。切除右侧闭孔周围淋巴结及脂肪组织

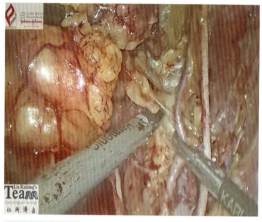

图 12-1-36m 病例 2。切除右侧髂内淋巴结及脂肪组织

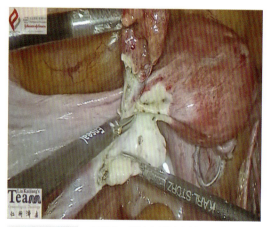

图 12-1-36n 病例 2。提拉左侧输卵管，用超声刀沿输卵管系膜凝切至左宫角

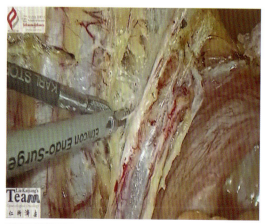

图 12-1-36o 病例 2。游离左侧髂内动脉

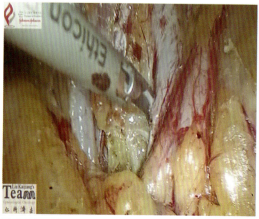

图 12-1-36p 病例 2。沿左侧髂总动脉切除髂总淋巴结及脂肪组织

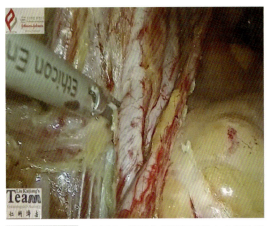

图 12-1-36q　病例 2。清扫左侧髂外动脉上方和外侧淋巴结及脂肪组织

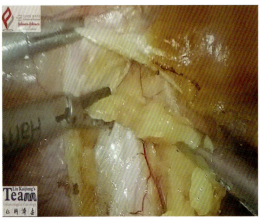

图 12-1-36r　病例 2。清扫左侧腹股沟深淋巴结及脂肪组织

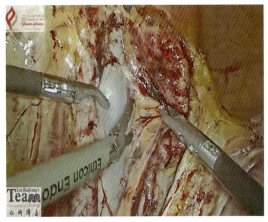

图 12-1-36s　病例 2。清扫左侧髂外动脉和静脉内侧淋巴结及脂肪组织

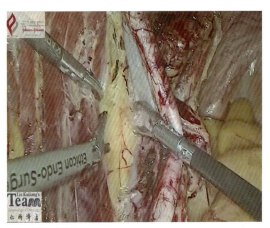

图 12-1-36t　病例 2。切除左侧髂外动脉和静脉后方淋巴结及脂肪组织

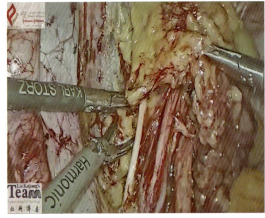

图 12-1-36u　病例 2。切除左侧闭孔周围淋巴结及脂肪组织

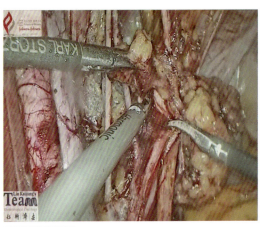

图 12-1-36v　病例 2。切除左侧髂内淋巴结及脂肪组织

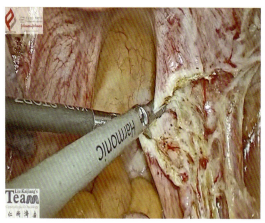

图 12-1-36w　病例 2。打开阔韧带后叶，用超声刀凝断右侧骶韧带

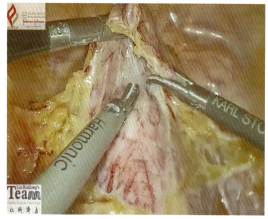

图 12-1-36x　病例 2。打开子宫膀胱反折腹膜，下推膀胱

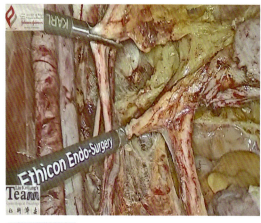

图 12-1-36y　病例 2。游离左侧子宫动脉，贴近髂内动脉凝断

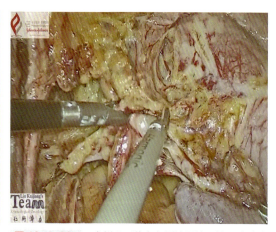

图 12-1-36z　病例 2。游离左侧输尿管，处理膀胱宫颈韧带前叶

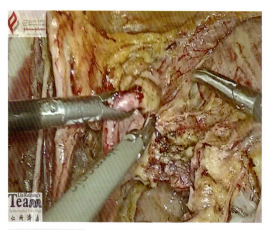

图 12-1-36aa　病例 2。游离左侧输尿管，处理膀胱宫颈韧带后叶

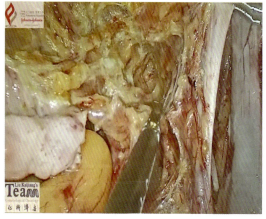

图 12-1-36bb　病例 2。游离右侧子宫动脉，贴近髂内动脉凝断

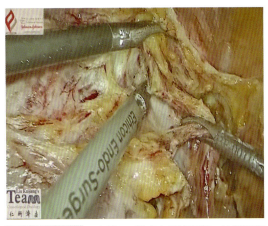

图 12-1-36cc　病例 2。游离右侧输尿管，处理膀胱宫颈韧带后叶

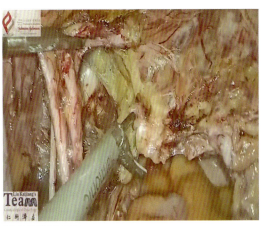

图 12-1-36dd　病例 2。用超声刀凝断左侧主韧带

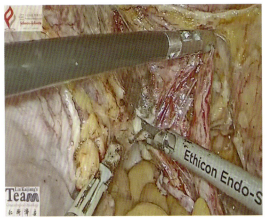

图 12-1-36ee　病例 2。用超声刀凝断右侧主韧带

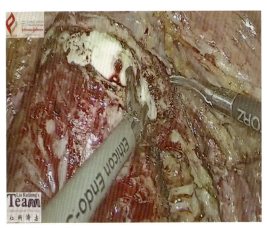

图 12-1-36ff　病例 2。用超声刀打开阴道壁

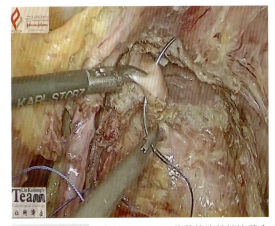

图 12-1-36gg　病例 2。用可吸收缝线连续锁边缝合阴道残端

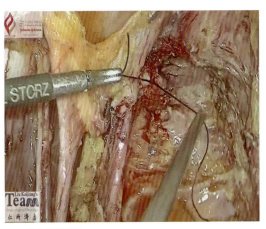

图 12-1-36hh　病例 2。缝合阴道残端后打结

3. 难点解析

本例患者 39 岁，宫颈癌Ⅰb1 期，故行腹腔镜广泛子宫切除术 + 双侧输卵管切除术 + 盆腔淋巴结清扫术。患者保留了双侧卵巢，保证了生活质量。手术是由经验丰富、技术娴熟的腹腔镜妇科肿瘤医师完成的，术野清晰、解剖明确、出血少、创伤小，其手术范围与相应的开腹手术相同，堪为经典。

五、小结

腹腔镜下妇科恶性肿瘤的手术主要适用于早期的子宫颈癌、子宫内膜癌和早期卵巢癌。对于具备扎实的根治手术经验和高超的腹腔镜技术的医师而言，腹腔镜恶性肿瘤的手术可以达到与开腹根治术相同的手术范围。此外，腹腔镜手术创伤小、出血少、粘连形成少，在患者的术后恢复方面具有开腹根治术无法比拟的优势。

第二节　子宫内膜癌的腹腔镜手术

一、概述

（一）子宫内膜癌

子宫内膜癌是妇科常见的恶性肿瘤之一，较常见于围绝经期和绝经期女性。子宫内膜癌发生于子宫内膜，为上皮性恶性肿瘤，其常见的病理类型为子宫内膜样腺癌，有高分化、中分化、低分化 3 个级别。其次还有子宫内膜腺癌伴鳞状上皮化生、浆液性癌、黏液性癌、透明细胞癌等。子宫内膜癌大多生长缓慢，其主要转移途径为直接蔓延和淋巴转移，晚期可出现血行转移。早期的子宫内膜癌可有不规则阴道出血和阴道排液。分段诊断性刮宫和子宫内膜病理检查是常用的明确诊断方法。宫腔镜检查和定位活检是早期明确诊断的最有效方法。子宫内膜癌的临床分期通常采用 FIGO 于 2009 年修订的分期方法。

手术是治疗子宫内膜癌的主要方法，术后辅以放疗、化疗等综合治疗。对于子宫内膜癌Ⅰa 期，可仅行子宫切除术 + 双侧附件切除术；对于子宫内膜癌Ⅰb 期，可行筋膜外或次广泛子宫切除术 + 双侧附件切除术 + 盆腔淋巴结清扫术，并根据术后病理情况决定放疗与否；子宫内膜癌Ⅱ期可行广泛子宫切除术 + 双侧附件切除术 + 盆腔淋巴结清扫术 + 腹主动脉旁淋巴结清扫术，如有淋巴转移需辅以放疗。对于Ⅲ期、Ⅳ期患者，也应行肿瘤细胞减灭术，为术后放疗、化疗创造条件。其中Ⅰ期、Ⅱ期可行腹腔镜手术，Ⅲ期以上患者宜行开腹手术。

因为手术 – 病理分期对指导患者术后辅助治疗具有重要意义，因此很多学者认为早期子宫内膜癌患者应行分期手术，包括检查盆腔、腹腔各脏器有无转移，腹腔冲洗液的细胞学检查，盆腔、腹腔可疑病灶的活检，子宫和双侧附件的切除，以及盆腔、腹腔淋巴结的清扫，以便准确判断病变范围，决定术后辅助治疗，改善预后。

（二）腹腔镜子宫内膜癌手术

子宫内膜癌Ⅰ期和Ⅱ期患者的手术治疗可在腹腔镜下完成。临床Ⅰ期患者的腹腔镜手术不但可切除病灶，还可行分期手术，包括检查盆腔、腹腔，收集腹腔冲洗液送细胞学检查，盆腔、腹腔可疑病灶的活检，筋膜外或次广泛子宫切除术和双侧附件切除术，盆腔和 / 或腹主动脉旁淋巴结清扫术或活检术。腹腔镜次广泛子宫切除术是在腹腔镜下切除子宫体、子宫颈及子宫旁、宫颈旁、阴道旁和近端阴道组织，以及双侧附件切除术。手术需打开膀胱侧窝、直肠侧窝和输尿管隧道，子宫主韧带、宫骶韧带以及阴道上段需游离切除 2cm 以上。临床 Ⅱ 期患者需行腹腔镜广泛子宫切除术 + 双侧附件切除术 + 盆腔、腹主动脉旁淋巴结清扫术。腹腔镜子宫切除术和双侧附件切除术见第十一章第三节；腹腔镜广泛子宫切除术及盆腔淋巴清扫术已在第十二章第一节详述。本节主要阐述腹腔镜次广泛子宫切除术和腹腔镜腹主动脉旁及骶前淋巴结摘除术。

二、手术适应证和禁忌证

（一）手术适应证

（1）Ⅰ～Ⅱ 期子宫内膜癌。

（2）患者一般状况良好，可耐受腹腔镜手术和全身麻醉。

（二）手术禁忌证

（1）中晚期子宫内膜癌（Ⅲ期及以上）。

（2）盆腔、腹腔严重粘连。

（3）生殖道感染的急性期。

（4）心、肝、肾衰竭的急性期不能耐受麻醉及手术者。

（5）绞窄性肠梗阻。

三、手术方法

（一）盆腔、腹腔检查

1. 建立气腹，检查盆腔、腹腔

因子宫内膜癌行腹腔镜手术患者的体位、气腹的建立以及腹部穿刺口的选择与腹腔镜子宫颈癌手术相同。置入腹腔镜后，先以顺时针方向检查腹膜表面，包括阑尾、升结肠、胆囊、肝脏表面、横膈、胃、降结肠等，然后再检查盆腔，包括膀胱表面、侧盆壁、乙状结肠、子宫直肠陷凹、子宫、输卵管和卵巢等。

2. 收集腹腔冲洗液

用生理盐水 200mL 冲洗盆腔、腹腔，吸取冲洗液送细胞学检查（图 12-2-1）。

3. 阻断输卵管峡部

通常于双侧输卵管峡部近宫角部位用双极电凝，阻断输卵管管腔（图 12-2-2）。这样可防止术中肿瘤细胞经输卵管逆行入腹腔，导致肿瘤播散。

（二）腹腔镜次广泛子宫切除术（Laparoscopic Modified Radical Hysterectomy）

腹腔镜次广泛子宫切除术适用于子宫内膜癌Ⅰb 期，切除范围包括子宫及双侧附件，子宫旁、宫颈旁、阴道旁和近端阴道组织。宫旁组织、子宫主韧带、宫骶韧带和阴道上段需游离切除 2cm 以上。

1. 切断圆韧带及高位结扎骨盆漏斗韧带

游离圆韧带，距子宫角 2cm 处电凝、切断双侧圆韧带（图 12-2-3）。于髂总动脉水平打开侧盆壁腹膜，显露并避开输尿管，游离骨盆漏斗韧带（图 12-2-4）。贴近侧盆壁，用双极电凝或结扎、切断骨盆

漏斗韧带（图 12-2-5）。

2. 打开腹膜，下推膀胱，游离阴道上段

打开阔韧带前叶、后叶及侧盆壁腹膜，分离阔韧带内疏松组织。打开子宫膀胱反折腹膜，分离膀胱与宫颈及阴道间的疏松组织，适度下推膀胱，游离阴道上段（图 12-2-6）。

3. 打开子宫直肠反折腹膜，下推直肠，处理子宫骶韧带

打开子宫直肠反折腹膜，分离直肠与阴道间的蜂窝组织，使直肠与阴道后壁分离（图 12-2-7）。避开输尿管，距子宫颈 2cm 处，电凝切断骶韧带（图 12-2-8）。

4. 打开输尿管隧道，切断子宫动脉

游离子宫动脉和输尿管，于横跨输尿管处电凝切断子宫动脉（图 12-2-9）。向内上方逐步分离打开输尿管前的结缔组织，打开输尿管隧道，游离壁段输尿管（图 12-2-10）。

5. 处理主韧带和宫颈旁、阴道旁组织

打开分离膀胱侧窝，分离结缔组织，游离主韧带。避开输尿管，距宫颈 2cm 处切断主韧带（图 12-2-11）。向下继续分离宫颈旁、阴道旁组织。

6. 切除子宫及阴道

切断子宫颈外口以下阴道约 2cm，经阴道取出切除的子宫及阴道（图 12-2-12）。阴道残端用 1 号可吸收缝线连续锁边缝合（图 12-2-13、图 12-2-14）。

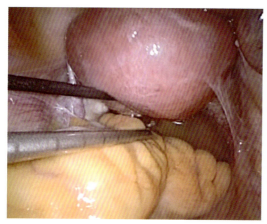

图 12-2-1 用生理盐水 200mL 冲洗盆腔、腹腔，吸取冲洗液送细胞学检查

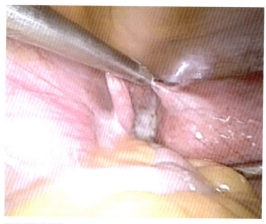

图 12-2-2 用双极电凝左侧输卵管峡部近宫角部位，阻断输卵管管腔

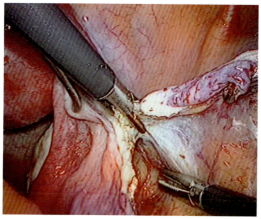

图 12-2-3 距右侧子宫角约 2cm 处，用超声刀凝断右侧圆韧带

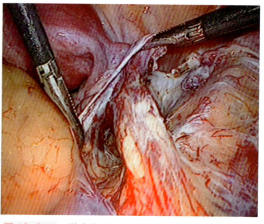

图 12-2-4 游离右侧骨盆漏斗韧带及其内卵巢血管

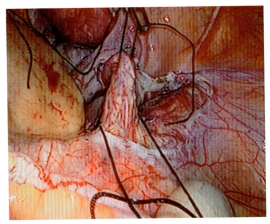

图 12-2-5　贴近侧盆壁结扎右侧骨盆漏斗韧带

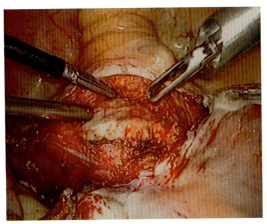

图 12-2-6　打开子宫膀胱反折腹膜,钝性分离膀胱与宫颈及阴道间的疏松组织,下推膀胱

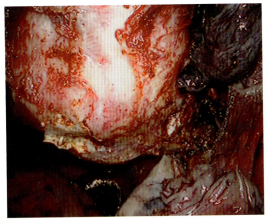

图 12-2-7　打开子宫直肠反折腹膜,钝性分离直肠阴道间的蜂窝组织,使直肠与阴道后壁分离

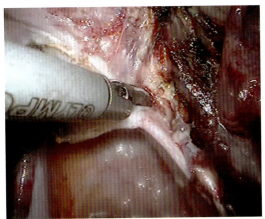

图 12-2-8　分离右侧直肠侧窝,避开输尿管,距子宫颈 2cm 处,用超声刀凝断右侧宫骶韧带

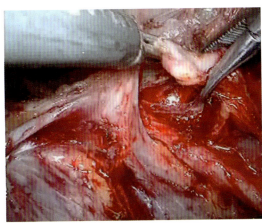

图 12-2-9　充分游离右侧子宫动脉,于右侧输尿管上方用 PK 刀电凝子宫动脉

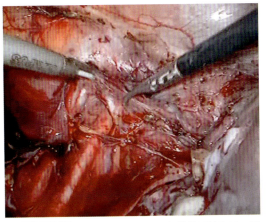

图 12-2-10　暴露左侧膀胱宫颈韧带输尿管入口,用剪刀向内上方逐步锐性分离打开输尿管前的结缔组织,游离输尿管

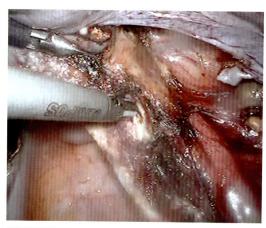

图 12-2-11　避开输尿管，在距宫颈约 2cm 处，用超声刀凝断右侧主韧带

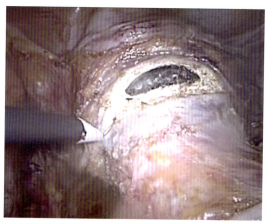

图 12-2-12　距宫颈外口约 2cm 处，用单极电钩打开前穹隆阴道壁

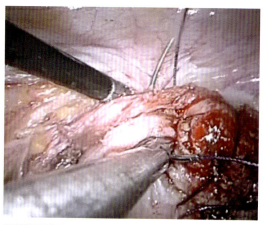

图 12-2-13　用可吸收缝线连续缝合阴道残端

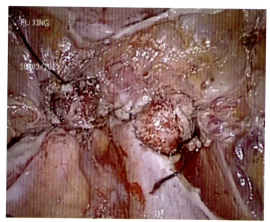

图 12-2-14　连续缝合阴道残端后的阴道创面

（三）腹腔镜腹主动脉旁及骶前淋巴结清扫术
(Laparoscopic Para-aotic and Pre-sacral Lymphadenectomy)

1. 打开腹主动脉下段前腹膜，打开血管鞘膜

沿腹膜下方辨认腹主动脉直到肠系膜根部水平，打开腹主动脉下段前腹膜（图 12-2-15）。钳夹并纵向剪开腹膜及鞘膜，显露血管（图 12-2-16）。

2. 切除腹主动脉下段前淋巴结

沿腹主动脉鞘钝性、锐性剥离腹主动脉前外侧的脂肪及淋巴组织至髂总动脉起点。剥离并剔除腹主动脉、腔静脉侧面和之间的脂肪及淋巴组织（图 12-2-17）。于腹主动脉下段左侧、髂总动脉分叉上约 4cm 处，钝性、锐性剥离肠系膜下动脉周围的淋巴及脂肪组织（图 12-2-18、图 12-2-19）。

3. 切除骶前淋巴结

骶前淋巴结位于骶骨前面、两侧髂总血管内侧，上自骶岬，下至第 3～4 骶椎。手术时将腹膜切口一直延伸到骶岬，沿双侧髂总血管内侧及骶岬区的淋巴组织，自外而内、由上而下向骶尾方向分离脂肪及淋巴组织（图 12-2-20）。

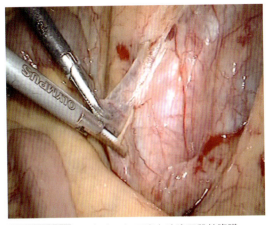

图 12-2-15　用超声刀打开腹主动脉下段前腹膜

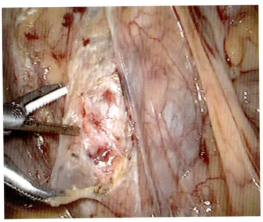

图 12-2-16　用超声刀纵向打开腹主动脉表面鞘膜

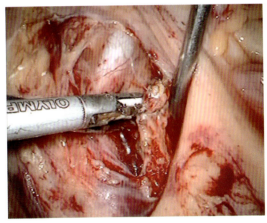

图 12-2-17　用超声刀剥离腹主动脉下段右侧的脂肪及淋巴组织

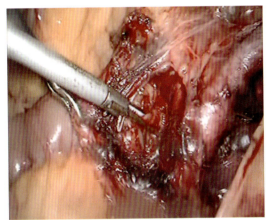

图 12-2-18　用腹腔镜弯钳钳夹肠系膜下动脉，用超声刀剥离肠系膜下动脉内侧的脂肪及淋巴组织

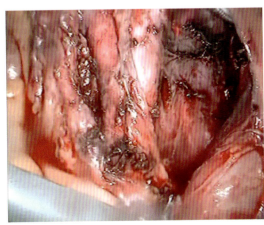

图 12-2-19　剥离腹主动脉下段的脂肪及淋巴组织后检查出血点

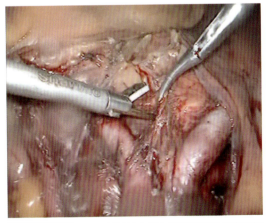

图 12-2-20　沿双侧髂总血管内侧用超声刀分离骶岬区的脂肪及淋巴组织

四、腹腔镜子宫内膜癌手术实例演示

病例 1　腹腔镜子宫及双侧附件切除术 + 盆腔淋巴结清扫术 + 右侧腹主动脉旁淋巴结切除术（术者：熊光武）

1. 病情简介

患者 74 岁，因"绝经 29 年，不规则阴道出血 1 月余"入院。患者既往月经规律，初潮 15 岁，周期 3～6 天 /28～30 天。孕 4 产 2。置宫内节育器 40 年，28 年前取环失败，未进行任何处理。患者 1 月余前出现阴道淋漓出血，色淡红，量少。妇科超声检查：见宫内节育器，子宫内膜厚 4mm，未见异常占位。行取环术 + 子宫内膜和宫颈分段诊刮术。病理回报：子宫内膜高分化腺癌。妇科检查：外阴已婚已产型；阴道通畅；宫颈光滑；子宫后位，大小正常，活动好；双侧附件区未扪及异常。经阴道 B 超检查：子宫大小 4.2cm×4.3cm×2.8cm，被膜光滑，肌层回声均匀，节育环距宫底约 0.9cm，内膜厚 0.4cm。子宫及双侧附件未见异常。入院诊断：子宫内膜癌 Ia 期。完善检查后，择期全麻下行腹腔镜子宫及双侧附件切除术 + 盆腔淋巴结清扫术 + 右侧腹主动脉旁淋巴结切除术。

2. 手术步骤

（1）置腹腔镜，检查盆腔、腹腔。见子宫稍小，双侧附件外观正常。大网膜与肠管粘连于左侧盆壁。检查肝、胆、大网膜、横膈、肠管表面、膀胱表面、腹膜表面，未见转移病灶。决定行扩大的子宫及双侧附件切除术 + 盆腔淋巴结清扫术 + 右侧腹主动脉旁淋巴结切除术。用生理盐水冲洗盆腔，取盆腔冲洗液送细胞学检查（图 12-2-21a）。用双极电凝双侧输卵管峡部闭合管腔（图 12-2-21b、c）。

（2）辨别腹主动脉下段，打开血管表面腹膜和血管鞘膜（图 12-2-21d）。剥离并剔除腹主动脉右侧下腔静脉表面的淋巴结及脂肪组织（图 12-2-21e）。

（3）提拉右侧骨盆漏斗韧带，用单极电钩打开韧带表面腹膜，游离韧带。贴近侧盆壁用双极电凝右侧骨盆漏斗韧带，用单极电钩凝断（图 12-2-21f）。打开侧盆壁腹膜，避开输尿管，剔除右侧髂总淋巴结及脂肪组织和部分髂外淋巴结及脂肪组织（图 12-2-21g、h）。分离疏松组织，游离右侧输尿管和子宫动脉，用双极电凝子宫动脉阻断（图 12-2-21i）。游离髂内动脉。贴近侧盆壁凝断右侧圆韧带（图 12-2-21j）。

（4）分离左侧盆壁粘连（图 12-2-21k）。打开侧盆壁腹膜，检查并电凝大网膜出血点。游离左侧骨盆漏斗韧带并凝断（图 12-2-21l）。剔除左侧髂总动脉淋巴结及脂肪组织（图 12-2-21m）。打开侧盆壁腹膜，分离疏松组织，游离左侧输尿管和子宫动脉，用双极电凝子宫动脉并阻断（图 12-2-21n、o）。游离髂内动脉。避开输尿管，剔除部分髂外淋巴结及脂肪组织（图 12-2-21p）。贴近侧盆壁凝断左侧圆韧带（图 12-2-21q）。打开左侧阔韧带前叶腹膜至宫旁（图 12-2-21r）。

（5）打开子宫膀胱反折腹膜，下推膀胱（图 12-2-21s）。于宫颈旁凝断双侧子宫血管（图 12-2-21t、u）。用单极电钩环形切开阴道壁，同时切断双侧主韧带及骶韧带（图 12-2-21v、w）。用双极电凝阴道创面出血点（图 12-2-21x）。

（6）顺序剥离左侧及右侧髂外、腹股沟深、闭孔和髂内淋巴结及脂肪组织（图 12-2-21y～dd）。切除的标本自阴道取出。

（7）用 1 号可吸收缝线连续缝合阴道断端，关闭腹膜创面（图 12-2-21ee～gg）。冲洗盆腔、腹腔，留置引流管（图 12-2-21hh）。

（8）子宫剖视见宫腔左宫角处糟脆组织，直径约 1cm，似浸润浅肌层，宫颈未见病灶。术后病理：子宫内膜高分化腺癌，累及浅肌层。

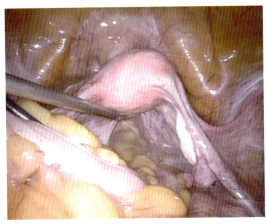

图 12-2-21a　病例 1。腹腔镜检查。见子宫稍小，双侧附件外观正常。大网膜与肠管粘连于左侧盆壁。用生理盐水冲洗盆腔，取盆腔冲洗液送细胞学检查

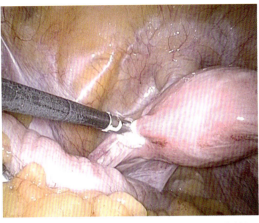

图 12-2-21b　病例 1。用双极电凝左侧输卵管峡部，闭合管腔

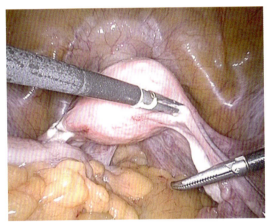

图 12-2-21c　病例 1。用双极电凝右侧输卵管峡部，闭合管腔

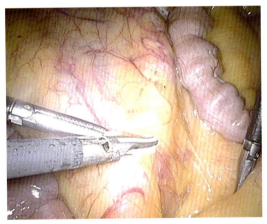

图 12-2-21d　病例 1。用超声刀打开腹主动脉下段表面腹膜

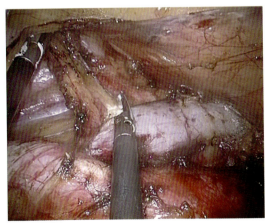

图 12-2-21e　病例 1。剥离腹主动脉右侧下腔静脉表面的淋巴结及脂肪组织

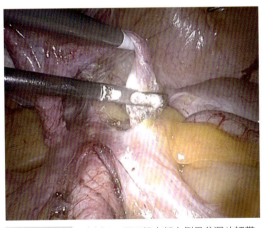

图 12-2-21f　病例 1。用双极电凝右侧骨盆漏斗韧带

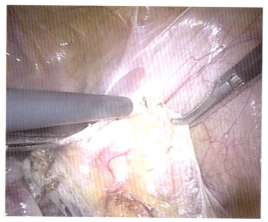

图 12-2-21g 病例 1。打开右侧盆壁腹膜

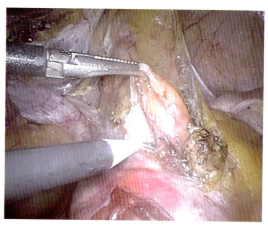

图 12-2-21h 病例 1。剔除右侧髂总淋巴结及脂肪组织

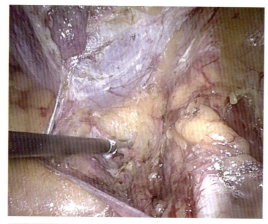

图 12-2-21i 病例 1。游离右侧子宫动脉，用双极电凝阻断

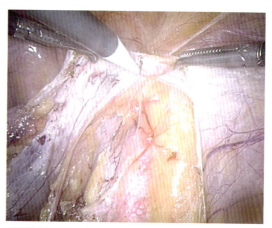

图 12-2-21j 病例 1。贴近侧盆壁凝断右侧圆韧带

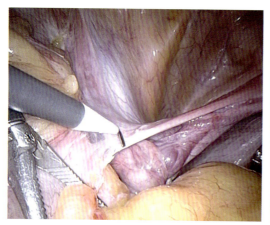

图 12-2-21k 病例 1。分离左侧盆壁粘连

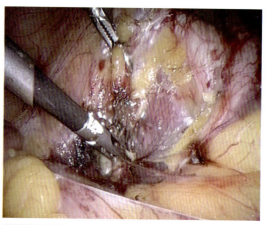

图 12-2-21l 病例 1。用双极电凝左侧骨盆漏斗韧带

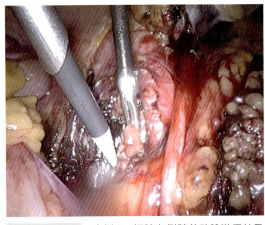

图 12-2-21m 病例 1。切除左侧髂总动脉淋巴结及脂肪组织

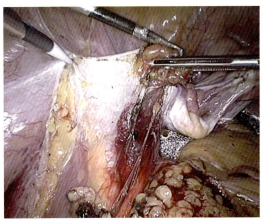

图 12-2-21n 病例 1。打开侧盆壁腹膜

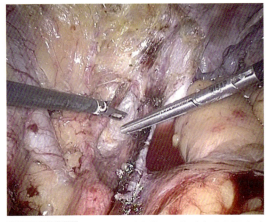

图 12-2-21o 病例 1。游离并用双极电凝左侧子宫动脉并阻断

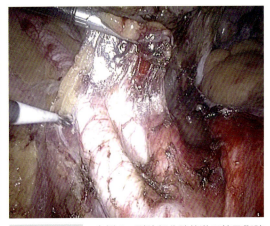

图 12-2-21p 病例 1。剔除部分髂外淋巴结及脂肪组织

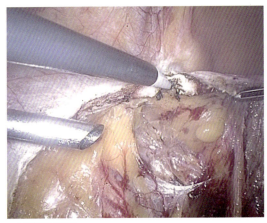

图 12-2-21q 病例 1。贴近侧盆壁凝断左侧圆韧带

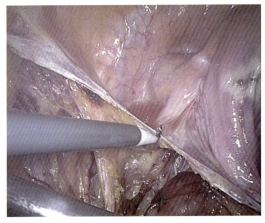

图 12-2-21r 病例 1。打开左侧阔韧带前叶腹膜至宫旁

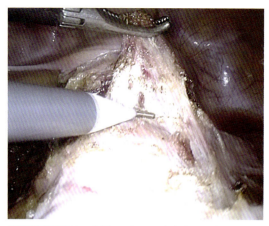

图 12-2-21s　病例 1。打开子宫膀胱反折腹膜，下推膀胱

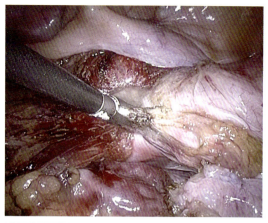

图 12-2-21t　病例 1。用双极电凝左侧子宫血管

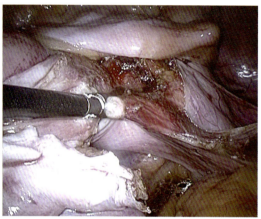

图 12-2-21u　病例 1。用双极电凝右侧子宫血管

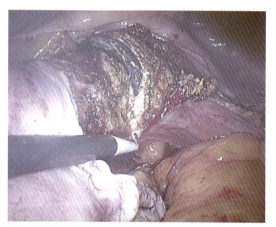

图 12-2-21v　病例 1。用单极电钩切开阴道壁，同时切断右侧宫骶韧带

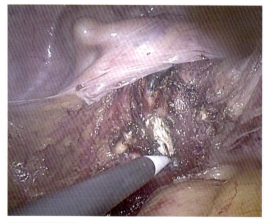

图 12-2-21w　病例 1。用单极电钩切断左侧主韧带

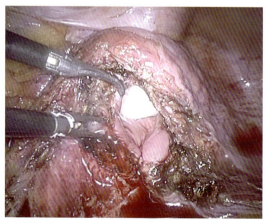

图 12-2-21x　病例 1。用双极电凝阴道创面出血点

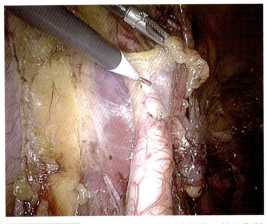

图 12-2-21y　病例 1。剥离左侧髂外淋巴结及脂肪组织

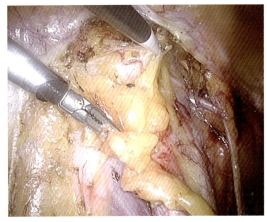

图 12-2-21z　病例 1。剥离左侧腹股沟深层淋巴结及脂肪组织

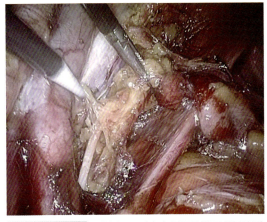

图 12-2-21aa　病例 1。剥离左侧闭孔淋巴结及脂肪组织

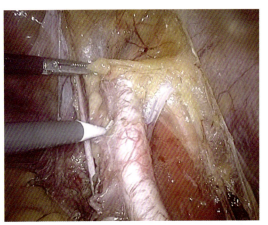

图 12-2-21bb　病例 1。剥离右侧髂外淋巴结及脂肪组织

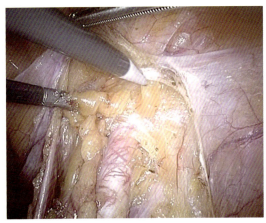

图 12-2-21cc　病例 1。剥离右侧腹股沟深层淋巴结及脂肪组织

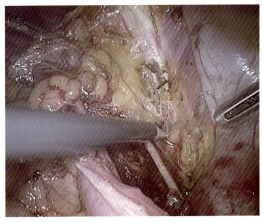

图 12-2-21dd　病例 1。剥离右侧闭孔淋巴结及脂肪组织

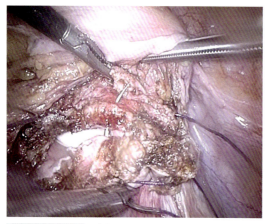 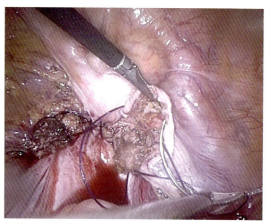

图 12-2-21ee 病例 1。用 1 号可吸收缝线连续缝合阴道断端

图 12-2-21f 病例 1。用可吸收缝线缝合腹膜

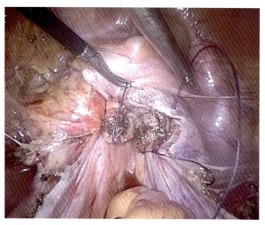 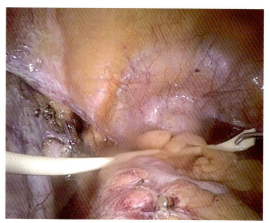

图 12-2-21gg 病例 1。缝合阴道和腹膜创面后，拉紧缝线

图 12-2-21hh 病例 1。冲洗盆腔、腹腔，留置引流管

3. 难点解析

本例患者临床分期为ⅠaG1 期，为获得完整的手术 – 病理分期行腹腔镜下分期手术。手术步骤包括腹腔冲洗液的收集，子宫和双侧附件的切除，以及盆腔淋巴结清扫术和腹主动脉右侧淋巴结摘除术。

病例 2　腹腔镜次广泛子宫切除术 + 腹主动脉旁淋巴结及盆腔淋巴结清扫术
（术者：梁志清）

1. 病情简介

患者 48 岁，因"月经紊乱 1 年，间断阴道排液 2 周"入院。患者既往月经规律，初潮 15 岁，周期 7 天 /30 天。孕 3 产 1。患者 1 年前无明显诱因出现月经周期延长，月经量时多时少，5 ~ 10 天 /30 ~ 45 天。未进行任何治疗。近 2 周间断阴道排液，量不多，色淡红。检查发现宫内占位，子宫内膜病理：子宫内膜癌。妇科检查：外阴已婚已产型；阴道通畅；宫颈轻度糜烂；子宫前位，如孕 8 周大小，活动良好；双侧附件区未扪及异常。经阴道 B 超检查：子宫大小 6.6cm × 6.9cm × 5.1cm，宫腔内可见中等回声团 4.5cm × 3.6cm × 2.9cm。宫壁回声均匀。双侧附件未见异常。提示：宫内占位。宫腔镜检查：宫腔内可见占位，大小约 4cm，外形不规则，色苍白，表面血运丰富。镜下诊断：子宫内膜癌。内膜活检病理：子宫内膜高分化腺癌。入院诊断：子宫内膜高分化腺癌。择期全麻下行腹腔镜次广泛子宫切除术 + 腹主动脉淋巴结及盆腔淋巴结清扫术。

2. 手术步骤

（1）置腹腔镜。见子宫饱满，如孕 6 周大小，表面光滑，双侧附件未见明显异常（图 12-2-22a）。盆腔、腹腔脏器及腹膜未见异常。留取盆腔冲洗液送细胞学检查。

（2）于右侧骨盆漏斗韧带外侧髂总动脉水平打开侧盆壁腹膜，延至阔韧带后叶，显露并避开输尿管，游离右侧骨盆漏斗韧带及其内血管，贴近侧盆壁凝断血管（图 12-2-22b）。打开侧盆壁腹膜，于约中外 1/3 处电凝、切断右侧圆韧带（图 12-2-22c）。打开阔韧带前叶。同法切除左侧骨盆漏斗韧带和圆韧带，打开阔韧带前叶（图 12-2-22d）。打开子宫膀胱反折腹膜，下推膀胱（图 12-2-22e）。

（3）分离左侧阔韧带内结缔组织及宫颈旁组织，游离子宫动脉及输尿管。显露左侧膀胱宫颈韧带输尿管隧道入口，向内上方逐步分离打开输尿管前的结缔组织，游离输尿管（图 12-2-22f）。进一步下推膀胱。在输尿管上方凝切左侧子宫动脉（图 12-2-22g）。同法处理右侧子宫动脉、打开输尿管隧道（图 12-2-22h、i）。左侧宫颈旁组织粘连，缩短，操作较困难。

（4）打开两侧阔韧带后叶及子宫直肠反折腹膜。凝切右侧骶韧带，向下继续凝切右侧主韧带（图 12-2-22j、k）。距子宫约 2cm 处凝切左侧骶韧带，向下继续凝切左侧主韧带（图 12-2-22l、m）。

（5）转阴式手术完成子宫切除的剩余步骤。距宫颈外口约 1cm 处环形切开阴道穹隆，切除子宫（图 12-2-22n）。自阴道取出子宫及双侧附件。缝合阴道断端（图 12-2-22o）。

（6）助手于台下剖视子宫标本，宫腔内见不规则烂肉样组织，宫底部似浸及深肌层（图 12-2-22p）。

（7）显露腹主动脉，纵向打开腹主动脉下段前方腹膜（图 12-2-22q）。剥离切除腹主动脉下段右侧淋巴结及脂肪组织（图 12-2-22r）。游离腹主动脉左侧肠系膜下动脉，剥离肠系膜下动脉周围淋巴结及脂肪组织（图 12-2-22s）。沿双侧髂总血管内侧打开骶岬前腹膜，向骶尾方向剥离骶前淋巴结及脂肪组织（图 12-2-22t）。

（8）打开右侧髂外动脉表面血管鞘膜，剥离右侧腹股沟深和髂外淋巴结及脂肪组织（图 12-2-22u～w）。向髂外动脉侧推开右侧输尿管，剥离右侧髂总淋巴结及脂肪组织（图 12-2-22x）。分离切除右侧闭孔和髂内血管周围淋巴结及脂肪组织（图 12-2-22y）。同法剥离左侧腹股沟深、髂外、髂内和闭孔淋巴群（图 12-2-22z～bb）。

（9）用可吸收缝线缝合阴道及腹膜创面（图 12-2-22cc、dd）。冲洗盆腔、腹腔。检查无出血。

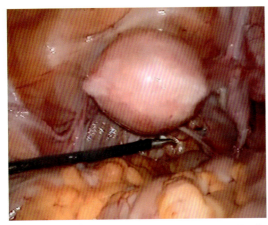
图 12-2-22a　病例 2。腹腔镜检查。见子宫饱满，如孕 6 周大小，表面光滑，双侧附件未见明显异常

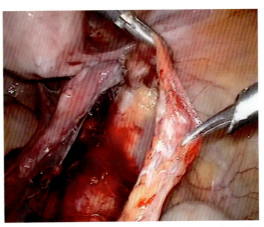
图 12-2-22b　病例 2。游离右侧骨盆漏斗韧带，贴近右侧盆壁凝断右侧骨盆漏斗韧带及其内血管

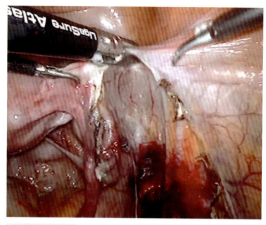

图 12-2-22c　病例 2。于中外 1/3 处电凝、切断右侧圆韧带

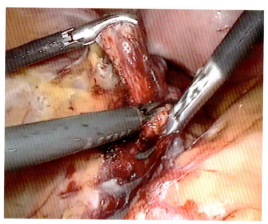

图 12-2-22d　病例 2。贴近左侧盆壁凝断左侧骨盆漏斗韧带及其内血管

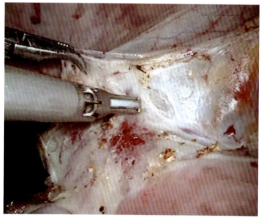

图 12-2-22e　病例 2。用超声刀下推膀胱

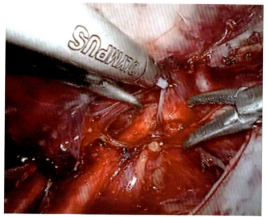

图 12-2-22f　病例 2。暴露左侧膀胱宫颈韧带输尿管隧道入口，向内上方逐步分离打开输尿管前的结缔组织，游离左侧输尿管

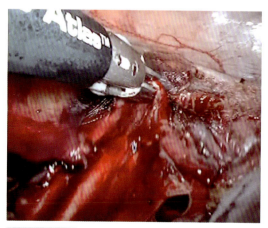

图 12-2-22g　病例 2。于左侧输尿管上方凝切左侧子宫动脉

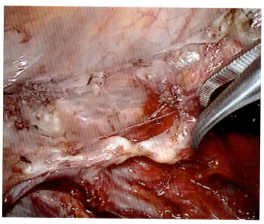

图 12-2-22h　病例 2。游离右侧子宫动脉，于右侧输尿管上方凝切右侧子宫动脉

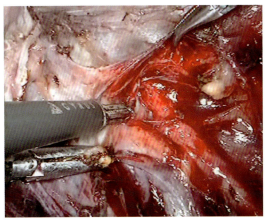

图 12-2-22i　病例 2。分离打开右侧输尿管前的结缔组织，游离右侧输尿管

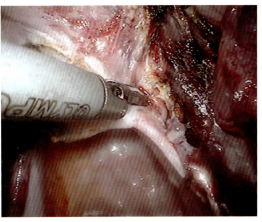

图 12-2-22j　病例 2。用超声刀凝切右侧宫骶韧带

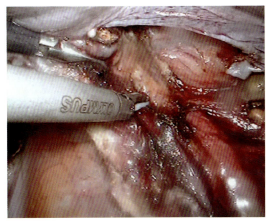

图 12-2-22k　病例 2。凝切右侧主韧带

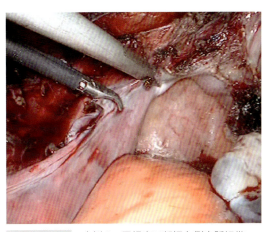

图 12-2-22l　病例 2。用超声刀凝切左侧宫骶韧带

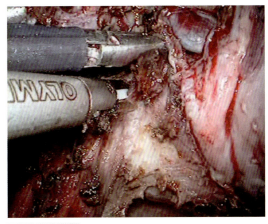

图 12-2-22m　病例 2。凝切左侧主韧带

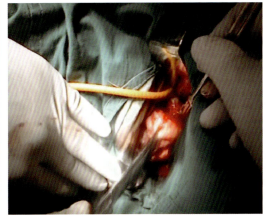

图 12-2-22n　病例 2。转阴式距宫颈外口约 1cm 处环形切开阴道穹隆，切除子宫

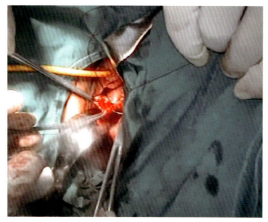

图 12-2-22o　病例 2。经阴缝合阴道壁

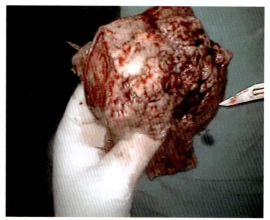

图 12-2-22p　病例 2。助手于台下剖视子宫标本，宫腔内见不规则烂肉样组织，宫底部似侵及深肌层

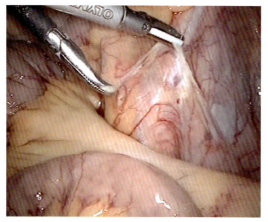

图 12-2-22q　病例 2。用超声刀纵向打开腹主动脉下段前腹膜

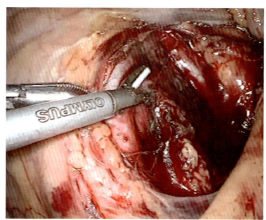

图 12-2-22r　病例 2。剥离切除腹主动脉下段右侧淋巴结及脂肪组织

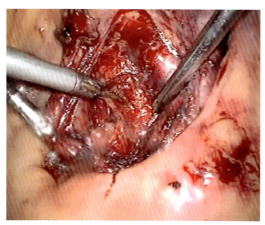

图 12-2-22s　病例 2。剥离腹主动脉左侧肠系膜下动脉周围淋巴结及脂肪组织

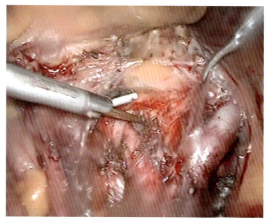

图 12-2-22t　病例 2。剥离骶前淋巴结及脂肪组织

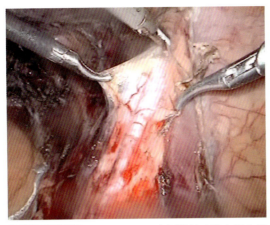

图 12-2-22u 病例 2。打开右侧髂外动脉表面血管鞘膜

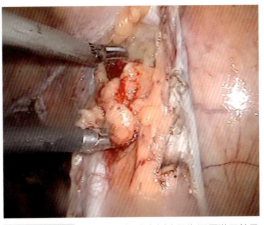

图 12-2-22v 病例 2。切除右侧腹股沟深层淋巴结及脂肪组织

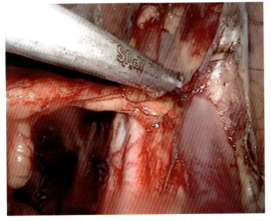

图 12-2-22w 病例 2。切除右侧髂外淋巴结及脂肪组织

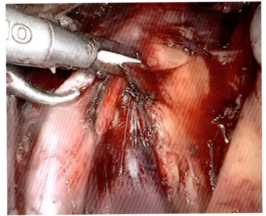

图 12-2-22x 病例 2。切除右侧髂总淋巴结及脂肪组织

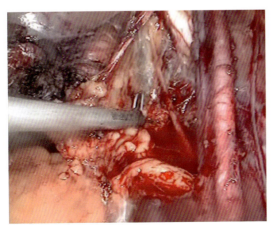

图 12-2-22y 病例 2。切除右侧闭孔和髂内淋巴结及脂肪组织

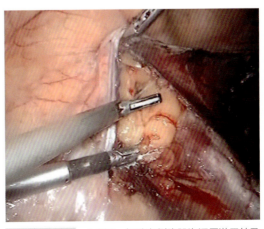

图 12-2-22z 病例 2。切除左侧腹股沟深层淋巴结及脂肪组织

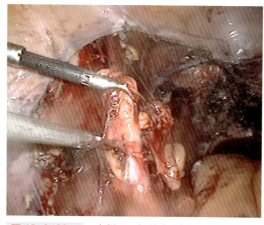

图 12-2-22aa 病例 2。切除左侧髂外淋巴结及脂肪组织

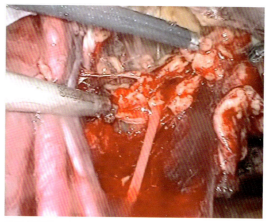

图 12-2-22bb 病例 2。切除左侧闭孔和髂内淋巴结及脂肪组织

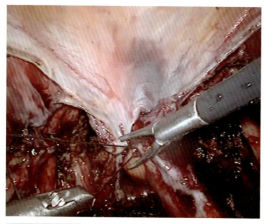

图 12-2-22cc 病例 2。用可吸收缝线缝合阴道及腹膜创面

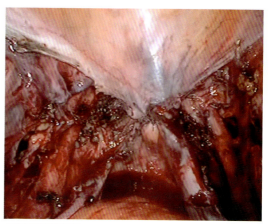

图 12-2-22dd 病例 2。手术结束时检查盆腔

3. 难点解析

对于具有熟练手术技术的医师而言，腹腔镜子宫内膜癌的手术可以达到与开腹手术相同的手术范围，同时通过腹腔镜对妇科恶性肿瘤分期不仅实用，而且安全、准确。此外，腹腔镜恶性肿瘤的手术对手术器械的要求很高，因此，此类手术应该在具备妇科肿瘤专家和技术娴熟的腹腔镜医生，以及完善的腹腔镜手术器械的医疗中心施行。

五、小结

手术是子宫内膜癌的主要治疗方法。子宫内膜癌 I 期、II 期患者可行腹腔镜手术治疗。腹腔镜分期手术包括检查盆腔、腹腔脏器和腹膜，冲洗盆腔、腹腔收集腹水送细胞学检查，盆腔、腹腔可疑病灶的活检，筋膜内、筋膜外或次广泛子宫切除，双侧输卵管、卵巢切除，盆腔及腹主动脉旁淋巴结摘除或活检。根据手术 – 病理分期决定术后辅助治疗。

第三节　早期卵巢癌的腹腔镜手术

一、概述

卵巢恶性肿瘤是仅次于子宫颈癌和子宫内膜癌的妇科常见恶性肿瘤之一，死亡率很高。卵巢的组织学构成复杂，各种肿瘤均可发生，卵巢恶性肿瘤中以上皮癌最为多见，其次是恶性生殖细胞肿瘤。卵巢恶性肿瘤的常见转移途径有：直接蔓延、淋巴转移、血行转移和种植转移。卵巢癌的早期症状不典型，早期诊断困难，多数在发现时已是晚期。卵巢恶性肿瘤采用 1985 年 FIGO 的临床分期标准。

卵巢恶性肿瘤多采用手术联合化疗、放疗等方法进行综合治疗。（对于预估为早期卵巢癌的患者，可先于腹腔镜下行腹水或腹腔冲洗液细胞学检查，以及病灶活检冰冻病理检查，根据检查结果决定手术方式。临床 I 期患者可在腹腔镜下进行分期手术，包括双侧附件切除、子宫切除、大网膜及阑尾切除、盆腔及腹膜后淋巴结清扫、腹膜多点活检等。）对于肿瘤在盆腔有广泛种植转移的晚期患者，仍应尽可能做肿瘤细胞减灭术。本节主要阐述腹腔镜早期卵巢癌的分期手术。

二、手术适应证和禁忌证

（一）手术适应证

(1) 术中分期为早期卵巢癌（I期）。
(2) 患者一般状况良好，可耐受腹腔镜手术和全身麻醉。

（二）手术禁忌证

(1) 中晚期卵巢癌（II期及以上）。
(2) 大量胸腔积液或腹腔积液，身体极度衰弱或高度恶病质不能耐受麻醉及手术者。
(3) 心、肝、肾衰竭不能耐受麻醉及手术者。
(4) 盆腔、腹腔严重粘连。
(5) 绞窄性肠梗阻。

三、手术方法

（一）盆腔、腹腔检查，病灶活检

置入腹腔镜后，先检查盆腔、腹腔。可先从回盲肠交界处开始检查腹膜表面，包括阑尾、升结肠、胆囊、肝脏表面、横膈、胃、降结肠、大网膜等，然后再检查盆腔，包括膀胱表面、侧盆壁、乙状结肠、子宫直肠陷凹、子宫、输卵管和卵巢等。抽取腹水，或用生理盐水 200mL 冲洗盆腔、腹腔，抽取腹腔冲洗液送细胞学检查。取可疑病灶送冰冻病理检查，切除单侧或双侧卵巢送冰冻病理检查。

（二）切除子宫和双侧附件

需高位结扎骨盆漏斗韧带。其他步骤见第十一章第三节。

（三）盆腔和主动脉旁淋巴结清扫

1. 盆腔淋巴结清扫术

腹腔镜盆腔淋巴结清扫术已在本章前两节中阐述。

2. 腹主动脉旁淋巴结清扫术

腹主动脉旁淋巴结清扫术主要适用于卵巢癌和子宫内膜癌。本章前两节已有介绍，其所述腹主动脉旁淋巴结剥除终止至肠系膜下动脉水平。此外，腹主动脉旁淋巴结摘除还可终止至肾血管水平，甚至膈膜下动脉水平（图 12-3-1、图 12-3-2）。大范围的淋巴清扫术能更准确地进行手术分期，但是增加了手术难度，创伤大，易发生并发症。

（四）大网膜及阑尾切除

腹腔镜下自脾曲向肝曲，沿胃大弯切除胃部大网膜（图 12-3-3、图 12-3-4）。然后沿横结肠切除横结肠大网膜（图 12-3-5、图 12-3-6）。沿结肠带寻找阑尾，紧贴阑尾凝断阑尾系膜。于阑尾根部结扎或套扎 2 次。于两线之间切断阑尾，电灼阑尾残端。

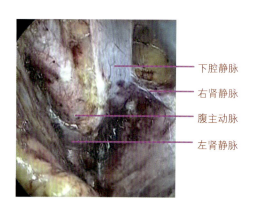

下腔静脉
右肾静脉
腹主动脉
左肾静脉

图 12-3-1 游离腹主动脉至肾血管水平，可见双侧肾静脉

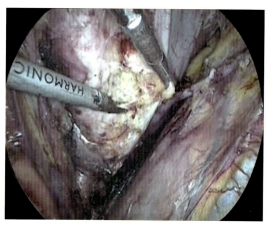

图 12-3-2 于肾血管水平切除腹主动脉和下腔静脉之间的淋巴结及脂肪组织

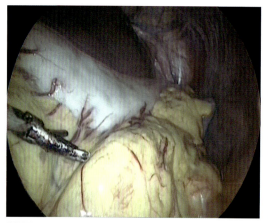

图 12-3-3 用超声刀凝切胃大弯处大网膜

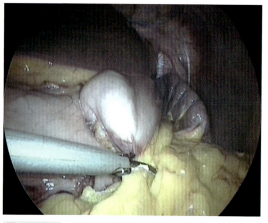

图 12-3-4 用超声刀沿胃大弯凝切大网膜至脾曲侧

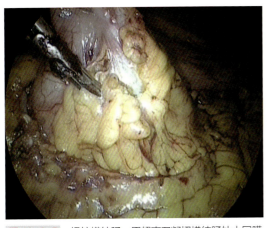
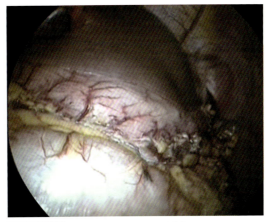

图 12-3-5　提拉横结肠，用超声刀凝切横结肠处大网膜　　图 12-3-6　切除大网膜后的胃及横结肠

四、腹腔镜早期卵巢癌分期手术实例演示

病例　腹腔镜子宫和双侧附件切除术 + 盆腔淋巴结清扫术 +
腹主动脉旁淋巴结摘除术 + 大网膜切除术
（术者：梁志清）

1. 病情简介

患者因"右侧卵巢肿瘤"入院。行腹腔镜检查，切除右侧附件送冰冻病理检查，回报为卵巢癌。遂行腹腔镜子宫切除术和双侧附件切除术 + 盆腔淋巴结清扫术 + 腹主动脉旁淋巴结摘除术 + 大网膜切除术。

2. 手术步骤

（1）行盆腔、腹腔检查。盆腔、腹腔脏器和腹膜表面未见异常。取盆腔冲洗液送细胞学检查，切除右侧输卵管及卵巢送冰冻病理检查（略）。子宫增大，外形不规则，左侧输卵管及卵巢外形正常，与肠管粘连。根据冰冻病理结果决定行腹腔镜子宫和双侧附件切除术 + 盆腔淋巴结清扫术 + 腹主动脉旁淋巴结摘除术 + 大网膜切除术。

（2）用超声刀分离左侧盆壁及左侧附件与肠管的粘连（图 12-3-7a）。打开侧盆壁腹膜，游离左侧骨盆漏斗韧带，贴近侧盆壁用双极电凝，用超声刀凝断（图 12-3-7b）。继续打开侧盆壁腹膜，凝断左侧圆韧带（图 12-3-7c）。游离左侧输尿管，凝切左侧阔韧带至宫旁（图 12-3-7d）。

（3）打开子宫膀胱反折腹膜，下推膀胱（图 12-3-7e）。分离左侧宫旁组织，用双极电凝，用剪刀剪断左侧子宫血管（图 12-3-7f）。凝断左侧子宫骶韧带（图 12-3-7g）。

（4）打开右侧盆壁腹膜，游离右侧骨盆漏斗韧带，贴近侧盆壁用双极电凝、用剪刀剪断（图 12-3-7h）。向前凝断右侧圆韧带（图 12-3-7i）。打开阔韧带前叶、后叶，分离宫旁组织，凝断右侧子宫血管和右侧宫骶韧带（图 12-3-7j）。

（5）于髂总动脉交叉处游离右侧输尿管，顺序剥离右侧髂外、腹股沟深、闭孔和髂内淋巴结及脂肪组织（图 12-3-7k ~ n）。同法剥离左侧髂外、腹股沟深、闭孔和髂内淋巴结及脂肪组织（图 12-3-7o ~ r）。

（6）显露腹主动脉下段，用超声刀打开腹主动脉表面腹膜（图 12-3-7s）。剥离下腔静脉表面淋巴结及脂肪组织，达髂总动脉（图 12-3-7t、u）。剥离髂总动脉淋巴结及脂肪组织（图 12-3-7v）。游离腹主动脉表面疏松组织，达肾血管水平（图 12-3-7w）。剥离腹主动脉表面淋巴结及脂肪组织（图 12-3-7x）。

逐步分离显露左侧肾静脉、左侧肾动脉、右侧肾静脉（图 12-3-7y、z）。剥离腹主动脉与下腔静脉之间的淋巴结及脂肪组织（图 12-3-7aa）。

（7）寻找胃大弯处大网膜，沿胃大弯向脾曲及肝曲侧用超声刀逐次凝断大网膜。寻找横结肠，用超声刀凝切横结肠处大网膜（图 12-3-7bb ~ ff）。用双极电凝出血点。

（8）显露阴道穹隆，用单极电铲环形切断阴道壁，切除子宫，经阴道取出（图 12-3-7gg、hh）。切除的淋巴结及脂肪组织和大网膜经阴道取出。缝合阴道壁，留置引流管。

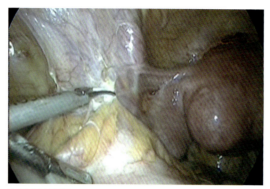

图 12-3-7a　用超声刀分离左侧盆壁与肠管的粘连

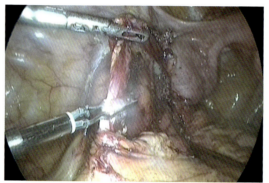

图 12-3-7b　贴近侧盆壁用双极电凝左侧骨盆漏斗韧带

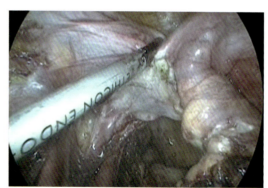

图 12-3-7c　用超声刀凝断左侧圆韧带

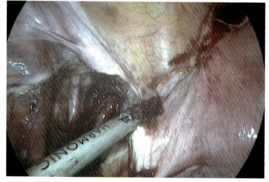

图 12-3-7d　用超声刀凝切左侧阔韧带至宫旁

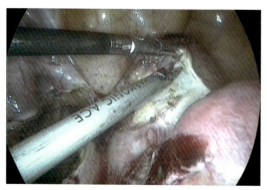

图 12-3-7e　打开子宫膀胱反折腹膜，下推膀胱

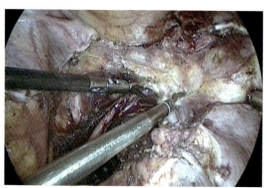

图 12-3-7f　用双极电凝左侧子宫血管

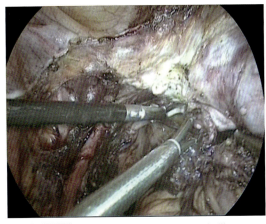

图 12-3-7g　电凝后用剪刀剪断左侧宫骶韧带

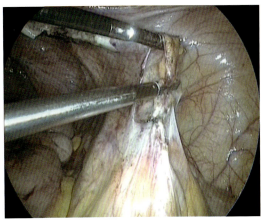

图 12-3-7h　用双极电凝右侧骨盆漏斗韧带

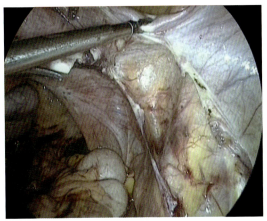

图 12-3-7i　用双极电凝右侧圆韧带

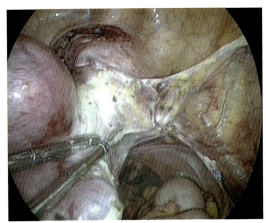

图 12-3-7j　用双极电凝右侧子宫血管

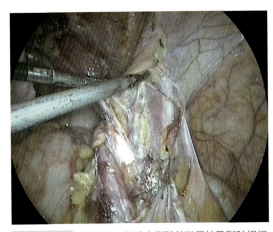

图 12-3-7k　用超声刀切除右侧髂外淋巴结及脂肪组织

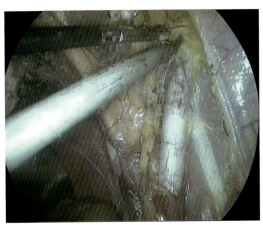

图 12-3-7l　用超声刀切除右侧腹股沟深层淋巴结及脂肪组织

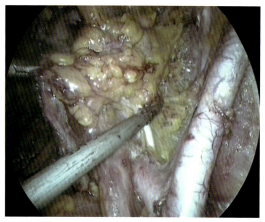

图 12-3-7m 用超声刀切除右侧闭孔淋巴结及脂肪组织

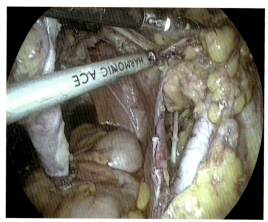

图 12-3-7n 用超声刀切除右侧髂内淋巴结及脂肪组织

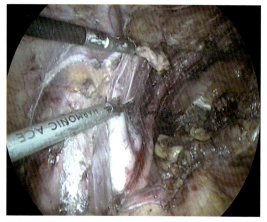

图 12-3-7o 用超声刀切除左侧髂外淋巴结及脂肪组织

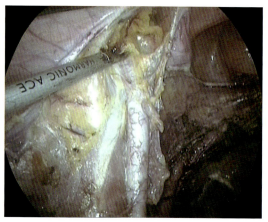

图 12-3-7p 用超声刀切除左侧腹股沟深淋巴结及脂肪组织

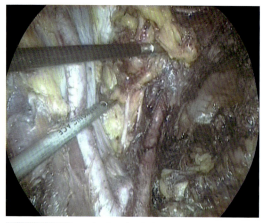

图 12-3-7q 用超声刀切除左侧闭孔淋巴结及脂肪组织

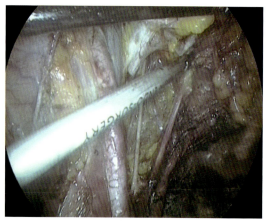

图 12-3-7r 用超声刀切除左侧髂内淋巴结及脂肪组织

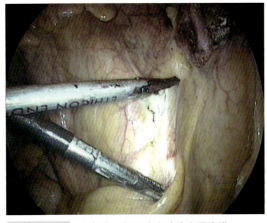

图 12-3-7s　用超声刀打开腹主动脉表面腹膜

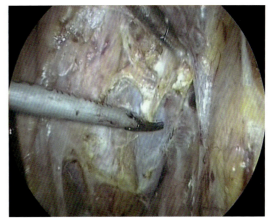

图 12-3-7t　剥离下腔静脉表面淋巴结及脂肪组织

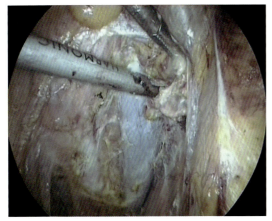

图 12-3-7u　剥离下腔静脉表面淋巴结及脂肪组织

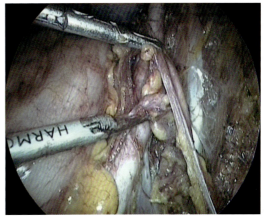

图 12-3-7v　剥离髂总动脉淋巴结及脂肪组织

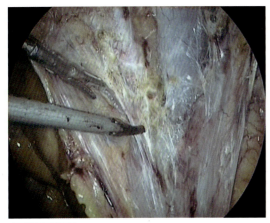

图 12-3-7w　游离腹主动脉表面疏松组织，达肾血管水平

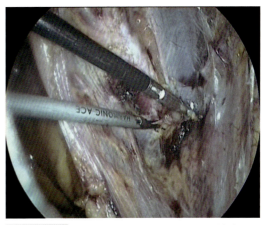

图 12-3-7x　剥离腹主动脉表面淋巴结及脂肪组织

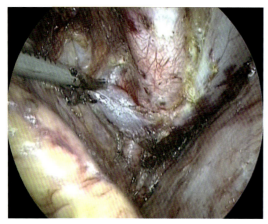

图 12-3-7y　逐步分离显露左侧肾静脉和左侧肾动脉

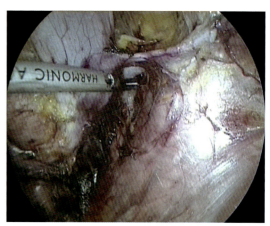

图 12-3-7z　分离显露右侧肾静脉

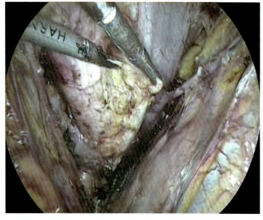

图 12-3-7aa　剥离腹主动脉与下腔静脉之间的淋巴结及脂肪组织

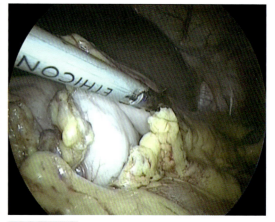

图 12-3-7bb　沿胃大弯向脾曲侧用超声刀凝切大网膜

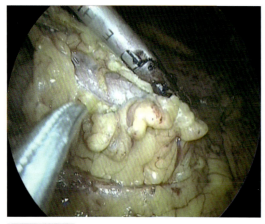

图 12-3-7cc　用超声刀凝切横结肠处大网膜

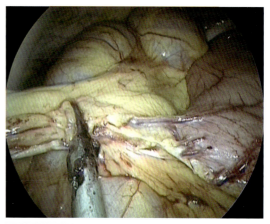

图 12-3-7dd　向肝曲侧凝切大网膜

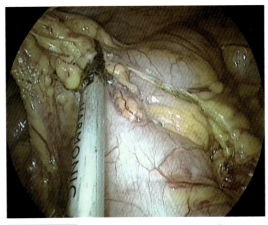
图 12-3-7ee　用超声刀凝切横结肠处大网膜

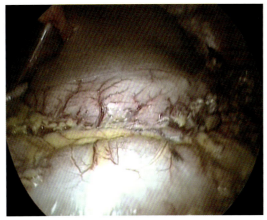
图 12-3-7ff　切除大网膜后的胃及横结肠

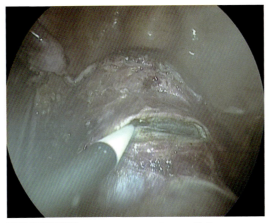
图 12-3-7gg　用单极电铲环形切断阴道壁

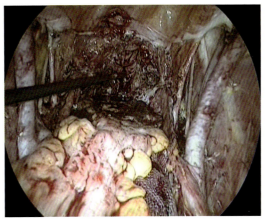
图 12-3-7hh　切除子宫，经阴道取出

3. 难点解析

对本例患者先行切除右侧卵巢及输卵管，根据冰冻病理回报行腹腔镜子宫切除术＋双侧附件切除术＋盆腔淋巴清扫术＋腹主动脉旁淋巴切除术＋大网膜切除术。将腹主动脉游离至肾血管水平。手术经过顺利，出血少，有利于患者术后尽快恢复，及早进行辅助治疗。

五、小结

卵巢恶性肿瘤多采用手术联合化疗、放疗等方法进行综合治疗。临床Ⅰ期的卵巢癌患者可在腹腔镜下进行分期手术，包括腹腔镜下抽取腹水或腹腔冲洗液进行细胞学检查，病灶活检冰冻病理检查，双侧附件切除、子宫切除、大网膜及阑尾切除、盆腔及腹膜后淋巴结清扫、腹膜多点活检等，可达到与开腹手术相同的手术范围，且创伤小、出血少，有利于患者术后尽早恢复和进行辅助治疗。

第四节　腹腔镜辅助外阴癌根治术

一、概述

外阴恶性肿瘤较少见，发病率约占女性生殖道恶性肿瘤的 3% ~ 5%，多发生于 60 ~ 80 岁绝经后女性，其发生与病毒感染（如 HPV、HSVII 型）、外阴白色病变、自身免疫功能低下等有关。根据其病灶生长位置及病灶大小的不同，其临床表现有所不同。患者可有 1 年以上的前驱症状，如外阴增生性营养障碍、外阴硬化性苔藓样变等。发病时主要表现为外阴瘙痒、外阴无痛性肿块、阴道排液、外阴疼痛出血等。外阴癌可根据临床表现结合外阴病灶初步诊断，明确诊断需依据病灶活检的病理组织学检查来确定。外阴癌的分期依据 FIGO 于 2009 年的分期标准。结合患者年龄、肿瘤生长部位及分期不同，其手术范围也有所不同。

外阴癌的治疗原则以手术为主。晚期患者为手术和放疗、化疗的综合治疗。传统的外阴癌根治术主要为开放性的腹股沟淋巴结切除术（Open Lymphadenectomy，OPL）联合广泛外阴切除术（Radical Vulvarectomy，RV），通常采用 Taussig 术式和 Way 术式。Taussig 术式为三切口，Way 术式为蝴蝶形切口。传统的开放性外阴根治术具有切除组织范围广、术后皮瓣张力大、术后皮肤感染及坏死率较高、下肢淋巴水肿发生率较高、术后生活质量明显降低等缺点。随着腹腔镜技术的不断发展，一些学者为外阴癌患者开展了经下腹部皮下通路的腹腔镜腹股沟淋巴结清扫术（Video Endoscopic Inguinal Lymphadenectomy via the Hypogastric Subcutous Approach，VEIL-H），以及经下肢皮下通路的腹腔镜腹股沟淋巴结清扫术（Video Endoscopic Inguinal Lymphadenectomy via the Limb Subcutaneous Approach，VEIL-L），取得了一些宝贵的经验，值得临床推广。

二、手术适应证及禁忌证

（一）手术适应证

术前诊断为外阴癌 I b ~ IV a 期的患者，无合并严重心肺疾病。

（二）手术禁忌证

（1）下腹部既往有手术史或者有瘢痕影响皮下隧道形成者，不宜行 VEIL-H 术式。

（2）合并严重心肺疾病不能耐受手术者。

（3）术前已经出现了远处转移者。

三、手术方法

（一）经下腹部皮下通路的腹腔镜腹股沟淋巴结清扫术（VEIL-H）

1. 创造前工作间隙

于脐轮下缘行一 10mm 长的切口，将 10mm 穿刺套管向腹股沟韧带方向穿刺置入皮下间隙，腹腔镜镜体向一侧髂前上棘内侧钝性分离皮下间隙，创造皮下隧道（图 12-4-1、图 12-4-2）。于脐与耻骨联合上缘连线中点、髂前上棘内侧 1~2cm 处分别置入一 5mm 穿刺套管（图 12-4-3、图 12-4-4）。分离扩大皮下隧道，创造前工作间隙（图 12-4-5）。工作间隙的上方为浅筋膜，外侧达髂前上棘，内侧至耻骨结节，下方至腹股沟韧带下 5cm，形成一个与常规腹股沟淋巴结切除面积相当的菱形区域（图 12-4-6）。

2. 腹股沟淋巴清扫

（1）腹股沟浅淋巴清扫：自腹外斜肌腱膜表面沿长收肌和缝匠肌体表投影线，由上往下、从外周向中心聚拢式逐步分离腹股沟浅表淋巴组织直至卵圆窝（图 12-4-7~图 12-4-12）。分离过程中应注意保留间隙内的血管，尤其是向下肢方向的大隐静脉。可凝断大隐静脉的属支，如阴部外动静脉、旋髂浅动静脉和腹壁浅动静脉及相邻淋巴管。

（2）腹股沟深淋巴清扫：于大隐静脉裂孔下方沿股血管长轴打开阔筋膜后，逐步分离位于阔筋膜后方、腹股沟韧带下方、股静脉内侧和长收肌外缘的腹股沟深淋巴组织。分离过程中注意分离并保留股深静脉及股动脉的深部分支血管。

腹股沟深淋巴清扫中需注意克氏淋巴结的切除。克氏淋巴结位于腹股沟韧带后下方，毗邻股血管及神经，主要汇聚下肢和会阴的淋巴组织，切除时需注意预防损伤血管及韧带（图 12-4-13~图 12-4-15）。

3. 清扫淋巴结后的处理

腹股沟淋巴结清扫完毕后，再次检查术中清扫范围内有无出血点，进行彻底止血。置入标本袋，经髂前上棘内侧穿刺孔取出标本。置入负压引流管（图 12-4-16）。术后用绷带加压包扎腹股沟区域以消除无效腔。

4. 手术要点及注意事项

（1）用穿刺套管穿刺时，需选对组织间隙，在浅、深筋膜之间。避免穿刺过深误入腹直肌层或盆腔。

（2）需注意 CO_2 的吸收。建立工作间隙时，气体灌注压力为 1.6~1.7kPa（12~13mmHg）。当工作间隙建立后，应适度降低灌注压力至 1.1~1.3kPa（8~10mmHg），以减少 CO_2 的吸收，避免皮下气肿的形成。

（3）进行腹股沟浅淋巴结清扫时，至少保留 1cm 皮下组织，以避免术后皮肤坏死。

（4）腹股沟深淋巴结位于股动脉与股静脉前面、股动脉与股静脉之间，以及股静脉的内侧。清扫时可从股动脉上方打开深筋膜，然后清扫深淋巴结。不需清扫动静脉后方淋巴结，故不易损伤深部血管分支及股神经。

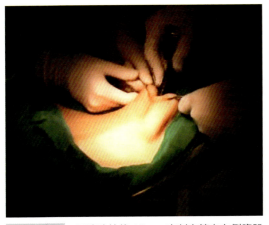

图 12-4-1 于脐孔处将 10mm 穿刺套管向左侧腹股沟韧带方向穿刺置入皮下间隙

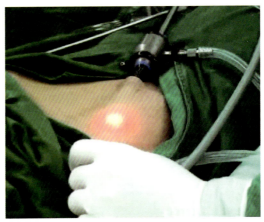

图 12-4-2 腹腔镜镜体向左侧髂前上棘内侧钝性分离皮下间隙，创造皮下隧道

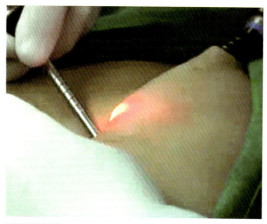

图 12-4-3　于脐与耻骨联合上缘连线中点向皮下间隙穿刺

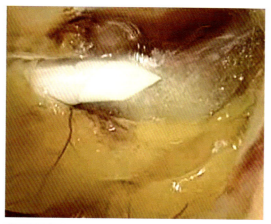

图 12-4-4　于左侧髂前上棘内侧向皮下间隙置入一5mm 的穿刺套管

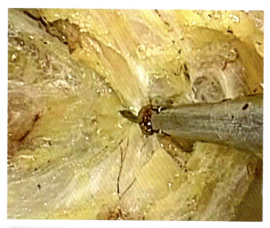

图 12-4-5　用超声刀分离扩大前工作间隙

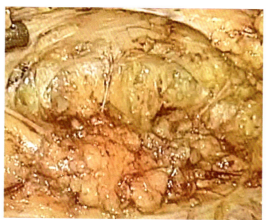

图 12-4-6　建立完成的前工作间隙

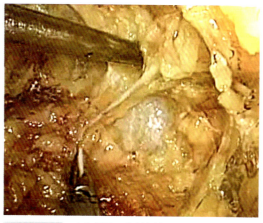

图 12-4-7　由左侧股三角外侧向卵圆窝聚拢式分离股浅淋巴组织

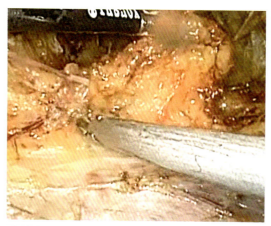

图 12-4-8　清扫腹外斜肌腱膜及股韧带前方的淋巴组织

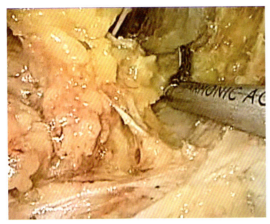

图 12-4-9　沿长收肌外侧缘向股三角分离淋巴组织

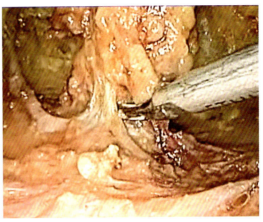

图 12-4-10　分离大隐静脉裂孔内侧的淋巴组织

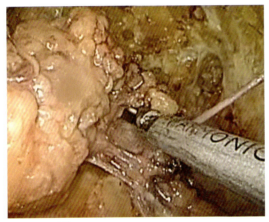

图 12-4-11　分离大隐静脉根部的淋巴组织

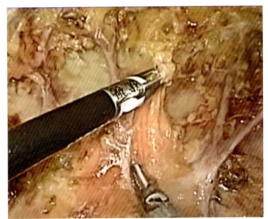

图 12-4-12　补充清扫腹股沟浅淋巴组织

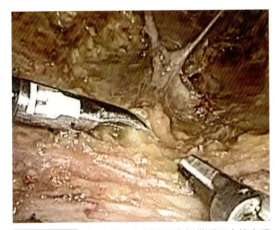

图 12-4-13　切除位于左侧腹股沟韧带后下方的克氏淋巴结

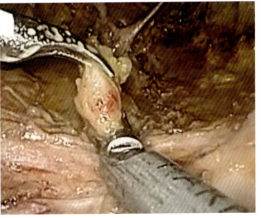

图 12-4-14　切除位于左侧腹股沟韧带后下方的克氏淋巴结

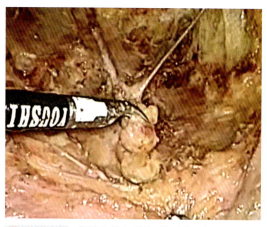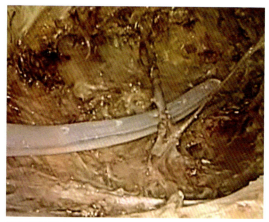

图 12-4-15　切除左侧克氏淋巴结后的局部解剖　　　图 12-4-16　左侧腹股沟浅、深淋巴结清扫完毕后，置入负压引流管

（二）经下肢皮下通路的腹腔镜腹股沟淋巴结清扫术（VEIL-L）

1. 创造前工作间隙

于股三角顶点下方 5cm 置入一 10mm 的穿刺套管，放置腹腔镜，利用镜体钝性扩大皮下隧道（图 12-4-17、图 12-4-18）。在股三角顶点两侧各 3~5cm 处分别置入 5mm 的穿刺套管（图 12-4-19）。扩大皮下间隙，向外至缝匠肌内侧缘，向内至长收肌外侧缘。

2. 腹股沟淋巴清扫

沿大隐静脉长轴，逆行性清扫腹股沟浅淋巴组织（图 12-4-20、图 12-4-21）。完成腹股沟浅淋巴结清扫后，打开股管显露股动脉，清扫股血管内侧及股动脉、股静脉间的股深淋巴组织（图 12-4-22~图 12-4-24）。

3. 清扫淋巴结后处理

腹股沟淋巴组织清扫完毕后，再次检查清扫范围内有无出血点，彻底止血（图 12-4-25）。取出标本，放置引流管，缝合穿刺口（图 12-4-26）。术后用绷带加压包扎腹股沟区域。

4. 手术要点及注意事项

（1）因为皮下间隙短，皮下穿刺略困难，但皮下间隙建立后，打开股动脉的血管鞘相对容易。且因为不受腹股沟韧带的影响，股深淋巴结较下腹部皮下间隙清扫容易。

（2）经下肢皮下通路同经下腹部皮下穿刺方向相反，穿刺时首先遇到大隐静脉，应注意勿发生损伤。术中一旦损伤大隐静脉，可以电凝或缝扎。

（三）两种术式的选择

（1）经下腹部腹腔镜手术通路的皮下间隙较大，术后渗液较多。经下肢腹腔镜手术通路的皮下间隙小，组织损伤小，术后渗液少。

（2）对于有股深淋巴结转移的病例，可利用下腹部的腹腔镜操作孔进行盆腔淋巴结清扫术和 / 或子宫切除术，实现"一种通路解决多种手术"的微创理念。对于合并有下腹部手术瘢痕、下肢关节手术史及肥胖的外阴癌患者，比较适宜行经下肢的腹腔镜皮下间隙手术。

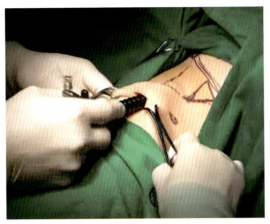

图 12-4-17 于右下肢股三角顶点下方 5cm 置入一 10mm 的穿刺套管

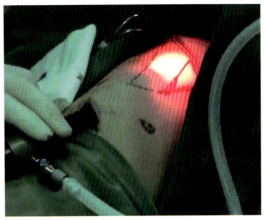

图 12-4-18 放置腹腔镜,利用镜体钝性扩大皮下隧道

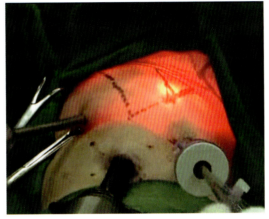

图 12-4-19 在右侧股三角顶点两侧各 3~5cm 处分别置入一 5mm 的穿刺套管

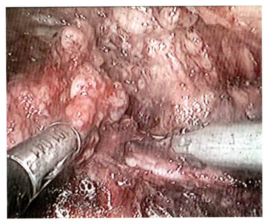

图 12-4-20 沿右侧大隐静脉长轴,逆行性清扫腹股沟浅淋巴组织

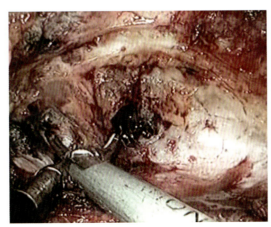

图 12-4-21 清扫右侧腹股沟韧带上方的淋巴组织,显露腹股沟韧带

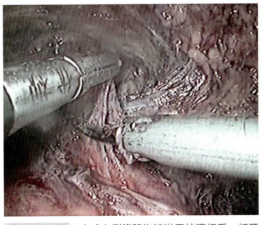

图 12-4-22 完成右侧腹股沟浅淋巴结清扫后,打开股管显露股动脉

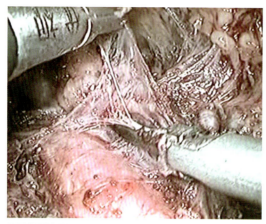

图 12-4-23　清扫右侧股血管内侧的股深淋巴组织

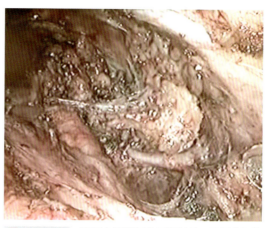

图 12-4-24　清扫右侧股深淋巴组织后，显露腹股沟韧带、股血管、大隐静脉、缝匠肌和长收肌

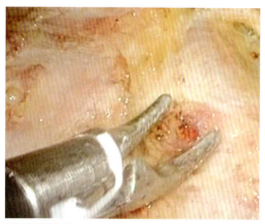

图 12-4-25　右侧腹股沟淋巴组织清扫完毕后，电凝出血点

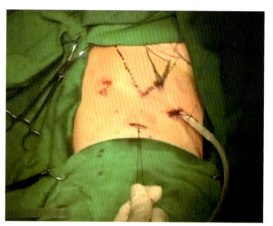

图 12-4-26　右侧腹股沟淋巴组织清扫完毕后，留置引流，缝合穿刺口

四、腹腔镜辅助外阴癌根治术实例演示

病例　腹腔镜辅助晚期外阴鳞癌根治术（术者：王沂峰）

1.病情简介

患者 62 岁，因"外阴瘙痒 2 年，加重伴外阴溃烂增大 2 月余"入院。妇科检查：外阴形态失常，双侧大阴唇内侧及双侧小阴唇可见颗粒状糜烂，阴唇质地偏硬，外阴可见白斑。尿道外口及阴道中下段受累，以前壁为主；宫颈光滑、质中；宫体略小、活动好；双侧附件区未扪及明显异常。直肠指检：直肠前壁柔软，未扪及肿物，指套未见血染。右侧腹股沟扪及一肿大淋巴结。MRI 检查提示：右侧腹股沟淋巴结可疑转移。外阴组织病理活检：鳞癌（中 – 高分化）。术前诊断：外阴鳞癌Ⅲ期（尿道受累）。完善检查后，择期全麻下行腹腔镜辅助晚期外阴鳞癌根治术。

2. 手术步骤

（1）下肢皮下通路的腹腔镜腹股沟淋巴结清扫术。

a. 于右侧股三角顶点下方 5cm 处置入一 10mm 穿刺套管（图 12-4-27a）。于右侧股三角顶点外上侧及内上侧分别置入一 5mm 穿刺套管（图 12-4-27b）。建立皮下间隙，显露大隐静脉（图 12-4-27c）。

　　b. 扩大分离皮下间隙，分离卵圆窝前方的淋巴组织（图 12-4-27d）。显露腹股沟韧带内侧及外侧部分（图 12-4-27e）。显露旋髂浅动脉远端，用超声刀分段闭合切断（图 12-4-27f）。

　　c. 分离股三角外上限的淋巴组织（图 12-4-27g）。自股三角顶点附近起清扫浅淋巴组织，显露股浅淋巴组织的底板—阔筋膜（图 12-4-27h、i）。由外周向卵圆窝"聚拢式"分离腹股沟浅淋巴组织（图 12-4-27j）。清扫位于卵圆窝上方的淋巴组织。补充清扫大隐静脉和副大隐静脉间的淋巴组织（图 12-4-27k）。腹股沟浅淋巴组织清扫完成（图 12-4-27l）。

　　d. 清扫腹股沟深淋巴组织。清扫卵圆窝内侧的淋巴组织（图 12-4-27m）。打开股动脉及股静脉前方血管筋膜，显露股动脉及股静脉（图 12-4-27n、o）。清扫股管前方淋巴纤维组织直至股管与腹股沟韧带交界处（图 12-4-27p、q）。局部电凝止血。

　　e. 术毕留置负压引流管（图 12-4-27r）。

　　f. 同法清扫左侧腹股沟浅、深淋巴组织（图 12-4-27s ~ v）。

　　(2) 外阴廓清术：包括广泛外阴切除术、全阴道切除术、全尿道切除术。显露外阴病灶，勾勒外阴广泛切除的范围，沿标记线切开外阴皮肤（图 12-4-27w）。用电刀分离皮下脂肪纤维组织。触探右侧大阴唇后外方组织质地偏硬，予以扩大切缘。分离脂肪纤维组织直达浅筋膜层。切开阴道右侧壁，保留阴道后壁（图 12-4-27x、y）。辨识尿道行程，紧贴耻骨弓后缘切除尿道（图 12-4-27z）。

　　(3) 行腹腔镜子宫及双侧附件切除术、双侧输尿管游离术及全膀胱切除术（图 12-4-27aa ~ cc）。

　　(4) 行阴道封闭术（图 12-4-27dd ~ ff）。

　　(5) 行回肠代膀胱成形术（略）。

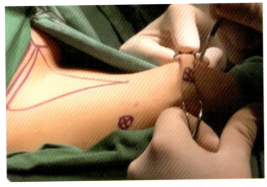

图 12-4-27a 于右下肢股三角顶点下方 5cm 处切开皮肤，置入穿刺套管

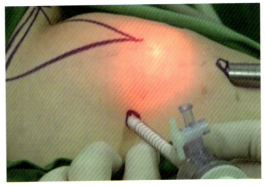

图 12-4-27b 于右侧股三角顶点外上侧置入一 5mm 穿刺套管

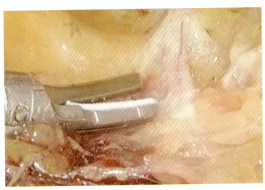

图 12-4-27c 建立皮下间隙，显露大隐静脉

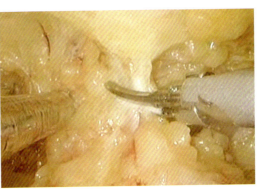

图 12-4-27d 分离卵圆窝前方的淋巴组织

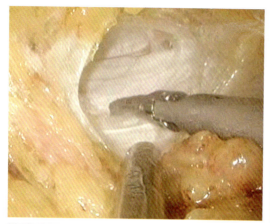

图 12-4-27e　显露腹股沟韧带内侧部分

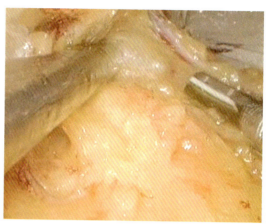

图 12-4-27f　显露旋髂浅动脉远端，用超声刀分段闭合切断

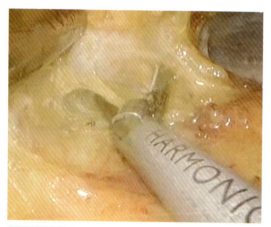

图 12-4-27g　分离股三角外上限的淋巴组织

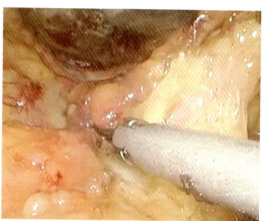

图 12-4-27h　自股三角顶点附近起清扫浅淋巴组织

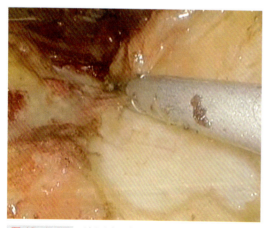

图 12-4-27i　清扫过程中显露股浅淋巴组织的底板—阔筋膜

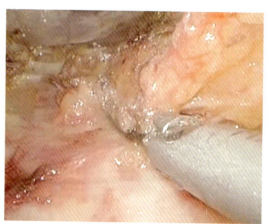

图 12-4-27j　由外周向卵圆窝"聚拢式"分离腹股沟浅淋巴组织

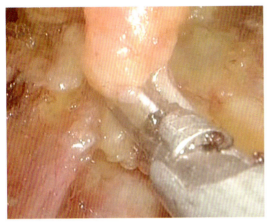

图 12-4-27k 补充清扫大隐静脉和副大隐静脉间的淋巴组织

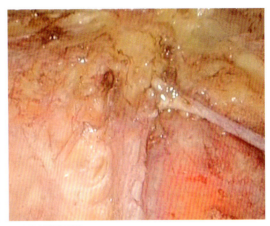

图 12-4-27l 右侧腹股沟浅淋巴组织清扫完成后的图像

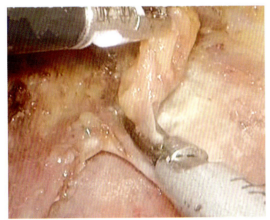

图 12-4-27m 清扫卵圆窝内侧的淋巴组织

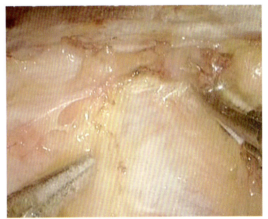

图 12-4-27n 于股动脉前方打开股管筋膜，显露股动脉

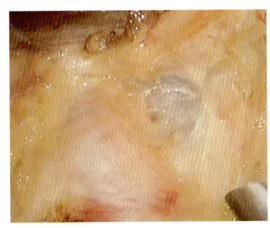

图 12-4-27o 于股静脉前方打开股管筋膜，显露股静脉

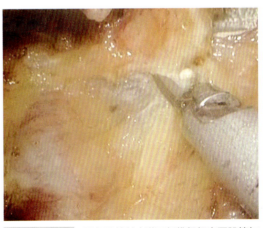

图 12-4-27p 清扫股管前方淋巴纤维组织直至股管与腹股沟韧带交界处，其可能含有克氏淋巴结

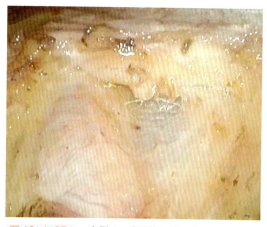

图 12-4-27q　病例 1。腹股沟深淋巴组织清扫完成，显露股管于腹股沟韧带交界处即克氏淋巴结所在部位

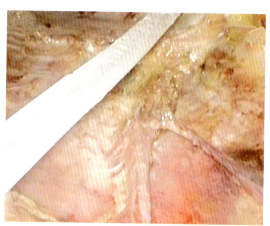

图 12-4-27r　术毕留置负压引流管

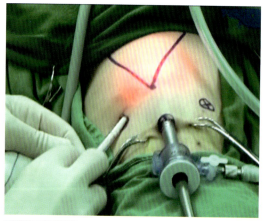

图 12-4-27s　于左下肢股三角顶点内上侧置入一5mm 穿刺套管

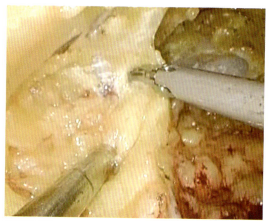

图 12-4-27t　分离左侧股三角内侧的淋巴组织

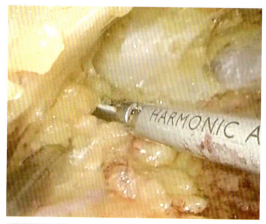

图 12-4-27u　沿长收肌体表投影线分离浅淋巴组织

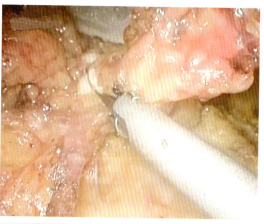

图 12-4-27v　紧贴大隐静脉干向头侧分离浅淋巴组织

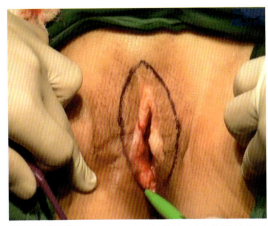

图 12-4-27w　外阴廓清术前勾勒外阴广泛切除的范围

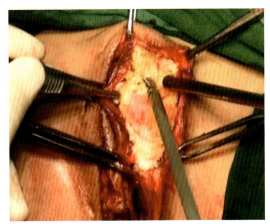

图 12-4-27x　分离脂肪纤维组织直达浅筋膜层

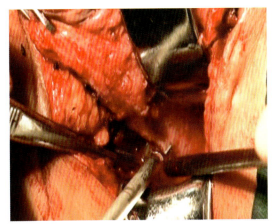

图 12-4-27y　切开阴道右侧壁，保留阴道后壁

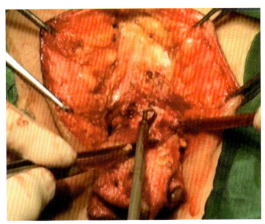

图 12-4-27z　紧贴耻骨弓后缘切除尿道

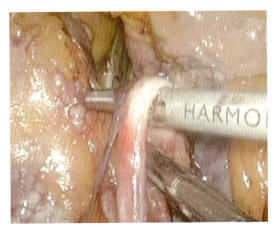

图 12-4-27aa　游离左侧输尿管

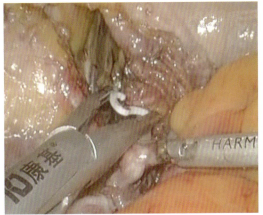

图 12-4-27bb　于左侧输尿管和子宫动脉交叉处，用 Ham-lock 夹闭左侧输尿管远端

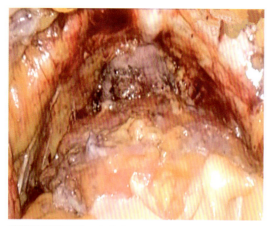

图 12-4-27cc 全膀胱及子宫、双侧附件切除术后的盆腔图像

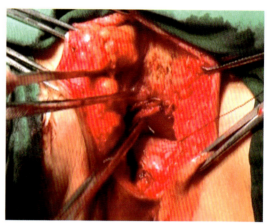

图 12-4-27dd 将阴道后壁切缘间断缝合于耻骨降支筋膜处

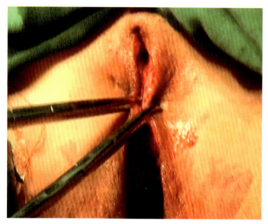

图 12-4-27ee 拉近外阴切缘，预判切缘缝合张力

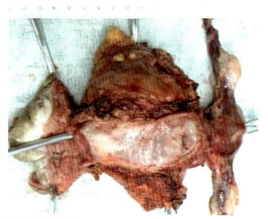

图 12-4-27ff 腹腔镜辅助晚期外阴鳞癌根治术的切除标本

3. 难点解析

从本例手术可见，腹腔镜皮下间隙腹股沟淋巴组织清扫不但具有微创手术的优势，还可达到开放性手术的要求，具有明显的优势。清扫腹股沟淋巴组织的操作主要在皮下间隙进行，腹腔镜下易于识别血管并及时止血，故出血很少。腹腔镜手术切口小，且可保留一定厚度的皮下组织，避免了皮肤的缺血坏死，促进了伤口的愈合和恢复，因此术后伤口愈合好、恢复快，住院时间减少。但是要成功完成此类手术，达到理想的手术效果，尚需要较高的操作技术水平。

五、小结

腹腔镜辅助外阴癌根治术安全可行，腹腔镜手术可达到开放手术相同的手术范围及效果，创伤小、恢复快、伤口愈合率高、患者痛苦少、住院时间短、术后没有明显疤痕形成，不影响局部的功能，在生理和心理上均有无可比拟的优势，具有广泛的发展前景。

参考文献

[1] 崔曾营，王沂峰，陈高文，等. 腹腔镜下腹股沟淋巴清扫术在外阴癌手术治疗中的应用 [J]. 中华医学杂志，2013，93（21）：1653-1656.

[2] 李光仪. 实用妇科腹腔镜手术学 [M]. 2 版. 北京：人民卫生出版社，2015.

[3] 陈高文，王颖，彭冬先，等. 经下肢皮下通路的腹腔镜腹股沟淋巴结切除术在外阴癌治疗中的应用 [J]. 实用妇产科杂志，2016，32（6）：431-435.

[4] 陈高文，王沂峰，王颖，等. 两种皮下通路腹腔镜腹股沟淋巴结清扫术在外阴癌治疗中的对比观察 [J]. 中华医学杂志，2014，94（1）：39-42.

[5] 林仲秋，吴珠娜. FIGO2009 外阴癌，宫颈癌和子宫内膜癌新分期解读 [J]. 国际妇产科学杂志，2009，36（5）：411-412.

[6] 刘彦. 实用妇科腹腔镜手术学 [M]. 北京：科学技术文献出版社. 1999.

[7] 孙雨欣，刘开江. 早期宫颈癌保留生育功能的研究进展 [J]. 国际生殖健康 / 计划生育杂志，2017，36（3）：226-229.

[8] 夏恩兰. 妇科内镜学 [M]. 2 版. 北京：人民卫生出版社，2020.

[9] 张震宇. 宫颈癌腹腔镜手术治疗原则 [J]. 中国实用妇科与产科杂志，2017，33（1）：10-13.

[10] 周晖，刘昀昀，林仲秋.《2017 NCCN 宫颈癌临床实践指南》解读 [J]. 中国实用妇科与产科杂志，2017，33（1）：100-107.

[11] CHANG W C, LEE L C, HUANG S C, et al. Application of laparoscopic surgery in gynecological oncology[J]. Formos Med Assoc, 2010, 109(8): 558-566.

[12] DELMAN K A, KOOBY D A, RIZZO M, et al. Initial experience with videoscopic inguinal lymphadenectomy[J]. Ann Surg Oncol, 2011, 18(4): 977-982.

[13] LIU Z, LI X, TAO Y, et al. Clinical efficacy and safety of laparoscopic nerve-sparing radical hysterectomy for locally advanced cervical cancer[J]. Int J Surg, 2016, 25: 54-58.

[14] MAENPAA M M, NIEMINEN K, TOMAS E I, et al. Robotic-assisted vs. traditional laparoscopic surgery for endometrial cancer: a randomized controlled trial[J]. Am J Obstet Gynecol, 2016, 215(5): 588.

[15] MARTINELLI F, DITTO A, BOGANI G, et al. Laparoscopy compared with laparotomy for debulking ovarian cancer after neoadjuvant chemotherapy[J]. Obstet Gynecol, 2017, 130(2): 469-470.

[16] PARK D A, YUN J E, KIM S W, et al. Surgical and clinical safety and effectiveness of robot-assisted laparoscopic hysterectomy compared to conventional laparoscopy and laparotomy for cervical cancer: A systematic review and meta-analysis[J]. Eur J Surg Oncol, 2017, 43(6): 994-1002.

[17] WANG Y F, CHEN G W, WENG H N, et al. Surgical technique of video endoscopic inguinal lymphadenectomy via a hypogastric subcutaneous approach[J]. Chin Med J (Engl), 2013, 126(16): 3181-3183.

[18] XU H, WANG D, WANG Y, et al. Endoscopic inguinal lymphadenectomy with novel abdominalapproach to vulvar cancer: description of technique and surgical outcome[J]. Minim Invasive Gynecol, 2011, 18(5): 644-650.

[19] YAN X, LI G, SHANG H, et al. Twelve-year experience with laparoscopic radical hysterectomy and pelvic lymphadenectomy in cervical cancer[J]. Gynecol Oncol, 2011, 120(3): 362-367.

[20] ZHAO Y, HANG B, XIONG GW, et al. Laparoscopic radical hysterectomy in early stage cervical cancer: a systematic review and meta-analysis[J]. Laparoendosc Adv Surg Tech A, 2017, 96(5): 536-542.

第十三章　悬吊式无气腹腹腔镜手术

一、概述

传统的充气式腹腔镜手术是以 CO_2 为介质充盈盆腔、腹腔，为腹腔内手术提供操作空间的手术。但是 CO_2 气腹会造成机体代谢异常、血流动力学改变、诱发血栓形成等缺点。无气腹悬吊式腹腔镜（Suspended Gasless Laparoscopy）手术不需要 CO_2，通过腹壁的机械悬吊为腹腔内手术提供操作空间，操作更为方便，避免了由 CO_2 气腹引起的不利影响。

腹壁悬吊式无气腹腹腔镜手术可以使用充气式腹腔镜手术的器械，也可使用无气腹腹腔镜手术器械和传统剖腹手术的器械，减少了对腹腔镜专用器械的依赖性。同时，下腹部穿刺口较气腹腹腔镜穿刺孔大，外科器械如血管钳、电凝刀等可直接进入腹腔内进行钳夹、电凝、缝合和打结等操作，使手术操作相对容易、简便。并且，无气腹腹腔镜不需使盆腔密闭充气，可随时排除电切、电凝组织时产生的烟雾，保持清晰的术野。此外，用无气腹腹腔镜在行卵巢囊肿手术时，可将囊液吸掉，缩减囊肿体积，放松悬吊架，将卵巢及囊肿皮提至腹壁外操作。更重要的是，无气腹腹腔镜避免了 CO_2 气腹造成的心肺功能障碍，对于合并心肺疾病和无法耐受气腹的患者，如孕妇、严重心肺功能异常、肥胖及老年患者尤为适用。

目前常用的腹壁悬吊式无气腹腹腔镜手术主要有腹壁皮下钢针穿刺悬吊法和腹壁全层悬吊法。腹壁皮下钢针穿刺悬吊法是在下腹正中皮下刺入钢针，将钢针提拉固定于悬吊架，提拉腹壁的方法。腹壁全层悬吊法是在脐孔下方穿刺，进入腹腔，将腹壁悬吊器中的 3 根内组钩沿腹壁向盆腔方向插入，用腹壁悬吊架提起内组钩，提拉腹壁的方法。

二、临床应用

随着无气腹腹腔镜的发展和完善，无气腹腹腔镜在妇科临床的应用逐渐增多，许多适用于气腹腹腔镜的手术一般也适用无气腹腹腔镜，如异位妊娠的输卵管开窗取胚术或输卵管切除术、不孕症的输卵管通液术和输卵管造口术、盆腔粘连分离术、监护宫腔镜手术、卵巢囊肿的囊肿剥除术或卵巢切除术、子宫肌瘤的剔除术、子宫切除术等。与气腹腹腔镜不同，无气腹腹腔镜的设备安装和手术操作都有其特点。熟悉无气腹腹腔镜设备的安装和器械的应用是手术成功的关键。

（一）无气腹腹腔镜悬吊设备的安装

目前国内常用的无气腹腹壁悬吊装置是腹壁皮下钢针穿刺悬吊装置。具体安装步骤如下。

（1）皮下穿刺钢针：可在耻骨联合上 4cm 左右沿腹白线向脐孔方向纵向刺入钢针，钢针经皮下于脐下 2cm 处穿出。也可在脐耻间上 1/3 处皮下横向穿入钢针（图 13-1）。

（2）固定钢针：安装悬吊架，用钢针抓手把钢针两边固定，把与钢针抓手相连的卷链器固定到悬吊架上（图 13-2）。

（3）悬吊腹壁：调节卷链器旋钮，将腹壁悬吊起至适宜高度（图 13-3）。提拉卷链器上方的释放开关，腹壁即可落下。

（二）腹壁悬吊式无气腹腹腔镜腹壁切口的选择

安装好悬吊设备，提拉腹壁后，进行常规脐孔穿刺，置腹腔镜。其余腹壁切口的选择视手术方式而定。子宫肌瘤及卵巢囊肿的手术，可以取下腹正中横切口，在耻骨联合上方约 3cm 处横向行长为 2~3cm 的切口，逐层进入腹腔，放置腹壁保护套（图 13-4~图 13-6）。不孕症手术、监护宫腔镜手术及盆腔粘连分离术等手术中，可以取两侧下腹部 5cm 做穿刺口。

（三）无气腹腹腔镜的子宫肌瘤剔除术

同气腹腹腔镜相比，无气腹腹腔镜子宫肌瘤剔除术具有独特的优点。首先，无气腹腹腔镜腹壁的切口较大，易于子宫创面的缝合和剔除肌瘤的取出。其次，术中带电操作的烟雾易于排出，且可应用高压冲洗和大容量吸引装置，而不惧怕气腹腹腔镜的漏气。再次，术者手指可通过较大腹壁切口触摸子宫，及时发现深埋于肌层的肌瘤，从而降低术后复发率。同时，无气腹腹腔镜不会发生气腹腹腔镜导致的代谢紊乱和血流动力学的改变。

无气腹腹腔镜子宫肌瘤剔除术的缺点是手术难度较大，学习周期较长，对术者镜下缝合、止血等技术要求较高。当肌瘤较大或部位较深时，由于子宫血运丰富，创面较大，出血可能较多。所以无气腹腹腔镜子宫肌瘤剔除术的选择取决于术者的经验和手术操作水平。

无气腹腹腔镜子宫肌瘤剔除术具体手术步骤如下：

（1）腹腔镜协同手指触摸检查子宫肌瘤的数目、大小，确定子宫切口位置和大小（图 13-7）。

（2）于子宫肌瘤外肌层注入垂体后叶素稀释液 20mL（图 13-8）。用单极电钩自肌瘤最突出的部位切开覆盖在肌瘤表面的子宫浆膜层及肌层组织，深达肌瘤。

（3）用带齿抓钳钳夹肌瘤并逐步剥出，镜下缝合创面。也可释放卷链器，放下腹壁，经 3cm 切口将肌瘤提出腹壁切口外剥离，并于切口外缝合创面后放入盆腔（图 13-9、图 13-10）。

（4）经 3cm 切口取出肌瘤。冲洗盆腔、腹腔后关闭腹壁切口（图 13-11）。

（四）无气腹腹腔镜附件手术

同气腹腹腔镜相比，无气腹腹腔镜附件的手术可获得相同的微创手术效果，无气腹腹腔镜可将附件或卵巢囊肿提至腹壁切口外，手术操作更容易，同时也避免了卵巢囊肿破裂，内容物溢出，污染腹腔引起化学性腹膜炎的可能（图 13-12）。保留卵巢时创面可直接缝合，不需电凝，避免了卵巢功能受损。

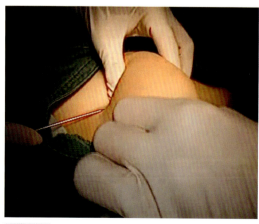
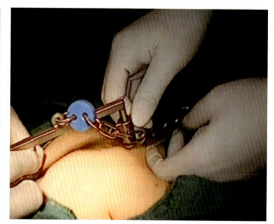

图 13-1　皮下穿刺钢针于脐耻间上 1/3 处横向穿入腹壁皮下

图 13-2　用钢针抓手把钢针两边固定

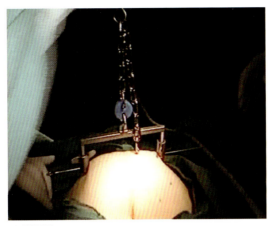

图 13-3　调节卷链器旋钮，悬吊起腹壁至适宜高度

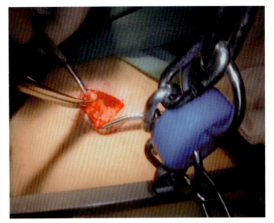

图 13-4　在耻骨联合上方约 3cm 处横向行长为 3cm 的切口，逐层进入腹腔

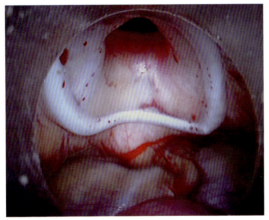

图 13-5　打开腹壁切口后，放置腹壁保护套

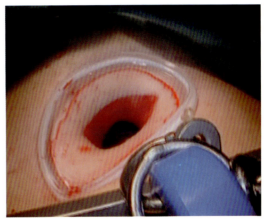

图 13-6　安置好腹壁保护套

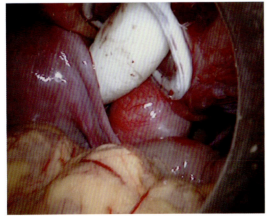

图 13-7　经无气腹切口用手指触摸检查子宫肌瘤的数目、大小

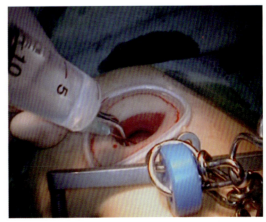

图 13-8　将肌瘤提拉至切口处，于子宫肌瘤外肌层注入垂体后叶素稀释液 20mL

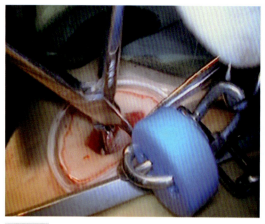

图 13-9　经无气腹切口剥离肌瘤

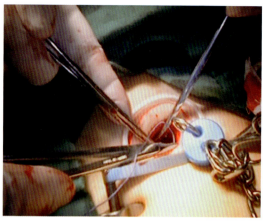

图 13-10　经无气腹切口缝合子宫创面

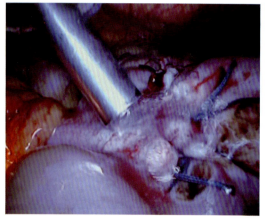

图 13-11　用无气腹冲洗器冲洗盆腔

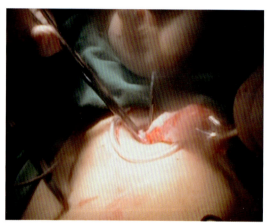

图 13-12　无气腹右侧附件切除手术。将右侧附件提至腹壁切口外

三、悬吊式无气腹腹腔镜手术实例演示

病例 1　腹壁悬吊式无气腹腹腔镜子宫肌瘤剔除术

1. 病情简介

　　患者 42 岁，因 "发现子宫肌瘤 6 年，月经紊乱半年" 入院。患者既往月经规律，初潮 14 岁，周期 4 ~ 5 天 /30 天，量中等，无痛经。孕 3 产 3。末次月经 12 天前。患者 6 年前查体经超声检查发现子宫肌瘤，无自觉症状，未进行任何诊治。定期进行 B 超复查，肌瘤逐渐增大。近半年月经周期紊乱，经期延长，10 ~ 15 天 /15 ~ 20 天，月经量明显增多，有血块，伴全身乏力，头晕。内膜诊刮病理结果回报：子宫内膜单纯性增生过长。予女性激素类药物治疗，效果不明显。妇科检查：外阴已婚已产型；阴道通畅；宫颈肥大，光滑；子宫前位，如孕 10 周大小，外形不规则，质硬，活动，无压痛；双侧附件区未扪及明显异常。经阴道妇科超声检查：子宫前位，大小 7.3cm×7.6cm×6.3cm，质不均，左后壁外突结节 5.1cm×3.6cm，内膜回声中等，全层厚 1.0cm，双侧卵巢可见。提示：子宫肌瘤。完善检查后，择期全麻下行腹壁悬吊式无气腹腹腔镜子宫肌瘤剔除术。

2. 手术步骤

（1）患者取头低臀高膀胱截石位，麻醉成功后安置悬吊式无气腹腹腔镜器械。于手术床助手侧，相当于患者腰部水平安装悬吊架，卷链器固定在悬吊架的横杆上，将钢针抓手的吊链挂在卷链器上待用（图 13-13a）。将直径 1.2mm 的不锈钢穿刺针于脐耻间上 1/3 处横向穿刺腹壁皮下（图 13-13b）。钢针的两端固定在抓手上，顺时针方向旋转卷链器的提拉旋钮，将腹壁悬吊起（图 13-13c、d）。

（2）于脐轮基底行切口，置入穿刺套管及腹腔镜，镜下检查盆腔（图 13-13e）。于左侧下腹部行 2.5cm 长切口，逐步分离进入腹腔，置腹壁保护套（图 13-13f）。于右侧下腹部做 5mm 穿刺口，并扩大至 10mm 穿刺口。

（3）镜下见子宫增大，如孕 10 周大小，左后壁下段有外突结节，直径 5cm（图 13-13g）。双侧附件未见异常。于左后壁肌瘤外肌层注入垂体后叶素稀释液 20mL（图 13-13h）。用单极电钩切开肌瘤表面的子宫浆膜层及肌层，深达瘤核（图 13-13i）。用带齿抓钳钳夹肌瘤，释放卷链器，放下腹壁，经下腹部切口将肌瘤提出腹壁切口处剥离取出，并缝合瘤窝（图 13-13j、k）。镜下缝合子宫创面浆肌层，剪除多余的缝线（图 13-13l ～ n）。冲洗盆腔、腹腔后关闭腹壁切口。

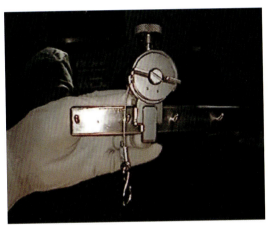

图 13-13a 病例 1。安装悬吊架，将卷链器固定在悬吊架的横杆上

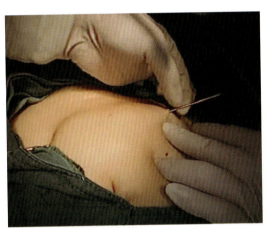

图 13-13b 病例 1。将直径 1.2mm 的不锈钢穿刺针于脐耻间上 1/3 处横向穿刺腹壁皮下

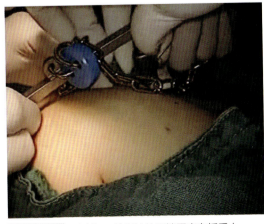

图 13-13c 病例 1。将钢针的两端固定在抓手上

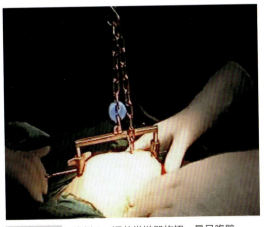

图 13-13d 病例 1。调节卷链器旋钮，悬吊腹壁

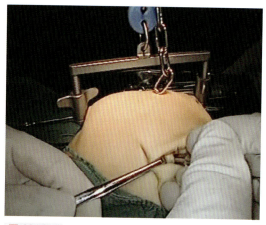

图 13-13e　病例 1。于脐轮基底行切口，以便置入穿刺套管及腹腔镜

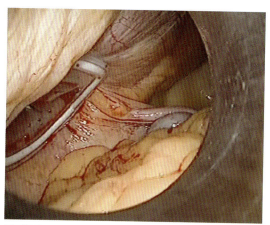

图 13-13f　病例 1。于左下腹部行 2.5cm 长的切口，逐步分离进入腹腔，置腹壁保护套

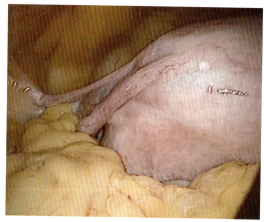

图 13-13g　病例 1。腹腔镜检查。见子宫增大，如孕 10 周大小，左后壁下段有外突结节，直径 5cm

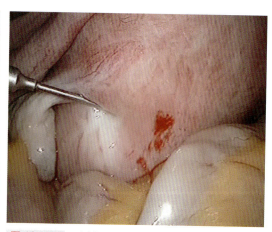

图 13-13h　病例 1。用腹腔镜穿刺针于左后壁肌瘤外肌层注入垂体后叶素稀释液 20mL

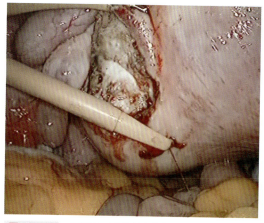

图 13-13i　病例 1。用单极电钩切开肌瘤表面的子宫浆膜层及肌层，深达瘤核

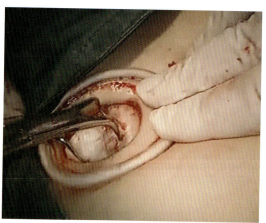

图 13-13j　病例 1。经下腹部切口将肌瘤提出腹壁切口处剥离取出

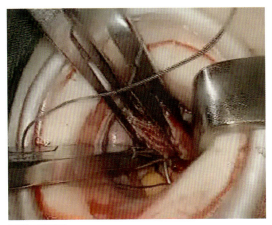

图 13-13k　病例 1。经下腹部切口缝合瘤窝

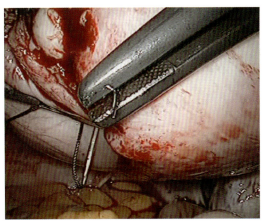

图 13-13l　病例 1。腹腔镜下缝合子宫创面浆肌层

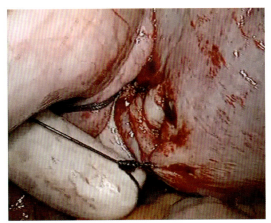

图 13-13m　病例 1。经下腹部切口打结

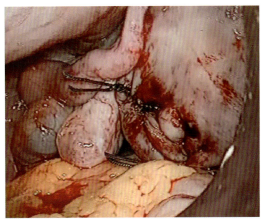

图 13-13n　病例 1。缝合后的子宫创面

3. 难点解析

无气腹腹腔镜的悬吊装置包括悬吊架、卷链器、钢针抓手和直径 1～2mm 的不锈钢穿刺针。悬吊架为可折叠的 L 形，其垂直杆固定在患者腰部侧方手术台的固定器件上，使水平横杆在患者下腹壁上方 30～40cm 处，水平横杆上有 4 个挂钩用于固定卷链器。

腹腔镜手术时可使用悬吊式腹腔镜专用手术器械，如妇科悬吊式腹腔镜专用钳、电凝钳、长剪刀、持针器、囊肿穿刺抽吸器、冲洗器等。同时也可使用普通外科手术器械和充气式腹腔镜手术器械。

病例 2　腹壁悬吊式无气腹腹腔镜左侧卵巢囊肿剥除术

1. 病情简介

患者 25 岁，因"月经紊乱 2 个月，检查发现盆腔肿物 2 周"入院。患者既往月经规律，初潮 16 岁，周期 7 天 /26 天，孕 0 产 0。末次月经 10 天前。患者 2 个月前无明显诱因出现月经周期紊乱，经期延长，量时多时少。就诊超声检查发现左侧附件囊实性肿物。宫腔镜检查及内膜诊刮病理回报：子宫内膜单纯性增生。要求手术治疗入院。妇科检查：外阴已婚未产型；阴道通畅；宫颈光滑；子宫后位，大小正常，于子宫体前方可扪及直径约10cm的肿物，与左侧附件关系密切；右侧附件未扪及异常。经阴道妇科超声检查：子宫大小5.2cm×4.7cm×4.2cm，内膜厚0.7cm，左侧附件可见8.9cm×9.3cm×7.4cm欠规整囊腔，壁厚1.6cm。肿瘤标志物检查未见异常。入院诊断：左侧附件肿物。择期全麻下行腹壁悬吊式无气腹腹腔镜左侧卵巢囊肿剥除术。

2. 手术步骤

（1）患者取头低臀高膀胱截石位，麻醉成功后安置悬吊式无气腹腹腔镜器械。取脐孔穿刺，置腹腔镜，检查盆腔（图13-14a）。左侧卵巢可见直径约10cm的肿物，表面光滑完整，边界清晰（图13-14b）。检查腹腔其他脏器外观无异常。取盆腔冲洗液送细胞学检查。

（2）取下腹正中横切口，在耻骨联合上方约3cm处横向行长约2.5cm的切口，逐层进入腹腔，放腹壁保护套。

（3）用分离钳钳夹肿物表面的卵巢组织，提拉至切口外（图13-14c）。释放卷链器，放下腹壁。于切口外打开囊壁，用吸引器吸取囊内液体（图13-14d、e）。囊肿内容物为脂肪样及血性液体。分离囊壁，剥离囊肿，取部分组织送冰冻病理检查，回报为卵泡膜细胞瘤。将左侧附件提至切口外，切除部分卵巢组织，用0号可吸收缝线连续缝合卵巢组织（图13-14f ~ h）。检查无活动性出血。

（4）将左侧附件放回盆腔，提拉腹壁，置腹腔镜。冲洗并检查盆腔（图13-14i、j）。

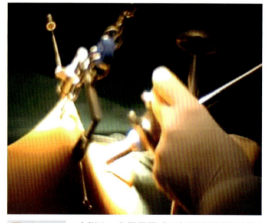

图 13-14a 病例2。安置悬吊式无气腹腹腔镜器械后置腹腔镜

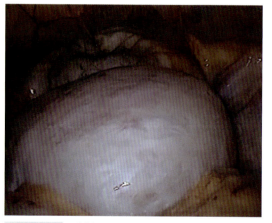

图 13-14b 病例2。腹腔镜检查。左侧卵巢可见直径约10cm的肿物，表面光滑完整，边界清晰

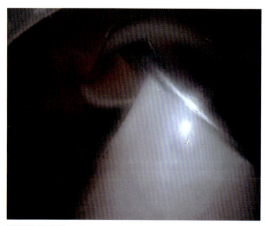

图 13-14c 病例2。用分离钳钳夹肿物表面的卵巢组织，提拉至切口外

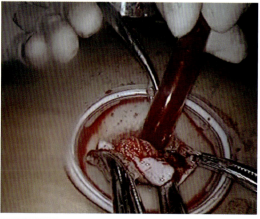

图 13-14d 病例2。放下腹壁，于切口外打开囊壁，用吸引器吸取囊内液体

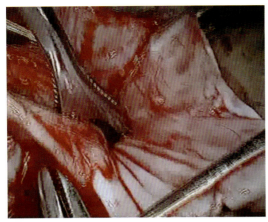

图 13-14e　病例 2。将囊壁牵拉至腹壁外，钳取囊内容物

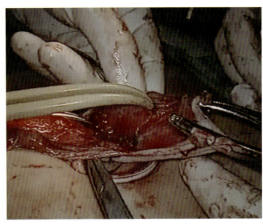

图 13-14f　病例 2。电凝卵巢创面止血

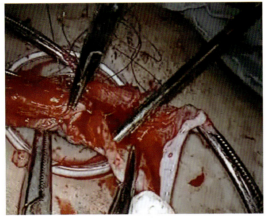

图 13-14g　病例 2。用 0 号可吸收缝线连续缝合卵巢组织

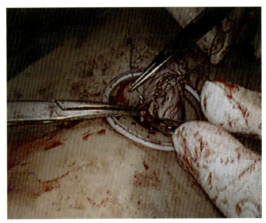

图 13-14h　病例 2。修剪卵巢，用 0 号可吸收缝线连续缝合卵巢组织

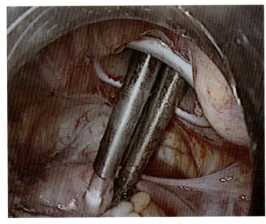

图 13-14i　病例 2。腹腔镜下冲洗盆腔

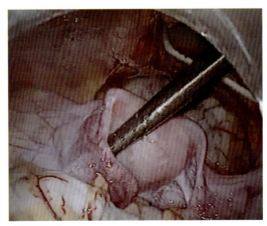

图 13-14j　病例 2。腹腔镜术后的盆腔

3. 难点解析

卵巢囊肿手术应遵循肿瘤手术原则，留取腹腔冲洗液送细胞学检查，检查盆腔、腹腔腹膜及脏器表面，病灶组织送冰冻检查，以决定手术方式及术后分期。本例为卵泡膜细胞瘤，是一种少见的性索间质肿瘤，一般为良性肿瘤，预后良好。其肿瘤细胞可分泌雌激素，故常导致子宫内膜增生，甚至癌变。

无气腹腹腔镜行卵巢囊肿手术时可经 2.5cm 切口将肿物提拉至切口外，在切口外以开腹手术技术行囊肿剥除、附件切除手术，缝合时视野清晰、操作简单，避免了镜下操作较开腹困难的缺点。

病例 3   腹壁悬吊式无气腹腹腔镜子宫肌瘤剔除术

1. 病情简介

患者 50 岁，因 "B 超检查发现子宫肌瘤 2 年" 入院。患者既往月经规律，初潮 15 岁，周期 3 ~ 5 天 /30 天，量中等，无痛经史。孕 3 产 1。末次月经 15 天前。患者 2 年前体检 B 超发现子宫单发肌瘤，直径约 2.7cm，未进行任何治疗。1 个月前复查 B 超，发现肌瘤增大，直径 5cm。要求手术治疗入院。妇科检查：外阴已婚已产型；阴道通畅；宫颈肥大，中度糜烂；子宫中位，如孕 8 周大小，质硬，活动，无压痛；双侧附件区未扪及异常包块。经阴道妇科 B 超检查：子宫前位，大小 5.5cm×4.9cm×4.8cm，质不均，左前壁外突结节 5.1cm×4.4cm，内膜回声中等，全层厚 0.9cm，双侧卵巢未见。提示：子宫肌瘤。入院诊断：子宫肌瘤，慢性宫颈炎。完善检查后，择期全麻下行腹壁悬吊式无气腹腹腔镜子宫肌瘤剔除术。

2. 手术步骤

（1）患者取头低臀高膀胱截石位，麻醉成功后安置悬吊式无气腹腹腔镜器械。取脐孔穿刺，置腹腔镜。取下腹正中横切口，长约 2.5cm，逐层进入腹腔，放腹壁保护套。检查盆腔。见子宫如孕 8 周大小，左侧前壁下段外突肌瘤结节 1 个，直径约 5cm，双侧附件外观未见异常（图 13-15a）。

（2）于子宫前壁肌层内注入垂体后叶素稀释液 20mL（图 13-15b）。用抓钳提拉肌瘤表面子宫肌壁，用单极钳横向打开肌瘤表面浆膜层及肌层，深达瘤核（图 13-15c）。释放卷链器，放下腹壁，经 2.5cm 切口将肌瘤提至腹壁切口处，逐步剥离肌瘤并取出（图 13-15d ~ f）。

（3）于切口处逐层缝合闭合创面（图 13-15g、h）。镜下检查并电凝出血点（图 13-15i）。冲洗盆腔、腹腔后关闭腹壁切口（图 13-15j）。

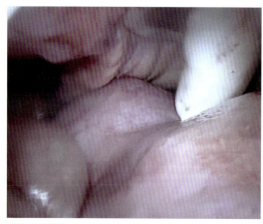

图 13-15a　病例 3。腹腔镜检查。见子宫如孕 8 周大小，左侧前壁下段有外突肌瘤结节 1 个，直径约 5cm

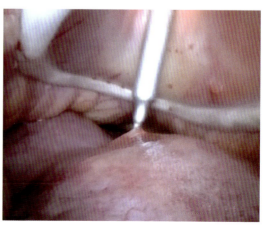

图 13-15b　病例 3。于子宫前壁肌层内注入垂体后叶素稀释液 20mL

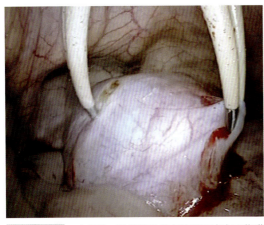

图 13-15c　病例 3。用单极钳横向打开肌瘤表面浆膜层及肌层，深达瘤核

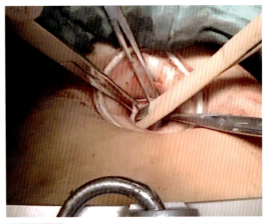

图 13-15d　病例 3。经 2.5cm 切口将肌瘤提至腹壁切口处，逐步剥离肌瘤并取出

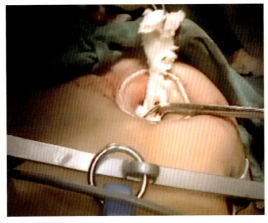

图 13-15e　病例 3。经腹壁切口逐步剥离肌瘤并取出

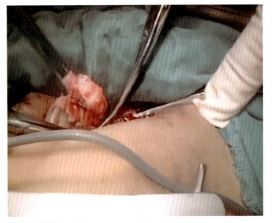

图 13-15f　病例 3。经腹壁切口逐步剥离肌瘤并取出

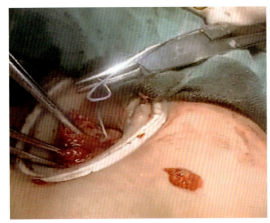

图 13-15g　病例 3。于切口处逐层缝合闭合子宫创面

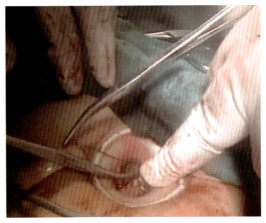

图 13-15h　病例 3。缝合子宫创面后打结

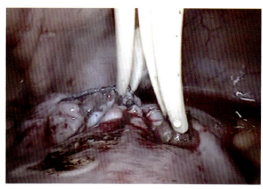 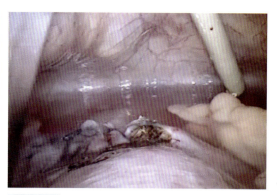

图 13-15i 病例 3。电凝子宫缝合创面出血点   图 13-15j 病例 3。缝合子宫后冲洗盆腔

3. 难点解析

无气腹腹腔镜下腹部的 2 ~ 3cm 切口在子宫肌瘤手术中有重要作用。术中可将手术部位提至切口处操作，使用类似开腹手术的缝合打结技巧和缝合器械，操作更简单，止血更确切。对于腹腔镜技术熟练的术者也可在腹腔镜下操作，但是腹腔空间无须密闭，电切、电凝组织时产生的烟雾可迅速排除，节省了手术时间。此外，术者还可将手指通过此切口伸入盆腔，触摸子宫，及时发现镜下无法发现的肌壁间肌瘤，降低术后复发率。

四、小结

无气腹腹腔镜是对气腹腹腔镜手术的一项重要革新和完善，它消除了气腹对患者的不利影响，拓宽了腹腔镜手术的适应证和应用范围，显示了其微创性，是腹腔镜技术发展过程中的一个重要部分，是现代腹腔镜领域的一个重要分支。

参考文献

[1] 董晓瑜，崔恒. 无气腹腹腔镜在妇科的应用研究进展 [J]. 中国妇产科临床杂志，2009，(3)：232-234.

[2] 李光仪. 实用妇科腹腔镜手术学 [M]. 2 版. 北京：人民卫生出版社，2015.

[3] 李斌，欧阳克勇，刘陶. 应用无气腹腹腔镜行妇科手术 [J]. 中华妇产科杂志，2000，35 (6)：372.

[4] 李斌. 无气腹腹腔镜在妇科手术中的应用 [J]. 中国微创外科杂志，2010，(1)：16-17，20.

[5] 夏恩兰. 妇科内镜学 [M]. 2 版. 北京：人民卫生出版社，2020.

[6] 夏恩兰，冯力民. 无气腹腹腔镜的发展和在妇产科的临床应用 [J]. 中国微创外科杂志，2008，(10)：870-873.

[7] 夏恩兰，冯力民. 无气腹腹腔镜在妇产科的临床应用 [J]. 国际妇产科学杂志，2008，(2)：82-85.

[8] DAMIANI A, MELGRATI L, MARZIALI M, et al. Laparoscopic myomectomy for very large myomas using an isobaric (gasless) technique[J]. JSLS, 2005, 9(4): 434-438.

[9] SESTI F, MELGRATI L, DAMIANI A, et al. Isobaric (gasless) laparoscopic uterine myomectomy. An overview[J]. Eur J Obstet Gynecol Reprod Biol, 2006, 129(1): 9-14.

[10] TAKEDA A, IMOTO S, MORI M, et al. Isobaric laparoendoscopic single-site assisted extracorporeal cystectomy in treatment of selected adnexal tumors: initial experience and technique[J]. Minim Invasive Gynecol, 2010, 17(6): 766-770.

[11] WANG J J, YANG F, GAO T, et al. Gasless Laparoscopy versus Conventional Laparoscopy in Uterine Myomectomy: a Single-centre Randomized Trial[J]. Int Med Res, 2011, 39(1): 172-178.

第十四章　腹腔镜女性盆底修补手术

一、概述

（一）女性盆底障碍性疾病（Pelvic Floor Dysfunction，PFD）

女性盆底障碍性疾病又称盆底缺陷或盆底支持组织松弛，是盆腔的支持结构包括盆底肌肉群及韧带等因损伤、结构缺陷或功能障碍等原因造成组织薄弱松弛，失去正常的支持作用，导致盆腔器官脱垂和盆腔脏器功能异常等。盆腔器官脱垂包括阴道前壁膨出、膀胱膨出、子宫脱垂、阴道穹隆脱垂、阴道后壁膨出、直肠膨出等。盆腔脏器功能异常包括尿失禁（如压力性尿失禁、急迫性尿失禁和混合型尿失禁）和排便功能紊乱（如直肠充实感、大便排空不全和排便困难等）。

女性盆底障碍性疾病多发生于中老年女性，轻症者无明显症状，重症者严重影响生活质量。随着人口的老龄化和对生活质量要求的提高，女性盆底障碍性疾病的发病率逐年增高，手术治疗此类疾病的需求逐渐增多。

女性盆底障碍性疾病主要是盆底结构和功能异常，引起症状，所以其治疗方法主要是盆底支持组织包括韧带和肌肉的加固以及使用替代材料，达到恢复盆底解剖及功能的目的。手术方式的选择也应根据盆底松弛的部位选择相应的修补方式。盆底组织松弛的部位根据女性盆底的结构特征分为前盆腔缺陷、中盆腔缺陷和后盆腔缺陷。手术路径有开腹、阴道和腹腔镜 3 种途径。

1. 前盆腔缺陷

前盆腔脏器有膀胱、尿道和阴道前壁。维持这些脏器的正常位置主要依靠阴道前壁筋膜及尿道的韧带，如筋膜及韧带受损，即会发生阴道前壁膨出或脱垂，同时可合并尿道或膀胱膨出。阴道前壁膨出若发生在阴道下段，为前膀胱膨出，可出现压力性尿失禁；若发生在阴道上段，为后膀胱膨出，即真性膀胱膨出，与压力性尿失禁无关。临床上此两种类型的膨出常同时存在。选择手术方式时一定要明确阴道前壁膨出的具体部位。阴道前壁膨出还可分为中央缺陷和旁侧缺陷。旁侧缺陷为盆筋膜腱弓（白线）与骨盆侧壁及耻骨宫颈筋膜分离所致，往往为重度膨出。

阴道前壁膨出伴有压力性尿失禁可行经阴道的阴道前壁修补术加耻骨后尿道中段悬吊术，或行经腹或经腹腔镜膀胱颈 Cooper 韧带悬吊术（Burch 手术）。阴道前壁膨出无压力性尿失禁可行经阴道的阴道前壁修补术、阴道旁修补术或阴道前壁修补术加补片修补术。其中阴道旁修补术可经腹腔镜施行。

2. 中盆腔缺陷

中盆腔脏器主要有子宫和阴道顶部。维持这些脏器的正常位置主要依靠主韧带和宫骶韧带的承托作用。如韧带受损，即会发生子宫脱垂、小肠疝以及子宫切除术后阴道穹隆膨出。传统手术方式有阴式子宫切除、主韧带和宫骶韧带缩短、阴道前壁和后壁修补、会阴修补术等经典手术。中盆腔缺陷的腹腔镜修补手术有子宫阴道骶岬固定术和高位宫骶韧带悬吊术。

3. 后盆腔缺陷

后盆腔脏器有直肠和阴道后壁。维持后盆腔脏器的正常位置主要依靠直肠阴道筋膜和会阴体。如筋膜及韧带受损，即会发生直肠膨出和会阴体松弛。后盆腔缺陷的手术治疗包括阴道后壁修补术、肛提肌缝合术和会阴体修补术。对于重度阴道后壁膨出应行加用补片的阴道后壁修补术。

（二）腹腔镜女性盆底修补手术

腹腔镜女性盆底修补手术主要包括以下几类。

1.腹腔镜 Burch 膀胱颈悬吊术（Laparoscopic Burch Colposuspension）

腹腔镜 Burch 膀胱颈悬吊术术分腹腔内及腹膜外两种途径。腹腔内途径先形成气腹，进入腹腔，再从腹腔打开膀胱底上方的腹膜进入耻骨后间隙（亦称 Retzius 间隙、膀胱前间隙）。用不可吸收缝线将尿道旁筋膜及阴道前壁与同侧的库柏（Cooper）韧带"8"字缝合。腹膜外途径不进入腹腔，直接自腹膜外进入耻骨后间隙。

2.腹腔镜阴道旁修补术（Laparoscopic Paravaginal Repair，LPVR）

腹腔镜阴道旁修补术亦先进入腹腔，再分离进入耻骨后间隙，用不可吸收缝线或网片将阴道侧壁筋膜与盆筋膜腱弓（白线）缝合。

3.腹腔镜骶岬固定术（Laparoscopic Sacral Colpopexy）

腹腔镜骶岬固定术是应用人工合成网片，一端缝合于阴道顶端或双侧宫骶韧带，另一端缝于骶骨前的坚韧纤维组织即前纵韧带上，把子宫、宫颈和阴道顶端上提至正常解剖位置。该术式使用不可吸收网片，具有恢复阴道的正常轴线、最大限度地保留阴道长度的优点。

4.腹腔镜骶棘韧带固定术（Laparoscopic Sacrospinous Ligament Fixation，LSSLF）

腹腔镜骶棘韧带固定术是一种将阴道顶端悬吊于骶棘韧带的治疗阴道穹隆脱垂的手术方法。该术式能够维持阴道的正常解剖轴向，保留阴道的功能，不影响患者的性生活，是一种理想的手术方式。与经阴道骶棘韧带悬吊术相比，腹腔镜骶棘韧带悬吊术具有视野清晰、可在直视下缝合和止血、不易损伤坐骨神经、阴道无切口等优点。

5.腹腔镜高位宫骶韧带悬吊术（Laparoscopic High Uterinesacroligation Suspension，LHUS）

腹腔镜高位宫骶韧带悬吊术可以保留子宫，将子宫高位悬吊于宫骶韧带上以恢复子宫和阴道正常的解剖位置，尤其适用于年轻而子宫脱垂的患者。手术方法是在坐骨棘水平用不可吸收缝线缝合宫骶韧带并打结，缩短韧带长度，从而达到更高地悬吊阴道穹隆的目的。手术操作简单快捷、并发症少。缺点是该术式是利用自身组织重建，故临床疗效低于应用补片的重建手术。

二、手术适应证和禁忌证

（一）手术适应证

（1）子宫脱垂，合并阴道前壁、后壁膨出。

（2）保守治疗无效。

（3）严重影响患者的生活质量。

（二）手术禁忌证

（1）严重肺部疾病，且有慢性咳嗽者。

（2）慢性便秘和重体力劳动者。

（3）盆腔、腹腔严重粘连。

（4）生殖道感染的急性期。

（5）心、肝、肾衰竭的急性期不能耐受麻醉及手术者。

（6）绞窄性肠梗阻。

三、手术步骤

（一）腹腔镜 Burch 膀胱颈悬吊术

（1）腹腔镜下检查盆腔。于膀胱内充盈 200～300mL 的生理盐水，以明确膀胱上缘。也可在生理盐水中加入亚甲蓝稀释液，以使膀胱边缘显示更清晰。在膀胱上缘上 1～3cm 处横向打开前腹壁腹膜，并向两侧延伸达闭锁的脐韧带。排空膀胱，钝性、锐性分离耻骨后间隙直到耻骨联合，显露耻骨后筋膜及两旁的库柏韧带（图 14-1）。

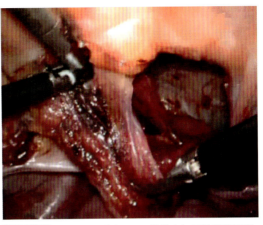

图 14-1　在膀胱上缘上 3cm 处横向打开前腹壁腹膜，钝性、锐性分离右侧耻骨后间隙直到耻骨联合，然后分离左侧耻骨后间隙

（2）助手从阴道内将阴道壁上抬，顶起阴道壁及尿道旁筋膜，用不可吸收缝线在相当于膀胱颈水平处将尿道旁筋膜及阴道壁肌层缝合在库柏韧带上（图 14-2）。同法于两侧各悬吊 2 针，间距 1cm。分别将 4 个缝线打结，打结的松紧使上抬的阴道壁距库柏韧带 2～3cm 为度，用指尖检查感觉阴道明显上提（图 14-3）。

（3）检查创面无出血后，缝合腹膜创面，手术结束。

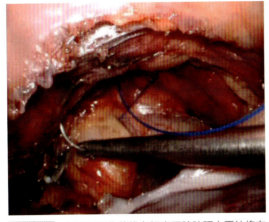

图 14-2　用不可吸收缝线在相当于膀胱颈水平处将右侧阴道壁肌层缝合在库柏韧带上

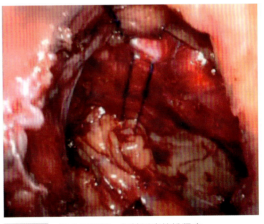

图 14-3　缝合后打结，保持适当的松紧度

（二）腹腔镜阴道旁修补术

于膀胱内充盈 200～300mL 的生理盐水，明确膀胱上缘。在膀胱上缘上 1～3cm 处打开腹膜，并向两侧延伸达闭锁的脐韧带。排空膀胱。充分游离耻骨后间隙，显露双侧耻骨支内面和闭孔内肌筋膜。助手从阴道内向一侧上方顶高侧阴道沟，显露阴道旁缺陷（即盆筋膜腱弓分离）。用不可吸收缝线穿过侧阴道沟缝合阴道壁肌层（勿缝穿黏膜层），在盆筋膜腱弓相应位置进针，缝合打结。线结的松紧以感觉尿道外口被拉紧贴耻骨联合下缘为度。每隔约 1cm 缝合 1 针，缝合阴道及其上面覆盖的耻骨宫颈筋膜与盆筋膜腱弓，一般缝合 3～4 针即可。同法缝合对侧。观察无出血后用可吸收缝线连续缝合腹膜。

（三）腹腔镜骶岬固定术

（1）首先将人工合成的聚丙烯网片修剪成"Y"形或"T"形，大小约 3cm×12cm（图 14-4）。

（2）显露骶岬。取头低臀高位，推开乙状结肠，必要时可将乙状结肠固定于前腹壁。纵向打开骶岬前方的腹膜，游离并显露输尿管。继续向子宫方向分离后腹膜（图 14-5）。

（3）分离腹膜后间隙。分离膀胱与阴道间隙及直肠与阴道间隙，游离阴道旁组织（图 14-6）。

（4）放置网片。置入网片，如果子宫已切除，用不可吸收缝线将网片分叉端展开分别缝合在阴道顶端前壁、后壁（缝合 3~6 针），另一端缝合固定在骶岬前方的前纵韧带上（图 14-7~图 14-11）。对于保留子宫者，可将网片缝合固定于阴道后壁。除阴道前壁、后壁外，网片还可缝合固定于双侧肛提肌，保留子宫者还可缝合于主韧带。

（5）将网片安置于腹膜后直肠右间隙中，缝合后腹膜创面，关闭后腹膜，覆盖网片（图 14-12）。

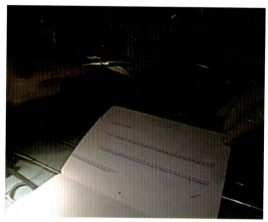

图 14-4　将人工合成的聚丙烯网片修剪成"Y"形

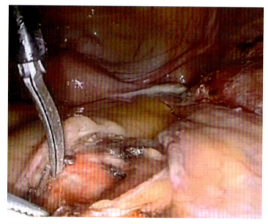

图 14-5　纵向打开骶岬前方腹膜

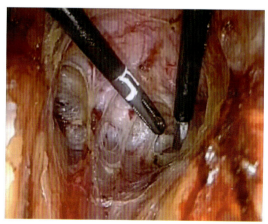

图 14-6　分离直肠与阴道的间隙

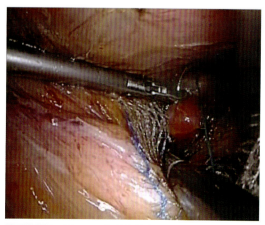

图 14-7　用不可吸收缝线缝合左侧肛提肌

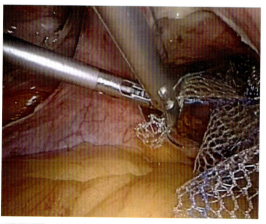

图 14-8　将左侧肛提肌缝至网片一侧分叉端

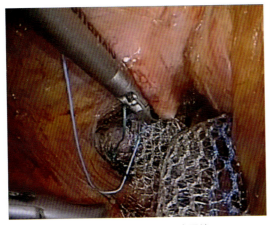

图 14-9　缝合阴道后壁及网片，固定网片

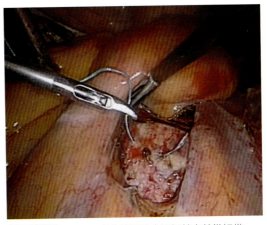

图 14-10　用不可吸收缝线缝合骶岬前方前纵韧带

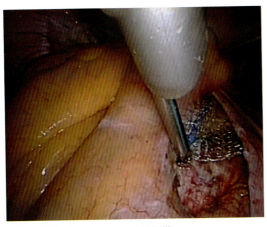

图 14-11　将网片固定于前纵韧带

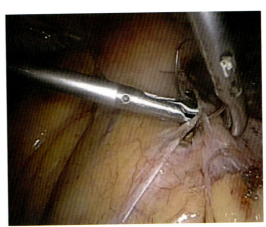

图 14-12　缝合后腹膜创面

（四）腹腔镜骶棘韧带固定术

（1）先行腹腔镜全子宫切除术。

（2）于膀胱内充盈 200～300mL 的生理盐水，以明确膀胱上缘。在膀胱上缘上 3cm 处横向打开前腹壁腹膜。充分游离膀胱前间隙，显露耻骨联合。排空膀胱，钝性、锐性分离耻骨后筋膜，直至坐骨棘。钝性分离坐骨棘旁疏松组织，显露骶棘韧带。

（3）助手从阴道内将阴道壁上抬，顶起阴道顶端，用不可吸收缝线缝合阴道顶端一侧黏膜下肌层，穿过同侧骶棘韧带，收紧缝线并打结。同法缝合对侧。

（五）腹腔镜高位宫骶韧带悬吊术

腹腔镜下用不可吸收缝线于坐骨棘水平处将宫骶韧带对折缝合 2～3 针，缩短韧带长度（图 14-13、图 14-14）。对于切除子宫者，再将宫骶韧带缝合于耻骨宫颈筋膜和直肠筋膜上。对于保留子宫者，将宫骶韧带缝合于宫颈周围环后侧。

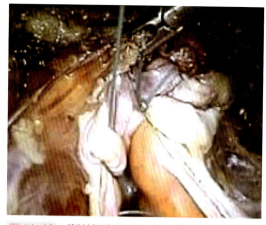
图 14-13　腹腔镜下切除子宫后，对折缝合左侧骶韧带

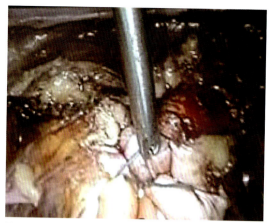
图 14-14　腹腔镜下对折缝合双侧骶韧带后打结

四、腹腔镜女性盆底修补手术实例演示

病例　腹腔镜 Mesh 网片骶岬固定术 +Burch 尿道悬吊术
（术者：Popov　A，俄罗斯）

1. 病情简介

　　患者 38 岁，因"咳嗽后溢尿 14 年，月经紊乱 7 年，发现阴道脱出物 8 月余"入院。患者既往月经规律，初潮 13 岁，周期 7 天 /30 天。孕 3 产 1。末次月经 10 天前。患者 14 年前自然分娩后出现咳嗽后溢尿，逐渐加重。近 7 年月经周期紊乱，经量略多。自觉发现阴道脱出物 8 个月。检查发现子宫脱垂。妇科检查：外阴已婚已产型；阴道通畅，阴道前壁轻度膨出；宫颈肥大，光滑，前唇外翻，用力屏气时宫颈外口达处女膜缘外 1cm；子宫后位，大小正常；双侧附件区未扪及异常。经阴道 B 超检查未见异常。入院诊断：张力性尿失禁，子宫脱垂Ⅱ度。完善检查后，择期全麻下行腹腔镜 Mesh 网片骶岬固定术 +Burch 尿道悬吊术。

2. 手术步骤

　　（1）气腹成功后，置腹腔镜。见子宫大小正常，表面光滑，双侧附件外观正常（图 14-15a）。双侧阔韧带后叶与输卵管、卵巢膜样粘连。用超声刀分离阔韧带后叶粘连，游离双侧输卵管、卵巢。

　　（2）用可吸收缝线连续缝合部分乙状结肠系膜并悬吊于腹壁以充分显露术野（图 14-15b）。

　　（3）用超声刀自骶岬前开始打开后腹膜，达宫颈后方（图 14-15c、d）。分离显露双侧直肠阴道间隙，显露白线、肛提肌、直肠上动脉（图 14-15e）。置入网片，用 0 号不可吸收缝线将网片固定在两侧肛提肌、阴道后穹隆及骶岬处（图 14-15f ~ n）。用 2-0 可吸收肠线间断缝合后腹膜，将网片包埋其中（图 14-15o、p）。

　　（4）在膀胱顶上 1cm 处用超声刀切开腹膜进入耻骨后间隙（图 14-15q）。分离疏松组织，显露耻骨联合、膀胱顶和 Cooper 韧带（图 14-15r）。用 0 号不可吸收缝线穿过弓形腱，"8"字缝合于阴道侧前壁，再次穿过弓形腱筋膜，体外打结（图 14-15s ~ u）。同法处理对侧（图 14-15v ~ x）。用 2-0 可吸收肠线荷包缝合前腹膜创面（图 14-15y、z）。手术经过顺利，麻醉满意，术中出血 20mL。

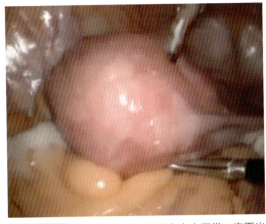

图 14-15a　腹腔镜检查。见子宫大小正常，表面光滑，双侧附件外观正常

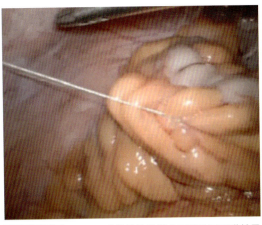

图 14-15b　用可吸收缝线连续缝合乙状结肠系膜并悬吊于腹壁以充分显露术野

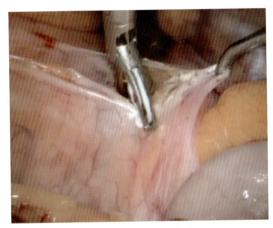

图 14-15c　用超声刀打开骶岬前腹膜

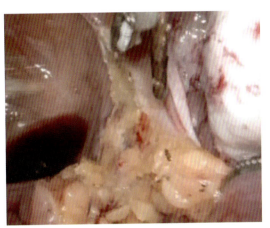

图 14-15d　用超声刀打开后腹膜达宫颈后方

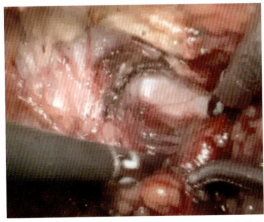

图 14-15e　分离显露右侧直肠阴道间隙，显露白线和肛提肌

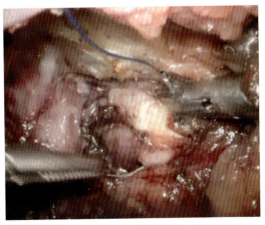

图 14-15f　用 0 号不可吸收缝线缝合右侧肛提肌

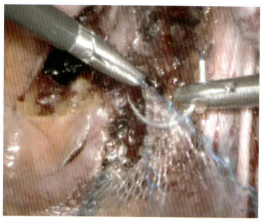

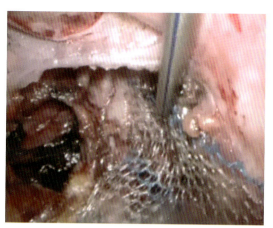

图 14-15g 用 0 号不可吸收缝线缝合网片,将网片固定在右侧肛提肌

图 14-15h 用推结器在体外打结

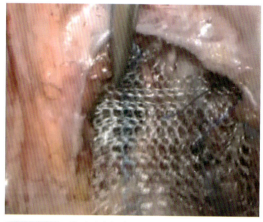

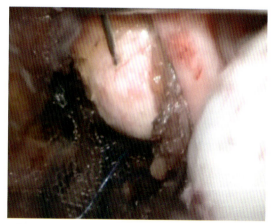

图 14-15i 缝合左侧肛提肌和网片,将网片固定在左侧肛提肌

图 14-15j 缝合阴道后穹隆

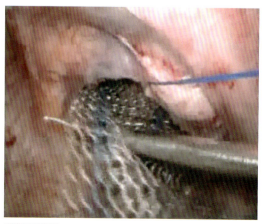

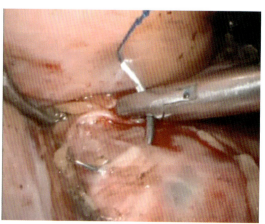

图 14-15k 缝合网片,固定于阴道后穹隆

图 14-15l 缝合骶岬前韧带

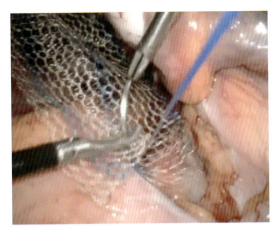

图 14-15m　缝合网片

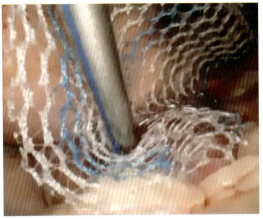

图 14-15n　将网片固定于骶岬前韧带，用推结器打结

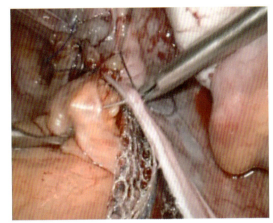

图 14-15o　缝合后腹膜，包埋网片

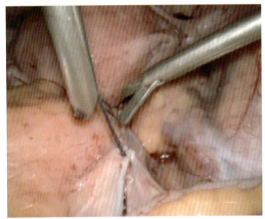

图 14-15p　缝合后腹膜，剪断缝线

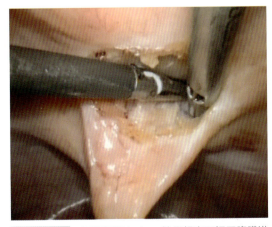

图 14-15q　于膀胱顶上 1cm 处用超声刀切开腹膜进入耻骨后间隙，分离疏松组织

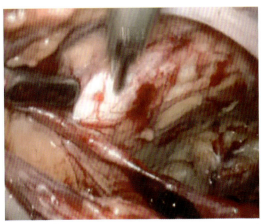

图 14-15r　分离疏松组织，显露右侧耻骨联合、膀胱顶和 Cooper 韧带

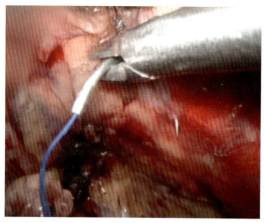

图 14-15s 缝合右侧 Cooper 韧带

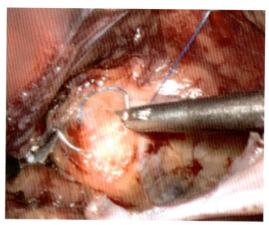

图 14-15t "8"字缝合阴道右侧前壁

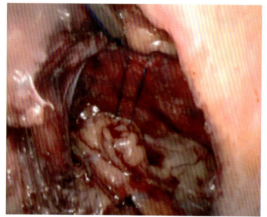

图 14-15u 用推结器在体外打结

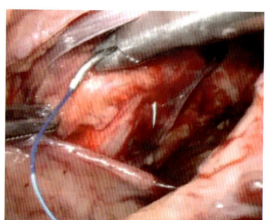

图 14-15v 缝合左侧 Cooper 韧带

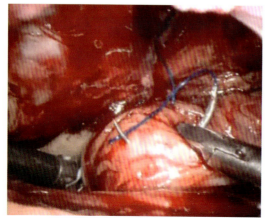

图 14-15w "8"字缝合阴道左侧前壁

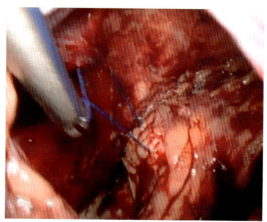

图 14-15x 用推结器在体外打结

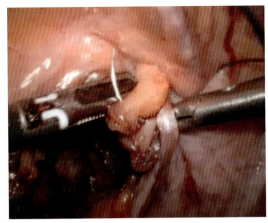

图 14-15y　缝合前腹膜创面

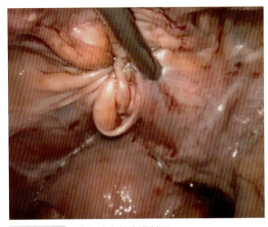

图 14-15z　荷包缝合前腹膜创面

3. 难点解析

本例患者为张力性尿失禁和子宫脱垂Ⅱ度。患者 38 岁，施行手术为保留子宫的腹腔镜网片骶岬固定术和 Burch 尿道悬吊术，修补了前盆腔缺陷和中盆腔缺陷。术中网片缝合固定于双侧肛提肌。手术结束时完整关闭腹膜，以免发生网片侵蚀。

五、小结

女性盆底障碍性疾病主要是因损伤、结构缺陷或功能障碍等原因造成盆底结构和功能异常，引起症状。其治疗方法主要是盆底支持组织包括韧带和肌肉的加固以及使用替代材料，达到恢复盆底解剖及功能的目的。具体手术方式的选择应根据盆底松弛的部位选择相应的修补方式。腹腔镜女性盆底缺陷修补手术的创伤小、恢复快，能够最大限度地恢复盆底解剖及功能，具有广阔的发展前景。

参考文献

[1] 郎景和，朱兰. 关于盆底功能障碍性疾病手术的几个问题 [J]. 中华妇产科杂志，2010，45（5）：321-322.

[2] 李光仪. 实用妇科腹腔镜手术学 [M]. 2 版. 北京：人民卫生出版社，2015.

[3] 夏恩兰. 妇科内镜学 [M]. 2 版. 北京：人民卫生出版社，2020.

[4] 朱兰，郎景和. 女性盆底功能障碍性疾病的防治策略 [J]. 中华妇产科杂志，2007，42（12）：793-794.

[5] BEZERRA C A, RODRIGUES A O, SEO A L, et al. Laparoscopic Burch surgery: is there any advantage in relation to open approach?[J]. Int Braz J Urol, 2004, 30(3): 230-236.

[6] BEHNIA-WILLISON F, SEMAN E I, COOK J R, et al. Laparoscopic paravaginal repair of anterior compartment prolapse[J]. Minim Invasive Gynecol, 2007, 14(4): 475-480.

[7] JENKINS T R, LIU C Y. Laparoscopic Burch colposuspension[J]. Curr Opin Obstet Gynecol, 2007, 19(4): 314-318.

[8] HONG L, XU X, CHEN L, et al. Laparoscopic sacral colpopexy for uterine prolapse with prolene mesh[J]. Clin Exp Obstet Gynecol, 2010, 37(4): 295-298.

[9] MAHER C F, FEINER B, DECUYPER E M, et al. Laparoscopic sacral colpopexy versus total vaginal mesh for vaginal vault prolapse: a randomized trial[J]. Am J Obstet Gynecol, 2011, 204(4): 360.e1-7.

[10] WASHINGTON J L, SOMERS K O. Laparoscopic paravaginal repair: a new technique using mesh and staples[J]. JSLS, 2003,

7(4): 301−303.

[11] YAZDANY T, BHATIA N. Uterosacral ligament vaginal vault suspension: anatomy, outcome and surgical considerations[J]. Curr Opin Obstet Gynecol, 2008, 20(5): 484−488.

[12] ZHANG P, ZHUANG Z R, DENG X C, et al. Effectiveness of Laparoscopic Sacral Colpopexy for Pelvic Organs Prolapse Diseases[J]. Chin Med J (Engl), 2017, 130(18): 2265−2266.